Manual of Hematopoietic Cell Transplantation and Cellular Therapies

造血干细胞移植与细胞治疗

主编 ◎ [美] 凯瑟·巴希尔（Qaiser Bashir）

[美] 伊丽莎白·J. 什帕尔（Elizabeth J. Shpall）

[美] 理查德·E. 钱普林（Richard E. Champlin）

主译 ◎ 张 曦 高 力 罗 依

科学技术文献出版社
SCIENTIFIC AND TECHNICAL DOCUMENTATION PRESS

·北京·

图书在版编目（CIP）数据

造血干细胞移植与细胞治疗 / （美）凯瑟·巴希尔（Qaiser Bashir），（美）伊丽莎白·J. 什帕尔（Elizabeth J. Shpall），（美）理查德·E. 钱普林（Richard E. Champlin）主编；张曦，高力，罗依主译. -- 北京：科学技术文献出版社，2025. 3.
ISBN 978-7-5235-2138-0

Ⅰ. R550.5；R392.12

中国国家版本馆 CIP 数据核字第 2025AA5964 号

著作权合同登记号 图字：01-2024-5395

中文简体字版权专有权归科学技术文献出版社所有

Elsevier (Singapore) Pte Ltd.
3 Killiney Road,
#08-01 Winsland House I,
Singapore 239519
Tel: (65) 6349-0200; Fax: (65) 6733-1817

ELSEVIER

造血干细胞移植与细胞治疗

策划编辑：张 蓉　　责任编辑：张 蓉 危文慧　　责任校对：彭 玉　　责任出版：张志平

出 版 者	科学技术文献出版社
地 址	北京市复兴路15号 邮编 100038
编 务 部	（010）58882938，58882087（传真）
发 行 部	（010）58882868，58882870（传真）
邮 购 部	（010）58882873
官 方 网 址	www.stdp.com.cn
发 行 者	科学技术文献出版社发行　全国各地新华书店经销
印 刷 者	北京地大彩印有限公司
版 次	2025 年 3 月第 1 版　2025 年 3 月第 1 次印刷
开 本	889×1194　1/16
字 数	778千
印 张	30.5
书 号	ISBN 978-7-5235-2138-0
定 价	298.00元

版权所有　违法必究

购买本社图书，凡字迹不清、缺页、倒页、脱页者，本社发行部负责调换

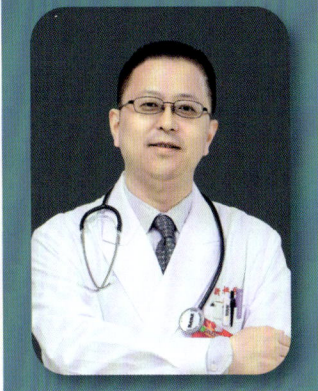

张 曦

主任医师，教授，博士研究生导师，陆军军医大学新桥医院血液病医学中心主任。

【学术任职】

现任中华医学会血液学分会副主任委员、中国医师协会血液科医师分会常务委员、中国病理生理学会实验血液学专业委员会常务委员、中国抗癌协会血液肿瘤专业委员会副主任委员、中国医院协会血液学机构分会副主任委员、中国造血干细胞捐献者资料库专家委员会副主任委员、重庆市医学会血液学分会主任委员、重庆市中西医结合学会常务理事、重庆市中西医结合学会淋巴肿瘤专业委员会主任委员、重庆市生物信息学会血液病专业委员会副理事长 / 主任委员；担任 Blood genomics 杂志主编，The Lancet、Journal of Hematology & Oncology、Leukemia、Lancet Hematology、Science Bulletin、Chinese Medical Journal 等杂志编委和审稿专家。

【所获荣誉】

获长江学者特聘教授、军队创新工程学科拔尖人才、重庆市学术技术带头人、重庆市首席医学专家、重庆市科技创新领军人才、重庆市百千万工程领军人才、首批重庆市医学领军人才、陆军首批科技英才、首批"天府学者"特聘教授等荣誉称号；获中法 EBMT 青年领袖奖、军队院校育才奖银奖、中国肿瘤青年科学家奖、陆军优秀科技人员标兵、人民好医生·特别贡献奖、国之名医·优秀风范奖、"改变临床实践的中国原创研究"十大中青

主译简介

年研究者等人才奖励。

领衔重庆市首席专家工作室，所带领学科被认定为博士学位授权点、博士后流动站、国家级国际联合研究中心、中国人民解放军临床重点专科、创伤与化学中毒全国重点实验室、国家医药基础研究创新中心、国家首批淋巴瘤规范诊疗质量控制试点单位、国家临床药物试验基地、国家血液系统疾病临床医学研究中心重庆分中心、重庆市医学重点学科、重庆市重点实验室、重庆市工程技术研究中心、重庆市血液内科医疗质控中心、重庆市血液病临床研究中心等多项平台。

【专业特长】

主要从事"造血干细胞移植与造血微环境功能损伤机制及救治新策略"的临床与基础研究。

【学术成果】

主持国家重点研发计划重点专项课题、国家自然科学基金重点项目课题、军队重点项目课题、973计划项目子课题、重庆市自然科学基金重点课题等共计46项；在 *Journal of Clinical Oncology*、*JAMA Oncology*、*Journal of Hematology & Oncology*、*The Lancet Haematology*、*Blood*、*Journal of Clinical Investigation*、*Leukemia* 等杂志发表SCI收录论文137篇，主编专著5部，作为副主编编写专著2部；执笔行业指南12项，参编50项；获国家科学技术进步奖二等奖1项，中华医学会科技奖一等奖1项，重庆市科技进步奖一等奖3项、二等奖1项，军队医疗成果奖二等奖3项，中国抗癌协会科技奖三等奖1项，重庆市高等院校优秀教育科研成果奖三等奖1项；获批国家发明专利45项。

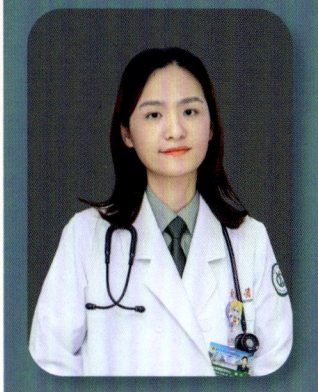

高 力

副主任医师，副教授，博士研究生导师，陆军军医大学新桥医院血液病医学中心副主任，淋巴肿瘤科主任。

【学术任职】

现任中国抗癌协会血液肿瘤专业委员会委员（第六届）、中华医学会血液学分会第十一届委员会青年委员、中华医学会血液学分会淋巴瘤和浆细胞疾病学组委员。

【专业特长】

主要从事淋巴瘤、骨髓瘤等恶性血液病的诊治和造血干细胞移植的相关研究。

【学术成果】

在 *JAMA Oncology* 等杂志发表 SCI 收录论文 20 余篇，参编专著 3 部，主持国家自然科学基金项目 2 项，省部级课题 7 项；作为完成人获国家科学技术进步奖二等奖 1 项，获中华医学科技奖一等奖 1 项，重庆市科技进步奖一等奖 3 项、二等奖 1 项，中国质量协会质量技术奖创新优秀项目 1 项；获评重庆市中青年医学高端人才，重庆市学术技术带头人后备人选。

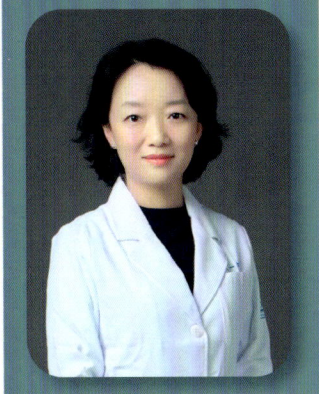

罗 依

主任医师，教授，博士研究生导师，浙江大学医学院附属第一医院骨髓移植中心副主任，浙江省卫生高层次创新人才。

【学术任职】

现任中华医学会血液学分会造血干细胞移植学组副组长，浙江省医学会血液病学分会常务委员，浙江省抗癌协会血液淋巴肿瘤专业委员会委员。

【专业特长】

从事血液病学工作近 30 年，擅长造血干细胞移植临床及基础研究，承担并完成各类造血干细胞移植 3000 余例。

【学术成果】

主持多项国家自然科学基金面上项目；以第一作者或通讯作者在 *Blood*、*Leukemia*、*eClinicalMedicine*、*American Journal of Hematology*、*British Society for Haematology*、*Bone Marrow Transplantation* 等杂志发表多篇 SCI 收录论文；获 2015 年国家科学技术进步奖二等奖（第二主参与者）等奖项。

译者名单

顾 问：刘启发 张晓辉

主 译：张 曦 高 力 罗 依

副主译：姜尔烈 唐晓文 高 蕾 张 诚

译 者（按姓氏笔画排序）：

王 利 王 迎 王 昱 王 倩 王三斌 王卓薇

王筱淇 文 钦 邓建川 冯一梅 兰大华 朱 锋

朱小玉 向茜茜 刘 佳 刘 辉 刘雨青 江 艳

祁 玲 许彭鹏 杜 欣 杜 鹃 李 翔 李 静

李佳丽 李春蕊 李振宇 杨 婷 应志涛 张 诚

张 曦 张彦琦 陈 果 陈 怡 陈治晗 陈思羽

易树华 罗 依 金 华 周乔依 赵东陆 赵翔宇

胡永仙 胡建达 胡晓霞 饶 军 姜尔烈 原菁菁

徐 杨 徐雅靖 高 力 高 蕾 高梦情 唐晓文

黄惠弘 黄瑞昊 梅 恒 康 云 董 松 董玉君

董叶恬 韩 潇 窦立萍 蔡 青 熊艺颖

近年来以嵌合抗原受体 T 细胞为代表的细胞免疫治疗方法在复发难治性急性白血病、淋巴瘤和多发性骨髓瘤等恶性血液肿瘤治疗中取得了突破性的进展，备受关注。造血干细胞移植作为经典的根治手段仍然在恶性血液肿瘤的治疗中发挥着重要的作用。为了让血液病专业从业人员能够更全面地掌握造血干细胞移植和细胞治疗的最新进展和操作规程，我们组织国内外相关知名专家对 Qaiser Bashir 教授、Elizabeth J. Shpall 教授及 Richard E. Champlin 教授主编的 *Manual of Hematopoietic Cell Transplantation and Cellular Therapies* 进行了翻译。

本书共分为 6 部分，内容涵盖了造血干细胞移植和嵌合抗原受体 T 细胞的生物学特征、研究方法、治疗流程、放化疗预处理、适应证和疗效及并发症的预防和管理。译者们具有良好的英语水平、丰富的移植和细胞治疗经验，在精准还原原著的基础上，结合中文表述习惯进行翻译，希望能帮助我国读者更好地阅读和理解本著作，为造血干细胞移植和细胞治疗的临床应用提供详尽权威的指导。

所有译者为本著作的翻译付出了大量的时间和精力，我们为此表示衷心的感谢，并对他们严谨的治学态度致敬。

张 曦

陆军军医大学新桥医院血液病医学中心

血液生态与智慧细胞科学创新中心

造血干细胞移植和细胞治疗是治疗大多数恶性血液肿瘤的基石。从 20 世纪 50 年代供者造血干细胞的早期应用，到最近 CAR-T 细胞和其他的一些细胞免疫治疗方法的新进展，创新的步伐在持续加速，有必要对相关的参考材料进行持续更新。

造血干细胞移植和细胞治疗在科学和实践方面具有相当多的重叠部分，并且常常同时应用、序贯应用或交替应用。令卫生保健工作者生畏的艰巨任务是及时跟进这些复杂治疗的基本原则。相信 *Manual of Hematopoietic Cell Transplantation and Cellular Therapies* 能够全面覆盖这一领域的基础知识和重要进展。

我们尽量以浅显易懂的形式呈现以循证医学为依据的内容。本书包含引言和生物学特征、研究方法、移植的一般临床工作、药理学和放射治疗、移植和嵌合抗原受体 T 细胞治疗的适应证及疗效、并发症的预防和管理 6 个部分。每章节中采用了大量简洁并具有视觉效应的图片和图表。为了理解其连续性，针对特定疾病，将移植和 CAR-T 细胞治疗编写在同一章节之中。

我们荣幸地聘请了该领域顶尖的专家和知名权威人士来撰写本书。我们诚挚地感谢所有撰稿人为此付出的时间和精力。我们希望本书能够为肿瘤学界带来全面且浅显易懂的权威信息。

Qaiser Bashir 医学博士

Elizabeth J. Shpall 医学博士

Richard E. Champlin 医学博士

（译者：张　诚）

原书编者名单

Zaid Abdel Rahman, MD
Fellow
Department of Stem Cell Transplantation and Cellular
   Therapy
The University of Texas MD Anderson Cancer Center
Houston, Texas

Syed Ali Abutalib, MD
Co-Director, Hematology & BMT/Cellular Therapy
Medical Director, NMDP Apheresis Midwest Program
Associate Professor, Rosalind Franklin University of
   Medicine & Science
CTCA, Part of City of Hope
Zion, Illinois

Aimaz Afrough, MD
Fellow
Department of Stem Cell Transplantation and Cellular
   Therapy
The University of Texas MD Anderson Cancer Center
Houston, Texas

Sairah Ahmed, MD
Associate Professor
Department of Lymphoma/Myeloma
Department of Stem Cell Transplantation and Cellular
   Therapy
The University of Texas MD Anderson Cancer Center
Houston, Texas

Taha Al-Juhaishi, MD
Assistant Professor of Medicine
Department of Stem Cell Transplantation and Cellular
   Therapy
Department of Medicine – Section of Hematology and
   Medical Oncology
University of Oklahoma Health Sciences Center –
   Stephenson Cancer Center
Oklahoma City, Oklahoma

Amin M. Alousi, MD
Professor of Medicine
Department of Stem Cell Transplant and Cellular Therapy
The University of Texas MD Anderson Cancer Center
Houston, Texas

Leonard C. Alsfeld, MD
Fellow
Department of Stem Cell Transplantation and Cellular
   Therapy
The University of Texas MD Anderson Cancer Center
Houston, Texas

Farrukh T. Awan, MD
Professor of Internal Medicine
Director of Lymphoid Malignancies Program
Harold C. Simmons Comprehensive Cancer Center
University of Texas Southwestern Medical Center
Dallas, Texas

Ahsan Azhar, MD
Associate Professor
Medical Director, Acute Palliative & Supportive Care Unit
Department of Palliative Care, Rehabilitation, and
   Integrative Medicine (PRIM)
The University of Texas MD Anderson Cancer Center
Houston, Texas

Qaiser Bashir, MD
Professor
Department of Stem Cell Transplantation and Cellular
   Therapy
Division of Cancer Medicine
The University of Texas MD Anderson Cancer Center
Houston, Texas

Brandon Douglas Brown, MD
Fellow
Pediatric Hematology-Oncology
The University of Texas MD Anderson Cancer Center
Houston, Texas

Kai Cao, MD, MS, F(ACHI)
Professor
Pathology/Laboratory Medicine
The University of Texas MD Anderson Cancer Center
Houston, Texas

Richard E. Champlin, MD
Professor
Department of Stem Cell Transplantation and Cellular
　Therapy
Division of Cancer Medicine
The University of Texas MD Anderson Cancer Center
Houston, Texas

Hua-Jay J. Cherng, MD
Assistant Professor
Division of Hematology/Oncology, Lymphoma Program
Columbia University Medical Center
New York, New York

Stefan O. Ciurea, MD
Professor of Clinical Medicine
Director, Hematopoietic Stem Cell Transplant and Cellular
　Therapy Program
Division of Hematology/Oncology, Department of
　Medicine
Chao Family Comprehensive Cancer Center
University of California
Irvine, California

Bouthaina Dabaja, MD
Professor
Section Chief Hematologic Malignancies
Radiation Oncology
The University of Texas MD Anderson Cancer Center
Houston, Texas

May Daher, MD
Assistant Professor
Associate Director of Translational Research
Associate Director of Cell engineering group
Department of Stem Cell Transplantation and Cellular
　Therapy
The University of Texas MD Anderson Cancer Center
Houston, Texas

Marcos De Lima, MD
Professor of Medicine
Director, Blood and Marrow Transplant, and Cell Therapy
　Program
Ohio State University
Columbus, Ohio

Christen M. Dillard, MD
Resident Physician
Department of Internal Medicine
The University of Texas Health Science Center at Houston
Houston, Texas

Penny Fang, MD, MBA
Assistant Professor
Department of Radiation Oncology
The University of Texas MD Anderson Cancer Center
Houston, Texas

Marcelo A. Fernández Viña, PhD
Professor
Department of Pathology
Stanford School of Medicine
Palo Alto, California

Christopher James Ferreri, MD
Fellow
Division of Cancer Medicine
The University of Texas MD Anderson Cancer Center
Houston, Texas

Fateeha Furqan, MD
Department of Hematology/Oncology
Medical College of Wisconsin
Milwaukee, Wisconsin

Nico Gagelmann, MD
Department of Stem Cell Transplantation
University Medical Center Hamburg-Eppedorf
Hamburg, Germany

Praveen Ramakrishnan Geethakumari, MD, MS
Division of Hematologic Malignancies and Cellular Therapy
Department of Internal Medicine
Harold C. Simmons Comprehensive Cancer Center, UT
　Southwestern Medical Center
Dallas, Texas

Sassine Ghanem, MD
Fellow
Department of Stem Cell Transplantation and Cellular
　Therapy
The University of Texas MD Anderson Cancer Center
Houston, Texas

Uri Greenbaum, MD
Fellow
Department of Stem Cell Transplantation and Cellular
　Therapy
The University of Texas MD Anderson Cancer Center
Houston, Texas

Alison M. Gulbis, PharmD, BCOP
Clinical Pharmacy Specialist
Division of Pharmacy
The University of Texas MD Anderson Cancer Center
Houston, Texas

Ali Haider, MD
Associate Professor, Center Medical Director Supportive
　Care Center
Department of Palliative, Rehabilitation & Integrative
　Medicine
The University of Texas MD Anderson Cancer Center
Houston, Texas

Mehdi Hamadani, MD
Professor of Medicine
BMT & Cellular Therapy Program
Medical College of Wisconsin
Milwaukee, Wisconsin

Victoria Wehr Handy, PharmD, BCOP
Clinical Pharmacy Specialist
Division of Pharmacy
The University of Texas MD Anderson Cancer Center
Houston, Texas

Misha C. Hawkins, MSN, RN, OCN
Lead Cell Therapy Coordinator
Department of Lymphoma & Myeloma
The University of Texas MD Anderson Cancer Center
Houston, Texas

Ella J. Ariza-Heredia, MD
Associate Professor
Infectious Diseases, Infection Control, and Employee
    Health
The University of Texas MD Anderson Cancer Center
Houston, Texas

Chitra Hosing, MD
Professor
Department of Stem Cell Transplantation and Cellular
    Therapy
The University of Texas MD Anderson Cancer Center
Houston, Texas

Jin Seon Im, MD, PhD
Associate Professor
Department of Stem Cell Transplantation and Cellular
    Therapy
Division of Cancer Medicine
The University of Texas MD Anderson Cancer Center
Houston, Texas

Nitin Jain, MD
Associate Professor
Department of Leukemia
The University of Texas MD Anderson Cancer Center
Houston, Texas

Andrew P. Jallouk, MD, PhD
Fellow
Division of Cancer Medicine
The University of Texas MD Anderson Cancer Center
Houston, Texas

Mika L. Jankowski, PharmD, BCOP
Clinical Oncology Pharmacist
Department of Stem Cell Transplant and Cellular Therapy
The University of Texas MD Anderson Cancer Center
Houston, Texas

Brandon J. Kale, MD
Resident Physician
Internal Medicine
Baylor College of Medicine
Houston, Texas

Partow Kebriaei, MD
Professor
Department of Stem Cell Transplant and Cellular Therapy
The University of Texas MD Anderson Cancer Center
Houston, Texas

Lana Khalil, MD
Post Doctoral Fellow
Department of Hematology and Oncology
Winship Cancer Institute
Emory University
Atlanta, Georgia

Irum Khan, MD, MS
Associate Professor
Section of Hematology/Oncology
Department of Medicine
University of Illinois
Chicago, Illinois

Sajad Khazal, MBChB
Associate Professor
Department of Pediatrics
The University of Texas MD Anderson Cancer Center
Houston, Texas

Piyanuch Kongtim, MD, PhD
Associate Clinical Professor
Hematopoietic Stem Cell Transplantation and Cellular
    Therapy Program
Division of Hematology/Oncology
Department of Medicine
UCI Health, Orange
Orange, California

Paul Lin, MD, PhD
Assistant Professor
Department of Stem Cell Transplantation and Cellular
    Therapy
The University of Texas MD Anderson Cancer Center
Houston, Texas

Kris M. Mahadeo, MD, MPH
Professor
Pediatric Stem Cell Transplantation and Cellular Therapy;
    CARTOX Program
The University of Texas MD Anderson Cancer Center
Houston, Texas

Alexandre E. Malek, MD
Division of Infectious Diseases
Department of Medicine
Louisiana State University Health Sciences Center
Shreveport, Louisiana

Kara McGee
Sr. Manager, Cell Therapy Lab
Department of Stem Cell Transplantation and Cellular
    Therapy
The University of Texas MD Anderson Cancer Center
Houston, Texas

Rohtesh S. Mehta, MD, MPH, MS
Associate Professor
Department of Stem Cell Transplantation and Cellular
    Therapy
The University of Texas MD Anderson Cancer Center
Houston, Texas

Victor Eduardo Mulanovich, MD
Professor
Infectious Diseases, Infection Control, and Employee
    Health
The University of Texas MD Anderson Cancer Center
Houston, Texas

Pashna N. Munshi, MD
Assistant Professor
Bone Marrow and Stem Cell Transplant
MedStar Georgetown University Hospital
Washington DC, Washington

Loretta J. Nastoupil, MD
Associate Professor
Lymphoma/Myeloma
The University of Texas MD Anderson Cancer Center
Houston, Texas

Sattva S. Neelapu, MD
Professor and Deputy Chair
Department of Lymphoma and Myeloma
The University of Texas MD Anderson Cancer Center
Houston, Texas

Yago Nieto, MD, PhD
Professor
Department of Stem Cell Transplantation and Cellular
    Therapy
The University of Texas MD Anderson Cancer Center
Houston, Texas

Amanda Olson, MD
Associate Professor of Medicine
Department of Stem Cell Transplantation and Cellular
    Therapy
The University of Texas MD Anderson Cancer Center
Houston, Texas

Betul Oran, MD, MS
Professor
Department of Stem Cell Transplantation and Cellular
    Therapy
The University of Texas MD Anderson Cancer Center
Houston, Texas

Folashade Otegbeye, MBChB, MPH
Associate Professor
Hematopoietic Stem Cell Transplantation and Immunotherapy
Facility Director, Therapeutic Products Program
Fred Hutchinson Cancer Center
Seattle, Washington

Akshat Maneesh Patel, BA
Medical Student
Radiation Oncology
The University of Texas Southwestern Medical Center
Dallas, Texas

Krina Patel, MD, MSc
Associate Professor
Lymphoma Myeloma
The University of Texas MD Anderson Cancer Center
Houston, Texas

Prince Paul, APRN, MSN, ACNP-BC
Advanced Practice Provider
Department of Stem Cell Transplantation and Cellular
    Therapy
The University of Texas MD Anderson Cancer Center
Houston, Texas

Naveen Pemmaraju, MD
Associate Professor
Department of Leukemia
The University of Texas MD Anderson Cancer Center
Houston, Texas

Uday R. Popat, MD, MBA
Professor
Department of Stem Cell Transplantation and Cellular
    Therapy
The University of Texas MD Anderson Cancer Center
Houston, Texas

Muzaffar H. Qazilbash, MD
Professor of Medicine
Director, Myeloma Transplantation and Cellular Therapy
Department of Stem Cell Transplantation and Cellular
    Therapy
The University of Texas MD Anderson Cancer Center
Houston, Texas

Hind Rafei, MS, MD
Assistant Professor
Department of Stem Cell Transplant and Cellular Therapy
The University of Texas MD Anderson Cancer Center
Houston, Texas

Dristhi S. Ragoonanan, MD
Pediatric Hematology Oncology
Pediatric Stem Cell Transplantation and Cellular Therapy
The University of Texas MD Anderson Cancer Center
Houston, Texas

Jeremy L. Ramdial, MD
Assistant Professor
Department of Stem Cell Transplant and Cellular Therapy
The University of Texas MD Anderson Cancer Center
Houston, Texas

Katayoun Rezvani, MD, PhD
Professor
Department of Stem Cell Transplantation and Cellular
    Therapy
Division of Cancer Medicine
The University of Texas MD Anderson Cancer Center
Houston, Texas

Ana Avila Rodriguez, MD
Fellow
Department of Hematology & Oncology
University of Illinois
Chicago, Illinois

Gabriela Rondón, MD
Department of Stem Cell Transplantation and Cellular
    Therapy
The University of Texas MD Anderson Cancer Center
Houston, Texas

Supawee Saengboon, MD
Postdoctoral Fellow
Department of Stem Cell Transplantation and Cellular
    Therapy
The University of Texas MD Anderson Cancer Center
Houston, Texas

Gabriela Sanchez-Petitto, MD
Fellow
Department of Stem Cell Transplantation and Cellular
    Therapy
Division of Cancer Medicine
The University of Texas MD Anderson Cancer Center
Houston, Texas

Terri Lynn Shigle, PharmD, BCOP
Clinical Pharmacy Specialist
Division of Pharmacy
The University of Texas MD Anderson Cancer Center
Houston, Texas

Elizabeth J. Shpall, MD
Professor and Chair, *at interim*
Department of Stem Cell Transplantation and Cellular
    Therapy
Division of Cancer Medicine
The University of Texas MD Anderson Cancer Center
Houston, Texas

Samer A. Srour, MD, MS
Assistant Professor
Department of Stem Cell Transplantation and Cellular
    Therapy
The University of Texas MD Anderson Cancer Center
Houston, Texas

Raphael E. Steiner, MD
Assistant Professor
Lymphoma/Myeloma
The University of Texas MD Anderson Cancer Center
Houston, Texas

Karen R. Stolar, MS, FNP-BC
Nurse Practitioner
Department of Stem Cell Transplantation and Cellular
    Therapy
The University of Texas MD Anderson Cancer Center
Houston, Texas

Paolo Strati, MD
Assistant Professor
Department of Lymphoma and Myeloma
Department of Translational Molecular Pathology
The University of Texas MD Anderson Cancer Center
Houston, Texas

Nicholas A. Szewczyk, APRN, MSN, ANP-C
Advanced Practice Registered Nurse (Nurse Practitioner)
Department of Stem Cell Transplantation and Cellular
    Therapy
The University of Texas MD Anderson Cancer Center
Houston, Texas

Mark R. Tanner, PhD
Senior Technical Writer
Department of Stem Cell Transplantation and Cellular
    Therapy
The University of Texas MD Anderson Cancer Center
Houston, Texas

Kevin Tang, MD
Resident Physician
Department of Internal Medicine
Baylor College of Medicine
Houston, Texas

Peter F. Thall, PhD
Professor
Department of Biostatistics
The University of Texas MD Anderson Cancer Center
Houston, Texas

Sudhakar Tummala, MD
Professor
Department of Neuro-oncology
The University of Texas MD Anderson Cancer Center
Houston, Texas

Chukwuemeka Uzoka, MD
Assistant Professor
Hematology, Bone Marrow Transplant and Cellular
    Therapy
Department of Internal Medicine
University of Illinois
Chicago, Illinois

Whitney D. Wallis, PharmD, BCOP
Clinical Pharmacy Specialist
Division of Pharmacy
The University of Texas MD Anderson Cancer Center
Houston, Texas

Jason R. Westin, MD, MS, FACP
Director, Lymphoma Clinical Research
Section Chief, Aggressive Lymphoma
Department of Lymphoma & Myeloma
The University of Texas MD Anderson Cancer Center
Houston, Texas

Nathaniel R. Wilson, MD
Assistant Chief of Service
Internal Medicine
University of Texas Health Science Center at Houston
Houston, Texas

Susan Wu, MD
Assistant Professor
Department of Radiation Oncology
The University of Texas MD Anderson Cancer Center
Houston, Texas

Eduardo Yepez Guevara, MD
Assistant Professor
Infectious Diseases, Infection Control, and Employee
    Health
The University of Texas MD Anderson Cancer Center
Houston, Texas

Jun Zou, MD, PhD
Associate Professor
Pathology/Laboratory Medicine
The University of Texas MD Anderson Cancer Center
Houston, Texas

目　录

目　录

第六部分　并发症的预防和管理

第一部分

引言和生物学特征

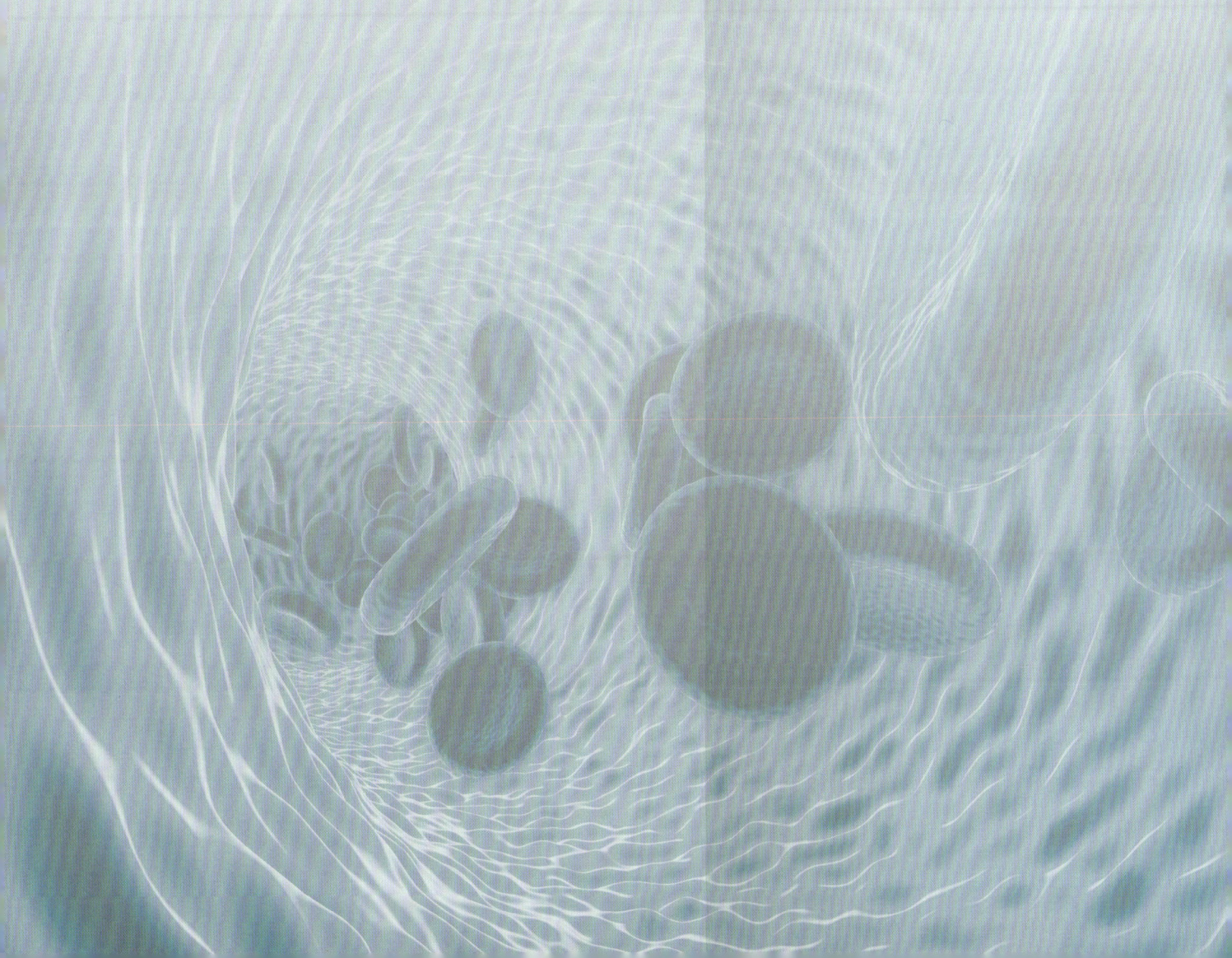

第一章
造血干细胞移植的过去、现在和未来

RICHARD E. CHAMPLIN AND QAISER BASHIR

译者：王筱淇　审校：张曦

陆军军医大学新桥医院

造血移植通常被称为造血干细胞移植（hematopoietic cell transplantation，HCT），涉及供者造血干细胞的植入及随后的血液和免疫系统重建。

移植物可以来自他人（异基因）、同基因双胞胎（同基因）或者患者本人的细胞（自体）。移植细胞来源可以是骨髓（bone marrow，BM）、外周血（peripheral blood，PB）或者脐血（cord blood，CB）。造血干细胞移植的过程具有其独特性。移植过程包括静脉输注移植物和造血干细胞归巢进入骨髓，并在骨髓中增殖、分化成血液和免疫系统的成熟成分。移植后的造血功能来自CD34+、thy-1、c-kit+的供者造血干细胞，而不是更加分化的细胞亚群。唯一的例外是T淋巴细胞，除了来源于造血干细胞的原生细胞外，还有一部分来源于移植物中存在的T细胞，并由受者胸腺处理。

造血干细胞移植可用于治疗严重的血液和免疫系统疾病。异基因造血干细胞移植（allogeneic hematopoietic cell transplantation，allo-HCT）成功后，受者的血液和免疫系统被供者来源的健康细胞重构组建。造血干细胞移植也可用于治疗血液系统疾病以外的先天性代谢异常疾病。成功的造血干细胞移植最终形成机体的免疫耐受，即供者和受者的细胞共同存在，亦称嵌合性。

造血干细胞移植主要用来治疗癌症[1]。血液恶性肿瘤和特定实体肿瘤表现出对骨髓抑制性化疗和（或）放射治疗剂量依赖敏感性，更高的剂量导致更严重的骨髓抑制，但亦带来更强的抗肿瘤效应。因此可通过给予高剂量放化疗序贯造血干细胞移植以重建造血功能的策略提高抗肿瘤效应。异基因移植还具有移植物抗恶性肿瘤（graft-versus malignancy，GVM）的免疫效应，也就是使预处理方案中存活的恶性肿瘤细胞可被供者免疫细胞根除[2]。在许多常规治疗方法较差的临床环境中，造血干细胞移植可能具有更好的疗效。

一、过去——造血干细胞移植基本原理的确定和初始临床经验

人类对于造血干细胞移植最初的大部分兴趣是源于对核能和核武器的关注。高剂量的全身辐射会导致致死性的骨髓再生性障碍。造血干细胞移植可以逆转辐射引起的骨髓衰竭，并且许多本领域的早期研究都是针对造血干细胞移植治疗核暴露甚至核战争受害者的潜在用途。虽然在核战争中使用造血干细胞移植治疗大规模伤亡的想法不切实际，但它在治疗核电站事故中受到足量辐射暴露导致的骨髓衰竭受害者中取得了一定的成功，然而这些辐射剂量还不足以导致其他组织的致命性损伤[3-4]（图1-1）。

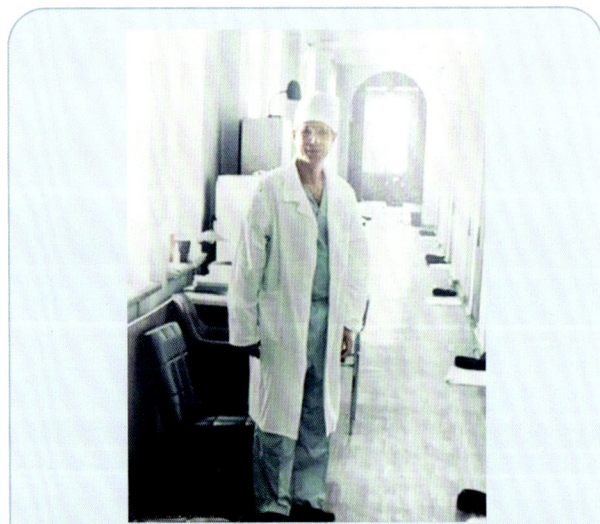

作者Richard E.Champlin在莫斯科（1986）为切尔诺贝利核电站事故受害者实施造血干细胞移植。

图1-1

在确定组织相容性基本原则和发现有效的免疫抑制方案之前，大多数造血干细胞移植的初始尝试并不成功[5]。异基因造血干细胞移植受限于移植物排异（宿主抗移植物），并且供者免疫细胞会与受者组织产生反应发生移植物抗宿主病（graft-versus-host disease，GVHD）。有效的移

植前和移植后免疫抑制方案对于预防和治疗移植物抗宿主病是必要的。由于移植后早期的全血细胞减少和移植后免疫缺陷，受者容易出现机会性感染。

造血干细胞移植领域最开始是由少数先驱的医师、科学家和机构发展起来的，他们建立了造血干细胞移植的基本原则和最初的临床应用（图1-2）。E. Donnell Thomas因在这一领域的开创性工作获得了1990年的诺贝尔奖[6]。造血干细胞移植的进步与移植过程和支持性护理等各方面的渐进式改进密切相关。这包括移植前预处理方案的优化（移植物包括干细胞和免疫细胞的组成）、移植后免疫抑制治疗和移植后残留恶性肿瘤细胞的清除性治疗（图1-3）。

早期造血干细胞移植采用极致命清髓剂量的化疗和（或）辐射[7]，但由于其毒性[8]和移植后全血细胞减少及免疫缺陷相关感染，受到移植相关死亡率（transplant-related mortality，TRM）的限制。预处理方案已经逐步优化以减少其严重的毒性，但清髓化疗方案必须严格限于相对年轻、医学层面适宜的能够耐受该治疗的患者。

异基因造血干细胞移植的开创性研究是在20世纪60年代和70年代进行的，当时还处于有效抗菌疗法发展之前。很大一部分患者死于细菌、病毒、真菌和寄生虫感染。一个主要的临床问题是巨细胞病毒（cytomegalovirus，CMV）感染；在开发有效的抗病毒疗法之前，大约25%的患者死于巨细胞病毒肺炎[9]。感染性疾病和免疫功能不全患者管理等领域的重大进展极大地促进了造血干细胞移植领域的进步。这些重要的进展包括针对革兰阳性菌和革兰阴性菌的有效预防和治疗方案的开发，特别是假单胞菌属和耐药菌；治疗巨细胞病毒和疱疹病毒感染的阿昔洛韦、更昔洛韦和膦甲酸钠；治疗真菌感染的唑类和棘白菌素；治疗耶氏肺孢子菌感染的磺胺甲噁唑-甲氧苄啶（sulfamethoxazole-trimethoprim，SMZ-TMP）及其他药物。造血干细胞移植的成功也与输血医学的发展有关，特别是消除血源性病原体，以及提供巨细胞病毒血清学阴性或过滤的血制品以减少巨细胞病毒感染传播[10]。在几十年中这些支持性治疗的逐渐进展使得每年的TRM降到1%～2%。

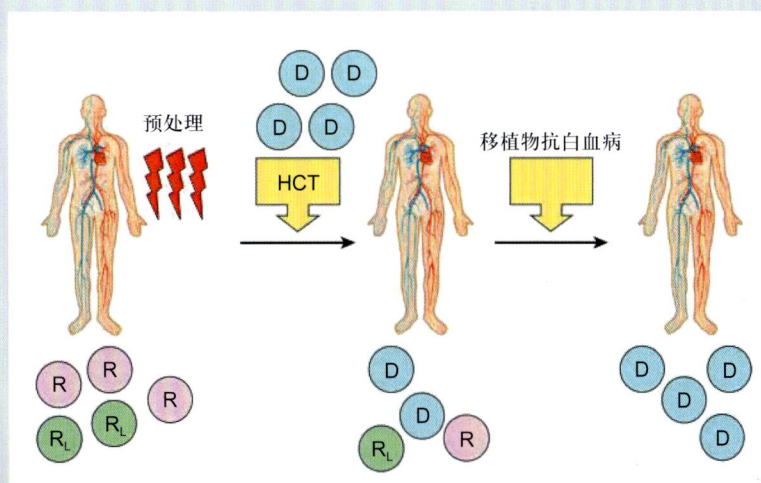

受者具有正常细胞和白血病造血细胞。他们接受了大剂量化疗和（或）放射治疗的预处理方案以根除恶性肿瘤，同时还会消除正常的造血细胞。供者的血细胞或骨髓细胞被用来恢复造血功能。异基因供者免疫细胞可以介导移植物抗恶性肿瘤（白血病）效应，以根除在预处理方案中存活的耐药细胞。HCT：造血干细胞移植；R：受者正常造血细胞；R_L：受者白血病造血细胞；D：供者血细胞和骨髓细胞。

图1-2 造血干细胞移植治疗白血病的流程

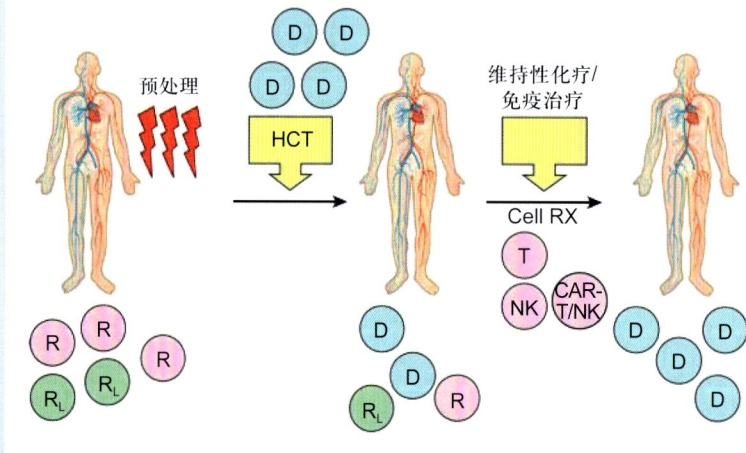

研究领域包括：①开发和优化预处理方案，以提高抗肿瘤效果和降低毒性；②优化自体或异基因移植物的成分，以改善移植物植入和移植物抗恶性肿瘤效应，同时减少移植物抗宿主病；③细胞免疫疗法治疗恶性肿瘤或感染，例如，T细胞疗法、NK细胞疗法、CAR-T/NK细胞疗法及共输注移植；④给予维持性化疗或免疫治疗，以根除残留的恶性肿瘤细胞。HCT：造血干细胞移植；R：受者正常造血细胞；R_L：受者白血病造血细胞；D：供者血细胞和骨髓细胞；T：T细胞；NK：自然杀伤细胞；CAR-T/NK：嵌合抗原受体T/NK细胞。

图1-3

二、现在——造血干细胞移植的当前概念与实践

(一) 自体移植

自体造血干细胞移植（autologous hematopoietic cell transplantation，auto-HCT）利用了血液系统恶性肿瘤和许多实体肿瘤对化疗和（或）放射治疗的剂量依赖效应。大剂量骨髓抑制性治疗的目的是根除恶性肿瘤，随后输注自体造血细胞以恢复造血功能。由于使用的是患者自身的细胞，不会产生排斥反应或移植物抗宿主病，并且免疫重建的速度比异基因造血干细胞移植更快。与异基因移植相比，自体造血干细胞移植相对安全并且非复发死亡率（non-relapse mortality，NRM）低。

基因标记研究表明，恶性细胞污染自体移植物可能会导致自体造血干细胞移植后复发[11]。然而亦有研究评估显示，体外或体内净化自体移植物以清除恶性细胞并未提高预后[12]。由于患者在自体移植中接受的系自身造血细胞和免疫细胞，因此不会产生异基因移植的移植物抗恶性肿瘤效应。

与异基因造血干细胞移植相比，自体移植的恶性肿瘤复发风险通常更高，但这被较低的TRM和主要并发症风险所抵消。自体造血干细胞移植在治疗多发性骨髓瘤（multiple myeloma，MM）、霍奇金淋巴瘤和非霍奇金淋巴瘤，以及包括生殖细胞瘤、神经母细胞瘤和其他儿科恶性肿瘤等特定实体瘤方面具有明确的作用。

(二) 异基因移植

异基因造血干细胞移植结合了细胞毒性治疗和免疫介导的移植物抗恶性肿瘤效应。与自体造血干细胞移植相比，异基因移植更加复杂，可发生移植物排斥反应和移植物抗宿主病；移植后免疫缺陷更加严重和持久，机会性感染更加常见。

癌症患者对其恶性肿瘤具有免疫缺陷，而同种异基因造血干细胞移植提供了正常供者来源的免疫细胞，能介导免疫性移植物抗恶性肿瘤效应，进而消除预处理中存活的耐药癌细胞[2]。移植物抗恶性肿瘤可能直接针对供者和受者之间不同的造血细胞中的同种异体抗原，以及潜在的恶性特异性抗原。由于移植物抗恶性肿瘤效应，异基因造血干细胞移植的恶性肿瘤复发率比自体移植低，但这被较高的NRM所抵消。异基因造血干细

胞移植对患者而言是一项重大任务，需要在移植后的第1年进行强化治疗、密切随访和持续的并发症管理。晚期感染可能会发生，特别是由于脾功能障碍而感染带荚膜细菌。异基因移植通常用于白血病和涉及血液及骨髓的血液恶性肿瘤，也用于自体造血干细胞移植预后不良的晚期淋巴瘤或多发性骨髓瘤病例。

（三）同基因移植

同基因造血干细胞移植来自基因相同的双胞胎[13]。与异基因移植相比，同基因移植不会产生排斥反应或引起移植物抗宿主病，因此更安全。同基因移植与自体移植相比具有优势，因为供者细胞免疫正常，不受恶性细胞污染。由于供者和受者的基因相同，与异基因移植相比，移植物抗恶性肿瘤效应的效力较低，恶性肿瘤复发的风险较高[14]。

（四）造血干细胞移植治疗恶性和非恶性疾病的应用

决定对恶性肿瘤进行同基因、自体还是异基因造血干细胞移植取决于患者、疾病和治疗相关因素。对于每个患者，需要考量各种形式移植及非移植治疗的预后，以便为患者提供最佳的治疗机会。主要考虑的是抗肿瘤效应与发病率和非复发死亡风险之间的平衡。

对于非恶性适应证，通常用同基因或异基因移植来替代有缺陷的造血细胞或免疫细胞。最近，基因修饰的自体造血细胞或免疫细胞已被证明可以纠正免疫缺陷、血红蛋白病和代谢紊乱。自体移植也被用于治疗自身免疫性疾病[15]，并且可有效稳定多发性硬化症[16]和硬皮病[17]患者的病情。

（五）组织相容性

主要组织相容性复合体（major histocompatibility complex，MHC）在人类体内又称人类白细胞抗原（human leukocyte antigen，HLA），是一个高度多态性的基因位点。免疫遗传学/HLA数据库目前包含超过26 000个HLA等位基因，并且每个月都有数百个新的等位基因被报道[18]。HLA位于人类6号染色体短臂6p21.3区，包含220多个功能多样的基因。与异基因造血干细胞移植最相关的是Ⅰ类分子（HLA-A、HLA-B、HLA-C）和Ⅱ类分子（HLA-DRB1、HLA-DQB1、HLA-DPB1）。这些分子是结合在有核细胞表面并呈递自身、异常自身和外源性抗原肽的糖蛋白[19]。T淋巴细胞识别HLA分子上的抗原，导致免疫反应。

检测HLA的初步方法是血清学分型。然而，基于脱氧核糖核酸（deoxyribonucleic acid，DNA）的HLA分型技术更为全面和精确，可以识别基于世界卫生组织HLA命名法定义的单个等位基因。目前高分辨分型是鉴定HLA等位基因进行供者选择的标准[20-21]。

（六）同种异基因供者的选择

HLA等位基因以单倍型的形式遗传，即双亲各遗传一个。在后代中有4种可能的单倍型，一个患者有25%的可能性与其一个同胞的HLA完全匹配，有50%的机会与一个单倍型匹配并成为单倍体相合[22]。

对于没有HLA匹配的同胞供者的患者，通常可以用无血缘供者（unrelated donor，UD）。世界骨髓捐赠者协会（World Marrow Donor Association，WMDA）数据库中列出了超3700万无血缘关系的献血者和脐血单位。主要组织相容性复合体的一个重要特征是连锁不平衡，其中某些等位基因一起遗传的频率高于偶然发生的频率，并且不同种族和民族群体的常见单倍型不同。找到合适的无血缘供者的概率因种族而异，这在很大程度上与无血缘供者登记中相似供者的数量有关。这一比例从南美洲或中美洲黑种人的16%到欧洲白种人的75%不等。脐血的匹配要求并不算严格，无论种族或民族背景如何，超过80%的20岁或以上患者会有一个可用脐血单位，其中会存在一个或两个HLA位点不匹配[23]。

同种异体反应性随着供者和受者之间的HLA抗原基因差异的增大而增加。HLA相同的兄弟姐妹通常被认为是最合适的供者。与无血缘或HLA不匹配的供者相比，排斥反应和移植物抗宿主病的发生率也较低，生存状况通常比其他供者类型更好。

对于无血缘供者造血干细胞移植，HLA-A、HLA-B、HLA-C和HLA-DRB1等位基因的高分辨率匹配（8/8匹配）取得了最好的结果[21-24]。与8/8匹配相比，低分辨率或高分辨率分型中检测到单个位点不匹配与较高TRM相关，除此之外，两个或多个位点不匹配会加重风险。HLA-DPB1在8/8匹配的无血缘供者中匹配率<20%。T细胞表位分组可以将HLA-DPB1分为非允许型错配（与高T细胞反应性和移植物抗宿主病风险增加相关）和允许型错配（耐受性相对更好）。大型注册研究表明，在8/8匹配的无血缘供者移植中，与HLA-DPB1允许型错配相比，HLA-DPB1非允许型错配与更高的TRM和总死亡率相关[25]。然而，在8/8匹配的无血缘供者移植情况下，研究所报告的生存率与HLA相合的同胞供者相当[26]。最近，使用移植后环磷酰胺（posttransplant cyclophosphamide，PTCy）免疫抑制治疗在预防移植物抗宿主病方面取得了进展；这种方法改善了HLA不匹配的无血缘供者移植的结局[27]。

脐血是移植用造血干细胞的另一个潜在来源。世界各地已经建立了许多脐血冷冻库，可以立即用于移植。这种方式的组织相容性限制较少，且可以容忍较高的HLA错配[28]。这增加了异体移植对少数民族的适用性，这些少数民族通常在供者登记中的代表性不足。脐血的主要缺点包括成年患者的细胞剂量低，植入和免疫重建较慢，以及无法获得供者淋巴细胞输注（donor lymphocyte infusion，DLI）和后续输注。克服低细胞剂量问题的策略包括双份脐血移植（double cord blood transplantation，dCBT）及通过各种技术来扩增脐血单位中的造血干细胞[29-32]。

单倍体相合的供者是异基因移植的另一种选择。父母、孩子和一半的兄弟姐妹是单倍体相合的。其好处包括几乎普遍可用、获取快速及可获得供者的供者淋巴细胞输注和后续输注。单倍体相合移植的排斥反应和严重移植物抗宿主病的风险较高，但移植前预处理的发展和PTCy体系的使用已经将这些风险降到几乎与全相合的无血缘供者移植相当[33]。

患者可能产生针对外源HLA抗原的抗体。供者特异性抗HLA抗体的存在，特别是补体结合抗体，增加了移植排斥的风险，在可行的情况下应避开选择存在特异性HLA抗体的供者[34]。这适用于所有形式的HLA不全相合造血干细胞移植。

患者应该进行高分辨率的HLA-A、HLA-B、HLA-C和HLA-DRB1（8/8配型）分型。此外，也可加入HLA-DQB1、HLA-DPB1和HLA-DRB3/4/5以最大限度地提高匹配度，避免非允许性错配。一般来说，如果没有HLA全相合的同胞供者，则首选HLA全相合的无血缘供者，其次是其他类型供者，如单倍体、脐血或不全相合的非亲属供者。HLA不全相合移植方面已经取得了进展，其结果接近全相合的非亲属供者移植[35]。临床数据表明脐血和单倍体供者移植的生存结局相似[36]。

除HLA配型外，还有一些非HLA免疫遗传因素，如杀伤性免疫球蛋白样受体（killer immunoglobulin-like receptor，KIR）、次要组织相容性抗原、主要组织相容性复合体Ⅰ类链相关A基因和免疫反应基因多态性，越来越被认为对移植的结局具有重要的临床影响[37]。

（七）目前造血干细胞移植的适应证

造血干细胞移植对于严重的血液和免疫系统疾病是一种有效的治疗方式，能纠正相关组织的遗传性紊乱，诱导对供者细胞的免疫耐受，从而无须长期免疫抑制治疗即可接受来自同型供者的器官移植。造血干细胞移植通常用于治疗恶性肿瘤（表1-1）。

造血干细胞移植的适应证在不断发展，这与传统疗法和造血干细胞移植技术本身的科学进步有关。持续优化的治疗方式能使患者长期存活，并将与治疗相关的疾病发病率和成本降至最低。

对于个别恶性肿瘤的自体和异基因造血干细胞移植适应证，将在本书的其他章节中详细讨论。

对于许多淋巴瘤和多发性骨髓瘤，目前自体移植适用于一线巩固和二线化疗。新兴的分子靶向化疗和靶向免疫疗法取得了重大进展，目前正在评估双特异性抗体和嵌合抗原T细胞等竞争疗法。这些药物也可能会被纳入造血干细胞移植方案。

表1-1 造血干细胞移植治疗的疾病

恶性肿瘤性疾病
· 急性髓系白血病
· 骨髓增生异常综合征
· 急性淋巴细胞白血病
· 慢性髓系白血病
· 骨髓增生性疾病和骨髓纤维化
· 慢性淋巴细胞白血病
· 非霍奇金淋巴瘤
· 霍奇金淋巴瘤
· 多发性骨髓瘤和其他浆细胞疾病
· 实体肿瘤：睾丸癌
· 儿童实体肿瘤：神经母细胞瘤、尤因肉瘤
非恶性血液病
· 再生障碍性贫血和相关的骨髓衰竭状态
· 血红蛋白病：地中海贫血、镰状细胞贫血
· 范科尼贫血和先天性造血功能疾病
免疫缺陷性疾病
· 先天性免疫症状：严重的联合免疫缺陷、维斯科特-奥德里奇综合征、慢性肉芽肿性疾病及相关综合征
· 组织细胞性疾病：噬血细胞性淋巴组织细胞增生症
先天性代谢缺陷疾病涉及造血细胞
自身免疫性疾病
器官移植耐受性诱导

异基因造血干细胞移植主要用于治疗高危急性白血病和髓系恶性肿瘤。对于低危或自然病史不活跃的患者，传统化疗的效果相对较好，应优先接受传统化疗，这样可以为病情进展或病情恶化的患者保留移植机会。造血干细胞移植可以作为初始治疗的一部分来改善高危患者的无进展生存期（progression-free survival，PFS）和总生存期（overall survival，OS）。异基因移植也适用于部分自体移植后复发或预后极差的晚期淋巴瘤或骨髓瘤患者。

（八）细胞来源——骨髓或外周血

有不少研究比较了外周血和骨髓不同移植物的差异。一项纳入HLA全相合同胞移植随机试验的荟萃分析显示，与骨髓相比，外周血移植与慢性移植物抗宿主病的高风险和复发率降低相关，从而提高了晚期血液系统恶性肿瘤患者的生存率[38]。另一项大型随机试验显示对于无血缘供者而言骨髓移植物导致移植失败的风险较高，而慢性移植物抗宿主病的风险较低，但外周血移植和骨髓移植没有显著的生存差异[39]。患者报告结果的长期随访显示，与外周血移植受者相比，骨髓移植受者在移植5年后的症状负担较轻，更有可能重返工作岗位[40]。一项大范围登记分析提示，在减低强度预处理（reduced-intensity conditioning，RIC）方案下，骨髓移植与外周血移植之间在生存或慢性移植物抗宿主病发生率方面没有任何差异[41]。

（九）移植物组分和免疫抑制治疗

移植物的细胞组分非常重要。植入及移植后的造血和免疫重建需要造血干细胞。异基因造血干细胞移植易出现排斥反应，移植前需要进行充分的免疫抑制，移植物中大量的造血干细胞和T细胞可以促进移植并抵抗排斥反应。减少移植物中的T细胞可以降低移植物抗宿主病的风险[42]，但移植物更容易发生排斥反应[43]，免疫重建和免疫性移植物抗恶性肿瘤效应也会受到影响，同时大多数研究提示OS并未得到改善[44-45]。移植物抗宿主病由幼稚T细胞诱导，因此有研究采用CD45RA阳性细胞清除作为一种选择性亚群清除的方法来降低移植物抗宿主病的风险[46]。调节性T细胞（regulatory T cell，Treg）和其他免疫调节细胞会影响移植物抗宿主病的发生率，所以正在进行的相关研究主要集中在优化移植物的组成[47]。最近有研究采用加入自然杀伤细胞（natural killer cell，NK细胞）或其他免疫效应细胞（immune effector cell，IEC）来增强移植物抗恶性肿瘤效应[48]。移植后的免疫抑制治疗会影响移植物抗宿主病的发生率和严重程度，钙调磷酸酶抑制剂［环孢素[49]和他克莫司（tacrolimus，FK506）[50]］的发展及近年来PTCy体系[51]的运用改善了对移植物抗宿主病的控制。

（十）预处理方案

预处理方案指造血细胞输注前使用的化疗药物可联合或不联合全身放射治疗（total body

irradiation，TBI）。预处理的主要目的是根除恶性肿瘤及充分抑制宿主免疫系统，使供者的造血细胞得以植入。预处理还能为骨髓中的干细胞微环境提供空间，使供者的造血干细胞得以植入。预处理方案根据治疗强度进行了分类（表1-2）[52]。

表1-2 预处理方案[52-53]

清髓性预处理	减低强度预处理	非清髓性预处理
定义	在没有造血细胞支持的情况下诱导不可逆的血细胞减少	不适用于清髓或非清髓性方案的定义。减低强度预处理会导致长时间血细胞减少，需要造血细胞支持	剂量越小，毒性越小，不能完全清除造血功能，但可提供足够的免疫抑制以允许植入
目的	根除疾病确保供者造血细胞的快速植入		依赖移植物抗恶性肿瘤效应
优点	低复发风险		如果移植物被排斥，允许自体恢复非复发死亡率较低老年人和合并症患者更耐受

清髓性预处理（myeloablative conditioning，MAC）方案会诱导不可逆的全血细胞减少，如果没有造血干细胞移植，这种情况一般不会恢复。这种疗法会产生严重的毒性，故限于相对年轻、耐受较好的患者。MAC方案通常包括TBI（10~12 Gy，单次给药或分次给药）和环磷酰胺（cyclophosphamide，Cy）或依托泊苷（etoposide，VP16）。另外，亦可采用MAC方案。常见的方案为白消安（busulfan，Bu）联合Cy或氟达拉滨（fludarabine，Flu）。不同患者之间Bu的药代动力学差异很大，通过药代动力学监测和剂量调整来评估其清除率可以改善治疗效果[54]。此外，还有其他几种常用药物组合。研究表明髓系恶性肿瘤患者采用包含TBI和不包含TBI的MAC方案生存率相近[55]。

造血系统恶性肿瘤通常发生在无法耐受MAC的老年患者。近年来的一个重大进展是开发了非清髓性（non-myeloablative，NMA）预处理和RIC

方案，这些方案可以部分清除恶性肿瘤，并提供足够的免疫抑制便于移植物植入和移植物抗恶性肿瘤效应发生[56-57]。RIC方案使造血干细胞移植在老年患者中成功开展，这使得大多数中心会考虑将造血干细胞移植用于75岁以下的患者。

通常认为，MAC方案复发率较低，但NRM较高。骨髓移植临床试验网络（Bone Marrow Transplant Clinical Trials Network）0901研究比较了急性髓系白血病（acute myeloid leukemia，AML）和骨髓增生异常综合征（myelodysplastic syndrome，MDS）患者使用RIC和MAC预处理方案的疗效[58]，MAC方案在无复发生存率（relapse free survive，RFS）方面有明显优势，而且有延长OS的趋势。欧洲血液与骨髓移植学会（European Society for Blood and Marrow Transplantation，EBMT）进行的另一项随机3期研究中，基于Bu的RIC和MAC方案在MDS或继发性AML患者中显示出相似的无复发生存率和OS[59]。特别是在替代供者、脐血、半相合异基因造血干细胞移植中，RIC和MAC方案有相似的无白血病生存率（leukemia-free survival，LFS）和OS[60-61]。美国最近的趋势显示单倍体移植中RIC方案的使用逐步增加[62]。

人们一直在努力通过寻找替代化疗方案如苏消安（treosulfan）[63]、放射性标记单克隆抗体[64]和Bu[65]分级给药法来寻找更加高效、低毒的预处理方案，以降低移植后复发风险。

由于没有移植物抗恶性肿瘤效应，在自体移植中预处理的强度是至关重要的。自体造血干细胞移植的主要适应证是多发性骨髓瘤和淋巴瘤[62]，多发性骨髓瘤最常用的预处理方案是应用大剂量美法仑（melphalan，Mel）。BEAM［卡莫司汀（BCNU）、依托泊苷、阿糖胞苷（cytarabine，Ara-C）、Mel］仍然是最广泛使用的恶性淋巴瘤预处理方案，此外，尚有不少经过调整/改良的方案。

（十一）移植后维持治疗

复发仍然是恶性肿瘤造血干细胞移植治疗失败的主要原因。移植后维持治疗的目的是通过消除移植后残存的恶性细胞来预防复发。索拉非尼是一种FLT3酪氨酸激酶抑制剂，可以显著降低*FLT3-ITD*突变AML患者异基因造血干细胞移植后的复发风险[66]。利妥昔单抗能有效降低套细胞淋巴瘤患者自体造血干细胞移植后的复发风险[67]。每一种恶性肿瘤都必须研究相应的策略，包括靶向化疗和免疫治疗在内的新方法正在探索研究。

（十二）异基因造血干细胞移植的并发症及风险评估

异基因造血干细胞移植可伴随相当大的毒性，因此在选择合适的患者时，应仔细权衡治疗获益与产生并发症和复发的风险。

数个模型已经被开发用来评估接受异基因造血干细胞移植患者的移植相关死亡风险。造血干细胞移植合并症指数（hematopoietic cell transplantation comorbidity index，HCT-CI）于2005年被开发出来，是查尔森合并症指数的修正版[68]。它确定了17种合并症，根据NRM对每种合并症判定校正风险比，将其分为0分、1分、2分和3分。校正风险比转换为整数权重，HCT-CI评分是这些整数权重的总和。HCT-CI评分为0分、1~2分和≥3分患者的2年NRM分别为14%、21%和41%。为了提高预测能力，该模型于2014年被修改为合并症/年龄复合指数，其中年龄≥40岁被赋予1的权重，相当于HCT-CI中的单一合并症[69]。另一个有用的模型是由EBMT开发的，并在一个56 505例患者的大型队列中进行了验证[70-71]。EBMT评分结合了受者和供者的5个特征，以合理估计异基因造血干细胞移植的风险。与HCT-CI一样，EBMT风险评分也已经在多项研究中进行了验证。EBMT和HCT-CI的复合模型显示，在HCT-CI≥3的患者中，较高的EBMT评分与较差的结局相关[72]。

（十三）移植物抗宿主病

移植物抗宿主病是异基因造血干细胞移植后发病和死亡的重要原因。它是由供者（移植物）的免疫细胞与受者（宿主）不同的主要或次要组织相容性抗原发生反应而引起的一种多器官疾病。

传统上，急性移植物抗宿主病和慢性移植物抗宿主病的区别在于其是否在异基因造血干细胞移植后100天内发生。然而，这种定义并不完全准确，因为急性移植物抗宿主病也可以在100天后出现。供、受者间HLA不相合程度增加会增加急性移植物抗宿主病的发生风险。与全相合同胞供者相比，HLA不全相合无血缘供者（mismatched unrelated donor，MMUD）的异基因造血干细胞移植后有更高的急性移植物抗宿主病发生率。一些额外的危险因素是供者或受者的年龄较大、性别不匹配（女供男）、巨细胞病毒血清阳性（供者或受者）、外周血移植（相比于骨髓移植）、移植物抗宿主病预防方案的选择、使用MAC方案（相比于RIC方案）。

皮肤、肝胆系统和胃肠道是最常见的受累器官。皮肤表现通常包括斑丘疹。在严重情况下，可出现全身红皮病、脱皮或表皮坏死松解。肝脏受累时可伴或不伴皮肤受累，患者可能出现黄疸。实验室检查通常显示直接胆红素和碱性磷酸酶升高。尽管转氨酶可升高，但通常表现为胆汁淤积。肝脏移植物抗宿主病应与药物损伤、肝窦阻塞综合征（hepatic sinusoidal obstruction syndrome，HSOS）和病毒感染相鉴别。胃肠道急性移植物抗宿主病通常表现为分泌性腹泻、腹痛及在极少数情况下发生的肠梗阻。上消化道移植物抗宿主病可引起恶心、呕吐、厌食和普遍性食物不耐受。胃肠道移植物抗宿主病需要与肠道感染和预处理方案相关毒性引发的症状相鉴别。

急性移植物抗宿主病根据症状和体征进行分级。组织学分级根据病理结果报告，它们与临床表现没有关联。常用量表有Glucksberg[73]和国际血液与骨髓移植研究中心（Center for International Blood and Marrow Transplant Research，CIBMTR）评分系统[74]（表6-1~表6-3）。尽管对这些量表的解释具有观察者依赖性，但研究表明无论何种评分的高级别急性移植物抗宿主病都是生存的预测因素。

如前所述，预防移植物抗宿主病的策略包括药物性免疫抑制治疗和移植物T细胞清除。药物性免疫抑制治疗的标准方法是联合使用钙调磷酸酶抑制剂（FK506或环孢素）和短疗程的甲氨蝶呤（methotrexate，MTX）。随机3期试验显示FK506+MTX方案的急性移植物抗宿主病发生率低于环孢素+MTX方案，但二者的OS无差异[75-76]。新药及霉酚酸酯（mycophenolate mofetil，MMF）和西罗莫司的不同组合也已经被研究。另一种策略是移植后使用Cy。Cy通常与FK506和霉酚酸酯一起使用。其可以在选择性消除受者和供者同种反应性T细胞的同时保留造血祖细胞和调节性T细胞[77]。在单倍体移植中，移植后使用Cy、FK506和霉酚酸酯显著降低了重度急性移植物抗宿主病和慢性移植物抗宿主病的发生率[78]。此方案正扩展到全相合同胞/无血缘供者移植。

累及皮肤的1级急性移植物抗宿主病通常可单独使用局部激素治疗。2~4级急性移植物抗宿主病患者则需要全身治疗。糖皮质激素仍然是急性移植物抗宿主病一线系统治疗的主要药物；约50%的患者可观察到治疗反应，但只有约35%的患者可持续缓解。将其他药物与糖皮质激素联合用于急性移植物抗宿主病的早期治疗并未显示出更好的疗效[79]。有研究显示联合FK506与西罗莫司预防可以作为低危急性移植物抗宿主病的无激素治疗方案[80]。如患者接受糖皮质激素治疗3天后病情进展，5~7天后无变化，或14天后不完全缓解，则定义为糖皮质激素抵抗型患者。这部分患者生存情况较差，1年死亡率接近80%~90%。有研究表明芦可替尼（ruxolitinib）在激素抵抗急性移植物抗宿主病中产生73%的总缓解率[81-82]，目前认为是激素抵抗型的标准治疗。对于晚期急性移植物抗宿主病还有其他几种方案正在评估，但目前没有这类患者的标准治疗方案。

慢性移植物抗宿主病是异基因造血干细胞移植后长期发病和死亡的主要原因。其潜在的病理生理学基础包括免疫系统自身识别功能的缺失和自身免疫样临床表现的发展。慢性移植物抗宿主病的危险因素与急性移植物抗宿主病类似。有急性移植物抗宿主病病史是发生慢性移植物抗宿主病的强易感因素。慢性移植物抗宿主病的存在与导致恶性肿瘤复发率降低的移植物抗恶性肿瘤效应相关。与慢性移植物抗宿主病相关的NRM可从35%（新发）到89%（慢性移植物抗宿主病发生在急性移植物抗宿主病

消退或治疗完成之前）不等[83]。慢性移植物抗宿主病的临床表现与自身免疫性疾病相似，并根据受累器官的不同而变化。口腔黏膜常受累，表现为类似干燥综合征的红斑、溃疡、口干。皮肤可表现为苔藓样或硬皮病样皮肤改变。慢性肝脏移植物抗宿主病常表现为胆汁淤积，可类似于原发性胆汁性肝硬化。胃肠道受累可表现为食管狭窄、厌食、吞咽困难、吸收不良和消瘦。肺部受累可导致进行性、不可逆的梗阻（闭塞性细支气管炎）。慢性移植物抗宿主病与严重的免疫缺陷相关，可导致多种严重的感染。

慢性移植物抗宿主病的诊断和分级采用美国国立卫生研究院（National Institutes of Health，NIH）共识标准[84]。此标准已在前瞻性研究中得到验证，慢性移植物抗宿主病的一线治疗方案为激素应用及后期缓慢减量。患者需要延长治疗的情况并不少见。钙调磷酸酶抑制剂（环孢素/FK506）常与糖皮质激素联合使用。联合使用芦可替尼[85]或依鲁替尼[86]对激素抵抗型慢性移植物抗宿主病有效。最近，Belumosudil已显示出对慢性移植物抗宿主病的治疗效果[87]。药物的选择取决于不良反应和患者的耐受性。在一些患者中，光敏治疗带来客观反应，并减少糖皮质激素的使用。另外，应特别注意保持生活质量和预防感染。同时强烈建议参与临床试验。

（十四）免疫缺陷和感染

造血干细胞移植受者在大剂量预处理治疗后存在严重的联合免疫缺陷。移植后机体首先恢复的是由中性粒细胞、单核细胞、NK细胞和树突状细胞等细胞群组成的先天免疫系统。相比之下，由B细胞和T细胞组成的适应性免疫系统则恢复得较慢，需要数月至数年[88]。与HLA全相合同胞受者相比，HLA不相合或无血缘及脐血移植受者有更严重和持续时间更长的免疫缺陷，并且机会性感染的风险更高。接受自体和同基因移植的患者也有一段免疫缺陷期，但恢复更快。

移植后感染的发生率很高，并且高达29%的患者在自体造血干细胞移植后100天内死亡，高达27%的全相合无血缘受者在异基因造血干细胞移植

后100天内死亡[89]。针对一系列潜在感染的预防策略，以及对感染的快速识别和治疗对于成功管理移植受者至关重要。针对造血干细胞移植接受者感染性并发症预防的国际指南已经发布[90]。对于有低丙种球蛋白血症和反复感染史的患者应考虑免疫球蛋白替代疗法。重新接种疫苗应在免疫恢复后进行，通常在移植后6个月开始。

移植患者可发生严重的病毒感染。许多病毒感染没有有效的药物治疗，因此正在使用病毒特异性T细胞开发成功的细胞治疗。EB病毒（Epstein-Barr virus，EBV）可导致移植后淋巴增殖性疾病（post-transplant lymphoproliferative disorder，PTLD）。输注供者或EB病毒致敏的淋巴细胞可以有效控制移植后淋巴增殖性疾病[91]。BK病毒可引起出血性膀胱炎（hemorrhagic cystitis，HC），抗BK病毒细胞溶解性T细胞的研究已初见成效[92]。抗病毒T细胞治疗对于腺病毒[93]和其他病毒感染也取得了一定的成效[94]。

（十五）其他非感染性并发症

MAC方案可减少恶性肿瘤细胞，但其毒性已经接近人体多种组织的耐受极限，而胃肠道、肾脏、肺和肝脏最容易受到毒性损伤，但更严重的毒性亦可能累及心脏、膀胱、神经系统和其他组织[95]。这些毒性的实际风险因方案及其相对剂量强度而异。具体决定因素包括药物毒性特征、药物相互作用（受共存器官功能障碍的影响）、疾病和既往治疗的影响及感染。大多数毒性反应发生在移植后的前30天，但与方案相关的肝损伤（肝窦阻塞综合征）[96]、肺毒性和神经系统反应可能会延迟数月后发生。

特发性肺炎综合征是指广泛的肺泡损伤，但没有活动性下呼吸道感染、心功能障碍、急性肾功能衰竭或医源性液体超负荷作为肺功能障碍的病因[97]。闭塞性细支气管炎综合征是一种迟发性并发症，通常在移植后3~36个月出现[98]。心脏毒性可由多种烷化剂方案诱发，通常表现为暂时性心肌损伤和心脏射血分数下降。既往有放射治疗史的患者存在心包炎或肺炎的风险。心房颤动和心律不齐是常见的现象。既往潜在的心血管危险因素增加了心脏毒性的发生率[99]。

（十六）迟发效应

造血干细胞移植的晚期并发症包括大剂量化疗（high-dose chemotherapy，HDC）的延迟效应、非活动性感染、输血相关并发症及慢性移植物抗宿主病等。大剂量化疗的晚期毒性可导致白内障、肺纤维化、牙齿异常、甲状腺功能减退、性腺功能减退、生长迟缓、骨质疏松、髋部或其他骨骼的缺血性坏死。大部分患者永久性不孕不育。同时造血干细胞移植后发生实体瘤和血液系统继发性肿瘤的风险增加。实体肿瘤如头颈癌、鳞状细胞癌、黑色素瘤、脑癌、乳腺癌和甲状腺癌在接受TBI方案的受者中可能更常见，其15年内的累积发病率高达7%~10%[100]。骨髓增生异常和继发性白血病多发生于自体移植后，4%~18%的患者在移植后2.5~8.5年内发病[99-101]。

三、造血干细胞移植的未来

随着干细胞生物学、免疫学、免疫遗传学和造血与肿瘤分子生物学等基础科学领域的发展，造血干细胞移植的疗效得到不断改进。

（一）改进异基因造血干细胞移植的研究

如图1-3所示，研究工作不断改进造血干细胞移植过程的每个环节。其中包括预处理方案和免疫抑制/免疫调节治疗、优化移植物的细胞组成、纳入细胞免疫治疗、促进免疫重建的措施和使用移植后维持治疗以防止恶性肿瘤复发。

（二）造血干细胞移植治疗恶性肿瘤

优化治疗方案能带来最大的治疗指数，即最大化疗效并最小化毒性和成本。治疗恶性肿瘤的自体造血干细胞移植以大剂量化疗和（或）放射治疗为基础，最大限度地减灭肿瘤细胞。目前的治疗标准将主要骨髓抑制剂的剂量提高到其内脏组织的耐受极限，从而产生了相当大的毒性。随着人们逐渐开发有效的、毒性较低的分子靶向疗法，这种治疗方法可能会被逐渐取代。将靶向治疗结合到移植准备方案中可以提高疗效并降低治疗相关的毒性、比如协同联合化疗，或使用靶向恶性肿瘤的单克隆抗体/放射免疫结偶联物。

对于恶性肿瘤，需要改进预处理方案以更好地靶向肿瘤细胞，同时限制对正常组织的毒性。可以通过化疗药物分次输注、开发新的药物或使用协同组合方案等，从而达到更特异性靶向造血细胞的目的。目前正在对全骨髓辐照进行评估研究，可避免放射治疗的内脏毒性[102-103]。分子靶向药物、生物制剂或免疫疗法的加入可直接针对恶性肿瘤或造血靶点产生细胞毒性；而血液学毒性可以通过造血干细胞移植来克服。还有一种新的策略是靶向干细胞微环境[104]，为移植的干细胞提供植入空间，而不会对其他组织产生毒性；这种方法可能最适用于非恶性疾病，如免疫缺陷性疾病或代谢紊乱，旨在进行供者干细胞植入且无须清除病变细胞。

CAR-T/NK细胞可使晚期血液系统恶性肿瘤患者的病情得到完全缓解[105-106]，正被快速开发用于实体肿瘤靶向治疗。这种方法在一定程度上或可取代自体或同种异体移植，但目前仍有许多患者未能获得缓解甚至可能复发；因此同种异体或自体移植可以在细胞免疫治疗之前或之后进行以提高对恶性肿瘤的杀伤力。细胞免疫疗法与造血干细胞移植相结合可以加强肿瘤细胞减灭的效能进而提高治愈率。

异基因造血干细胞移植的独特之处在于移植物抗恶性肿瘤效应，即供者免疫细胞对造血系相关抗原或癌症特异性抗原产生反应，进而清除预处理方案后存活的恶性细胞。移植物抗恶性肿瘤效应与慢性移植物抗宿主病的发生密切相关，面临的挑战在于如何避免移植物抗宿主病但保留并优化移植物抗恶性肿瘤效应。具有前景的方法包括工程化改造干细胞移植物，来控制或清除靶向内脏组织（引发移植物抗宿主病）的同种异体反应性细胞，同时保留或增强针对造血组织或恶性细胞的移植物抗恶性肿瘤效应。目前的研究正在致力于识别移植物抗恶性肿瘤的分子机制和靶点，并通过免疫调节疗法如检查点抑制剂增强对恶性细胞的清除。肠道微生物通过调节免疫反应来影响移植物抗宿主病和移植物抗恶性肿瘤效

应、优化微生物组的治疗方法成为当前的主要研究方向[107]。

异基因或自体造血干细胞移植可以与细胞免疫治疗相结合来增强治疗恶性肿瘤的疗效。这包括NK细胞或γδT细胞，它们不会引发移植物抗宿主病，或者是靶向嵌合抗原的T细胞或NK细胞。最终，可能会有"净化"作用，即清除可能污染自体移植物的恶性细胞，前提是改善的化疗能够根除全身病灶。

复发仍然是恶性肿瘤造血干细胞移植治疗失败的主要原因。目前，开发新的维持治疗策略受到广泛关注，具有前景的方法包括分子靶向药物、BCL-2家族抑制剂（venetoclax）和多种免疫治疗。

传统异基因造血干细胞移植一直被认为是一种高毒性、高费用、高风险的治疗，需要患者及家属巨大的投入。尽管对许多适应症非常有效，但治疗相关并发症和TRM的风险很高，这在很大程度上抵消了与替代治疗相比的优势。最终还需要在造血干细胞移植和支持性护理方面取得进步以降低毒性和TRM。短期目标是使异基因造血干细胞移植安全性达到与自体移植相当的水平。近期进展包括应用减低强度预处理方案降低毒性，并实现门诊治疗。

对于低中危的血液系统恶性肿瘤的年轻患者，非移植疗法已经取得了显著进展。对于老年患者及具有高风险分子或细胞遗传学异常的患者，异基因造血干细胞移植仍然是最有效的治疗方法。对于75岁以下且身体状况良好的患者，可以安全地采用减低强度的治疗方案，大多数患者能够实现持久的完全缓解。改善造血干细胞移植的可及性仍然是一个挑战，造血干细胞移植在一些群体中的应用不足，特别是在社会经济条件较差的群体和老年患者中[108]。

（三）造血干细胞移植治疗非恶性疾病

异基因造血干细胞移植可以纠正造血组织的遗传性或获得性疾病，原理是用供者的正常细胞替换有缺陷的血液或免疫细胞。主要的潜在适应症包括镰状细胞贫血和其他血红蛋白病[109]。目前

的异基因造血干细胞移植存在相当大的毒性，并且存在严重感染或移植物抗宿主病的风险，导致异基因造血干细胞移植的应用受限，仅适用于无有效低毒替代疗法的严重危及生命的疾病。如果能够消除这些主要风险，异基因造血干细胞移植的应用将会更加广泛。未来联合使用减低强度预处理方案和T细胞去除或经过工程化改造的干细胞移植物的策略可能会在低毒性和低移植物抗宿主病发生率的情况下取得有效效果。

自体造血干细胞可以通过基因编辑来纠正血液和免疫系统的先天性疾病，是一种对广泛疾病具有高度前景的方法。适应症包括镰状细胞病、地中海贫血及其他血红蛋白病[110-111]。常见方法包括引入正常血红蛋白基因或增加血红蛋白F的生成，以抑制镰状细胞的产生。先天性代谢缺陷也可以通过基因编辑进行纠正，如腺苷脱氨酶缺乏症[112]和肾上腺白质营养不良[113]。转导CD34阳性细胞主要风险是插入突变引发恶性肿瘤；某些患者中已经出现了急性白血病和骨髓增生异常综合征[114-115]。

四、结论

造血干细胞移植是治疗多种恶性和非恶性疾病的重要手段。自体造血干细胞移植利用多种药物和放疗的剂量依赖性细胞毒性，能够有效治疗血液系统恶性肿瘤和化疗敏感的实体瘤。自体造血干细胞移植作为基因治疗的平台也可以纠正许多非恶性血液系统疾病和免疫系统疾病。

异基因造血干细胞移植结合了大剂量放化疗和移植物抗恶性肿瘤效应的优势，一种独特的免疫治疗形式。移植物抗恶性肿瘤可能是移植治愈的关键，通过清除预处理方案中存活下来的耐药细胞。异基因造血干细胞移植仍然是许多严重的非恶性造血和免疫系统疾病的潜在治愈手段。供者来源不断拓展，HLA不全相合替代供者的应用进展使得几乎每个需要移植的患者都能找到合适的供者。支持治疗不断进展，预防感染和移植相关并发症使异基因造血干细胞移植更加安全。因此，治疗相关的发病率和死亡率持续下降。提高预防和治疗移植物抗宿主病策略，同时保留移植物抗恶性肿瘤效应，对于异基因造血干细胞移植的长期成功和广泛应用至关重要。

预处理方案持续改进、移植细胞改造、输注免疫效应细胞和移植后维持治疗方面的持续改进可能会进一步改善治疗结果。肿瘤治疗领域的同步进展可能会提高移植前疾病控制较好的患者比例，从而进一步改善移植结果。细胞免疫治疗的持续发展将进一步补充移植治疗，包括增强抗肿瘤效应及控制病毒和其他感染。

参考文献

第二章
人类白细胞抗原系统在造血干细胞移植中的作用

KAI CAO, JUN ZOU, AND
MARCELO A. FERNÁNDEZ-VIÑA

译者：徐杨

苏州大学附属第一医院

一、背景介绍

人类白细胞抗原（HLA）系统是人类的主要组织相容性复合体基因。HLA由位于6号染色体短臂（6p21.3）的约3.6 Mb大小的DNA组成[1]。复合体中嵌入的基因在组织移植排斥反应中发挥重要作用。HLA系统具有高度多态性，其基因负责识别自我与非我。控制组织相容性的复合体中最著名的成员是经典的主要组织相容性复合体 I 类基因和 II 类基因。I 类基因由HLA-A、HLA-B和HLA-C基因座组成，II 类基因由HLA-DR、HLA-DQ和HLA-DP基因座组成。主要组织相容性复合体 I 类基因在所有人类有核细胞表面表达并与CD8$^+$T淋巴细胞相互作用，主要组织相容性复合体 II 类基因在免疫系统的细胞表面表达并与CD4$^+$T淋巴细胞相互作用。I 类HLA分子由α多肽链和不变的轻链或β$_2$-微球蛋白（β$_2$-microglobulin，β$_2$-MG）组成。II 类HLA分子由两条非共价连接的多肽链（α链和β链）组成。HLA系统是免疫系统的重要组成部分。HLA基因编码专门向T细胞表面的T细胞受体（T-cell receptor，TCR）呈递抗原肽的细胞表面分子，通过 I 类分子向CD8$^+$T细胞呈递抗原肽，通过 II 类分子向CD4$^+$T细胞呈递抗原肽。

HLA等位基因以共显性方式表达，从父母双方继承的等位基因的表达是相同的。每个人的HLA基因座都携带两个等位基因，这两个等位基因可以是相同的等位基因（纯合），也可以是不同的等位基因（杂合）。整个主要组织相容性复合体作为HLA单倍型以孟德尔方式从父母双方遗传而来。单倍型由一组在同一染色体链上发现并一起遗传的HLA等位基因组成。单倍型可以通过家族分析获得。

多年来，HLA基因和等位基因的命名已从通过血清学分型确定的血清学特异性发展到通过DNA分型确定的HLA等位基因。2010年引入了使用冒号分隔HLA等位基因名称的新命名系统[2]。每个HLA等位基因名称都有唯一的编号，对应最多四组由冒号分隔的数字。基因和位点后面有四个字段，第一个字段代表等位基因组，第二个字段代表特定的HLA蛋白，第三个字段代表编码区内的同义DNA替换，第四个字段代表非编码区域中的引用。未表达的等位基因（"无效"等位基因）被赋予后缀N。以替代方式表达的等位基因被证明可能具有后缀L、S、C、A或Q（www.ebi.ac.uk/ipd/imgt/hla/nomenclature）。

一些HLA等位基因，即属于同一组的等位基因（如HLA-A*02），通过给定的分型方法共享相同的反应模式。国家骨髓匹配计划开发并引入了用于报告HLA分型的等位基因代码系统。等位基因代码可表示任何等位基因的可能性（例如，HLA-DQB1*02:CGYWP=DQB1*02:02/02:156/02:163N）。解码工具可从网址https://bioinformatics.bethematchclinical.org/MacUI获取。此外，有两种方法可以报告不明确的HLA等位基因分型：一种使用大写P，它遵循该组中编号最小的等位基因名称（例如，使用IMGT 3.37，HLA-A*02:06P=A*02:06/02:718/02:768），代表编码肽结合结构域上相同蛋白质序列的核苷酸序列的HLA等位基因（外显子2和3适用于HLA I 类等位基因，外显子2仅适用于HLA II 类等位基因）；另一种使用大写G，它遵循HLA等位基因组中编号最小的等位基因名称，代表一组等位基因（例如，使用IMGT 3.33，HLA-A*02:04:01G=A*02:04/02:664/02:710N），这些等位基因共享编码肽结合域上外显子的相同核苷酸序列。P组和G组也可以进行编码（例如，HLA-A*02:06P=A*02:BKSXJ、HLA-A*02:04:01G=A*02:BFBYC）[3]。

二、支持造血干细胞移植的组织相容性测试

HLA基因具有高度多态性。多年来，对HLA Ⅰ类和HLA Ⅱ类等位基因的描述越来越多，现在HLA Ⅰ类和HLA Ⅱ类基因座中都有许多已知基因（等位基因）。截至2021年1月，HLA Ⅰ类基因座（HLA-A、HLA-B、HLA-C）有超过20 500个等位基因，HLA Ⅱ类基因座（DRB1、DRB3/4/5、DQB1、DPB1）有7200个等位基因[3]。

20世纪60年代建立的HLA血清学分型方法是使用淋巴细胞微细胞毒性测试来表征HLA抗原。20世纪80年代，随着聚合酶链式反应（polymerase chain reaction，PCR）技术的发展，通过该技术已可将少量DNA快速扩增并复制到数百万或数十亿个拷贝以供进一步研究，HLA等位基因的DNA分型成为现实。

临床组织相容性实验室最常用于HLA等位基因分型的方法是通过序列特异性引物（sequence-specific primers，SSP）、序列特异性寡核苷酸（sequence-specific oligonucleotide，SSO）探针的杂交、基于序列的分型（sequence-based typing，SBT）或者通过PCR选择性扩增的DNA进行二代测序（next-generation sequencing，NGS）来识别基因组DNA中特异性位点的多态性。可根据临床需求，使用不同的基于DNA的分子技术。

（一）序列特异性引物

序列特异性引物的使用通常称为PCR-SSP。根据所选HLA基因座的靶序列设计一组序列特异性引物，以识别特定等位基因或一组等位基因[4]。使用这些引物通过PCR扩增DNA，并通过琼脂糖凝胶电泳目测鉴定扩增产物或使用定量PCR技术进行测量。扩增的DNA片段的存在表明基因组DNA中存在等位基因特异性序列，因此存在一个等位基因或一组等位基因。序列特异性引物可用于测定特定的等位基因或一组等位基因。

（二）序列特异性寡核苷酸探针

根据HLA位点上一个等位基因或一组等位基因的目标序列设计一组短序列特异性寡核苷酸探针，通常长度为12～20个碱基对[5-6]。使用位点特异性引物进行PCR扩增后，扩增的DNA与这些探针杂交。通过目测鉴定膜上的点或通过定量测量对获得的杂交结果进行分析。HLA类型可以根据阳性探针的反应模式来确定。序列特异性寡核苷酸探针方法主要作为低至中分辨率的HLA分型策略。

（三）通过基于微珠的多重分析进行反向序列特异性寡核苷酸DNA分型

此序列特异性寡核苷酸分型方法使用Luminex技术。序列特异性寡核苷酸探针通过化学方法结合在聚苯乙烯微球（珠子）上。每个微球都由两种荧光染料进行颜色编码。使用混合引物通过PCR扩增DNA，这些引物旨在靶向HLA Ⅰ类和Ⅱ类基因座的基因区域。然后，PCR产物被生物素化，并与缀合有荧光编码微球的探针杂交。流式分析仪Luminex可识别每个微球上藻红蛋白的荧光强度，基于反应模式进行HLA分型的分配。目前，这是一种广泛使用的方法，在许多进行实体器官移植和造血干细胞移植的组织相容性实验室中都有商业产品（One Lambda，Inc.，Thermo Fisher Scientific；ImmucorGTI Diagnostics，Inc.）。这种反向序列特异性寡核苷酸方法通常作为低到中分辨率的分型方法。

（四）基于序列的分型

HLA分型最常用的基于序列的分型方法是桑格测序，由两届诺贝尔奖得主Frederick Sanger及其同事于1977年开发。这种DNA测序方法基于DNA复制过程中DNA聚合酶选择性掺入链并终止双脱氧核苷酸，即链终止法。该方法涉及DNA的PCR扩增，以及使用位点或组特异性引物对PCR产物进行测序，这些引物旨在扩增目标序列，即HLA基因的外显子、肽结合和TCR相互作用的关键区域[7-8]。通过此方法来获得单个HLA等位基因或一组等位基因。通常的目标区域是HLA-A、HLA-B和HLA-C类基因座的外显子2和3，以及HLA-DR、HLA-DQ、HLA-DP基因座的外显子2。对于每个HLA基因座，两个等位基因都使用基因座特异性

引物一起扩增和测序，或者使用特异性引物单独扩增和测序。基于序列的分型主要作为一种高分辨率HLA分型方法。

（五）二代测序

近年来，各种平台上的二代测序方法已被开发并用于HLA等位基因分型。几种用于HLA分型的商业二代测序产品已经上市。二代测序HLA分型已应用于支持移植计划的常规临床服务，特别是在造血干细胞移植中。大多数用于HLA分型的二代测序技术涉及全基因组或临床相关的Ⅰ类和Ⅱ类HLA基因的长程PCR扩增、文库制备、片段化、大小选择、接头连接、测序和数据分析。二代测序技术提供高度针对性分析和多重分析，并且大多数二代测序产品都在Illumina MiSeq上运行。二代测序技术允许使用条形码在一次测试中同时表征所有HLA基因座。使用二代测序进行HLA分型，长程PCR产物涵盖大多数Ⅰ类和Ⅱ类HLA基因（HLA-A、HLA-B、HLA-C、HLA-DQ、HLA-DPA1）从5'-UTR到3'-UTR的完整基因，或某些基因的关键区域（DRB1、DRB3/4/5、DPB1）。大多数Ⅰ类和Ⅱ类HLA基因均可通过二代测序进行等位基因分型。

（六）在组织相容性实验室中选择HLA分型方法来支持造血干细胞移植

Ⅰ类和Ⅱ类HLA基因座等位基因水平上的HLA匹配是造血干细胞移植成功的关键。多年来，基于序列的分型一直是高分辨率分型的首选方法。然而，当仅对选定区域（Ⅰ类基因座的外显子2和3，Ⅱ类基因座的外显子2）进行测序时，并且考虑到基于序列的分型分析的杂合性，多对等位基因的组合可能会给出不明确的分型结果。在这种情况下，需要通过另一种方法（如序列特异性引物）进行额外分型来解决歧义。目前针对无血缘供者进行造血干细胞移植的标准要求是对所有常见且有据可查的HLA等位基因进行表征，包括某些无效等位基因[9]，以及世界人口中常见、中等频率和有据可查的HLA等位基因（CIWD版本3.0.0，可从以下网址获取：https://onlinelibrary.

wiley.com/doi/abs/10.1111/tan.13811）。通过二代测序方法，几乎可以获得所有HLA基因座的等位基因分型。在某些情况下，由于缺乏序列数据（如Ⅱ类基因座中的外显子1）或由于区域之间的断裂而无法获得相序数据，可能会出现不明确的分型结果。

大多数组织相容性实验室的常见做法是，结合用于供者筛选的低到中分辨率分型和对受体进行确认测试，或通过基于序列的分型进行高分辨率分型，或通过二代测序对受体和选定的供者进行等位基因分型。这是大多数组织相容性实验室支持造血干细胞移植项目的常见做法。

（七）自然杀伤细胞免疫球蛋白样受体基因

NK细胞表达许多不同的细胞表面受体，这些受体有两个基本分组：KIR和NKG2受体家族。KIR基因编码在位于人类染色体19q13.4上的白细胞受体复合体的150 kb区域中[10]。KIR基因具有高度多态性，KIR家族目前由15个基因和2个假基因组成。这些基因由2个或3个免疫球蛋白结构域（2D或3D）、1个跨膜区域和3个不同的细胞质尾部之一（可短可长）组成[11]。

KIR基因根据存在的胞外结构域（KIR2D或KIR3D）的数量和胞质内尾部的长度来命名；该长度决定了KIR基因被认为是激活型还是抑制型。L或S表示长或短的胞质内尾部，P表示假基因，位于结构域名称之后（如KIR2DL1）[11]。

KIR激活型和抑制型受体具有相同的胞外结构，仅由于胞质内信号转导结构不同，导致NK细胞功能不同。胞质内尾部的长度决定了NK细胞与受体结合后接收到的信号。如果KIR基因有较长的胞质内尾部，NK细胞活性就会受到抑制。如果尾部较短，NK细胞就会被激活，对靶细胞产生细胞毒性活性[12]。

KIR基因根据其基因内容在白细胞受体复合体中分为A组单倍型和B组单倍型。A组单倍型由单个激活基因KIR2DS4及4个抑制基因KIR2DL1、KIR2DL2或KIR2DL3、KIR3DL1或KIR3DL2及KIR2DL4组成。B组单倍型包含KIR2DL5、KIR2DS1、KIR2DS2、KIR2DS3、KIR2DS5和

*KIR3DS1*基因的不同组合[12]。KIR基因具有多态性和多基因性。并非所有单倍型都包含相同数量的基因。各种出版物已报道了30多种KIR单倍型。其中27种KIR单倍型已被完全测序（www.ebi.ac.uk/ipd/imgt/kir）。

KIR基因识别多态性HLA Ⅰ类（HLA-A、HLA-B和HLA-C）同种异型抗原。抑制性KIR基因与HLA Ⅰ类配体相互作用，导致NK细胞杀伤活性下调，而激活KIR基因的配体仍然很大程度上未知。KIR对HLA Ⅰ类的识别是基于基序的：*KIR3DL1*识别具有Bw4血清基序的HLA-B同种异型抗原，*KIR2DL1*识别在第80位具有赖氨酸残基的HLA-C同种异型抗原（第2组HLA-C），*KIR2DL2*和*KIR2DL3*识别在第80位具有天冬酰胺残基的剩余HLA-C同种异型抗原（第1组HLA-C）[12]。

由于Ⅰ类配体在6号染色体上的主要组织相容性复合体内编码，而KIR基因在19号染色体上的白细胞受体复合物内编码，因此KIR基因和主要组织相容性复合体基因不相连，而是分别遗传。因此，个体可能缺乏自身HLA的KIR受体（KIR配体），或者可能缺乏自身KIR受体的HLA（KIR配体）。

KIR基因分型可以使用PCR-SSP、寡核苷酸探针/磁珠（PCR-SSO）、桑格测序（Sanger sequencing）、多重定量实时PCR或最近的二代测序技术等方法来实现。这些方法可以表征KIR基因是否存在或KIR等位基因的分型。

（八）抗HLA抗体检测和供者特异性抗体（donor-specific antibody，DSA）鉴定

针对HLA抗原的同种抗体可能在致敏事件（如先前的器官移植、多次输血或多胎妊娠）后形成。供者特异性抗HLA抗体不仅对实体器官移植有害，而且对造血干细胞移植也有害[13-14]。因此，有必要对不匹配供者的造血干细胞移植受者进行抗体检测和供者特异性抗体鉴定，以改善植入率和造血干细胞移植预后。

历史上，HLA同种抗体是利用基于细胞的测定法检测的，该测定法用于供者选择或实体器官移植中的交叉配型[15-16]。补体依赖性细胞毒性测定

法用于筛选产生供者特异性交叉配型的抗HLA抗体。该方法通过裂解淋巴细胞来检测补体结合抗体。抗体和抗原的相互作用导致外源性补体固定到靶淋巴细胞上，并导致细胞死亡。补体依赖性细胞毒性测定的测试试剂由用于人血清细胞毒性筛选的选定淋巴细胞组成。补体依赖性细胞毒性测定的灵敏度可以通过各种调整来提高，如添加更多的细胞洗涤液、改变孵育时间或添加抗人球蛋白。然而，该检测方法不是很敏感，无法区分高度敏感患者的所有抗体特异性。

流式细胞术淋巴细胞交叉配型方法对抗体检测更敏感，并被用作评估潜在器官移植兼容性的标准技术。受者血清与供者淋巴细胞一起孵育，结合的抗HLA抗体用荧光二抗标记，并使用流式细胞仪进行定量测量。最近，一种将传统流式细胞术与微珠技术相结合的新产品已用于流式抗体检测和流式交叉配型（FlowDSA-XM，FlowPRA，One Lambda；Thermo Fisher Scientific）。

目前，用于HLA抗体检测的多重、基于荧光的固相免疫分析（solid phase immunoassay，SPI）是最常用的平台。使用Luminex xMAP技术的单抗原珠检测已成为标准选择方法。该检测使用一组涂有纯化HLA抗原的颜色编码微珠。在一次测试中，最多可将100个不同的珠子组合在一个悬浮液中。将血清与这些珠子一起孵育，血清中的HLA抗体与抗原结合，并用藻红蛋白缀合的抗免疫球蛋白（Ig）G进行标记，然后在Luminex仪器上分析测试样品。结果表示为平均荧光强度（mean fluorescence intensity，MFI），这是抗体水平的半定量测量。商业产品（One Lambda，Inc.，Thermo Fisher Scientific；Immucor GTI Diagnostics，Inc.）可用于抗体筛选和抗体鉴定。

多重微珠测定得出的平均荧光强度值可能会受到微珠上抗原密度、变性抗原、不同试剂盒或运营/制造商的差异等因素的影响。除此之外，还有一个因素是所谓的"前带"或"钩"效应，其中高滴度抗体的测试可能会出现假阴性结果或平均荧光强度值较低。使用二硫苏糖醇、乙二胺四乙酸或血清稀释进行血清处理已被用于解决该效

应并揭示看似弱阳性或假阴性的抗体[17]。

针对HLA抗体单抗原珠测定开发了一种新型Luminex-C1q测定，可检测补体结合抗HLA抗体。当藻红蛋白标记的抗C1q第二步试剂仅检测到补体结合抗体时，该测定法可测量IgG抗体与珠子上HLA抗原的结合[18]。已证明C1q检测呈阳性与实体器官移植中抗体介导的移植排斥[19]和造血干细胞移植中原发性移植失败的高风险有关[20]。除此之外，还有研究报道了检测C4d或C3d补体固定抗体的其他Luminex测定法。

三、HLA对造血干细胞移植临床结果的影响

确定合适的HLA匹配供者仍然是造血干细胞移植的主要障碍。在得克萨斯大学M. D. 安德森癌症中心（M. D. Anderson Cancer Center，MDACC），只有42%的造血干细胞移植受者拥有完全匹配（14/14）的同胞或无血缘供者。如果不考虑DRB3/4/5和（或）DP不匹配，该比例可增至72%。一般来说，由于更优的临床结局和快速的搜索时间，完全匹配的同胞供者优于其他供者。完全匹配的同胞供者通常出现在亲兄弟姐妹中，理论上25%继承了相同的HLA单倍型。对HLA Ⅰ类基因座（HLA-A、HLA-B、HLA-C）和HLA Ⅱ类基因座（HLA-DR、HLA-DQ、HLA-DP）进行低分辨率分型，以鉴定潜在匹配的家族成员。然后使用测序方法对匹配的同胞供者进行高分辨率分型。如果没有匹配的同胞供者，则匹配的无血缘供者可能是造血干细胞移植的替代选择。这里，匹配的无血缘供者是指在所有HLA Ⅰ类（HLA-A、HLA-B、HLA-C）和Ⅱ类（HLA-DR、HLA-DQ、HLA-DP、HLA-DRB345）基因座与受者匹配。

如果没有完全匹配的同胞或无血缘供者，则下一个选择是使用不匹配的供者进行造血干细胞移植。由于登记规模较小或HLA多态性的高度多样性，找到完全匹配的无血缘供者可能具有挑战性，特别是在某些种族人群中，如非裔美国人或其他少数群体[21]。因此，对于许多患者（包括我们中心58%的造血干细胞移植受者）来说，使用HLA不匹配的同胞、无血缘供者或使用脐血进行造血干细胞移植是唯一的选择。下文重点介绍供者不匹配的造血干细胞移植。

（一）单倍体造血干细胞移植

在一条染色体上共享一组紧密连锁的HLA基因（单倍型）的家庭成员是单倍体供者。单倍型包括HLA Ⅰ类（HLA-A、HLA-B、HLA-C）和Ⅱ类（HLA-DR、HLA-DQ、HLA-DP）基因座各一个等位基因（HLA的一半）。个体的亲代和子代是单倍型相同的。亲生的兄弟姐妹也有50%的机会共享一个HLA单倍型。二级亲属也可以是单倍体同源。

1. 单倍体造血干细胞移植中 HLA 的差异程度

因为供者和受者的其中一种单倍型不匹配可导致双向同种异体反应，单倍体造血干细胞移植（haploidentical hematopoietic cell transplantation，haplo-HCT）会出现某些并发症，表现为早期实践中移植物排斥和超急性移植物抗宿主病的高发生率[22]。然而，当使用Cy作为造血干细胞移植后移植物抗宿主病预防措施时，在抗原水平上评估的HLA差异所带来的影响，单倍体造血干细胞移植似乎与无血缘供者造血干细胞移植不同[23]。在一个相对较大的单倍体造血干细胞移植受者队列中，Raiola等发现HLA抗原不匹配的数量与临床结果之间没有相关性[24]。一些研究表明，以分子错配水平，而不是以错配抗原的累积数量来评估的HLA差异，可能和单倍体造血干细胞移植患者的临床预后更相关。因此，接受单倍体造血干细胞移植的患者[25-27]可以使用分子错配检测方法更好地评估特定等位基因的方向和特定错配。

2. 单倍体造血干细胞移植中的供者特异性抗 HLA 抗体

新出现的临床数据显示，供者特异性抗体在HLA不匹配供者的造血干细胞移植中发挥有害作用[13-14]。由于与其他干细胞的造血干细胞移植相比，供者和受者之间的HLA差异更大，单倍体造血干细胞移植出现不良临床结局的风险极高。供者特异性抗体的存在与单倍体造血干细胞移植中

移植失败、植入延迟和生存率较低的风险显著增加相关[14, 20, 28-31]。目前使用固相免疫测定来评估抗HLA抗体。在大多数中心，首先使用Luminex PRA测试对所有受者进行常规筛查，以确定是否存在HLA抗体。如果发现HLA抗体，则进行单抗原珠测定，以确定特异性并根据供者的高分辨率分型识别供者特异性抗体。尽管对于临床相关的供者特异性抗体水平尚未达成共识，但供者特异性抗体水平＞5000平均荧光强度且未脱敏的造血干细胞移植已被证明与植入失败相关，这一发现被认为是造血干细胞移植的禁忌证[20, 32-33]。此外，与C1q阴性供者特异性抗体相比，通过C1q测试评估的补体结合供者特异性抗体与更高的移植失败风险相关[20]。最近，EBMT发布了关于检测和治疗供者特异性抗体阳性患者[34]及选择单倍体造血干细胞移植供者的建议[35]。为了去除供者特异性抗体或将供者特异性抗体降到可接受的水平，研究人员开发了几种脱敏方法[20, 28-29, 36-37]。这些方法主要包括抗体去除（血浆置换）、抗体产生抑制（利妥昔单抗）和抗体中和（如静脉注射Ig）。脱敏的效率可以通过评估治疗过程中供者特异性抗体的水平来实现。

3. 单倍体造血干细胞移植中的 KIR 匹配 / 不匹配

与抗肿瘤作用相关的NK细胞同种异体反应性主要由能识别靶细胞上HLA Ⅰ类分子（配体）的KIR介导。"缺失自我"理论假设，当宿主细胞上抑制性KIR的HLA配体缺失时，就会激发供者NK细胞的同种免疫来攻击靶细胞。配体-配体模型[38]通常根据供者和受者的HLA分型来预测KIR错配和NK细胞同种异体反应性。简而言之，根据特定KIR配体定义的特定氨基酸序列，将HLA-C和HLA-B分为三大类（HLA-C1、HLA-C2、HLA-Bw4）（https://www.ebi.ac.uk/ipd/kir/ligand.html）。当受者缺乏供者中存在至少一种HLA配体时，就会指定移植物抗宿主方向上的NK细胞同种反应性。另一个预测NK细胞益处的模型是基因-基因模型，该模型使用受者和供者的KIR基因型。KIR基因作为单倍型遗传，在大多数中心，KIR分型通常与HLA分型一起进行。一般来说，根据KIR基因分型，KIR单倍型分为两大类：A单倍型和B单倍型。所有个体都可能具有纯合的A/A基因型或至少一种B组单倍体（B/x）。与A/A供者移植物的受者相比，B/x供者移植物的受者已被证明复发风险较低[39-40]。与配体-配体模型相比，基因-基因模型可能具有更好的预测价值，识别KIR同种异体反应性的可能性要高得多[38, 40]。

（二）不匹配的无血缘供者造血干细胞移植

对于没有完全匹配供者的患者来说，不匹配的无血缘供者的造血干细胞移植是一种替代选择。标准做法是选择HLA-A、HLA-B、HLA-C和HLA-DRB1基因座等位基因水平匹配的供者（8/8匹配）[41]，以降低移植物抗宿主病和死亡率的风险。由于HLA-DR和HLA-DQ位点之间的紧密连锁不平衡，大多数8/8匹配也是10/10匹配。由于HLA-DQB1和HLA-DPB1不匹配对移植结果的临床重要性尚未明确，因此认为这些基因座的匹配是非强制性的。然而，大多数不匹配的造血干细胞移植（超过80%）位于DPB1基因座，这是由于与其他HLA基因座的连锁不平衡程度较低。最近已证明HLA-DP不匹配会影响造血干细胞移植的移植效果[42-44]。

1. DPB1 T 细胞表位匹配

根据DPB1 T细胞表位算法的最新版本（2.0），HLA-DPB1错配被分为允许性错配和非允许性错配[45]，可从https://www.ebi.ac.uk/ipd/imgt/hla/dpb.html获取。基于T细胞表位组的HLA-DPB1错配已被证明可以识别无血缘供者造血干细胞移植后可能被耐受（允许）的错配，以及会增加风险（不允许）的错配。不允许的错配是基于受者和供者中DPB1等位基因的T细胞表位组的定向性。错配可能是在宿主抗移植物方向上不允许，其中供者在较低的T细胞表位评分组中携带*DPB1*等位基因，或者在移植物抗宿主方向上不允许，其中受者在较低T细胞表位评分组中携带*DPB1*等位基因。在最近的几项研究中，非允许性*HLA-DPB1*差异已被证明是造血干细胞移植后死亡或急性移植物抗宿主病的一个重要危险因素[46-49]。因此，应避免出现非允许性*HLA-DPB1*错配，特别是在移植物抗宿主方向上[49]。

2.HLA匹配和供者选择

如果患者携带罕见或不常见的HLA等位基因或HLA基因座之间具有罕见连锁的等位基因，那么找到10/10匹配的无血缘供者（HLA-A、HLA-B、HLA-C、HLA-DRB1和HLA-DQB1）的机会非常渺茫。因此，如果没有匹配的同胞供者或单倍体供者，9/10匹配的无血缘供者是唯一的选择。从历史上看，自愿登记的捐献者使用血清学或低分辨率分型方法对HLA-A、HLA-B进行分型，并使用高分辨率分型方法进行HLA-DRB1分型。因此，许多捐献者在捐献者登记处［如美国国家骨髓捐赠计划（National Marrow Donor Program，NMDP）］中没有HLA-C或HLA-DQB1数据。不同位点的HLA等位基因，如HLA-DRB1和HLA-DQB1或HLA-B和HLA-C，在人群中紧密连锁，即存在连锁不平衡。因此，基因座（如HLA-C）的缺失数据可能对鉴定最佳供者构成另一个挑战。例如，HLA-B不匹配的潜在9/10供者可能由于HLA-C不匹配而最终成为8/10供者。因此，使用等位基因频率和连锁不平衡数据[50]，以及https://bioinformatics.bethematchclinical.org/上的数据可以帮助优化供者选择。此外，对于敏感患者，在选择供者时必须进行供者特异性抗体评估。

（三）脐血造血干细胞移植

当没有合适的同胞或无血缘供者时，对某些患者来说，单份或双份脐血造血干细胞移植是一种替代选择。与其他供者类型的造血干细胞移植相比，脐血造血干细胞移植所需的HLA匹配不太严格。通常的做法是选择至少4/6匹配的脐血（血清学水平上的HLA-A、HLA-B和等位基因水平上的HLA-DRB1）。包括HLA-C在内的高分辨率分型对于造血干细胞移植结果有额外的益处；5/8 ~ 6/8匹配脐血的受者显示造血干细胞TRM降低[51]。

脐血造血干细胞移植预防复发的能力部分取决于供者NK细胞的同种异体反应性。KIR匹配或HLA配体错配也可以添加到脐血选择的搜索策略中。基于NK许可和激活KIR相结合的脐血选择可能会改善造血干细胞移植结果。与接受其他基因型脐血移植的患者相比，接受联合HLA-C1-

KIR2DL2/L3/S2基因型脐血移植，HLA-C1/x患者1年复发率较低，生存率较高[52]。此外，致敏患者在选择脐血时应考虑供者特异性抗体。

四、HLA不匹配

随着生物信息学和HLA分型的快速进展，最近在实体器官移植和造血干细胞移植中在分子水平上评估了HLA的差异程度，以定量方式精确测定HLA同种免疫风险[53-54]。此外，计算机上的HLA错配算法可以分别评估宿主抗移植物和移植物抗宿主方向的免疫原性，这对于预测移植物抗宿主病和造血干细胞移植复发的风险尤为重要。作为研究最深入的计算预测方法之一，HLAMatchmaker会比较供者和受者之间的eplets（表位的关键结构组成部分）。据报道，不匹配的eplet评分反映了同种免疫反应的水平，并与单倍体造血干细胞移植的临床结果相关[25]。HLAMatchmaker模块现已纳入HLA Fusion软件（One Lambda，Thermo Fisher Scientific），广泛应用于HLA实验室。eplet库列在HLA表位注册表中（http://www.epitopes.net/downloads.html）。值得注意的是，软件的默认设置是宿主抗移植物方向，移植物抗宿主方向的不匹配eplet分数通常是通过反转输入字段中的受者和供者类型来计算的。

最近描述了另一种评估HLA同种异体反应性的新方法，该方法基于在结构水平上供者和受者HLA分子之间表面静电势差进行定量比较（三维静电失配评分，EMS3D）[55-56]。HLA分子之间的理化差异评估已被证明与实体器官移植中供者特异性抗体形成的风险相关[55, 57-59]，但这些差异在造血干细胞移植中的预测作用仍不清楚。

尽管HLAMatchmaker和EMS3D主要关注参与直接识别的HLA分子的假定表面可及区域，但同种反应性严重依赖于通过间接识别途径的T细胞反应。在移植的背景下，多态性HLA衍生肽可以通过HLA Ⅰ类分子背景下的识别来启动同种反应性CD8⁺T细胞，并通过HLA Ⅱ类分子环境下的识别启动同种反应性CD4⁺T细胞。尽管已经描述了预测T细胞表位的各种方法，但NetMHCpan和NetMHCIIpan算法是在多个领域中最广泛、最成功的用于此目的的算法[60]。NetMHC算法的实施，称为预测间接可识别HLA T细胞表位数（predicted indirectly recognizable HLA T-cell epitopes，PIRCHE），其中PIRCHE评分（PIRCHE score，PS）-Ⅰ表示CD8$^+$T细胞同种反应性，PS-Ⅱ表示CD4$^+$T细胞同种反应性，在预测造血干细胞移植后的临床结果方面显示出一定的前景[26-27, 61]。据报道，在接受脐血造血干细胞移植的患者中，高PS-Ⅰ与抗白血病作用相关[62]，而在使用骨髓或外周血干细胞（peripheral blood stem cell，PBSC）的成人和儿童造血干细胞移植中，高PS-Ⅰ与移植物抗宿主病风险增加有关[63-64]。不匹配的HLA基因座的PS可以使用PIRCHE在线匹配服务的造血干细胞移植模块计算（http://www.pirche.com/pirche/#/）。值得一提的是，目前PIRCHE算法使用限制较少的阈值来评估肽结合（亲和力≤1000 nM），因此反映了所检查的HLA分子上存在大量的氨基酸序列多态性，这些多态性可能与临床无关[65]。

总体而言，大多数使用HLA分子错配算法的研究来自单一机构，造血干细胞移植受者数量有限，并且报告的结果不一致[27, 66]。因此，需要进行大量的研究来更好地了解HLA差异分子评估在造血干细胞移植中的作用。

五、总结

组织相容性实验室在支持造血干细胞移植项目方面发挥着重要作用。准确、充分和及时的HLA检测是使患者及时接受造血干细胞移植并成功移植的关键。支持造血干细胞移植的一个重要方面是选择符合美国组织相容性和免疫遗传学学会及NMDP标准分辨率的HLA分型方法来测试受者和供者。目前，最好的HLA分型策略是使用低分辨率分子方法（如序列特异性寡核苷酸）和高分辨率分子方法的组合（如二代测序或基于序列的分型）。尽管二代测序和基于序列的分型的成本相似，但二代测序被认为是比基于序列的分型更好的选择，因为二代测序单次测试的分辨率更高，而基于序列的分型可能导致分型不明确，需要额外的测试。

（一）造血干细胞移植受者的HLA分型

对于造血干细胞移植受者，使用基于测序的方法对HLA-A、HLA-B、HLA-C和HLA-DPB1基因座进行高分辨率分型。可以对其他基因座（HLA-DQB1、HLA-DRB3/4/5、HLA-DQA1、HLA-DPA1）进行分型，以帮助选择供者或评估供者特异性抗体。所有这些HLA基因座的HLA分型可以通过使用二代测序方法从一次测试中获得。DNA样本可以从外周血或口腔拭子中获得。口腔拭子样本是强制性的，特别是当患者以前接受过不匹配的供者移植时，在这种情况下，血液样本可能包含供者的分型。当存在许多可能导致HLA杂合性丧失的母细胞[67-68]，或者怀疑在所有或多个HLA基因座上被分型为纯合的患者中HLA基因座丧失时，也需要采集口腔拭子。在极少数情况下，可以使用毛囊样本。

（二）HLA配型与最佳供者选择

当使用二代测序方法时，大多数HLA Ⅰ类和Ⅱ类等位基因可以明确地分配在第四个域，有些在第三或第二个域。由于第三个字段显示编码区内的同义DNA替换（无氨基酸变化），而第四个字段代表非编码区（内含子）中的差异，因此HLA匹配使用前两个字段。携带A*68:01:01:01的受者被认为与携带A*68:01:01:02的供者匹配，B*07:04:01和B*07:04:02也是如此。一些不匹配的等位基因可被认为是允许的（如C*03:03和C*03:04）。如果受者携带罕见或不常见的等位基因（如DRB1*11:60），可以搜索并找到具有与受者序列最相似的等位基因的供者［例如，DRB1*11:04:01:01对应DRB1*11:60，密码子49.2 GCG与GAG单核苷酸替换，但在密码子86（TCR识别位点）处匹配］。如果受者在某些位点（如HLA-C和HLA-B）携带具有异常连锁的等位基因，则很难找到合适的供者，尤其是当HLA基因座（如HLA-C）没有可用的分型数据时，以前没有为许多志愿者供者进行此基因座分型或使用血清学方法分型。在这种情况下，连锁不平衡数据是有用的[50]。在寻找9/10供者时，如果供者在HLA-B基因座上不匹配，但HLA-C基因座上未分型，则在解决HLA-C分型后，该供者可能是8/10匹配。某些HLA-B等位基因与某些HLA-C等位基因连接（例如B*44:02与C*05:01或C*07:04）；同样，某些HLA-C等位基因可以与某些HLA-B等位基因连接（例如，C*06:02与B*13、B*37或B*57）。因此，可以搜索高概率匹配HLA-C但不匹配HLA-B的等位基因。例如，如果受者携带HLA-C*06:02-B*35:01，则具有HLA-B*13、B*37或B*57的供者可能在HLA-C基因座上匹配。

由于有各种供者类型和临床治疗方法，我们已经进入每个患者都可以拥有供者的时代。考虑HLA匹配–失配、HLA-DPB1允许性、KIR/HLA配体匹配–失配、供者特异性抗体识别和脱敏治疗及HLA分子失配，进行最佳供者选择有望为造血干细胞移植患者带来巨大希望，改善移植结果并提高患者的生存率。

六、致谢

笔者感谢得克萨斯大学M. D. 安德森癌症中心研究医学图书馆的高级科学编辑Erica Goodoff编辑了本章。

参考文献

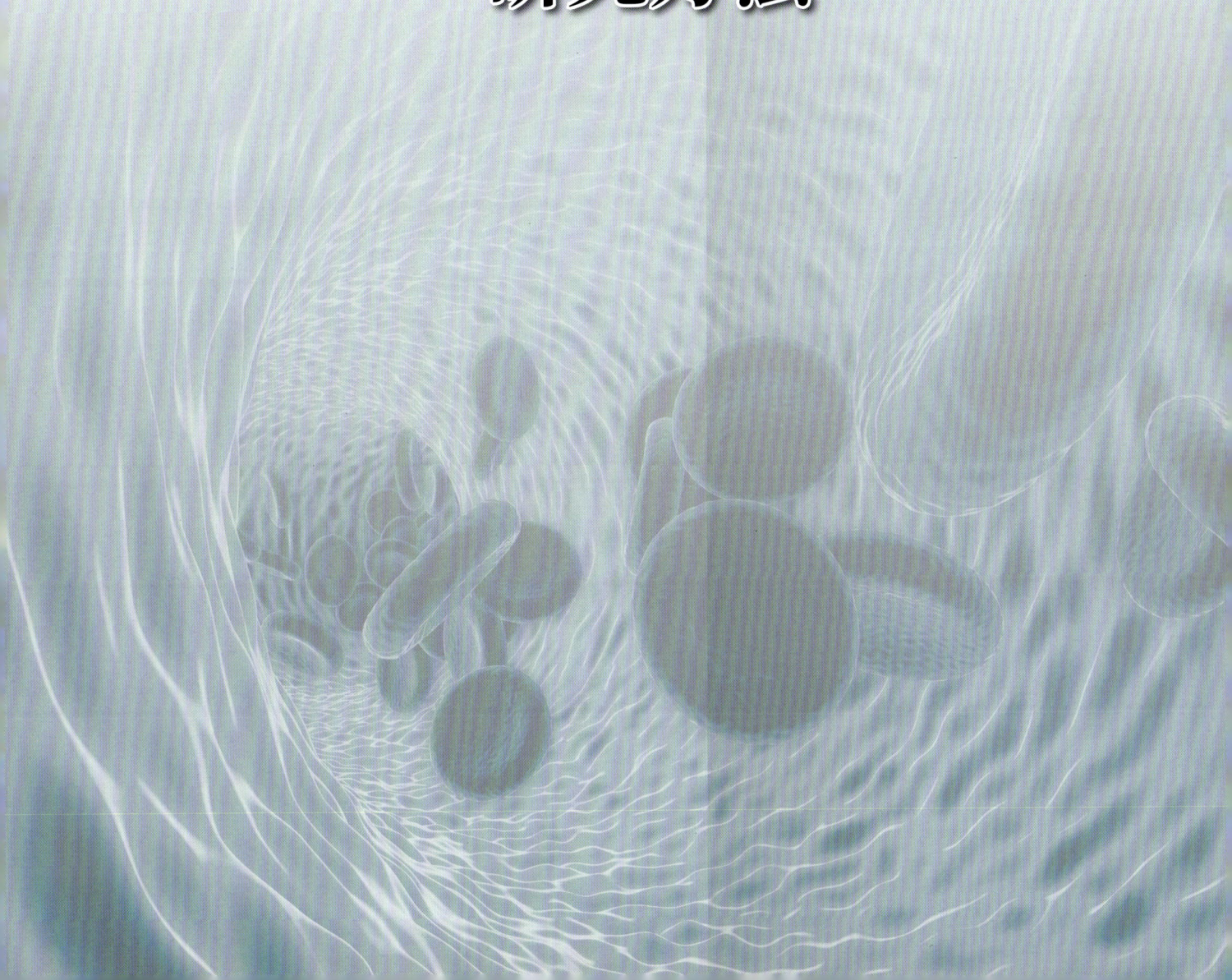

第二部分

研究方法

第三章
造血干细胞采集

LEONARD C. ALSFELD AND CHITRA HOSING

译者：陈怡

温州医科大学附属第一医院

一、引言

在移植预处理后输注造血干细胞（hemato-poietic stem cell，HSC）对造血恢复和免疫重建具有关键作用。在异基因造血干细胞移植中，植入的免疫系统具有监测潜在恶性疾病的额外治疗益处。干细胞最初是从骨髓中采集的，后来发展为将脐血及外周血干细胞作为采集来源。随着动员和分离的成功，外周血干细胞已成为自体和异基因造血干细胞移植最常用的移植物来源[1-2]。自体干细胞移植常用外周血干细胞。每种来源的造血干细胞采集都有独特的风险和益处，因此在选择移植来源时必须考虑许多因素。

二、造血干细胞

造血干细胞是一小群具有自我更新能力的多能干细胞。这些细胞可以分化为祖细胞，再向下分化为前体细胞，最终成熟为红细胞、白细胞和血小板。造血干细胞的特征性表达为CD34$^+$和CD38$^-$，这有助于识别这些细胞并进行收集[3]。在健康成人中，这些细胞主要存在于椎骨、胸骨柄、骨盆骨和长骨骨干中。

三、移植物来源

（一）骨髓

1. 背景

最初是通过骨髓采集造血干细胞的，始于20世纪60年代。随着脐血和外周血干细胞移植的增加，骨髓移植的使用频率下降。尽管如此，骨髓移植仍约占同种异基因造血干细胞移植来源的25%[4]（图3-1）。

2. 过程

骨髓采集必须在手术室进行，供者需进行全身麻醉，尽管在极少数情况下可以使用局部麻醉。骨髓从髂后上棘两侧抽吸。为了减少外周血血液稀释和增加造血干细胞浓度，建议每个穿刺部位抽吸多个小分量（<5 mL），总计15~20 mL，并在短时间间隔内改变针位[5-7]。此外，使用带有多个侧孔的针，而不是单个孔，可以获得更高的有核细胞总数（total nucleated cell，TNC）[8-9]。NMDP指南建议将收集的骨髓总量限制在20 mL/kg（供者体重）[10]。在手术进行到一半的时候，通常是在收集完第一代骨髓之后，进行有核细胞总数统计以帮助预估出最终的有核细胞总数，并减少不必要的骨髓采集。收集到的骨髓可以未经处理或处理后输注，其中包括ABO主要不相容的红细胞去除，ABO次要不相容的血浆去除或体积减小。

一些中心在采集骨髓时给献血者输注自体红细胞。WMDA和NMDP对这种做法没有具体的建议[11]。在CIBMTR最近关于这种做法的回顾性分析中，7024名骨髓献血者中有4211名（60%）接受了自体血回输。在他们的分析中，计划献血量≥总血容量27%的献血者最有可能从输血中获益。他们的疲劳程度略有下降，自我报告完全恢复时间为5天。值得注意的是，在本研究中，总血容量≥27%转化为20 mL/kg，这是NMDP推荐的最大采集量。此外，捐献自体血液的献血者需要足够的时间进行造血以恢复损失的容量。因此，只有在计划大容量采集（≥供者总血容量的27%）并有足够的时间用于红细胞恢复时，采血期间的自体输血才可能是有益的[12]。

3. 最佳细胞数

WMDA或NMDP尚无骨髓采集细胞数量的正式标准。然而，有核细胞总数≥2×10^8/kg（受者体重），历来被认为是足够的移植剂量。近年来，大多数中心的有核细胞总数目标为（3~5）×10^8/kg（受者体重），因为较高的细胞数量与更好的结果相关。虽然由于有核细胞总数的阈值不同，数据不一致，但较高的细胞数量与更快的中性粒细胞植入、更好的LFS、更低的复发率、更低的NRM有关，并最终提高OS[7, 13-15]。有核细

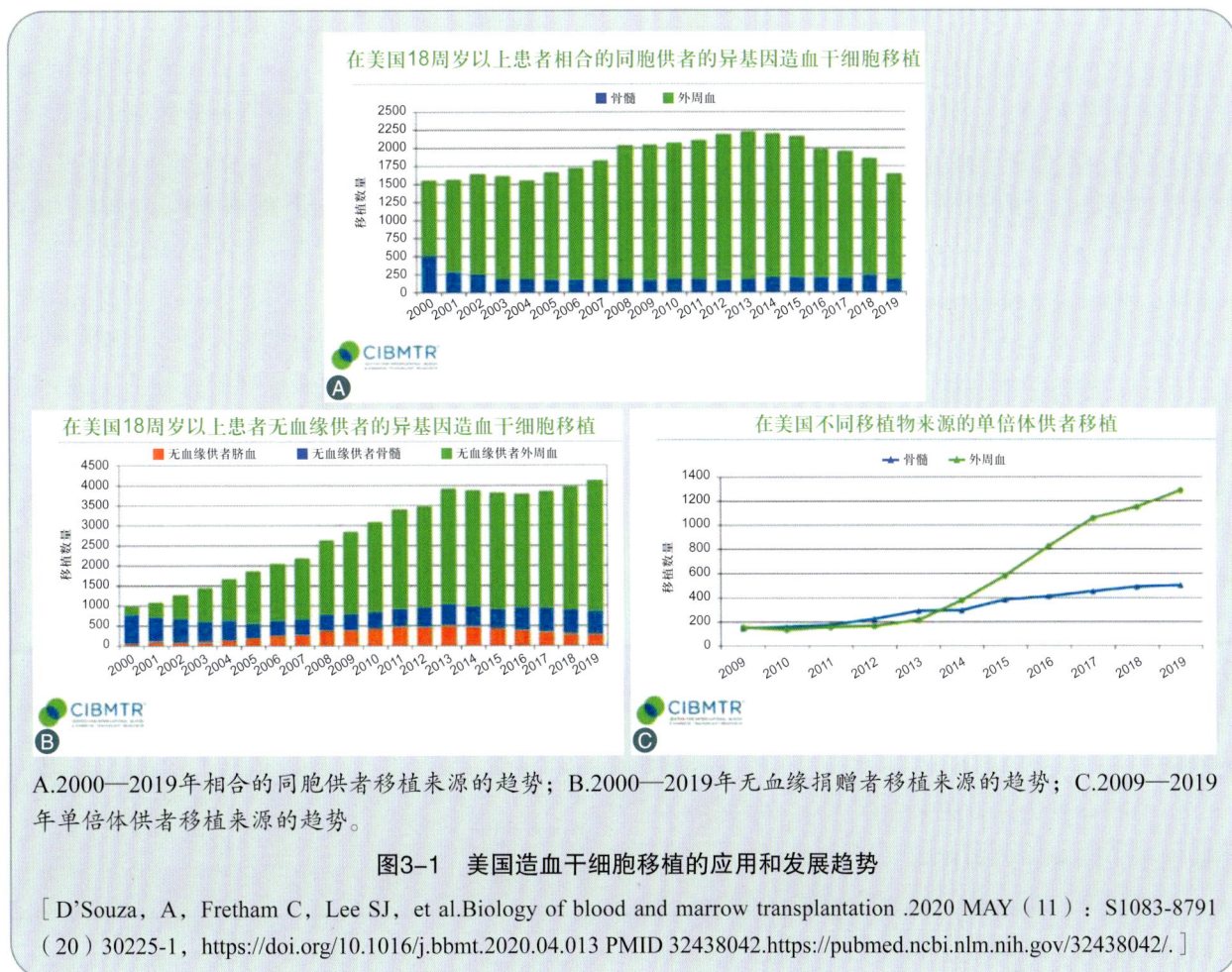

A.2000—2019年相合的同胞供者移植来源的趋势；B.2000—2019年无血缘捐赠者移植来源的趋势；C.2009—2019年单倍体供者移植来源的趋势。

图3-1 美国造血干细胞移植的应用和发展趋势

[D'Souza，A，Fretham C，Lee SJ，et al.Biology of blood and marrow transplantation .2020 MAY（11）：S1083-8791（20）30225-1，https://doi.org/10.1016/j.bbmt.2020.04.013 PMID 32438042.https://pubmed.ncbi.nlm.nih.gov/32438042/.]

胞总数$<2 \times 10^8$/kg会增加延迟植入和植入失败的风险。

供者特征会影响干细胞的采集。与较高的细胞数量相关的因素包括供者体重增加、基线白细胞计数、年龄较小、吸烟史、血红蛋白水平及1年内的献全血史[16-18]。

4. 风险/并发症

骨髓采集的供者并发症一般较轻，很少发生较严重的并发症。骨髓收集后最常见的不适包括采集部位疼痛、插管引起的喉咙痛、头痛和乏力。所有症状通常在1个月内消退，尽管大多数报告症状在几天内消退。NMDP的一项回顾性研究报告，在9245名捐赠者中，只有125人（1.34%）在采集骨髓后出现严重的并发症。并发症包括机械损伤（0.7%）、麻醉并发症（0.5%）、感染（0.01%）和癫痫发作（0.01%）。多因素分析表明，局部麻醉、采集时间较长、女性和供者年龄

较大是发生严重并发症的高危因素[19]。

（二）外周血

1. 背景

正常情况下，外周血含有的造血干细胞很少；然而单独和（或）化疗恢复期使用细胞因子，可使外周血中造血干细胞和祖细胞的数量显著增加，以便采集。虽然已经提出了多种机制来解释粒细胞集落刺激因子（granulocyte colony-stimulating factor，G-CSF）诱导造血干细胞和祖细胞外周扩增的过程，但通常认为G-CSF主要通过破坏基质细胞衍生因子1（stromal cell-derived factor 1，SDF-1）和CXC趋化因子受体4（CXC chemokine receptor 4，CXCR4）的相互作用导致骨髓中粒细胞的扩增和这些细胞的释放。G-CSF还能降低SDF-1水平，并释放其他蛋白水解酶（如中性粒细胞弹性酶和组织蛋白酶G），这些酶负责切割骨髓中的黏附分子[20]。普乐沙福（plerixafor）

是一种双环分子，最初是为人类免疫缺陷病毒（human immunodeficiency virus，HIV）感染者的抗病毒治疗而开发的，它可以可逆地阻断CXCR4与SDF-1的结合，促进干细胞释放到外周血中[20-22]。它被批准联合G-CSF用于非霍奇金淋巴瘤和多发性骨髓瘤的动员，以及曾动员失败一次的霍奇金病患者。还研究了Sargramostim（GM-CSF）的动员作用。单独使用GM-CSF与单独使用G-CSF相比，CD34+细胞产量较低；因此，美国移植和细胞治疗协会（American Society of Transplantation and Cellular Therapy，ASTCT）对同种异体供者动员，GM-CSF的推荐级别为B级[23-25]。聚乙二醇化的G-CSF在计划采集前3～4天一次性给药更便利。在自体干细胞采集中，与标准的基于体重的G-CSF剂量效率相似，与需要联合普乐沙福的成本相似[26-28]。

2. 过程

对于同种异体和自体干细胞采集，患者给予细胞因子（同种异体和自体）和（或）化疗（自体）后进行干细胞采集。在动员过程中监测外周血CD34+细胞是一种有效的方法，以增加成功收集干细胞的可能性，因为外周血CD34+和采集物中CD34+产量之间存在既定的关系[29-30]。

对于静脉通路，中心静脉导管（central venous catheter，CVC）或外周静脉通路可用于异体供者的干细胞收集，这取决于供者的血管状态。我们中心的自体采集时，所有患者放置中心静脉导管，采集完成后在移植时换用抗生素包被的中心静脉导管。其他中心可能会置入中心静脉导管用于收集，然后将其留在原位用于移植整个过程。

一旦建立静脉通道，供者将通过单采血细胞分离器进行采集，并采用全自动单个核细胞采集方案。单个核细胞包括造血祖细胞和T淋巴细胞，均通过离心从其他血细胞中分离出来，通过所使用的机器端口连续循环收集。处理的循环血量会根据各机构标准而有所不同，但通常要处理2～4个血容量才能达到CD34+的目标。大血容量处理（≥4个总血容量）可获得更高的CD34+产率，但也可引起更多的血小板减少和柠檬酸盐反应[31]。

3. 异基因移植中的外周血干细胞采集

非格司亭（filgrastim）和它的生物类似物Flgrastim-sndz是最常用的同种异体供者动员的G-CSF药物。剂量为每次10 μg/kg或5 mg/kg，每日2次，但大多数中心每日剂量为10 μg/kg。给予G-CSF 4～5天后开始收集。几乎所有的供者在一次或两次收集中获得足够的移植物。肥胖者与持续的白细胞增多、循环祖细胞升高和干细胞动员增强有关。最近的一项回顾性研究评估了供者身体质量指数（body mass index，BMI）对健康非亲源供者G-CSF动员的造血干细胞产量的影响。该研究主要针对2006—2016年在NMDP中心收集的20 884例干细胞捐赠者。研究发现，与正常和超重的供者相比，肥胖和严重肥胖的供者采集效率明显更高。在身体质量指数正常或超重的供者中，平均每日G-CSF剂量增加与干细胞产量增加有关。相比之下，平均每日G-CSF剂量增加超过780 μg/d的肥胖供者和900 μg/d的严重肥胖供者并没有增加细胞产量。肥胖与自我报告的捐赠相关疼痛和毒性较高有关。此研究对肥胖和严重肥胖供者造血干细胞动员的最大有效G-CSF剂量提出了建议，高于此剂量的G-CSF没有增加采集量[32]。

4. 自体移植中的外周血干细胞采集

细胞因子动员是一种安全可靠的自体干细胞采集方法。与同种异体干细胞采集一样，非格司汀（或Flgrastim-sndz）是最常用的动员剂；然而，在自体采集中，需每日给予G-CSF 10 μg/kg，并在第4天或第5天检查外周血CD34+计数。当CD34+计数≥10/μL时，可以开始干细胞收集。当CD34+计数<10/μL时，可以加入普乐沙福来增加干细胞的动员。如果CD34+在10～20/μL，加用普乐沙福以增加成功采集的可能性是合理的。如果第一天收集的CD34+的总产量<2×10^6/kg，可以再加用普乐沙福。必须在给药后10～12小时开始收集干细胞。G-CSF和普乐沙福应继续使用，直到分离完成并达到目标CD34+数量[25, 33]。虽然单独使用G-CSF既安全又便宜，但会经常碰到动员失败和采集量不足。在健康供者和浆细胞疾病或淋巴瘤患者中，G-CSF的动员方案失败率在5%～30%[34-35]。监测CD34+计数并加入普乐沙福有助于降低动员的

失败率。

对于疾病活动和（或）复发的患者，化疗动员是一种理想的干细胞采集方法，在造血功能恢复后进行自体干细胞移植。化学动员是有益的，因为它允许在移植前进行额外的细胞减少、化学敏感性评估，并在联合G-CSF时采集到更多的CD34$^+$细胞。在积极接受化疗的患者中，每种恶性肿瘤的常见化疗方案都可以应用，包括ICE（异环磷酰胺、卡铂、依托泊苷±利妥昔单抗）、IE（异环磷酰胺、依托泊苷±利妥昔单抗）、DHAP（地塞米松、阿糖胞苷、顺铂）和DT-PACE（地塞米松、沙利度胺、顺铂、阿霉素、环磷酰胺、依托泊苷）。化疗后开始G-CSF 10～12 μg/（kg·d），当白细胞总数升至>4.0×10^9/L时，开始每日监测外周血CD34$^+$。当外周血CD34$^+$计数达到10/μL时，可开始采集干细胞，大约在第12天开始采集[35]。如果外周血CD34$^+$计数<10/μL，可加用普乐沙福以提高采集率。

化疗动员的另一种选择是单药环磷酰胺（Cy）联合G-CSF，这对细胞因子动员失败或存在动员不良风险的患者有帮助。研究显示，Cy加G-CSF比单独使用G-CSF的CD34$^+$产率高2.7倍，几乎所有患者（90%）都能在一次动员中采集到足够数量的细胞[36]。经过对1～7 g/m^{2}Cy多种剂量的研究，发现较高剂量会导致毒性增加，但不会增加产量，因此建议剂量低于4 g/m^2 [25, 37]。依托泊苷750～2000 mg/m^{2}和长春瑞滨35 mg/m^{2}是化疗动员联合G-CSF的其他选择。虽然Cy是最常用的药物，但没有前瞻性研究比较这三种药物。

5. 最佳细胞数

最佳细胞数量取决于移植类型、计划移植次数和机构做法。值得注意的是，根据机构的实践，患者的实际体重或理想体重都可用于计算。我们中心使用受者的实际体重，然而，鉴于有限的数据，ASTCT指南并没有具体的建议[25]。

对于同种异体干细胞移植，最佳CD34$^+$细胞数量为（4～5）×10^6/kg（受者体重）。CD34$^+$细胞数量>2×10^6/kg已被证明是确保植入的最低数量。在相合供者中，CD34$^+$细胞数量高于8×10^6/kg与更快的移植、更低的TRM和更低的复发风险相

关。然而，这种获益必须与慢性移植物抗宿主病的风险增加进行权衡[38-41]。在相合无血缘供者中，未证实慢性移植物抗宿主病率增加与细胞数量较高之间存在类似的关联[42-46]。

自体干细胞移植的最佳细胞数量为CD34$^+$细胞（4～6）×10^6/kg。植入的最小细胞数量为CD34$^+$细胞2×10^6/kg。大多数中心，包括我们的中心，浆细胞疾病或生殖细胞肿瘤患者目标值为CD34$^+$细胞6×10^6/kg，以收集足够的细胞来冷冻保存进行第二次自体干细胞移植，无论收集时有无二次移植计划。在回顾性研究中，更高的细胞数量（CD34$^+$>8×10^6/kg）与更快的血细胞计数恢复（包括血小板恢复）和OS的改善相关[47-50]。

6. 风险／并发症

一般来说，异体供者和自体患者外周血干细胞采集的风险都是轻微的。G-CSF可引起骨痛、肌痛、头痛和疲劳。脾破裂是使用G-CSF的一种罕见但已知的并发症，在健康的同种异体和自体供者动员中都有发现[51-52]。普乐沙福可出现腹泻、恶心、注射部位反应和头痛。自体供者中，与细胞因子动员相比，化疗动员的毒副作用更高。使用Cy，10%～20%的患者出现中性粒细胞缺乏伴发热，需要住院治疗[53-54]。除了动员引起的并发症外，采集时还会出现血压波动、电解质紊乱和血小板减少症。NMDP的一项回顾性研究报告了7850名献血者中有44人（0.6%）采集外周血干细胞后出现严重并发症。这些并发症包括头痛、恶心、呕吐、胸痛、抽搐、血小板减少症，以及与中央静脉置管相关的并发症[19]。

7. 动员不良和动员失败

动员不良相关临床危险因素包括：年龄>60岁、既往多次化疗、既往使用烷化剂和（或）来那度胺、既往辐射暴露、血小板计数<100×10^9/L[25]。动员过程中监测外周血CD34$^+$细胞计数和分离后的CD34$^+$细胞计数可以帮助识别那些有动员失败风险的人，并允许用普乐沙福或G-CSF剂量变化进行干预（表3-1）。

如果动员失败，建议休息2～4周后再尝试第二次动员和采集。考虑到高失败率，不建议单独使用G-CSF进行再动员。G-CSF联合普乐沙福是理

想的方法，特别是在初始动员中未使用它时，有>70%的成功率[62-63]。化疗动员可用于一些既往成功动员采集的患者，但如前所述，与此方法相关的毒性较高[25, 35]。

表3-1 自体干细胞动员不良的高危因素

因素	参考文献
年龄≥60岁	Hosing[55] Duong[25]
病史诊断（霍奇金淋巴瘤 vs. 非霍奇金淋巴瘤）	Hosing[55]
病史诊断（滤泡淋巴瘤/小淋巴细胞淋巴瘤/套细胞淋巴瘤/淋巴浆细胞淋巴瘤）	Michallef[56]
骨髓侵犯病史	Michallef[56]
血小板<150×10⁹/μL或<100×10⁹/μL	Hosing[55]; Duong[25]
骨髓细胞容量<30%	Hosing[55]
单独使用细胞因子 vs. 化疗动员	Hosing[55]
使用来那度胺	Popat[57]; Mazumder[58]
动员前使用干细胞毒性药物（氮芥、苯卡巴肼、美法仑、卡莫司汀、氟达拉滨或>7.5 g阿糖胞苷），≥11个疗程化疗	Moskowitz[59]; Ketterer[60]; Micallef[56]; Duong[25]
第一天外周血CD34⁺细胞计数<10×10⁹/μL	Szwajcer[61]

（三）脐血

1. 背景

鉴于供者库的扩大和对HLA错配容错性增强，脐血移植为需要异基因造血干细胞移植的患者，特别是那些需要扩大供者库，HLA错配容错强的少数民族患者提供了额外的选择。最早是在20世纪80年代，收集脐血造血干细胞的过程被记载。其后，为克服低细胞数量的限制，在成人中使用双份脐血成为脐血移植的一个更有吸引力的选择。

2. 流程

为确保母亲和婴儿在分娩期间的安全，脐血采集程序设计在婴儿安全分娩后，此时才能从脐血中收集造血干细胞。脐血采集可以在胎盘娩出之前或之后开始，但应在认为安全的情况下尽快进行，因为脐血采集的延迟会导致容量和细胞数量降低。在脐带被双重夹住并横切后，夹住的脐带用消毒溶液消毒，然后使用连接到无菌抗凝采集系统的16号针头通过脐静脉穿刺采集血液。按照美国妇产科学院的建议，至少采集40 mL脐血[64]。然后将脐血室温下保存，直到运输或得以处理，以保持细胞活力。

3. 最佳细胞数

与其他干细胞移植一样，最佳细胞剂量尚不清楚。然而，有核细胞总数与血细胞计数恢复率和移植物失败率相关[65-66]。鉴于此，如果一份脐血数量不够，就使用两份脐血，来提供足够的细胞数量作为成功的方法已被接受。传统上，脐血移植使用的是有核细胞总数，但最近大多数中心使用的是CD34⁺数量。

最近，ASTCT脐血特殊兴趣小组为细胞数量提供了指南。对于单份脐血移植，该小组建议最低冷冻细胞剂量为有核细胞总数≥2.5×10⁷/kg和CD34⁺细胞≥1.5×10⁵/kg。对于双份单位脐血移植，该小组建议每份最低冷冻保存细胞数量为有核细胞总数1.5×10⁷/kg和CD34⁺细胞≥1.0×10⁵/kg[67]。

4. 危险/并发症

由于造血干细胞是在婴儿成功分娩后从脐静脉采集的，对供者没有风险。采血应采用无菌技术，以避免移植物受到污染。

四、移植物来源的比较

（一）异体移植中的外周血与骨髓移植

对于同种异体造血干细胞移植，外周血和骨髓干细胞都可以使用，既往研究表明两种来源的OS和无病生存率（disease-free survival，DFS）相似。两种来源之间的选择取决于诸多因素，包括疾病类型、疾病状况、患者状况、供者选择和机构实践。一般来说，外周血移植物与更高的细胞剂量、更快的植入和增加的移植物抗恶性肿瘤效应相关。然而，外周血移植也与急性和慢性移植物抗宿主病的高风险相关。另一方面，骨髓移植与较低的移植物抗宿主病风险相关，但与植入时间较长和植入失败的风险较高有关。图3-1A～图3-1C比较了多年来移植物来源的趋势。

对于非亲源供者，外周血是最常用的移植物

来源，尽管在移植物抗宿主病发生率、植入时间和生活质量方面存在差异。血液与骨髓移植临床试验网络（Blood and Marrow Transplant Clinical Trials Network，BMT-CTN）进行了一项关键的多中心随机试验，比较了551例接受清髓移植的髓系肿瘤患者外周血和骨髓移植的差别。在这项研究中，2年的OS、急性移植物抗宿主病和复发率是相似的，植入失败和慢性移植物抗宿主病有统计学差异。外周血慢性移植物抗宿主病发生率为53%，骨髓为41%（$p=0.01$）。外周血植入失败率为3%，骨髓为9%（$p=0.002$）[68]。在Lee等的另一项研究中，接受骨髓移植（与外周血移植相比）的患者有更高的心理健康评分（78.9 $vs.$ 72.2；$p=0.011$，越高越好）、更低的慢性移植物抗宿主病症状评分（13.1 $vs.$ 19.3；$p=0.004$，越低越好）、更高的重返工作岗位的可能性（优势比1.5；95%CI 1.2～2.0；$p=0.002$）。在这项研究中，两组间患者的生存率、复发率和TRM相似[69]。与这些研究类似，Eapen等指出，尽管TRM、白血病复发率、LFS和OS相似，但外周血Ⅱ～Ⅳ级急性移植物抗宿主病（外周血58% $vs.$ 骨髓45%，$p<0.001$）和慢性移植物抗宿主病（外周血56% $vs.$ 42%，$p<0.001$）的发生率更高[70]。基于这些数据，来自ASTCT和加拿大血液和骨髓移植小组的一个明智选择BMT工作组，建议非亲源供者在给予MAC和标准移植物抗宿主病预防治疗的情况下，反对常规使用外周血移植[71]。

对于相合的同胞供者，OS、植入和移植物抗宿主病的结果与其他供者来源的报道相似。然而，包括一项荟萃分析在内的两项研究显示，对晚期疾病患者外周血移植有更好的预后。在国际骨髓移植登记处（International Bone Marrow Transplant Registry，IBMTR）组织相容性和干细胞来源工作委员会和EBMT的一项研究中，接受外周血移植（相比骨髓移植）的患者植入更快（中性粒细胞：14天 $vs.$ 19天，$p<0.001$；血小板：18天 $vs.$ 25天，$p<0.001$），但慢性移植物抗宿主病的发生率更高（65% $vs.$ 53%，$p=0.02$）。在接受外周血移植治疗的晚期白血病（二次缓解期急性白血病或加速期慢性髓系白血病）患者中，TRM

较低，LFS较高[72]。另一项对9项随机试验的荟萃分析显示，在晚期疾病中使用外周血移植是有益的。3年复发率晚期疾病外周血移植低于骨髓移植（33% $vs.$ 51%，$p=0.02$）和早期疾病（16% $vs.$ 20%，$p=0.04$）。使用外周血移植的晚期疾病中OS和DFS得到改善（OS，46% $vs.$ 31%；$p=0.01$；DFS：41% $vs.$ 27%；$p=0.01$）[73]。根据这些数据及提到的益处，大多数中心对于同胞供者使用外周血移植，特别是晚期疾病患者。

在单倍体相同的供者中，最初的试验通过使用骨髓移植来降低移植物抗宿主病的风险。然而，随着移植后可通过Cy来减轻这种风险，各中心开始使用外周血移植。在CIBMTR的一项回顾性研究中，接受减剂量预处理的各种血液系统恶性肿瘤患者对外周血移植或骨髓移植进行了比较，两组间植入率、无复发死亡率、OS相似。然而，骨髓组的急性移植物抗宿主病和慢性移植物抗宿主病发生率较低（急性：HR 0.45；$p<0.001$；慢性：HR 0.35；$p<0.001$），但接受骨髓移植的患者复发的风险更高（HR 1.49；$p=0.009$）。经进一步评估，外周血移植的益处在白血病患者中比在淋巴瘤患者中更为明显[74]。在Ruggeri等的另一项研究中，对接受单倍体移植的白血病患者进行了外周血移植或骨髓移植的比较。在这项研究中，在复发、NRM、OS或慢性移植物抗宿主病方面没有差异。然而，Ⅱ～Ⅳ期急性移植物抗宿主病的发生率（HR 2.1；$p<0.001$）和Ⅲ～Ⅳ期急性移植物抗宿主病（HR 3.8；$p<0.001$）[75]。根据这些研究和其他较小的研究，大多数中心认为骨髓移植是单倍体移植的理想来源。

如前所述，在同种异体干细胞移植中，外周血移植和骨髓移植都有许多优点和缺点。最终所有研究中不同类型移植的OS是相似的，而最佳移植来源的确定取决于每个独特的病例。

（二）脐血与外周血或骨髓移植物的比较

与外周或骨髓移植相比，脐血移植的优点包括：HLA错配容错性高，移植物抗宿主病风险低，并且由于移植物储存在脐血库中，可快速获得。除了对患者有这些好处外，捐赠者无风险。

尽管有这些优点，使用脐血移植的最大限制是造血干细胞数量少，这导致移植延迟和移植失败的风险增加。中性粒细胞和血小板计数通常恢复不完全，脐血移植的失败率高达20%，而骨髓移植的失败率为7%[76]。无论如何，脐血移植仍然是一些没有HLA匹配供者的患者最佳选择。

五、移植物处理

由于许多原因，在冷冻保存或输注前需要对采集的造血干细胞进行处理。当供者和受者之间存在体重差异时，有必要减小体积。ABO血型不相合的干细胞需要去除红细胞。一些中心，包括我们中心，在采集后清洗采集物，以减少移植物中抗凝剂的浓度，降低移植后出血的风险。

T细胞去除（T-cell depletion，TCD）是为了在输注前清除潜在的异种反应性T淋巴细胞，以降低急性移植物抗宿主病和慢性移植物抗宿主病发病率。TCD在体外通过T细胞的阴性选择（如大豆凝集素E-玫瑰花结凝集试验、具有补体或免疫毒素单克隆抗体或免疫磁珠单克隆抗体）或CD34+细胞的阳性选择（如免疫磁珠单克隆抗体）进行。最初的泛-TCD方法成功地减少了移植物抗宿主病；然而，植入失败率和复发率更高[77]。最近，在BMT-CTN的一项研究中，使用CD34+选择的TCD移植物的复发率和广泛的慢性移植物抗宿主病发生率较低（36个月复发率为17.4%，急性移植物抗宿主病Ⅱ～Ⅳ级为22.7%，2年慢性移植物抗宿主病为6.8%）[78]。Jakubowski等的另一项研究显示，使用TCD移植物而不使用抗胸腺细胞球蛋白（antithymocyte globulin，ATG）的3年生存率为61%，2级急性移植物抗宿主病发生率为8%（无Ⅲ～Ⅳ级），慢性移植物抗宿主病发生率为9%[79]。虽然TCD的最新进展使其成为降低移植物抗宿主病的更可行的选择，但这种做法在很大程度上仍取决于机构。

六、冷冻保存

冷冻保存是储存造血干细胞的必要程序，以便将来用于脐带、自体和异体造血干细胞移植。虽然具体的做法会因机构而异，但所有中心都遵循相同的基本流程。收集细胞后，对其进行处理，然后将其与肝素化血浆和二甲基亚砜（dimethylsulfoxide，DMSO）溶液混合，DMSO是一种抗炎剂，可以保护活细胞免受冷冻损伤[80]。

DMSO是冷冻保存的金标准，在不同机构的溶液中使用量从3.5%到10%不等。然后将移植物冷冻保存。当准备移植时，将产物在37℃的水浴中加热后输注。冷冻保存的造血干细胞移植物可以保存至少10年。Aird等的一项回顾性研究显示，造血干细胞在冷冻保存11年后能够移植[81]。在我们的机构，我们将细胞保存5年，然后重新评估每个患者，以确定是否需要更长时间的保存。

参考文献

第四章
干细胞移植和细胞治疗中的贝叶斯统计方法

PETER F. THALL

译者：张彦琦

陆军军医大学军事预防医学系

一、贝叶斯统计的基本原理

统计模型中的主要对象是观察数据，它可能包括一个或多个结局向量Y、患者协变量和治疗相关向量X，以及一个参数向量θ。参数是未观察到的概念对象，如响应概率、中位生存时间、X对Y的影响，或患者个体或亚组（如疾病亚型）的"潜在"效应。在贝叶斯范式中[1-2]，参数θ被认为是随机的，贝叶斯模型引入先验概率分布$prior(\theta)$来反映θ在样本数据之前已有的或不确定信息。相比之下，经典频率统计认为θ是固定但未知的。

另一个模型组件是似然函数，$lik(data|\theta)$，它是给定θ下的数据的概率分布。对数值变量Y而言，通常假设其为正态分布或"钟形"分布；若Y为样本中观察对象的阳性事件数，则假设其为二项分布；若Y表示事件时间，如PFS或OS，则假设其服从Weibull分布。在贝叶斯统计中，样本数据通过应用贝叶斯定理来确定θ的分布，贝叶斯定理将θ先验概率和样本似然函数进行整合，以计算后验分布。

$$posterior\,(\theta|data) = lik(data|\theta)\,prior(\theta)/prob(data)$$

其中$prob(data)$定义为$like(data|\theta)\,prior(\theta)$除以$\theta$的平均值。关于$\theta$的贝叶斯统计推断是基于后验的，后验概率是样本数据和先验概率的函数。当$prob(data)$不能用数学方法计算时，采用现代马尔可夫链蒙特卡罗算法对$posterior(\theta|data)$进行数值计算[3 6]。这样可以产生一个很大的，包含参数值$\theta^{(1)}$，$\theta^{(2)}$，……，$\theta^{(M)}$的后验样本，利用该后验样本可以计算任何感兴趣的后验量数，如估计给定θ下的均值或其95%CI。

当θ是一个概率时，通常假定其先验分布服从β分布。由于β分布原理简单，这里将使用β分布来解释贝叶斯思想的一般原理。β分布$beta(a，b)$具有两个正值参数a和b，这两个参数决定了其均值$a/(a+b)$和有效样本量（effective sample size，ESS），ESS=$a+b$。ESS量化了1个分布的信息量[3]，ESS≤1对应于1个无信息先验分布。图4-1A显示了3个β分布，ESS分别为1、10和20，均值分别为0.30、0.30和0.80。图4-1B显示了1个$beta(0.30，0.70)$（虚线），以及3个ESS为20，均值分别为0.20、0.40和0.80的β分布。图4-1C显示了3个均值为0.40，ESS分别为20、40和100的β分布，分别对应于响应数为8/20、16/40和40/100的样本。这意味着"40%的响应率"是一个统计学估计值，根据样本量的不同，它的可靠性水平可能差异明显。图4-1D显示了基于二分类响应的、AB两种治疗相比较的贝叶斯双样本分布。如果治疗A的响应率为10/40，而治疗B的响应率为18/40，则B的响应率高于A的后验概率为$Pr(\theta_A<\theta_B|data)=0.97$。相反，从频率论者的观点来看，基于这些数据值，原假设为$H_0:\theta_A=\theta_B$的双侧费希尔精确概率测验[4]的p值为0.10。通常认为这个结果是"不显著的"，因为它大于0.05，所以检验不会拒绝H_0。因此，贝叶斯分析和传统的频率检验会得出相反的结论。Gelman和Stern[5]，Wasserstein和Lazar[6]，Thall的第五章中[7]，以及其他许多学者都讨论过p值在实践中经常被误用或误解的问题。

为了了解二项-β（贝叶斯）模型如何在实践中使用，假设重复进行一个具有二分类结果——"成功或失败"的实验，总共N次，所有重复实验都是相互独立的。设Y为N次重复实验中成功的次数，用θ表示任一给定实验的成功概率。由此可知，Y服从参数为N和θ的二项分布，其形式可以写成$[Y|\theta]\sim binom(N，\theta)$。若如前述，假设$\theta$服从$\beta$先验分布，即$\theta\sim beta(a，b)$，当ESS=$a+b$取值较小时，可以得到一个无信息先验分布。二项-$\beta$模型的性质在于，若给定观测数据$Y$和$N$，则后验分布为$[\theta|Y，N]\sim beta(a+Y，b+N-Y)$。这表明$\beta$分布是二项分布的共轭先验分布，因为后验与先验属于同一分布族。在实际应用中，共轭性为后验量

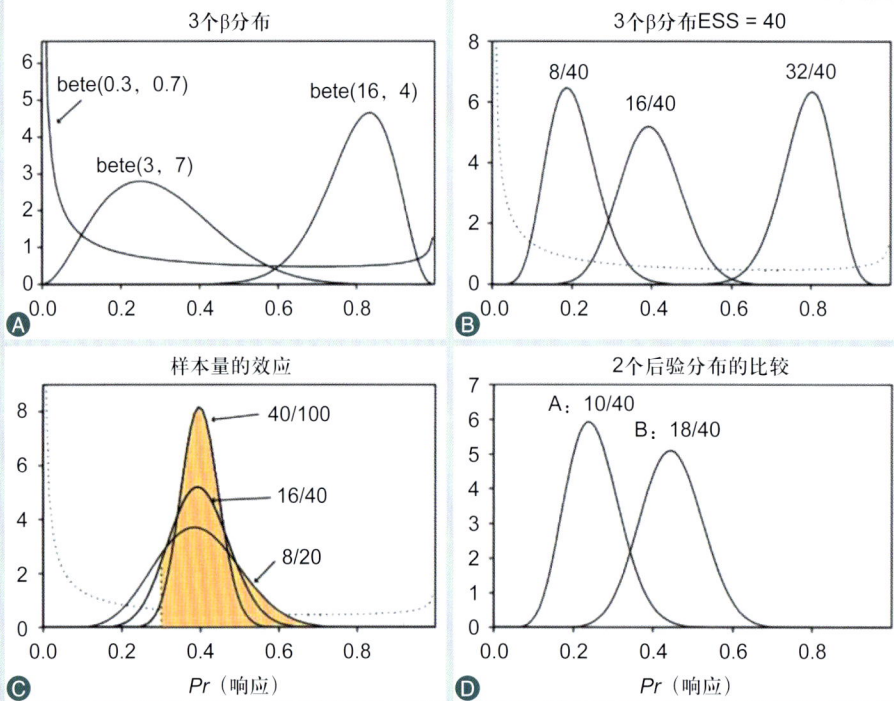

A.给出了3个β分布；B.给出了3个不同均值但ESS相同的β分布，ESS=40；C.3个β分布 $beta(8，12)$、$beta(16，24)$ 及 $beta(40，60)$ 重叠的阴影区域面积为 $Pr(\theta>0.30)$；D.给出了2个ESS=40但均值不同的β分布。ESS为有效样本量。

图4-1　不同均值和ESS值的β分布

数的计算提供了极大的便利。后验分布的均值是 $(a+Y)/(a+b+N)$，可以写成先验均值 $a/(a+b)$ 和样本均值 Y/N 的加权平均数：

$$\frac{a+b}{N+a+b}\times\frac{a}{a+b}+\frac{N}{N+a+b}\times\frac{Y}{N}$$

这种形式表明，后验均值可以被认为是样本均值向先验均值"收缩"。对于大样本量 N、小或中等的先验 $ESS=a+b$，由于 $(a+b)/(N+a+b)$ 较小，$N/(N+a+b)$ 接近1，后验均值接近样本均值 Y/N，因此样本数据占主导地位。但对于小样本量 N，先验均值的作用更为突出。例如，如果 $\theta \sim beta(0.5，0.5)$，$N=4$，$Y=1$，则后验分布为 $beta(1.5，3.5)$，其均值为 $1.5/5=0.30$，而样本均值为 $Y/N=0.25$。

为了应用更复杂的贝叶斯模型，计算机和数值算法的进步极大地促进了现代贝叶斯方法在众多领域的实际应用[3-6]，包括医学研究、行为科学、生态学、金融、市场营销、人工智能、机器学习和职业体育。贝叶斯范式提供了一个自然的框架，在此框架下，研究者可以根据不断积累的数据序贯地做出临时决策，这对监测临床试验特别有用。贝叶斯定理可以重复应用，从每一阶段试验后积累的数据中计算出的后验概率，可用作下一阶段的先验概率，这一过程被称为"贝叶斯学习"。其可以用于进行序贯自适应剂量发现[8-11]，因无效或安全性考虑而应用早期停药规则[12-15]，或在随机分组序贯试验中比较治疗方法[16-17]。

例如，假设有一种针对特定疾病的标准疗法 S，并将某一接受 S 治疗的患者的响应概率定义为 $\theta_S=Pr$(响应)。如果要求医师说明关于 θ_S 的先验信息，医师可能会回答："在20%～40%"。更精确地说，医师可能有95%的把握这样认为。用贝叶斯方程表示为：$Pr(0.20<\theta_S<0.40)=0.95$。限值 0.20 和 0.40 所设定的范围被称为 θ_S 的"95%CI"。该CI假设 θ_S 服从 $beta(23，54)$ 先验分布，其均值为 $23/77\approx0.30$，ESS为 $23+54=77$，表示观察到 77 名接受 S 治疗的患者中，有 23 名患者发生响

应事件，54名患者未发生响应事件。假设θ_E是将在单臂Ⅱ期试验中研究的实验性治疗E的响应概率。由于对E知之甚少，可以假设先验$\theta_E \sim beta(0.30，0.70)$，其均值也为0.30，但ESS=1。因此，$\theta_E$上的先验是无信息先验，而$\theta_S$上的先验是有信息先验。当观察到E上的中期响应数据时，可以应用贝叶斯定理计算θ_E后验分布，$posterior(\theta_E|data)$。这样可以量化从数据中获得的信息，还可以对θ_E进行统计推断，并构建在E试验中会用到的序贯检验规则。在本例中，由于治疗无效而停止E试验的贝叶斯规则[12]可以采用$Pr(\theta_S+0.20<\theta_E|data)<0.04$。这就是说，如果通过已有的观察数据发现，相对于S、E的响应概率的改善不太可能达到预期的0.20，则停止试验。通过初步的计算机模拟，选择决策截断值为0.04，由此可以得到一个具有理想的频率学派工作特征（operating characteristic，OC）的规则。在假设两个或多个不同的固定"真"参数值的情况下，重复进行此类模拟。贝叶斯后验决策准则考虑了θ_S的平均值和变异性，而不是像频率学派在假设检验中所做的那样，假设θ_S是一个固定常数。对于最大样本量50和队列规模10，简单的数值计算表明，如果［有响应患者数］/［评估患者数］小于或等于2/10、5/20、9/30或13/40，基于该规则就应该停止试验。这个规则的工作特征可以总结为：如果θ_E的真值θ_E^{true}=0.30，当响应率为0.78，中位数样本量为20时，就可提前停止试验；如果θ_E^{true}=0.50，当响应率为0.08，中位数样本量为50时，停止试验。也就是说，如果E的真实响应概率是理想的低值0.30，即θ_S的均值，则按规则很可能提前停止试验；如果真实反应概率是理想的最高值0.50，即θ_S的均值加上理想的改进值0.20，则按规则不太可能提前停止试验。

因此，该规则具有理想的工作特征。这些停止概率不同于频率学派假设检验中的Ⅰ型错误概率或检验效能，不应与之混淆。在这个设计中，有早期停止试验的规则，但没有进行假设检验。

接下来的三部分给出了贝叶斯临床试验设计的例子，同时给出三个贝叶斯数据分析方法。所有的例子都来自干细胞移植、细胞治疗或生物治疗。

二、细胞毒性T淋巴细胞治疗免疫抑制病毒感染的单臂试验

一项单臂Ⅱ期试验进行了实验性治疗，E=类固醇耐药细胞毒性T淋巴细胞（cytotoxic T-lymphocyte，CTL），固定剂量为2×10^5 cells/kg，用于异基因造血干细胞移植后可能由于免疫抑制而发生的病毒感染（巨细胞病毒、腺病毒或BK病毒）的治疗。有两个主要终点："毒性"被定义为输注后42天内出现3级、4级或5级CTL毒性，输注后40天内出现移植物抗宿主病，或者输注后14天内出现细胞因子释放综合征（cytokine release syndrome，CRS），需要转入重症监护室；"响应"被定义为患者在CTL输注后第30天存活并缓解。次要结局包括PFS、OS和第100天的响应。

该方案指定最多120名患者在多达8个队列中接受治疗，每个队列15名患者。这个样本量确保了后验量数的计算。例如，如果36名患者（30%）发生E的响应，那么假设其先验概率$\theta_R=Pr(响应)$服从$beta(0.30，0.70)$的先验分布，则θ_R的后验95%CI为0.22~0.38。同样，如果48名患者（40%）出现毒性，那么假设毒性的先验概率$\theta_T=Pr(毒性)$服从$beta(0.40，0.60)$先验分布，则θ_T的后验95%CI为0.31~0.49。使用Thall[13-14]等的方法构建了两个早期停止规则，一个针对不可接受的低θ_R，另一个针对过高的θ_T，这两个规则同时应用。这种设计通过监测两个事件而不是一个事件来推广Thall[12]的方法。为了同时监测响应和毒性，θ_T的固定上限设为0.40，θ_R的固定下限设为0.30。由于响应将30天生存作为子事件，监测参数θ_R包括监测早期死亡率。在这个意义上，下面给出的θ_R低至不可接受的提前停止规则既是一个针对无效性的规则，也是一个针对安全性的规则。

这4种可能的基本事件可以用A_1=［有响应，有毒性］，A_2=［有响应，无毒性］，A_3=［无响应，有毒性］，A_4=［无响应，无毒性］来表示。由于响应=［A_1或A_2]和毒性=［A_1或A_3］，这些事件共享基本事件A_1，所以A_1可被认为是一个既好又坏的结局事件。在E治疗方案

下，将四种基本事件的发生概率表示为$\theta_E=(\theta_{E1}$，θ_{E2}，θ_{E3}，$\theta_{E4})$，则$\theta_{E.R}=\theta_{E1}+\theta_{E2}$，$\theta_{E.T}=\theta_{E1}+\theta_{E3}$。作为比较，将一种历史上的标准治疗的分布作为对照，其概率为$\theta_S=(\theta_{S1}$，θ_{S2}，θ_{S3}，$\theta_{S4})$，则$\theta_{S.R}=\theta_{S1}+\theta_{S2}$，$\theta_{S.T}=\theta_{S1}+\theta_{S3}$。假设$\theta_E$遵循无信息Dirichlet先验分布，即$Dirichlet(0.12$，$0.18$，$0.28$，$0.42)$，其ESS=1。这意味着$\theta_{E.R}$服从$beta(0.30$，$0.70)$的先验分布，$\theta_{E.T}$服从$beta(0.40$，$0.60)$的先验分布。假设$\theta_S$服从$Dirichlet(120$，$180$，$280$，$420)$分布，该分布与$\theta_E$具有相同的四个均值，但ESS=1000，因此信息量很大。这意味着，$\theta_{S.R}$服从$beta(300$，$700)$分布，$\theta_{S.T}$服从$beta(400$，$600)$分布。如果$Pr(\theta_{E.R}<\theta_{S.R}|data)>0.99$，试验将由于响应概率$\theta_{E.R}$低至令人无法接受而提前停止；如果$Pr(\theta_{E.T}>\theta_{S.T}|data)>0.99$，试验将由于毒性概率$\theta_{E.T}$高至不可接受而提前停止。这两个后验概率标准意味着，如果［有响应患者数］/［评估患者数］小于或等于0/15、3/30、6/45、9/60、13/75、16/90或20/105；或［有毒性患者数］/［评估患者数］大于或等于11/15、19/30、27/45、34/60、41/75、48/90或55/105，试验将提前停止。表4-1总结了本设计的工作特征。在表4-1的情形1中，固定值$\theta_{E.R}^{ture}$和$\theta_{E.T}^{ture}$都是可以接受的；在情形2中，$\theta_{E.R}^{ture}=0.10$过低；在情形3中，$\theta_{E.T}^{ture}=0.60$过高；在情形4中，$\theta_{E.R}^{ture}$和$\theta_{E.T}^{ture}$都是不可接受的。因此，只有情形1中的E具有理想属性。该设计具有良好的工作特征，因为在情形1中，错误的早期停止概率较低，仅为0.06，中位样本量较大，为120；在情形2、情形3、情形4中，停止概率较高，中位样本量范围为

30～45。

试验结束时，计划的数据分析还包括使用Kaplan和Meier方法[2]估计OS和PFS的未调整分布，并通过拟合贝叶斯分段指数生存回归模型[3]评估OS和PFS与预后协变量的关系。

三、利用疗效–毒性权衡优化血液恶性肿瘤治疗中嵌合抗原受体T细胞剂量

（一）传统Ⅰ期→Ⅱ期范式的问题

在介绍优化嵌合抗原受体（chimeric antigen receptor，CAR）T细胞剂量的Ⅰ～Ⅱ期试验设计之前，有必要解释清楚在评估新疗法时，若遵循传统范式可能出现的问题。通常的方法是首先在一个小型的Ⅰ期试验中单独根据毒性确定被评估药物的可接受安全剂量，称为最大耐受剂量（maximum tolerable dose，MTD）。在选定的最大耐受剂量下，药物的响应率是根据Ⅱ期试验估计的，Ⅱ期试验通常是单臂试验。这有几个严重的缺陷。下面的例子说明了为什么在为后续的研究或临床实践选择剂量时，忽略疗效是一个坏主意。假设要研究一种新药剂的五个剂量，d=1，2，3，4，5。对于每个d，$\pi_E(d)=Pr(d$剂量的药效)，$\pi_T(d)=Pr(d$剂量的毒性)。在随后考虑的所有三种情形中，均假设五种剂量下$\pi_T(d)$的未知真值为（0.05，0.10，0.25，0.35，0.50）。在以下每一种情形下，任何Ⅰ期设计的结果都完全相同，因为它仅考虑了毒性而忽略了疗效。

情形一：假设$\pi_E(d)$的真值为（0.20，0.50，0.50，0.50，0.50，0.50），那么$\pi_E(d)$在d=2处

表4-1　alloo-HCT后CTL病毒试验两种监测规则的工作特征（最大样本量为120，临时样本量为15、30、45、60、75、90和105）

情形	假设结局概率真值E=类固醇耐药CTL						早期停止概率	样本量四分位数
	联合概率				边际概率			
	$\theta_{E.1}^{ture}$	$\theta_{E.2}^{ture}$	$\theta_{E.3}^{ture}$	$\theta_{E.4}^{ture}$	$\theta_{E.R}^{ture}$	$\theta_{E.T}^{ture}$		
1	0.12	0.18	0.28	0.42	0.30	0.40	0.06	120，120，120
2	0.05	0.05	0.35	0.55	0.40	0.40	1.00	30，30，45
3	0.12	0.18	0.48	0.22	0.30	0.60	0.96	30，45，60
4	0.05	0.05	0.55	0.35	0.10	0.60	1.00	15，30，30

allo-HCT：异基因造血干细胞移植；CTL：细胞毒性T淋巴细胞。

趋于平稳，这对于生物制剂来说并非不可能。典型的Ⅰ期设计，如3+3算法[18]或目标毒性概率$\pi^* = 0.25$的连续重评估方法[19]，最有可能选择d=3作为最大耐受剂量。但$\pi_E(2) = \pi_E(3) = 0.50$时d=2更安全，因为$\pi_T(2) = 0.10$而$\pi_T(3) = 0.25$。所以d=2显然比d=3更可取。然而，任何"仅毒性"的Ⅰ期方法都无法确定这一点，因为它忽略了疗效，因此最有可能选择毒性更大的剂量d=3，尽管与d=2相比，疗效没有增加。

情形二：假设$\pi_E(d)$的真值为（0.20，0.25，0.30，0.60，0.65）。从d=3到d=4，毒性概率从0.25增加到0.35，但疗效概率增加1倍，从0.30增加到0.60。虽然常识会告诉我们，相对于疗效增加0.30，毒性概率增加0.10是一个非常合理的权衡，所以应该选择d=4而不是d=3。但Ⅰ期仅考虑毒性的方法无法确定这一点，因为它们同样忽略了疗效。

情形三：如果药物在所有剂量下都无效，如疗效概率真值为（0，0.01，0.01，0.02，0.02），则最佳决策是不选择任何剂量并且放弃该药物。然而，Ⅰ期的方法仍然最有可能选择d=3，同样是因为它们忽略了疗效。

综上所述，传统的Ⅰ期试验很可能导致以下结果：①如果$\pi_E(d)$曲线开始增加，然后有一个平台期，则会选择过高的剂量；②如果$\pi_E(d)$曲线在剂量接近最大耐受剂量处急剧升高，则会选择过低的剂量；③如果$\pi_E(d)$很小，所有剂量都无效，则无法因无效而提前停止试验。在选定的最大耐受剂量下治疗大型"扩展队列"会使所有这些问题变得更糟，因为这些基本上是Ⅱ期试验，没有任何因毒性过高或疗效不充分而提前停止的规则。近年来，在早期试验中广泛使用扩展队列已经成为一场科学和伦理灾难。Yan等[10]、Boonstra等[20]，以及Thall[7]的第九章均对这个问题进行了讨论。

（二）一个基于权衡的Ⅰ～Ⅱ期试验设计

Ⅰ～Ⅱ期试验是传统单臂Ⅰ期和Ⅱ期试验的杂交，基于疗效和毒性进行剂量发现研究。设计时，在计算机上模拟Ⅰ～Ⅱ期试验，以调整设计参数，从而获得理想的工作特征。这些调整很大概率包括放弃不安全或无效的剂量，以及选择具有较大疗效-毒性权衡函数值的剂量。与传统的Ⅰ期→Ⅰ期方法相比，Ⅰ～Ⅱ期设计更安全、更有效，并且能更可靠地确定一个兼顾安全性和有效性的最佳剂量。

一项Ⅰ～Ⅱ期试验旨在确定CAR-T细胞治疗表达CD19和CD22表面标志物的B细胞急性淋巴细胞白血病（acute lymphoblastic leukemia，ALL）、慢性淋巴细胞白血病（chronic lymphocytic leukemia，CLL）或非霍奇金淋巴瘤成年患者的最佳剂量。入组标准包括异基因造血干细胞移植或化疗后可测量的疾病。科学性目标是在3×10^4 cells/kg、1×10^5 cells/kg、3×10^5 cells/kg、1×10^6 cells/kg和3×10^6 cells/kg五个剂量中确定最佳CAR-T细胞剂量水平，以下称为剂量水平d=1，2，3，4，5。剂量确定采用Thall等的序贯适应性Ⅰ～Ⅱ期疗效-毒性（EffTox）设计[21-22]。"毒性"被定义为在细胞输注后30天内发生的3级、4级或5级的细胞因子释放综合征，神经毒性或通用术语标准中的不良事件毒性。"疗效"定义为患者在细胞输注后第30天存活，并处于完全缓解（complete response，CR）或部分缓解（partial response，PR）状态。EffTox有两个剂量接受规则。分别用$\pi_E(d)$和$\pi_T(d)$表示d剂量下疗效和毒性的概率，预计有20%的患者会发生细胞因子释放综合征，将$\pi_T(d)$的固定上限设置为0.60，$\pi_E(d)$的固定下限设置为0.30。$Pr[\pi_T(d) > 0.60|data] > 0.90$或者$Pr[\pi_E(d) < 0.30|data] > 0.90$的剂量d被认为是不可接受的。这些规则表明，根据临时数据，并使用毒性概率的固定上限0.60和疗效概率的固定下限0.30来确定可接受的剂量d时，d可能分别具有不可接受的高毒性或不可接受的低疗效。如果发现最低剂量d=1不可接受，则终止试验，不选择剂量。EffTox使用每个剂量d的药效-毒性概率权衡函数$[\pi_E(d)，\pi_T(d)]$作为明确的风险-效益标准，为连续队列自适应地选择最佳剂量。对一个由15个规模为2的队列构成的，最大样本量为30的患者对象进行设计，第一个队列在d=2时治疗，所有连续剂量都使用EffTox权

衡函数选择，但有一个限制，即在升级时不能跳过未经试验的剂量。基于三个同等可取的概率对 $(\pi_E, \pi_T)=(0.35, 0)$，$(0.55, 0.30)$，$(1, 0.75)$计算目标权衡轮廓。本次试验设计使用的目标轮廓如图4-2所示。该目标轮廓被用来生成一个(π_E, π_T)轮廓族，构造成在同一轮廓上的所有(π_E, π_T)概率对都是同等可取的。EffTox设计中，根据每个剂量d的$\pi_E(d)$和$\pi_T(d)$的后验估计，使用该轮廓族来为每个患者队列选择最佳剂量。

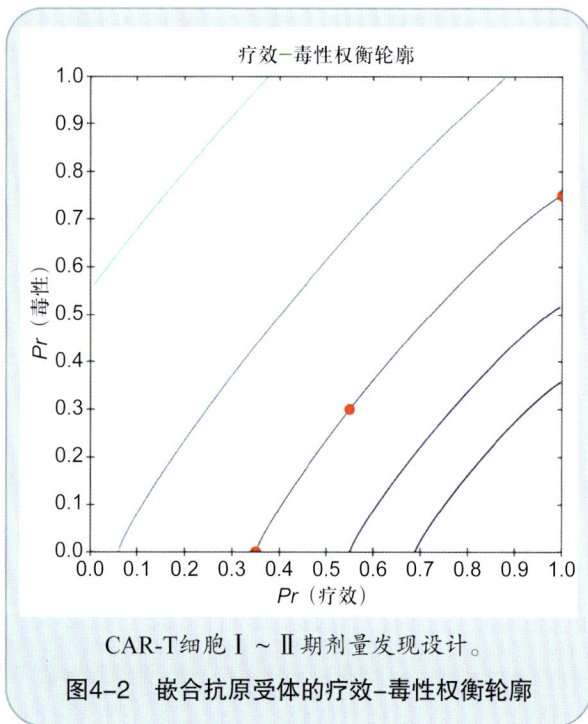

图4-2 嵌合抗原受体的疗效-毒性权衡轮廓

CAR-T细胞 I ~ II 期剂量发现设计。

作为设计基础的剂量-疗效和剂量-毒性模型的先验超参数，是根据表4-2给出的假设推导出的先验均值计算出来的。先验分布平均ESS=1。

设计的工作特征使用EffTox程序4.0.12版本计算，该程序可从 M. D. 安德森生物统计部（MD Anderson Biostatistics Department）网站https://biostatistics.mdanderson.org/softwaredownload/获得。该设计在每种情形下进行了2000次模拟。表4-3总结了设计的OC。

表4-2 优化CAR-T细胞剂量的Efftox I ~ II 期试验设计疗效和毒性先验平均概率

CAR-T细胞剂量	3×10^4	1×10^5	3×10^5	1×10^6	3×10^6
剂量水平	1	2	3	4	5
Pr（疗效）	0.01	0.10	0.30	0.50	0.70
Pr（毒性）	0.01	0.10	0.20	0.30	0.50

CAR：嵌合抗原受体。

（三）数据分析

在试验结束时，计划的数据分析包括使用Kaplan和Meier方法[23]估计未调整的PFS和OS时间。探索性结果包括在T细胞输注前和输注后1个月、3个月、6个月和12个月评估免疫重建和CAR-T细胞随时间的持久性。通过贝叶斯分段指数生存回归[24]评估PFS和OS与预后协变量和CAR-T细胞剂量的关系，包括基线专属协变量年龄、疾病类型、疾病负担和既往治疗类型。

表4-3 CAR-T细胞EffTox剂量发现设计的工作特征 [最大样本量N=30，队列规模=2，π_T(d)上限=0.60，π_E(d)下限=0.30，起始剂量为d=2]

情形		d=1	d=2	d=3	d=4	d=5	None
	True π_E, π_T	0.05, 0.05	0.25, 0.25	0.40, 0.55	0.70, 0.58	0.75, 0.60	—
1	Eff-Tox Trade-off	61	67	89	64	62	—
	% selected（# pats）	0（0.2）	8（3.6）	56（14.6）	18（6.3）	6（2.6）	11
	True π_E, π_T	0.05, 0.05	0.25, 0.15	0.30, 0.20	0.35, 0.40	0.40, 0.60	—
2	Eff-Tox Trade-off	61	58	59	76	95	—
	% selected（# pats）	0（0.1）	0（2.3）	6（4.0）	10（4.6）	72（16.1）	11
	True π_E, π_T	0.30, 0.45	0.45, 0.50	0.60, 0.55	0.70, 0.60	0.80, 0.65	—
3	Eff-Tox Trade-off	87	78	70	66	62	—
	% selected（# pats）	17（2.6）	26（9.3）	31（10.3）	8（3.0）	3（1.3）	14
	True π_E, π_T	0.65, 0.20	0.70, 0.25	0.75, 0.30	0.78, 0.35	0.80, 0.40	—
4	Eff-Tox Trade-off	40	41	41	42	44	—
	% selected（# pats）	2（0.6）	6（4.9）	6（3.3）	2（1.1）	2（0.8）	83

CAR：嵌合抗原受体。

四、调节性T细胞治疗COVID-19诱导急性呼吸窘迫综合征的随机试验性研究

有的时候，利用Ⅰ期选择的最大耐受剂量对新药物E进行单臂Ⅱ期试验是合理的，并且有许多此类试验的设计[25]。在前文关于CTL治疗免疫抑制病毒感染的单臂试验的部分中就给出了这样一个例子。然而，无论采用何种设计，一个主要问题是所有的Ⅱ期试验都存在固有的潜在比较，因为除了估计E的响应率和可能的毒性率以外，一个核心问题是E是否比目前使用的一种或多种标准疗法具有更高的响应率。在使用统计学估计方法进行θ_E与θ_S的比较时，若使用基于E单臂试验数据和接受给定标准S治疗的患者的历史数据，那么这种比较本质上是有偏差的。因为任何E和S效应的比较都会被试验间的混杂因素所干扰。也就是说，基于这些数据的$\theta_E-\theta_S$估计量分布的均值不等于$\theta_E-\theta_S$。为了避免这一问题，获得θ_E与θ_S的无偏比较的惯例统计方法是进行E与S的随机试验[26-27]。当在Ⅱ期试验中需要评估E的多个剂量或多种实验治疗时，需要进行多臂随机试验，以确保无偏比较并选择最佳剂量或治疗方法[14]。也就是说，只要可行且符合伦理，Ⅱ期试验应该包括随机化。

在一项三臂随机安慰剂对照的初步研究中，评估了两种不同的固定剂量的低温保存的脐血来源的调节性T细胞[28]及安慰剂（静脉注射生理盐水溶液），通过静脉注射治疗已插管的重症监护室COVID-19相关急性呼吸窘迫综合征患者。输注健康同种异体调节性T细胞的目的是消除炎症，恢复肺组织正常功能。在每个组中，分别在第0天（插管日）、第3天和第7天注射调节性T细胞或生理盐水。第1组为安慰剂对照组，第2组每日给予10^8个调节性T细胞，第3组每日给予3×10^8个调节性T细胞。对于第2组或第3组的患者，如果患者在第一次或第二次输注后出现不可解决的3级、4级或5级毒性，则提前停止细胞输注计划。

研究采用了Thall和Sung的随机Ⅱ期选择设计[14]。该试验有两个主要结局：毒性，定义为TOX2=［首次输注后2天内与方案相关的3级、4级或5级毒性］；响应，定义为RES28=［首次输注后28天存活且未插管］。随机化满足伦理要求，因为没有生物学上的理由相信Pr(TOX2)或Pr(RES28)会随调节性T细胞剂量增加或减少。采用随机化，而不是使用序贯自适应剂量发现算法，是为了在每个调节性T细胞治疗组和安慰剂对照组之间比较每个Pr(TOX2)和Pr(RES28)的概率值时，获得无偏估计值的科学目标。用$\theta_{T,j}$=Prob(TOX2|Arm j)和$\theta_{R,j}$=Prob(RES28|Arm j)，j=1、2、3，表示各个组的毒性率和响应率，主要推断目标是估计调节性T细胞组与安慰剂组的四个参数差值：$\theta_{T,2}-\theta_{T,1}$和$\theta_{T,3}-\theta_{T,1}$用于评价毒性TOX2，$\theta_{R,2}-\theta_{R,1}$和$\theta_{R,3}-\theta_{R,1}$用于评价响应RES28。

次要结局是从第一次输注当天至第28天期间发生的，包括拔管时间、无呼吸机天数、无器官衰竭天数、无重症监护室天数、氧合需求［动脉氧分压（PaO_2）/吸入氧分数（FiO_2）］和OS时间。基线协变量包括年龄、性别、是否需要血管加压药物（是/否）、是否需要血液透析（是/否），以及入组前插管时间。

为了将45例患者平均地随机分配到三个组中，采用了临时限制性随机化以达到均衡的目的，使前15例患者中刚好有5例（5+5+5），前30例患者中刚好有10例（10+10+10），45例患者中刚好有15例（15+15+15）随机分配到每个组。如果Pr(TOX2)高得不可接受，调节性T细胞治疗组j=2或j=3应提前停止治疗。使用以下规则：假设$\theta_{T,j}$服从先验分布beta(0.40，0.60)，为了安全起见，如果$Pr(\theta_{T,j}>0.40|data)>0.90$，则调节性T细胞治疗j组就应该提前终止试验。这个概率不等式表明，TOX2在j组中的概率很可能大于其固定上限0.40。将此规则应用于样本量为15=5+5+5或30=10+10+10每组5例的组内队列中时，该组内安全监测规则意味着，如果该组［TOX2患者数］/［治疗及TOX2评估患者数］≥4/5或≥7/10，则j=2或j=3组将终止试验。为了应用这一规则，如有必要，将在前15例患者后暂停48小时以评估与方案相关的TOX2，同样在前30例患者后也暂停48小时。表4-4总结了组内停止规则的工作特征。

表4-4 调节性T细胞治疗COVID-19诱导的ARDS的随机试验性研究的组内安全性监测规则工作特征（j=1为安慰剂组，j=2为10^8调节性T细胞组，j=3为3×10^8调节性T细胞组，分别于第0天、第3天、第7天给药）

$\theta_{T,j}^{true}$	Pr（j组提前终止）	样本量百分位数 25th、50th、75th
0.40	0.10	15、15、15
0.50	0.25	15、15、15
0.60	0.46	5、15、15
0.70	0.71	5、5、15

ARDS：急性呼吸窘迫综合征。

如果调节性T细胞2组提前终止，则剩余的患者（最多45人）将被随机分配到3组和1组之间，样本量受前述限制以达到组间均衡。如果调节性T细胞3组提前停药，也有类似的规则。这些是"富集"规则[29]，它们提高了未提前终止的各组之间进行最终比较推断的可靠性，从而减少得出错误结论的可能性。如果调节性T细胞2组和3组都被提前终止，那么试验将被终止。

除了使用后验均值和95%后验CI估计调节性T细胞与对照的差值$\theta_{R,2}-\theta_{R,1}$和$\theta_{R,3}-\theta_{R,1}$之外，还可以计算后验概率$Pr(\theta_{R,2}>\theta_{R,1}|data)$和$Pr(\theta_{R,3}>\theta_{R,1}|data)$进行比较。例如，如果安慰剂组中5/15的患者和调节性T细胞2组中10/15的患者达到R28，则$Pr(\theta_{R,2}>\theta_{R,1}|data)=0.97$，$Pr(\theta_{R,2}>\theta_{R,1}+0.20|data)=0.76$。另外，通过拟合贝叶斯logistic回归模型[30]评估了$\theta_{R,j}$与预后协变量的关系；使用Kaplan和Meier方法[23]估计了每个治疗组中每个时间–事件变量的未校正分布；通过拟合稳健的贝叶斯生存时间回归模型[24]评估了每个时间–事件变量与治疗组及预后协变量的关系。

五、异基因造血干细胞移植中治疗机构混杂效应的贝叶斯敏感性分析

贝叶斯统计分析比较了两组接受异基因造血干细胞移植治疗的慢性髓系白血病（chronic myeloid leukemia，CML）患者的100天死亡概率[31]。这两个样本均由二分类指标——100天死亡率计算得出的汇总计数组成，不包含任何个体患者协变

量。第一个样本来自1995—1999年在M. D. 安德森癌症中心（MDACC）接受静脉注射白消安和环磷酰胺（IV busulfan+cyclophosphamide，IVBuCy2）治疗的47例CML患者。第二个样本由IBMTR提供，从1997—1998年在IBMTR医疗中心接受异基因造血干细胞移植的其他预备方案（other）的1765名CML患者中获得。IBMTR数据集中的大多数其他预备方案是Cy+TBI，1765名患者中有45%给予该方案；或者是Cy+口服Bu，35%的患者给予该方案。这里描述的贝叶斯统计分析完成时，TBI是最常用的移植前调节治疗，静脉注射白消安（intravenous busulfan，IVBu）尚未被确定为异基因造血干细胞移植预备方案的标准组成部分，并且在干细胞移植界对其与口服Bu或TBI相比的优点存在重大分歧。数据汇总在表4-5"观察数据"下的第2列和第3列，按CML疾病分期进行分类，CP=慢性期，AP=加速期，BC=危象期。

根据表4-5的汇总统计量，无论在总体上还是每个CML疾病阶段，如何比较预备方案IVBuCy2与其他预备方案的100天死亡率似乎是显而易见的。因为IVBuCy2的样本估计值为0/47=0，而其他预备方案的样本估计值为352/1765≈0.20。例如，可以做两样本二项分布检验或费希尔精确概率测验，或者类似于之前在调节性T细胞对COVID-19诱导的急性呼吸窘迫综合征的随机试验性研究中介绍的那样，进行基于二项-β模型的贝叶斯比较。然而，在本研究中应用这些方法中的任何一种都是不正确的。推断中主要的问题在于患者并不是随机地在IVBuCy2或其他预备方案中进行分配的。这一点从两组数据的样本量上能很清楚地看出来：MDA数据的样本量为47，而BMTR数据的样本量为1765；因为一个1812例接受异基因造血干细胞移植的CML患者的随机研究不可能产生相差如此悬殊的样本量。相反，这些数据是观察性的，因此IVBuCy2和其他预备方案100天死亡率估计值之间的任何数值差异，更可能是由MDACC和IBMTR中心之间未知（潜在）变量的效应引起。也就是说，预备方案的类型与医疗中心混杂。这些数据实际上包含了M. D. 安德森癌症中心混杂在IVBuCy2方案中及IBMTR中心混杂在的其他预备

方案中的混杂效应。这两种混杂的治疗中心效应将分别用IVBuCy2-MDA和Other-IBMTR来表示。

另一个并存的问题是MDA的样本量为47，非常小，而CP亚组的样本量为17，AP亚组的样本量为25，BC亚组的样本量为5，就更小了。这将使传统的两样本二项分布检验失效，因为其依赖于大样本正态近似的前提条件，而费希尔精确概率测验或贝叶斯比较不会受到这个问题的困扰。无论如何，IVBuCy2-MDA的小样本量会限制任何推断方法的可靠性。

简化起见，暂时忽略三个CML预后亚组，并用θ_1和θ_2分别表示IVBuCy2-MDA和Other-IBMTR的总体100天死亡概率。贝叶斯比较可以基于后验概率$Pr(\theta_2 > \theta_1 | data) = Pr(\theta_2 - \theta_1 > 0 | data)$。若$\theta_2$是治疗2的100天死亡率，$\theta_1$是治疗1的100天死亡率，也就是说，如果没有混杂，那么大的后验概率值意味着治疗1优于治疗2。然而，在目前的情况下，这是在给定观察数据下的后验概率，Other-IBMTR患者的100天死亡率高于IVBuCy2-MDACC患者。也就是说，它比较了两个混杂的治疗中心的概率。

统计学问题在于，当前目标并非比较表4-5中"观察数据"所列的θ_2和θ_1，而是以比较Pr(100天内死亡|Other)和Pr（100天内死亡|IVBuCy2），也就是比较没有混杂中心效应的预备方案的效应为目的。由于没有随机试验数据，这种比较可以通过贝叶斯后验灵敏度分析来完成。随后建立的方法在概念上与Thall等的方法[32]相似，但在技术上是不同的。敏感性分析的基本思想是，将差值$\theta_2 - \theta_1$看作两种假设效应的加权和，即［Other $vs.$ IVBuCy2］治疗间效应和［IBMTR $vs.$ MDA］中心间效应。对于每个治疗-中心联合体，将IVBuCy2-MDA编号为j=1，Other-IBMTR编号为j=2；N_j为患者数，X_j为100天内死亡患者数，假设X_j服从参数为(N_j, θ_j)的二项分布，并假设其满足贝叶斯公式，其中$\theta_j \sim beta(0.50, 0.50)$，则后验概率［$\theta_j | N_j, X_j$］$\sim beta(X_j+0.5, N_j-X_j+0.5)$，均值$\mu_j = (X_j+0.5)/(N_j+1)$。

为了进行敏感性分析，对于0到1之间的任意给定数字p，假设数据中观察到的效应的$p \times 100\%$是由IBMTR $vs.$ MDA中心间效应引起的，其余

$(1-p) \times 100\%$是由Other $vs.$ IVBuCy2治疗间效应引起的。给定一个p值，对于每个j=1或2，定义假设的经p校正的后验均值为

$$\mu_j(p) = \frac{(1-p)X_j + 0.5}{(1-p)N_j + 1}$$

该假设的后验均值通过乘法因子$1-p$降低了X_j=观察死亡数和N_j=观察样本量的权重。$p=0$对应于没有中心间效应，此时$\mu_j(0) = \mu_j = (X_j+0.5)/(N_j+1)$，这是通常的后验概率均值，对应于通常的$beta(X_j+0.5, N_j-X_j+0.5)$后验概率分布。$p=0.50$意味着数据中观察到的效应有一半是由中心间效应引起的，$\mu_j(0.5) = (0.5X_j+0.5)/(0.5N_j+1)$，对应于$beta[0.5X_j+0.5, 0.5(N_j-X_j)+0.5]$后验概率分布。$p=1$意味着数据中看到的所有差异都是由中心间效应引起的，$\mu_j(1)=0.5$，对应于$beta(0.5, 0.5)$。使用这种算法，对于每个p值，调整后的IVBuCy2 $vs.$ 其他预备方案的比较均是基于假设后验概率$Pr[\theta_2(p) > \theta_1(p) | data]$进行的。

表4-5给出了三个CML预后亚组CP、AP和BC，联合亚组及假设值$p=0$、0.5或1.0时的假设后验比较概率值。由于$p=1.0$对应于没有观测到数据，并且由于假设先验概率为$\theta_j \sim beta(0.50, 0.50)$，因此在任何时候，$Pr[\theta_2(1) > \theta_1(1) | data]=0.50$。表4-5显示了假设无中心效应（$p=0$）时的比较概率，CP亚组为0.99，AP亚组为1.00，BC亚组为0.94。由于IVBuCy2-MDA数据集中只有5例BC患者，因此在该亚组中进行任何比较的信息都非常少。然而，即使观察到的效应中有一半是由中心间差异（$p=0.50$）引起的，其他预备方案仍极有可能比IVBuCy2具有更高的100天死亡率，因为CP亚组的$Pr[\theta_2(0.50) > \theta_1(0.50) | data]=0.99$，AP亚组为0.94，BC亚组为0.84。如果忽略预后亚组，总体效应的比较概率在$p=0$和$p=0.50$时均为1.00。

从实际出发解释这一敏感性分析时，需要注意，除了预备方案外，不同医疗中心之间对异基因造血干细胞移植的临床实践和支持治疗并没有太大差异，因此假设医疗中心效应比例$p=0.50$或更大可能被认为是极端的。因此，就100天死亡率数据而言，IVBuCy2似乎很可能大大优于其他预备方案，即优于TBI或Cy+口服Bu。

表4-5 同种异基因造血干细胞移植CML患者100天内死亡概率IVBuCy *vs.* 其他预备方案间效应的贝叶斯后验敏感性分析

观察数据 死亡例数/患者例数 （每个方案-中心联合体）		观察效应归因于IBMTR *vs.* MDACC机构效应的假设占比*p*		
		p=0	*p*=0.50	*p*=1.00
IVBuCy-MDACC	Other-IBMTR（%）	IVBuCy2的Pr（100天内死亡）低于Other预备方案的后验概率估计值*Pr*［θ$_2$(*p*)＞θ$_2$(*p*)|*data*］		
预后亚组*				
CP	0/17	242/1344（18%）	0.99	0.94	0.50
AP	0/25	84/335（25%）	1.00	0.99	0.50
BC	0/5	26/86（30%）	0.94	0.84	0.50
合计	0/47	352/1765（20%）	1.00	1.00	0.50

CP：慢性期；AP：加速期；BC：危象期；CML：慢性髓系白血病。

六、评估治疗COVID-19对恢复期血浆抗原存活的影响

研究表明，如果在病程早期使用COVID-19恢复期血浆（COVID-19 convalescent plasma，CCP）治疗严重感染的COVID-19患者是安全有效的[31, 33-34]。这驱动了一项测量导致COVID-19的SARS-CoV-2病毒特异性抗体水平的研究，以估计抗体水平对接受CCP治疗的COVID-19患者的生存可能产生的有益影响。为此，进行了一项单臂研究，评估了COVID-19患者的生存时间和用于治疗的COVID-19供者CCP中18组抗体的水平[35]。主要目标是在考虑了每位患者的性别、年龄，以及是否在COVID-19诊断后3天内给予CCP的指标后，估计每种抗原对生存时间的影响。样本包括44例接受CCP治疗的成年COVID-19癌症患者，其中19例（43%）为女性，平均年龄60岁，范围37～84岁，12例（27%）在住院期间死亡。

由于44例的样本量很小，只有12例死亡，因此在一个生存时间回归模型中包括所有18种抗原水平及三个协变量是不可行的，因为拟合这样一个模型在数值上会非常不稳定。取而代之的是，拟合18个单独的贝叶斯指数回归模型，每种抗原一个，也包括预后协变量。之所以选择指数分

布，是因为与基于偏差信息准则统计量的威布尔分布相比，它能更好地拟合数据[36]。在每个回归模型中，为了提高数值稳定性，血浆水平变量通过减去样本均值并除以样本标准差的变换被标准化为一个值Z。在每种抗原的生存时间模型中，假设

$$\log(生存时间均值)=\beta_0+\beta_1(年龄)+\beta_2(性别)$$
$$+\beta_3(注射时间\leq3天)+\beta_4Z$$

因此，β_4量化了抗原水平对平均生存时间的影响。假设所有模型参数均为均值为0、方差为10的无信息正态先验。在每个拟合模型中，较大的抗原值对生存时间有利的后验概率计算公式为PBE(抗原)=$(\beta_4＞0|data)$。例如，如果PBE(抗原)=0.95，这意味着较大的抗原值与较长的生存时间相关的概率为19：1。有害影响的概率是PHE=1－PBE，因此，例如，如果PBE=0.05，则PHE=0.95。每个协变量的PBE值定义相似。

表4-6总结了从18个独立的抗体拟合模型中获得的PBE值，每个模型还考虑了年龄（在单变量分析中达到统计学显著性水平）、性别和CCP治疗时间。年龄较小（拟合模型中PBE范围为0.77～0.88）、女性（PBE范围为0.81～0.97）和COVID-19诊断后3天内血浆给药（PBE范围为

0.84～0.98）与较长的生存时间相关。针对OC43刺突和HKU1刺突（COVID-19和其他冠状病毒常见的蛋白质）的两种IgG同型抗体的PBE均为1.00。其他四种SARS-CoV-2特异性抗体的PBE值在0.90～0.95。4种IgM同型抗体，PBE均小于0.80（图4-4显示了对于性别和CCP给药时间的4种组合中的每一种，存活到出院的概率是如何随着OC43峰值IgG剂量的增加而增加的）。

图4-3显示了表4-3中各抗原的PBE值，并区分了抗原是IgM（红色）还是IgG（绿色）。图4-3是基于CCP治疗的COVID-19患者的18个拟合生存时间回归模型。该图显示，平均而言，IgG抗原更有益。

图4-4显示了对于性别为女性或男性、血浆给药时间≤3天或>3天的四种组合中的任一种情形，存活至少30天的后验概率如何随标准化OC43峰值IgG抗体水平的变化而变化。平均而言，女性比男性有更长的生存时间，并且在3天内接受CCP比在3天后接受CCP的生存率更高。

表4-6 从18个单独拟合的贝叶斯指数生存时间回归模型估计抗原效应，每个模型对应于每一种在CCP中发现的抗原（每个模型还包含预后协变量）

抗原	抗原效应的后验量数			
	均值	95%CI		PBE[*]
OC43 Spike igG[2]	1.5583	0.2923	3.1043	1.00
HKU1 Spike IgG[2]	1.4960	0.2449	3.3112	1.00
Spike S1S2 IgG[1]	0.7403	−0.1225	1.8117	0.95
NL63 Nucleoprotein IgG[2]	1.0178	−0.1236	2.9143	0.94
Spike S1 RBD igG[1]	0.4967	−0.1479	1.2625	0.93
Spike S1 IgG[1]	0.4126	−0.1793	1.0826	0.91
Spike S1 IgM[1]	0.3611	−0.2280	1.0040	0.88
229E Spike igG[2]	0.4766	−0.2697	1.3887	0.88
Spike S1 RBD igM[1]	0.4076	−0.2546	1.1800	0.87
Spike S2 IgG[1]	0.4896	−0.2952	1.4540	0.86
OC43 Spike igM[2]	0.3682	−0.3046	1.0813	0.86
229E Spike igM[2]	0.4483	−0.3646	1.3610	0.86
Nucleocapside_igG[1]	0.3265	−0.2642	1.0121	0.85
HKU1 Spike lgM[2]	0.3082	−0.4041	1.0585	0.8
Spike S2 IgM[1]	0.0456	−0.4307	0.6267	0.54
Nucleocapside_igM[1]	−0.0939	−0.5375	0.4285	0.33
NL63 Nucleoprotein IgM[2]	−0.1728	−0.6590	0.4447	0.25

*PBE=Pr(有益效应)=Pr(β<0|data)；β为风险函数中抗原水平的回归系数。

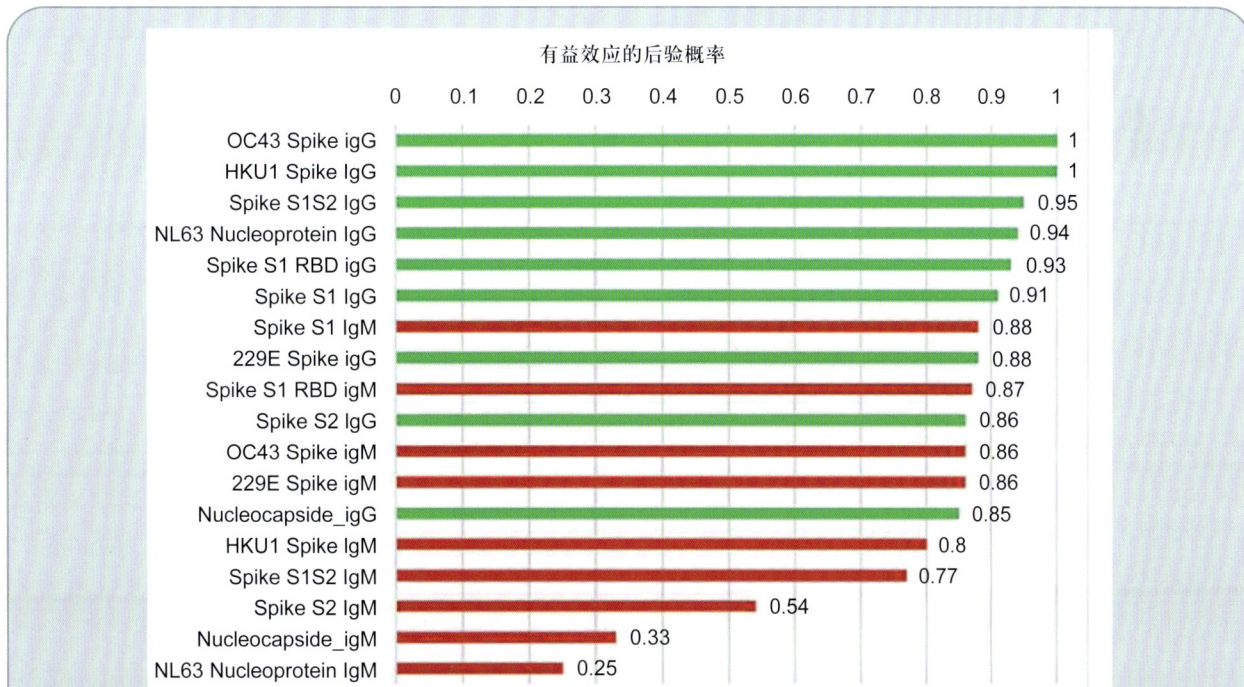

每个模型中包含一种抗原IgM或IgG，考虑了年龄、性别和恢复期血浆给药时间，计算出每种抗原在较大剂量下的有益效应后验概率。

图4-3 基于18个单独的拟合贝叶斯指数生存时间回归模型

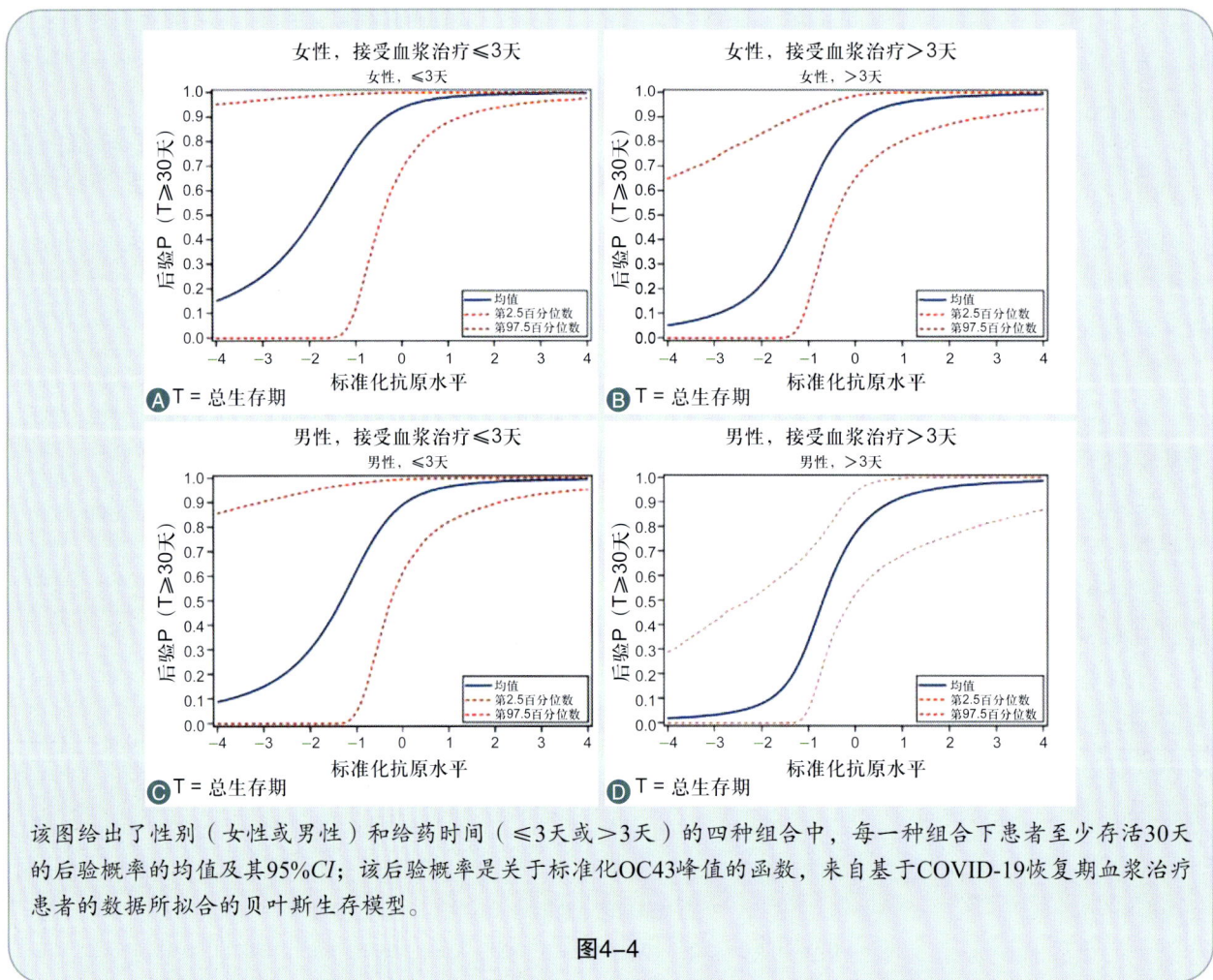

A T = 总生存期

B T = 总生存期

C T = 总生存期

D T = 总生存期

该图给出了性别（女性或男性）和给药时间（≤3天或>3天）的四种组合中，每一种组合下患者至少存活30天的后验概率的均值及其95%CI；该后验概率是关于标准化OC43峰值的函数，来自基于COVID-19恢复期血浆治疗患者的数据所拟合的贝叶斯生存模型。

图4-4

七、异基因造血干细胞移植中静脉注射白消安的精确药代动力学导向剂量算法

静脉注射白消安（IVBu）已被确定为异基因造血干细胞移植预备方案的关键组成部分。生存时间与患者的系统的Bu暴露密切相关，Bu暴露可以由血浆浓度对时间曲线下面积（area under the curve，AUC）来表示，AUC量化了IVBu的输注剂量。Andersson等[37]通过拟合OS的无协变量Cox比例风险模型，并构建平滑鞅残差图（该图以AUC为函数，图形化地表示了死亡风险），估计了IVBu的最佳AUC范围。如图4-5所示，可以看出死亡风险是AUC的U型函数。该图表明，IVBu的AUC存在一个最佳中等区间，使死亡风险最小化，也就是说，使预期生存时间达到最大。这可以通过以下事实来解释：较高的危及生命的不良事件发生率与AUC过高或过低有关。IVBu剂

量AUC值的最佳区间为950~1520 mmol/min。这一发现改变了标准治疗实践，首先使用初步亚治疗试验剂量来确定每个患者的药代动力学，从而可以确定针对最佳AUC窗口的IVBu治疗剂量。Bredeson等[38]报道，以这种方式给予IVBu可大大提高患者的生存率。Bartelink等[39]报道，对于接受异基因造血干细胞移植治疗的儿童和年轻人，在4天以Bu为基础的预备方案中，与总疗程AUC对应的最佳每日AUC范围为19 100~21 200 μmol/min。这表明年轻患者的最佳区间应该比老年患者高得多。

受这些结果的启发，再加上年龄和患者在进行异基因造血干细胞移植时是否处于完全缓解或活动性疾病（非完全缓解）状态都是非常重要的生存预后协变量，Xu等[40]将患者的特异性AUC区间作为年龄和完全缓解状态的函数，解决了确定其最优值的问题。为了建立这样一种使用（年

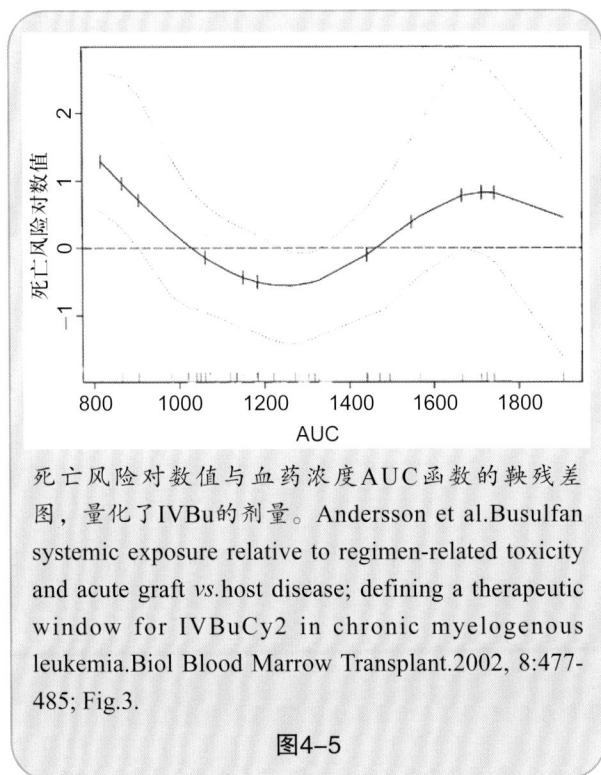

死亡风险对数值与血药浓度AUC函数的鞍残差图，量化了IVBu的剂量。Andersson et al.Busulfan systemic exposure relative to regimen-related toxicity and acute graft *vs.*host disease; defining a therapeutic window for IVBuCy2 in chronic myelogenous leukemia.Biol Blood Marrow Transplant.2002, 8:477-485; Fig.3.

图4-5

龄，完全缓解状态）来确定适合每个患者预后的最优目标AUC区间的精准医疗方法，他们分析了151例接受了异基因造血干细胞移植治疗的AML或MDS患者的数据集。这些患者没有使用目标AUC来确定IVBu剂量，而是利用亚治疗药代动力学分析来确定AUC，并将之作为一个可选的方法。他们将贝叶斯非参数（Bayesian nonparametric，BNP）生存时间回归模型称作合并高斯过程先验的依赖狄利克雷过程（Dependent Dirichlet Process with a Gaussian Process Prior，DDP-GP），并拟合到相关数据集[40]。

一般来说，贝叶斯非参数模型可以容纳非常广泛的数据结构。Müller和Quintana[41]，Muller和Mitra[42]，以及Thallet等[43]对贝叶斯非参数模型和方法进行了综述和说明性应用。由于它们的鲁棒性和灵活性，它们通常可以克服传统统计模型的局限性。贝叶斯非参数模型可应用于概率密度估计、回归分析、生存分析、图形建模、神经网络、分类、聚类、种群模型、预报与预测、时空模型、因果推理等领域。贝叶斯非参数模型可以准确地近似任何分布或函数，这种特性被称为"完全支持"，它可以避免由于假设不正确或过

于严格的模型而做出无效的推断。贝叶斯非参数模型还可以识别使用传统统计模型无法看到的数据集中的意外结构。这些结构包括患者群、治疗亚组交互效应、多模态分布，以及生物标志物或其他变量如何随时间变化的复杂模式。

对于异基因造血干细胞移植数据，拟合的DDP-GP模型为计算未来患者生存时间的后验预测均值Y^{FUTURE}提供了基础，Y^{FUTURE}是患者协变量（年龄，完全缓解状态，AUC）的函数。可以由以下公式给出：

$$AUC^{OPTIMAL}(年龄，完全缓解状态)=AUC最大期望值(Y^{FUTURE}|年龄，完全缓解状态，AUC)$$

换句话说就是，给定未来患者的年龄、完全缓解状态和AUC，选择最佳AUC以最大化患者的期望生存时间。由于以实验室为基础的确定中位每日Bu系统暴露量的方法存在3%~6%的误差，因此个性化目标IVBu区间下限为0.9 AUC$_{最优}$（年龄，完全缓解状态，AUC），上限为1.1 AUC$_{最优}$（年龄，完全缓解状态，AUC）。也就是说，最优目标区间被定义为在平均生存期最大后验预测估计值±10%以内的任何AUC。

这为希望实践精准医疗的干细胞移植医师提供了一个简单有效的工具。给定计算机程序，根据拟合的DDP-GP模型进行预测，他们可以输入异基因造血干细胞移植患者的年龄和完全缓解状态，程序将为该患者提供最佳AUC区间的估计值。

从拟合的DDP-GP模型得出的一个关键推论是，许多（年龄，完全缓解状态）组合之间的最佳AUC区间存在很大差异。例如，对于log(AUC)，一个50岁非完全缓解患者的最佳AUC区间为［4.23，5.17］，而一个40岁完全缓解患者的最佳AUC区间为［5.22，6.38］。由于这两个区间不重叠，基于模型的预测强烈表明，为了最大化他们的期望生存时间，这两名患者应该具有非常不同的IVBu目标AUC区间。图4-6给出了最佳AUC区间随年龄和完全缓解（蓝色）或非完全缓解（粉红色）的函数图。该图显示了一般结果：①最佳AUC间隔随着年龄的增长而大幅降低；②年龄≤30岁的年轻患者，完全缓解与非完全缓

解之间的最佳AUC区间没有差异；③年龄＞30岁的患者，完全缓解和非完全缓解的最佳AUC区间开始分离，年龄＞55岁时，最佳AUC区间完全不重叠，老年完全缓解患者的最佳目标AUC区间比非完全缓解患者高得多。当为单个患者选择IVBu的目标AUC作为其HCT准备方案的一部分时，这些结果具有极其重要的治疗意义。

作为贝叶斯非参数生存分析的通用工具，R

包DDPGPSurv可从CRAN网站https://cran.r-project.org/web/packages/DDPGPSurv/index.html下载。

八、致谢

这项工作得到了NIH/美国国家癌症研究所（National Cancer Institute，NCI）基金5P01CA148600、5R01CA061508和CA016672的支持。

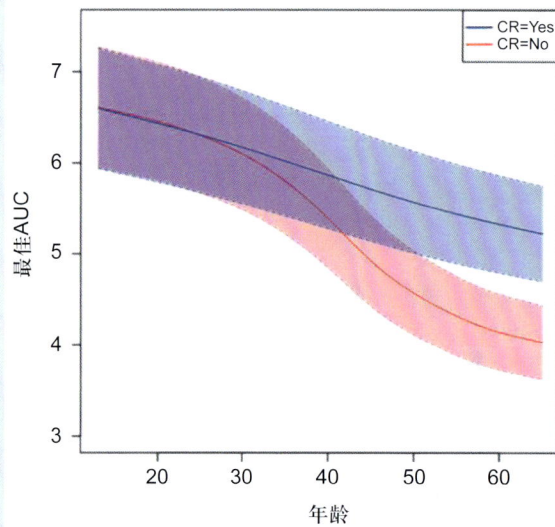

合并高斯过程先验的贝叶斯非参数依赖狄利克雷过程（DDP-GP）估计目标IVBu给药剂量的最佳血药浓度AUC区间，为年龄和异基因造血干细胞移植时疾病状态的函数。如果患者没有活动性疾病，CR=Yes；如果存在活动性疾病，CR=No。

图4-6

（Xu et al.Bayesian nonparametric survival regression for optimizing precision dosing of intravenous busulfan in allogeneic stem cell transplantation.J R Stat Soc.Series B.2019，68:809-828; Color version of fig4.7.）

参考文献

第三部分

移植的一般临床工作

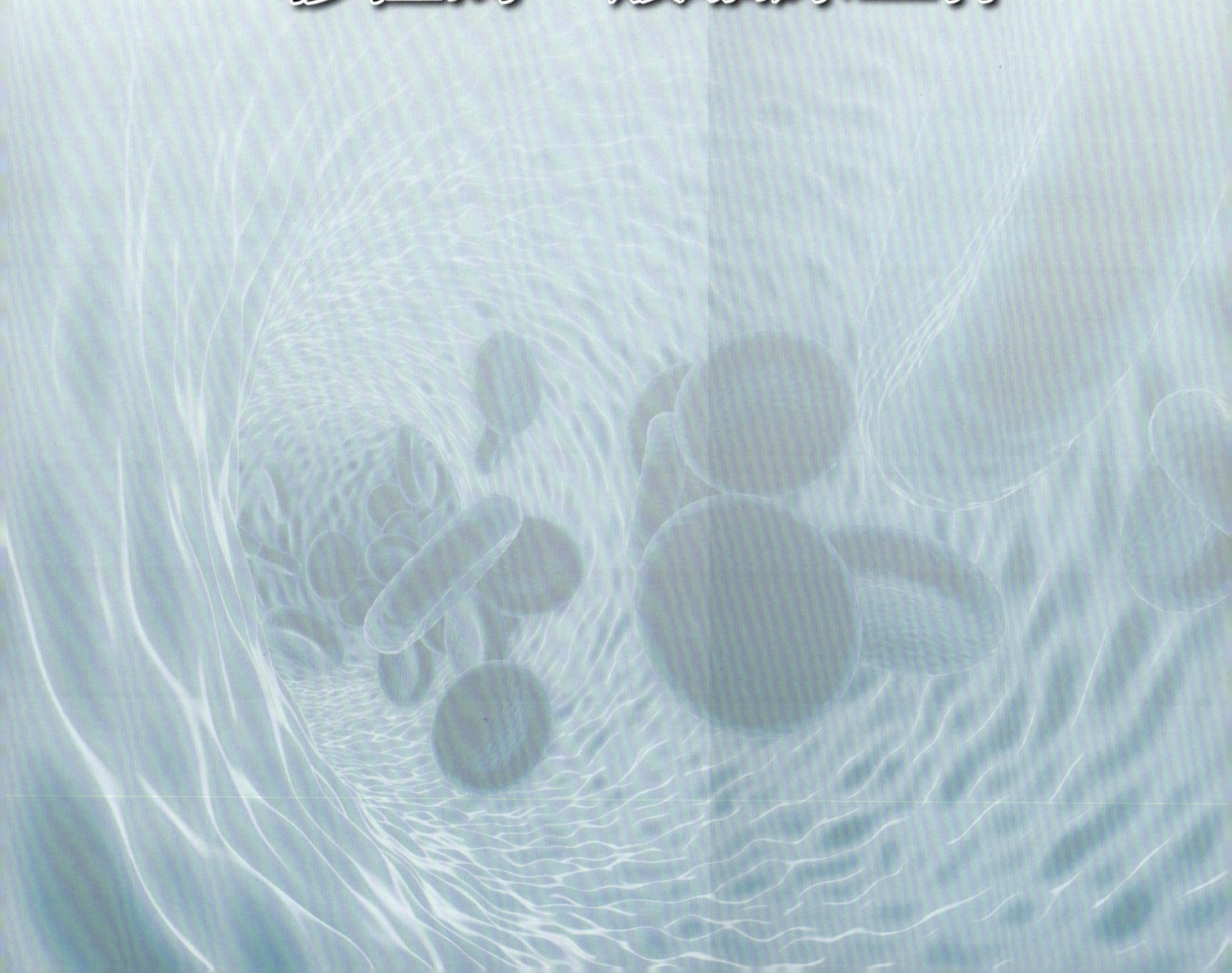

第五章
移植准备工作中的患者和
供者评估

SUPAWEE SAENGBOON AND SAMER A. SROUR
译者：邓建川
重庆医科大学附属第二医院

一、简介

造血干细胞移植（HCT）仍然是一些高危血液肿瘤的必要干预手段。HCT可对浆细胞肿瘤和惰性淋巴瘤产生持久的反应和缓解，并可治愈侵袭性淋巴瘤、急性白血病、MDS、再生障碍性贫血和骨髓增殖性肿瘤，以及其他较不常见的适应证。然而，HCT特别是异基因造血干细胞移植（allo-HCT），通常在移植后出现数种早期和晚期并发症，这些并发症与自体造血干细胞移植（auto-HCT）和异基因移植中的某些基础疾病和患者的特征密切相关。此外，对于异基因移植，移植物来源和供者的基本特征也可以部分影响移植的结果。因此，对患者和供者进行适当的评估和选择，以优化移植结果便显得非常重要。值得注意的是，过去10年中干细胞移植的数量有了明显增加，特别是老年移植患者的增加，这可能与有更好的支持治疗手段及RIC方案所取得的成功有关，两者都扩大了许多过去被认为不符合条件的移植患者范围。遗憾的是，目前仍没有随机对照研究来提供关于患者和供者适当移植前评估的循证医学证据，因此，移植相关的建议大多来自不同移植中心的经验收集而成的汇总数据。移植前的评估过程较为烦琐，且移植过程只能在具有丰富经验的移植中心进行，这些中心至少要符合细胞治疗认证基金会（Foundation for the Accreditation of Cellular Therapy，FACT）的标准。在移植前的评估准备工作中需要考虑以下几个特定因素：疾病（疾病亚型、移植适应证、疾病状态、既往治疗情况）、患者（年龄、体能状态、合并症、心理社会状态），以及供者因素。

在本章中，我们简要总结了为成功移植做准备所需评估的必要方面，同时参考了美国血液与骨髓移植协会（American Society of Blood and Marrow Transplantation，ASBMT）、欧洲骨髓移植小组等大型移植协作组的建议和得克萨斯大学M. D. 安德森癌症中心的标准流程。本章不包括来自患者（自体移植）和健康供者（异基因移植）的干细胞采集程序（细胞单采和骨髓采集）。

二、疾病和患者评估

（一）移植的指征和疾病评估

移植适应证随着时间的推移正在不断拓展，不仅受到治疗手段进展的影响（如酪氨酸激酶抑制剂用于治疗CML），还受到使用日益频繁的新一代分子检测法等技术对于疾病风险评估改进的影响。自体移植和异基因移植的适应证在本书的其他疾病特定章节中有详细介绍，我们在这里仍简要列出了一些适应证，特别是ASBMT工作组认同的[1]（表5-1）。在决定移植候选人员时，推荐采用多学科的方法。除了疾病亚型外，移植前对治疗的反应、某些特定疾病和患者危险因素均会影响移植结果，因此上述因素都应纳入综合考虑，以最终确定移植资格。需要收集的与疾病相关的关键信息包括：发病症状、诊断资料（体外活检、影像学和其他相关诊断结果）、既往和当前的治疗（化疗、靶向治疗、放射治疗）、与既往和当前治疗相关的并发症，以及疾病状态（末次反应、初始缓解、复发）。疾病的组织学类型和缓解状态可能是决定移植类型（自体或异基因）和移植时机的关键。

鉴于疾病亚型的异质性对移植结果的影响，疾病危险度指数（disease risk index，DRI）（表5-2）应运而生，它基于移植时的疾病亚型和疾病状态来预测移植结果，是一个非常有用的工具。DRI将患者分为OS和PFS显著不同的4个组：低风险、中风险、高风险和极高风险，4个组的对应4年OS分别为64%、46%、26%、6%。然而，DRI并未将重要的患者个体特异性因素纳入考虑。此外，微量残留病（measurable residual disease，

表5-1 成人造血干细胞移植的适应证

适应证和疾病状况	自体干细胞移植	异体干细胞移植
急性髓系白血病		
CR1预后良好	否	否
CR1预后中等	否	是*
CR1预后不良	否	是
CR2	否	是
急性早幼粒细胞白血病		
CR1	否	否
CR2，达到分子生物学缓解	是	是*
CR2，未达到分子生物学缓解	否	是
CR3	否	是*
未达到缓解	否	是*
自体移植后复发	否	是*
急性淋巴细胞白血病		
CR1表危组	否	否
CR1高危组	否	是
CR2	否	是
CR3	否	是
慢性粒细胞白血病	否	是（TKI耐药或者不耐受疾病或者CML急变期）
骨髓增生异常综合征	否	是（高危组）
多发性骨髓瘤	是	否
复发DLBCL		
化疗敏感	是	否
难治性	否	是*
复发滤泡性淋巴瘤		
化疗敏感	是	否
难治性	否	是*
套细胞淋巴瘤		
CR1	是	否
>CR1	是	是
T细胞淋巴瘤		
CR1	是	否
>CR1	是	是
复发霍奇金淋巴瘤		
化疗敏感	是	否
难治性	否	是*
重型再生障碍性贫血	否	是

*在无法进行大型临床试验和观察研究的情况下，采用现有的标准治疗和临床证据。

CML：慢性髓系白血病；CR：完全缓解；DLBCL：弥漫性大B细胞淋巴瘤；TKI：酪氨酸激酶抑制剂。

MRD）状态正在成为移植结果的重要预后因素之一。因此，除了需进行疾病特异性研究以评估疾病状态以外，在移植前还应考虑对微量残留病的评估。

表5-2 疾病危险度指数[2]

风险	疾病	阶段
低危	AML（低危核型）、CLL、CML、惰性B细胞NHL	CR1、CR≥2、PR1、未经治疗、CML CP、PR≥2（若进行RIC）
中危	AML（中危核型）、MDS（中危核型）、骨髓增殖性肿瘤、MM、HL、DLBCL/转化惰性B细胞NHL、MCL、T细胞淋巴瘤淋巴结型	—
高危	AML（高危核型）、MDS（高危核型）、结外T细胞淋巴瘤	PR≥2（如果MAC）、诱导失败、活动性复发、CML AP或BP

AML：急性髓系白血病；AP：加速阶段；BP：急变期；CLL：慢性淋巴细胞白血病；CML：慢性髓系白血病；CP：慢性期；CR：完全缓解；DLBCL：弥漫性大B细胞淋巴瘤；HL：霍奇金淋巴瘤；MAC：清髓性预处理；MDS：骨髓增生异常综合征；MM：多发性骨髓瘤；NHL：非霍奇金淋巴瘤；MCL：套细胞淋巴瘤；PR：部分缓解；RIC：减低强度预处理。

（二）初次就诊和患者评估

考虑进行移植的患者，大多数在原医疗机构已经确定诊断，并且通常已经针对恶性肿瘤进行了或即将开始一线或挽救性治疗。因此，患者第一次到移植中心的就诊经历对移植中心和患者都是至关重要的。对于移植中心来说，在这次诊治期间，他们必须评估移植的适应证，并根据全面的病史和检查来决定下一步的评估过程。对于患者，他们中的大多数人并不熟悉移植过程，移植中心需要向他们详细说明移植的原理/适应证、寻找合适供者的流程（针对于异基因移植）、预处理化疗和干细胞输注的流程，以及潜在并发症。第一次在移植中心就诊前需要做很多准备，通常在患者就诊之前就开始了，包括与转诊提供者协调护理、获取所有相关的医疗记录，以及在其他机构进行的检查资料。此外，移植中心应该提供针对患者及其护理人员的关于移植过程的书面和（或）电子教育材料，这些重要的信息应该在患者就诊之前（优先）或首次就诊当天提供给患者。

全面的病史采集和体格检查是必要的。可能影响移植适应证和（或）预处理化疗强度的病史关键因素包括：患者年龄、体能状态、全身症状、疾病特定因素（如接受的治疗方案、与既往治疗相关的并发症、输血史、疾病状态）、药物和过敏史、既往病史（心脏、肺部、炎症疾病、感染）、家庭和社会史（包括可能成为潜在供者的家庭成员、吸烟、酗酒、非法药物史）。患者社会心理状态的病史同样重要，应在首次就诊后对患者进行全面的社会心理评估。基于初次就诊经历，移植工作人员应该能够确定患者是否需要移植、移植的类型（自体还是异基因）和初步的移植患者候选资格。值得注意的是，在初次就诊期间只有少数的绝对禁忌证（如妊娠、晚期肝硬化）可以排除患者的最终移植资格，大多数患者在初次就诊期间很难确定是否进行移植。如果决定继续进行移植准备工作，在此次初次就诊期间应将患者的HLA分型（针对异基因移植）送检，以便开始正式的供者搜索，同时启动基于系统的全面的患者评估方法，为移植做准备。下面，我们概述了一种基于系统的方法，用于确定评估过程中患者是否适合移植所需的基本条件。表5-3总结了针对潜在移植候选患者进行的初始筛查流程。

1. 患者年龄

年龄因其对移植结果的预后影响作用而闻名，并被纳入HCT-CI[3]。对于移植的年龄上限，目前暂时没有确定的阈值，确切地说是因为年龄通常和其他危险因素相关（特别是体能状态和医学合并症），而这些危险因素决定了患者的移植资格。此外，疾病和移植类型可能也是重要的影响因素。例如，越来越多的75岁以上的骨髓瘤患者正在接受自体移植治疗，且并没有产生毒副反应。对于异基因移植，随着支持性护理的进步和RIC方案的采用，近年来，越来越多的老年患者正在接受移植治疗[4]。多个团队通过使用RIC方案改

表5-3 HCT患者的筛查程序

疾病状态评估、骨髓穿刺、骨髓活检和微量残留病状态
HLA分型
ABO和Rh血型抗体筛查
CBC、凝血试验
血液生化：尿素氮、肌酐、电解质、肝功能检查、血糖
感染性指标筛查：见表5-5
胸部X线检查、肺功能检查（包括FEV1和DLCO）
心电图、MUGA扫描或超声心动图评估心脏功能
营养评估
牙科评估、妇科评估和心理/精神评估
CBC：全血细胞计数；DLCO：一氧化碳弥散量；
FEV1：第1秒用力呼气量；HCT：造血干细胞移植；
HLA：人类白细胞抗原；MUGA：多闸门式造影。

善了老年患者的移植结果，这可能与降低了NRM有关[5-8]。

2. 体能状态

体能状态因其预测癌症患者预后的作用而闻名，其中也包括在移植中的运用。两种常用的方法是卡尔诺夫斯基体力状况（Kar-nofsky performance status，KPS）评分和东部肿瘤协作组（Eastern Cooperative Oncology Group，ECOG）体能状态评分[9-10]。KPS评分是一种更详细和实用的评估功能状态的工具，经常用于移植领域。表5-4提供了KPS评分和ECOG体能状态评分量表。虽然是否移植并不仅仅取决于KPS评分（除非KPS评分<50分），但它经常被用来决定预处理方案的强度。例如，KPS评分<70~80分的患者通常被考虑采用RIC方案[11]。

（1）心功能评估

评估心功能对所有移植患者都是必不可少的。检测内容应遵循所在地机构的指南，但至少都应该完善心电图和超声心动图来评估心律失常、缺血性变化、射血分数和心脏瓣膜情况。根据患者的危险因素和初始心脏检查的结果，评估是否需要进行额外的检查，包括心脏负荷测试等。基线射血分数在45%~50%被认为是移植候选资格的合理条件[11]。无论射血分数如何，既往有心脏病的患者发生移植后并发症的风险都更高，因此，向患者说明其并发症风险增加，以及移植前优化心脏状态都非常重要。

表5-4　KPS评分和ECOG体能状态评分量表[9-10]

KPS			ECOG	
得分	具体标准	条件	得分	条件
100	正常，无不适，无疾病证据	能够进行正常活动，无须特殊护理	0	完全正常，能够不受限制地进行所有正常活动
90	能进行正常活动，有轻微的疾病体征或症状			
80	勉强进行正常活动，有一些疾病的体征或症状		1	不能进行剧烈体力活动，但可以走动，能够从事轻松或久坐的工作，如轻家务劳动、办公室工作
70	生活可自理，但不能维持正常生活工作	无法工作，但能在家生活并照顾大部分个人需求，需要不同程度的帮助		
60	生活能大部分自理，但偶尔需要别人帮助		2	可以走动，生活可自理，但无法进行任何工作。白天卧床时间不超过50%
50	常需人照料和频繁的医疗护理			
40	生活不能自理，需要特别照顾和帮助	无法自理，需要机构或医院护理或同等的护理，疾病可能会迅速进展	3	生活勉强可自理，超过50%的步行时间被限制在床上或椅子上
30	生活严重不能自理，需要住院治疗，但死亡不会迫在眉睫			
20	病重，需要住院和积极的支持治疗		4	完全丧失活动能力，无法自理，完全被限制在床上或椅子上
10	临近死亡			
0	死亡		5	死亡

ECOG：东部肿瘤协作组。

（2）肺功能评估

基线肺功能检查是移植后并发症和NRM的有效预测因子之一。多种因素都可能增加肺毒性的死亡风险，包括预处理方案（TBI、Bu、卡莫司汀）、感染和非感染性并发症（弥漫性肺泡出血、特发性肺炎综合征、移植物抗宿主病）。肺功能检查，特别是第1秒用力呼气量（forced expiratory volume in one second，FEV1）和一氧化碳弥散量（diffusion capacity of carbon monoxide，DLCO）的减少与NRM的增加有关。FEV1和（或）DLCO（经血红蛋白校正后）低于40%~50%的患者通常被认为不适合移植。患者需要包括年龄和其他医学合并症在内多个因素的综合评分而不是单一因素，方能确定最终的移植资格[12]。

（3）肝功能评估

所有患者均应使用肝功能检查基线肝功能。如果基线肝功能异常和（或）患者有潜在的肝病史，则需要进行额外的肝/胆功能检测。考虑到暴发性肝衰竭的风险，肝硬化患者不适合移植。

移植前血清天冬氨酸转氨酶（aspartate transaminase，AST）升高使发生肝窦阻塞综合征的风险增加3~10倍[13]。肝功能比正常水平高3~5倍的患者被排除在临床试验之外。获得详细的既往治疗史是必要的，因为某些治疗与肝窦阻塞综合征风险增加相关（如吉妥珠单抗、伊妥珠单抗），因此应考虑对这些高危患者采取额外的预防措施。使用包含烷化剂（Bu、阿糖胞苷、Cy）的预处理方案也可能与肝窦阻塞综合征风险增加相关[12]。

（4）肾功能评估

在接受移植前应进行肾功能检查。合格标准是血清肌酐<1.5 mg/dL和肌酐清除率>50~60 mL/min。然而，随着RIC和NMA方案的使用，肌酐清除率低至40 mL/min也是被允许的。但是伴有晚期和终末期肾病的浆细胞肿瘤患者例外，这类患者使用减低剂量的Mel实施自体移植是相对安全的。

（5）感染

移植后感染是导致非复发相关死亡的主要原因之一，因此需要在移植前进行全面的感染评估，不仅是为了评估移植资格，同时也需要识别预防性抗感染可能获益的高危患者。应进行详细的病史采集（包括旅游史）和体格检查，以了解是否存在活动性感染、疫苗接种史、既往感染，以及既往肿瘤治疗期间的感染性并发症。无论如何，所有患者都应接受既往感染/暴露的相关检测（因为其中一些可能在移植后重新激活），并排除罕见情况下持续的亚临床感染。筛查至少应包括巨细胞病毒、乙型肝炎病毒（hepatitis B virus，HBV）、丙型肝炎病毒（hepatitis C virus，HCV）、HIV、梅毒、EB病毒、单纯疱疹病毒（herpes simplex virus，HSV）、水痘-带状疱疹病毒（varicella-zoster virus，VZV）、弓形虫、人类嗜T（淋巴）细胞病毒（human T-cell lymphotropic virus，HTLV）-1/2和南美锥虫病（表5-5）。

表5-5　进行HCT之前对供者和患者进行感染筛查

检验	供者	患者
CMV IgG	+	+
乙型肝炎：HBsAg、抗HBsAg、抗HBc、病毒载量*	+	+
抗HCV	+	+
VZV IgG	+	+
HSV IgG	−	+
EBV IgG	+	+
抗HIV	+	+
HTLV-1，HTLV-2抗体	+	+
RPR或VDRL或TPHA抗体测试	+	+
弓形虫IgG	+	+
西尼罗病毒抗体	±	−
克氏锥虫血清学检查	+	±
SARS-CoV-2通过鼻咽拭子标本的PCR检测	+	+

*所有HBsAg和抗HBs抗体阴性但抗HBc抗体阳性的患者，以及所有抗HBc阳性或HBsAg阳性的供者都应进行乙型肝炎病毒载量检测。
CMV：巨细胞病毒；EBV：EB病毒；HCT：造血干细胞移植；HBsAg：乙型肝炎病毒表面抗原；HBc：乙型肝炎病毒核心抗原；HCV：丙型肝炎病毒；HIV：人类免疫缺陷病毒；HSV：单纯疱疹病毒；HTLV：人类嗜T（淋巴）细胞病毒；Ig：免疫球蛋白；PCR：聚合酶链式反应；RPR：快速血浆反应素环状卡片试验；SARS-CoV-2：严重急性呼吸综合征冠状病毒2；TPHA：梅毒螺旋体血凝试验；VDRL：性病研究实验室试验；VZV：水痘-带状疱疹病毒。

巨细胞病毒（CMV）：在进行HCT前存在巨细胞病毒感染与移植后早期出现巨细胞病毒感染及死亡的高风险相关[14]。对于巨细胞病毒血清学阴性的患者应寻找一个血清学阴性的供者，这样可以降低移植后巨细胞病毒再激活的风险。对于血清学阳性的患者，鉴于被动免疫的潜在保护作用，血清学阳性的供者可能更为适合[15]。

乙型肝炎病毒（HBV）：乙型肝炎筛查包括检查乙型肝炎表面抗原（HBsAg），以及检测抗HBsAg和抗HBc抗体。根据初步筛查试验结果，应考虑进一步增加乙型肝炎的病毒载量和肝病评估。抗HBc阳性或HBsAg阳性的供者也应该进行病毒载量检测[16]。抗HBc阳性的移植患者一般推荐预防性使用抗病毒药物；新型药物（恩替卡韦或替诺福韦）比拉米夫定更受青睐。通常应避免选择被感染的供者，但如果患者接受了来自被感染供者的移植物，除了抗病毒预防外，还应考虑使用乙型肝炎病毒免疫球蛋白。

丙型肝炎病毒（HCV）：除了常规的抗丙型肝炎病毒抗体筛查外，还应评估所有有丙型肝炎病毒感染风险的候选患者的丙型肝炎病毒载量，包括静脉注射吸毒史、文身史或不明原因的血清丙氨酸转氨酶升高史[16]。丙型肝炎病毒感染是肝窦阻塞综合征的一个危险因素，也是移植患者发病和死亡的一个重要原因[17]。

人类免疫缺陷病毒（HIV）：所有患者都需要进行艾滋病病毒筛查，并对HIV检测阳性的患者进行HIV载量和CD4细胞绝对计数检测。CD4计数>100/mm^{3}且人类免疫缺陷低病毒载量（<10 000拷贝/mL）的HIV阳性自体移植患者与较低的NRM相关，与HIV阴性患者水平接近[18]。有关人类免疫缺陷病患者在异基因移植后结局的数据有限，但对于那些被精挑细选后认为适合异基因移植的患者，RIC似乎是更好的选择[19]。

水痘-带状疱疹病毒（VZV）：水痘-带状疱疹病毒感染是接受移植治疗的患者发病和死亡的主要原因。水痘-带状疱疹病毒阳性的患者需要进行预防性抗病毒药物治疗（阿昔洛韦或泛昔洛韦）[20]。

单纯疱疹病毒（HSV）：对于HSV-1/HSV-2血

清阳性患者，使用阿昔洛韦或泛昔洛韦进行抗病毒治疗。移植后的第一个月，感染风险最高。

EB病毒：异基因移植后，发生EB病毒相关移植后淋巴增生性疾病与死亡率增加相关，故在移植之前，供者和受者均应进行EB病毒IgG检测，而供者–受者EB病毒血清不匹配后导致的移植后淋巴增殖性疾病风险似乎更高。移植后应密切监测高危患者。

人类嗜T（淋巴）细胞病毒（HTLV-1、HTLV-2）：供者和受者均应使用HTLV-1和HTLV-2抗体。一般情况下应避免使用人类嗜T（淋巴）细胞病毒阳性的供者。

3. 口腔评估

在骨髓抑制期间，口腔可作为全身感染的来源，且口腔感染可能延长住院时间。因此，需要对所有患者进行移植前口腔评估，以确定和治疗任何潜在的未来感染部位。

4. 心理社会评估

应对所有患者进行正式的社会心理评估。包括吸烟在内的物质滥用，与不良结果相关。综合评估应包括详细的精神病史和正式的社会经济地位评估（包括职业史、经济支持和靠近移植中心的搬迁能力），以及照料者的可用性和相关支持。

5. 伴随疾病与风险预测模型

肿瘤患者通常有既往存在的合并症，这可能会对治疗结果产生负面影响，尤其是老年患者，他们经常会患有较多医学合并症，从而影响患者生存[21]。在移植环境中，有几个工作组试图将医学合并症纳入预测模型指标，其中一些已经被验证[22-26]。在美国，由西雅图研究小组开发的HCT-CI被广泛用于预测干细胞移植的预后。最初的指标包括17种医学合并症，但令人惊讶的是，该指数不包括年龄，这是已知的一个重要的预后因素。因此，他们在2014年发表了年龄校正的HCT-CI3。新模型包括18个变量（表5-6），并将接受干细胞移植治疗的患者分为不同的风险组：低风险（0分）、中风险（1~2分）、高风险（≥3分）。这三组患者的2年非复发相关死亡率分别为14%、21%和41%。

表5–6 HCT-CI评分为HCT患者预测结果或分层[3, 23]

合并症的定义	HCT-CI评分
年龄≥40岁	1
心律失常 心房颤动，病态窦房结综合征，或室性心律失常	1
心脏疾病 冠心病，充血性心力衰竭，心肌梗死，或FEV1≤50%	1
炎症性肠病 克罗恩病或溃疡性结肠炎	1
糖尿病 仅改善饮食不能控制，需要注射胰岛素或口服降糖药治疗	1
脑血管疾病 短暂性脑缺血发作或脑血管意外	1
精神障碍 抑郁症或焦虑症，需要精神咨询或治疗	1
轻度肝脏疾病 慢性肝炎，胆红素升高＞ULN至1.5倍ULN，或AST/ALT＞ULN至2.5倍ULN	1
肥胖 患者的身体质量指数＞35 kg/m²	1
既往感染 需要在移植后继续抗感染治疗	1
风湿免疫疾病 系统性红斑狼疮、类风湿性关节炎、多发性肌炎、风湿性多肌痛或混合性结缔组织病	2
消化性溃疡 需要治疗	2
中度/重度肾脏疾病 血清肌酐＞2 mg/dL，透析中，或既往肾移植	2
中度肺部疾病 DLCO和（或）FEV1 66%~80%或轻度活动时出现呼吸困难	2
既往实体瘤 患者既往接受过治疗，但不包括非黑色素瘤皮肤癌	3
心脏瓣膜疾病 二尖瓣脱垂除外	3
重度肺部疾病 DLCO和（或）FEV1≤65%或静息出现呼吸困难或需要吸氧	3
中度/重度肝脏疾病 肝硬化，胆红素＞1.5倍ULN，AST/ALT＞2.5倍ULN	3

ALT：丙氨酸转氨酶；AST：天冬氨酸转氨酶；DLCO：一氧化碳弥散量；FEV1：第1秒用力呼气量；HCT：造血干细胞移植；HCT-CI：造血干细胞移植合并症指数；ULN：正常上限。

我们的研究小组最近开发了一种新的HCT-复合风险（HCT-CR）模型，用于预测AML和MDS患者的移植后生存情况[27]。该模型结合了来自DRI-R和年龄校正HCT-CI的信息，因此能够将疾病的风险状态整合到患者的相关因素中。HCT-CR将患者分为四组，包括低危（低或中DRI-R且HCT-CI≤3）、中危（低或中DRI-R且HCT-CI>3）、高危（高或非常高DRI-R且HCT-CI≤3）和极危（高或非常高DRI-R且HCT-CI≤3）。低危、中危、高危和极高危组的3年OS分别为67.4%、50%、37.5%和29.9%。表5-3总结了干细胞移植患者需要进行的筛查流程，表5-5总结了患者在接受干细胞移植之前的感染相关筛查。

三、供者评估

疾病相关变量和患者相关变量是迄今为止影响患者预后的最重要因素。然而，干细胞来源和供者相关因素对于预后和预测同样存在影响，不仅影响移植结果，还影响最佳预处理方案的选择和移植物抗宿主病的预防方案的选择。因此，全面的供者评估非常重要，不仅包括合适的供者搜索和供者-受者HLA组织相容性，还需要关注其他已知影响移植结果的供者相关因素，如供者年龄、性别、巨细胞病毒状态和ABO相容性等。此外，供者特异性抗体也是需要考虑的重要因素，特别是对于单倍体移植。值得注意的是，在开始进行移植供者的评估讨论前，需要为供者提供详细的咨询，了解与干细胞捐赠相关的流程和所有程序，并获得供者的知情同意，因为这些程序对这些原本健康的供者带来的风险超过了最低限度。此外，应告知供者其筛查试验的结果，特别是如果有任何临床显著的异常发现。供者的隐私和安全是整个评估过程和干细胞捐赠完成之前的首要任务，应该打消他们的相关疑虑。供者应有机会进行提问，并有权在任何时候拒绝捐赠，但应该被告知以后拒绝的决定可能危及患者的健康，特别是如果患者已经开始预处理治疗。随后我们总结了评估和选择适合异基因移植供者的关键因素。

（一）供者HLA兼容性（见第二章）

1. 供者年龄和性别

对于自体或异基因干细胞移植的年龄并没有特定的上限，然而，年龄较大的供者往往有较多的医学合并症，在干细胞捐赠的过程中有更高的并发症风险，也可能导致CD34+干细胞采集数量的下降[28-29]。此外，一些研究表明，接受了来自年轻供者和（或）男性供者移植物的患者，可能比老年和（或）女性供者（特别是经产妇）有更好的临床结果。因此，如果有多个供者可供选择，较为年轻的男性供者更为适合。

2. 供者健康评估[30]

包括详细的病史和体格检查，以及必要的基线研究，以确保：①供者健康状况良好，可以安全地进行单采或骨髓采集；②供者没有使患者面临感染传染性疾病的风险。病史内容应该包括：详细的器官功能检测、当前或以前的恶性肿瘤史、遗传性和自身免疫性疾病、出血和高凝疾病、血制品输注、女性孕产史（怀孕、流产）、高危行为史（包括药物滥用）和传染病史、旅行史。此外，供者应有足够的外周静脉通路或能够有中心静脉通路，以成功收集外周血干细胞（单采）。表5-7总结了在初始供者评估过程中推荐的实验室和影像学检查。

表5-7　实验室对捐献者的评估

ABO血型系统和Rh分型，抗体筛查
全血细胞计数，凝血试验，血红蛋白分型
血液生化：尿素氮、肌酐、电解质、肝功能、血糖
尿分析
对所有有生育能力的女性供者进行妊娠测试和相关咨询
感染性指标筛查：详见表5-5
胸部X线检查和心电图（根据异常检查结果和病史，可能需要进行额外的心肺检查）

3. 供者感染性筛查

感染是干细胞移植患者死亡的主要原因之一，因此，我们需要进行适当的供者筛查，以防止可能的传染病的传播，而这是可以预防的。了解供者既往的感染状况（如供者的巨细胞病毒血清检测呈阳性）可能不会使他们不符合供者条件，但有助于我们采取移植后的预防措施。表5-5总结了一份需要或建议进行筛查以确定供者资格的传染病清单。此外，可根据其居住地点或是EB病毒、结核、寄生虫和（或）真菌感染的其他危险因素对供者进行筛查。既往多次感染并不会使捐赠者失去资格（包括可能导致他们被认为是一些特殊类型感染的高危捐赠者），但有一些特定传染病相关属于捐赠禁忌证，如艾滋病病毒感染、急性巨细胞病毒或EB病毒感染、急性甲型肝炎病毒感染、急性弓形虫病、活动性肺结核、急性蜱虫感染、急性感染或既往感染的南美锥虫病史、急性感染或既往感染的西尼罗河病毒感染史[31]。

4. ABO 和 Rh 兼容性

建议优先选择ABO和Rh血型相匹配的供者和受者，但如果有多名供者可选，并且在考虑其他更重要的因素（如年龄和性别）后，血型兼容就不再是优先考虑的。由于ABO血型不相容所导致的纯红细胞再生障碍很少发生，在大多数情况下，它自发缓解或者在停用免疫抑制剂后缓解[32]。

（二）对于捐赠者资格的器官评估系统的临床提示

1. 肺相关疾病

频繁发作和（或）持续使用全身类固醇的哮喘患者通常不符合捐赠条件。如果供者患有慢性肺部疾病，如慢性支气管炎（有/无肺气肿）和支气管扩张，但病情已得到控制且无症状，则被认为适合捐赠。

2. 胃肠道疾病

患有胃食管反流病、肠易激综合征或乳糜泻等慢性疾病的供者被认为是合适的供者。同样，稳定的慢性炎症性肠病（尚未接受免疫抑制治疗）患者也符合供者条件。

3. 肝脏疾病

患有代偿性肝硬化（Child-Pugh A级）、遗传性血色素沉着病或肝豆状核变性的供者可能符合捐赠条件。

4. 肾脏和泌尿生殖系统疾病

患有晚期慢性肾病（肌酐清除率<30 mL/min）和活动性肾小球肾炎综合征的供者不符合条件。急性肾功能衰竭的供者在完全康复后可以符合条件。只要患者的肾功能正常，血压控制良好，多囊肾病就不是禁忌证。

5. 心血管疾病

有心脏、脑血管和（或）外周血管疾病史的捐赠者应根据美国麻醉医师协会（ASA-PS）身体状况分类系统和（或）美国心脏病学会/美国心脏协会指南进行正式评估[33-34]。具有ASA-PS≥3的供者或不稳定冠脉综合征、30天内近期心肌梗死、失代偿性心力衰竭、严重心律失常和（或）严重瓣膜病的供者通常被认为不适合捐赠干细胞。

6. 血液学和肿瘤学疾病

应避免选择患有红细胞疾病（如葡萄糖6-磷酸脱氢酶缺乏症和球形红细胞增多症）的供者。患有恶性溶血性贫血，但是已经治愈的捐赠者符合供者条件。患有无症状血红蛋白病（如镰状红细胞病携带者、地中海贫血携带者和轻度地中海贫血患者）的供者符合条件。轻度良性血细胞减少的供者也可以成为供者，只要他们有足够的绝对中性粒细胞和淋巴细胞计数（ANC>1.0×10^9/L和ALC>0.5×10^9/L）和足够的血小板（100×10^9/L）。避免选择有出血性疾病的供者，除非他们只是无症状的疾病携带者。

7. 恶性肿瘤

对于既往有恶性肿瘤史，供者适宜性的建议仍然没有定论。一般来说，应避免在捐赠前5～10年内有癌症史的供者，但宫颈非浸润性癌（原位癌）和皮肤非黑色素瘤（如基底细胞癌）属于例外。

8. 自身免疫性疾病

除非自身免疫性疾病在没有接受免疫抑制治疗的情况下得到良好的控制，否则应避免选择此类供者。

9. 内分泌和代谢疾病

血脂异常、糖尿病控制良好的供者符合条件。应避免患有多发性内分泌肿瘤的供者。

10. 心理精神障碍

供者应在心理上保持稳定，并能够做出可靠决定，才有资格进行干细胞捐赠。建议对有精神病史的供者和（或）在初次病史和检查中发现潜在精神疾病的供者进行正式的心理社会评估。

四、总结

总之，干细胞移植是一种复杂的干预措施，需要广泛的资源和高度的专业知识才能成功进行。移植受者和健康供者（对于异基因移植）都需要进行全面的评估以确定最终资格。选择健康的合适供者有时与确定某些需要移植的高风险患者的最终资格一样具有挑战性。因此，不仅需要进行全面的受者和供者评估，还需要多学科团队的方法来确定干细胞移植的最终受者和（或）供者资格。仔细选择可能从移植中受益的患者，并结合仔细选择最适合的供者（对于异基因移植），可以对移植的成功产生最大的影响，并改善移植后早期和晚期的并发症。

参考文献

第六章
造血干细胞移植期间的输血支持

GABRIELA SANCHEZ-PETITTO, NICHOLAS A. SZEWCZYK, PRINCE PAUL, AND JEREMY L. RAMDIAL

译者：唐晓文

苏州大学附属第一医院

血液制品对于移植围手术期必不可少。接受HCT的患者需要进行积极的输血支持直到血小板和红细胞的植入。血小板植入成功定义：患者连续3天未输注血小板，血小板计数仍＞20 000/μL；中性粒细胞植入成功定义：连续2天中性粒细胞绝对计数（ANC）达到＞500/μL；红细胞植入成功定义：外周血或最后一次红细胞输注当天出现1%的网织红细胞，且在随后30天不输注（较难评估）[1-2]。有几个因素可预测移植期输血需求增加，包括ABO血型不相合、预处理强度、CD34+细胞数量、干细胞来源和是否存在急性移植物抗宿主病[3-5]。HLA配型已成为HCT成功的显著预测因素。与寻求HLA相合供者以降低移植物抗宿主病和NRM的风险相似，给予ABO相容性血液制品对于减少血型不相合的潜在并发症也十分重要[6]。在本章中，我们将讨论行造血干细胞移植患者的输血支持，常见的输血相关并发症，以及解决和预防这些潜在并发症的措施。

一、浓缩红细胞

一般来说，在成人中，一个单位的红细胞可增加1 g/dL水平的血红蛋白。在儿童中，公式应用如下：输注红细胞的体积（mL）＝［输血后目标血红蛋白（g/dL）-输血前血红蛋白（g/dL）］×4×体重（kg）。

在过去的几十年里，许多研究支持血流动力学稳定的成年患者限制性红细胞输注阈值为血红蛋白＜7～8 g/dL，对于既往有心血管疾病的患者，限制性红细胞输注阈值为血红蛋白＜8 g/dL[6]。一项随机临床试验比较了接受HCT的患者在第

0～100天内使用自由输注策略（血红蛋白＜9 g/dL）和限制输注策略（血红蛋白＜7 g/dL）[10]。虽然两组HCT相关的移植结果和生活质量评估相似，但限制性输注组中输注红细胞的单位数有减少的趋势，这一结论支持了限制性输血策略的应用[7, 9-11]。

二、浓缩血小板

大多数浓缩血小板都是从"随机献血者"的4～5个单位全血中提取的。血小板在20～24 ℃下可储存5天。ABO抗原是血小板的固有抗原，ABO不相容会降低输注血小板的存活率，并成为血小板输注无效的一个原因[8]。另一方面，虽然Rh抗原不存在于血小板表面，但血小板浓缩液中含有的一些红细胞会导致同种免疫，因此必须考虑其Rh相容性[8]。输血后1小时血小板计数是预测血小板输注有效性的重要因素[12]。

已有研究对移植期间预防性血小板输注的效果进行了评估。一项前瞻性随机临床试验（PLADO试验）评估了1272名HCT受者（儿童和成人），他们在早期血小板计数低于10 000/μL（10 K）或20 000/μL（20 K）时接受预防性血小板输注[13]。两组之间预防性和治疗性输血的次数，以及轻微和严重出血的发生率相当，预防性输注被证明是安全的[13]。在PLADO试验的年龄组分析中，接受低剂量血小板输注时，儿童的出血风险显著高于成人[13-14]。

TOPPS试验将接受化疗或造血干细胞移植治疗且血小板计数低于10 000/μL的患者随机分为两组，一组为预防组，另一组为临床输注指征组（非预防组）。研究共纳入600例患者，其中70%接受自体造血干细胞移植，12%接受RIC的同种异基因造血干细胞移植，1%接受MAC的同种异基因造血干细胞移植。尽管进行了预防性治疗，仍有大量患者发生出血；然而，未预防组患者住院时间长，出血天数更多，首次出血时间更早[15]。另一项大型前瞻性试验将接受化疗的AML患者和接受自体造血干细胞移植的患者随机分配至预防组或治疗组。虽然接受自体造血干细胞移植的患者的大出血风险未增加[16]，但对于AML患者，非致

命性4级（主要是中枢神经系统）出血风险增加。这些研究结果都表明患者在进行HCT期间使用预防性血小板输注可以从中获益[13-16]。

三、粒细胞输注

20世纪70年代的几项研究表明，中性粒细胞减少合并革兰阴性菌菌血症的患者在接受粒细胞输注后生存率得到了提高。然而，当重组G-CSF被美国批准使用时，粒细胞输注逐渐停用。美国食品药品监督管理局（Food and Drug Administration，FDA）在20世纪90年代初，开展了一项为期5年的随机对照试验（RING），旨在探讨G-CSF动员的粒细胞输注在化疗或HCT引起的中性粒细胞减少患者中的疗效，参与的患者已证实或可能有细菌或真菌感染[17]。由于样本量积累缓慢，31个月后适应证扩展到包括"推定感染"和"非恶性疾病"的患者。该研究未显示粒细胞输注患者显著获益，但粒细胞输注组的事后分析显示，接受高剂量粒细胞输注（≥0.6×10⁹/kg）相比低剂量（<0.6×10⁹/kg）的患者结局改善，有效率分别为59%与15%。然而，粒细胞输注仍存在争议，因为缺乏证据证实疗效，粒细胞半衰期短（6~7小时的窗口期），涉及采集和及时输注粒细胞的困难，以及潜在的不良事件，如HLA同种异体免疫和输注相关容量超负荷[17]。

四、新鲜冰冻血浆、冷沉淀物和纤维蛋白原

将新鲜冰冻血浆与全血分离，并在收集的8小时内置于-18℃或更低温度下。新鲜冰冻血浆不具有红细胞，因此可以不考虑Rh类型而使用，但含有ABO抗体，并且必须与受者的红细胞相容[8]。冷沉淀物被认为是新鲜冰冻血浆的冷不溶性部分，其在1~6℃下解冻并在18℃或更低温度下储存长达1年。冷沉淀物含有Ⅷ因子、血管性血友病因子和纤维蛋白原。纤维蛋白原浓缩物推荐用于纤维蛋白原水平<100 mg/dL时，或者纤维蛋白原水平>150 mg/dL但合并出血时应用[8]。

五、移植前输注

在移植前，患者可能因其原发性恶性肿瘤和相关疗法而免疫功能低下，或具有免疫活性（患有地中海贫血、再生障碍性贫血或镰状细胞病的患者）。免疫功能正常的受者能够对带有HLA抗体的输血产生免疫应答，导致同种免疫，从而增加对血液制品的需求并减少供者T细胞嵌合度[18]。因此，我们尽量减少该类人群血液制品的输注，除非明确必要[9,19]。当有指征时，使用白细胞减少的产品可降低同种免疫的风险[20]。即使免疫功能低下的患者不太可能对这些抗原过敏，也推荐使用类似的方法。另一个重要的考虑因素是避免提供来自家庭成员的血液制品，因为这些亲属可能成为潜在的供者，使受者对其潜在供者致敏[8,21]。大多数患者，无论是否使用MAC预处理方案，在整个移植过程中都需要一定程度的血液制品支持。AABB（前身为美国血库协会）建议坚持限制性输血策略（7~8 g/dL），在血流动力学稳定且无其他症状的患者中输注辐照红细胞[22]。但也有临床证据建议预防性血小板输注，以达到血小板>10 000/μL的目标[13,15]。

六、输注相关并发症

标准的输血相关并发症，如过敏或发热性非溶血反应，在大量输血的患者中很常见。当移植物内的淋巴细胞被激活对抗受体时，会出现其他并发症，导致输血相关移植物抗宿主病和过客淋巴细胞综合征（passenger lymphocyte syndrome，PLS），或者当患者的残余抗体攻击移植物时，导致纯红细胞再生障碍性贫血[8]。

（一）输血相关性移植物抗宿主病

这是一种罕见的并发症，往往是致命的。它是由存在于血液制品中活化的T淋巴细胞的输入引起的，这些细胞没有被受者排斥。通常，在免疫能力强的宿主体内，这些活化的T淋巴细胞会被受者的免疫系统破坏，然而，在免疫功能低下的患者中，这些淋巴细胞既不被识别也不被破坏，因此它们对宿主产生免疫反应[23-24]。

输血相关移植物抗宿主病的发生率相对较低，但在HLA多样性较少的人群中，如日本人群中发生率高达10～20倍[25]。症状和体征在输血后2～30天开始，包括红斑、斑丘疹、发热、转氨酶升高（伴或不伴肝肿大或黄疸）、腹泻、恶心、呕吐和骨髓衰竭，其逐渐发展至由于感染和（或）出血并发症而继发死亡。如有上述临床背景，可以通过活检（皮肤、肝脏或肠）来支持诊断。输血相关移植物抗宿主病的治疗在很大程度上是姑息性的，旨在恢复受者免疫系统和防止骨髓衰竭，预防至关重要。大多数输血相关移植物抗宿主病病例归因于输注了储存少于10天的细胞、非辐照、非白细胞减少的组分。血液制品的辐照（至少2500 cGy）和病原体减少可以在一定程度上消除输血相关移植物抗宿主病的风险[24, 26]。而新鲜冰冻血浆不会增加风险。任何来自亲属的血液成分都被认为具有较高的风险，因为他们有共同的HLA，应避免使用。

（二）ABO血型不相合

ABO血型不相合发生在超过30%的病例中[27]。AB血型不相合HCT似乎不会对存活率、TRM或严重急性移植物抗宿主病产生不利影响；尽管如此，它还是有产生并发症的风险，需要被医师识别和处理[27]。并发症的性质和程度取决于不相容性是主要不相合还是次要不相合。ABO次要不相合的特征是供者B淋巴细胞产生抗受体同种抗体；相反，ABO主要不相合的特征是存在预先形成的抗供者同种抗体。在双向ABO血型不相合中，必须同时克服ABO主要和次要不相合（表6-1）[27-28]。

1. 主要 ABO 血型不相合

早期和延迟输血反应：主要的ABO血型不相合并发症包括移植物输注时的溶血、红细胞植入延迟或纯红细胞再生障碍性贫血[28]。干细胞来源很重要：大约1000 mL的骨髓产品可以含有高达450 mL的红细胞[29]。总体积100 mL的脐血可含有大量的红细胞；然而，预储存的过程倾向于降低红细胞含量[30]。外周血干细胞采集具有低红细胞体积，但淋巴细胞含量更高，这可能增加延迟溶血和急性移植物抗宿主病的风险。通过血浆置换、免疫吸附或输注供者型红细胞，降低移植物的红细胞含量或降低受者的同种抗体滴度，可降低溶血风险[31-34]。

纯红细胞再生障碍性贫血：ABO血型不相合患者红细胞减少的发生率约为16%，在接受A供O或者双向错配的患者中常见[35]。受者体内针对供者红细胞活化的抗体存在导致红细胞恢复延迟，表现为骨髓中红细胞前体缺乏和外周网织红细胞减少（移植后可持续数月至数年）[36]。患者需要持续的红细胞支持，并存在输血相关不良反应的风险。药物治疗仅限于小样本研究和病例报道，包括逐渐减少免疫抑制剂、类固醇激素、供者淋

表6-1　异基因造血干细胞移植中的ABO血型不相合

ABO血型不相合程度	ABO血型		潜在后果	原因	潜在的干预措施
	受者	供者			
主要不相合	O	A、B或AB	·急性溶血性贫血 ·红细胞、粒细胞、血小板植入延迟 ·纯红细胞再生障碍性贫血	·输注不相合的红细胞 ·受者存在抗供者的同型血清凝集素	·减少干细胞产物中的红细胞含量 ·受者移植前进行血浆置换（以减少同型血清凝集素，在美国较少使用） ·给予促红细胞生成素
	A	AB			
	B	AB			
次要不相合	A	O	·急性溶血性贫血 ·继发于过客淋巴细胞综合征的延迟性溶血	·供者血浆的抗受者同型血清凝集素滴度过高 ·过客淋巴细胞产生抗受者同型血清凝集素	·减少干细胞产物种的血浆含量 ·监测溶血参数
	B	O			
	AB	O、A或B			
双向不相合	A	B	·主要不相合+次要不相合的后果（同上）	·主要不相合+次要不相合的原因（同上）	·主要不相合+次要不相合的干预措施（同上）
	B	A			

巴细胞输注、利妥昔单抗、硼替佐米或达雷妥尤单抗以抑制产生抗体的B细胞，或血浆置换以消除同种抗体[37-40]。然而，这些治疗的成功程度不同，并且没有明确的应用标准。

2. 次要ABO血型不相合

过客淋巴细胞综合征：在实体器官移植和HCT中均出现过该溶血现象，是由免疫活性的过客供者淋巴细胞针对受者红细胞产生瞬时抗体引起的，这可能在异基因造血干细胞移植后5～15天引起延迟溶血[41]。过客淋巴细胞综合征患者可能出现血红蛋白急剧下降及溶血参数呈阳性。直接抗球蛋白检测或直接Coombs试验呈阳性（如果所有抗体结合细胞已裂解，则可能变为阴性），以及针对受者红细胞抗原的抗体测量可能为过客淋巴细胞综合征的诊断提供有用的标志[28]。风险因素包括使用无关供者，A供B或AB供B，以及使用不含MTX的钙调磷酸酶来预防移植物抗宿主病[28, 42]。治疗可能涉及使用类固醇激素、利妥昔单抗、血浆置换或红细胞置换[42]。

（三）其他并发症

发热性非溶血性输血反应：当患者体内存在的白细胞抗体与输注产品中存在的白细胞发生反应时出现，发生在0.5%～1%的红细胞输注中[8]。可表现为寒战和发热，可使用退热药治疗。

过敏和过敏反应：当受者对供者血浆中的某些蛋白质敏感时发生，这导致肥大细胞、嗜碱性粒细胞活化和分泌IgE。在接受任何血液制品的患者中，多达2%的患者出现皮疹和荨麻疹，严重时可能导致喉痉挛和休克。可使用抗组胺药和类固醇治疗[8]。特别要考虑的是，存在抗IgA抗体并可能发生过敏反应的IgA缺乏症患者使用洗涤产品（以清除血浆）。

输血相关急性肺损伤：定义为输血后6小时内发生新发肺损伤，表现为低氧血症、肺动脉压升高、无循环容量超负荷。其被认为是供者血浆中白细胞抗体引起肺损伤。治疗方法主要是呼吸支持。防止使用有妊娠史的供者可以降低与此过程相关的HLA抗体的风险[8]。

输血传播性巨细胞病毒感染（TT-CMV）：

在移植背景下，大多数巨细胞病毒感染是由病毒的再激活引起的，而不是新菌株的获得。一般而言，巨细胞病毒血清阴性患者有发生输血传播性巨细胞病毒感染的风险。有研究比较了预防性使用血清阴性产品和白细胞减少产品。在一项502例血清阴性HCT受者的关键性研究中，当使用去白细胞血液制品（使用滤过）时，到第100天发生输血传播性巨细胞病毒感染的概率与仅使用血清阴性血液制品时观察到的输血传播性巨细胞病毒感染的发生率无显著差异，尽管在次要分析中，滤过组发生巨细胞病毒感染的概率更高，但在研究前临床定义的可接受率≤5%。因此，过滤是预防血清阴性血液制品输血传播性巨细胞病毒感染的有效替代方法[43]。其他几项研究也支持这种方法，考虑到受限于巨细胞病毒血清阴性供者和必须维持昂贵的巨细胞病毒血清阴性/阳性血液制品"双重库存"的障碍，这种方法是可行的。

七、结论

接受HCT的患者在围手术期需要广泛的输血支持。并发症（如早期和延迟溶血）虽然经常发生，但在一定程度上是可预测和预防的，因此临床医师需要及时识别和处理HCT患者输血的各种并发症。

八、造血干细胞移植的血管通路

中心静脉导管对于恶性血液病患者的治疗至关重要，特别是在移植的环境中，因为它们有助于进行白细胞去除术、移植物输注、预处理化疗、抗生素使用、纠正电解质紊乱、肠外营养（parenteral nutrition，PN）、血液制品的输注，并允许重复采集血液样本[44]。通常在移植环境中使用隧道式中心静脉导管。对于感染或出血风险高的患者，外周中心静脉导管（peripherally inserted central venous catheter，PICC）可能是一种替代方法，因为与外周中心静脉导管相比，中心静脉导管与动脉穿刺血肿、血胸或气胸等并发症相关[45-47]。在本节中，我们对不同类型的中心静脉导管在HCT中的使用、护理，以及使用期间并发

九、中心静脉导管的类型和材料

大口径（14～15 F）中心静脉导管常规用于造血干细胞采集。导管材料应具有生物相容性、耐化学性、生物稳定性、可变形但抗扭结性，并应具有高拉伸强度[48]。最常用的材料为聚氨酯、聚乙烯及聚四氟乙烯（特氟龙）、硅胶、聚氯乙烯和Vialon[48-49]。非隧道导管通常为半刚性，由聚氨酯制成，而隧道导管由聚氨酯或硅胶制成[48]。硅胶导管具有柔韧性和化学稳定性，但聚氨酯导管比聚乙烯制成的导管更受欢迎，因为其导管相关血流感染（catheter-associated bloodstream infection，CRBSI）的发生率较低[48, 50]。在自体造血干细胞移植中，Bard Hickman导管（也称为Hickman导管）和Quinton-Raaf PermCath导管（也称为Quinton导管）（双腔导管）已用于白细胞分离和细胞采集[51]。

中心静脉导管分为两类：非隧道式和隧道式（表6-2）。非隧道式导管直接插入外周静脉或大中心静脉。与非隧道式不同，隧道式中心静脉导管在皮肤下行进并终止于静脉穿刺部位。一般而言，双腔隧道式中心静脉导管的感染风险低于非隧道式导管[52]。如果需要高流速静脉通路或血管通路至少维持3周，则首选隧道式导管[53]。隧道式导管分为两种：半植入式和完全植入式。半植入式导管通过皮肤（通常在患者躯干）引入，并通过皮下途径进入中央静脉[48]。半植入式导管主要有两种类型：Hickman导管（可延展，尖端与管腔对称）和PermCath导管（更硬，有尖端设计，可减少血液再循环）。两种导管都有放置在皮下隧道内的Dacron®导管，其在皮肤中产生炎症反应，从而使器械更好地黏附和固定[54-55]。

完全植入式导管（也称为portacath）可通过外周或中心静脉植入，并连接到植入肌筋膜上方和皮肤下的"口袋"（通常在前胸壁）中的储液器或端口，因此置入这种类型的中心静脉导管需要皮肤穿刺[56]。旧型号不能输注或分离大量体液，但具有改良储液室的新型号可以获得更高的流速，适用于白细胞去除术、红细胞交换、体外光分离术和治疗性血浆置换[54, 57]。一项前瞻性研究评估了在少数接受异基因造血干细胞移植预处理的患者中使用双腔端口通路的可行性：大多数输注（包括移植物的输注和所有采血）都是通过输液港进行的，输液港在移植前3个月放置[56]。由于早期囊袋感染，只有两个输液港被移除，对于大多数患者来说，与外周或中心静脉穿刺相比，输液港疼痛更轻，舒适度更高[56]。外周中心静脉导管是插入手臂静脉（通常是贵要静脉或头静脉）的管路，尖端通过锁骨下静脉进入腔房交界处。虽然外周中心静脉导管不是隧道式的，但它们可使用的时间较长，但鉴于它们的口径和长度有限，不适合在短时间内进行大容量输注[44-46, 49]。

前文对症的预防进行综述。

表6-2 HCT中不同血管通路的比较

管路类型	使用时限	优势	劣势
非隧道式中心静脉导管	短期（数天～数周）	高血流量	有感染、血栓形成和功能障碍的风险
			患者不能洗澡或游泳
隧道式中心静脉导管	长期（数周～数月）	高血流量	有感染、血栓形成和功能障碍的风险
	涤纶套囊提供导管稳定性	低感染率（相比于非隧道式中心静脉导管）	患者不能洗澡或游泳
外周中心静脉导管	长期（数周～数月）	可在床边放置	有感染、血栓形成和功能障碍的风险
		容易移除	
完全植入式输液港	长期（数周～数月）	低感染率（相比于隧道式中心静脉导管）	有感染和血栓形成的风险
		患者舒适度高（可以洗澡，游泳和锻炼）	

在一项对100名成年异基因造血干细胞移植患者的前瞻性研究中，外周中心静脉导管放置的中位持续时间为117天；44%的患者未发生任何外周中心静脉导管相关并发症，而32%的患者发生导管相关血流感染（所有患者均需要移除中心静脉导管），15%的患者发生了机械并发症（故障、阻塞、破裂或错位），9%的患者发生导管相关血栓形成（catheter-related thrombosis，CRT）。从这项研究中笔者得出结论，外周中心静脉导管的使用是安全的，可被视为异基因造血干细胞移植患者的可靠的长期静脉通路[44]。

十、静脉通路

中心静脉导管通常通过锁骨下静脉或颈内静脉置入。根据一项荟萃分析（仅限于重症监护室的患者），尽管该荟萃分析在小型研究中存在很大的异质性，锁骨下部位的感染和导管相关血流感染风险低于颈内静脉[58-60]。大多数中心在采集当天使用介入影像将中心静脉导管置入颈静脉。导管置入应在超声引导下进行，以减少并发症的发生。中心静脉导管置入结束后必须进行胸部X线检查，以确保定位准确并排除气胸的可能。血细胞分离团队经常为自体移植患者提供插入中心静脉导管后的护理[60]。

基于专家共识的临床实践管理指南对中心静脉导管护理的一些建议[61]。

· 通常不推荐使用抗菌剂（防腐剂或抗生素）浸渍的中心静脉导管来降低菌血症的发生率。

· 氯己定浸渍敷料可能用于减少导管相关血流感染。

· 导管敷料在第7天之前不需要更换，除非敷料已被污染或浸有血液。

· 由于缺乏研究，不推荐使用肝素结合导管来降低血栓形成率。

十一、并发症

（一）导管相关血流感染

由于治疗引起的中性粒细胞减少症、免疫抑制状态，以及中心静脉导管长期使用和操作，移植受者发生导管相关血流感染的风险增加[62-64]。中心静脉导管感染最常见的致病生物体是普遍存在的皮肤菌群，但是在过去的几年中，革兰阳性菌与革兰阴性菌的比例有所下降，肠球菌属、肠杆菌属的感染率增加，并且出现了耐药病原体，如产生广谱β-内酰胺酶、耐碳青霉烯类铜绿假单胞菌和耐氨基糖苷类革兰阴性菌[65]。

血流感染（bloodstream infection，BSI）最常发生在移植前期，并且与较差的临床结局和较高的死亡率相关[62-63]。与血流感染相关的风险因素包括移植时年龄大于18岁、使用MAC方案、使用无血缘供者移植物、急性移植物抗宿主病、类固醇激素的使用和高危恶性疾病（未完全缓解的AML）[64, 66]。

美国传染病学会制定了中心静脉导管患者菌血症的检测指南，并对采血量和时间提出了建议[67]。使用氯己定溶液和浸渍的敷料显著减少了医院获得性导管相关血流感染的发生，特别是革兰阳性细菌和真菌[68]。目前，已发表的文献不支持在HCT受者中监测血培养，也不支持对耐甲氧西林金黄色葡萄球菌或耐万古霉素肠球菌进行监测培养。对于高风险患者［来自流行地区或既往有多重耐药（multidrug resistant，MDR）病原体感染史］，可根据具体情况考虑监测多重耐药微生物（包括耐碳青霉烯肠杆菌目和多重耐药假单胞菌属）[66-67]。表6-3[69]中介绍了一些导管相关血流感染的预防措施。在另一章中对特定抗生素的使用进行了综述。

（二）导管相关血栓形成

血栓并发症在HCT期间频繁发生，并且在几项研究中已有报道[72-74]。在一项使用明尼苏达大学血液和骨髓移植数据库前瞻性数据的研究中，789例进行自体造血干细胞移植的淋巴瘤和骨髓瘤患者中，导管相关血栓形成的发生率为6.3%；其中32%有症状，低分子量肝素治疗有效且耐受性良好[72]。在一项超过1500名移植（自体造血干细胞移植和异基因造血干细胞移植）患者导管相关血栓形成的最大规模回顾性研究中，导管相关血栓形成的发生率为3.6%[73]。另一项研究发现，在移植

表6-3　关于中心静脉导管置入和维护的重要建议汇总

	疾病控制和预防中心（CDC）	美国卫生保健流行病学学会–美国传染病学会（SHEA-IDSA）
来源	导管相关血流感染的预防指南，2011[10]	预防急症医院中央导管相关血流感染策略，2014
置管前建议	教育和培训置管/维护中心静脉导管的医务人员	
	在中心静脉导管置入期间使用最大的无菌屏障预防	
	采用含氯己定醇浓度>0.5%的消毒液进行皮肤局部消毒	
	规范化洗手	在导管置入操作前进行手卫生洗手
	由充分培训过的人员在超声引导下放置中心静脉导管	
	使用免缝合的固定装置以降低感染风险	
置管后建议	通过使用防腐剂（氯己定、聚维酮碘、碘伏或70%酒精）擦洗穿刺端口并仅使用无菌器械穿刺端口，将污染风险降至最低	置入导管前，对导管底座、无针接头和注射端口进行消毒
	透明敷料至少每7天更换1次	非隧道式中心静脉导管：每5～7天更换1次透明敷料，并使用氯己定进行护理；每2天更换1次纱布敷料，如果敷料弄脏、松动或潮湿，则更换频率更高
	每日使用2%氯己定清洗皮肤，以减少导管相关血流感染	可使用氯己定制剂洗澡
	不建议为预防导管相关血流感染而在置管前进行全身性抗菌预防	导管置入时不预防性使用抗生素
	不建议为降低导管相关血栓形成的风险而进行常规抗凝	

人群中，有症状的导管相关血栓形成的发生率为2.7%[53]。既往血栓形成史、移植物抗宿主病、类固醇激素的使用和住院时间等因素与较高的导管相关血栓形成风险相关[72-73]。

（三）与中心静脉导管相关的其他并发症

在导管周围形成纤维蛋白鞘是破坏导管功能的最重要问题之一。静脉注射阿替普酶后，血流可重建。其他与导管留置时间、导管外固定术或意外取出相关的并发症也可能发生，但程度较轻[74]。

十二、白细胞分离导管

白细胞分离术是分离和采集用于自体造血干细胞移植和异基因造血干细胞移植患者的干细胞的步骤。由于需要持续的高血液流速（50～100 mL/min），手术需要良好的中心（或外周）通路[60]。在健康供者中，由于中心静脉导管的潜在并发症（气胸和出血），允许使用外周通路收集细胞，但在计划接受自体造血干细胞移植的患者中，可以使用临时非隧道通路。在健康供者中，在评估获得足够的CD34+细胞剂量和冷冻保存后，可以移除导管[60]。

过去，患者为同时获得可靠的白细胞分离和移植支持通常需要接连插入两个中心静脉导管；第一根导管（短期，非隧道式）允许白细胞采集术所需的持续高流速，第二根导管（硅橡胶长期，隧道式）用于化疗、输液和输血。近年来，"混合型"隧道导管可实现这两种功能[51, 75]。在一项前瞻性研究中，Restrepo等分析了这种类型的混合导管在接受自体造血干细胞移植的患者中的性能。在他们的研究中，尽管栓塞和导管相关血流感染等并发症的发生率相当高（分别为29%和22%），但混合导管的使用使得同时连续高流速和移植支持变得可行。也有其他研究者报道了其他类型混合导管的成功使用，如Quinton-Raaf PermCath或Quinton HemoCath和Bard-Hickman导管，均为双腔导管，而Pheres-Flow是三腔导管。这些研究中菌血症的发生率从6.5%到15%不等[51, 76]。

Restrepo等认为，在他们的分析中，较高的导管相关血流感染发生率与研究的前瞻性、基于CDC指南的导管相关血流感染诊断及三腔导管有关。在所有的研究中，大多数菌血症发生在移植后粒缺期[51, 75-76]。

十三、结论

外周血干细胞采集是同胞和无关健康供者的常规程序。静脉通路可以通过外周静脉或中心静脉导管实现，用于造血干细胞采集的血管通路类型必须由受过训练的专业人员确定。

十四、HCT中的营养不良、恶病质及临床应用

营养不良在移植中经常遇到：10%～50%的患者在HCT预处理方案前存在一定程度的营养不良[77]。虽然标准的HCT前患者的营养状况接近正常，但超过20%的患者在移植前6个月内体重意外减轻5%～10%[78]。此外，患者HCT回输后不久出现营养状况恶化通常与化疗引起的胃肠道毒性及感染和移植物抗宿主病并发症有关，这可能导致营养摄入不足，从而引起长期恶病质状态[79-81]。尽管营养不良和治疗方案的评估差异很大，但营养不良已被确定为导致死亡的独立的预后因素[79-82]。无论年龄、疾病类型或细胞供者来源如何，营养状况不良的移植受者的发病率和死亡率均显著较高，需要采用综合治疗方法[79-80]。本部分的目的是回顾营养不良的病理生理学，评估和治疗方案，包括药物和饮食建议。

十五、病理生理学

营养不良是一个复杂的多因素问题，定义为摄入足够的热量、蛋白质和必要的微量营养素与建立和维持肌肉质量、帮助身体修复组织损伤和满足能量需求之间的不平衡[83]。为了帮助定义营养不良，美国肠外和肠内营养学会（American Society for Parenteral and Enteral Nutrition，ASPEN）与欧洲肠外和肠内营养学会制定了六个特征，患者至少有两个符合定义的标准[81, 83-84]。

临床诊断包括：①能量摄入不足；②体重减轻；③肌肉质量损失或少肌症；④皮下脂肪损失；⑤液体积聚；⑥功能状态下降（通过握力测量）。

严重或慢性疾病引起的营养不良与饥饿引起的营养不良有很大不同。除了评估是否存在营养不良外，重要的是要认识到肿瘤患者营养不良有其自身的特征，如果治疗延迟和严重程度增加，长期恶病质可能会产生严重后果[81]。

詹森等提出了一种算法，该算法考虑了炎症综合征及其严重程度，将营养不良分为三种不同类型[85]。第一种类型是纯粹的饥饿或消瘦，其特征是缺乏炎症；第二种类型是患者因反复发作的急性疾病、创伤、严重烧伤、手术或感染而出现高度炎症状态[85]；第三种类型被认为是恶病质，在癌症患者和接受HCT的患者中得到了很好的定义，其特征是持续的炎症状态，并注意到与身体功能下降、体重减轻和严重的肌肉萎缩或肌肉减少有关[84-86]。

癌症相关的营养不良主要通过在前6个月内存在＞5%的非自愿体重减轻来诊断。其他常见的临床特征包括骨骼肌萎缩和脂肪组织损失[85-87]。结缔组织损失由代谢失调引起，导致静息能量消耗升高并伴随神经激素异常，进而使总体负能量平衡。最终结果是体内脂肪和蛋白质分解增加[87]。

促炎性细胞因子如白细胞介素-6、白细胞介素-1和肿瘤坏死因子-α的增加导致胰岛素抵抗状态和葡萄糖代谢下降，进一步增加脂解和蛋白质水解[87-88]。这一系列事件的主要原因是恶性肿瘤本身，由于高肿瘤增长率而增加了能量需求，并伴随全身性炎症反应[81, 88]。此外，在血液恶性肿瘤和HCT患者中，继发于化疗和支持性治疗的严重胃肠道毒性、感染和移植物抗宿主病等并发症伴随长期营养摄入不足导致的恶病质状态[79]。

十六、评估和适当筛选

确定恶病质处于哪一阶段十分重要，因为早期阶段可以通过适当的干预逆转。许多患者在接受预处理方案前可能已从既往化疗中恢复，并在一定程度上恢复到移植前的基线营养状态，进入前恶病质阶段[79]。前恶病质被定义为体重减轻＜

5%，但伴有相关的厌食症和代谢变化。我们预计大多数移植受者将在移植后持续1~3周或更长时间经历与预处理方案、移植物抗宿主病预防或抗微生物药物相关的一定程度的恶心、呕吐、口腔炎、味觉障碍、腹泻和厌食症。这些患者有发生全身感染、急性主要器官毒性和急性移植物抗宿主病的风险[77]。这些时期的营养摄入通常较差，因此，提供者可能需要启动替代营养治疗，如肠内营养（enteral nutrition，EN）或肠外营养。对于处于恶病质阶段的体重减轻超过5%的患者，早期营养干预可能有助于阻止和扭转这一趋势。然而，在分娩期或难治性恶病质中，体重迅速减轻，患者将不再对营养相关治疗有反应[86-87，89]。在患者达到这些更极端的恶病质水平之前，评估身体相关变化以充分管理十分重要。

十七、早期筛查

体重和身体质量指数是评价营养状况的主要工具。如前所述，体重减轻是评估营养状态的主要因素。6个月内出现明显的无意识体重下降被认为是恶病质[81，84，86，90]。然而，体重减轻的程度需要根据身体成分和是否存在液体进行调整，因此身体质量指数是一个额外的工具。总体而言，身体质量指数<20 kg/m²表明营养不良[86-87，91]。Martin等基于一个超过8000例癌症患者的队列，创建了一个包含身体质量指数和体重减轻百分比的预后意义的分级系统。研究表明，体重减轻百分比和身体质量指数均能独立于体能状态、癌症部位和分期预测生存率，最长的生存者包括具有高身体质量指数且体重减轻最小至体重稳定的个体（表6-4）[91]。

也许更准确的评估是直接测量身体成分。虽然体重减轻是营养不良的早期和常见迹象，但确定肌肉质量和脂肪储存的损失可能表明更严重的恶病质程度[82，87]。非侵入性测量包括生物电阻抗分析，该分析涉及根据患者的身体质量指数、性别和年龄计算患者的肌肉质量，尽管该技术在肥胖或有显著水肿或体液潴留的患者中可能不准确[82，92]。其他人体测量学指标（如通过人体测量法进行上臂围测量）及功能性评估（如使用测力计

检测握力强度），均是检测肌肉质量减少的其他方法[82，87，93]。确定营养不良的另一种方法是由注册的临床营养师进行评估。临床营养团队通过每日饮食和卡路里定量对一段时间内的食物摄入量和饮食习惯进行详细评估，同时确定可能干扰口服摄入的因素。主观调查也是有益的，如患者生成的主观全面评估工具、主观全面评估或迷你营养评估，可以帮助确定哪些因素干扰了营养摄入[82]。

实验室数据可能有助于补充恶病质和营养不良的筛查：低血清白蛋白和前白蛋白水平是蛋白质营养不良和肌肉-骨骼损失的良好标志物[94]。通过分析24小时尿标本测定氮平衡是确定体内蛋白质分解代谢状态的灵敏测量方法[95-96]。其他标志物如C反应蛋白和细胞因子水平（白细胞介素-6）通常与炎症状态期间体重减轻相关，并有助于支持后期诊断[87]。

表6-4　不同营养不良的分类及其相关存活率

分级	特征	中位生存时间（月）
0	身体质量指数≥25 kg/m²，体重减轻±2.4%	29
1	身体质量指数20~25 kg/m²，体重减轻≤2.4%	14.6
1	身体质量指数≥28 kg/m²，体重减轻2.5%~6%	14.6
2	身体质量指数20~28 kg/m²，体重减轻2.5%~6%	10.8
2	身体质量指数≥28 kg/m²，体重减轻6%~11%	10.8
3	身体质量指数≤20 kg/m²，体重稳定或体重减轻<6%	7.6
3	身体质量指数20~28 kg/m²，体重减轻6%~11%	7.6
3	身体质量指数22~28 kg/m²，体重减轻11%~15%	7.6
3	身体质量指数≥28 kg/m²，体重减轻≥15%	7.6
4	身体质量指数≤20 kg/m²，体重减轻6%~11%	4.3
4	身体质量指数≤22 kg/m²，体重减轻11%~15%	4.3
4	身体质量指数≤28 kg/m²，体重减轻≥15%	4.3

十八、造血干细胞移植受者的营养需求

HCT受者的营养需求见表6-5。实际上，几乎所有患者都会出现影响胃肠道的并发症，影响营养摄入，此外还会维持慢性炎症状态，这种组合会增强分解代谢。因此，增加蛋白质摄入对于停止导致体重减轻和肌肉减少症的分解代谢过程是必要的。根据2017年欧洲肠外和肠内营养学会指南，建议蛋白质摄入量为1.2~2 g/（kg·d），但肾功能不全患者除外，不能超过1.2 g/（kg·d）[82]。碳水化合物代谢可能受到葡萄糖耐受不良的限制，这通常见于炎症状态和使用类固醇激素，因此，体重稳定或体重减轻的患者最好增加脂肪与碳水化合物的比例[82, 96]。HCT受者可能缺乏多种维生素和微量营养素[97]。维生素D缺乏在移植后是常见的，通常是因为有限的口服摄入和（或）有限的阳光照射，这些都可以将皮肤移植物抗宿主病的风险降至最低。众所周知，维生素D可调节钙和磷酸盐的重吸收，防止骨质流失和骨质疏松症。维生素D在肾脏代谢时转化为骨化三醇，而骨化三醇在调节免疫系统中起着重要作用。因此，维生素D缺乏和骨化三醇生成与急性移植物抗宿主病和慢性移植物抗宿主病发生率增加有关[98]。谷氨酰胺是一种必需氨基酸，一些试验已证明谷氨酰胺在胃肠道组织修复中发挥作用，减轻口腔黏膜炎，减少全胃肠外营养（total parenteral nutrition，TPN）的使用，降低移植物抗宿主病的发生率[82, 99-100]。Omega-3脂肪酸也具有免疫调节作用，但尚未在HCT人群中得到充分研究[80, 100]。

十九、人工营养干预

对于那些由于口服摄入量有限或严重黏膜炎而发生显著体重减轻的患者，需要替代营养途径。有两种替代方法：使用经鼻胃管（nasogastric tube，NG）或外科置入的胃管或空肠管进行肠内营养，或者通过静脉营养/全胃肠外营养[83, 101]。

肠内营养是满足营养需求的有利途径，因为与肠外营养患者相比，肠内营养可以维持胃肠道功能和完整性，降低急性移植物抗宿主病和感染的发生率，提高OS[79, 82, 84, 102]。如果胃肠道完整性有问题或患者无法耐受喂养，则应避免肠内营养[99, 101]。全胃肠外营养用于严重黏膜炎/口腔炎、口服摄入量最少或有胃肠道毒性的患者，这些患者需要考虑吸收问题[79, 102-103]。使用全胃肠外营养相对简单，因为所有患者都进行了多腔中心静脉导管治疗。然而，全胃肠外营养有许多潜在毒性：它可引起肝毒性，从转氨酶或脂肪变性的短暂升高到完全肝衰竭[101]，也可发生严重高血糖[80, 99]。临床医师还应在肾功能不全和严重电解质失衡的患者中谨慎使用全胃肠外营养，因为可能发生电解质升高、体液超负荷和严重水肿[101]。此外，在接受全胃肠外营养的患者中有发生导管相关血流感染风险的报道[101]。

表6-5 HCT患者的营养需求

营养物	建议的每日需求	获益和意义
总热量摄入量	24~35 kcal/（kg·d）	静息能量*消耗增加
蛋白质摄入量	1.2~2 g/（kg·d）	帮助创造一个积极的蛋白质平衡，以允许蛋白质合成
超过碳水化合物的脂肪摄入量	0.7~1.9 g/（kg·d）	能量密度较高；对有早期饱腹感的厌食症患者很有用
		Omega-3脂肪酸可能具有免疫调节作用
维生素D	每日5~15 μg/d（推荐使用维生素D₃配方）	增加细胞分化，包括骨吸收、钙稳态和免疫功能
谷氨酰胺	7.5~30 g/d	增加细胞分化，包括骨吸收、钙稳态和免疫功能；口腔冲洗可减少黏膜炎

*休息能量消耗是指身体在非活动期间24小时所需的卡路里量。

二十、推荐饮食

推荐HCT受者的粒缺期饮食应避免新鲜水果和蔬菜，仅食用巴氏杀菌乳制品及彻底烹饪的所有肉类和蛋类产品。然而，这种饮食进一步限制了低口服摄入量患者的食物选择，并且可能排除了一些种族群体的重要食物。近年来，由于许多HCT中心没有统一定义粒缺期饮食，这种饮食一直受到审查。2015年的一项荟萃分析审查了900多名接受常规饮食与粒缺期饮食的HCT患者，发现各组之间感染并发症的发生率没有差异[104]。因此，出现了一种关注食品安全指南的新实践，包括充分洗手和正确储存、准备食物[82]。

二十一、刺激食欲的治疗

对于与HCT治疗和药物相关的厌食症管理，有许多药物治疗可改善食欲（表6-6）。孕激素（醋酸甲地孕酮）被FDA批准用于治疗人类免疫缺陷病和癌症患者的厌食症/恶病质综合征，尽管根据2013年的系统性审查，其对体重增加的影响较小，同时具有一些不良反应，如体液潴留、血栓形成、头痛和视觉障碍[87, 105]。皮质类固醇（地塞米松、甲泼尼龙）可以显著改善食欲和非体液性体重增加，但由于长期使用具有一定的不良反应（免疫抑制的恶化、肌病、葡萄糖耐受不良/高血糖症），应避免长期治疗[82, 87, 106]。

二十二、结论

营养不良是HCT后的常见问题，并且可能损害免疫功能并对结果产生负面影响，因此需要早期识别和干预以迅速逆转。HCT患者的营养状况应结合人体测量数据、生化指标、患者问卷调查和饮食摄入进行评估。

表6-6 刺激食欲的药物

药物	类型和推荐剂量	获益和风险
皮质醇类	对于特定的药物、配方或剂量没有达成共识	对食欲、情绪和生活质量（QOL）的短暂影响 由于毒性作用，不建议长期使用
孕激素类	醋酸甲司特洛480 mg/d 醋酸甲羟孕酮800 mg/d	提高食欲 增加热量摄入和体重增加，但对生活质量没有影响 增加血栓形成事件的风险
大麻素类	多大麻酚5 mg/d	有一些证据可以改善化疗后的食欲障碍和食欲 支持改善厌食症/生活质量的证据很少 精神不良反应
氧化锌	50 mg/d	味觉调节器 证据有限
雄激素类	睾酮或选择性雄激素受体调节剂，可变剂量	有刺激蛋白质合成的潜力 提高生活质量

参考文献

第七章
单倍体造血干细胞移植

STEFAN O. CIUREA AND PIYANUCH KONGTIM
译者：王昱
北京大学人民医院

一、引言

异基因造血干细胞移植是治疗各种血液疾病和免疫疾病的有效方法。长期以来，为了避免强烈的宿主抗移植物及移植物抗宿主病的双向免疫反应，选择合适的异基因造血干细胞移植供者完全依赖于供者和受者之间HLA的匹配程度。然而，相当一部分异基因造血干细胞移植受者无法找到HLA全相合的同胞或无血缘供者。仅有不到30%的患者有全相合同胞供者（matched sibling donor，MSD），而能否找到全相合无血缘供者（matched unrelated donor，MUD），因民族和种族不同而有较大差异。另外，从无血缘供者处获取干细胞的时间平均长达3~4个月，这使得急需进行移植的患者很难得到及时治疗。脐血移植已被用于无HLA全相合供者的患者，但该方案在获得足够数量干细胞（尤其对于成年患者而言）和移植免疫系统不完善等方面的限制，导致其TRM增加。

在过去的几十年中，单倍体造血干细胞移植被越来越多地开展，同时也探索出许多治疗策略来更好地控制因供受者HLA不相合引起的强烈同种异体反应。单倍体造血干细胞移植已成为当今世界发展最快的异基因移植类型[1]。此外，随着单倍体造血干细胞移植的疗效不断提高，接受单倍体造血干细胞移植患者的生存与HLA全相合移植的生存已越发相近，单倍体造血干细胞移植有潜力成为没有MSD且急需移植的患者的替代选择。表7-1总结了单倍体造血干细胞移植的潜在益处。

二、单倍体造血干细胞移植的发展历程

HLA系统由位于6号染色体上的基因控制，是

表7-1 单倍体造血干细胞移植的潜在益处

· 几乎所有患者都可以有供者

· 为急需移植的患者快速提供干细胞

· 获取移植物的成本低，无须干细胞库或使用供者登记

· 获取足量干细胞的能力增强（与结局相关）

· 供者能够采集更多的细胞，用于之后的细胞疗法或干细胞增强

· 与HLA全相合的移植相比，由于供受者之间HLA不相合程度更高，可能产生更强的移植物抗恶性肿瘤效应

抗原提呈和免疫反应的重要组成部分。HLA编码专门向TCR呈递抗原肽的细胞表面分子，或识别外来HLA分子的多态片段，从而产生强烈的免疫应答[2]。移植物抗宿主病主要由供者T细胞对抗受者不相合的HLA抗原引起，供受者之间HLA的不相合程度与移植物抗宿主病风险直接相关[3]。传统的移植物抗宿主病预防方法不足以控制非体外去除T细胞的单倍体造血干细胞移植引起的严重移植物抗宿主病。20世纪90年代以前，HLA单倍体不相合的移植增加严重的移植物抗宿主病、移植失败和器官毒性风险，最终导致了极高的并发症和TRM[4]。

为了减轻引起严重急性移植物抗宿主病的同种免疫反应，研究人员探索了数种T细胞去除的方法[5-7]。多项研究表明，去T细胞移植物可以实现植入和造血系统重建，但移植物排斥和感染并发症的发生率也有所提高。通过提高干细胞回输数量，可以克服由去T细胞的骨髓细胞引起的排斥反应[8]。Aversa及其团队发现，通过大剂量MAC及大剂量的经分选的CD34+的移植物可以降低急性移植物抗宿主病的发生率。但不幸的是MAC和完全清除供者T细胞的移植物会导致各种感染性并发症，特别是病毒感染的发生，进而引起TRM升高[9]。

在此之后，对于移植物的干预策略侧重于经免疫磁珠分选去除供者的T细胞和B细胞，同时保留不同淋巴细胞亚群和促进植入的细胞，因此提高了植活成功率，而不引起强烈的骨髓抑制，也不需要增加回输干细胞剂量[10-11]。对于成人恶性血液系统疾病，Bethge及其团队发现相比于之前CD34+分选的移植物，使用减低剂量预处理（RIC）和去CD3+/CD19+细胞的移植物可达到更

快地植入和免疫重建。该项研究中，29例患者中有28例成功植入，中性粒细胞植活的中位时间为12天。但几乎半数患者死于2～4级急性移植物抗宿主病，仅35%的患者在移植后1年仍然存活[10]。在一项前瞻性多中心的Ⅱ期临床研究中也得到类似的结论[11]，而这种方法在儿童患者中似乎更为可行。在一项针对患有急性白血病和MDS儿童的前瞻性Ⅱ期试验中，使用同样的处理方法，植入成功率达87%，且急性移植物抗宿主病（20%为2～4级）和TRM（8% 1年）的发生率较低[12]。

三、单倍体造血干细胞移植的现代方法

在最早的研究中，研究人员致力于通过选择分选的CD34+细胞或从移植物中清除T细胞和B细胞来降低移植物抗宿主病风险。这些方法导致供者T细胞大量耗竭，从而使移植失败率增加，同时也导致免疫重建的延长，最终导致极高的并发症发生率和死亡率。有证据表明，移植物中的T细胞成分是成功植活、对病原体长期免疫及发挥移植物抗恶性肿瘤效应的先决条件。随着时间的推移，人们逐渐认识到无论是不能有效控制同种异型反应的完全单倍体移植物还是去除大部分T细胞的移植物，都不能带来令人满意的移植结局。因此，研究的方向逐渐转变为去除移植物部分T细胞和在移植后早期应用更强的药物调节。这些更先进的技术在成功克服HLA屏障方面迈出了重要一步，在不增加移植物抗宿主病或TRM风险的前提下加速了免疫重建，并延长了长期生存，与HLA相合移植物的生存相当，使单倍体供者成为干细胞移植的宝贵替代来源。

（一）选择性体外去除移植物中T细胞的单倍体造血干细胞移植

1. 调节性T细胞－常规T细胞共输注的去T细胞单倍体造血干细胞移植

调节性T细胞（CD4+、CD25+、FOXP3+）占血液中CD4+细胞的5%～10%，这类细胞已被证明能抑制异常免疫反应并能调节外周T细胞的动态平衡。在小鼠移植模型中，常规T细胞（conventional T cell，Tcon）和调节性T细胞共输注可以减少致死性移植物抗宿主病的发生、促进免疫重建并保留移植物抗恶性肿瘤效应[13-14]。移植前4天输注供者调节性T细胞（$2×10^6$/kg）进行过继免疫治疗，随后输注常规T细胞（$1×10^6$/kg）及经分选的大剂量CD34+移植物，该方法可以成功预防移植物抗宿主病的发生并促进免疫重建。在最初的研究中，28名患者中有26名在中位时间15天后达到了植活。在移植后未进行移植物抗宿主病预防的前提下，仅观察到2名患者发生了2～4级急性移植物抗宿主病，且无慢性移植物抗宿主病发生。随着T细胞库早期扩增及病原特异性应答，T细胞重建也得到增强。尽管没有患者发生巨细胞病毒相关疾病，但TRM依旧较高（在26名患者中，13名患者为非复发死亡，其中8名死于感染相关合并症）[15]。在其扩展至43名高危白血病患者的队列研究中也得出了相似的结论。在46个月的中位随访时间中，41名可评估患者中仅2名复发。多因素分析结果显示，调节性T细胞-常规T细胞过继免疫疗法是唯一与降低复发风险显著相关的预测因素。然而，尽管实验室证据表明调节性T细胞-常规T细胞过继免疫疗法对于移植后早期T细胞重建有所改善，但与感染并发症相关的TRM仍居高不下（40%）[16]。

2. 同种异体反应性供者T淋巴细胞的光耗竭

该方法利用异体反应性T细胞的光钝化作用，处理后的T细胞在暴露于受者细胞后可大量增殖。一旦被受者来源的抗原呈递细胞（antigen presenting cell，APC）激活，具有同种异体反应性的供者T细胞会表达表面标记或抑制P-糖蛋白泵功能，进而导致光活性物质的累积。暴露于可见光后，供者T细胞库中的同种异体反应性T细胞被清除，而具有抗感染和抗肿瘤效应的未活化的T细胞得以保留。低同种异体反应性的移植物可以通过体外给药TH9402并进行光灭活获得。在一项关于输注异体去T细胞免疫疗法（ATIR101）的Ⅰ期剂量研究中，19名患有血液系统恶性肿瘤的患者输注经分选的CD34+单倍体移植物后约1个月再行ATIR101。预处理方案包括Flu、塞替派、ATG及清髓性剂量的TBI，且移植后不予免疫抑制。4名患者行ATIR101后出现了轻度急性移植物抗宿主

病，5名患者出现了广泛的慢性移植物抗宿主病，8年OS为37%。以上结果表明ATIR101可以在不进行移植后免疫抑制的条件下控制移植物抗宿主病，并且通过增强抗感染和抗白血病能力促进早期免疫保护[17]。相比于既往的去T细胞单倍体造血干细胞移植，2期试验结果表明ATIR101具有更低的TRM（13% *vs.* 37%，6个月）和更高的生存率（83% *vs.* 63%，6个月）[18]。

3. 去除 TCR αβ+/CD19+

TCR由两条不同的蛋白链组成。外周血中大部分T细胞表达αβ TCR（95%），其余表达γδ TCR。临床前模型表明αβ TCR在移植物抗宿主病发生中起到重要作用。先天的γδ TCR能以不依赖主要组织相容性复合体的方式直接识别肿瘤靶点，从而发挥有效的抗肿瘤活性[19]。不少研究已经证实HLA部分不相合异基因造血干细胞移植时，来自供者的γδ TCR数量越多，生存率越高[20-21]，该结论为从动员的外周血单倍体移植物中通过免疫磁珠分选去除αβ T细胞提供了坚实的理论基础。这种方法将移植物中的αβ T细胞减少4log水平，同时保留大部分CD34+细胞、NK细胞和γδ T细胞[22-23]，继以联合去除CD19+B细胞，将会极大程度地预防移植后EB病毒相关的淋巴增殖性疾病。在一项被首次报道的临床研究中，23名晚期血液系统恶性肿瘤的儿童患者接受了去TCR αβ+/CD19+的外周血单倍体造血干细胞移植后，所有患者均达到了持续植入、快速免疫重建及在未进行移植后药物预防的情况下的低移植物抗宿主病发生率[24]。Lang及其团队在一项前瞻性多中心单臂Ⅰ/Ⅱ期临床试验中以摘要的形式报道了60名患有恶性和血液系统非恶性肿瘤的成人和儿童的结果，这些患者在接受去除TCR αβ+/CD19+单倍体造血干细胞移植后不仅达到了快速的植活，且没有患者发生严重的急性移植物抗宿主病。然而，病毒再活化引起的疾病发病率却有所提升（3名患者死于腺病毒感染）。在2年的随访中，OS及DFS分别为62%及53%，累积复发率及TRM为34%及20%[25]。在其他关于儿童或成人的研究中也有相似的报道[26-30]。Locatelli及其团队曾报道80名患者在接受去TCR αβ+/CD19+单倍体造血干细胞移植后表现出很

强的移植物抗恶性肿瘤效应。与HLA MSD及HLA MUD造血干细胞移植相比，5年无移植物抗宿主病/无复发生存率（GVHD-free/relapse-free survival，GRFS）为71%[29]。此外，该种方法无须长期免疫抑制即可降低移植物抗宿主病的发生风险，提高患者的生活质量，特别是对儿童患者而言。

（二）去T细胞的单倍体造血干细胞移植和移植后过继免疫治疗

1. 输注具有病毒特异性的细胞毒性T淋巴细胞

功能性T细胞是抵抗感染性病原体的关键，而去除大部分T细胞的单倍体造血干细胞移植会使受者暴露于致命的感染风险中，特别是再激活或获得性的病毒感染，都会导致较高的发病率和死亡率[6]。不少团队致力于移植后早期输注病毒特异性CTL的研究，以达到预防和治疗病毒感染的目的。Leen等通过转基因生成靶向EB病毒和腺病毒的双重病毒特异性CTL并输注于接受去T细胞单倍体造血干细胞移植（n=6）或位点不相合无血缘异基因造血干细胞移植（n=7）的儿童患者，每位患者在移植后40～150天内输注了5×10⁶～1.35×10⁸/m²。13名患者中无人出现CTL相关的毒性反应或移植物抗宿主病，3名位点不相合无血缘异基因造血干细胞移植患者出现了一过性的EBV-DNA升高，但在未干预的情况下又很快降至基线。2名进行性或持续性腺病毒感染的患者在输注CTL后达到了病毒清除，而其他11名患者均未感染腺病毒或患上腺病毒感染后的相关疾病（未输注CTL且进行类似移植操作的患儿中预期发病率为68%）。与未感染腺病毒或EB病毒相比，本研究中接受双重病毒特异性CTL输注作为预防性治疗的11名患者中有8名出现了其他多种病毒感染，感染时间长达16周[31]。这些结果为在异基因造血干细胞移植后早期输注病毒特异性CTL细胞预防常见病毒的再激活提供了依据。

2. 输注携带自杀基因的供者淋巴细胞

输注携带自杀基因的供者淋巴细胞已被率先用于促进免疫恢复和保留去T细胞单倍体造血干细胞移植的移植物抗恶性肿瘤效应。这些表达外源性插入自杀基因的供者T淋巴细胞在移植物抗宿

主病发生后可以被药物激活。在一项关于单倍体造血干细胞移植的多中心非随机性Ⅰ/Ⅱ期试验中（TK007试验），28名接受了去T细胞单倍体造血干细胞移植的高危血液系统恶性肿瘤患者输注了表达单纯疱疹病毒胸腺嘧啶核苷激酶（thymidine kinase，TK）自杀基因的供者T细胞。如果患者出现移植物抗宿主病，在不进行任何预防性移植物抗宿主病治疗的前提下，可以通过更昔洛韦给药诱导细胞凋亡。在使用更昔洛韦诱导自杀基因表达后，10名Ⅰ～Ⅳ级急性移植物抗宿主病患者和1名慢性移植物抗宿主病患者均得到快速控制[32]，另外，其免疫重建也明显加速。在另一项研究中，研究人员发现通过输注基因工程编辑的TK细胞可以逆转胸腺衰老并促进移植物中供者来源的T细胞重新生成，从而改善免疫重建[33]。尽管这种方法看起来十分有前景，但由于更昔洛韦常被用于治疗移植后早期的巨细胞病毒再活化，导致其作为激活诱导自杀基因的药物并不理想。来自Baylor College of Medicine的团队开发出一种利用iCasp9细胞自杀系统的方法。iCasp9（inducible caspase 9）被人工合成的二聚体药物（AP1903）激活后，会迅速清除表达该结构的细胞。该研究最初在5名复发后接受单倍体造血干细胞移植的白血病儿童中开展，这些患儿回输的移植物均经CD34+分选。给予4名已经发生移植物抗宿主病的患儿单剂量AP1903，在30分钟内清除了90%以上的基因修饰T细胞，且阻止了移植物抗宿主病的进一步发展及复发[34]。一项关于10名患者的长期随访调查证实，可诱导的iCasp9基因工程T细胞可以加速免疫恢复，使用AP1903后也可以快速控制移植物抗宿主病，而对于抗病毒免疫重建没有明显影响[35]。

（三）使用GIAC方案（G-CSF刺激供者、强化免疫抑制、抗胸腺细胞球蛋白和外周血联合骨髓同种异基因移植物）的非去T细胞的单倍体移植

动物实验表明，给予G-CSF可使骨髓再生能力提高10倍以上，并改变T细胞分泌细胞因子的模式：增加Th2型细胞因子（如白细胞介素-4），减少Th1型细胞因子〔如干扰素（interferon，INF）-γ〕，进而增强了免疫耐受，减轻了急性移植物抗宿主病的严重程度[36]。多项临床试验表明，与G-CSF动员的外周血移植物相比，G-CSF动员的骨髓移植物可加速植活，并显著降低移植物抗宿主病的发生率[37]。

此外，强化的移植物抗宿主病预防措施也十分必要。该方法是由中国北京的专家团队针对单倍体造血干细胞移植探索发现的。在初步探索中，Ji及其团队对15名高风险白血病患者的治疗做了报告，这些患者接受了包含阿糖胞苷、Cy、TBI及兔源ATG的增强剂量的预处理方案，以及环孢素联合、MTX及霉酚酸酯组成的移植物抗宿主病预防方案。所有患者均成功植活，中性粒细胞及血小板植活的中位时间分别为19天和21天。然而，2～4级急性移植物抗宿主病的累积发生率为33%，且有3名患者死于重度移植物抗宿主病，预计2年DFS为60%[38]。随后，Huang等证实，在体外将G-CSF诱导的骨髓与外周血干细胞融合后，可以保留T细胞的低反应性和T细胞从Th1向Th2的极化[39]。该方法在HLA不相合或单倍体移植的条件下有望增强免疫耐受。GIAC方案被稍作修改，予G-CSF动员，回输骨髓和外周血干细胞。中国的团队报道了171名血液系统恶性肿瘤患者通过该方案治疗后5年的生存情况。供者首先使用G-CSF动员5～6天，第4天开始采集造血祖细胞（hematopoietic progenitor cell，HPC），目标量为单个核细胞数（3～4）×10^8/kg。在第5天和第6天，通过单采获取外周血干细胞。预处理方案为：阿糖胞苷、Bu、Cy及司莫司汀。患者均接受了由ATG、环孢霉素、霉酚酸酯及短疗程MTX组成的强效免疫抑制方案。移植物抗宿主病的发生率依旧很高，2～4级急性移植物抗宿主病的发生率为55%，3～4级重度急性移植物抗宿主病的发生率为23%，2年内慢性移植物抗宿主病的发生率为74%（其中47%为广泛型慢性移植物抗宿主病）。标危组患者的2年TRM、复发率和DFS分别为20%、12%和68%，高危组患者分别为31%、39%和42%[40]。在250例急性白血病接受同样治疗方案的患者中，也可以得到相似的结论。99%的患者达到了快速植活。在移植后100天，2～4级

急性移植物抗宿主病的累积发生率为34%，2～4级急性移植物抗宿主病的发生率为13%，低于之前的报道。3年慢性移植物抗宿主病的发生率为54%，其中23%为广泛型慢性移植物抗宿主病。AML和ALL的标危组患者3年的复发率分别为12%和24%，高危组患者的复发率分别为20%和48%。有趣的是，10名移植后复发的患者接受了改良的治疗性供者淋巴细胞输注，其中包括用G-CSF动员的外周血干细胞（而非单采供者淋巴细胞）及短期免疫抑制治疗。其中7例达到完全缓解，标准风险组AML和ALL的3年DFS分别为71%和56%，高风险组分别为60%和25%[41]。该团队近期又报道了一项对GIAC方案改造后形成的新方案：在移植后第3天及第4天使用小剂量Cy（14 mg/kg）将会改善移植物抗宿主病的发生率、TRM、复发率及生存率[42]。尽管多项研究表明GIAC方案是可行的，在不同条件下均可以获得高植活率、低TRM及高生存率[43-45]，但在中国以外的其他机构经验仍十分有限。

（四）移植后使用大剂量环磷酰胺的非去T细胞的单倍体移植

Cy是一种来源于氮芥类植物的烷化剂，其活性代谢产物通过引起DNA交联抑制细胞分裂。Cy诱导免疫耐受的功能首次在异体皮肤移植的动物模型中被发现：在小鼠皮肤异体移植后，早期腹腔注射大剂量Cy可以延缓主要组织相容性复合体不相合带来的移植物排斥反应[46]。在造血干细胞移植动物模型中，第+3天注射Cy则可以使主要组织相容性复合体不相容的干细胞稳定植活，并减少致死性或非致死性移植物抗宿主病的发生率[47]。Cy可以通过以下三种可能的机制诱导免疫耐受：①直接清除宿主体内具有高度增殖活性的异体反应性T细胞；②胸腺内克隆清除具有供者同种异体反应性的宿主前体T细胞；③诱导宿主抑制T细胞[48]。Ross及其团队发现，比起静息状态或记忆T细胞，具有异体反应性或被刺激产生的T细胞（也是引起移植排斥反应和移植物抗宿主病的T细胞）对Cy的细胞毒作用更敏感[49]。Kastan等发现，人类造血祖细胞高水平表达细胞质乙醛脱氢酶，而

这种酶对Cy的细胞毒作用具有拮抗作用[50]。此外，临床前及临床研究表明，调节性T细胞通过表达乙醛脱氢酶来拮抗Cy可能会起到预防移植物抗宿主病的作用[51-52]。由于Cy能够在NMA的情况下诱导最大程度的免疫抑制，并在一定程度上保护非增殖细胞和调节性T细胞，多个中心已开展了多项临床试验，以评估PTCy在单倍体造血干细胞移植中预防移植物抗宿主病的功效。

考虑到NMA条件下移植物抗宿主病的发生率较高，约翰霍普金斯大学的团队率先在接受NMA的患者中开展了使用高剂量PTCy的研究。初步Ⅰ期临床试验旨在研究接受Flu、Cy和2 Gray（Gy）TBI方案的NMA预处理后，PTCy预防移植排斥反应和移植物抗宿主病的安全性和有效性。患者在接受单倍体供者非去T细胞骨髓移植后，+3天开始使用Cy（50 mg/kg），从+4天开始使用霉酚酸酯和FK506[53]。由于观察到较好的移植效果和广泛型慢性移植物抗宿主病风险明显减低，随后的方案修改为在第4天追加1剂Cy。该项研究中，急性移植物抗宿主病或慢性移植物抗宿主病的发生率及TRM均非常低。然而，急性白血病患者使用NMA预处理后[54]，半数以上患者在移植后1年复发[53]。

为了降低复发风险，尤其是对于高危髓系恶性肿瘤的患者，不同团队研究出了一些更高强度的预处理方案。Solomon及其团队在一项Ⅱ期研究中报告了20名接受未去T细胞的单倍体造血干细胞移植患者的治疗情况，这些患者接受MAC，采用外周血干细胞移植联合PTCy的治疗模式。预处理方案包括Flu、Bu及Cy。移植物抗宿主病预防方案包括+3天及+4天使用PTCy 50 mg/kg，+5天使用FK506及霉酚酸酯。所有患者均观察到快速植活，2～4级急性移植物抗宿主病和3～4级急性移植物抗宿主病的累积发生率分别为30%和10%，且未出现急性移植物抗宿主病相关死亡。NRM仅为10%，1年预计OS、DFS及复发率分别为69%、50%及40%[55]。

M. D. 安德森癌症中心的研究团队报道了前100例使用以Mel为基础的预处理方案治疗血液系统恶性肿瘤的结果。预处理方案包括Flu（160 mg/m²）、Mel（100～140 mg/m²）、塞替派（5 mg/

kg）或2 Gy TBI。除4名患者外，其他患者均接受了骨髓造血干细胞移植。高危髓系、淋系恶性肿瘤患者的3年PFS分别为56%和62%，1年NRM分别为12%和22%[56]。在M. D. 安德森癌症中心的另一项前瞻性临床Ⅱ期研究中，60名患者采用该方案处理后，100天2～4级急性移植物抗宿主病的发病率为28%，2年慢性移植物抗宿主病的发病率为24%。1年累积NRM及复发率分别为21%及19%，1年PFS及OS分别为70%及60%[57]。这些结果与约翰霍普金斯大学及弗雷德哈钦森大学的Ⅰ/Ⅱ期临床试验数据相比更好，后者1年的NRM、复发率、LFS和OS分别为15%、51%、34%和46%[53]。

以TBI为基础的MAC在联合PTCy的单倍体造血干细胞移植中也进行了研究。Solomon团队开展了一项前瞻性Ⅱ期试验，研究了总量12 Gy分次TBI联合Flu180 mg/m²和输注单倍体供者的非去T细胞的外周血干细胞的疗效。2～4级和3～4级急性移植物抗宿主病的发生率分别为43%和23%，慢性移植物抗宿主病的累积发生率为56%，其中10%为重度慢性移植物抗宿主病，该项研究中NRM非常低（2年为3%），预计2年OS、DFS和复发率分别为78%、73%和24%。在中低DRI群体中，单倍体造血干细胞移植的2年DFS优于同期治疗的MUD治疗队列（100% vs. 74%），而在高危和极高危DRI组，DFS无显著差异（单倍体造血干细胞移植39% vs. MUD 37%）[58]。

来自意大利的团队提出了另一种MAC方案：塞替派10 mg/kg，Bu 10 mg/kg及Flu 150 mg/m²（TBF）[59]，425名患者在接受了以上方案后，移植物抗宿主病的发生率较低，2～4级和3～4级急性移植物抗宿主病的累积发生率分别为28%和3%。尽管移植物抗宿主病的整体发生率不高，但3～4级急性移植物抗宿主病患者的OS相较于没有或者有轻度急性移植物抗宿主病的患者来说明显降低（5年OS 16% vs. 52%）[60]。EBMT急性白血病工作组开展的一项回顾性研究对比了使用TBF方案和以TBI为基础的MAC方案进行预处理的非去T细胞的单倍体造血干细胞移植结果。对比两种预处理方案，2年广泛型慢性移植物抗宿主病（9%

vs. 12%）、复发率（34% vs. 8%）、LFS（45% vs. 9%）、OS（50% vs. 55%）和无移植物抗宿主病/无复发生存率（36% vs. 39%）均无显著性差异。然而，以TBI为基础的方案与总体慢性移植物抗宿主病（42% vs. 27%）风险增高相关[61]。

在联合PTCy的单倍体造血干细胞移植方案下，多种预处理方案已被广泛研究，因此选择最适合患者的方案可能颇具挑战性。CIBMTR对1325名接受了非去T细胞骨髓或外周血单倍体移植的AML、ALL或MDS的成年患者进行了回顾性研究，结果表明，在55岁以下的患者中，RIC/NMA预处理方案相较于MAC方案来说复发率较高，DFS较低，但NRM无明显差异。然而，在老年患者中，RIC方案和MAC方案疗效相当。以上结果表明，MAC应作为年轻患者的首选，而RIC方案更适合无法耐受MAC的患者，至少在急性白血病及MDS中如此[62]。淋巴恶性肿瘤患者一般需要RIC方案，多项研究显示，Flu、Cy和2 Gy TBI方案或Flu、Mel 100 mg/m²和2 Gy TBI方案均有很好的疗效[63]。

总之，这些令人信服的临床数据表明PTCy联合钙调磷酸酶抑制剂及霉酚酸酯对控制单倍体造血干细胞移植后的移植物抗宿主病非常有效，并且可与多种类型及不同强度的预处理方案联合使用。通过这种方法，移植后并发症的发生率显著降低，目前多项回顾性研究表明单倍体半相合和其他来源的供者治疗效果相当（表7-2）。此外，对最近20项回顾性研究（分别包括1783名单倍体造血干细胞移植和6077名无血缘供者移植）的荟萃分析表明两种移植方案在生存上没有差别，但采用单倍体造血干细胞移植联合PTCy与HLA相合或不相合的无血缘供者移植相比，各种类型移植物抗宿主病及NRM的发生率均降低[64]。

由于其在单倍体造血干细胞移植中预防移植物抗宿主病的有效性高、成本低且易于使用，以PTCy为基础的移植物抗宿主病预防方法目前正在HLA相合移植的患者中进行研究，并取得了同样良好的结果。

表7-2　单倍体相合移植和其他供者来源的结局比较

参考文献	研究类型；疾病类型	对照组 (n)	急性GVHD II~IV级 (%)	慢性GVHD (%)	非复发死亡	复发	无事件生存	总生存期
单倍体 vs. 脐血移植								
Brunstein[65]	前瞻性研究II期；白血病、淋巴瘤	单倍体联合PTCy (n=50) vs. 双CB (n=50)	32% vs. 40%	13% vs. 25%	1年 7% vs. 24%	1年 45% vs. 31%	1年 48% vs. 46%	1年 64% vs. 54%
Fuchs[66]	III期前瞻性RCT；白血病、淋巴瘤	单倍体联合PTCy (n=182) vs. 双CB (n=186)	28% vs. 35%	26% vs. 22%	2年 11% vs. 18%	2年 48% vs. 47%	2年 41% vs. 35%	2年 57% vs. 46%
Ruggeri[67]	回顾性研究（Eurocord 及EBMT）；ALL、AML	非去T细胞的单倍体 (n=518) vs. 单或双CB (n=928)	AML 27% vs. 31%；ALL 31% vs. 33%	AML 29% vs. 24%；ALL 31% vs. 25%	NS	NS	2年 AML 32% vs. 38%；ALL 28% vs. 34%	NA
Giannotti[68]	回顾性研究（Eurocord 及EBMT）；AML	非去T细胞的单倍体 (n=186) vs. 单CB (n=147)	26% vs. 29%	33% vs. 37%	2年 21% vs. 48%	2年 17% vs. 12%	2年 63% vs. 40%	2年 69% vs. 42%
Fatobene[69]	回顾性研究（Eurocord, EBMT及CIBMTR）；淋巴瘤	单倍体联合PTCy BM (n=357) /PB (n=169) vs. 单或双CB (n=214)	20%/35% vs. 43%	11%/18% vs. 17%	4年 20%/18% vs. 33%	4年 34%/30% vs. 31%	4年 46%/52% vs. 36%	4年 58%/59% vs. 49%
单倍体 vs. 无血缘供者移植								
Bertaina[70]	回顾性研究（AIEOP-HSCT网络）；ALL、AML儿童患者	αβ TCD单倍体 (n=98) vs. MUD (n=127) / MMUD (n=118)	16% vs. 35%/44%	6% vs. 12%/29%	9% vs. 6%/28%	29% vs. 26%/17%	5年 62% vs. 65%/55%	5年 64% vs. 68%
Gaballa[57]	前瞻性研究II期非RCT；血液系统恶性肿瘤	单倍体联合PTCy (n=60) vs. 9/10 MUD联合PTCy (n=46)	28% vs. 33%	24% vs. 19%	2年 23% vs. 34%	2年 24% vs. 25%	2年 53% vs. 42%	2年 55% vs. 52%
Sun[71]	回顾性配对比较（EBMT）；AML CR1	单倍体联合GIAC (n=87) vs. MUD (n=87)	31% vs. 31%	35% vs. 43%	5年 14% vs. 16%	5年 13% vs. 24%	5年 74% vs. 60%	5年 78% vs. 63%

续表

参考文献	研究类型；疾病类型	对照组（n）	急性GVHD II～IV级（%）	慢性GVHD（%）	非复发死亡	复发	无事件生存	总生存期
Ciurea[72]	回顾性研究（CIBMTR）；AML	单倍体联合PTCy（n=192）vs. MUD（n=1982）	MAC 16% vs. 33%; RIC 19% vs. 28%	MAC 30% vs. 53% RIC 34% vs. 52%	MAC 14% vs. 20%; 3年 RIC 9% vs. 23%	MAC 44% vs. 39%; 2年 RIC 42% vs. 37%	MAC 44% vs. 39%; 3年 RIC 58% vs. 42%	MAC 45% vs. 50%; 3年 RIC 46% vs. 44%
Kante[73]	回顾性研究（CIBMTR）；淋巴瘤	单倍体联合PTCy（n=185）vs. MUD不联合ATG（n=491）/联合ATG（n=241）	27% vs. 40%/49%	2年 15% vs. 62%/37%	3年 17% vs. 22%/27%	3年 36% vs. 28%/36%	3年 47% vs. 49%/38%	3年 60% vs. 62%/50%
Gooptu[74]	回顾性研究（CIBMTR）；AML, MDS	单倍体联合PTCy（n=2036）vs. MUD联合PTCy（n=284）	MAC 33% vs. 32%; RIC 29% vs. 29%	1年 MAC 33% vs. 25%; 2年 RIC 27% vs. 29%	1年 MAC 15% vs. 15%; 2年 RIC 16% vs. 8%	1年 MAC 19% vs. 21%; 2年 RIC 42% vs. 37%	1年 MAC 66% vs. 65%; 2年 RIC 41% vs. 55%	1年 MAC 75% vs. 77%; 2年 RIC 54% vs. 67%
Brissot[75]	回顾性研究（CIBMTR）；活动期AML	单倍体联合PTCy（n=199）vs. MUD/MMUD（n=1494）	28% vs. 31%/36%	19% vs. 26%/27%	2年 25% vs. 26%/27%	2年 52% vs. 46%/51%	2年 LFS 23% vs. 28%/22% 2年GRFS 16% vs. 16%/16%	2年 29% vs. 35%/28%
Nagler[76]	回顾性研究（EBMT）；AML CR1	非去T细胞的BM单倍体（n=401）vs. PB MUD（n=192）	19% vs. 30%	29% vs. 39%	2年 22% vs. 15%	2年 25% vs. 26%	2年 LFS 58% vs. 62%; 2年 GRFS 52% vs. 44%	2年 65% vs. 64%

单倍体 vs. HLA MSD

参考文献	研究类型；疾病类型	对照组（n）	急性GVHD II～IV级（%）	慢性GVHD（%）	非复发死亡	复发	无事件生存	总生存期
Lu[77]	回顾性研究；ALL, AML, CML, MDS	单倍体联合GIAC（n=153）vs. MSD联合GIAC（n=158）	40% vs. 32%	55% vs. 56%	2年 22% vs. 14%	2年 18% vs. 13%	2年 64% vs. 71%	2年 71% vs. 72%

参考文献	研究类型；疾病类型	对照组（n）	急性GVHD II～IV级（%）	慢性GVHD（%）	非复发死亡	复发	无事件生存	总生存期
Ghosh[78]	回顾性研究（CIBMTR）；淋巴瘤	单倍体联合PTCy（n=180）vs. MSD（n=807）	27% vs. 25%	12% vs. 45%	1年 10% vs. 9%	3年 37% vs. 40%	3年 48% vs. 48%	3年 61% vs. 62%
Robinnson[79]	回顾性病例对照研究（CIBMTR+EBMT）；AML, ALL	非去T细胞的单倍体弟姐妹（n=218）vs. MSD（n=843）；单倍体后代（n=218）vs. MSD（n=864）	32% vs. 26%；16% vs. 23%	42% vs. 51%；28% vs. 46%	2年 15% vs. 13%；21% vs. 17%	2年 37% vs. 37%；45% vs. 41%	2年 48% vs. 50%；34% vs. 42%	61% vs. 61%；44% vs. 51%
Battipaglia[80]	回顾性研究（EBMT）；复发或难治性AML	单倍体联合PTCy及体内TCD（n=843）vs. MSD（n=1654）	28% vs. 27%	27% vs. 42%	2年 31% vs. 22%	2年 50% vs. 51%	19% vs. 27%；GRFS 18% vs. 26%	2年 25% vs. 32%
Ahmed[81]	回顾性研究（CIBMTR）；经典HL	单倍体联合PTCy（n=139）vs. MSD（n=457）	45% vs. 30%	28% vs. 56%	3年 14% vs. 10%	3年 48% vs. 56%	3年 38% vs. 34%	3年 63% vs. 63%
单倍体相合移植 vs. HLA MSD/HLA MUD								
Di Stasi[82]	回顾性研究；AML, MDS	单倍体联合PTCy（n=32）vs. MSD（n=87）vs. MUD（n=108）	29% vs. 31% vs. 29%	19% vs. 43% vs. 30%	1年 24% vs. 20% vs. 35%	1年 33% vs. 28% vs. 23%	1年 43% vs. 52% vs. 42%	1年CR: 77% vs. 82%（MSD+MUD）
McCurdy[83]	回顾性研究；血液系统恶性肿瘤	NMA单倍体联合PTCy（n=270）vs. MAC MSD联合PTCy（n=193）vs. MAC MUD联合PTCy（n=119）	27% vs. 37% vs. 50%	12% vs. 8% vs. 19%	3年 14% vs. 17% vs. 17%	48% vs. 42% vs. 39%	3年 38% vs. 41% vs. 44%	3年 49% vs. 58% vs. 56%

续表

参考文献	研究类型；疾病类型	对照组（n）	急性GVHD II～IV级（%）	慢性GVHD（%）	非复发死亡	复发	无事件生存	总生存期
Bashey[84]	回顾性研究；血液系统恶性肿瘤	单倍体联合PTCy（n=116）vs. MSD（n=181）vs. MUD（n=178）	41% vs. 28% vs. 48%	2年（中度重度）31% vs. 44% vs. 47%	2年17% vs. 14% vs. 16%	2年 29% vs. 30% vs. 34%	2年 54% vs. 56% vs. 50%	2年 57% vs. 72% vs. 59%
Blaise[85]	回顾性研究；血液系统恶性肿瘤	单倍体联合PTCy（n=31）vs. MSD（n=47）vs. MUD/MMUD（n=63）	23% vs. 21% vs. 44%	2年 13% vs. 35% vs. 24%	2年 10% vs. 11% vs. 34%	2年 23% vs. 25% vs. 31%	2年 67% vs. 64% vs. 38%	2年 70% vs. 78% vs. 51%
Sanz[86]	回顾性研究（EBMT）；ALL CR1	单倍体联合PTCy（n=297）vs. MSD联合PTCy（n=78）vs. MUD联合PTCy（n=94）	32% vs. 34% vs. 41%	35% vs. 42% vs. 50%	21% vs. 21% vs. 18%	2年 20% vs. 28% vs. 20%	2年 59% vs. 51% vs. 62%	2年 66% vs. 62% vs. 69%
Karam[87]	回顾性研究；血液系统恶性肿瘤	年轻单倍体供者联合PTCy（n=93）vs. 年长供者MDS（n=222）vs. 年长供者MUD（n=91）	34% vs. 22% vs. 48%	38% vs. 47% vs. 48%	1年 12% vs. 11% vs. 8%	1年 22% vs. 20% vs. 31%	1年 66% vs. 69% vs. 61%	1年 79% vs. 80% vs. 79%
单倍体相合移植 vs. 其他来源移植物								
Raiola[88]	回顾性研究；血液系统恶性肿瘤	单倍体联合PTCy（n=92）vs. MSD（n=176）vs. MUD（n=43）vs. MMUD（n=43）vs. CB（n=105）	14% vs. 31% vs. 21% vs. 42% vs. 19%	15% vs. 29% vs. 22% vs. 19% vs. 23%	1000天 18% vs. 24% vs. 33% vs. 35% vs. 35%	1000天 35% vs. 40% vs. 23% vs. 30% vs. 30%	4年 43% vs. 32% vs. 36% vs. 34% vs. 33%	4年 52% vs. 45% vs. 43% vs. 40% vs. 34%

ALL：急性淋巴细胞白血病；AML：急性髓系白血病；ATG：抗胸腺细胞球蛋白；BM：骨髓；CR：完全缓解；DFS：无病生存；GVHD：移植物抗宿主病；MAC：清髓性预处理；MMUD：不全相合无血缘供者；MUD：全相合无血缘供者；MSD：全相合同胞供者；NA：无法获取；NS：无显著差异；OS：总生存期；PB：外周血；PTCy：移植后环磷酰胺；RIC：减低强度预处理；TCD：去T细胞；CB：脐血；RCT：随机对照试验；MDS：骨髓增生异常综合征。
译者注：Eurocord是指欧洲脐血移植登记中心。

四、单倍体造血干细胞移植的潜在并发症（表7-3）

表7-3　单倍体造血干细胞移植的潜在并发症

- DSA相关的植入失败多见于多产妇或大量输血的患者。为了预防致命性并发症，推荐移植前对每位患者均进行HLA抗体水平及其激活补体能力（C1q检测）的检测。
- 延迟免疫重建多见于应用广泛去T细胞的haplo-HCT患者，可能导致机会性感染及死亡风险增加。采用新的去部分T细胞方案、病原特异性CTL过继免疫治疗及非去T细胞haplo-HCT联合PTCy可预防该风险。
- 出血性膀胱炎常与BK病毒相关，罕见原因包括移植后使用大剂量环磷酰胺。环磷酰胺诱发的HC多在用药后24~48小时出现，而BK病毒相关的HC则在移植后1~2个月出现。
- 细胞因子释放综合征在接受未经处理的移植物和以PTCy为基础的GVHD预防的外周血移植患者中较为常见，haplo-HCT后5天内出现发热的患者应高度警惕。对于≥2级CRS的患者，早期应用托珠单抗±激素可以有效控制。

CRS：细胞因子释放综合征；DSA：供者特异性抗体；GVHD：移植物抗宿主病；haplo-HCT：单倍体造血干细胞移植；HC：出血性膀胱炎；HLA：人类白细胞抗原；PTCy：移植后环磷酰胺；CTL：细胞毒性T淋巴细胞。

（一）植入失败

植入失败虽然越来越少见，但由于长期的全血细胞减少、危及生命的感染和大出血的风险增加，均与预后不良相关，所以植入失败仍然是移植后的主要并发症[89]。目前已知的危险因素包括高龄、受者因妊娠或输血而产生的同种免疫、供受者间HLA高度不相合、ABO血型主侧不相合、应用NMA预处理、干细胞数量过少、骨髓移植及去除T细胞的移植物[90-91]。在过去，去T细胞单倍体造血干细胞移植植入失败的概率较高，在10%~20%[7, 28, 70, 92]。随着现代单倍体造血干细胞移植方案的改进，以及认识到供者特异性抗体是单倍体移植物排斥的主要原因，植入失败的发生率已得到显著改善。

宿主免疫反应包括由残留的宿主T淋巴细胞或NK细胞介导的细胞免疫，以及由针对供者HLA抗原的供者特异性抗体介导的体液免疫，均是导致单倍体造血干细胞移植植入失败的主要原因。虽然在单倍体造血干细胞移植时使用PTCy或其他强度更大的预处理方案可以有效降低细胞介导的移植排斥反应的风险[58]，但预处理或移植后免疫抑制治疗并不能减少早先形成的同种异体抗体，而需要在移植前进行有效的脱敏治疗。虽然在移植受者体内可以发现多种同种异体抗体，但只有针对供者HLA抗原的抗体才会导致植入失败[93-98]。这种形式的移植排斥反应对于在怀孕期间对孩子父系HLA抗原发生同种致敏的女性受者尤其重要[94, 97]。我们的团队利用固相免疫分析增强抗体检测，并首次报道单倍体造血干细胞移植原发植入失败与供者特异性抗体显著相关[97]。在这项研究中，所有供者特异性抗体达到中等或高等水平的患者均为多胎生产的女性，最常见的是对HLA-DR的反应[97]。然而，有报道称原发植入失败与针对供者低表达HLA基因位点的抗体形成有关，如HLA-DPB1、HLA-DQB1[98]。不同单倍体造血干细胞移植平台体系下的几项研究已经证实了供者特异性抗体对植入失败风险的影响[93, 95]。除了影响植入外，供者特异性抗体还会导致原发性植入功能不良[95]及单倍体造血干细胞移植后患者生存期缩短[98]。供者特异性抗体介导的移植物排斥反应已经被验证是由补体介导的细胞毒作用所引起[99]，并且与高水平的供者特异性抗体相关（＞5000平均荧光强度）。这也为通过试验检测供者特异性抗体补体结合能力提供了理论基础。此外，移植时持续C1q阳性是原发植入失败的高风险因素，而C1q阴性的患者常常会成功移植[94]。这也被列入EMBT专家组近期发布的摘要建议[100]。

为了避免原发植入失败，为有抗HLA抗体的受者筛选无相应HLA抗体的供者非常重要。当可选择的供者数量有限时，就需要进行移植前脱敏治疗以降低供者特异性抗体水平并促进植入。M. D. 安德森癌症中心研究团队率先开创了一种移植前供者特异性抗体脱敏方案，该方案包括在移植前1周，隔天用1~1.5倍血浆量进行3次血浆置换，然后在血浆置换完成的第2天予单剂量利妥昔单抗375 mg/m²，1天后再予1次静脉注射Ig。之后又对该方案进行了修改，在第1天输注来自单倍体供者1单位全血的辐照白膜层细胞。该方案有助于在移植前中和剩余供者特异性抗体。初步经验表明，脱敏治疗后C1q阴性的患者成功植入，提示比起清除非补体结合的供者特异性抗体，C1q阴性才是治疗的主要目标[94]。M. D. 安德森癌症中心和美国希望之城国家医疗中心对37例使用该方案处理供者特异性抗体的单倍体造血干细胞移植患者的最新结果表明，初始供者特异性抗体<20 000平均荧光强度且经脱敏治疗后C1q阴性患者的移植结果、TRM和存活率与无供者特异性抗体的对照组相当。在多因素分析中，初始供者特异性抗体>20 000平均荧光强度和脱敏后持续C1q阳性患者的植入率显著降低，进而导致NRM显著升高和较低的OS[101]。

对植入失败的患者而言，立即进行第二次移植往往是唯一的选择，以防止因长期骨髓增生不良导致的合并症和死亡。然而，要避免严重的并发症需要考虑诸多因素，如使用MAC方案进行二次移植可能会增加毒性反应和移植相关死亡风险。此外，对于因移植物免疫排斥导致的原发植入失败来说，选择能及时捐献干细胞的其他供者至关重要。Kongtim等开展的回顾性研究结果表明，对于植入失败的患者，紧急进行第二次单倍体造血干细胞移植并采用NMA方案预处理（Flu、Cy及2 Gy TBI方案），相比于其他挽救性治疗方案生存期更长。既往接受过单倍体造血干细胞移植后出现植入失败的患者，需要更换另一位单倍体供者，该供者不相合的单倍体与原供者不同且无供者特异性抗体，以获得更好的疗效[102]。

总而言之，大量证据证实了供者特异性抗体与单倍体造血干细胞移植植入失败之间的联系。目前为止，使用血浆置换、利妥昔单抗、静脉注射Ig及供者白膜层细胞进行脱敏治疗似乎是对高供者特异性抗体（>20 000平均荧光强度）水平患者最有效的处理方案。在探索出更有效的脱敏治疗方案之前，供者特异性抗体水平极高和（或）经过上述方案后C1q仍呈阳性的患者应避免接受移植。

（二）免疫重建延迟和感染性并发症

免疫系统的恢复是异基因造血干细胞移植后

抵御各种病原体和实现长期生存的关键。粒细胞重建后，NK细胞是移植后第一个月最先增殖的细胞，随后是B细胞的增殖，而T细胞的增殖需要长达数月甚至数年时间。异基因造血干细胞移植后的免疫重建受到多种因素的影响，如广泛地去除T细胞、输注的干细胞数量过少、移植物抗宿主病的发生，以及激素治疗时间过长等。对于单倍体造血干细胞移植患者而言，与非去T细胞的移植物相比，输注去T细胞的移植物已被证实与移植后免疫功能恢复的延迟显著相关，进而会导致继发机会感染的发病率和死亡率增加[7]。在一项前瞻性研究中，20名患儿接受单倍体造血干细胞移植，输注大剂量高度纯化CD34+HCT，NK细胞在+30天显著增加，而T细胞和B细胞在+72天和+68天才开始重建。早期重建的T细胞主要是原始的活化表型，使TCR库严重倾斜。移植后6个月初始T细胞开始出现，TCR库的多样性也有所增加[7]。所有患者在+200天都能自我维持足够的免疫球蛋白水平。在这20名患者中，3人在移植后+100天死于细菌、病毒和真菌感染，这提示在此期间患者对病原体的免疫力不足[103]。在使用RIC预处理，去CD3+/CD9+T细胞的hapol-HCT方案中，也报道了类似的B细胞和T细胞延迟重建的模式。在该研究中，即使可以迅速植入，仍有28名患者中有10例死于感染：1名患者罹患EB病毒相关淋巴增殖性疾病，8名患者出现巨细胞病毒再激活，6名患者出现人类疱疹病毒-6（human herpesvirus 6，HHV-6）激活[104]。Mulanovich等报道，在去T细胞的单倍体造血干细胞移植中，病毒感染最为常见，移植后第1年的发病率为每1000个患者日均18.3例。大多数成年患者均存在巨细胞病毒再激活，其次是BK病毒膀胱炎和流感[6]。

目前已经探索出多种方案来促进免疫学恢复并产生针对病原体的免疫保护，如选择性清除移植物中同种异体反应性T细胞或进行移植后病毒特异性T细胞免疫疗法。Lange等报道，与接受经分选的CD34+细胞的移植物进行历史对照，接受去TCR αβ+T细胞单倍体移植物的患者免疫恢复得更快。有趣的是，αβ T细胞的恢复速度加快（尽管已清除该亚群），这可能是由于γδ T细胞亚群处于适宜的细胞因子环境中[28]。

Change等报道，使用GIAC方案与HLA相合受者相比，非去T细胞单倍体造血干细胞移植受者移植后90天的T细胞与树突状细胞数量更低，进而导致在移植后早期巨细胞病毒再激活的发生率更高，这种延迟恢复对于移植预后产生了重要影响[105]。

在使用以PTCy为基础的移植物抗宿主病预防方案后，免疫重建问题似乎得到了解决。Di Stasi等的一项研究中，淋巴细胞亚群的免疫重建在使用PTCy的单倍体造血干细胞移植与HLA MSD及NUD基本一致。这说明在该情况下使用PTCy不会导致T细胞亚群的免疫重建显著延迟[82]。我们的研究团队有相似的结果：接受PTCy方案的患者比接受去T细胞的单倍体造血干细胞移植的患者，更有利于移植后最初6个月对CD4+和CD8+T细胞的免疫重建，从而降低真菌和病毒感染的发生率[7]。

（三）出血性膀胱炎

单倍体造血干细胞移植患者的出血性膀胱炎可能由Cy毒性或膀胱局部病毒感染引起。Cy代谢产物为丙烯醛，随尿液排出，尿道上皮细胞暴露于其中可能导致尿道上皮损伤，在非感染的情况下表现为排尿困难、尿频和血尿。Cy引起的出血性膀胱炎在接触药物数天内出现，症状的严重程度取决于用药剂量和时间。其他因素也可以导致出血性膀胱炎，如高强度的化疗、重度血小板减少、病毒感染（如BK病毒或腺病毒）或移植物抗宿主病。多项研究报道单倍体造血干细胞移植（包含接受PTCy的患者）后出血性膀胱炎的发生率增高，主要与BK病毒感染相关。这可能是由于使用Cy后继发上皮损伤，从而使BK病毒在尿液中的增殖增强[59, 106]。

BK病毒属于多瘤病毒科多瘤病毒1属。原发性BK病毒感染多发生在婴幼儿时期，大多无症状，约90%的人处于泌尿道潜伏期。在免疫力低下的宿主中，病毒可重新激活，通常在移植后1~2个月引起出血性膀胱炎。在M. D. 安德森癌症中心的一项研究中，接受Mel预处理的24%的患者出现了BK病毒出血性膀胱炎，其中严重膀胱炎（3~4级）占8%，需要进行膀胱冲洗或肾造瘘[107]。BK

病毒出血性膀胱炎的高危因素包括：年轻患者、MAC、Bu为基础的预处理方案，以及去除T细胞。尽管BK病毒膀胱炎的发生增加并发症并延长住院时间，但大多数患者在接受持续性膀胱冲洗和镇痛等支持治疗后4~6周即可缓解。重症病例可受益于BK病毒CTL的治疗。

（四）细胞因子释放综合征

细胞因子释放综合征的临床表现为发热、低血压、缺氧、血管通透性增加和多器官功能衰竭，实验室检查可发现炎性细胞因子水平升高，如白细胞介素-6、干扰素-α、白细胞介素-2及C反应蛋白，但无感染证据。细胞因子释放综合征轻者仅表现为轻微的流感样症状，重者则表现为危及生命的全身炎症反应综合征（systemic inflammatory response syndrome，SIRS）。这种综合征最初是在接受单克隆抗体治疗和CAR-T细胞疗法的患者中发现的，在接受PTCy，特别是接受外周血干细胞的患者中也有报道。单倍体造血干细胞移植患者细胞因子释放综合征的发生率高达80%~90%，但大多数病例为轻症。在输注外周血干细胞后早期出现发热（0~+5天）在第二剂Cy后退热。3~4级重症细胞因子释放综合征的发生率仅12%~17%[108-110]。除了用外周血干细胞外，单倍体造血干细胞移植后重症细胞因子释放综合征的高危因素还包括：高龄、HLA-DRB1不相合、巨细胞病毒感染、放射治疗史、高危疾病、多种合并症和既往移植史。一项回顾性多中心研究报道，接受非去T细胞的单倍体造血干细胞移植联合PTCy的451名患者中，外周血来源的移植物细胞因子释放综合征发生率明显高于骨髓来源的移植物（19.5% vs. 4.9%）[110]，这可能是由于外周血来源的移植物含较多T细胞，这些T细胞在移植后早期增殖并被激活。尽管已经观察到细胞因子释放综合征患者的促炎性细胞因子水平显著增高，但尚未证实其与细胞因子释放综合征的严重程度间存在相关性[108-109]。多项研究表明单倍体造血干细胞移植患者发生重症细胞因子释放综合征对于预后有显著的负面影响，可能导致中性粒细胞植入延迟、TRM增高及生存率降低[109]。单倍体造血干细胞移植后细胞因子释放综合征的治疗与CAR-T细胞治疗后细胞因子释放综合征的治疗基本相同。对于大多数轻症细胞因子释放综合征患者来说，对症治疗即可（抗组胺药、退热药及静脉输液），由于大多数患者在移植后中性粒细胞减低，通常需使用抗生素。一般来说，使用第一或第二剂PTCy后症状就可以缓解。重症细胞因子释放综合征患者需要接受更积极的治疗以控制炎症反应。托珠单抗作为一种抗白细胞介素-6受体的单克隆抗体已被证实在48小时内给药可控制单倍体造血干细胞移植患者的细胞因子释放综合征[109]。

五、单倍体造血干细胞移植的供者选择

单倍体造血干细胞移植大大提高了供者的可选择性。鉴于95%以上的患者至少有1名HLA半相合的一级亲属，平均每名患者有两名单倍体供者，使得几乎所有患者都能进行单倍体造血干细胞移植。此外，与受者HLA单倍体相合的二级亲属也可以考虑进行移植[111]。当存在多个潜在的单倍体相合供者时，基于能够提供最佳预后的特征来选择捐赠者变得至关重要。

强有力的证据表明抗HLA抗体在原发性植入失败的发生中起着重要作用（参考植入失败部分），因此应为所有考虑移植的潜在单倍体供者进行供者特异性抗体和C1q检测[100, 112-113]。对于有抗HLA抗体的受者，应首选无相应HLA的供者。若无这样的供者，受者应该接受前文提及的脱敏治疗，并在脱敏后3～4周复测供者特异性抗体和C1q，若供者特异性抗体仍然很高（>10 000平均荧光强度）和（或）C1q阳性，则应进行移植。如果供者特异性抗体水平<10 000平均荧光强度，并且C1q转阴，则1周内再进行一次同样的治疗，随后可考虑移植。

在接受去T细胞或非去T细胞的单倍体造血干细胞移植时，使用年长供者的移植物已被证明移植结局不佳[114-117]。对于接受去T细胞的单倍体造血干细胞移植的患儿，使用年龄>40岁的供者与年轻供者相比NRM会增加3倍以上并显著降低生存率[114]。同样，来自EBMT的数据表明，当供者年龄超过40岁时，NRM增高且LFS及OS较差。该

项研究表明，供者年龄对于40岁以上受者的影响更大。在联合PTCy的单倍体造血干细胞移植患者中，与年长的HLA全相合/非全相合同胞供者相比，年轻单倍体供者使患者发生慢性移植物抗宿主病的风险明显降低，无慢性移植物抗宿主病及无复发生存率更高[96]。总而言之，现有证据表明，尤其是对高龄患者而言，年轻供者相比于年长供者能带来更好的移植结果。

由于与Y染色体上编码的、可被T细胞靶向识别的次要组织相容物抗原不相合，女性供者对男性受者进行移植会增加移植物抗宿主病的风险。尽管复发的风险较低，但TRM较高且生存无差异。我们的数据还表明，年长的女性单倍体供者重度急性移植物抗宿主病发生率明显增高（60% vs. 10%）[118]。因此，尤其对于男性受者而言，应避免进行女性供者移植[26]。

对于使用GIAC方案进行单倍体造血干细胞移植的患者，与父亲供者相比，母亲供者的患者移植物抗宿主病及NRM的发生率更高，生存更差[115]。与之相反，Stern等报道，与使用父亲供者相比，接受去除母亲来源的T细胞的单倍体造血干细胞移植的患者，复发率及NRM较低，进而提高无事件生存率（event-free survival，EFS）。Solomon等报道，在使用PTCy方案的基础上，与兄弟姐妹或子女供者相比，父母供者带来的复发风险较高，而生存率较低[63]。

目前已证实，在单倍体造血干细胞移植中，供受者ABO血型主侧不相合会导致延迟植入，而ABO双侧不相合会显著提高重症急性移植物抗宿主病的发生率。在接受骨髓干细胞移植时，因接受ABO主侧不相合的患者植入失败率较高，导致其OS减低，但ABO相容性对于外周血移植无影响[119]。以上结果表明，ABO血型相合的单倍体供者优先于ABO血型不相合的供者，当选择ABO主侧不相合的供者时，患者应接受外周血干细胞而不是骨髓进行移植。

研究者们现阶段提出数个用于描述NK细胞异体反应性的模型，这些模型表明使用不同方案进行单倍体造血干细胞移植会带来不同的移植结局。多项研究表明，在接受去除T细胞的单倍体造血

血干细胞移植时，异源性供者NK细胞输注会带来多项益处，如加快植入、减少移植后复发及死亡风险[120-121]。非去T细胞的单倍体造血干细胞移植相关研究则出现了争议[122-124]，Shimoni及其团队报道单倍体造血干细胞移植联合PTCy时异源性供者NK细胞输注会导致移植物抗宿主病及TRM的发生率增加而降低生存率[73]，在使用北京方案时也有类似的报道[63]。这种相悖结论产生的原因暂不明确，但以上结论提示应用PTCy方案在移植后早期会显著降低移植物中NK细胞的数量及功能，进而减弱其对移植后复发的影响[125]。在获得大量患者数据之前，不推荐将异源性供者NK细胞输注应用于非去T细胞的单倍体移植受者。

总的来说，当有不止一位潜在单倍体供者时，识别出不太可能导致更高TRM和更差生存的供者尤为重要。对EBMT指南的总结详见表7-4。

六、未来的研究方向

在过去的10年中，单倍体造血干细胞移植领域取得了长足进步，尤其是对TRM及移植结局的研究。这些研究成果表明，HLA主要位点不相合移植的障碍是可以被克服的，几乎所有需要移植的患者均可找到供者，其结果可以与HLA相合移植相媲美。尽管取得了如此成就，预防疾病复发，以及通过改善移植后的免疫重建来进一步提高移植的安全性仍旧是待解决的主要问题。NK细胞代表了一类具有抗肿瘤作用的淋巴细胞，在M. D. 安德森癌症中心开展的早期临床试验中，NK细胞可降低髓系恶性肿瘤患者移植后的复发率，但并未增加移植物

表7-4 欧洲血液和骨髓移植学会（EBMT）关于选择单倍体供者的建议总结

去T细胞haplo-HCT

1.首选无相应HLA抗原的供者

2.具有NK细胞同种异体反应性的供者

3.年轻供者优于年长供者

4.男性供者供男性受者

5.一级亲属优于二级HLA半相合亲属

6.母亲供者优于父亲供者

7.ABO相合的供者

8.CMV阳性的供者供向CMV阳性的受者

非去T细胞haplo-HCT

1.无相应HLA抗原的供者优先

2.年轻供者优于年长供者

3.男性供者优于女性供者；避免年长女性供者（＞40岁）

4.兄弟姐妹或子女供者优于父母供者

5.父亲供者优于母亲供者

6.ABO相合供者优于ABO次侧不相合供者优于ABO主侧不相合供者

7.一级亲属优于HLA半相合二级亲属（北京方案）

8.选择KIR配体相合的供者（北京方案）

9.NIMA抗原错配供者优于NIPA抗原错配供者（北京方案）

CMV：巨细胞病毒；haplo-HCT：单倍体造血干细胞移植；HLA：人类白细胞抗原；KIR：杀伤性免疫球蛋白样受体；NIMA：非遗传性母源性抗原；NIPA：非遗传性父源性抗原；NK：自然杀伤细胞。

抗宿主病或TRM的发生率[126-127]。这些结果有待在3期多中心随机临床试验中进一步验证。除此之外，移植后早期输注供者来源的病毒CTL会降低病毒激活率并改善移植结局，这也是单倍体造血干细胞移植后早期最常见的合并症。

参考文献

第八章
脐血移植

HIND RAFEI , ROHTESH S. MEHTA, BETUL ORAN,
KATAYOUN REZVANI , ELIZABETH J. SHPALL,
AND AMANDA OLSON
译者：朱小玉、高梦情
中国科学技术大学附属第一医院

一、引言

1989年，Gluckman、Broxmeyer博士及同事为一名范科尼贫血患者首次成功进行了脐血移植[1]。至此，脐血移植被广泛应用于恶性及非恶性疾病，脐血开始成为造血干细胞移植的重要供者来源之一。由于大多数需要异基因移植的患者缺乏MSD[2]，并且许多族群在NMDP及其国际合作机构等大型供者登记库中的代表性不足，脐血移植显得尤为重要[3]。

脐血移植具有许多优点：脐血富含具有自我更新、增殖、归巢及造血重建能力的造血干细胞[4-5]；此外，脐血容易采集，对母亲及新生儿几乎没有风险；脐血为冷冻储存，因而能够及时获取使用。实际上，数据估算显示，在1~2个HLA位点不相合的情况下，脐血能满足几乎所有20岁以下，以及超过80%的20岁及以上年龄的患者[6]。这使得患者能够在2~4周内快速进行造血干细胞移植，而在无血缘供者中这一时间周期往往更长[7]。脐血移植的优点还包括HLA错配耐受性高、较低的移植物抗宿主病，同时保留较强的移植物抗恶性肿瘤作用[8-9]。另一方面，历史上脐血移植的缺点包括移植物排斥、更高的感染风险，以及在部分报道中与更高的NRM相关[10-13]。然而，干细胞移植技术及实践，尤其是脐血移植已取得显著进展，这使得脐血移植患者的预后得到明显改善，与接受同胞及无血缘供者骨髓及外周血移植物患者的预后相当。事实上，一项基于EBMT登记库的大型研究评估了不同供者类型在造血干细胞移植中的表现，该研究包含2001—2015年的106 188例接受造血干细胞移植的患者，其中超过3000例患者接受了脐血移植，结果显示2010—2015年造血干细胞移植患者的预后较2006—2010年明显改善[14]。

二、脐血与其他移植物来源的比较

许多研究在各类疾病中对不同类型造血干细胞移植的预后进行了比较。一项单中心的大型回顾性研究对比了脐血移植、MUD、MMUD的结局，该研究纳入的病例为移植前具有微小残留病灶的急性白血病及MDS患者实施清髓性造血干细胞移植。结果显示，脐血移植组与MUD组具有相似的OS，且明显高于MMUD组。此外，相较于MUD及MMUD移植类型，脐血移植具有更低的复发率[15]。另一项前瞻性研究对比了91例MUD及119例接受脐血移植的成年白血病和MDS患者的预后。在这项研究中，MUD及脐血移植组具有相似的OS、NRM及复发率，这一结果支持脐血作为完全可行的移植物替代来源[16]。近年的一项来自EBMT急性白血病工作组的重要研究，报道了AML患者在接受脐血移植或无血缘供者来源的异基因造血干细胞移植治疗后2年内存活且无病状态的长期预后，该研究强调供者来源不影响AML患者的长期预后。这项研究纳入了364例脐血移植患者、2648例HLA 10/10 UD患者，以及681例HLA 9/10 UD患者，中位随访时间为6年，其中5年的LFS分别为脐血移植组86%、10/10 UD组84%、9/10 UD组84%。多因素分析显示移植物来源不影响LFS。不同移植物来源组的复发率及NRM没有差异。这项研究表明，虽然患者本身及疾病特征能够影响LFS，但供者类型并不影响预后[17]。

然而，另一项关于AML移植的研究表明，在应用PTCy的情况下，脐血移植组的LFS、OS及无移植物抗宿主病/无复发生存率均低于HLA 9/10 MMUD组，主要原因为脐血移植组具有较高的NRM[18]。近期，BMT-CTN报道了一项脐血移植对比半相合造血干细胞移植的随机对照研究。研究结果显示，尽管在主要终点PFS上两组表现相似，但在包括OS在内的次要终点中，半相合移植优于脐血移植[19]。

脐血的免疫特性赋予其特定的免疫重建动力学，这可能给脐血移植患者带来更好的预后。一项回顾性研究分析了骨髓、外周血、脐血来源的造血干细胞移植的免疫重建动力学，结果显示脐血移植组分化的NK细胞及成熟B细胞明显升高[20]。此外，多因素分析显示，更高的CD16⁺CD57⁻NK细胞数与更低的复发率相关，而更高的CD20⁺B细胞及CD8⁺CD11b⁻T细胞数与更低的NRM相关。这些数据表明，脐血移植后特定的免疫重建事件可能有助于改善预后[20]。相应地，一项包含106例成年患者进行脐血移植的免疫恢复研究显示，CD4⁺T细胞出现了强有力的恢复，这与死亡风险降低相关[21]。

三、脐血的选择

近期，ASTCT[22]及NMDP/CIBMTR[23]均发布了脐血移植中最佳脐血选择的指南。这一指南的发布有望促进脐血移植更广泛的应用。

（一）细胞数量

细胞数量对于脐血移植结果具有重要影响[24]。尽管有核细胞总数是评价脐血移植成功植入及存活的经典指标，但CD34⁺细胞数被认为是预测植入最可靠的参数。因此，在脐血选择时需结合有核细胞总数及CD34⁺细胞数综合考虑[24]。BMT-CTN 0501的一项Ⅲ期随机临床试验将充足的单份脐血定义为，冷冻储存的有核细胞总数$>2.5\times10^7/kg$[25]。另一项注册超过1500例清髓性单份脐血移植的大型试验推荐采用更高的有核细胞总数（$>3\times10^7/kg$），该研究表明有核细胞总数更少时会使TRM上升[26]。美国纽约血液中心国家脐血计划（The National Cord Blood Program of the New York Blood Center）通过分析接受单个脐血库的超过1000例脐血移植受者数据，建议应用较高的有核细胞总数，从而抵消HLA错配的不利影响[24]。值得注意的是，ASTCT推荐更高的有核细胞总数——非恶性疾病患者有核细胞总数$>(4\sim5)\times10^7/kg$[22]。恶性疾病较为统一的有核细胞总数推荐数量为$>3\times10^7/kg$。

CD34⁺细胞数在脐血的选择中也至关重要。目前，美国及欧洲脐血指南均将CD34⁺细胞数不少于$1.5\times10^5/kg$定为单份脐血的最低剂量[23, 27]。在双份脐血移植中，Purtill等提出输注的主份脐血的

CD34⁺活细胞数对于中性粒细胞植入成功率及植入速度具有关键作用。他们的研究表明，主份脐血CD34⁺活细胞数$<1.5\times10^5/kg$与中性粒细胞的植入明显受损相关[28]。

（二）人类白细胞抗原相合度

脐血含有相对不成熟的免疫细胞及较低频率的异体攻击性T细胞，这使得脐血移植患者的移植物抗宿主病发生率更低。因此，相较于其他移植类型而言，脐血移植对于供者和受者的HLA配型要求相对不那么严格。Barker等在一项单份脐血移植研究中指出，TRM在6/6相合的脐血中最低，不管细胞数量如何；其次为5/6相合且有核细胞总数$>2.5\times10^7/kg$，或4/6相合且有核细胞总数$>5.0\times10^7/kg$；最后为5/6相合但有核细胞总数$<2.5\times10^7/kg$[24, 29]。这些结果进一步强调了有核细胞总数及HLA相合度在脐血选择中的重要性。

CIBMTR及Eurocord发起的一项研究报道了在MAC的单份脐血移植中，更高分辨率的4种HLA等位基因位点（HLA-A、HLA-B、HLA-C及HLA-DRB1，即8个位点配型等级）配型相合具有更好的结局[26]。该项研究表明，与全相合相比，3~5个位点错配的患者中性粒细胞恢复率低，而1~2个位点错配无明显差异。此外，1~5个位点错配的患者NRM较全相合更高。这一回顾性研究及笔者所在中心的研究均表明，HLA错配增加会导致TRM上升[30]，证实了更为严格的HLA配型对于脐血移植的重要性。尽管此前也有研究表明HLA错配不会对移植结局产生不良影响[25, 31-33]，美国及欧洲指南均推荐在选择脐血时采用至少8个等位基因位点HLA配型等级[22, 27]。

（三）脐血质量

脐血质量是脐血选择时的关键考虑因素，它取决于各脐血库在脐血冻存及加工程序中的实践经验。因此，FACT对于脐血库的标准化及资质认证尤为重要。FDA的许可同样非常重要，因其监管确保了安全性和可靠性。

其他质控的内容还包括冻存体积、红细胞含量、脐血采集的年限及复苏后CD34⁺活率等。红

细胞去除的脐血与输注反应相关，因而不再作为推荐[34]。此外，许多中心倾向于使用近期采集的脐血，主要原因在于过去10年间脐血的冻存及加工技术得到了优化[22]。最后，复苏后CD34+细胞的活率是非常重要的考虑因素[8]。许多研究表明复苏后集落形成单位（colony-forming unit，CFU）数量对于成功植入具有重要意义[35-36]。复苏后CD34+活细胞比例低的脐血与极差的植入能力相关[37]。NetCord-FACT标准提出CD34+活率至少为70%，而ASTCT推荐尽可能采用更高的活率[22]。

虽然上述标准对于脐血选择从而确保成功植入及改善预后结局十分关键，但如何将上述指标整合成统一的评分体系也至关重要，尤其在实践应用中，通常难以同时满足所有理想的标准。Kondo等开发出一套"脐血指数（cord blood index，CBI）"评分系统，该评分纳入了有核细胞总数、CD34+细胞数、抗原及等位基因层面HLA错配数及粒系/巨核系集落形成单位。他们在大型脐血移植受者的队列研究中证实，该评分系统能可靠地预测中性粒细胞及血小板植入、和成年患者早期NRM，因此可能成为指导移植科医师选择最佳脐血的有力工具[38]。

（四）单份与双份脐血

脐血移植应用中最主要的限制之一是单份脐血中祖细胞数量相对较少，这导致有核细胞总数不能满足成功植入所需的数量要求。对于大多数达到平均体重的成人，单份脐血难以满足有核细胞总数最低推荐数量（2.5×10^7/kg）[39]。为了增加可使用的祖细胞的数量，双份脐血移植的移植策略应运而生。该方式使用两份HLA部分相合的脐血，旨在用于单份脐血不能满足最低数量要求的情景中[39]。CIBMTR进行的一项研究分析了双份脐血移植与足量单份脐血移植的风险及获益，结果显示，两种方式的移植结局及移植后并发症均相似。事实上，另一项研究也表明双份脐血移植及足量单份脐血移植结局相当，42天中性粒细胞植入概率分别为78%（95%CI 72%~83%）及81%（95%CI 74%~88%，p=0.83），6个月血小板恢复概率分别为68%（95%CI 62~74）及63%

（95%CI 53~72，p=0.34）。Ⅲ~Ⅳ度急性移植物抗宿主病［分别为18%（95%CI 11%~26%）及14%（95%CI 10%~19%），p=0.64］、2年慢性移植物抗宿主病概率［分别为31%（95%CI 26~37）和24%（95%CI 15~34），p=0.27］、TRM（HR 0.91，p=0.63）、复发风险（HR 0.90，p=0.64）及总死亡率（HR 0.93，p=0.62）均没有明显差异[40]。该项研究及其他类似研究表明[41]，双份脐血移植能够作为单份脐血数量不足的有效替代方式，扩大脐血移植在成人中的应用。有趣的是，还有一部分研究提示双份脐血移植可能与复发风险减低相关[42-45]，因此可能成为较单份脐血而言更为经济有效的移植方式[46]。

值得注意的是，绝大多数双份脐血移植案例中，通常在移植后+100天，只有一份脐血最终占据主导地位[47-48]。尽管非主导脐血不参与造血过程，但它可能在促进植入方面发挥一定作用。一项包含129例双份脐血移植的分析表明，针对接受较少细胞数主份脐血（定义为CD34+活细胞数<1.2×10^5/kg）的移植患者，非主导脐血更高的有核细胞总数与中性粒细胞植入提高相关[49]。导致其中一份脐血占据主导的因素目前尚不清楚。许多研究表明，有核细胞总数或者CD34+细胞数、HLA相合度、性别匹配、ABO血型匹配或者脐血输注顺序均不是脐血占据主导地位的预测因素[39,47-48,50-51]。

四、预处理方案

（一）清髓性预处理方案

MAC及RIC方案均被用于脐血移植。相较于RIC，高强度的方案复发风险较低，但具有更高的TRM，因而适配于年轻及身体状况较好的耐受性强的患者。一项研究对比了4/6~6/6相合的双份脐血移植［采用MAC方案，包括Flu 75 mg/m²、Cy 120 mg/kg及1200~1320 cGy的TBI（Flu/Cy/TBI）］、8/8相合的亲缘全相合或MUD、单位点不相合的MMUD，结果显示脐血移植相较于其他移植类型具有更低的复发风险、更高的NRM、更低的移植物抗宿主病，而DFS无明显差异[13]。

MAC方案在另一项成年高危ALL患者中也得到了验证，该研究包含接受单份或双份4/6～6/6相合脐血移植（n=116）、7/8～8/8相合外周血干细胞（n=546）或骨髓移植（n=140）类型[52]，其中脐血移植组中超过半数患者采用Flu/Cy/TBI预处理方案，绝大多数外周血干细胞/骨髓移植患者采用TBI/Cy为基础的方案。脐血移植、8/8相合及7/8相合组患者的3年OS（分别为44%、44%及43%）、复发率（分别为22%、25%及28%）、TRM（分别为42%、31%及39%）均没有明显差异。然而，脐血移植组的Ⅱ～Ⅳ度急性移植物抗宿主病（分别为27%、47%和41%），以及Ⅲ～Ⅳ度急性移植物抗宿主病（分别为9%、16%和24%）均较其他移植物来源组显著下降[52]。

另一项研究证实了无辐照MAC方案在单份脐血移植中的可行性及有效性，该方案包括足量Bu和Cy，结果显示该方案中性粒细胞植入率高，中位植入时间为16天[53]。

尽管如此，MAC方案的毒副作用和致死性依然是主要的顾虑。一项多中心的前瞻性研究涵盖了2007—2011年，高危白血病及MDS患者接受高剂量MAC预处理方案的双份脐血移植治疗，结果显示，100天中性粒细胞植入率为89%，中位植入时间为22天，180天Ⅱ～Ⅳ度急性移植物抗宿主病的发生率为64%，3年慢性移植物抗宿主病的发生率为36%。此外，3年TRM为39%（CI 26%～52%），3年复发率为11%（CI 4%～21%），3年DFS为50%（CI 37%～63%）。虽然这些研究进一步验证了脐血移植作为替代供者来源的重要性，它能够在高危急性白血病及MDS中实现较低的复发率，但也凸显了其毒副作用，因此，进一步优化移植预处理方案是必要的[54]。

（二）减低剂量预处理方案

与其他移植物来源相同，RIC方案的成功实施扩展了脐血移植的应用范围，包括年长及一些不适用于大剂量化疗的患者。Barker及其同事发布的一项替代方案包括Flu 200 mg/m²、Cy 50 mg/kg及2 Gy的TBI（Flu/Cy/TBI），该方案被证实具有良好的结局，表现为中性粒细胞快速恢复、较高的

持续供者植入率及较低的TRM[55]。许多其他研究也显示了RIC方案的积极结果[12, 47, 48, 56-58]。

标准RIC方案还进行了剂量强化探索从而降低复发率。其中一种强化RIC方案包括Flu 150 mg/m²、Cy 50 mg/kg、塞替派10 mg/kg及400 cGy的TBI。该方案在一项成人双份脐血移植的回顾性研究中与标准RIC方案进行了对比。强化RIC方案的累积复发率明显低于标准RIC组（p=0.0013）。重要的是，两种方案的TRM相当（p=0.99），而OS在强化组明显高于标准组（p=0.03）。强化RIC组Ⅱ～Ⅳ度急性移植物抗宿主病的发生率也明显高于标准组（p=0.007），Ⅲ～Ⅳ度急性移植物抗宿主病、所有级别慢性移植物抗宿主病及中重度慢性移植物抗宿主病在两组间相似（p值分别为0.20、0.21和0.61）[59]。

近期Eurocord及EBMT分析了MAC或RIC方案对新发AML患者接受单份或双份脐血移植的影响。研究显示，中性粒细胞植入时间、感染发生率、急性及慢性移植物抗宿主病在两组间均相似。多因素分析表明，OS、NRM及复发率均不受预处理方案的影响[60]。这些研究强调，在无法耐受高剂量预处理方案的患者中，使用RIC方案可能具有潜在优势。

ASTCT脐血特别兴趣小组（ASTCT Cord Blood Special Interest Group）发布了一项脐血移植最佳预处理方案选择的指南。需要考虑的因素包括：疾病风险、缓解状态、患者采用强化方案时TRM或疾病的风险评估。TRM和疾病的风险评估应考虑患者的年龄、身体状况、脏器功能、移植前的治疗，HCT-CI可以作为预测这一风险的有力工具[61]。

五、移植物抗宿主病预防

脐血移植中移植物抗宿主病预防与其他移植类型大体相似，但有几点需要特别考虑。值得注意的是，由于MTX对于造血恢复不利，因而脐血移植中通常避免使用该药物[62]。此外，预防移植物抗宿主病的PTCy的使用在脐血移植中还有待商榷[63]。ASTCT脐血特别兴趣小组近期发布了一项预防及处理脐血移植中移植物抗宿主病的指南[64]。

联合应用一种钙调磷酸酶抑制剂（calcineurin inhibitor，CNI）（如环孢素、FK506）及霉酚酸酯是美国及欧洲最为常用的移植物抗宿主病预防方案[65]。ASTCT推荐密切监测钙调磷酸酶抑制剂浓度并调整剂量，保证其在移植后早期的有效治疗浓度，并且支持在脐血移植中应用强化剂量的霉酚酸酯[64]。ASTCT不推荐应用ATG，因其与更高的感染率、免疫恢复延迟及TRM升高有关[65-66]。

六、感染的预防和监测

ASTCT脐血特别兴趣小组近期还发布了一项脐血移植中感染的预防及管理的指南[67]。ASTCT支持使用移植后G-CSF加快中性粒细胞的恢复[68]。氟喹诺酮类是在中性粒细胞减少期间最常用的预防细菌感染的药物。更广谱的抗菌药物没有被证实能使患者获益，并且可能会导致耐药微生物的出现。ASTCT推荐在进行移植前，通过普通计算机断层扫描（computed tomography，CT）进行隐匿性真菌感染的筛查[69]。预防性抗真菌药物包含氟康唑或者一种棘白菌素类药物，用以覆盖粒细胞减少开始时的酵母菌感染，也有部分机构在移植后早期即开始预防。泊沙康唑、伏立康唑、艾沙康唑也是常见的预防性用药。使用过程中需要警惕药物间的相互作用，尤其在与预防移植物抗宿主病药物联合使用时。许多中心定期监测药物浓度。对于肝功能不全的患者，可使用米卡芬净或者卡泊芬净替代唑类药物[67]。在病毒预防上，推荐应用阿昔洛韦或伐昔洛韦覆盖单纯疱疹病毒或水痘-带状疱疹病毒，用药时机为化疗时即开始使用，并持续到移植后至少3年。巨细胞病毒血清学阳性的成年患者推荐在移植后第7天到至少100天使用来特莫韦预防。建议规律监测巨细胞病毒，同时应考虑对其他类型的病毒，如腺病毒及EB病毒进行监测。推荐静脉或吸入使用喷他脒预防耶氏肺孢子菌感染，用药时机通常为移植后前2个月。此后若血小板水平允许，可开始应用SMZ-TMP。其他可选药物包括阿托伐醌（尤其用于弓形虫血清阳性的患者）、氨苯砜、吸入或静脉喷他脒（若患者弓形虫血清学阳性）。PCP的预防需要持续到移植后至少1年，安全停药的指征为患者已脱离免疫抑制剂、CD4⁺T细胞数持续大于200/μL至少6个月[67]。

七、脐血移植并发症

异基因造血干细胞移植最主要的并发症是移植物抗宿主病和感染，它们是NRM的主要原因。早期NRM（移植100天以内）的主要原因为感染（27%），延迟TRM（移植100天以后）的主要原因为移植物抗宿主病（20%）[10]。移植相关并发症随着移植条件、预处理方案、HLA配型、预防用药方案及其他因素的不同而不同，目前报道的100天Ⅲ~Ⅳ度移植物抗宿主病发生率为10%~40%，慢性GVHD发生率为25%~35%。2~5年的TRM为20%~50%，复发风险为10%~50%，DFS为15%~60%，OS为20%~70%[13-16, 40, 48, 52, 54, 58-59, 70]。

感染的潜在因素也因移植时间而异。早期感染通常源于中性粒细胞减少及预处理方案引起的黏膜损伤，而延迟感染与免疫抑制药物的使用及细胞免疫重建的延迟相关。同样地，各阶段感染的病原体也不尽相同：大多数早期感染通常由细菌引起，而超过半数的侵袭性真菌感染和45%的巨细胞病毒感染发生在移植100天以后[71]。

许多研究对比了脐血移植与其他类型移植相关感染的风险。CIBMTR的一项回顾性注册研究分析了脐血（n=150）、配型相合（n=367）及抗原配型不相合（n=83）的骨髓移植患者之间的感染率，他们的报道指出脐血移植具有更高的早期感染相关死亡风险（分别为45%、21%和24%，p=0.01）[71]。另一项研究也报道了类似的结果，在该研究中，多因素分析表明，巨细胞病毒血清学阳性、超过30天的中性粒细胞减少及低细胞数量（<2×10⁷/kg）是脐血移植中感染相关死亡的预测因素[71]。

目前的观点认为，脐血移植相关感染风险增加是由脐血中的T细胞相对幼稚、移植后T细胞免疫重建和中性粒细胞植入延迟所致[10, 13, 58, 73-74]。B细胞在移植后3~4个月开始恢复，6个月时基本恢复正常，然而T细胞的恢复却明显延迟[74]。CD4⁺和CD8⁺T细胞计数在脐血移植后显著减低，并且这种低水平状态会持续到移植后6个月，此后在停用免疫抑制药物的情况下1年内恢复到接近正常水平。此外，与其他移植物来源相比，循环T细胞在脐血移植中功能也更欠缺[75]。

八、脐血移植的主要进展

（一）细胞收集

虽然全自动系统已广泛用于脐血造血祖细胞的恢复，但细胞采集及库存脐血细胞数的恢复仍是一个重要问题，研究人员已在此投入大量工作[76]。其中，缺氧对细胞恢复的作用是一个正在探索的方向。该因素非常重要，因为造血干细胞赖以生存的骨髓微环境具有高度缺氧的特性，通常情况下氧气含量只有1%~5%，而缺氧能够参与干细胞调节途径[77]。实际上，当采集到的脐血细胞突然暴露于空气环境时，氧气含量急剧增加会使它们经历一种名为"超生理性氧休克/压力（EPHOSS）"的现象，这与干祖细胞的数量和功能发生改变相关[78-79]。为了抵抗这种氧气冲击，研究人员在脐血的采集和处理过程中使用环孢菌素A，并表明该药物可以促进造血干细胞的恢复[78-79]。其他体内的研究表明，抗氧化剂和（或）表观遗传酶抑制剂有助于采集过程空气状态下造血干细胞的恢复[80]，这种策略或许能够在脐血的采集中得到验证。

（二）归巢和植入

研究人员已经尝试多种策略以改善脐血细胞的归巢和植入，从而提升脐血移植的效果。其中一项策略是对脐血细胞进行体外岩藻糖基化处理[81-83]。造血干细胞的归巢依赖于细胞表面特定糖蛋白的表达[84]，而这些表面配体经过岩藻糖基化处理后活性得到增强[85]。先前的研究表明，脐血中造血细胞的岩藻糖基化水平相较于外周血动员或骨髓中的祖细胞更低，而体外岩藻糖基化处理可以增强移植物的黏附、归巢和植入能力[86]，这一发现已被应用到临床[81-83]。研究结果显示，与历史对照组相比，22例接受上述岩藻糖基化处理的脐血移植患者的中性粒细胞植入加快（治疗组17天，对照组26天），血小板植入提前（治疗组35天，对照组45天），这些结果支持体外岩藻糖基化技术处理脐血多能CD34+细胞的临床应用前景[87]。此外，该研究领域还探索了其他策略，包括使用前列腺素E2衍生物[88]、二肽基肽酶-4（dipeptidyl peptidase-4，DPP4）抑制剂[89]、对细胞进行短期高温处理[90]、脉冲式糖皮质激素刺激[91]、利用组蛋白去乙酰化酶5进行表观遗传调节[92]、通过药理学激活一氧化氮信号传导[93]，或者上述方式的组合[94]。

（三）扩增和增强

该部分策略旨在通过体外扩增技术增加脐血细胞的数量，使其达到具有临床意义的水平。具体方法包括在脐血细胞培养过程中使用细胞因子或与间充质干细胞（mesenchymal stem cell，MSC）共培养[95]，使用烟酰胺类似物[95-98]或铜螯合剂（如四乙烯五胺）[99-100]，靶向Notch信号通路[101]。以上策略的作用机制在于阻滞早期造血祖细胞的分化，从而实现造血干细胞数量的扩增。

De Lima等在一项关于脐血与间充质细胞共培养扩增的重要研究中，报道了接受扩增脐血的31名患者的结果，对照组为来自各机构（$n=60$）和CIBMTR注册（$n=80$）的接受未处理脐血的患者。结果显示，共培养使得有核细胞总数增加了12.2倍，CD34+细胞数增加了30.1倍。脐血扩增组的中性粒细胞植入的中位时间早于历史对照组（15天 vs. 24天，$p<0.001$）。相似地，扩增组血小板植入较对照组更早（42天 vs. 49天，$p=0.03$）。此外，扩增组第26天中性粒细胞累积植入率显著高于历史对照组（88% vs. 53%），第60天的血小板累积植入率也显著高于对照组（71% vs. 31%）[95]。

近期，Horwitz等报道了一项随机对照III期试验的结果，该试验比较了Omidubicel和标准方案的清髓性脐血移植的结果。Omidubicel是一种细胞产品，它由体外扩增的造血祖细胞和同一份脐血中未扩增的髓系和淋巴细胞组成。该研究纳入了2017—2020年共计125名患者，他们在接受MAC后被随机分配到Omidubicel组或标准治疗组。研究显示，Omidubicel组中性粒细胞植入的时间较对照组明显缩短（12天 *vs.* 22天），中性粒细胞累积植入率分别为96%和89%。此外，Omidubicel组患者血小板恢复得更快，细菌或侵袭性真菌感染的发生率更低，移植后前100天更多以门诊方式（脱离住院状态）度过。两组的移植物抗宿主病和生存率没有差异[102]。

其他正在探索的途径包括使用小分子化合物，如联合应用芳烃受体拮抗剂StemRegenin 1（SR-1）和细胞因子。在一项Ⅰ/Ⅱ期试验中，该策略使得CD34+细胞数增加了330倍，且所有接受双份脐血移植的17名患者的植入速度明显快于接受未处理脐血的患者，中性粒细胞的中位植入时间为15天，血小板为49天[103]。UM171是一种造血干细胞自我更新的激动剂[104]，一项包含27例单份脐血移植的Ⅰ/Ⅱ期试验表明，UM171成功扩增出26份脐血（96%）。中位植入时间为18天，血小板恢复的中位时间为42天，且没有移植失败的情况发生。1年后TRM的发生率为5%，复发率为21%。12个月的OS、PFS、无移植物抗宿主病/无复发生存率、无慢性移植物抗宿主病/无复发生存率分别为90%、74%、64%和74%[105]。

过氧化物酶增殖激活受体-γ（peroxisome proliferation-activated receptor-gamma，PPAR-γ）拮抗剂[106]、SB20358的结构类似物（p38-MAPK抑制剂）[107]及能够激活多潜能转录因子Oct4[108]的OAC1，也被用于增强细胞因子介导的脐血造血干细胞的体外扩增。DEK是一种分泌核蛋白，其纯化重组蛋白被证实能作为造血细胞因子，促进造血干细胞和前体细胞的体外扩增[109]。有研究小组表明，YTHDF2的沉默能够增强CD34+脐血中造血干细胞的扩增，并有望应用于临床[110-111]。YTHDF2是YTH结构域读取器家族的成员之一，该分子能够识别N6-甲基腺苷（m6A），后者是真核生物信使核糖核酸（mRNA）上最丰富的表观遗传修饰之一。

移植物的体外操作技术也越来越多地被用于其他类型的细胞治疗，包括抗病毒及抗肿瘤细胞治疗[112-113]。随着合成生物学及基因工程技术的发展，目前能够对脐血来源的多种淋巴细胞进行体外改造和扩增。例如，针对肿瘤或病毒的T细胞[114-117]、CAR-T细胞[118]、NK细胞[119]、CAR-NK细胞[120]及调节性T细胞[121]等，都是目前热门的研究方向，相关的临床试验也在积极开展。

目前的研究不仅限于体外扩增，也有研究通过促进移植后脐血细胞的增殖和分化来提升脐血移植效果。其中包括植入前后使用生长因子、二肽基肽酶-4抑制剂（如西格列汀）等方式，不一而足[89, 122-123]。也有研究小组通过给予受者高压氧治疗从而促进植入[124-125]。

提高脐血中造血细胞的恢复、脐血体外扩增及改善脐血归巢和植入仍然是脐血移植领域中的热门研究方向（表8-1和图8-1）。

最后，脐血的新应用还包括再生医学，例如，利用脐血来源的间充质干细胞治疗炎症性疾病（如移植物抗宿主病），以及用于组织修复。这种方法利用了间充质干细胞能在受损组织中对局部干细胞微环境进行修复的潜能。一系列针对该策略的临床试验正在进行。笔者所在团队目前正开展一项临床试验，以脐血来源的间充质干细胞治疗与COVID-19相关的急性呼吸窘迫综合征（NCT04565665）。Sun等在一项Ⅰ期研究中探索了脐血来源的间充质干细胞用于治疗孤独症，发现该方法在孤独症特定指标改善方面取得了显著的益处[126]。这些新方法凸显了脐血在医学中广泛应用的机遇，并且需要更多研究来优化其应用。

临床指南及实践指导：

◆　在没有MSD或MUD的患者中，应考虑将脐血作为替代的移植物来源。

◆　在考虑进行脐血移植时，应对患者进行评估，以确定其是否能入组移植物操作方案中（如岩藻糖基化或间充质干细胞扩增）。

◆　脐血需满足最低剂量及质量标准以获得最佳结果：推荐有核细胞总数不少于2.5×10^7/kg，CD34+细胞数不少于1.5×10^5/kg，以及不少于8个等位基因位点HLA配型等级。

表8-1　成年恶性血液病患者脐血移植的主要临床进展

参考文献	临床进展	患者 (n)	植入			GVHD		感染 (%)	复发 (%)	TRM (%)	生存期
			ANC (天)	PLT (天)	累积中性粒细胞恢复率 (%)	急性Ⅱ~Ⅳ度 (%)	慢性 (%)				
de Lima et al[95]	异基因间充质细胞共培养及体外扩增脐血祖细胞	31	15	42	96**	42	45	35¢	13	55	1年OS: 32%
Popat et al[83]	胞岩藻糖基化	22	17	35	86*	41	5	NS	14	41	8个月OS: 45%
Cutler et al[88]	PGE2衍生物生物处理	12（队列2）	18	43	100**	17	8	NS	25	33	1年PFS: 62% 2年PFS: 31% 1年OS: 75% 2年OS: 39%
Farag et al[89]	大剂量DPP4抑制剂	15	19	NS	100	0	NS	53¢	NS	47***	NS
Horwitz et al[97]	烟酰胺扩增	11	13	33	NS	42	17	NS	17	8	1年OS: 82% 1年PFS: 73%
Stiff et al[99]	铜螯合剂扩增§	101	21	54	~90**	32	18	NS	NS	NS	100天OS: 84%
Wagner et al[103]	SR-1扩增	17	15	49	86****	29（Ⅲ~Ⅳ度）	NS	NS	NS	45	45%

续表

参考文献	临床进展	患者（n）	植入			GVHD		感染（%）	复发（%）	TRM（%）	生存期
			ANC（天）	PLT（天）	累积中性粒细胞恢复率（%）	急性 II~IV 度（%）	慢性（%）				
Cohen et al[105]	UM171扩增	27（第1部分）23（第2部分）	18	42	100	64（1年）	17	ADV: 9% Asp: 9% 菌血症: 41% BK: 9% C.diff: 5% CMV: 23% 器械相关: 9% EBV: 14% HHV-6: 5% PCP: 9% UTI: 5%	21"	5#	1年OS: 90% 1年PFS: 74%
Horwitz et al[102]	Omidubicel	Omidubicel组（n=62）CBT标准组（n=63）	12（Omidubicel组）vs. 22（标准组）	37（Omidubicel组）vs. 50（标准组）	96（Omidubicel组）vs. 89（标准组）	56（Omidubicel组）vs. 43（标准组）	35（Omidubicel组）vs. 29（标准组）	II~III级细菌或侵袭性真菌: 37%（Omidubicel组）vs. 57%（标准组）III级病毒: 10%（Omidubicel组）vs. 26%（标准组）	25（Omidubicel组）vs. 17（标准组）	11（Omidubicel组）vs. 24（标准组）	1年无进展无GVHD生存: 36%（Omidubicel组）vs. 45%（标准组）

*第65天中性粒细胞累积植入率；**第42天中性粒细胞累积植入率；***第42天中性粒细胞累积植入率；¢感染作为死亡的主要原因；***6个月时；****第24天中性粒细胞累积植入率；§四乙烯五胺（carlecortemcel-L）；#1年移植相关累积死亡率；"1年复发率。

ADV: 腺病毒相关膀胱炎（伴腺病毒血症）; ANC: 绝对中性粒细胞计数 >500; Asp: 曲霉菌肺炎; BK: BK病毒相关膀胱炎; CBT: 脐血移植; C.diff: 梭状芽孢杆菌结肠炎; CMV: 巨细胞病毒; DPP4: 二肽基肽酶-4; EBV: EB病毒血症; GVHD: 移植物抗宿主病; HHV-6: 人类疱疹病毒-6; PCP: 耶氏肺孢子菌肺炎; PGE2: 前列腺素E2; OS: 总生存期; PLT: 血小板 >20 000; TRM: 移植相关死亡率; SR-1: StemRegenin-1; UTI: 尿路感染; NS: 无显著差异。

第三部分

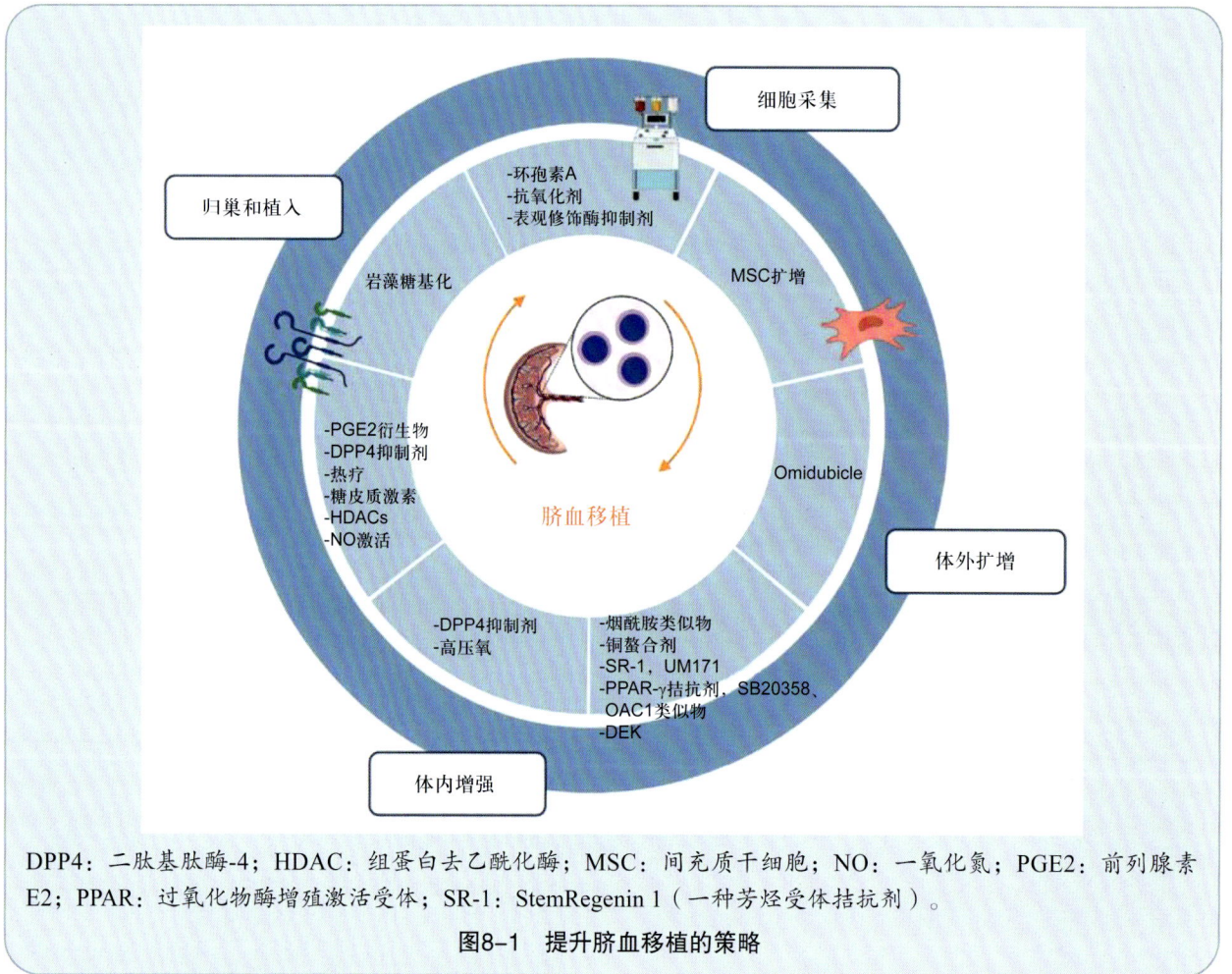

DPP4：二肽基肽酶-4；HDAC：组蛋白去乙酰化酶；MSC：间充质干细胞；NO：一氧化氮；PGE2：前列腺素 E2；PPAR：过氧化物酶增殖激活受体；SR-1：StemRegenin 1（一种芳烃受体拮抗剂）。

图8-1　提升脐血移植的策略

- 当单份脐血提供的祖细胞不能满足需求时，可考虑双份脐血移植。
- 预处理方案强度的选择需考虑特定疾病风险、缓解状态，以及高强度方案下移植相关疾病和死亡的风险评估。
- 在美国，移植物抗宿主病最常用的预防用药方案为一种钙调磷酸酶抑制剂联合霉酚酸酯。通常情况下避免在脐血移植中使用甲氨蝶呤。
- 预防性抗菌药物应覆盖细菌（氟喹诺酮类药物）、真菌（唑类）、单纯疱疹病毒/水痘-带状疱疹病毒（阿昔洛韦或伐昔洛韦）、巨细胞病毒（来特莫韦）、耶氏肺孢子菌肺炎和弓形虫病［移植前使用 TMP/SMX，移植后1个月开始使用TMP/SMX、阿托伐醌、氨苯砜（仅限耶氏肺孢子菌肺炎）或喷他脒（仅限耶氏肺孢子菌肺炎）］。

九、结论

脐血移植是一种有效且稳定的造血干细胞移植的替代供者来源，该方法的持续实践对于缺乏配型相合外周血或骨髓供者的患者尤为重要。脐血移植改进的关键在于深入了解脐血祖细胞的生物学和造血特性，以及它们的增殖、归巢、植入和分化的调控。脐血移植技术的不断优化已在过去10年间显著提升了治疗效果，使其与其他供者来源具有相当的生存率和复发率，同时脐血移植还具有更易获取、更具伦理可行性和操作更快速的优势。相关研究和临床试验还在继续，以解决脐血移植各方面的重要问题，如归巢、植入、扩增、脐血移植后的免疫重建等。我们将拭目以待，这些策略的整合将如何改变脐血移植的实施方式，细胞治疗领域的迅猛发展将如何塑造脐血移植的实施方法和脐血来源的过继细胞疗法的创新形式（如下方案例）。

临床案例

　　一名27岁男性患者，曾经患有复发难治的Ph样急性B淋巴细胞白血病（Ph-like ALL），前来接受造血干细胞移植评估。已经为他和他的两个兄弟姐妹进行了HLA配型检测，结果发现没有匹配的供者。他的父母患有慢性医学问题，因而不能成为半相合造血干细胞移植的供者。登记库也已经进行了查找，但未找到合适的无关相合供者。

◆　应考虑哪种替代供者来源？

◆　这种移植物来源的临床考虑是什么？

◆　支持这种移植类型的循证实践是什么？

◆　有哪些改进措施已经被用于该类型移植？

参考文献

第九章
患者接受嵌合抗原受体治疗的流程和综合管理

HUA-JAY J. CHERNG, KARA MCGEE, MISHA C. HAWKINS, AND JASON R. WESTIN

译者：蔡青、李翔　审校：胡建达
福建医科大学附属第二医院

一、引言

嵌合抗原受体（CAR）T细胞疗法的推出，代表数十年来利用免疫系统和开发免疫细胞抗肿瘤潜力以治疗癌症的这一漫长旅程的顶峰[1]。首次临床试验结果于2011—2013年发表，描述了来源于患者自身的T淋巴细胞基因改造靶向CD19的CAR-T细胞（CART19）用于B细胞淋巴肿瘤的治疗[2-5]。这些试验性的Ⅰ期研究纳入的患者很少，本质上是描述性结果，重点放在他们各自的治疗方案上。研究方案之间存在差别，缺乏CART19输注前淋巴清除治疗的标准化方法或输注后临床和实验室监测就是明证。正是这些开创性的研究和正在进行的大量临床试验为FDA批准自体CART19产品用于治疗复发或难治性ALL[6]、大B细胞淋巴瘤[7-9]、套细胞淋巴瘤[10]、滤泡性淋巴瘤[11]铺平了道路。最近，靶向B细胞成熟抗原（B-cell maturation antigen，BCMA）的艾基维仑赛是FDA批准的第一个非CD19靶点的CAR-T细胞产品，用于治疗复发或难治性多发性骨髓瘤[12]。

在CAR-T细胞治疗领域的早期经验也引起了对支持这些新型细胞疗法管理所需的专门基础设施和标准化方案的重点关注。递送一种基因工程"活产品"存在物流方面的挑战，需要对必要的干预措施进行精确的计划，对产品的身份链确认，以及特定的储存和处理条件。CAR-T细胞治疗还与独特的、可能危及生命的短期和长期毒性有关，如细胞因子释放综合征和免疫效应细胞相关神经系统毒性综合征（immune effector cell-associated neurotoxicity syndrome，ICANS），这些需要特别的监测和特定的干预措施。出于物流与安全方面的考虑，不可能像实施更简单的化疗和生物制剂一样在临床试验之外普遍获得CAR-T细胞产品。

正是这些担忧导致了FAC及国际细胞治疗学会和EBMT的联合认证委员会（JACIE）制定免疫效应细胞标准，以提供指南和授权细胞治疗项目[14]，最近一次于2018年[15]更新的免疫效应细胞标准涵盖了用于调控治疗性免疫应答的任何细胞治疗，包括CAR-T细胞。FDA分别监督风险评估和缓解策略计划，以降低与批准的CAR-T细胞产品相关的细胞因子释放综合征和免疫效应细胞相关神经系统毒性综合征的风险。

我们在M. D. 安德森癌症中心的经验包括成立CAR-T细胞治疗相关毒性（CAR-T cell therapy associated toxicity，CARTOX）工作组，该工作组为接受这些治疗的患者制定筛查和监测建议[13, 16]。在这里，我们将根据我们的经验和已发布的国内/国际指南，就CAR治疗工作的基本方面提供实用指导，从成功制造患者的CAR产品到细胞输注[17-23]。这些方面包括重新评估患者的资格/风险、筛查实验、淋巴细胞清除预处理、产品接收和处理、产品输注和输注后监测，以及每一步的建议人员和基础设施。图9-1描绘了这一过程。

我们的建议将适用于外部设施生产的商业化自体CAR-T细胞疗法，这是目前唯一获得批准的产品，但也适用于目前正在开发的其他免疫效应细胞产品相关疗法[24]。

二、淋巴细胞清除预处理

清除淋巴细胞的预处理化疗一直被认为是通过各种机制为过继输注肿瘤特异性T细胞创造良好的环境，包括消除抑制性调节性T细胞、促进增殖的细胞因子环境及清除竞争性宿主淋巴细胞[25-27]。对于B细胞ALL和侵袭性B细胞非霍奇金淋巴瘤，使用Flu和Cy为基础的方案清除淋巴细胞与输注CART19后的更多CAR-T细胞扩增和存活[28-30]及改善生存率有关。总的来说，尽管苯达莫司汀（bendamustine，Ben）被推荐作为替代方案[31]，本领域已经确定Flu和Cy为首选的淋巴细胞清除方案。

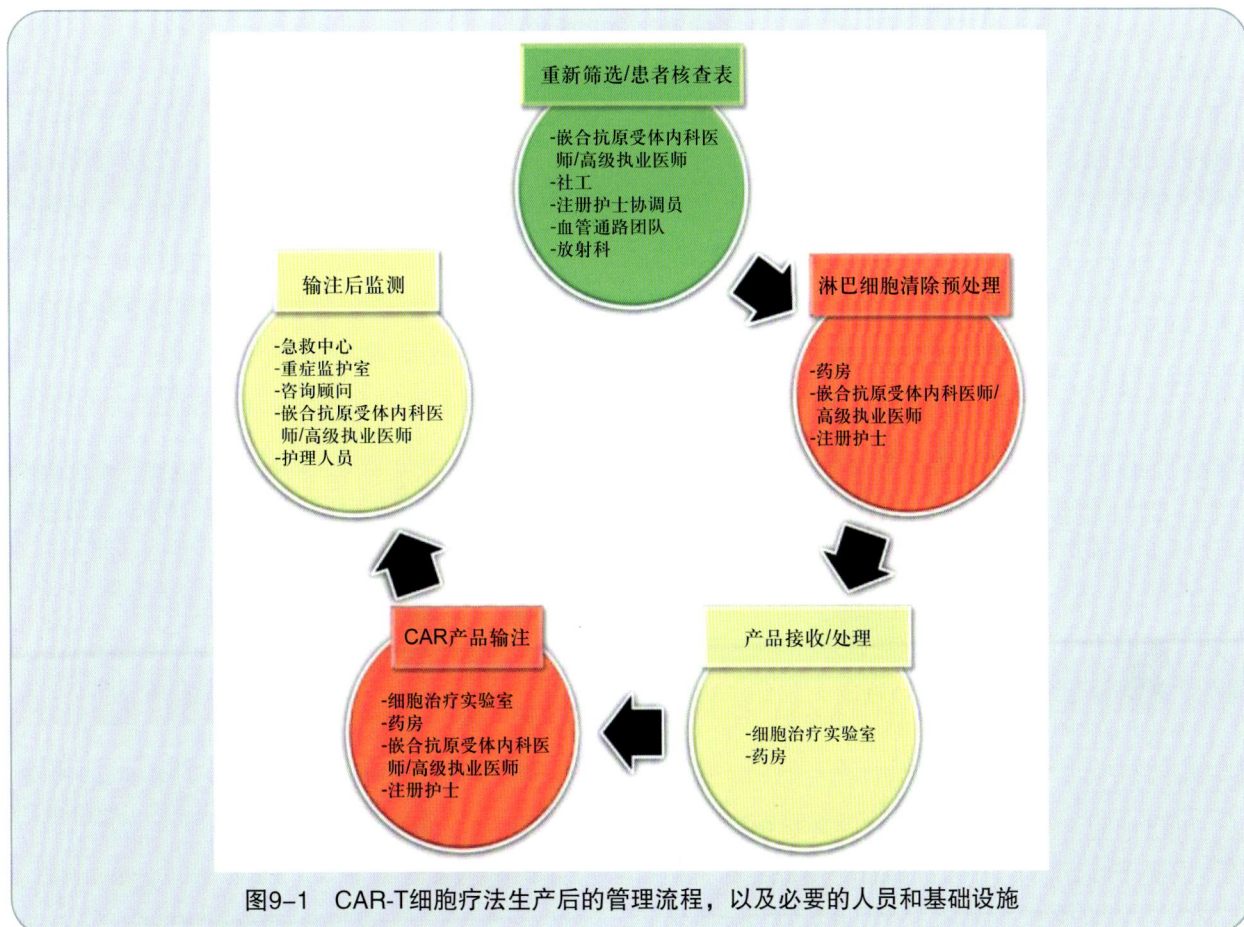

图9-1 CAR-T细胞疗法生产后的管理流程，以及必要的人员和基础设施

（一）重新筛选和患者核查表

在征得患者知情同意并对其自体T细胞进行单采之前，拟接受CAR-T细胞治疗的患者资格应得到多学科团队的确认。需要注意那些因为并发症或其他原因被关键的CART19临床试验排除，但后来成功接受了标准化商业产品的患者[32-33]。在计划淋巴细胞清除之前重新筛选是十分重要的。单采后制造患者的CAR-T细胞产品和将其递送回临床机构将持续2～3周，甚至超过1个月[32-33]，这取决于多种因素，包括特定的产品类型和生产问题。侵袭性复发血液系统恶性肿瘤患者在等待期间，临床状况可能会发生突然变化。在这个窗口期使用"桥接治疗"会进一步使临床状况复杂化，桥接治疗用于暂时控制疾病[34]，但可能会在淋巴细胞清除之前造成额外的毒性。

在开始淋巴清除治疗之前，必须确认CAR-T细胞产品成功制备生产、通过质量控制及临床可用。此外，还建议在任何桥接治疗后都要有适当

的恢复时间，尽管这并没有严格的规定。应该对患者进行可能由桥接治疗引起的主要器官功能障碍的筛查。排除或治疗活动性感染。合适的血液学指标将取决于疾病类型和临床医师的判断，因为血细胞减少可能与疾病累及骨髓有关，而不是与细胞毒治疗有关。还应根据患者和疾病的具体情况实施肿瘤溶解综合征的预防。

淋巴细胞清除的时间表应该在与临床团队紧密合作的社工和护理协调员协调下进行计划。由于患者通常从外地来FACT认证的中心接受CAR-T细胞治疗，并可能已在当地医疗机构接受了桥接治疗，所以根据患者正在接受的治疗指南，核实患者和他们的护理人员是否能够出行，并确保在治疗地点附近住宿十分重要。应建立静脉通路，包括植入式静脉输液港或多腔中心静脉导管。需进行静脉注射造影剂和不注射造影剂的基线脑磁共振成像扫描（MRI）或CT，以排除中枢神经系统疾病，并且如果患者在产品输注后出现免疫效应细胞相关神经系统毒性综合征，则可作为对

照[13]。淋巴瘤[35]的正电子发射断层扫描/CT扫描或白血病或多发性骨髓瘤的骨髓活检应该在淋巴细胞清除之前进行最新的疾病评估，最好是在桥接治疗之后进行。表9-1列出了淋巴细胞清除前的建议检查清单。

（二）日程安排和临床治疗场所

根据Ⅰ期多中心研究（ZUMA-1）[7]和JULIET[8]方案，在大B细胞淋巴瘤通常每日静脉注射Flu和Cy超过3天；根据ELIANA[6]方案，在ALL则通常超过4天和2天。如果在计划输注产品的1周内，淋巴细胞绝对数计数≤1×10⁹/L，则可能没有必要进行淋巴细胞清除[31]。一般说来，患者应在淋巴细胞清除完成后3天进行产品输注。如果在CAR-T细胞输注前有一段明显的延迟（等待超过2周），并且淋巴细胞计数已经恢复，临床医师应该考虑在输注产品之前重复进行淋巴细胞清除的预处理。

淋巴细胞清除可在门诊或住院环境中实施，具体取决于临床治疗场所的基础设施和患者的具体因素。如果临床机构有一个可以进行日常化疗的门诊输液中心，一个可以快速处理用于监测的患者日常血液样本的实验室，并且如果出现并发症时，患者可快捷得到临床团队的评估，那么就不需要住院治疗。如果医疗机构不具备这些资源，或者担心出现肿瘤溶解综合征或感染等临床并发症，需要对患者进行更严密的监测，则建议在住院部进行淋巴细胞清除和CAR-T细胞输注。

三、产品的接收和处理

CAR-T细胞产品生产商或支持方有责任确保患者使用的产品通过质量标准并妥善冷冻保存。根据产品的不同，制造商在预定的细胞输注前发货或者在输注当天到达。护士协调员将安排并确认标准化产品的运输计划。在M. D. 安德森癌症中心，生产商或现场临床试验协调员会通知我们专门的细胞治疗实验室何时发货，主管会指派一名训练有素的工作人员接收产品。低温保存的产品用液氮低温干燥容器装运。

一名工作人员接收和签收货物，并核实文件。他们将打开干燥装运容器的内腔，快速检查产品袋或瓶子的完整性。如果产品是在输注日期前交付的，则将产品转送到气相液氮储存罐，在库存中做好记录。在整个过程中，产品身份链始终保持不变。

表9-1　淋巴细胞清除前的筛查清单*

患者方面	干预
CAR-T细胞产品	确认临床地点有产品供应
美国ECOG体能状态评分	如果>2，考虑采取优化或支持性治疗措施
肝功能检测	如果出现丙氨酸转氨酶/天冬氨酸转氨酶/胆红素升高，应查明可逆转的原因，调整淋巴清除化疗的剂量，应谨慎进行
肌酐清除率	如果肌酐清除率下降，应查明可逆转原因，调整淋巴细胞清除化疗的剂量，如果肌酐清除率<50，应谨慎进行
心脏功能检测	基线心电图和超声心动图已确认无未控制的心律失常或左心室射血分数显著下降；如果桥接疗法包含心脏毒性化疗，考虑重复超声心动图检查
肿瘤溶解综合征的风险	如有适应证，在淋巴细胞清除前开始使用降尿酸剂
活动性感染	排除或充分治疗
后勤	确认患者已安排好出行和住宿
血管通路	输液港或多腔中心静脉导管
中枢神经系统成像	脑的MRI或CT成像
疾病评估	PET-CT或骨髓活检
病历标志	应在计划接受CAR-T细胞疗法患者病历中注明（如过敏部分），以避免其他医疗服务提供者不慎使用皮质类固醇

*提供咨询服务，以协助处理潜在的临床问题。

四、嵌合抗原受体T细胞产品输注

（一）输注计划及临床场所

CAR-T细胞产品输注应与淋巴细胞清除预处理相协调，如果患者在淋巴细胞清除后出现临床状况的变化，则输注可能需要推迟。这种情况下器官功能、体能状态、活动性感染发生及肿瘤溶解风险的变化对患者均应使用表9-1的指南进行重新评估。

此时，淋巴细胞清除带来的持续不良反应和（或）疾病显著进展可能是继续输注的禁忌证。

产品输注场所取决于患者和产品特异性因素。在ZUMA–1[7]和ZUMA–2[10]两项研究中，分别接受axicabtagene ciloleucel和brexucabtagene autoleucel（两种不同的CAR-T细胞）的患者需要在产品输注后至少住院1周。而对于JULIET[8]或ELIANA[6]研究中使用的tisagenlecucel或TRANSCEND NHL 001[9]研究中的lisocabagene maralucel则没有这样的强制要求。相反的是，这些产品可以根据临床医师和临床场所的便利而在门诊环境中输注。值得注意的是，在TRANSCEND NHL 001研究的269例患者中有25例（9%）接受门诊输注lisocabagene maraleucel，其中18例（72%）因不良事件住院[9]。此外，在一项275例大B细胞淋巴瘤输注CAR-T细胞的回顾性研究中[32]，共有20例（7%）患者接受了门诊的标准治疗，这20例（100%）患者均需住院，输注后中位住院时间为1天。因此，在细胞因子释放综合征和免疫效应细胞相关神经系统毒性综合征的发生率和发生时间方面，产品之间的毒副作用可能存在差异，这影响了门诊成功治疗的策略[36]。

如果要进行门诊CAR-T细胞输注，临床场所必须具备相应的操作程序和基础设施，以支持患者输注后的日常实验室检测和临床监测，患者可全天候联系临床医师或细胞治疗协调员，并在出现并发症时能急诊进入住院细胞治疗中心。入院的患者（无论是择期还是急诊住院患者）应该被送往专门的细胞治疗中心，该中心具有遥测心脏监测能力，如果需要，可以方便地将患者转移到重症监护室。

（二）产品的最终准备和交付

一旦选择好CAR-T细胞输注地点和输注计划，细胞治疗协调员应将给药的地点和计划通知细胞治疗实验室监督员，并通知经过培训的工作人员做好准备。在输注当天，从储存罐中取回储存的CAR-T细胞产品，并放置在液氮运输盒中，必要时根据产品要求在37 ℃下进行无菌水浴，以便进行解冻。如果产品分装在多个小瓶中，实验

室解冻后，一支注射器混匀后给药。有些产品需要遵循额外的准备过程。

细胞治疗实验室将与细胞治疗中心主管护士确认确切的输液时间，护士应确保所有必要的工作人员包括主治医师都有时间。在将产品运送到住院部或门诊部之前，工作人员将对产品和文件进行检查，以便实验室放行。他们将完成细胞治疗产品相关输液表，该表包含患者的所有身份信息、产品/剂量信息和特定的方案及输注程序。

细胞治疗实验室工作人员将产品运送到患者区域后，与管理人员一起审查产品、患者身份和相关信息，确认无误后医师将解冻产品交给护士执行。

药房团队必须确保在发生危及生命的细胞因子释放综合征时，为患者保留和提供两剂白细胞介素-6受体抗体托珠单抗[37]。护理人员应审查输液程序及患者的副反应，确保紧急设备和抢救药物可用。输注清单详细总结如表9-2所示。

表9–2　CAR-T细胞输注前检查表

检查人员	职责
细胞治疗实验室	·将产品送至患者病区 ·与临床团队核实受者的产品和身份 ·产品在水浴或室温下解冻视具体产品而定，如果是多个包，每次解冻一个
药房	·确认两剂托珠单抗可供使用 ·输液前用药：静脉注射苯海拉明、口服对乙酰氨基酚 ·急诊用药：苯海拉明、肾上腺素，除非绝对必要，否则避免使用糖皮质激素
护士	·审查输液流程及患者输液相关不良反应，核实身份，征得同意 ·确保应急物资（吸氧、吸引器、生理盐水）可用 ·保证中心静脉通路通畅。避免使用滤器减少白细胞或微粒集物 ·给予术前用药 ·给予CAR-T细胞产品

（三）产品输注

在产品检验和输注开始时，必须有细胞治疗监督医师在场。CAR-T细胞产品应在产品袋解冻和混匀后尽快输液。接受过细胞治疗培训的护士监测输液过程中患者的生命体征。由于容量

较小，CAR-T细胞产品输液通常较快（30分钟内）。应制定程序来处理未妥善包装的产品（泄漏或破坏）。输注后的CAR-T细胞产品包装投放至生物危害容器中处理。

输注反应中，即刻输注反应较罕见[38]，最常与二甲基亚砜等冷冻保护剂的存在有关[39]。轻度反应可包括发热、瘙痒、胃肠道不适、皮疹、生命体征轻微改变等，不需要特殊干预。过敏反应、显著呼吸困难或主要生命体征异常等严重反应可能需要暂停输注、支持治疗或紧急药物治疗。发生过敏反应的情况下使用糖皮质激素必须与监督医师讨论。由于CART19构建物中靶向CD19的单链可变片段是鼠源性的，因此理论上可以产生宿主CAR特异性免疫球蛋白E抗体引起过敏反应，特别是在多次给药后[40]。其他输注相关的反应，如溶血、输血相关急性肺损伤或产品的微生物污染都较罕见。如果在门诊给药，患者在输注后应在输液区停留至少4小时，以监测出院前的迟发反应。

五、输液后监测

（一）嵌合抗原受体T细胞相关毒性

尽管实际产品输注通常具有很好的耐受性，但随后CAR-T细胞和内源性免疫细胞的快速扩增和激活导致广泛的细胞因子释放，可引起严重和潜在危及生命的细胞因子释放综合征[41-43]。细胞因子释放综合征表现为发热、低血压和缺氧，以及全身症状，包括乏力、肌痛和关节痛[44]，一般在细胞输注后的前2周内达到高峰[13]。它是发生在CAR-T细胞治疗中最常见的毒副反应，在33%~100%的患者中发生[45]。细胞因子释放综合征发病的时间可能部分依赖于CAR结构中包含的特异性共刺激域[36, 46]，例如输注包含CD28共刺激结构域的axicabtagene ciloleucel后，细胞因子释放综合征发病的中位时间仅为2天[7]。

免疫效应细胞相关神经系统毒性综合征的病因尚不完全清楚，可能是由细胞因子释放[47]、内皮细胞的激活，以及血脑屏障的破坏共同引起[48-49]。免疫效应细胞相关神经系统毒性综合征表现为脑

病（定向力、命名、命令跟随、书写和注意力受损），意识水平下降，癫痫发作，运动无力，颅内压增高/脑水肿[44]。1/3~2/3的患者会发生免疫效应细胞相关神经系统毒性综合征[32-33]，一般发生在细胞因子释放综合征同时或之后（以双相方式进行）。输注后4周可出现延迟表现[13]。

在输注后的第1个月内，患者还面临淋巴细胞清除后的严重的血细胞减少症和感染性并发症的风险[50-51]。细胞因子释放综合征的器官特异性表现，如心血管功能、凝血功能障碍、肝肾毒性，以及罕见的噬血细胞性淋巴组织细胞增生症也有一定的发生率[13, 44]。在CAR-T细胞输注后的最初4周内，必须对患者进行密切监测。患者必须能够获得紧急/重症监护的机会、在细胞治疗毒性方面经验丰富的专业顾问，并在出现并发症时采取挽救生命的医疗干预。

（二）患者日常监测

细胞输注后每日对患者进行体格检查和血液功能检测。输液后推荐的患者每日详细检查如表9-3所示。细胞因子释放综合征或免疫效应细胞相关神经系统毒性综合征的分级和管理将不在本章中讨论，但应至少每日评估2次。

（三）门诊管理

一般来说，入院的患者应至少在医院进行7天的监测，对于严重毒性的患者可能需要较长时间的住院管理。接受axicabtagene ciloleucel标准治疗的患者中位住院时间为14天（范围为3~66天）[32]。患者准备出院时，应接受有关细胞因子释放综合征和免疫效应细胞相关神经系统毒性综合征监测，并接受寻求治疗指征和门诊其他预防措施的教学。

强烈建议患者与专职护理员一起居住在从治疗机构出发1小时车程内的地方至少4周，或者直到他们的细胞治疗团队批准，以防出现延迟毒性。并指导他们如何在1天的所有时间都能联系细胞治疗小组，以及何时/如何去具备相应设施的急救中心行进一步评估。应该为患者提供一张产品特定的卡片以随身携带，以便他们向不熟悉细胞疗法的外部医疗机构寻求医疗服务。患者门诊管

理的具体指南描述如表9-4所示。应允许有任何发热或任何级别的细胞因子释放综合征或免疫效应细胞相关神经系统毒性综合征患者入院（或再次入院）。

表9-3　CAR-T细胞输注后的日常检查

检查项目	检查内容
患者检查	·生命体征每班至少2次 ·每日进行体格检查 ·每日测量体重 ·每班至少测量一次液体进/出量
实验室监测	·每日全血细胞计数 ·每日进行包括肝功能检查在内的综合代谢指标检测 ·考虑每日肿瘤溶解综合征监测 ·考虑每日凝血功能监测 ·考虑每日行C反应蛋白及铁蛋白监测
其他监测	·每日至少进行2次CRS的评估和分级 ·每日至少进行2次免疫效应细胞相关神经系统毒性综合征的评估和分级 ·若发生CRS则进行密切监测
传染病预防[52]	·乙型肝炎：核心抗体总和或血清抗原阳性，开始预防2周，持续1~2年 ·单纯疱疹/水痘-带状疱疹：细胞输注时开始预防，持续1年 ·细菌：细胞输注时或绝对中性粒细胞计数（ANC）≤500/μL时启动喹诺酮类药物，直至ANC恢复 ·真菌：在细胞输注时开始使用氟康唑，直至ANC恢复 ·耶氏肺孢子菌：细胞输注后1周内开始使用喷他脒，ANC恢复后改为口服预防，持续1年，若CD4计数≥200/μL则停药
癫痫预防[13]	·在细胞输注时若发生免疫效应细胞相关神经系统毒性综合征，则用左乙拉西坦治疗
其他干预措施	·中性粒细胞减少症使用G-CSF治疗 ·静脉补液防止脱水 ·发热，中性粒细胞缺乏时予广谱抗生素抗感染治疗

改编自免疫效应细胞治疗毒性评估和管理[16]。

表9-4　推荐使用检查表对门诊T细胞输注后患者进行管理

临床评估（输注后至少14天）	·每日生命体征及体重 ·每日体格检查 ·每日全血细胞计数差异性和综合性代谢指标 ·考虑每日行C反应蛋白及铁蛋白监测 ·细胞因子释放综合征和免疫效应细胞相关神经系统毒性综合征的日常评估和分级
居家监测（患者应每日记录日志）	·每日体温测量 ·每日进行免疫效应细胞相关性脑病评分[44]及句子书写
患者预防措施（直到细胞治疗小组批准）	·避免使用类固醇皮质激素 ·避免活疫苗接种 ·避免驾驶或操作机械 ·居住地距医院的旅行时间在1小时以内 ·充足的口腔补水
入院指征（家庭监测或门诊评估）	·体温≥38 ℃ ·收缩压<90 mmHg ·肝、肾功能恶化 ·血氧饱和度<92% ·出现震颤或抽搐动作 ·任何级别的细胞因子释放综合征或免疫效应细胞相关神经系统毒性综合征

改编自免疫效应细胞治疗毒性评估和管理[16]。

（四）长期管理

在完成推荐的4周输液后监测周期后，接受外部机构CAR-T细胞治疗的患者可能存在医疗护理的转变。治疗机构和细胞治疗团队有义务提供转诊沟通和医疗记录。我们建议治疗机构为每种产品编写标准指南，发送给其他医疗机构，以指导他们进行长期随访和监测。CAR-T细胞中心还应该设置程序去获取患者治疗的长期结果和晚期毒性，特别是那些已经转移回当地医疗机构接受进一步治疗的患者。

由于CAR-T细胞治疗患者的随访相对不成熟，其长期毒性尚不完全清楚。众所周知，接受CAR-T细胞治疗的患者，显著的血细胞减少症和B细胞发育不全/低丙种球蛋白血症可持续存在，远远超过所预期的持续时间，这可能归因于Flu和Cy清除免疫细胞。此外，持续的病毒和耶氏肺孢子菌预防对于防止晚期机会性感染非常重要[50-51, 53-54]。

对于持续性低丙种球蛋白血症和感染的患者则推荐静脉注射免疫球蛋白。

六、总结

在此，我们概述了患者从淋巴细胞清除预处理到CAR-T细胞输注后护理的一般流程和关键步骤。CAR-T细胞治疗的经验，比最初的萌芽阶段更成熟。由于CAR-T细胞治疗所面临的物流和系统挑战及相关的高昂护理成本和患者安全问题，一个机构在制定成功的CAR-T细胞治疗计划时必须熟悉已发表的指南和标准。每年都有很多的CAR-T细胞产品获批用于治疗新的疾病类型，而有前途的下一代CAR-T细胞产品即将问世[24, 55-56]。共同分享我们的经验并更新不断演变的建议，对于将这些革命性的活性药物扩大到更多的地点并使更多患者获益至关重要。

参考文献

第四部分

药理学和放射治疗

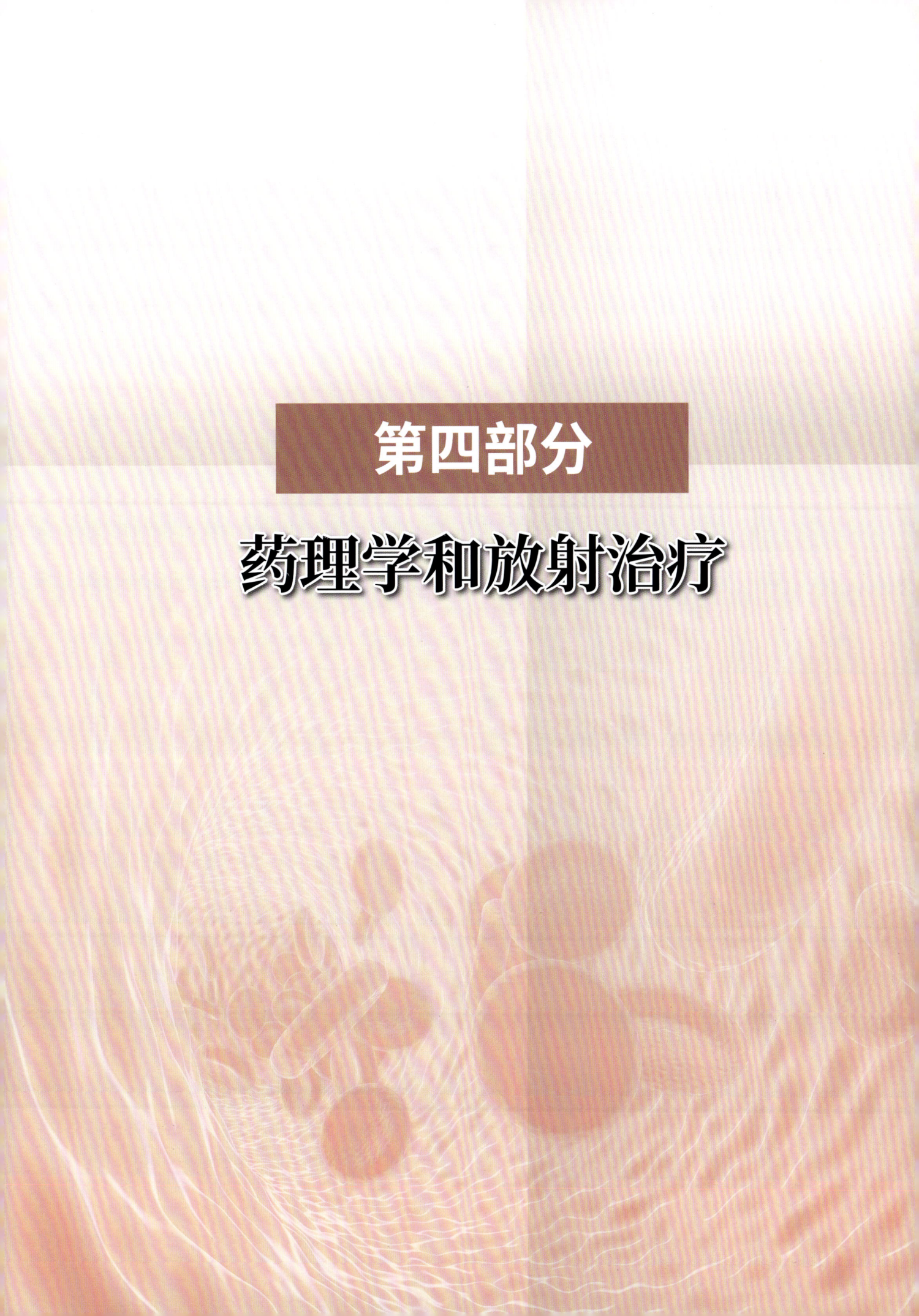

第十章
造血干细胞移植和嵌合抗原
受体 T 细胞疗法的预处理治疗

ALISON M. GULBIS AND WHITNEY D. WALLIS
译者：陈思羽、陈果、江艳　审校：张诚
陆军军医大学新桥医院，重庆市巴南区中医院

一、造血干细胞预处理

预处理目标

造血干细胞移植是一种可以治愈或延长血液系统恶性肿瘤、部分实体瘤及非恶性疾病患者生命的方法[1]。大剂量化疗是造血干细胞移植预处理方案的关键组成部分。预处理在造血干细胞移植之前进行，具体方案根据患者、疾病、移植类型等一些特定的因素来制定[2]。

通常采用MAC来清除肿瘤细胞或最大限度地减少瘤负荷，并通过清髓的方法创造骨髓空间。治疗目标是协同增强细胞毒性，同时避免药物的重叠毒性。异基因造血干细胞移植前的大剂量化疗还需要发挥免疫抑制及清除淋巴细胞的作用，以防止移植物排斥反应和移植物抗宿主病的发生。

在造血干细胞移植发展的初期，经典的大剂量化疗预处理方案包括Cy和TBI。最近，各种各样的药物应用到预处理方案中，如Bu、Mel、Flu。目前，烷化剂仍是大部分大剂量化疗预处理方案中MAC的主要药物[2]。大剂量化疗方案除了化疗和TBI以外，还包括单克隆/多克隆抗体和（或）靶向治疗。

预处理方案根据以下因素来选择[3]：
· 受者健康情况。
　· 年龄。
　· 体能状态评分。
　· 合并症。
· 移植物来源。
· 疾病种类和恶性程度，以及治疗/减轻疾病所需嵌合的情况。

· 疾病分期或恶性程度。
· 移植物抗恶性肿瘤/恶性疾病潜力。
· 儿童患者需要考虑对生长、生育能力、发育的影响。

二、预处理方案强度

预处理的目的是降低肿瘤负荷以便植入。增加剂量强度可通过确保供者嵌合（同种异体）和增强疾病控制（针对恶性疾病）以改善结局，但会增加患者的NRM，因此增加预处理强度对总的生存率影响不大[3-6]。

剂量强度曾是造血干细胞移植的关注重点，但随着对移植物抗白血病效应认识的加深，该领域已经发生了演变。自21世纪初以来，人们致力于在充分利用移植物抗白血病效应的同时，将预处理方案相关毒性降至最低。这些努力使得全身照射（TBI）和（或）烷化剂剂量有所降低[3-6]。

预处理强度分为三类，包括MAC、RIC、NMA[3, 5]。TBI和化疗剂量方案强度如图10-1所示。

（一）清髓性预处理方案

MAC方案通常包含TBI和（或）以烷化剂为基础的化疗。由此带来的严重骨髓抑制出现在治疗第7～21天，如果没有外源性造血干细胞的支持，患者的造血功能将无法自行重建。除全血细胞减少以外，还可能导致脱发、口腔炎/食管炎、腹泻等不良反应，对于生育年龄的成人，需注意预处理治疗具有生殖毒性，可能导致不育。

MAC方案的优点是可以促进供者细胞快速并完全地植入，但同时也会导致严重的组织损伤，进而增加药物相关毒性、TRM及移植物抗宿主病的发生率[7]。移植相关死亡风险随着患者年龄和HCT-CI评分的增加而增加，这限制了MAC方案在老年患者，以及有多种合并症患者中的使用[7]。

（二）减低剂量预处理方案

减低剂量预处理方案是介于MAC和NMA定义之间的预处理方案。与MAC方案相比，RIC方案至少降低30%的TBI和烷化剂剂量，使得TRM降低、全血细胞减少、脱发、口腔炎症/食管炎、

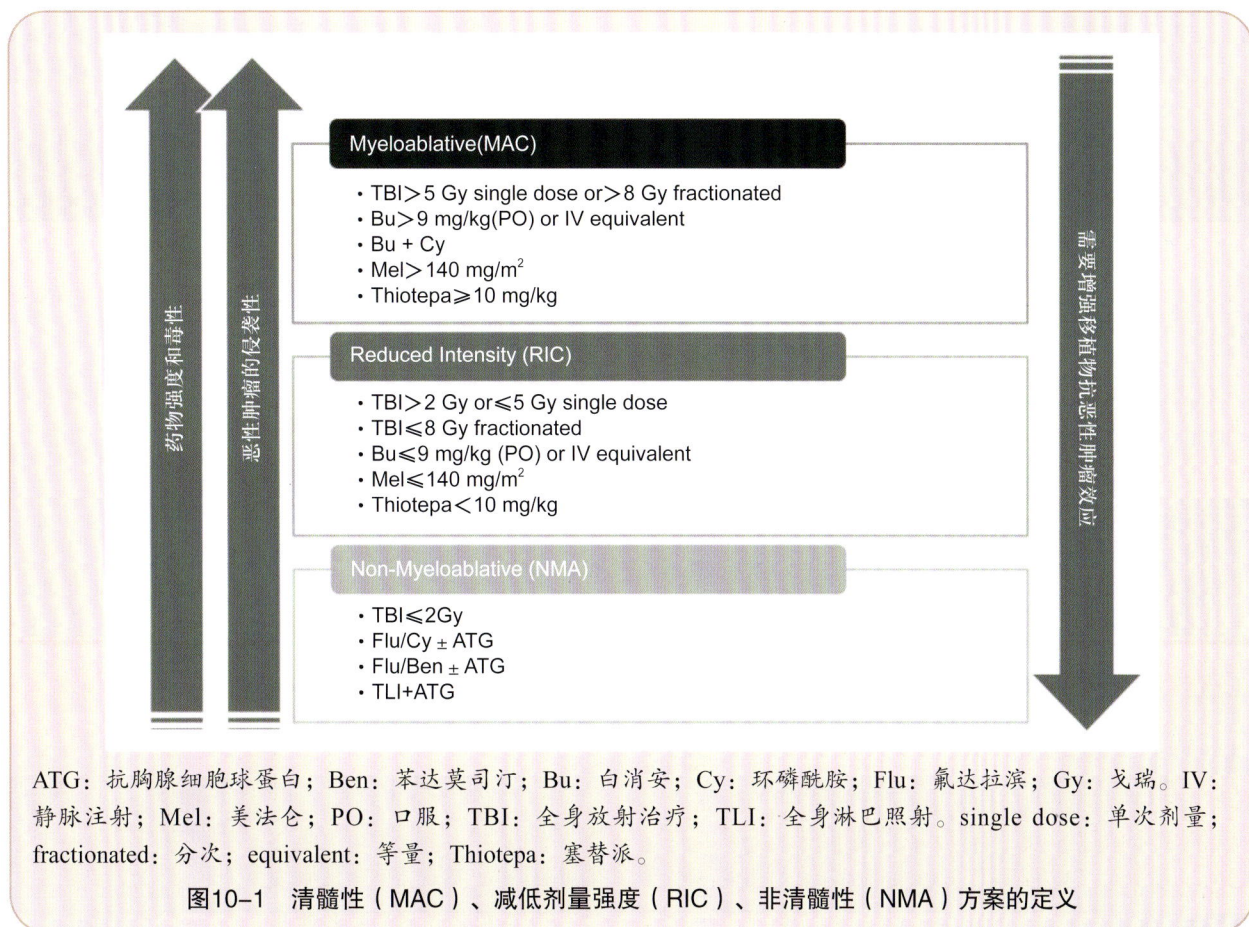

ATG：抗胸腺细胞球蛋白；Ben：苯达莫司汀；Bu：白消安；Cy：环磷酰胺；Flu：氟达拉滨；Gy：戈瑞。IV：静脉注射；Mel：美法仑；PO：口服；TBI：全身放射治疗；TLI：全身淋巴照射。single dose：单次剂量；fractionated：分次；equivalent：等量；Thiotepa：塞替派。

图10-1　清髓性（MAC）、减低剂量强度（RIC）、非清髓性（NMA）方案的定义

不育等不良反应的严重程度及持续时间也相应降低。"Champlin标准"将RIC方案定义为不需要干细胞支持即可实现造血重建（在28天以内骨髓抑制可自行恢复），同时具有较低的非血液学毒性，大部分患者在移植后30天之前可达到混合型供-受者嵌合的预处理方案[3, 6]。虽然患者的造血功能可以自行重建，但预处理后无干细胞支持可增加不良反应发生率及死亡率[3]。

（三）非清髓性预处理方案

NMA方案骨髓抑制程度最轻，并且不需要干细胞的支持。但是由于它十分依赖移植物抗恶性肿瘤效应，所以仅适用于异基因造血干细胞移植[3, 5]。

NMA方案早期毒性非常小，这使得老年及伴有多种合并症的患者也能接受造血干细胞移植。急性移植物抗宿主病可能延迟至移植+100天之后，但移植物抗宿主病仍是NMA移植后非复发死亡的重要因素[3, 5]。与MAC方案相比，NMA方案

的主要区别包括：炎性细胞因子释放较少、供受者嵌合体诱导移植耐受、免疫抑制持续时间短、在预处理治疗后保留更多的抗原呈递细胞[8]。

NMA方案应具有足以让外周血干细胞完全植入的免疫抑制作用。因此，方案中通常含有嘌呤类似物及ATG。

（四）造血干细胞移植中的移植物抗恶性肿瘤效应

选择预处理方案前需要先评估原发疾病对移植物抗恶性肿瘤效应的敏感程度。如图10-2所示，对移植物抗肿瘤效应不敏感的疾病来说，不建议采用减低剂量预处理方案[9]。

来源于抗原呈递细胞、B淋巴细胞、树突状细胞的恶性肿瘤通常对移植物抗肿瘤效应敏感。如CML，它满足以上所有特征。而ALL由于缺乏共刺激因子，导致无免疫应答，同时肿瘤增殖速度远超免疫应答速度[9]，类似这样的疾病往往不适合采用NMA方案。

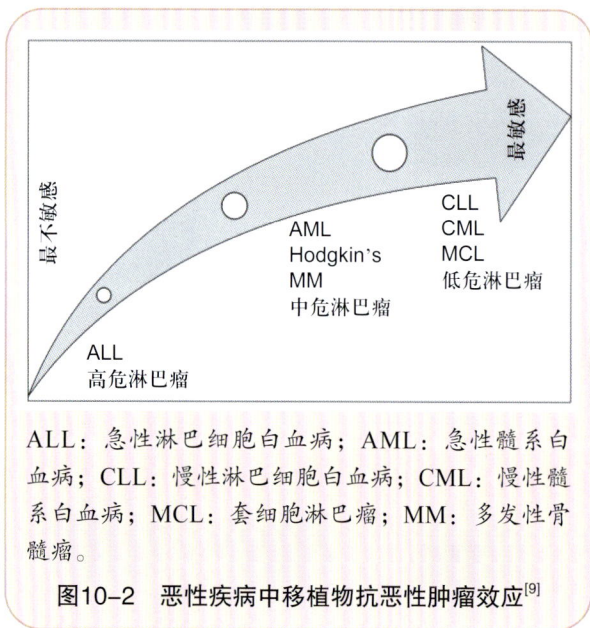

ALL：急性淋巴细胞白血病；AML：急性髓系白血病；CLL：慢性淋巴细胞白血病；CML：慢性髓系白血病；MCL：套细胞淋巴瘤；MM：多发性骨髓瘤。

图10-2 恶性疾病中移植物抗恶性肿瘤效应[9]

（五）非化疗方案

显著的量-效曲线是大剂量预处理方案的特点。在造血干细胞的支持下，大剂量化疗方案可以超越标准剂量，最大限度地抑制骨髓。TBI也有类似显著的量-效曲线及骨髓抑制作用，因此它是最早用于MAC方案的治疗之一并沿用至今。

三、全身放射治疗

TBI自20世纪50年代晚期开始用于移植预处理，如今仍用于MAC、RIC及NMA方案中[10]。TBI可以有效杀灭包括藏匿于睾丸、颅内等部位的肿瘤细胞，并有足够的免疫抑制作用以减少排异（见第十五章）。

四、放射性同位素及放射免疫治疗

放射性同位素用于移植预处理的首次报道在20世纪90年代中期，用于治疗多发性骨髓瘤。采用的同位素是放射性核素钬-166标记的1,4,7,10-四氮杂环癸烷-14,7,10-磷酸四亚甲基，它可以发出高能β射线用于治疗。但由于远期毒性较大，同时可用于多发性骨髓瘤治疗的新药不断问世，并未进一步研究其在自体移植中的应用[11]。

自20世纪90年代开始出现的放射免疫治疗（radioimmunotherapy，RIT）为CD20+的B细胞恶性肿瘤患者提供了新的治疗选择。用于造血干细胞移植的放射免疫治疗包括^{90}Y-ibritumomab tiuxetan（替伊莫单抗，^{90}Y-IT）和^{131}I-tositumomab（托西莫单抗，^{131}I-T）。然而目前^{131}I-T已停产。大剂量化疗联合^{90}Y-IT和^{131}I-T方案预处理在自体和异基因移植中均有报道。尽管放射免疫治疗联合大剂量化疗的预处理方案耐受性良好、可促进植入，在一些报道中显示出了一定的应用前景，但目前尚无随机临床试验验证其与接受标准大剂量化疗预处理方案治疗患者的生存率是否存在差异[12-13]。

化疗药物

化疗药物按照其作用的细胞周期可分为细胞周期特异性药物和细胞周期非特异性药物两个大类。细胞周期包括G_0期（静止期）、G_1期（生长期）、S期（合成期）、G_2期（第二生长期）、M期（有丝分裂期）。细胞周期特异性药物只能在细胞周期的某一阶段发挥细胞杀伤作用，而细胞周期非特异性药物可以在细胞周期的任何阶段杀伤细胞。烷化剂是细胞周期非特异性药物，而嘌呤和嘧啶类似物属于细胞周期特异性药物。常用的特异性药物及其作用的细胞周期、非特异性药物的细胞周期如表10-1所示（预处理药物的剂量、药代动力学及毒性如表10-3所示，常用大剂量化疗预处理方案如表10-4所示）。

表10-1 造血干细胞移植中化疗药物作用的细胞周期

特异性细胞周期药物	非特异性细胞周期药物
S期	白消安
克拉屈滨	苯达莫司汀
氯法拉滨	卡铂
阿糖胞苷	卡莫司汀
依托泊苷	环磷酰胺
氟达拉滨	异环磷酰胺
吉西他滨	美法仑
M期	塞替派
多西他赛	
G_2期	
依托泊苷	

五、烷化剂

烷化剂是最早应用于造血细胞移植的药物，且至今仍是大多数预处理方案的"主力军"，因为它们具有显著量-效曲线，能导致显著的骨髓抑制。该类药物通过交联DNA形成共价连接，阻止细胞分裂，这种交联可以发生在同一条DNA的不同区段，也可以出现在DNA双链之间[83]。

（一）白消安

1. 造血干细胞移植中的作用

白消安（Bu）是一种双功能烷化剂，1996年以前仅有口服剂型。在异基因移植中与Cy（BuCy2或BuCy4）或Flu（BuFlu）联用。尽管口服Bu在骨髓移植及促进植入方面有很好的疗效，但因吸收不稳定、生物利用度低等特点，以及增加肝窦阻塞综合征的风险限制了其在临床的广泛应用[27]。与口服制剂相比，Bu注射剂具有更高的生物利用度，0.8 mg静脉制剂可等效于1 mg口服制剂，同时具有更稳定的药代动力学，减少肝窦阻塞综合征的发生率。因此在2000年静脉Bu取代了原BuCy方案中的口服Bu[14-16]。

在2002年，IVBu并不是间隔6小时给药，而是每日给药1次，药代动力学分析显示，IVBu的药代动力学为线性，与剂量成正比，患者耐受性良好，且可在24小时内完全代谢清除[14, 17]。

2. 临床要点

为进一步提高Bu用药的安全性，降低老年患者的用药风险，出现了新的分次给药方案，该方案中，采用药代动力学指导的给药方式使用Bu，即按照总疗程的AUC，在造血干细胞移植前2至3周开始给药，分6天完成整个疗程[74, 84]。

与根据体重给药相比，根据药代动力学给药能改善患者的结局[55]。最近发表的Bu血浆药物浓度（BPEU）相关数据，建议以mg×h/L作为AUC的单位。AUC与稳态浓度（Css）示例如表10-2所示[85]。

表10-2　以不同单位计算q6h与q24h给药一次后的白消安暴露量比较示例

AUC（mg×h/L q6h）*	4.1	5.1	6.2
AUC（mg×h/L, q24h）*	16.4	20.5	24.6
AUC（μM×min q6h）	1000	1250	1500
AUC（μM×min, q24h）	4000	5000	6000
Css（ng/mL）	684	855	1026

*指BPEU的单位；AUC：曲线下面积；Css：稳态浓度；μM：微摩尔；ng：纳克。

（二）苯达莫司汀

1. 造血干细胞移植中的作用

Ben在造血干细胞移植中的首次应用是被纳入BeEAM方案，即在BEAM方案中替代卡莫司汀[22]。此后进行了多次试验分析，尽管新的BeEAM方案不会引起BEAM相关的独特肺损伤，但却存在其他显著的不良反应，如增加了急性肾衰竭的发生率及需要重症监护的患者比例。

2. 临床要点

肾衰竭的高危因素包括大剂量Ben［>160 mg/（m²·d）］、既往肾损伤、患者年龄超过55岁[23, 59-62]。为防止肾毒性，应加强水化（至少3 L/d）[59]。异基因造血干细胞移植中，Ben常与Flu、利妥昔单抗、ATG（MUD造血干细胞移植）联合治疗CLL/淋巴瘤[24, 80-81]。

（三）卡莫司汀

1. 造血干细胞移植中的作用

卡莫司汀（BCNU）长期以来一直作为BEAM方案的组成部分应用于自体移植中。也常与塞替派联合用于原发性中枢神经系统淋巴瘤自体移植的预处理[25, 64]。

2. 临床要点

卡莫司汀脂溶性高，可通过血脑屏障，使脑脊液药物浓度达到血浆药物浓度的50%以上。

（四）环磷酰胺

1. 造血干细胞移植中的作用

Cy也是最早与TBI或Bu联合用于造血干细胞移植预处理方案的烷化剂之一，同时也常用于特定造血干细胞移植类型后预防造血干细胞移植后移植物抗宿主病[86]。

2. 临床要点

使用大剂量Cy时，应加用美司钠解救并水化。美司钠剂量各中心可能有所不同，但至少应为Cy剂量的60%，可采用间断或持续给药。水化的目标为患者每1~2小时排尿1次，需密切监测有无血尿。根据具体需要监测并记录每日液体出入量、体重以维持正常血容量，监测电解质，尤其是血钠、血钾。在儿童患者中，尤其应注意充分水化，确保使用大剂量Cy前尿比重大于1.010。

（五）异环磷酰胺

1. 造血干细胞移植中的作用

异环磷酰胺（Ifos）通常与卡铂和依托泊苷组合为ICE方案用于生殖细胞肿瘤造血干细胞移植的预处理，也常用于淋巴瘤化疗动员[31-32, 87]。

2. 临床要点

大剂量的异环磷酰胺需要美司钠解救及水化。美司钠剂量应至少为异环磷酰胺剂量的60%，间歇或持续给药。

用药期间应监测电解质、肌酐、白蛋白。低白蛋白血症（<3.5 g/dL）会增加神经毒性风险[88]。可予维生素B₁或亚甲蓝防治神经毒性。

（六）美法仑

1. 造血干细胞移植中的作用

Mel具有显著的骨髓抑制作用及量-效曲线，已在造血干细胞移植中使用了50多年。Mel单药是多发性骨髓瘤及淀粉样变性患者自体移植的标准预处理方案。Mel也可与嘌呤类似物联合用于同种异基因造血干细胞移植或是与烷化剂联合用于自体/异基因造血干细胞移植。

2. 临床要点

Mel蛋白结合率高达90%，可通过水解和肾脏代谢自发清除。半衰期仅有约60分钟，因此可在用药8小时后输注干细胞，同时通过冷冻疗法减轻黏膜损伤。Mel的代谢受肌酐清除率、血细胞比容、去脂体重三种因素影响[33]。

目前有两种Mel可供使用，一种含丙二醇，另一种是磺丁基-β环糊精（capitisol）技术包裹的不含丙二醇的Mel。前者稳定性较差，一经稀释，每10分钟即有1%水解，因此建议现配现用，在配制后60分钟内完成输注。患者应在使用Mel前30分钟开始口含冰块或可达到冷冻效果的类似物，持续2小时以保持口腔黏膜持续低温。通过收缩血管、减少口腔黏膜血液流量来减少口腔黏膜炎的发生[34]。

（七）塞替派

1. 造血干细胞移植中的作用

20世纪90年代初，塞替派首次用于乳腺癌的大剂量化疗方案，目前用于自体和异基因造血干细胞移植。在自体造血干细胞移植中，多与卡莫司汀联合用于原发性中枢神经系统淋巴瘤，或与Cy联合用于儿童神经母细胞瘤。在同种异基因造血干细胞移植中，常与烷化剂和Flu联用[64, 89]。

2. 临床要点

塞替派及N`,N`,N`-三乙烯磷酰胺（TEPA）均易通过血脑屏障。考虑到药物的皮肤毒性，患者应在最后一次使用塞替派之后的48～72小时，每日清洁皮肤2～3次，并且在此期间患者应避免使用除臭剂、身体乳、紧身衣物。如果出现皮肤脱屑，可于患处局部外用1%氢化可的松。

（八）抗代谢药物

嘌呤和嘧啶类抗代谢药物通过干扰DNA、核糖核酸和蛋白质合成影响S期细胞实现抗肿瘤作用，也可用于造血干细胞移植预处理方案。预处理方案中的嘌呤类似物如Flu和氯法拉滨（clofarabine，Clo）常与烷化剂联用；用于移植预处理的嘧啶类似物包括阿糖胞苷和吉西他滨（gemcitabine，Gem）。

（九）氯法拉滨

1. 造血干细胞移植中的作用

在血液系统恶性肿瘤患者的同种异基因造血干细胞移植中，Clo与Bu或Flu联用已被证实具有良好的安全性，并可能具有协同作用[38-39, 68]。

2. 临床要点

Clo可引起毛细血管渗漏和全身炎症反应综合征，可考虑预防性使用氢化可的松。

（十）阿糖胞苷

1. 造血干细胞移植中的作用

最常作为BEAM方案的重要组分应用于同种异体或自体造血干细胞移植预处理。

2. 临床要点

在AML巩固化疗中使用大剂量阿糖胞苷可能会出现眼毒性，但在移植预处理中并未观察到眼毒性。但可能引起"阿糖胞苷综合征"，因此建议在每次用药前预防性使用皮质类固醇药物。

（十一）氟达拉滨

1. 造血干细胞移植中的作用

Flu的免疫抑制作用与Cy相似，因此Flu作为Cy的替代药物被发现。对缺乏谷胱甘肽（GSH）代谢酶的患者，Bu与Cy联用会影响药物代谢，增加毒性，因此Flu可以作为预处理方案中Cy的替代[90]。Flu目前广泛用于异基因造血干细胞移植。

2. 临床要点

Flu及其代谢产物（F-ara）40%~60%由肾脏排出。非造血干细胞移植治疗中，需根据肾脏功能调整用量，以防止药物神经毒性的发生，但各造血干细胞移植中心调整方案各有不同。Flu会导致严重的淋巴细胞减少，因此用于造血干细胞移植或作为"清淋"方案清除免疫效应细胞时需预防并密切监测机会性感染的发生。

（十二）吉西他滨

1. 造血干细胞移植中的作用

Gem用于治疗实体肿瘤已有多年。近年来研究发现其用于自体造血干细胞移植预处理方案同样有效。在难治性淋巴细胞恶性肿瘤中，Gem以Gem-Bu-Mel±伏立诺他方案使用[41-42]。在生殖细胞肿瘤的自体造血干细胞移植中，也常使用Gem-DMC方案（DMC包括多西他赛、Mel和卡铂）[43]。Gem与Flu、Mel联合可作为霍奇金淋巴瘤异基因造血干细胞移植的预处理方案[44, 91]。

2. 临床要点

在许多造血干细胞移植方案中都提及以10 mg/（m²·min）的固定剂量匀速输注Gem。

六、拓扑异构酶 Ⅱ 抑制剂

拓扑异构酶 Ⅱ 抑制剂可用于自体或异基因移植预处理。最常用的拓扑异构酶 Ⅱ 抑制剂是依托泊苷。

依托泊苷

1. 造血干细胞移植中的作用

依托泊苷可用于血液系统恶性肿瘤及生殖细胞来源恶性肿瘤的预处理治疗。依托泊苷最常见的用法包括：淋巴瘤的BEAM方案、生殖细胞肿瘤的依托泊苷/卡铂方案、ALL的清髓性方案TBI/依托泊苷等[26, 46, 92]。

2. 临床要点

依托泊苷在稀释至＞0.4 mg/mL时极不稳定。依托泊苷可以未稀释原液通过Y型管联合生理盐水以500~1000 mL/h的速度输注4小时。在使用依托泊苷原液输注时推荐进行类固醇与苯海拉明预处理，并且在输液过程中可能需要通过补充500~1000 mL生理盐水来维持血压。对于低血压补液治疗无效的患者，应立即停止输注依托泊苷，待血压稳定后再以较慢的速度重新开始输注。在使用依托泊苷的时候应保证液体量，并且避免使用降压药及利尿剂。

对依托泊苷过敏的患者，或可耐受磷酸依托泊苷。磷酸依托泊苷是依托泊苷的前体药物，114 mg磷酸依托泊苷相当于100 mg依托泊苷。由于药品生产时已考虑到剂量换算问题，规格按依托泊苷计算，因此在给药时，无需再进行剂量换算。

七、铂类

铂类药物广泛用于包括生殖细胞肿瘤在内的实体肿瘤，移植预处理方案中使用最多的是卡铂。

卡铂

1. 造血干细胞移植中的作用

卡铂最常用于生殖细胞肿瘤和神经母细胞瘤的自体造血干细胞移植[31-32, 43, 93]。与非造血干细胞移植方案中以AUC为基础给药不同，卡铂在移植预处理中通常根据体表面积计算药物剂量而不是根据AUC。

2. 临床要点

（1）作用机制

卡铂机制与顺铂相似，但卡铂的配体是一个环而不是两个氯原子，故卡铂比顺铂更稳定。

此外，它引起的肾毒性、神经毒性、耳毒性和呕吐较轻。使用卡铂应水化，由于存在低钠血症风险，用药期间应监测血钠。

八、紫杉醇类

多西他赛

1. 造血干细胞移植中的应用

多西他赛作为Gem-DMC方案的一部分用于生殖细胞肿瘤的自体造血干细胞移植。

2. 临床要点

其有引起毛细血管渗漏综合征的风险（标准剂量也可能发生），故需预防性使用皮质类固醇药物。

九、单克隆抗体

（一）利妥昔单抗

1. 造血干细胞移植中的作用

利妥昔单抗是治疗B细胞来源恶性肿瘤的标准方案。可联合其他药物用于CD20+淋巴细胞肿瘤的移植预处理[56-57]。异基因移植的RIC和NMA预处理方案中就包括利妥昔单抗。

利妥昔单抗已用于多种自体和异体移植方案[58, 94]。但其应用是否使患者生存获益仍存在争议。有研究表明，非霍奇金淋巴瘤患者干细胞动员前和自体移植后使用大剂量利妥昔单抗可提高DFS[94]。但另一项来自CIBMTR的回顾性研究结果显示，在预处理方案中加入利妥昔单抗对移植结果没有影响[95]。

2. 临床要点

利妥昔单抗需要根据患者的反应调整输注速度。使用前应先使用抗组胺药及退热药。患者一旦耐受了起始较慢的输注，就可以调整为快速输注（90分钟）[96]。目前利妥昔单抗已有许多生物仿制产品及皮下注射剂。建议在使用前评估患者的乙型肝炎血清学指标。既往有乙型肝炎感染的患者应定期检测，并在利妥昔单抗使用结束后再次检测。

（二）阿仑珠单抗

1. 造血干细胞移植中的作用

阿仑珠单抗是一种重组人源化抗体，可与B淋巴细胞、T淋巴细胞、NK细胞、单核细胞、巨噬细胞上的CD52结合。阿仑珠单抗与细胞结合后，会发生抗体依赖性细胞裂解。阿仑珠单抗已被加入某些异基因造血干细胞移植预处理方案中，但在美国尚未广泛使用。

2. 临床要点

建议按说明书递增剂量，逐步加至足量，单次剂量大于30 mg或1周累计使用大于90 mg会增加血细胞减少风险。由于输注相关反应的风险，用药前需予退热、抗组胺、皮质类固醇药物。阿仑珠单抗目前仅能通过临床研究获得。因此，在计划将阿仑珠单抗作为预处理方案时需要提前备药。

十、多克隆抗体

自20世纪90年代以来，抗胸腺细胞球蛋白（兔源ATG）和淋巴细胞免疫球蛋白（马源ATG）因其免疫抑制作用被用于造血干细胞移植。虽然这些抗体主要是清除T细胞，但它们也可以影响或抑制B细胞、NK细胞、调节性T细胞和树突状细胞的功能。造血干细胞移植预处理方案中加入多克隆抗体，可减少移植物排斥反应并预防移植物抗宿主病的发生[77]。

临床要点

多克隆抗体常规是按患者的实际体重计算剂量的。但据报道尤其在淋巴细胞减少和接受去T细胞移植物的患者中使用多克隆抗体会导致不良结局，其与延迟免疫重建和NRM相关。最近的研究提出通过淋巴细胞计数来确定给药剂量，并确定了细胞输注前后的最佳ATG使用时间，以促进免疫重建并减少移植排斥反应[69, 97-99]。

不同ATG产品之间用量差别很大。兔源ATG的剂量范围在2~10 mg/kg；而马血清来源的ATG剂量范围在15~40 mg/kg，持续3~5天（每疗程最大剂量为160 mg/kg）。

表10-3 预处理方案中化疗药物的剂量、药代动力学、毒性

药物	HCT剂量	代谢	清除	选择性毒性	临床要点	相互作用及机制
烷化物						
白消安[14-21]	0.8 mg/kg, IV, q6h, 2~4天; 3.2 mg/kg, IV, 每日1次, 2~4天; 100~130 mg/m², IV, 每日1次, 2~4天; 目标AUC 16.4~24.6 mg×h/L每日1次, 2~4天	肝脏（与谷胱甘肽结合氧化）	尿（<2%以原型药物排出）	肝脏、皮肤、神经	监测PK可改善TRM；预防癫痫；色素沉着	对乙酰氨基酚GSH缺乏的3A4抑制剂（如唑类），3A4激动剂（如来妥英）；甲硝唑3A4抑制剂和GSH消耗
苯达莫汀[22-24]	100~200 mg/m², IV, 每日1次, 2天; 130 mg/m², IV, 每日1次, 3天	肝脏产生活性代谢产物	尿和粪便（<3%以原型药物排出）	肝脏、胃肠、皮肤	不同制剂有不同的储存要求/稳定性、浓度、输注时间	1A2抑制剂：氟伏沙明、环丙沙星、OCPs；1A2激动剂：来妥英、利福平、利托那韦
卡莫司汀[18,25-26]	300~400 mg/m², IV, 1次	肝脏（CYP1A2）产生活性或非活性代谢产物	尿和肺（CO$_2$）	肺、肝脏、胃肠	稀释剂中含有乙醇液，反应包括头痛、疼痛、面色潮红	
环磷酰胺[14,18,27-30]	50~60 mg/kg, IV, 每日1次, 2~4天; 14.5~50 mg/kg, IV, 1次; 750~1000 mg/m², IV, 每日1次, 3天	需要肝脏生物激活（CYP）产生活性或非活性代谢产物	尿（~10%以原型药物排出）和粪便	心脏、胃肠、SIADH、泌尿系	联用美司钠，加强水化可降低出血性膀胱炎发生率。需要异环磷酰胺。推荐含有环磷酰胺的方案	抑制CYP2B6及较少程度抑制2C19、3A4、2C9的活性
异环磷酰胺[18,29,31-32]	10~12 g/m²分4~5天		尿（排出原型药物量为剂量依赖性）	神经、胃肠、心脏、肾、泌尿		抑制CYP3A4及较少程度抑制3A5、2C9、2B6可降低前药活性
美法仑[18,33-35]	单用：140~200 mg/m², IV, 1次。联合使用：100~140 mg/m², IV, 1次; 70~90 mg/m², IV, 每日1次, 2天	自发水解	尿（~10%以原型药物排出）	胃肠、肝脏、第二肿瘤	口腔冷冻疗法2小时可减轻黏膜炎；稳定期短，应在配药后60分钟内输注完成	
不含丙二醇的美法仑[18,25,36-37]	单用：100 mg/m², IV, 每日1次, 2天	自发水解	尿（~10%以原型药物排出）	胃肠、肝脏、第二肿瘤	口腔冷冻疗法2小时可减轻黏膜炎	
塞替派[18,25,36-37]	5~10 mg/kg每次（总量最大为20 mg/kg）；250~300 mg/m², IV, 每日1次, 3天	肝脏（CYP3A4和2B6）产生活性代谢产物	尿（2%~10%为鉴替派和TEPA）	肝脏、胃肠、神经、皮肤	通过汗液排出，需要经常淋浴；避免使用乳液等堵塞毛孔	抑制3A4、2B6可降低前药活性；抑制2B6可抑制环磷酰胺活化

续表

药物	HCT剂量	代谢	清除	选择性毒性	临床要点	相互作用及机制
核酸类似物						
氯法拉滨[38-40]	30~40 mg/m², IV, 每日4次（疗程最大剂量160 mg/m²）	细胞内产生活性代谢产物	尿（49%~60%以原型药物排出）	肝脏、皮肤、毛细血管渗漏综合征	按说明书调整肾脏代谢剂量	
阿糖胞苷[18, 26]	100~200 mg/m², IV, q12h, 8次	细胞内产生活性代谢产物	尿（80%~90%以原型药物排出）	胃肠、神经毒性	分布于泪道和脑脊液；大剂量使用时建议使用类固醇滴眼液	
氟达拉滨[18-19, 35]	25~40 mg/m², IV, 每日1次, 3~5天（疗程最大剂量200 mg/m²）	去磷酸化再磷酸化为活性代谢产物	尿（~60%去磷酸化代谢产物）	神经毒性、肺	按说明书调整肾脏代谢剂量	
吉西他滨[41-45]	800 mg/m², IV, 每日1次；1500 mg/m², IV, 每日1次, 4天；75 mg/m²静推, 5天后2400~2700 mg/m², IV, 每日1次, 2次（疗程最大剂量5500 mg/m²）	细胞内产生活性代谢产物	尿（~90%以原型药物排出）	肝脏毒性、皮肤	脱氧胞苷激酶很快饱和，延长输注时间可以增加药物活性	对放射敏感，7天内避免辐照
拓扑异构酶Ⅱ抑制剂						
依托泊苷[18, 26, 46-48]	100~200 mg/m², IV, q12h, 8次；750 mg/m², IV, 每日1次, 3天；30~60 mg/kg, IV, 1次	肝脏（CYP3A4, 3A5）	尿（~50%以原型药物排出）和粪便	肝脏、低血压、胃肠	稀释剂含有乙醇、聚山梨酯80、聚乙二醇；浓度>0.4 mg/mL时不稳定；可输注≥30 mg/kg的原液；根据说明书调整肾脏代谢剂量	1A2抑制剂：氟伏沙明、环丙沙星、OCPs；1A2激动剂：苯妥英、利福平、利托那韦
磷酸依托泊苷		水溶后快速转化为依托泊苷		肝脏、胃肠	不含乙醇和聚乙二醇，不会引起低血压	
铂类						
卡铂[18, 46, 49-50]	300~700 mg/m², IV, 每日1次, 3天	极少数	尿（~70%以原型药物排出）	肾、胃肠、耳	多种根据肾功能调整剂量方案	卡铂降低苯妥英和磷苯妥英浓度
紫杉烷类						
多西他赛[18, 43, 49, 51]	275 mg/m², IV, 1次	肝脏（CYP3A4, 3A5）产生无活性代谢产物	粪便（~70%代谢物）	皮肤过敏、水钠潴留	预先使用类固醇和抗组胺药物	抗利尿激素分泌异常综合征 CYP3A4抑制剂/激动剂可影响代谢

AUC：曲线下面积；GSH：谷胱甘肽；IV：静脉注射；OCPs：口服避孕药；PK：药代动力学；SIADH：抗利尿激素分泌异常综合征；TEPA：N',N',N'-三乙烯磷酰胺；TRM：移植相关死亡率。

通常在足量使用马血清来源的ATG前，需按说明书做皮试。皮试前避免使用皮质类固醇药物。皮试后每15~20分钟观察1次，持续1小时。局部直径10 mm或以上的皮肤反应，伴有风团和（或）红斑，伴或不伴皮疹和瘙痒，或伴明显肿胀，即为阳性反应。如果检测结果为阳性，仅在能立即获得生命支持治疗的情况下使用。但需注意皮试阴性的患者仍可能发生药物过敏。

两种ATG均需要预先用药来减少输液反应，如退热药、抗组胺药和皮质类固醇。

（一）预处理措施的先后顺序

TBI联合Cy方案中两者的先后顺序并不影响最终疗效和毒性[100]。

对于非TBI方案，有一些研究表明药物顺序与疗效和毒性存在关系。多年来，人们一直担心预处理方案中的Bu和Cy的顺序会影响肝毒性，并增加肝窦阻塞综合征风险[101-103]。在最初使用Bu和Cy时只能先口服Bu，因为Cy的致死性会影响Bu的使用[104]。因为GSH与Cy的代谢密切相关，Bu导致GSH下降，会引起Cy的毒性增加[105-106]。在一项前瞻性研究中，纳入70例接受同种异基因造血干细胞移植的患者，其中33例接受Bu/Cy，37例接受

Cy/Bu。在第30天，Cy/Bu的中位丙氨酸转氨酶较低（$p=0.03$）。造血干细胞移植后4年，Cy/Bu组观察到较低的NRM（$p=0.05$）和较高的生存率，但两组差异无统计学意义（$p=0.06$）[104]。因此许多中心使用Cy/Bu方案，或是使用Bu/Cy时在最后一剂Bu结束后间隔1天再使用Cy。

有研究表明嘌呤/嘧啶类似物和烷化剂之间存在协同作用。嘌呤/嘧啶类似物会延迟DNA损伤修复，使得细胞对烷化剂更敏感[107-108]。Valdez在体外实验中发现核苷类药物（NAs）和烷化剂对抑制AML细胞株具有协同作用，并且NAs和Bu的协同毒性显著增强[38, 109-110]。

临床上有研究表明不仅联合用药影响协同作用，用药顺序（在烷化剂前使用嘌呤/嘧啶类似物）也影响协同作用[17, 39, 107, 111]。

在淋巴瘤细胞株中也对嘌呤/嘧啶类似物和烷化剂使用顺序进行了评估，还添加了组蛋白去乙酰化酶抑制剂，通过改变染色质结构，使烷化剂更易接触DNA，从而增强细胞毒性[112-113]（表10-4）。

（二）化疗剂量计算原则

造血干细胞移植方案中的化疗，根据体表面积（mg/m^2）或体重（mg/kg或g/kg）计算（表10-5）。

表10-4 血液系统恶性肿瘤常用的大剂量化疗方案

名称	剂量	移植类别	疾病
清髓性方案			
Cy-TBI[52]	Cy 60 mg/kg, IV, 每日1次, 2天; TBI 10~14.25 Gy, 分次	异基因	AML、ALL、CML
TBI-依托泊苷[48]	TBI 10~14.25 Gy, 分次; 依托泊苷60 mg/kg, IV, 1天	异基因	ALL、AML
BuCy2[53]	Bu 1 mg/kg/次, 口服q6h, 4天; Cy 50 mg/kg, IV, 2天	异基因、自体	Heme
BuCy4[54]	Bu 4 mg/（kg·d）, 口服4天; Cy 50 mg/（kg·d）, 2~4天	异基因、自体	Heme
Bu-Flu[27, 55]	Bu 100~130 mg/m², IV, 每日1次, 4天［（AUC 16.4~20.5 mg×h/（L·d）］; Flu 40 mg/m², IV, 4天	异基因	AML、MDS、CML
BEAM[26, 47]或BEAM ± R[56-58]	卡莫司汀300 mg/m², IV, 1天; 依托泊苷100~200 mg/（m²·次）, IV, q12h, 4天; 阿糖胞苷100~200 mg/（m²·次）, IV, q12h, 4天; Mel 140 mg/m², IV, 1天; ± 利妥昔单抗375 mg/m², IV, 每周1次, 2~3次（CD20⁺恶性肿瘤进行HCT前或后）	异基因、自体	淋巴系统恶性肿瘤

名称	剂量	移植类别	疾病
Be-EAM[22-23, 59-62]	Ben 100～200 mg/m², IV, 每日1次, 2天; 依托泊苷200 mg/m², IV, 每日1次, 4天; 阿糖胞苷200 mg/(m²·次), IV, q12h, 4天; Mel 140 mg/m², IV, 1天	自体	淋巴系统恶性肿瘤
CBV[63]	Cy 1500～1800 mg/m², IV, 4天; 卡莫司汀300～600 mg/m², IV, 1天; 依托泊苷共600～2400 mg/m², IV, 分4天	自体	淋巴系统恶性肿瘤
塞替派–卡莫司汀[25, 64]	卡莫司汀400 mg/m², IV, 1天; 塞替派5 mg/(kg·次)IV, q12h, 2天	自体	中枢神经系统淋巴瘤
Mel[33, 65]	140～200 mg/m², IV, 1天或70～100 mg/m², IV, 每日1次, 2天	自体	骨髓瘤、淀粉样变、巨球蛋白血症
磺丁基-β环糊精(capitisol)技术包裹的不含丙二醇的Mel; 无丙二醇Mel[66]	100 mg/m², IV, 每日1次, 2天	自体	骨髓瘤
Bu-Flu-Clo[39, 67]	Flu 10 mg/m², IV, 每日1次, 4天; Clo 30 mg/m², IV, 每日1次, 4天; Bu 130 mg/m², IV, 每日1次, 4天[AUC 24.6 mg·h/(L·d)]	异基因	AML、MDS
Bu-Clo[39, 68]	Clo 40 mg/m², IV, 每日1次, 4天; Bu 100～130 mg/m², IV, 每日1次, 4天[AUC 16.4～22.6 mg·h/(L·d)]	异基因	ALL、AML、MDS
Gem-Bu-Mel ± SAHA ± R[41-42]	Gem 2475 mg/m², IV, 共2次, 每次间隔5天; Bu 105 mg/m², IV, 每日1次, 4天[AUC 16.4 mg×h/(L·d)]; Mel 60 mg/m², IV, 每日1次, 2天; ± SAHA 1000 mg/d, 口服, 7天; ± 利妥昔单抗375 mg/m², IV, Gem前1次	自体	难治性HD或淋巴瘤
低强度方案			
FM100或FM140[69-70]	Flu 25 mg/m², IV, 每日1次, 5天或30～40 mg/m², IV, 每日1次, 4天; Mel 50～70 mg/m², IV, 每日1次, 2天或100～140 mg/m² 1次	异基因	AML、MDS、MPD、CML、淋巴瘤、骨髓瘤
Flu-Bu2[71-73]	Flu 30 mg/m², IV, 每日1次, 5～6天; Bu 1 mg/(kg·次)口服, q6h, 2天或130 mg/m², IV, 每日1次, 2天 抗T细胞球蛋白(费森尤斯)10 mg/kg, IV, 每日1次, 4天	异基因	AML、MDS、CML
Flu-Bu[74-75]	Flu 40 mg/m², IV, 每日1次, 4天; Bu 100 mg/m², IV, 每日1次, 4天或分为6天[AUC 16.4 mg×h/(L·d)或AUC 16 000 μmol/min]	异基因	AML、MDS、MPD
Flu-Cy-塞替派[76]	塞替派5 mg/kg, IV, q12h, 2次; Cy 30 mg/kg, IV, 每日1次, 2天; Flu 30 mg/m², IV, 每日1次, 2天	异基因	淋巴系统恶性肿瘤
Cy-eATG[77]	Cy 50 mg/kg, IV, 每日1次, 4天; eATG 30 mg/kg, IV, 每日1次, 3天	异基因	再生障碍性贫血(<40 yo)
非清髓性方案			
Flu-Cy; Flu-Cy-R[78]	Flu 30 mg/m², IV, 每日1次, 3天; Cy 750～1000 mg/m², IV, 每日1次, 3天; ± 利妥昔单抗375 mg/m², IV, 每周1次, 4次(HCT前或后)	异基因	CLL、淋系

续表

名称	剂量	移植类别	疾病
Flu-TBI[79]	Flu 30 mg/m^2，IV，每日1次，3天；TBI 2 Gy，1次	异基因	淋系、髓系、骨髓瘤
Flu-Ben-R[80-81]	Flu 30 mg/m^2，IV，每日1次，3天；Ben 130 mg/m^2，IV，每日1次，3天；利妥昔单抗375 mg/m^2，IV，每周1次，4次（HCT前或后）	异基因	淋系
TLI+ATG[82]	TLI 8 Gy（累积）11天；rATG 1.5 mg/kg，IV，每日1次，5天	异基因	淋系、髓系

ALL：急性淋巴细胞白血病；AML：急性髓系白血病；AUC：曲线下面积；Ben：苯达莫司汀；Bu：白消安；Clo：氯法拉滨；CML：慢性髓系白血病；Cy：环磷酰胺；eATG：马源抗胸腺细胞球蛋白；Flu：氟达拉滨；Gem：吉西他滨；HD：霍奇金病；HDC：大剂量化疗；MDS：骨髓增生异常综合征；Mel：美法仑；R：利妥昔单抗（可能加用于CD20$^+$淋巴瘤）；rATG：兔源抗胸腺细胞球蛋白；SAHA：伏立诺他；TBI：全身放射治疗；TLI：全身淋巴细胞辐照；HCT：造血干细胞移植。

表10-5 成人体重剂量术语和计算公式

术语	定义
TBW	总（实际）体重
IBW	理想体重
ABW或AIBW	校正体重或校正理想体重
BSA	体表面积
IBW计算	
IBW（男）=50+2.3 × ［身高（英寸）-60］	
IBW（女）=45.5+2.3 × ［身高（英寸）-60］	
ABW计算	
ABW25=IBW+［0.25 ×（TBW-IBW）］	ABW25是TBW与IBW之差的25%
ABW40=IBW+［0.4 ×（TBW-IBW）］	ABW40是TBW与IBW之差的40%
ABW50=IBW+［0.5 ×（TBW-IBW）］ 或（TBW+IBW）/2	
BSA计算	
$BSA=\sqrt{\dfrac{身高（cm）×体重（kg）}{3600}}$	Mosteller[114]

（三）特殊人群化疗剂量

1. 肥胖

肥胖使确定化疗剂量变得错综复杂，且增加并发症的发生风险，这让肥胖患者的移植治疗更加困难。2012年美国临床肿瘤学会发布了一份有关化疗剂量与肥胖的声明，由于缺乏短期及长期毒性的证据，建议完全以体重为基础给药。但这项声明并不适用于儿科或造血干细胞移植患者[115]。计算造血干细胞移植肥胖患者的预处理用药剂量非常普遍，但各个机构的处理方式存在很大差异[116]。ASTCT就这一问题在2014年制定了指南[117]。

2. 肝肾功能不全

制定肾功能或肝功能不全患者造血干细胞移植预处理方案颇具挑战性。造血干细胞移植前应对所有患者进行肾功能和肝功能评估。建议进行全面的肝脏检查包括肝炎筛查，如果有肝功能不全，则应通过肝脏影像学检查明确有无肝脏纤维化和肝硬化情况，必要时完善活检进一步评估[118]。

由于慢性肾病及严重肝功能不全的患者常被排除在临床试验之外，故而缺乏其相关的造血干细胞移植数据，因此这些患者进行造血干细胞移植困难重重。一些化疗药物通常有根据肾脏功能调整剂量的说明，但往往缺乏根据肝功能调整的建议。但肾功能不全患者的用药剂量数据大多来自非造血干细胞移植患者，因此权衡非血液学用药的剂量限制性毒性和获益十分重要。肥胖患者及肾功能不全患者药物剂量参考表10-6。

表10-6 特殊人群的剂量

药物	肥胖患者剂量[117]	ASTCT肾脏剂量调整[118]
白消安	ABW25（PK推荐）	无须调整 有标准的HD，PK无变化[119]
卡铂	BSA根据TBW	HCT中无数据
卡莫司汀	TBW＞IBW120%，即BSA根据ABW25	HCT中无数据
氯法拉滨	BSA根据TBW（成人和儿童）	CrCl＜60 mL/min：60岁以上患者禁用；CrCl 30～60 mL/min：常规剂量50%；CrCl＜30 mL/min：缺乏数据
环磷酰胺	Cy200：低于TBW或IBW；Cy120：TBW＞120%IBW，即ABW25（特别是儿童）	中度至重度，可减少HD，HD后用药
阿糖胞苷	TBW（成人和儿童）	HCT中无数据
依托泊苷（BSA）	BSA根据TBW	HCT中无数据
依托泊苷（mg/kg）	TBW＞120%IBW，即ABW25	
氟达拉滨	BSA根据TBW	轻至中度损伤，减少20%～25%；重度损伤减少50%
美法仑	BSA根据TBW	肾损伤和HD患者，剂量减至100～140 mg/m²
磺丁基-β环糊精（capitisol）技术包裹的不含丙二醇的美法仑；无丙二醇美法仑	TBW＞130%IBW，BSA根据ABW	说明书无HCT调整标准
利妥昔单抗	BSA根据TBW	无须调整[120]
塞替派	TBW＞120%IBW，使用ABW40	轻至中度损伤无须调整；重度可能禁用
兔源ATG或马源ATG	TBW	无须调整[121]
阿仑珠单抗	成人平均剂量	无须调整

ABW：校正体重；ASTCT：美国移植和细胞治疗协会；ATG：抗胸腺细胞球蛋白；BSA：体表面积；CrCl：肌酐清除率；HCT：造血干细胞移植；HD：血液透析；IBW：理想体重；PK：药代动力学；TBW：总体重。
国际肾脏基金会制定用于定义成人慢性肾脏病（CKD）分类的肾小球滤过率（GFR）临界值：https://www.kidney.org/professionals/explore-your-knowledge/how-to-classify-ckd

目前还没有类似内生肌酐清除率的内源性肝脏药物清除标志物可用于肝功能不全的评估。如果存在肝功能不全，应完善肝炎、感染、肝脏影像学甚至肝脏活检来评估是否存在肝纤维化、肝硬化等情况[118]。药物说明书上的剂量指导如天冬氨酸转氨酶、丙氨酸转氨酶及胆红素，通常基于血生化检测[118]。临床医师必须考虑肝功能不全的程度、代谢能力及对化疗药物的解毒能力。数据显示肝功能不全会减缓Cy向代谢产物4-羟基环磷酰胺的转化。Bu的药代动力学可以帮助评估肝功能，从而调整剂量[118]。既往存在肝脏疾病是发生肝窦阻塞综合征的危险因素之一。MAC方案发生肝窦阻塞综合征的风险最高，肝功能不全又进一步增加肝窦阻塞综合征的风险。有时候RIC/NMA

方案会采用以Flu或Mel为基础的联合用药。Flu与高胆红素血症可能相关，但不增加肝窦阻塞综合征的风险。Mel可以导致转氨酶升高并增加肝窦阻塞综合征的风险，但发生肝窦阻塞综合征的风险小于Bu[118]。

（四）淋巴细胞清除预处理方案

免疫效应细胞是可靶向特异性肿瘤细胞并对其产生杀伤作用的细胞，包括CAR-T细胞（CAR-T细胞）、NK细胞、工程TCR、肿瘤浸润淋巴细胞（TIL）。

淋巴细胞清除治疗的概念起源于TIL治疗前使用Flu和Cy。加入淋巴细胞清除治疗后TIL的疗效显著提高[122-123]。

在TIL中的经验沿用到CAR-T预处理治疗。目前研究证实清淋的预处理方案对CAR-T细胞治疗能否成功有重要影响，其作用机制是多方面的，包括肿瘤调节、消除调节性T细胞、减少细胞因子消除、提高CAR-T细胞持续扩增等[124]。

CAR-T细胞治疗预处理中仍然强调联合用药。在非霍奇金淋巴瘤患者中对于Flu/Cy联合及Cy单药进行比较，Flu/Cy可增加CAR-T细胞的扩增量和持续时间，从而达到更好的疗效[125]。其他有助于增加CAR-T细胞持续时间的方法包括：在CAR-T细胞回输前或回输后加入利妥昔单抗或来那度胺（联合阿基仑赛）、程序性死亡受体-1抑制剂，以及在Flu/Cy方案中加入CD52单克隆抗体[126-129]。

Flu/Cy清淋预处理的具体剂量在不同产品间存在差异。Cy总量上至 $60 \sim 120$ mg/kg，下至 $250 \sim 500$ mg/m²，持续3天均有报道。Flu剂量范围为 $25 \sim 30$ mg/m²，持续 $3 \sim 5$ 天（总量 $90 \sim 125$ mg/m²）。

目前获得FDA批准的CAR-T细胞治疗均采用FC方案清淋预处理，详见表10-7。

表10-7　FDA批准用于CAR-T细胞疗法的清除淋巴细胞方案

CAR-T细胞疗法	方案
司利弗明（ALL）[130]	Flu 30 mg/m²，IV，每日1次，4天；Cy 500 mg/m²，IV，每日1次，2天
司利弗明（DLBCL）[131-132]	Flu 25 mg/m²，IV，每日1次，3天；Cy 250 mg/m²，IV，每日1次，3天 替代方案：Ben 90 mg/m²，IV，每日1次，2天
阿基仑赛[133-134] Brexu-cel[135]	Flu 30 mg/m²，IV，每日1次，3天；Cy 500 mg/m²，IV，每日1次，3天
ide-cel[136] Liso-cel[137] 西达基奥仑赛[138]	Flu 30 mg/m²，IV，每日1次，3天；Cy 300 mg/m²，IV，每日1次，3天

CAR-T细胞在清除淋巴细胞治疗后 $2 \sim 14$ 天输注。

除Flu/Cy方案以外，Ben也可单用或是联合Flu使用，作为Cy不耐受或无法获取Cy患者的替代方案被纳入tisagenlecluecel的用药说明中。Ramos及其团队报道，与Flu/Cy方案相比，Ben/Flu方案预处理后CAR-T细胞扩增更为持久[139]。

Ben单药剂量为90 mg/（m²·d），持续2天；Ben联合Flu剂量为Ben 70 mg/（m²·d），Flu 30 mg/（m²·d），持续3天[131, 139]。

淋巴细胞清除治疗同样存在风险，包括感染（Flu/Cy）、神经毒性（Flu或Cy）、心脏毒性（Cy）、出血性膀胱炎（Cy）、继发肿瘤（Cy）等。

实用建议

◆　预处理方案的选择需根据患者的具体情况（疾病、疾病状态、合并症指数），以及移植的具体情况（供者来源、移植物相关疾病）具体分析。

◆　NMA和RIC方案可以降低TRM和脏器毒性发生率。

◆　存在潜在协同作用的药物包括：双嘌呤类似物；烷化剂前使用嘌呤类似物。

◆　由于骨髓抑制不是剂量限制性毒性，造血干细胞移植中的化疗剂量通常较大。

◆　淋巴细胞清除对于包括CAR-T细胞治疗在内的免疫效应细胞治疗的成功至关重要。

主要进展

◆　白消安血浆暴露单位的标准化（BPEU）
　　※ 曲线下面积的标准单位为 mg×h/L。

◆　PTCy的使用已从仅用于单倍体造血干细胞移植，扩展到全相合造血干细胞移植（无论是否为亲缘间供者）。

未来发展方向

◆　分次使用白消安以降低药物毒性。

◆　个性化的预处理方案，以包含针对患者特异性突变的靶向药物。

参考文献

第十一章
造血干细胞移植和嵌合抗原受体治疗药物的药理学研究

TERRI LYNN SHIGLE AND VICTORIA WEHR HANDY

译者：朱锋　审校：李振宇

徐州医科大学，徐州医科大学附属医院

一、引言

用于造血干细胞移植和免疫效应细胞治疗的药物通常是复杂的，并且需要考虑许多临床因素，包括对药代动力学和药效学原理的理解、药物之间的相互作用、不良反应，以及器官功能障碍的剂量调整。本章将重点介绍抗生素预防和治疗、移植物抗宿主病预防和治疗、免疫效应细胞毒性和支持治疗措施常用药物。

二、抗生素

预防性抗生素用于自体造血干细胞移植和异基因造血干细胞移植及免疫效应细胞治疗患者的感染并发症的预防。传统预防方案包括抗细菌、抗病毒和抗真菌药物的应用，并在移植后即开始肺孢子菌预防。药物选择及预防治疗的持续时间主要取决于移植的类型和患者个体因素，包括患者既往有无感染史、过敏史及是否会发生免疫抑制[1-2]。因此，必须密切监测所有患者的感染情况，并且及时开始恰当的治疗对于改善患者的结局至关重要。常用的抗生素及其药理作用将在后续进一步讨论。

三、抗细菌药物

（一）氟喹诺酮类药物

作为最常用的抗生素之一，氟喹诺酮类药物长期以来一直是造血干细胞移植预防性抗菌治疗的首选。在造血干细胞移植和免疫效应细胞治疗中最常用的喹诺酮类药物是左氧氟沙星和环丙沙星。

氟喹诺酮类药物的化学结构标志是一个双环，在6号位置有一个氟原子，这有助于进入细菌细胞并增强其杀菌活性。氟喹诺酮类药物抑制DNA回旋酶（拓扑异构酶Ⅱ）和拓扑异构酶Ⅳ，这些酶是细菌DNA复制所必需的。这类药物的优点包括高口服生物利用度和广谱活性[3-4]。

左氧氟沙星的口服生物利用度与静脉给药相当，为99%[3]，环丙沙星口服生物利用度约为70%[5]。左氧氟沙星半衰期长，每日给药一次即可。根据使用适应证，左氧氟沙星的初始剂量为每日500~750 mg[1, 6]。值得注意的是，应避免同时使用多价阳离子药物（如硫糖铝、镁、抗酸剂等）和口服喹诺酮类药物，因为这些药物会形成复合物，影响氟喹诺酮类药物吸收，建议将这些药物与氟喹诺酮类药物分开给药至少2小时[3]。

环丙沙星的半衰期相对较短，需要每日服用两次。口服环丙沙星的初始剂量为每12小时1次，每次500~750 mg，具体用量取决于适应证[3]。口服与静脉注射环丙沙星是不可互换的，根据适应证，静脉注射环丙沙星的用量为每8~12小时1次、每次400 mg。有肾脏损害的患者必须调整环丙沙星和左氧氟沙星的剂量[6]。

第一代氟喹诺酮类药物主要覆盖革兰阴性菌，包括假单胞菌，这是中性粒细胞减少患者预防药物的首选[1, 7]。环丙沙星是第二代喹诺酮类药物，主要对革兰阴性菌有活性，对革兰阳性菌几乎没有活性。左氧氟沙星是第三代喹诺酮类药物，增加了革兰阳性菌的覆盖范围，包括葡萄球菌和链球菌，与环丙沙星相比，对假单胞菌的活性略低[3, 6, 8]。喹诺酮类药物通常表现出抗生素后效应，即当药物浓度低于最低抑制浓度（minimum inhibitory concentration，MIC）时也能抑制细菌的生长[3]。因为其具有良好的组织穿透性，所以被用于治疗各种感染。

氟喹诺酮类药物通常耐受性良好。最常见的不良反应是头痛、肠胃不适、失眠、皮疹、光敏性和头晕。氟喹诺酮类药物可延长QT间期，对于有其他QT间期延长危险因素的患者，建议加强监测[3, 6, 9]。氟喹诺酮类药物的一个罕见但严重的不良反应是肌腱断裂和肌腱病变，在这类药物的处方信息中作为黑框警告出现。因此，有肌腱断裂危险因素的患者（年龄较大，肾功能不全，使用皮质类固醇时进行运动等）应谨慎使用氟喹诺酮类药物。如果发生这种严重的不良反应，应停止使用氟喹诺酮类药物，并且不得再次使用此类药物[3, 8-9]。

（二）头孢菌素

头孢菌素常用于治疗感染，特别是中性粒细胞减少引起的发热。第三代口服头孢菌素，如头孢泊肟，在喹诺酮类药物（过敏或不耐受）不适用时，偶尔用于细菌预防[10]。而在移植中最常用的头孢菌素是头孢吡肟和头孢他啶[11]。

头孢菌素是β-内酰胺类抗生素。由于β-内酰胺环与六元二氢噻嗪环相连，而不是与氨基噻唑烷环相连，因此其与青霉素的结构完全不同。这种结构使得头孢菌素对亲核加成或水解反应较弱。与其他β-内酰胺类药物一样，头孢菌素的作用机制是通过与青霉素结合蛋白（penicillin-binding protein，PBP）结合抑制细菌细胞壁的合成，从而抑制细菌细胞壁的肽聚糖合成，导致细胞死亡。β-内酰胺类抗生素通常对具有抗菌活性的细菌具有杀菌作用[12]。

与前几代头孢菌素相比，第三代头孢菌素扩大了革兰阴性菌覆盖范围，但对革兰阳性菌覆盖范围有限。与另一些第三代头孢菌素不同，头孢他啶可覆盖假单胞菌。重要的是，头孢他啶对草绿色链球菌具有不同的活性[12-13]。患有严重黏膜炎的患者应用喹诺酮类抗生素预防后，发生草绿色链球菌菌血症的风险增加。如果正在使用头孢他

啶，可能需要及时添加抗革兰阳性菌药物，如万古霉素[11]。

值得注意的是，头孢他啶-阿维巴坦是一种由头孢菌素和β-内酰胺酶抑制剂组成的新型抗生素，扩大了对产生β-内酰胺酶的革兰阴性菌的覆盖范围。因此，常规头孢菌素耐药情况下，可在临床考虑应用头孢他啶-阿维巴坦[14]。头孢吡肟是第四代头孢菌素，与头孢他啶具有相同的抗革兰阴性菌杀菌活性，包括假单胞菌属覆盖和革兰阳性菌杀菌活性[15]。而头孢吡肟通常作为单一疗法用于治疗中性粒细胞减少导致的发热[1, 11]。表11-1总结了移植背景下常用头孢菌素的剂量、给药途径和不良反应。

（三）碳青霉烯类

碳青霉烯类在所有β-内酰胺类抗生素中具有最强的活性，通常用于危重患者或怀疑存在耐药细菌[16-17]。碳青霉烯的标志结构是4：5青霉素内酰胺环，C-2和C-3之间有一个双键，而C-1位置的硫则被碳取代，因此它的结构能抵抗大多数β-内酰胺酶的水解作用[12, 17]。

碳青霉烯类抗生素的作用机制与前面描述的其他β-内酰胺类抗生素相同[16]。目前在美国获批上市的碳青霉烯类药物有亚胺培南-西司他丁、美罗培南和厄他培南。碳青霉烯类对革兰阳性菌、革兰阴性菌及厌氧菌均有广谱活性。耐甲氧西林金黄色葡萄球菌和肠球菌对碳青霉烯类具有潜在耐药性。与其他碳青霉烯类药物不同，厄他培南对假单胞菌没有杀菌活性，因此不适用于中性粒细胞减少导致发热的经验性治疗[17-18]。

表11-1　用于造血干细胞移植的头孢菌素[10, 13-14]

头孢菌素	代数	给药途径	肾脏剂量调整	肝脏剂量调整	不良反应
头孢泊肟 预防：200 mg/12 h	第3代	口服	是	否	皮疹、恶心、腹泻
头孢他啶 2 g/8 h	第3代	静脉注射或肌注	是	否	神经毒性*
头孢吡肟 2 g/8 h	第4代	静脉注射或肌注	是	否	神经毒性*
头孢他啶-阿维巴坦 2 g/8 h	结合头孢菌素	静脉注射	是	否	神经毒性*

*神经毒性的危险因素：肾损害、肾损害时剂量调整不当、先前存在的脑损伤。

亚胺培南在体内被肾脏中的脱氢肽酶（dehydropeptidase，DHP-1）快速降解，因此必须与DHP-1抑制剂西司他丁联合使用，一方面可以防止亚胺培南失活，另一方面可以减少与毒性代谢物相关的肾毒性。但其他碳青霉烯类对肾DHP-1代谢有抗性[19]。碳青霉烯类通常耐受性良好，然而，可能会导致癫痫发作这一罕见但严重的不良反应[16-17]。表11-2列出了这些药物的不良反应，以及其他相关的临床信息。

鉴于碳青霉烯类药物在治疗严重感染中的重要作用，其耐药性在世界范围内已经是一个严重的问题。其耐药机制包括改变孔蛋白和青霉素结合蛋白功能或表达的突变、外排泵的过表达，以及β-内酰胺酶或碳青霉烯类酶的产生。因此，严格掌握碳青霉烯类药物适应证，针对药物不良反应的科学管理非常有必要[16, 22-23]。

（四）哌拉西林-他唑巴坦

哌拉西林是一种半合成的脲基青霉素，它是在氨苄西林分子上加入一个脲基和一个哌嗪侧链的结果。与所有β-内酰胺一样，哌拉西林的作用机制是通过与青霉素结合蛋白结合来抑制细菌细胞壁的合成，从而抑制细菌细胞壁中肽聚糖的合成，导致细胞死亡。哌拉西林与β-内酰胺酶抑制剂他唑巴坦联合使用，具有更广泛的杀菌活性[18, 20, 24-25]。

哌拉西林-他唑巴坦对许多革兰阳性菌、革兰阴性菌及厌氧菌都有活性。因为它具有抗假单胞菌属的活性，这使它成为经验性治疗中性粒细胞减少症的一种选择[24-25]。对于中性粒细胞减少症和严重感染，哌拉西林-他唑巴坦推荐剂量为每6小时静脉注射4.5 g[26]。

与大多数β-内酰胺类药物一样，哌拉西林-他唑巴坦具有良好的组织穿透性，可用于治疗多种感染。它具有良好的耐受性，最常见的不良反应是腹泻、恶心和头痛。哌拉西林-他唑巴坦可能具有神经毒性，尤其是在肾功能损害的情况下，尽管其程度低于青霉素。它主要以未改变的药物形式随尿液排出，它的清除率与肾功能成正比，因此在肾功能受损时必须调整剂量。由于万古霉素同样有肾损伤风险，因此对于肾功能不全患者同时使用哌拉西林-他唑巴坦和万古霉素时，一定要谨慎[25-26]。

（五）万古霉素

万古霉素是一种三环糖肽，与D-丙氨酰-D-丙氨酸结合，抑制细菌细胞壁内肽聚糖的聚合，这是细胞壁合成的后期过程。它对大多数革兰阳性菌有杀菌作用，对肠球菌有抑菌作用，但对革兰阴性菌无杀菌活性。万古霉素通过胃肠道吸收少，因此口服万古霉素不适用于治疗全身性感染，但可用于治疗艰难梭菌结肠炎。因为万古霉素具有抗革兰阳性菌的活性，静脉注射可用于治疗多种感染[27-28]。肠球菌对万古霉素的耐药性正在增加，但对其他革兰阳性菌的耐药性很少见[29]。抗菌药物规范管理可以保障万古霉素在抗感染，尤其是造血干细胞移植人群中发挥更大的作用。

表11-2　碳青霉烯类在造血干细胞移植中的常用应用[16, 17, 20-21]

碳青霉烯	肾剂量调整	肝剂量调整	不良反应	注意事项
亚胺培南-西司他丁 500 mg/6 h，IV	是	否	ALT/AST升高 癫痫* 恶心 腹泻 皮疹	在碳青霉烯类药物中癫痫风险较高（1.5%～2.0%）
美罗培南 1 g/8 h，IV 脑膜炎 2 g/8 h，IV	是	否		唯一用于脑膜炎的碳青霉烯类药物（需要增加剂量）癫痫发生风险（0.5%）
厄他培南 1 g/24 h，IV	是	未研究		对假单胞菌无活性

*癫痫发作的危险因素：肾功能受损、既往存在中枢神经系统疾病或感染、中风、癫痫发作史和大剂量亚胺培南-西司他丁。

ALT：丙氨酸转氨酶；AST：天冬氨酸转氨酶；h：小时；IV：静脉注射。

万古霉素具有浓度无关的杀菌效应，其中药效的主要预测因子是AUC除以MIC，这意味着峰值水平不如MIC中的时间重要。治疗药物监测的目标是考虑到患者之间的差异并减少毒性[29]，传统意义上，万古霉素谷浓度已被用作AUC的替代标志物，大多数感染的目标谷浓度为10～15 μg/mL，但对于组织穿透性差的区域感染的目标谷浓度为15～20 μg/mL[27, 30-32]。如果药物谷浓度大于15 μg/mL，会增加肾毒性风险[33]。对耐甲氧西林金黄色葡萄球菌进行治疗监测的研究发现，AUC/MIC≥400 mg×h/L，可提高疗效并降低耐药性。与波谷给药相比，AUC驱动的万古霉素剂量与更小的肾毒性相关，主要是因为万古霉素暴露量进一步减少[30, 32, 34-35]。

万古霉素在肾脏被排出，如果发生肾脏损害，需要加强监测和剂量调整。万古霉素的肾毒性风险与患者年龄、治疗时间、高波峰/AUC，以及与其他肾毒性药物如哌拉西林–他唑巴坦和氨基糖苷类药物的合用有关[32]。其他不良反应包括耳毒性，可能表现为耳鸣（万古霉素中的杂质引起）及中性粒细胞减少和血小板减少。万古霉素输注反应包括其标志性反应，其特征是红疹、皮疹和瘙痒。如果是大剂量快速输注万古霉素引起的反应，通常会随着停止输注和减慢输注速度而消退。针对这种输注反应，可预防应用苯海拉明等药[27-28, 30]。

（六）磺胺甲噁唑–甲氧苄啶

磺胺甲噁唑（sulfamethoxazole，SMX）是一种磺胺类药物，与甲氧苄啶（trimethoprim，TMP）有协同作用。SMX可抑制二氢叶酸合成，TMP则通过与二氢叶酸还原酶结合来阻止四氢叶酸的形成。四氢叶酸是细菌DNA合成所必需的。SMX与TMP的协同使用（SMX-TMP）进一步提高了杀菌效果[36-38]。

SMX-TMP对革兰阳性菌和革兰阴性菌均具有广谱杀菌活性。虽然SMX-TMP主要用于造血干细胞移植后肺孢子菌肺炎的预防，但它对弓形虫、嗜麦芽窄食单胞菌、诺卡氏菌和伯克霍尔德氏菌等的感染同样具有治疗作用[38-39]。

SMX-TMP可口服或静脉注射，吸收迅速，生物利用度大于90%，主要通过尿液排出。因此肾损害时需要调整剂量。SMX-TMP的肺孢子菌肺炎预防剂量可为每日1次，每次1片（400 mg/80 mg SMX/TMP），或每周3次，每次2片（800 mg/160 mg SMX/TMP）[38]。

SMX-TMP是一种选择性CYP2C9抑制剂，可增加苯妥英钠的血清浓度和维生素K拮抗剂的抗凝血作用。它也可能通过其叶酸拮抗剂活性和抑制MTX的肾脏排泄来增加MTX的骨髓抑制作用[40]，常见的不良反应包括胃肠道不适、皮疹和高钾血症。罕见但严重的不良反应包括中毒性表皮坏死松解、Stevens-Johnson综合征、粒细胞缺乏症、溶血性贫血和血小板减少症[36, 38-39]。SMX-TMP在造血干细胞移植中的血液学不良反应尤其值得关注。表11-3总结了在造血干细胞移植背景下使用的其他值得注意的抗菌药物。

四、抗真菌药物

（一）三唑类

三唑类抗真菌药物在造血干细胞移植中已被广泛应用于真菌感染的预防和治疗[1]。三唑类药物的作用机制是抑制羊毛固醇14α-去甲基化酶，从而破坏真菌细胞膜关键成分麦角固醇的合成，使真菌生长停滞[49-50]。表11-4总结了造血干细胞移植中常用的三唑类抗真菌药物，包括氟康唑、泊沙康唑、伏立康唑和艾莎康唑硫酸酯（艾莎康唑的水溶性前药）。三唑类药物通常耐受性良好；然而，毒性和活性谱因药而异[51]。大多数三唑类药物通过肝脏代谢，可能与许多主要的药物存在相互作用[50]。表11-5列出了三唑类药物与造血干细胞移植药物的常见相互作用。

（二）两性霉素B

两性霉素B是一种多烯类化合物，是结节链霉菌的天然产物。它通过与麦角固醇结合破坏真菌细胞膜的稳定性，并打开离子通道，导致细胞膜去极化和细胞死亡。两性霉素B有3种不同的静脉制剂，包括脱氧胆酸盐、脂质复合物和脂质体。

表11-3　用于造血干细胞移植的其他抗菌药物

药物	作用机制	HCT应用	不良反应	常见的HCT药物相互作用	注意事项
阿奇霉素[1, 41-42]	抑制细菌RNA依赖蛋白合成	慢性GVHD的肺炎球菌预防剂量（口服）：250 mg/d	恶心、腹泻、QT间期延长	可能影响西罗莫司和他克莫司浓度；当与其他QT延长药物合用时，QT延长作用增加	非典型覆盖
青霉素V钾[1, 43]	通过结合青霉素结合蛋白抑制细菌细胞壁的合成	慢性GVHD患者肺炎球菌预防剂量（口服）：500 mg/12 h	恶心、腹泻	可能影响甲氨蝶呤和霉酚酸酯浓度	无革兰阴性菌活性
阿托伐醌[1, 44-48]	抑制线粒体电子传递，抑制核酸和ATP合成	PJP预防剂量（口服）：1500 mg/d或750 mg/12 h	恶心、腹泻、皮疹、头痛	无	可作为口服混悬液与食同服　味道可能会成为某些患者服用的障碍，涵盖弓形虫
氨苯砜[1, 45, 47]	抑制细菌叶酸合成	PJP预防剂量（口服）：每日100 mg/d或50 mg/12 h	溶血（剂量依赖性）、高铁血红蛋白血症、皮疹、恶心	主要CYP3A4底物-使用强诱导剂或中等诱导剂时监测	G6PD缺乏患者禁用（增加溶血和高铁血红蛋白血症的风险），监测肝功能
戊烷脒[1, 45-46, 48]	不明确-可能抑制DNA/RNA合成	PJP预防剂量（IV）：4 mg/kg或300 mg/kg每隔21天	咳嗽、喘息、支气管痉挛、胰腺炎、QT间期延长、肾毒性、中性粒细胞减少症	当与其他QT延长药物合用时，QT延长作用增加	可以静脉注射或者吸入注意肾脏损害

ATP：三磷酸腺苷；DNA：脱氧核糖核酸；GVHD：移植物抗宿主病；G6PD：葡萄糖-6-磷酸脱氢酶；HCT：造血干细胞移植；IV：静脉注射；PJP：肺孢子菌肺炎；RNA：核糖核酸。

表11-4　造血干细胞移植常用抗真菌药物

抗真菌药物	制剂/剂量	活性谱	不良反应	治疗药物监测	注意事项
三唑类[49-53]					
氟康唑	IV/Ora ppx：200~400 mg，q24h	假丝酵母菌（对克氏弧菌无活性；对棘球蚴的可变活性）球孢子菌属新型隐球菌组织胞浆菌属芽生菌	QT延长、头痛、恶心、肠胃不适	N/A	需要肾脏剂量调整达到高尿液浓度通过透析清除DDI：抑制-CYP2C19、CYP2C9、CYP3A4
泊沙康唑	IV/Oral（DR tablets）* 300 mg，q12h×2，300 mg，q24h	假丝酵母菌曲霉菌芽生菌球孢子菌属新型隐球菌镰刀菌（可变）组织胞浆菌属接合菌	QT间期延长、头痛、胃肠不适、皮疹、肝毒性	PPX：＞700 µg/mL TX：＞1500 µg/mL	静脉注射和DR片剂的推荐负荷剂量肝功能不全慎用口服泊沙康唑与食同服悬液和DR片不可互换悬液=吸收不良DDI：抑制-CYP3A4底物-UGT1A4

续表

抗真菌药物	制剂/剂量	活性谱	不良反应	治疗药物监测	注意事项
伏立康唑	IV/Oral 200 mg, q12h 或6 mg/kg, q12h×2, 4 mg/kg, q12h	见泊沙康唑 对接合菌无活性	QT间期延长、幻觉/视觉障碍、皮疹、肝毒性	PPX: 0.5 µg/mL TX: 2.5～5.5 µg/mL	推荐负荷剂量，尤其是治疗时 肝功能不全慎用 口服伏立康唑应空腹服用 长期使用与皮肤恶性肿瘤有关 DDI: Inhibits-CYP2C19, CYP2C9, CYP3A4 Substrate-CYP2C19, CYP2C9, CYP3A4
艾莎康唑硫酸酯（艾莎康唑）	IV/Oral 372 mg q8×6 doses, 372 mg, q24h	见泊沙康唑	QT间期缩短、头痛、低钾血症、恶心、腹泻、肝毒性（三唑类药物中风险最低）	N/A	静脉注射和口服制剂的推荐负荷剂量 DDI: Inhibits-CYP3A4 Substrate-CYP3A4
棘白菌素类[50, 54-55]					
卡泊芬净	IV 70 mg×1, 50 mg, q24h	念珠菌（杀真菌）（抗光滑念珠菌可变活性）曲霉菌（抑菌–不建议作为单一疗法）	胃肠道不适、头痛、轻度输液反应、肝毒性	N/A	卡泊芬净和阿尼芬净推荐的负荷剂量，卡泊芬净和米卡芬净与造血干细胞移植常用免疫抑制剂的潜在药物相互作用（监测治疗）
米卡芬净	100 mg, q24h				
阿尼芬净	200 mg×1, 100 mg, q24h				
多烯类[50]					
两性霉素B	IV 两性霉素B 脂质体注射剂（脂质体）复合体（脂质复合体）3～5 mg/kg, q24h 两性霉素B脱氧胆酸盐 0.3～1.5 mg/kg, q24h	念珠菌（对葡萄牙念珠菌的可变活性）、曲霉菌（对土曲霉的可变活性）、芽生菌、球孢子菌、隐球菌、新型细球菌、镰刀菌（可变的）、组织胞浆菌、接合菌	肾毒性、电解质异常、输注反应（寒战、发热、僵硬、低血压）**	N/A	生理盐水可减少肾毒性 与脱氧胆酸盐相比，脂质和脂质体制剂的肾毒性和输注反应较小，脂质体制剂增加了中枢神经系统的渗透

*泊沙康唑缓释片优于口服混悬剂，因患者间吸收变异性较小。不包括悬液剂量。

**可能需要预先使用对乙酰氨基酚、抗组胺药或皮质类固醇（注意：在治疗真菌感染时，预先使用皮质类固醇可能不理想，并加剧两性霉素B引起电解质紊乱）。

DDI：药物–药物相互作用；DR：延迟释放；IV：静脉注射；N/A：不适用；Oral：口服；PPX：预防；TX：治疗。

第四部分

表11-5　造血干细胞移植中常见的三唑类药物相互作用[50, 56]

交互作用/机制	药物治疗（推荐）
通过抑制CYP3A4增加血清浓度	阿哌沙班（监测治疗）
	阿瑞匹坦（避免联合用药）
	硼替佐米（监测治疗）
	布伦妥昔单抗（监测治疗）
	布地奈德（监测治疗，考虑改变治疗）
	白消安（监测治疗）
	钙通道阻滞剂（监测治疗）
	皮质类固醇（监测治疗）
	环孢素（监测治疗）
	地高辛（监测治疗）
	芬太尼（考虑改变治疗）
	伊鲁替尼（考虑改变治疗）
	抗BCR-ABL TKI（考虑改变治疗）
	米多斯替尼（监测治疗，考虑改变治疗）
	苯妥英钠（监测治疗，考虑改变治疗）
	鲁索替尼（监测治疗，考虑改变治疗）
	西罗莫司（监测治疗）
	索拉非尼（监测治疗）
	他克莫司（监测治疗）
	维奈托克（监测治疗，考虑改变治疗）
	华法林（监测治疗）
QT间期延长药物	QT延长的风险增加（监测治疗，考虑改变治疗）
降低血清浓度	伏立康唑经CYP2C19和（或）来特莫韦诱导的CYP2C9（监测治疗）
	伏立康唑、泊沙康唑和艾莎康唑硫酸酯经苯妥英钠诱导的CYP3A4（考虑治疗后的治疗）

CYP：细胞色素P450；TKI：酪氨酸激酶抑制剂。

与脱氧胆酸盐制剂相比，两性霉素B的脂质复合物或脂质体制剂可进一步降低药物毒性。两性霉素B是最有效的抗真菌药物之一，具有广谱活性；然而，其毒性可能会影响此类药物的临床使用[50]，更多信息见表11-4。

（三）棘白菌素

　　棘白菌素是由环状六肽组成的脂肽，氮原子与脂肪酰基侧链相连，通过抑制（1,3）-β-D-葡聚糖合成导致真菌细胞壁不稳定。棘白菌素对假丝酵母菌有杀灭作用，而对曲霉菌有抑制作用[50, 54-55]。目前临床上有三种棘白菌素，包括卡泊芬净、米卡芬净和阿尼芬净。由于棘白菌素没有口服生物利用度，只能静脉给药，其半衰期长，每日给药1次即可。卡泊芬净和米卡芬净通过肝脏代谢，中度肝功能损害患者建议调整卡泊芬净的剂量。

静脉给药后，棘白菌素广泛分布于除泌尿系统和中枢神经系统外的部位。棘白菌素类药物耐受性非常好，不良反应较小[55]，可参考表11-4对现有棘白菌素的总结。

五、抗病毒药物

（一）阿昔洛韦/伐昔洛韦

　　阿昔洛韦是一种无环鸟苷类似物，可转化为三磷酸无环鸟苷，与三磷酸脱氧鸟苷竞争，抑制病毒DNA的合成和复制[57-58]。它主要用于造血干细胞移植和免疫效应细胞治疗，对于HSV-1和HSV-2及水痘-带状疱疹病毒均有预防治疗作用。在造血干细胞移植中，阿昔洛韦的预防剂量通常为400～800 mg，每日2次口服，或250 mg/m^2，每12小时静脉注射1次[1]。它对巨细胞病毒、EB病毒和人类疱疹病毒-6作用较弱，认为其不能有效对抗这些病毒[59]。阿昔洛韦可静脉注射或口服，但口服生物利用度较差。其主要通过肾脏清除，因此肾脏损害患者需要调整剂量。较高剂量阿昔洛韦会增加肾毒性和神经毒性风险[57]，肾毒性的危险因素包括快速大剂量输注、先前存在的肾脏损害、静脉给药和伴随的肾毒性药物。伐昔洛韦是阿昔洛韦的前体药物，预防性剂量为500 mg，每日1~2次，给药方式为口服，与阿昔洛韦相比具有更好的生物利用度。伐昔洛韦通过肝脏和肠道代谢转化为阿昔洛韦[57-58]。

（二）更昔洛韦/缬更昔洛韦

更昔洛韦是另一种鸟苷类似物，结构类似于无环鸟苷，但在无环侧链的3'位置增加了一个羟甲基，转化为三磷酸更昔洛韦并抑制病毒DNA合成[57, 60]。三磷酸更昔洛韦具有较长的细胞内半衰期，使其对巨细胞病毒、HSV-1、HSV-2和水痘-带状疱疹病毒的治疗有效。它对EB病毒和人类疱疹病毒-6也有活性[59, 61]。更昔洛韦静脉给药，主要通过尿液排出，肾功能受损患者需要调整剂量[57, 61]。更昔洛韦治疗巨细胞病毒的剂量为每12小时5 mg/kg起始诱导，然后每24小时5 mg/kg维持。更昔洛韦的主要不良反应是骨髓抑制，这限制了其在造血干细胞移植中的使用，并且通常需要G-CSF来维持白细胞水平[57, 61-62]。缬更昔洛韦是更昔洛韦的口服前药，在肾损害患者中也必须调整剂量，并且具有与更昔洛韦相似的骨髓抑制等不良反应。缬更昔洛韦用于巨细胞病毒治疗的剂量为每日2次900 mg诱导，随后每日900 mg维持。此外，缬更昔洛韦还可能引起恶心、呕吐和腹泻等不良反应[61]。

（三）膦甲酸

膦甲酸是焦磷酸盐类似物，能结合并抑制病毒DNA聚合酶。它对HSV-1、HSV-2、水痘-带状疱疹病毒、巨细胞病毒和人类疱疹病毒-6均有杀伤作用[57, 59-60]。在造血干细胞移植中，膦甲酸主要用于治疗巨细胞病毒、人类疱疹病毒-6和耐药单纯疱疹病毒感染。但其肾毒性很大程度上限制了临床应用[57, 60]。膦甲酸只能作为静脉制剂使用，它通过肾脏清除，因此合并肾功能异常的患者必须调整剂量。膦甲酸治疗巨细胞病毒的诱导剂量为每8小时60 mg/kg静脉注射或每12小时90 mg/kg静脉注射，然后每24小时90 mg/kg进行维持治疗。膦甲酸通过损伤肾小管发挥其肾毒性，这种肾小管损伤可导致电解质流失，引起低钙血症、低磷血症、低镁血症和低钾血症等电解质紊乱[61-62]。对接受膦甲酸治疗的患者来说，维持充足的水量与密切监测肾功能和电解质是至关重要的。膦甲酸相关的其他不良反应包括恶心、呕吐、组织刺激和皮肤溃疡[57, 60-61]。

（四）西多福韦

西多福韦是一种单磷酸胞苷的无环类似物，它通过磷酸化转化为西多福韦二磷酸，延长病毒DNA并抑制DNA聚合酶，从而阻止病毒DNA合成[61]。西多福韦是一种广谱抗病毒药物，对所有疱疹病毒有活性，包括HSV-1、HSV-2、水痘-带状疱疹病毒、EB病毒、巨细胞病毒和人类疱疹病毒-6[59]。它对腺病毒、多瘤病毒（JC病毒和BK病毒）和痘病毒（牛痘病毒和天花病毒）也有活性[60, 63]。在造血干细胞移植中，西多福韦通常用于治疗腺病毒和BK病毒感染。由于口服生物利用度差，需静脉注射，并经肾脏排出，在肾功能受损时需调整剂量。西多福韦具有较长的细胞内半衰期，因此给药间隔较长[63]。西多福韦治疗腺病毒的初始剂量为每周5 mg/kg。肾毒性是西多福韦的主要不良反应，可能导致透析或死亡。丙磺舒通过竞争性抑制肾小管分泌、降低肾小管中西多福韦的浓度和增加西多福韦血浆的浓度来减轻肾毒性[61]。也建议静脉注射生理盐水来减轻西多福韦的肾毒性。低剂量西多福韦治疗BK病毒（每周3次，0.5~1 mg/kg）已被证实安全，但西多福韦也会与骨髓抑制有关[60, 63]。

（五）来特莫韦

作为一种3,4-二氢喹唑啉-4-基乙酸衍生物，来特莫韦是一类新型抗病毒药物。它抑制位于pUL56和pUL89的病毒末端酶复合体，导致病毒基因组单位的切割和未成熟病毒DNA的积累，从而抑制巨细胞病毒的复制[62、64]。来特莫韦是治疗巨细胞病毒的特效药，目前被批准用于巨细胞病毒血清阳性的异基因造血干细胞移植受者的预防[59]。来特莫韦可以口服给药，而且不受进食影响，也可以静脉给药，剂量为每日480 mg或240 mg（当与环孢素同时给药时）。肾损害患者一般不需调整剂量，但是，在肾功能不全的患者中可能会出现羟丙基β-环糊精静脉注射制剂的积累，并且在肌酐清除率≤10 mL/min的患者中使用尚无可靠的数据。严重肝损害的患者不建议使用来特莫韦[62、64-65]。

来特莫韦通过UGT1A1/1A3进行最低限度的肝脏代谢，通过OATP1B1/3通过肝脏摄取清除，主要随粪便排出。它是CYP3A4、CYP2D6、UGT1A1/1A3、P-糖蛋白和OATP1B1/3转运蛋白的底物，也是CYP2C8、P-糖蛋白、OATP1B1/3的抑制剂和CYP3A4的中度抑制剂。来特莫韦与几种造血干细胞移植相关的药物相互作用，包括FK506、西罗莫司、环孢素、伏立康唑、质子泵抑制剂和CYP3A4底物[61-62、65]。与其他抗巨细胞病毒药物相比，来特莫韦的毒性更强。其最常见的不良反应是恶心、呕吐及腹泻[61、64]。

（六）马立巴韦

马立巴韦是一种苯并咪唑核糖体，它竞争性地抑制巨细胞病毒pUL97的蛋白激酶活性，从而进一步抑制蛋白磷酸化[66]。2021年11月，FDA批准马立巴韦用于治疗伴或不伴基因突变的难治性巨细胞病毒。马立巴韦对巨细胞病毒特别有效，应同时给予额外的单纯疱疹病毒预防，剂量为每日2次，每次400 mg，随餐或不随餐服用[66-67]。

马立巴韦通过CYP3A4和CYP1A2进行肝脏代谢，并且是CYP3A4（主要）和CYP1A2（次要）的底物，因此CYP3A4抑制剂/诱导剂可以增加或降低马立巴韦的浓度。此外，马立巴韦不应与缬更昔洛韦合用，因为它抑制pUL97，进而阻止缬更昔洛韦被磷酸化为活性药物。最后，马立巴韦通常耐受性良好，主要的不良反应包括恶心、呕吐、腹泻和味觉障碍等[67]。

六、免疫抑制剂

皮质类固醇

皮质类固醇具有直接的淋巴细胞毒性，并能减少与细胞因子相关的一些细胞因子，这是由于它普遍用于造血干细胞移植和免疫效应细胞治疗中的许多并发症，包括移植物抗宿主病、弥漫性肺泡出血（diffuse alveolar hemorrhage，DAH）、特发性肺炎综合征（idiopathic pulmonary syndrome，IPS）、细胞因子释放综合征和免疫效应细胞相关神经系统毒性综合征[68]。皮质类固醇虽然有利于治疗，但它确实有许多毒性，特别是在长时间大剂量服用时。表11-6强调了皮质类固醇治疗的剂量和临床考虑。

七、移植物抗宿主病药物：预防

移植物抗宿主病仍然是异基因造血干细胞移植后最常见的并发症之一，会增加移植相关的死亡率。因此，有效的移植物抗宿主病预防对移植的成功至关重要。目前，造血干细胞移植中没有标准的免疫抑制方案，直到2021年12月，FDA才批准了用于急性移植物抗宿主病预防的第一种药物——阿巴西普（abatacept）。一般来说，选择药物方案的目的是尽量减少供者T细胞的活性，以降低移植物抗宿主病发生概率和严重程度，同时也尽量避免进一步增加感染和疾病复发的风险；这可以通过抑制T细胞活化、T细胞增殖或体内T细胞耗竭药物（例如，ATG或阿仑单抗）来实现。表11-7提供了用于移植物抗宿主病预防的选择药物的信息。

（一）环孢素和他克莫司

钙调磷酸酶抑制剂仍然是移植物抗宿主病预防方案的基石，包括环孢素和他克莫司（FK506）。钙调磷酸酶抑制剂阻断下游到TCR的钙依赖信号转导通路，从而抑制白细胞介素-2的产生和T细胞的活化。环孢素通过与亲环蛋白结合，而FK506则通过与亲免疫蛋白FK506结合蛋白-12（FK506-binding proteins-12，FKBP-12）结合，形成抑制钙调磷酸酶磷酸活性的复合物。这两种药物都是高度亲脂性的，均有多变的吸收度及较窄的治疗指数。此外，环孢素和FK506都通过CYP3A4肝脏代谢，导致药物-药物相互作用。因此，最佳实践包括治疗药物监测管理，以帮助达到适当的目标水平并减轻毒性[68, 74]。

表11-6 皮质类固醇注意事项[68-73]

给药和剂量	监测	不良反应	药物间相互作用	注意事项
GVHD治疗 甲泼尼龙，IV，1.6 mg/（kg·d）或泼尼松，PO，2 mg/（kg·d），随后缓慢减量 DAH/IPS 甲泼尼龙，IV，2 mg/（kg·d），随后缓慢减量 DAH的替代给药策略 500～1000 mg，IV×3～4 d，然后逐渐减少到1 mg/（kg·d）×3 d，然后缓慢减少2～4周 IEC毒性处理 见表11-10	血压 血糖 电解质 体重 HPA轴抑制 长期使用 骨密度 眼压	感染风险增加 高血压 高血糖 类固醇精神病 肌病 肾上腺抑制 液体潴留 电解质紊乱 视物障碍 眼压升高 骨质疏松症（长期使用）	地塞米松： 底物-CYP3A4 诱导物-CYP3A4（弱）	开始服用抗酸剂预防胃肠道并发症 开始/继续适当的抗生素预防（病毒、真菌、PJP）

DAH：弥漫性肺泡出血；GVHD：移植物抗宿主病；HPA：下丘脑-垂体-肾上腺；IEC：免疫效应细胞；IPS：特发性肺炎综合征；IV：静脉注射；PJP：肺孢子菌肺炎；PO：口服。

表11-7 预防移植物抗宿主病的药物[68, 74-79]

药物	给药方式及剂量	监测	不良反应	药物间相互作用	注意事项
环孢素（CSA）	起始剂量CIVI：3 mg/（kg·d） 起始剂量（PO，分2次给药）：10 mg/（kg·d） Neoral®/Gengraf®和Sandimmune®不具有生物有效性，不能互换使用	治疗药物监测： 目标为200～400 连续静脉滴注时，可抽取随机水平 PO给药时，应在给药前30分钟测波谷浓度 启动/调整剂量后，至少等待24～36小时以达到稳定状态 肾功能损害：最低的肾脏排泄，无需经验性剂量调整 肝功能损害：可能需要经验性剂量调整，清除率低	神经毒性 PRES 肾毒性 高血压 肝毒性 TMA 电解质失调（低镁血症、高钾血症） 高尿酸血症 感染 牙龈增生 恶性肿瘤	底物-CYP3A4（主要），PGP抑制—BCRP/ABCG2, BSEP/ABCB11, CYP2C9（弱），CYP3A4（弱），OATP1B1/1B3，PGP与伏立康唑或泊沙康唑合用时剂量要减少25%～50% 药物-食物相互作用：避免葡萄柚同食	IV与PO是1：（2～3）或1：4的转换，取决于剂型 剂量以IBW计 悬浮液可通过鼻胃管给药

药物	给药方式及剂量	监测	不良反应	药物间相互作用	注意事项
他克莫司（FK506）	CIVI起始剂量：0.015 mg/（kg·d）（年龄0~50岁，肾功能不全，有相互作用用药）或0.03 mg/（kg·d）（年龄≤50岁，无相互作用用药）PO起始剂量（分两次给药）：0.06 mg/kg（年龄0~50岁，肾功能不全，有相互作用用药）或0.12 mg/kg（年龄≤50岁，无相互作用用药）	治疗药物监测：目标为5~15 连续静脉滴注时，可抽取随机水平 PO给药时，应在给药前30分钟测波谷浓度 启动/调整剂量后，至少等待24~36小时以达到稳定状态 肾功能损害：最低的肾脏排泄，无需经验性剂量调整 肝功能损害：可能需要经验性剂量调整，清除率低	神经毒性 PRES 肾毒性 高血压 糖尿病 TMA 电解质失衡（低镁血症、高/低钾血症）感染	底物-CYP3A4（主要），PGP与伏立康唑或泊沙康唑合用时需减少剂量50%~75% 药物-食物相互作用：避免葡萄柚同食	IV到PO的转换剂量为1∶3或1∶4，以IBW为基础 如不能吞咽胶囊，可将胶囊内容物与水混合，并通过鼻胃管冲洗 SL给药可以通过在舌下打开胶囊的内容来使用 如果PO转换为SL，则剂量减少一半
西罗莫司（Rapa）	PO：12 mg LD×1，然后每日4 mg或6 mg LD×1，然后每日2 mg	治疗药物监测：目标为3~15 应在给药前30分钟测波谷浓度 由于半衰期较长，建议在给药后等待3~4天再检查水平，之后每次调整剂量后等待1周再次检测 肝功能损害：可能需要经验性剂量调整，清除率低	高脂血症 高甘油三酯血症 高血压 肾毒性 肝毒性 VOD合并 MAC TMA（使用CNI时风险增加）	底物-CYP3A4（主要），PGP与伏立康唑或泊沙康唑合用时需减少剂量50%~90% 药物-食物相互作用：避免葡萄柚	半衰期长（~62小时）没有静脉注射制剂 悬浮液可通过鼻胃管给药
甲氨蝶呤（MTX）	标准剂量：15 mg/（m²·d）+1天，10 mg/（m²·d）+3天，+6天，+11天 Mini-MTX：5 mg/（m²·d）+1天，+3天，+6天，+11天 细胞输注后24 h才能给药	肾功能 肝功能 给药前评估腹水或积液	黏膜炎 肾毒性 肝毒性 移植延迟	合并用药，会延迟清除或增加毒性，应避免与大剂量甲氨蝶呤合用；这种相互作用与用于GVHD PPX的剂量的显著性尚不清楚 青霉素 NSAID SMX-TMP 与大剂量MTX产生DDI	亚叶酸钙可与标准剂量的甲氨蝶呤一起给药，在甲氨蝶呤给药后24小时开始
霉酚酸酯（MMF）	15 mg/（kg·剂）（最大1000 mg/剂）IV/PO BID至TID	肾功能 肝功能 CBC 临床未使用治疗药物监测	腹泻 恶心/呕吐骨髓抑制	CSA增加MMF暴露	MMF与CNI联合使用有延迟移植的风险 MMF可立即释放（通常用于HCT）或肠溶

BID：每日2次；CBC：全血细胞计数；CNI：钙调磷酸酶抑制剂；CIVI：持续静脉注射；CSA：环孢素A；DDI：药物-药物相互作用；GVHD：移植物抗宿主病；HCT：造血干细胞移植；IBW：理想体重；LD：负荷剂量；MAC：清髓性预处理；PGP：P-糖蛋白；NSAID：非甾体类抗炎药；PPX：预防；PRES：后部可逆性脑病综合征；SL：舌下；TID：每日3次；TMA：血栓性微血管病；SMX-TMP：磺胺甲噁唑-甲氧苄啶；VOD：静脉闭塞性疾病；PO：口服。

（二）西罗莫司

西罗莫司与FKBP-12结合，进而与哺乳动物西罗莫司形成复合物。通过抑制细胞从G_1期到S期的进程，部分抑制CD28介导的次级信号通路[68, 75]，从而抑制T细胞的活化和增殖[75]。由于西罗莫司不与钙调神经磷酸酶或其下游效应分子相互作用，它可以与钙调磷酸酶抑制剂一起给予协同作用并增强T细胞免疫抑制，但会增加血栓性微血管病变的风险[76]。西罗莫司也通过P-糖蛋白和CYP3A4在肠道和肝脏代谢，与钙调磷酸酶抑制剂具有相似的药物–药物相互作用，并用于治疗药物监测[75]。值得注意的是，西罗莫司有很长的半衰期，因此过早或过于频繁地调整药物剂量，可能无法达到稳态浓度。

（三）甲氨蝶呤和霉酚酸酯

甲氨蝶呤（MTX）是一种抗代谢物，它抑制二氢叶酸还原酶，从而抑制嘌呤和胸苷酸的合成。然而，其预防移植物抗宿主病的确切机制目前尚不清楚，但认为其作用机制可能与抑制抗原激活T细胞的增殖有关[68, 74]。霉酚酸酯作为一种前体药物，它通过抑制单磷酸腺苷脱氢酶，通过相对特异的细胞内嘌呤耗用途径降低B细胞和T细胞的增殖。霉酚酸酯可被血液、肠壁、肝脏和组织中的酯酶迅速和广泛水解为霉酚酸，以进一步提高口服生物利用度[75]。

（四）环磷酰胺

PTCy的应用是一种预防移植物抗宿主病的新方法，首次用于单倍体造血干细胞移植。作为一种烷化剂和前体药物，Cy经过广泛的肝脏代谢，形成活性代谢物——磷酰胺氮芥和有毒代谢物丙烯醛，然后通过醛脱氢酶将磷酰胺氮芥转化为无活性代谢物[80]。造血干细胞可表达大量的乙醛脱氢酶，这是抵抗Cy细胞毒性的机制，允许在细胞输注后用药。PTCy的主要益处之一是能够诱导T细胞凋亡和上调Fas（CD95）表达，从而触发快速激活诱导的细胞死亡[80]。Cy一般在移植后第3天和第4天给药，剂量为50 mg/（kg·d），同时加美司钠（MESNA）及加强水化等措施，以防止丙烯醛引起的膀胱毒性（表11–10）。

（五）阿巴西普

根据一项Ⅱ期试验的结果，阿巴西普最近被FDA批准与钙调磷酸酶抑制剂和MTX联合使用，用于预防无关供者移植（7/8或8/8相合）的急性移植物抗宿主病[89]。阿巴西普是一种CTLA-4-免疫球蛋白共刺激调节剂，通过结合抗原呈递细胞上的CD80和CD86抑制T细胞活化，从而阻断抗原呈递细胞与T细胞之间所需的CD28相互作用[89]。阿巴西普的用法和能量是在第1天、第5天、第14天和第28天给予10 mg/kg（最大剂量为1000 mg/kg）静脉注射。患者应继续进行适当的病毒预防，因为有诱发相关病毒再激活的风险，并监测EB病毒和巨细胞病毒水平变化[89]。通过对该新药的深入研究和扩大临床样本例数，将有助于为阿巴西普在造血干细胞移植的广泛使用和安全性提供进一步的指导。

（六）体内T细胞耗竭药物

ATG和阿仑单抗等药物，可通过消耗体内T细胞水平达到预防移植物抗宿主病的目的，相关内容会在造血干细胞移植预处理方案相关章节详细阐述。

八、移植物抗宿主病：治疗

芦可替尼、伊布替尼（ibrutinib）及贝舒地尔（belumosudil）

皮质类固醇目前仍是急性移植物抗宿主病的一线治疗药物，并用于帮助控制慢性移植物抗宿主病的严重程度。其他免疫抑制疗法在移植物抗宿主病早期或类固醇抵抗移植物抗宿主病均做了大量临床研究，但没有药物显示出显著的疗效改善。最近，FDA批准了芦可替尼、伊布替尼和贝舒地尔用于治疗急性和慢性移植物抗宿主病，并可能成为移植物抗宿主病防治药物的重点（表11–8）。

1. 免疫效应细胞毒性的管理

CAR-T细胞和其他细胞疗法正在改变血液系统和其他实体肿瘤等恶性肿瘤的治疗前景[95-97]。细

第四部分

胞因子释放综合征和免疫效应细胞相关神经系统毒性综合征是细胞免疫治疗的严重且可能危及生命的不良反应。细胞因子释放综合征是免疫激活导致免疫细胞因子大量释放的结果。它可能表现为多种临床表现，包括发热、低血压、缺氧和终末器官功能障碍等。免疫效应细胞相关神经系统毒性综合征可能表现为失语、认知受损、运动功能障碍、癫痫发作、脑水肿和精神状态改变。细胞因子释放综合征和免疫效应细胞相关神经系统毒性综合征的症状严重程度分为1~4级，其中4级为危及生命[96-101]。随着症状的持续进展，细胞因子释放综合征和免疫效应细胞相关神经系统毒性

综合征的治疗变得更加积极[96, 99]。除了及时支持治疗，药物有可能减轻和缓解与细胞免疫治疗相关的免疫介导毒性。表11-9对这些药物进行了梳理。医务人员需要接受专科培训，并对相关情况进行充分评估。根据CAR-T细胞或其他免疫效应细胞的不同，推荐的毒性管理可能会有所不同。

2. 支持治疗

有几种药物被用作支持治疗，以帮助预防或治疗与造血干细胞移植或免疫效应细胞治疗相关的各种潜在并发症，在本书中会对其做进一步的详尽阐述。表11-10总结了常用的药物在造血干细胞移植中的地位、作用及应用注意事项。

表11-8　FDA批准的移植物抗宿主病治疗药物

药物	作用机制	给药方式及剂量	不良反应	药物间相互作用	注意事项
芦可替尼[90-92]类固醇难治性aGVHD和cGVHD	选择性抑制JAK1和JAK2，其抑制参与GVHD病理生理中重要的免疫细胞增殖和激活调节的JAK-STAT信号	510 mg，PO，每日2次，起始剂量5 mg，PO，q12h，如果ANC和血小板计数与基线相比没有下降50%或更多，则考虑在治疗至少3天后12小时增加至10 mg，PO	骨髓抑制、巨细胞病毒再激活	底物-CYP3A4（主要）、CYP2C9（次要）CYP3A4抑制型唑类药物：监测血细胞计数，不建议经验性剂量调整由于氟康唑对CYP2C9具有额外抑制，导致相互作用增加	只可PO；监测CBC和CMV水平；空腹血脂检查建议在治疗开始后8~12周进行；避免突然停药
伊布替尼[93]cGVHD	抑制BTK；BTK信号通路调控B细胞存活抑制ITK；ITK参与T细胞亚群的选择性激活，从而驱动对健康组织的免疫反应	每日420 mg，PO	心房颤动/扑动、骨髓抑制、疲劳、感染、腹泻、高血压	底物-CYP3A4（主要）、CY2D6（次要）泊沙康唑：减少剂量至140 mg/d伏立康唑：减少剂量至280 mg/d	140 mg胶囊可用监测CBC考虑ECG术前维持（根据手术类型，手术前后3~7天）
贝舒地尔[94]cGVHD-在至少2次系统治疗失败后	抑制ROCK下调cGVHD蛋白的免疫应答和免疫反应	每日200 mg，PO	感染、虚弱、恶心、腹泻、呼吸困难、咳嗽、水肿、出血、腹痛、肌肉骨骼疼痛、头痛、磷酸盐降低、高血压	底物-CYP3A4（主要）、CYP2D6、CYP2C8、PGP、UGT1A0与强CYP3A诱导剂和PPI合用可减少贝舒地尔暴露；当使用强CYP3A诱导剂或PPI时，增加剂量至200 mg，PO，每日2次	至少每月监测总胆红素、AST和ALT

aGVHD：急性移植物抗宿主病；ALT：丙氨酸转氨酶；ANC：绝对中性粒细胞计数；AST：天冬氨酸转氨酶；BTK：布鲁顿酪氨酸激酶；ITK：白细胞介素-2诱导性T细胞激酶；ROCK：rho相关卷曲蛋白激酶；CBC：全血细胞计数；cGVHD：慢性移植物抗宿主病；CMV：巨细胞病毒；ECG：心电图；FDA：美国食品药品监督管理局；JAK：Janus相关激酶；PGP：P-糖蛋白；PO：口服；PPI：质子泵抑制剂。

表11-9　用于治疗CRS和ICANS的药物

药物	作用机制	治疗	剂量	不良反应	注意事项
皮质类固醇[99-100, 102] 免疫抑制剂	通过减少白细胞迁移、抑制免疫介质的产生和逆转毛细血管通透性，降低T细胞的应答，从而降低T细胞的活性	CRS ICANS	甲泼尼龙1~2 mg/（kg·d），IV；地塞米松10~20 mg，IV，每6小时1次	增加感染风险、高血糖症、高血压、肾上腺抑制、类固醇精神病、肌病、水肿/液体潴留、电解质紊乱	地塞米松可能是首选，因为它能够穿过血脑屏障
托珠单抗[103-104] IL-6受体拮抗剂	抑制IL-6结合受体阻断IL-6介导的信号转导	CRS	体重<30 kg: 12 mg/kg, IV；体重≥30 kg: 8 mg/kg, IV；最大剂量：800 mg	感染风险增加、中性粒细胞减少、输注相关反应	后续剂量间隔至少8小时（最多4次总剂量）
司妥昔单抗[97, 102, 105] IL-6抗体	直接与IL-6结合并阻止其与受体结合	CRS	11 mg/kg, IV, 每3周1次	瘙痒、皮疹、高尿酸血症、体重增加、感染	

治疗难治性CRS和ICANS的潜在药物

药物	作用机制	治疗	剂量	不良反应	注意事项
阿那白滞素[97, 106-107] IL-1受体拮抗剂	通过与IL-1的1型受体结合，抑制IL-1活性	难治性CRS或ICANS	每日皮下100 mg	感染风险增加、注射部位反应	有限的使用数据；可能需要调整肾脏剂量
环磷酰胺[97, 101, 108-109] 具有免疫抑制特性的烷基化剂	通过交联DNA链，阻止DNA合成T细胞，免疫抑制活性	难治性CRS	1500 mg/m², 24小时×1剂量	心脏毒性、肾毒性、出血性膀胱炎	有限的使用数据；给予美司钠
抗胸腺细胞球蛋白[110] 免疫抑制剂	免疫抑制活性，通过T细胞耗竭	难治性CRS	1~2 mg/kg, IV	过敏反应	有限的使用数据预先使用苯海拉明和皮质类固醇，以防止过敏反应和延长输液时间

*本表所列剂量为一般概览，并非全面。参考REMS计划和机构指南，了解每种CAR-T或免疫效应细胞药物的毒性管理建议，以及先前列出的支持疗法的预期剂量和管理。
CAR-T细胞：嵌合抗原受体T细胞；CRS：细胞因子释放综合征；DNA：脱氧核糖核酸；ICANS：免疫效应细胞相关神经系统毒性综合征；IL：白细胞介素；IV：静脉注射；REMS：风险评估和缓解战略。

表11-10　在造血干细胞移植/免疫效应细胞治疗中用作支持治疗的药物

药物/HCT使用	作用机制	给药剂量和给药方式	监测及不良反应	药物间相互作用	临床注意事项
生长因子					
非格司亭[81]（动员增加中性粒细胞）	中性粒细胞的产生、成熟和活化的G-CSF	5 μg/（kg·d），IV/SQ 10~12 μg/（kg·d），IV/SQ，用于动员	监测：CBC分类 不良反应： 常见：疲劳、骨/关节痛、周围水肿/毛细血管渗漏综合征、头痛、脾大 严重：肺部增生、脾破裂	N/A	起效=24小时 持续时间=4天内恢复到基线水平 在细胞毒性化疗前24小时、化疗后24小时内不要给药

药物/HCT使用	作用机制	给药剂量和给药方式	监测及不良反应	药物间相互作用	临床注意事项
普乐沙福[82-83]（动员）	通过可逆抑制SDF-1α与CXCR4的结合来促进干细胞动员	CrCL>50 mL/min：0.24 mg/kg，每日1次，连续4天；CrCL≤50 mL/min：0.16 mg/kg，每日1次，连续4天	监测：CBC计数 不良反应：脾大/脾破裂、注射部位超敏反应、GI不适、疲劳、头痛	N/A	Pt应在开始服用普乐沙福前4天服用非格司亭 采血前11小时给药
罗米司亭[84] ITP（治疗血小板减少）	血小板生成素肽（TPO）模拟物，结合并激活人TPO受体	1 μg/kg，SQ，每周1次；增加1 μg/（kg·w），达到血小板计数≥50 000/mm² [最大剂量：10 μg/（kg·w）]	监测：CBC计数 不良反应：常见：头痛、头晕、腹痛、关节痛/肌痛增加原始粒细胞增多（MDS患者） 严重：血管性水肿骨髓纤维化、VTE、血液学恶性肿瘤风险	N/A	起效：4~9天 4周后没有反应，应该停药 停止治疗后，可能会出现血小板减少反弹和出血风险增加 如果有出血或化疗引起的血小板减少的高风险，可以超说明书范围使用以增加血小板计数
艾曲波帕[85]（治疗ITP血小板减少）	TPO非肽激动剂；增加骨髓祖细胞的增殖和分化	50~150 mg，PO，每日血小板低于200 000/mm³时，建议减少剂量后停药	监测：CBC分类 不良反应：肝毒性、VTE、GI不适、MDS患者进展为AML的风险增加（不适合治疗）	底物-BCRP/ABCG2、CYP1A2（微弱）、CYP2C8、（微弱）、UGT1A1、UGT1A3 抑制-BCRP/ABCG2、OATP1B1/1B3（SLCO1B1/1B3）、UGT1A3、UGT1A6、UGT2B15、UGT2B7	起效：1~2周 4周后没有反应，应该停药 停药后，可见血小板减少和反弹增加
黏膜炎					
帕利夫明[86]（黏膜炎预防）	重组角质细胞生长因子，在组织损伤反应中产生间充质细胞	60 μg/（kg·d），IV，连续3天（第3次剂量至少在24~48小时前），连续3天，调理方案后（在细胞输注后给药，从最近的帕利夫明开始至少7天）	不良反应：黏膜皮肤的影响包括水肿、红斑、瘙痒、皮疹、舌增厚、味觉改变	N/A	在调理方案之前、期间或之后24小时内不要给药，会增加口腔黏膜炎的严重程度和持续时间
静脉闭塞性疾病（又名窦阻塞综合征）					
熊去氧胆酸[87]（VOD预防）	减少HCT中可能对肝实质细胞有毒的疏水胆汁酸	12 mg/（kg·d），PO，每日2次或3次（通常最大剂量为1200 mg/d）	不良反应：肠胃不适-恶心、呕吐、腹泻	N/A	建议在调理方案之前开始，并持续到第90天，以帮助预防VOD 可用胶囊或片剂

续表

药物/HCT使用	作用机制	给药剂量和给药方式	监测及不良反应	药物间相互作用	临床注意事项
去纤苷[87-88]（VOD治疗）	溶栓剂，通过减少内皮细胞活化和保护它们免受进一步损伤来稳定内皮细胞，从而恢复血栓-溶血平衡	6.25 mg/kg，IV，每小时6次，持续至少21天，最多60天（直到VOD消退或出院）在HCT或化疗开始前依据基线体重，使用0.2 μm的微管通过专用通路给药超过2小时	监测：血小板，INR，纤维蛋白原 不良反应：出血 超敏反应禁忌证：活动性出血血流动力学不稳定（≥2个升压药或单药不能维持MAP 70～105）	禁忌证与全身抗凝或溶血治疗同时使用	对于侵入性手术，至少在手术前2小时停止使用抗菌肽；手术相关出血风险消除后恢复治疗建议尽量维持血小板＞3万，INR＜1.5，纤维蛋白原＞150以降低出血风险

非感染性肺部并发症

药物/HCT使用	作用机制	给药剂量和给药方式	监测及不良反应	药物间相互作用	临床注意事项
氨基己酸[73]（治疗DAH）	与纤溶酶原竞争性结合，最终抑制酶解	IV：4 g/h，然后以1 g/h的速度持续输注，快速的IV给药可导致低血压、心动过缓和（或）心律失常	不良反应：CPK异常、心动过缓、心律失常、粒细胞缺乏症、VTE	N/A	可能在肾衰竭中累积，目前尚无剂量调整的具体指南，是否应根据临床反应和肾功能损害程度进行修改
依那西普[71]（治疗IPS）	结合肿瘤坏死因子，阻断与细胞表面减少的相互作用	0.4 mg/kg（最大25 mg），SQ，每周2次，连用4周（共8剂）	不良反应：重症感染、结核、恶性肿瘤、乙型肝炎再激活、心力衰竭 罕见：自身免疫性疾病、中枢神经脱髓鞘系统疾病、血液系统疾病	N/A	由于存在感染风险，在给予依那西普之前，还需要对类固醇难治性GVHD感染进行研究，以排除其作为肺部并发症的原因

AML：急性髓系白血病；CBC：全血细胞计数；CPK：肌酸酐磷酸激酶；CrCL：肌酐清除率；DAH：弥漫性肺泡出血；GI：胃肠道、肠胃；GVHD：移植物抗宿主病；HCT：造血干细胞移植；INR：国际标准化比率；IPS：特发性肺炎综合征；ITP：免疫性血小板减少性紫癜；IV：静脉注射；MAP：平均动脉压；MDS：骨髓增生异常综合征；PO：口服；Pt：患者；SQ：皮下；VOD：静脉闭塞性疾病；VET：静脉血栓栓塞；G-CSF：粒细胞集落刺激因子。

参考文献

第四部分

第十二章
放射生物学原理和放射治疗在造血干细胞移植和嵌合抗原受体 T 细胞治疗中的作用

SUSAN WU, BOUTHAINA DABAJA,
AND PENNY FANG

译者：祁玲　审校：应志涛
中国医学科学院肿瘤医院

一、引言

放射治疗（radiation therapy，RT）是一种在多种情况下对许多血液系统恶性肿瘤有效的治疗方法。在这一章中，我们将简要回顾外照射的机制，讨论指导放射反应和分割的放射生物学原理，并探讨与血液肿瘤治疗最相关的毒性。同时，还会对放射治疗在成年患者造血干细胞移植和CAR-T细胞治疗中的作用进行讲解。

二、放射生物学

本部分将首先简要介绍放射治疗的作用机制、指导剂量和分割的放射生物学原理，随后再讨论辐射在调节肿瘤微环境中的作用，以及在血液系统恶性肿瘤治疗中的意义。

（一）放射治疗：作用机制

外束放射治疗机可通过两种方式产生电离辐射。第一种是核素的放射性衰变，历史上通常是使用^{60}Co。在过去的几十年里，发达国家更普遍使用直线加速器产生电离辐射。直线加速器将电子加速到高能，这些电子被引导到散射箔（用于电子治疗）或者被引导到具有大量质子（高Z）的目标，通过韧致辐射相互作用产生X射线。由这些电子相互作用产生的X射线也被称为光子。与带电粒子（质子、碳离子）或中子相比，光子是最常见的治疗辐射形式，带电粒子（质子、碳离子）或中子在血液系统肿瘤治疗方面的作用更有限，本章不再进一步讨论。束流从机架头部射出后，准

直器对其进行再调整，将适形剂量输送到靶上。

辐射介导的损伤可以是直接的，即入射辐射导致DNA自由基的形成，也可以是间接的，即通过产生中间自由基发挥作用。考虑到水分子的丰富性，中间自由基通常是羟基自由基。大多数辐射产生的细胞杀伤是由它的间接作用引起的[1]。自由基不稳定，并会迅速发生进一步反应以获得电子，或失去不成对的电子，从而导致DNA簇损伤[2-4]。具体来说，电离辐射会导致单链和双链断裂、DNA-DNA交联、核苷酸丢失和碱基损坏。单个细胞对电离辐射的敏感性取决于细胞周期的阶段，因为存在更多的DNA（接近分裂时正常量的两倍），M期和G_2晚期的细胞更敏感。由于DNA复制过程中同源重组修复增强，处于S期晚期的细胞抵抗力最强。

DNA的修复机制是复杂的，并可以允许在正常组织和肿瘤细胞中恢复亚致死损伤[5]。由于正常细胞的修复机制通常比肿瘤细胞更有效，分割是提高治疗比例、平衡肿瘤控制与正常组织毒性的主要方法。分割的放射生物学基础包括4个"R"：亚致死损伤修复（repair of sublethal damage）、重配（reassortment）、再增殖（repopulation）和再氧合（reoxygenation）。由于细胞在其细胞周期中的放射敏感性不同，初始放射剂量会导致存活下来的细胞呈现异步状态，富集了处于S期的细胞[6]。随着细胞的重新分布，整个细胞群体变得对放射线更加敏感[7]。放射治疗开始后大约4周，在快速分裂的细胞中观察到再生现象，并且每日额外需要0.6 Gy的剂量来弥补这一现象[8]。因为氧的存在形成过氧化物，乏氧肿瘤细胞更耐辐射，这使辐射损伤得以消除[9]。即使在氧浓度非常低的情况下也会发生这种情况；氧气的k值（放射敏感性介于缺氧和完全有氧环境中间的氧张力）约为3 mmHg或0.5%[10]。在缺氧情况下，内源性自由基清除剂（如谷胱甘肽）可以提供氢气，以快速修复辐射引起的损伤。细胞存活受所有这些变量的影响，并且可以使用α/β比来描述特定的正常组织或肿瘤类型，α/β比是细胞杀伤的线性和二次成分相等的剂量。生物有效剂量（biologically effective dose，BED）用于比较不同

的放射治疗的重要参数，需综合考虑到α/β比、辐射剂量和分割，以及剂量率因子，以反映随着时间的推移进行治疗的细胞内修复。在亚致死损伤修复能力较强的组织中，分割和低剂量率治疗都可降低治疗相关毒性[11]。

（二）放射治疗与免疫微环境

放射治疗已被证明对肿瘤微环境具有免疫调节作用，从而对白细胞募集产生影响。辐射造成的损伤会引发双链断裂，激活DNA损伤反应，使共济失调毛细血管扩张突变蛋白（ATM）活化[12]，并在下游激活p53蛋白和核因子（NF）-κB[13]。核因子-κB随后诱导包括但不限于肿瘤坏死因子-α、白细胞介素-1α、白细胞介素-1β和白细胞介素-6等促炎细胞因子的表达[14]，这会诱导黏附分子（ICAM-1、VCAM-1和E-选择素）上调，促进白细胞浸润[15]。

在未受放射治疗照射的肿瘤微环境中，由特定的髓系来源细胞亚群（包括肿瘤相关巨噬细胞和髓源性抑制细胞）介导的基线炎症和免疫抑制状态有助于肿瘤的生长和血管生成。两者都会产生炎性细胞因子，也会产生破坏TCR信号的活性氮和氧自由基[16]。肿瘤相关巨噬细胞通过白细胞介素-10和转化生长因子-β也能直接抑制T细胞活性，而髓源性抑制细胞通过分泌白细胞介素-6和限制氨基酸（如色氨酸和半胱氨酸）发挥类似作用[17]。CD4+T细胞的一个亚群，调节性T细胞也通过转化生长因子-β和白细胞介素-10发挥免疫抑制作用，可直接抑制效应T细胞的活性。调节性T细胞被肿瘤细胞和肿瘤相关巨噬细胞表达的CCL22募集，进而刺激肿瘤相关巨噬细胞和髓源性抑制细胞[18]。

放射治疗能够通过肿瘤坏死因子、白细胞介素-1和内皮细胞黏附分子，促进T细胞在肿瘤微环境的浸润。此外，T细胞本身能够分泌干扰素-γ，进而通过正反馈循环进一步增强VCAM-1的表达[19]。放射治疗是增强肿瘤抗原性的关键，可以通过直接增加肿瘤特异性抗原的产生和呈递，以及改善CTL的识别来实现[20]。在放射治疗后的几天内，细胞表面主要组织相容性复合体Ⅰ类基因的表达也会增加，通过IFN-β自分泌或旁分泌的方式

会进一步上调[21]。由于效应T细胞识别肽–主要组织相容性复合体复合物对于细胞毒性、抗肿瘤细胞活性是必要的，这种上调非常关键。放射治疗介导的细胞死亡还有助于树突状细胞进行抗原取样和树突状细胞成熟。树突状细胞可以诱导CTL反应，同时启动CD4+T细胞反应，以增加抗原呈递并进一步刺激CTL的功能[22]。

（三）处于风险的造血细胞和器官的放射生物学

正常细胞和肿瘤细胞的放射敏感性差异很大。造血细胞，尤其是淋巴细胞，对辐射非常敏感。D0（定义为在细胞存活曲线的线性部分使存活率降低67%的剂量）通常估计在0.5至1.5戈瑞（Gy）之间（尽管也有高达5 Gy的报道），而粒细胞的D0约为10 Gy[23]。造血细胞的存活曲线通常几乎没有"肩区"，这表明其修复能力有限[24]。白血病细胞的细胞存活测定表明，与正常造血细胞相比，白血病细胞具有更强的放射敏感性[24]，但根据特定的白血病类型有一些变化。例如，AML细胞的修复能力似乎非常有限，因此与白血病淋巴细胞相比，可能对辐射更敏感[25]，但CML的分次治疗可能与复发风险增加相关[26]。骨髓基质细胞在支持植入中起到至关重要的作用，它们可能具有亚致死损伤修复能力，这种能力对于分割放射治疗是有利的[27]，尽管数据并不完全一致[28-29]。在骨髓清除方案中，需要使用剂量为10～16 Gy的放射线，而在这些剂量下，肺、肾和肝毒性是关键问题。考虑到这些组织的亚致死修复能力，例如，肺组织的α/β比率低至3～6，可以通过增加分割次数（通常为每日1次或每日2次）和降低剂量率来降低毒性风险，提高治疗指数[30-35]。一般而言，接受低剂量（即使是5 Gy）的这些器官的体积被最小化，但通常允许平均剂量为5～9 Gy。

三、放射治疗在造血干细胞移植中的应用

本部分重点介绍放射治疗在造血干细胞移植预处理方案中的作用及其在改善中枢神经系统或皮肤疾病患者预后方面的潜在作用，并简要讨论复发或难治性淋巴瘤患者的巩固放射治疗。

（一）全身放射治疗：清髓性方案

MAC通常包括烷化剂加或不加TBI。多年来，TBI已被广泛用作造血干细胞移植预处理方案的一部分，可以全面治疗包括中枢神经系统和睾丸在内的庇护区，不受药物代谢动力学的影响，并避免了对化疗耐药疾病的交叉耐药问题。E.Donnall Thomas是TBI发展的先驱者，他在AML或ALL患者中首次证明了在接受单次10 Gy的TBI前给予大剂量阿糖胞苷的有效性；94%的患者成功移植，并且大多数患者没有复发[36]。在早期的工作中，选择10 Gy的剂量是基于对犬模型的数据，这些数据表明8 Gy或更低剂量不足以实现持续植入[37]。然而，在大多数接受单次10 Gy的TBI患者中出现了间质性肺炎，表现为发热、肺间质浸润和严重缺氧，这是超过1/3的患者死亡的直接原因。3/4的患者中出现移植物抗宿主病，也被认为是超过1/3的患者死亡的原因。

随后，同一研究小组基于正常组织具有修复能力的放射生物学原理，探讨了以分割方式给予放射治疗是否能够降低TRM。他们将53例处于首次缓解期的患者随机分配到两组中，一组接受单次10 Gy的TBI，另一组接受6次每日2 Gy的分割放射治疗，然后进行异基因同胞相合移植。研究结果发现，分割TBI可以降低非白血病相关死亡率，改善生存[38]。由于样本量有限，笔者无法阐述两种方案在肺炎、移植物抗宿主病或具体死亡原因上的差异。

然而，基于相似的生物学原理，研究也探索了剂量率和超分割的效果。对77例患者进行回顾性研究结果表明，低剂量率（<6 cGy/min）的TBI可能与降低肺毒性有关，而不会影响OS或复发，尽管总剂量和预处理方案也很重要[39]。此外，一项Ⅰ/Ⅱ期试验研究了超分割放射治疗（每日2~3次），但并未显示出较历史数据有改进[40]。前瞻性研究比较了每日2次共6次总量10.2 Gy的强化超分割放射治疗与每日1次共4次给予总量12 Gy的方案，加强方案与进展风险降低相关，而不增加肺部或其他急性或迟发性毒性的风险，但没有改善OS[41]。一项随机试验比较了每日1次共7天给予15.75 Gy与6次给予12 Gy，显示更高的TBI剂量虽然提高了无复发生存率，但增加了急性移植物抗宿主病的发生，这可能进一步增加了TRM，抵消了无复发生存率获益；两个TBI组OS相似[42]。在比较12 Gy与13~14 Gy的观察性队列中显示出类似的结果，更高剂量降低了复发风险，但更高的非复发性死亡率抵消了OS上的获益[43]。荷兰对1000多例接受治疗的患者进行回顾性分析也得出了类似的结果，研究中TBI剂量根据使用α/β值为10的生物有效剂量进行分层；1次或2次给予6~12 Gy，相应的生物有效剂量为≤14 Gy、14 Gy~18 Gy和>18 Gy。该分析显示更高剂量下非复发性死亡率增加，复发率降低，而OS或无复发生存率没有差异[44]。

值得注意的是，多个随机试验比较了BuCy与Cy-TBI，在DFS和OS上取得了不同的结果。对四个试验包括488例可分析的CML和AML患者的最新荟萃分析表明，移植前BuCy与Cy-TBI之间的DFS或10年生存率没有显著的统计学差异[45]。多变量分析显示，白内障的发生率存在显著差异（HR 2.3，p=0.004），但肺部并发症没有差异。在成年ALL患者的回顾性分析中，与Cy-TBI相比，以塞替派为基础的方案可能与复发增加相关（HR为1.78，p=0.03），但不一定有OS的差异[46]。

基于上述数据，我们中心优选的清髓性TBI剂量为每日3 Gy，分为1次或2次，共12 Gy（如果每日2次，则12 Gy分割超过8次），具体取决于临床情况，并且在3 Gy时对肺部和肾脏屏蔽（图12-1）。其他方案包括总量12 Gy、2 Gy每日2次（每日4 Gy），总量12~13.5 Gy、1.5 Gy每日2次，或总量12~13.2 Gy、1.2 Gy每日3次[47]。

（二）全身放射治疗：非清髓性和减低强度预处理

越来越多的RIC/NMA方案适用于那些由于年龄、身体状况、先前治疗后遗症或合并症，而无法耐受异基因造血干细胞移植前的更强方案的患者。NMA方案本身可能不需要干细胞支持，而介于MAC和NMA之间的方案称为RIC方案（与MAC方案相比，通常将TBI或化疗剂量降低30%以上）。随着预处理方案强度的降低，毒性也降低，但对移

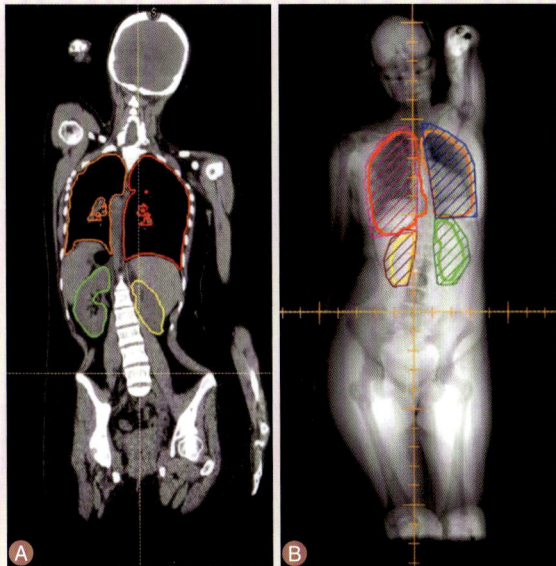

一名患有费城染色体阳性ALL患者的12 Gy TBI计划，每日1次，每次3 Gy的剂量，共4天，并在一次剂量后对肺部和肾脏遮挡。A.模拟CT冠状位，患者处于侧卧位，显示了肺和肾脏的轮廓；B.数字重建图像显示投影轮廓上放置了肺和肾脏遮挡物。

图12-1

植物抗恶性肿瘤效应的需求增加。在这种情况下，TBI被认为与免疫抑制有关，以促进植入，更多地依赖移植物抗恶性肿瘤效应来控制疾病，而不是细胞毒性的预处理方案。这可能是由于放射治疗后调节性T细胞相对于效应T细胞的比例和功能下降所致[48-49]，尽管也有数据表明异基因移植后低剂量TBI可增加外周血调节性T细胞，从而降低排斥反应的风险[50]。单独2 Gy TBI可获得高植入率；20%的患者中报告了非致死性移植物排斥[51]。为了降低排斥的风险，加用Flu已成为相对标准的方案[52]，并被研究作为多种血液系统肿瘤的预处理方案，以及与其他化疗药物联合使用[53]。

我们中心最常用的低剂量TBI方案是单次2 Gy。

（三）全身放射治疗的治疗计划与实施

放射治疗前确定的TBI计划参数包括放射治疗野大小、治疗距离、剂量/分次、剂量率、肺或肾的遮挡，以及处方点的厚度（通常是最大分离区域的中线，通常是脐）。对于需要遮挡肺或肾的清髓性治疗方案，患者通常接受计划的模拟CT，以便在放置遮挡物的情况下进行剂量计算，否则临床测量通

常足以制定治疗计划。计算用于达到期望剂量的射线开启时长，并应由医学物理师和剂量测量师独立检查。常采用前后野/后前野或侧野布置，尽管也提出了包括调强放射治疗和放射性标记单克隆抗体在内的其他TBI实施技术，这些技术有可能避开正常组织，从而改善毒性反应[54-56]。需要重点考虑的因素包括与用于计算治疗的区域相比，患者头颈部的分离度有显著差异，这可能导致该区域的放射敏感组织会受到更高剂量的照射。由于TBI必须相对于预处理方案和干细胞输注精确计算时间，冗余性至关重要。TBI计划和实施是美国医学物理学家协会第29工作组报告的主题[57]。

（四）全骨髓照射和全淋巴照射

科技进步也使治疗技术得以发展，并可能提高剂量至全骨髓（称为全骨髓照射，TMI）或骨髓及淋巴结链和脾脏（称为全淋巴照射，TLI；图12-2），同时避开风险器官，如肾和肺，目的是在不增加早期剂量递增研究中观察到的毒性情况下改善疾病控制。使用螺旋断层放射治疗和

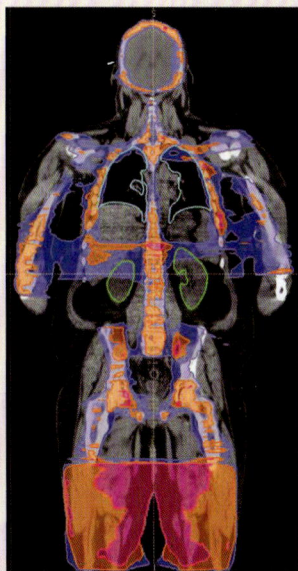

全淋巴照射计划，骨髓和脾脏接受剂量为12 Gy，淋巴结、肝脏和脑的剂量为3~5 Gy。头部、胸部、腹部和盆腔使用多个匹配的弧线进行照射，而下肢使用三维适形计划进行照射。红色等剂量线为13.5 Gy，橙色为12 Gy，紫色为10 Gy。肺部浅蓝色轮廓为肺，绿色为肾脏。

图12-2

静态调强放射治疗的初步研究表明了这种方法的可行性，并且容积旋转调强放射治疗的发展显著缩短了治疗时间，使治疗更加实用[58]。在急性白血病患者中，一项Ⅰ期剂量递增研究从12 Gy到20 Gy的TMI/TLI（大脑和肝脏的剂量限制为12 Gy），患者耐受性良好，无复发死亡率为8%，1年PFS为48%[59]。已经报道的超分割TMI方案；在每日2次1.5 Gy分次治疗联合Flu和Bu的患者中，最大耐受剂量9 Gy与29%的NRM相关[60]。

正如Kim等在研究中所描述的，与TBI相比，这种方法似乎不会增加髓外复发的风险[61]。并且在这个队列中，复发部位似乎与剂量无关。TBI和TLI为基础的方案之间的比较有限；然而来自比利时的一项Ⅱ期随机研究比较了两种NMA方案，即Flu和2 Gy TBI对比ATG和8 Gy TLI，发现ATG-TLI方案的复发率更高，但慢性移植物抗宿主病发生率更低，OS相似[62]。重要的是，经过TMI或TLI后的毒副反应也是可以接受的。采用器官保护后，即使在中位剂量14 Gy的TMI剂量下，肺和肾脏被照射的平均剂量约为8 Gy，肺炎的发生率低于1%，没有报告肾损伤的情况[63]。已经提出基于调强放射治疗的肺和肾脏的平均剂量低于5～7 Gy，但仍需要进一步的前瞻性研究。

我们通常建议包括90%的骨髓和脾脏的受照剂量为至少12 Gy，并将接受120%剂量的体积限制在1%。淋巴结区域、肝脏和脑部限定至更低的平均剂量3～5 Gy，而理想情况下将肾脏和肺的平均剂量限制在5 Gy以下（低于7 Gy也可以接受）。

（五）中枢神经系统定向放射治疗

不建议血液系统肿瘤患者在造血干细胞移植前常规使用预防性中枢神经系统放射治疗[64]。在我们机构，对于病程中任何时间出现中枢神经系统受累的患者（包括淋系亚型和髓系亚型），强烈建议行颅脊髓放射治疗。对于没有中枢神经系统受累病史但有高危特征的患者，如费城染色体阳性ALL、T-细胞亚型或AML伴inv（16），将根据个案情况进行考虑（图12-3）[65-66]。移植前使用的预处理方案对中枢神经系统的穿透性也应考虑在内，像Bu和塞替派这样的药物具有出色的中枢神经系统穿透

能力的药物可能作为优选[67]。虽然前瞻性、随机数据有限，但回顾性研究表明移植前颅脑脊髓照射（CSI）对中枢神经系统的控制率很高，无论是巩固还是治疗显著病灶[68]。由于可能改善中枢神经系统-PFS，通常更倾向于使用包括整个大脑或颅脊髓轴在内的更全面的照射区域[69-70]。

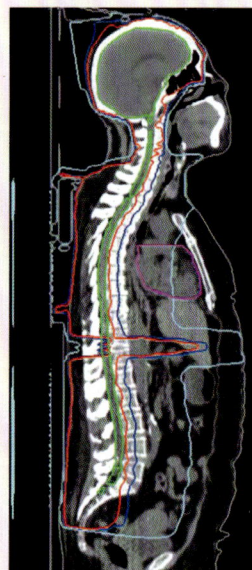

一例诊断时伴中枢神经系统受累的B细胞ALL患者的颅脊髓放射治疗计划矢状图。脑、脊髓腔和骶神经根用绿色进行划定。风险器官包括心脏（粉红色）和肾脏（在此层面上不可见）。红色为23.4 Gy处方等剂量线，每日分割13次，深蓝色为22 Gy，浅蓝色为15 Gy。

图12-3

然而，需要注意的是，对于接受过广泛鞘内注射化疗的肿瘤患者，因为治疗相关的毒副作用可能与中枢神经系统受累引起的神经功能缺陷表现相似，尤其应该考虑那些没有明确中枢神经系统受累的患者。我们机构的数据显示，中位接受≥17次鞘注化疗的患者发生脊髓病的风险可能增加，表现为T_2加权磁共振成像序列上可以观察到背侧脊柱的脱髓鞘；不幸的是，治疗相关神经毒性患者可能会经历快速的临床恶化[71-72]。接受CSI的患者有神经认知衰退的风险，可能从基线神经认知测试和使用美金刚治疗中获益。对于接受全脑放射治疗的实体瘤患者可以考虑海马保护性技术[73]，但在血液系统肿瘤中尚没有进行严格研究。

我们建议CSI的剂量为18～24 Gy。对于计划行清髓性TBI的患者，应考虑CSI的剂量，累积剂量不应超过24 Gy[74]。

（六）全皮肤电子束治疗

在白血病或淋巴瘤皮肤受累的患者中，可在移植前使用全皮肤电子束疗法进一步降低疾病负担（图12-4）。由于电子治疗会导致最浅表几厘米内组织的剂量沉积，因此该方法在TBI中并没有观察到具有骨髓抑制或免疫调节的益处。在一组

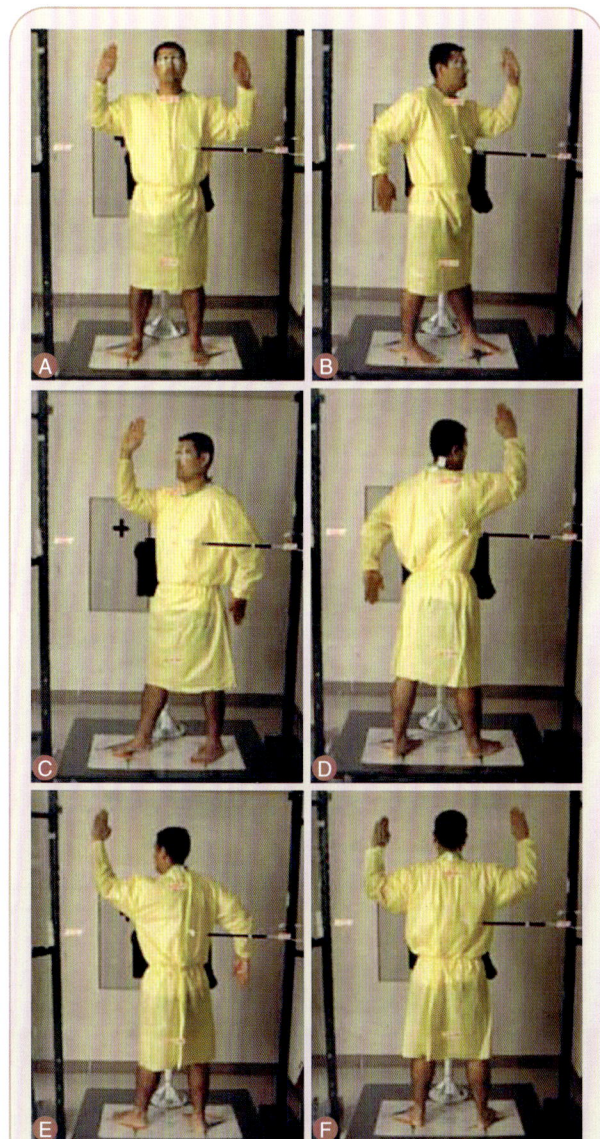

在我们机构全皮肤电子束疗法从六个位置（图A～图F）进行，以改善剂量均一性，基于斯坦福技术[76]，并根据临床需要进行补充增强。使用Lucite散射板使光束成角度，以改善剂量同质性。

图12-4

15例AML侵犯皮肤的患者中，12例在接受全皮肤电子束疗法时仍存在活动疾病，50%的患者对中位剂量16 Gy的治疗获得完全缓解[75]。总体而言，1年的局部控制率为33%；然而，所有治疗区域复发的患者在放射治疗时都有活动性骨髓疾病或放射治疗后骨髓复发。

此外，全皮肤电子束疗法已成功用于皮肤T细胞淋巴瘤患者，在异基因移植前使患者完全缓解。一项回顾性分析描述了47例皮肤T细胞淋巴瘤患者获益于全皮肤电子束疗法，其中90%的患者在移植前2～3周接受>10%体表面积的全皮肤电子束疗法治疗，60%的患者出现皮肤完全缓解，证明这种方法是可行的，并且与一些患者的长期缓解有关，特别是那些没有大细胞转化的Sezary综合征患者[77]。一项Ⅱ期前瞻性试验评估了35例蕈样霉菌病和Sezary综合征患者，接受全皮肤电子束疗法治疗（中位剂量为36 Gy）、总淋巴照射（8～12 Gy）和ATG的预处理方案，估计2年EFS和OS分别为40%和68%，预估5年为26%和56%[78]。

根据上述数据，移植前全皮肤电子束疗法的最佳剂量尚不清楚，在我们的机构，建议剂量为24～32 Gy。

（七）复发性/难治性淋巴瘤患者的围移植期放射治疗

在接受自体造血干细胞移植及特定情况下异基因移植的淋巴瘤患者中，有一些情况下可能会考虑局部放射治疗。这方面的数据可能对于复发性/难治性霍奇金淋巴瘤患者更为成熟，但对非霍奇金淋巴瘤也适用类似原则。

一个跨度超过20年的研究包括186名接受加速受累野放射治疗（1.8 Gy，每日2次，中位剂量为18 Gy）治疗复发或难治性霍奇金淋巴瘤区域，然后进行TLI（1.8 Gy×10次剂量，每日2次）[79]，显示出优异的5年EFS和OS，分别为62%和68%。值得注意的是，53%的复发病例中涉及接受放射治疗的区域。局部放射治疗与改善局部控制[80]和DFS相关，但不一定与OS相关，尤其适用于初始大肿块部位、原发难治性疾病，以及复发或难治性霍奇金淋巴瘤早期/局部病灶[81-83]。在移植前通过PET-

CT获得完全代谢缓解的患者预后良好，EFS超过80%，而具有残留活性的患者EFS只有29%（p<0.001）[84]。国际淋巴瘤放射肿瘤学组[85]已发表了关于时机、剂量和范围的详细指南。通常，在经过化疗达到完全缓解的患者，给予30~36 Gy的剂量进行巩固治疗，如果仍有明显的辐射残留则优先给予36 Gy，并针对所有初始病灶进行治疗。对于挽救化疗部分缓解的病灶（Deauville评分为4分），应给予36~40 Gy的放射治疗，而对于进展性/难治性疾病的区域（Deauville评分为5分），可以给予40~45 Gy的放射治疗。

在复发或难治性非霍奇金淋巴瘤中，有类似的原则指导移植前后的放射治疗。在PET之前的时代，放射治疗被用来在移植前使患者达到最小疾病状态。在Dana-Farber癌症研究所治疗的550多例患者中，接受或未接受放射治疗的患者中观察到相似的DFS，但接受放射治疗的患者由于晚期毒副作用而OS更短[86]。值得注意的是，这些患者接受了12~14 Gy的TBI，没有对肺部遮挡，也没有根据既往放射治疗进行调整。其他研究也发现局部放射治疗联合大剂量预处理TBI增加毒性[87]。在未接受大剂量TBI治疗的患者中，局部放射治疗可以改善局部控制[88]，并且在某些情况下可以改善DFS和OS[89-90]。在PET时代，移植前达到完全代谢缓解的患者结局明显更好[91]。关于时机、剂量和治疗范围的更详细的指南已经发表[92]。简而言之，在移植后达到完全代谢缓解的情况下，推荐剂量为30~36 Gy，分割为1.5~2 Gy。虽然在移植前可以使用类似的剂量/分割方案，但也可以考虑采用BID分割的加速治疗，以缩短至移植的时间[91]。对于持续PET阳性的患者，推荐在移植前接受更高剂量（40~45 Gy，根据情况甚至可达到50 Gy），以达到代谢性完全缓解的目标。

在复发或难治性霍奇金淋巴瘤和非霍奇金淋巴瘤的治疗中，尽管有医疗机构的偏好和许多临床情况需要考虑，但放射治疗在移植前或移植后的时机选择尚未经过随机试验评估。对于挽救化疗未达到完全缓解的患者，或需要较短时间接受放射治疗的情况下，可能会优先选择移植前的巩固性放射治疗。在治疗反应导致正常组织剂量改善的情况下，以及在放射治疗可能增加与移植相关的毒性的情况下，移植后放射治疗可能是有利的，尽管取决于治疗区域的骨髓量，放射治疗可能会导致血细胞减少。对于移植后恢复过程较长的患者，延迟放射治疗也存在风险。

在代谢完全缓解的情况下，我们通常建议给予30 Gy的剂量，根据残余疾病和相关体积的情况，可增加剂量至40~45 Gy，并倾向于在更敏感的部位（例如头颈部或邻近脊髓）采用更多次分割的方案，以减少治疗相关毒性。

四、放射治疗在嵌合抗原受体T细胞疗法中的作用

CAR-T细胞疗法已经改变了我们治疗复发或难治性侵袭性淋巴瘤、骨髓瘤和白血病的方法，细胞疗法在许多原本预后不良的患者中实现了高有效率和持久的疾病缓解。放射治疗可能在细胞治疗中发挥着重要作用。当与CAR-T细胞疗法适当结合时，放射治疗可以提高肿瘤控制并减少毒性。此外，放射治疗通过调节免疫以增强CAR-T细胞应答的研究正在进行。在本章中，我们讨论了目前放射治疗在CAR-T细胞治疗血液系统肿瘤患者中的证据。

五、放射治疗和嵌合抗原受体T细胞治疗

（一）基本原理

虽然许多接受CAR-T细胞治疗的患者获得令人鼓舞的有效率且持久的疾病缓解，但治疗毒性和反应持续时间还有待改善。放射治疗作为一种治疗方式，当它与细胞疗法相结合时，可能会有机会改善预后。

放射治疗和CAR-T细胞疗法之间的潜在协同作用可能是通过放射治疗对肿瘤微环境的影响或对局部或全身免疫反应的激活来介导的。临床前研究表明，低剂量放射治疗通过增加肿瘤细胞对肿瘤坏死因子相关凋亡诱导配体介导的死亡的敏感性，使抗原阴性肿瘤细胞对CAR-T细胞介导的凋亡更敏感[93]。放射治疗的免疫调节作用是通过诱导主要组织相容性复合体Ⅰ类基因表达和辐照

细胞上的抗原释放,增强抗肿瘤免疫活性[94]。放射治疗还可以增强CTL迁移至受照射区域,逆转T细胞耗竭,并使肿瘤浸润淋巴细胞的TCR库多样化[95]。

(二)放射治疗作为桥接治疗

在CAR-T细胞制备时,细胞采集和CAR-T细胞输注之间有一个时间段,这期间患者可能需要桥接治疗以避免症状性疾病进展的发生率增加。最佳的桥接方案取决于每个患者的疾病负担和治疗史。在桥接治疗和CAR-T细胞输注之间应该留出足够的时间,以便从治疗毒副作用中恢复,特别是在可能需要使用皮质类固醇治疗的潜在毒副作用情况下,皮质类固醇可能会降低CAR-T细胞的疗效。

通过桥接治疗不仅可以避免疾病进展,还可以将CAR-T细胞输注时的疾病体积最小化,这与改善疗效和降低毒性相关[96]。放射治疗是一种有用工具,用于有效降低肿瘤负荷,特别是对于化疗高度耐药的患者。桥接治疗可能包括全身治疗和(或)放射治疗。多项研究表明,与全身治疗相比,放射治疗可以作为安全有效的桥接治疗。Sim等报道了12例患者给予放射治疗桥接后再接受axi-cel治疗(11例患者接受了axi-cel输注)[97]。有7例患者(占58%)接受了全身治疗联合放射治疗桥接。中位随访3.3个月,总缓解率为82%,完全缓解率为45%。3级或以上的细胞因子释放综合征或免疫效应细胞相关神经系统毒性综合征的发生率为27%。此外,Wright等描述了31例接受tisa-cel或axi-cel治疗的复发或难治性侵袭性B细胞淋巴瘤患者的结果,其中有5例患者接受了中位剂量为37.5 Gy的桥接放射治疗[98]。本研究还纳入了26例接受过非桥接放射治疗(CAR-T细胞输注前放射治疗超过30天)或既往未接受过放射治疗的患者。桥接放射治疗组中没有患者发生3级或以上的CAR-T细胞相关细胞因子释放综合征或免疫效应细胞相关神经系统毒性综合征。桥接放射治疗组和非桥接放射治疗组的CAR-T细胞治疗有效率分别为80%和64%。

Lutfi等报道了75例接受CAR-T细胞治疗的大

B细胞淋巴瘤患者,其中14例接受了桥接放射治疗,28例接受了全身桥接治疗,23例没有接受桥接治疗[99]。在接受和不接受桥接治疗的患者中,细胞因子释放综合征或免疫效应细胞相关神经系统毒性综合征的发生率没有差异。与未接受桥接治疗的患者相比,接受桥接治疗的患者在180天时更有可能出现细胞减少(全身桥接治疗为58.3%,桥接放射治疗为57.1%,无桥接治疗为13.3%,$p=0.04$)。在所有组中,疾病反应、PFS和OS均相似[99]。

Pinnix等在一项回顾性研究中也评估了桥接治疗,148例复发或难治性侵袭性B细胞淋巴瘤患者在axi-cel之前接受了单采[100]。24例患者由于疾病进展而未接受axi-cel治疗。在接受axi-cel治疗的124例患者中,50%接受了桥接治疗,包括单纯放射治疗($n=11$)、放射治疗联合全身治疗($n=6$)或仅全身治疗($n=45$)。放射治疗的中位剂量为35 Gy,并且65%的患者在白细胞分离后开始。任何桥接组或非桥接组之间3级或以上的细胞因子释放综合征或免疫效应细胞相关神经系统毒性综合征无差异。尽管接受过任何桥接治疗的患者有1年PFS下降的趋势,为29%,未接受桥接治疗者为44%($p=0.06$),接受过桥接治疗的患者($n=62$)更有可能有不良预后特征,如大肿块、乳酸脱氢酶升高、体能状态差、国际预后指数评分≥3分。仅接受桥接治疗的患者的1年PFS为44%,与未接受桥接治疗的患者相当(44%;$p=0.52$)。单纯接受桥接放射治疗的患者的总缓解率和完全缓解率分别为100%和82%,高于仅接受全身桥接治疗的患者(总缓解率67%,$p=0.03$;完全缓解率38%,$p=0.01$),并且高于非桥接组(总缓解率82%,$p=0.13$;完全缓解率48%,$p=0.04$)。总的来说,该研究表明放射治疗可能是CAR-T细胞治疗的有效桥接治疗方法。

关于复发或难治性多发性骨髓瘤患者在BCMA CAR-T细胞治疗前接受桥接放射治疗的情况,Manjunath等进行了一项回顾性分析,在BCMA CAR-T细胞试验中的25例患者分为3组,13例患者在CAR-T细胞输注前<1年未接受放射治疗,8例患者在单采前<1年接受了放射治疗,4

例患者接受了桥接放射治疗（中位剂量为22 Gy，从放射治疗至输注的时间为25天）。接受桥接放射治疗的患者4级血液学毒性发生率（25%）低于CAR-T细胞输注前未接受桥接（66%）或CAR-T细胞输注前<1年放射治疗的患者（63%）。在CAR-T细胞制备过程中，单采前<1年接受放射治疗与更低的体外增殖相关，但各组的体内CAR-T细胞扩增情况相似[101]。

六、放射治疗的时机、靶点和剂量

目前对于放射治疗在CAR-T细胞输注前的最佳时机还不确定。保守情况下，由于放射治疗对循环血细胞的潜在影响，尤其是在长时间分次照射[102]，放射治疗通常会在单采后开始，以避免可能后续对自体CAR-T细胞制品的影响。然而，尽管通常建议在单采后给予放射治疗可能避免对循环T细胞的影响，但新证据显示局部放射治疗并不具有免疫抑制作用，并且大部分肿瘤内T细胞可以在临床有意义剂量的放射治疗下存活下来[103]。这些存在于组织中的记忆T细胞可能比循环T细胞对放射治疗更有抵抗力，并且可以介导控制肿瘤。在特定病例，单采前进行局部放射治疗而不进行全身治疗可能更有优势，这样可以避免额外周期的化疗，从而避免幼稚、效应记忆T细胞的消耗和T细胞增殖能力减低[104]，以及对T细胞的健康造成负面影响[105]，对后续CAR-T细胞的疗效产生重要影响[106]。

（一）最佳放射治疗剂量和照射野

虽然最佳放射治疗剂量正在研究中，但早期临床前和临床证据表明，大分割放射治疗可能优于常规分割放射治疗，以最大限度地降低淋巴细胞减少，募集树突状细胞、激活抗肿瘤CD8 T细胞，并限制浸润性调节性T细胞的数量[107-109]。目前尚不清楚最佳的放射治疗靶区。然而，在Pinnix等的研究中，接受包括所有可见活动病灶在内的全面放射治疗的患者与接受排除部分活动病灶的局部放射治疗患者相比，有改善PFS的趋势[100]。对于可以安全地纳入一个或多个放射治疗区域且

正常组织毒性较小的患者，可以考虑进行全面放射治疗[110]。

（二）嵌合抗原受体T细胞治疗失败后的挽救性放射治疗

早期的临床证据表明，在CAR-T细胞治疗后，放射治疗可能是一种有效的挽救方法。Smith等发表了一篇有趣的报道，一例复发或难治性多发性骨髓瘤患者在BCMA CAR-T细胞输注后的第6~20天接受了类固醇对脊柱和脑部的放射治疗，用于治疗症状性疾病进展。该患者的TCR库扩增，以及白细胞介素-6和C反应蛋白的峰值出现的时间比单纯CAR-T细胞治疗预期时间要晚得多[111]。患者达到了完全缓解，并且持续存在BCMA CAR-T细胞，表明放射治疗可能影响局部和远处的免疫反应。

Imber等发表了一篇关于CAR-T细胞治疗后非霍奇金淋巴瘤挽救性放射治疗的早期回顾性经验。在该研究中，14例患者在CAR-T细胞进展后接受了挽救性放射治疗，放射治疗后的中位OS为10个月[112]。3例患者成功地桥接到异基因造血干细胞移植，所有患者在分析时均存活且没有疾病证据。该研究表明早期挽救性放射治疗对侵袭性B细胞淋巴瘤可能有效。

七、结论

CAR-T细胞疗法是一种对许多复发或难治性血液系统肿瘤患者有效的新治疗方法，但仍有机会去改善预后。对于在各种临床状况下接受CAR-T细胞治疗的患者，放射治疗是一种有价值的治疗方式。

参考文献

第五部分

移植和嵌合抗原受体 T 细胞治疗的适应证及疗效

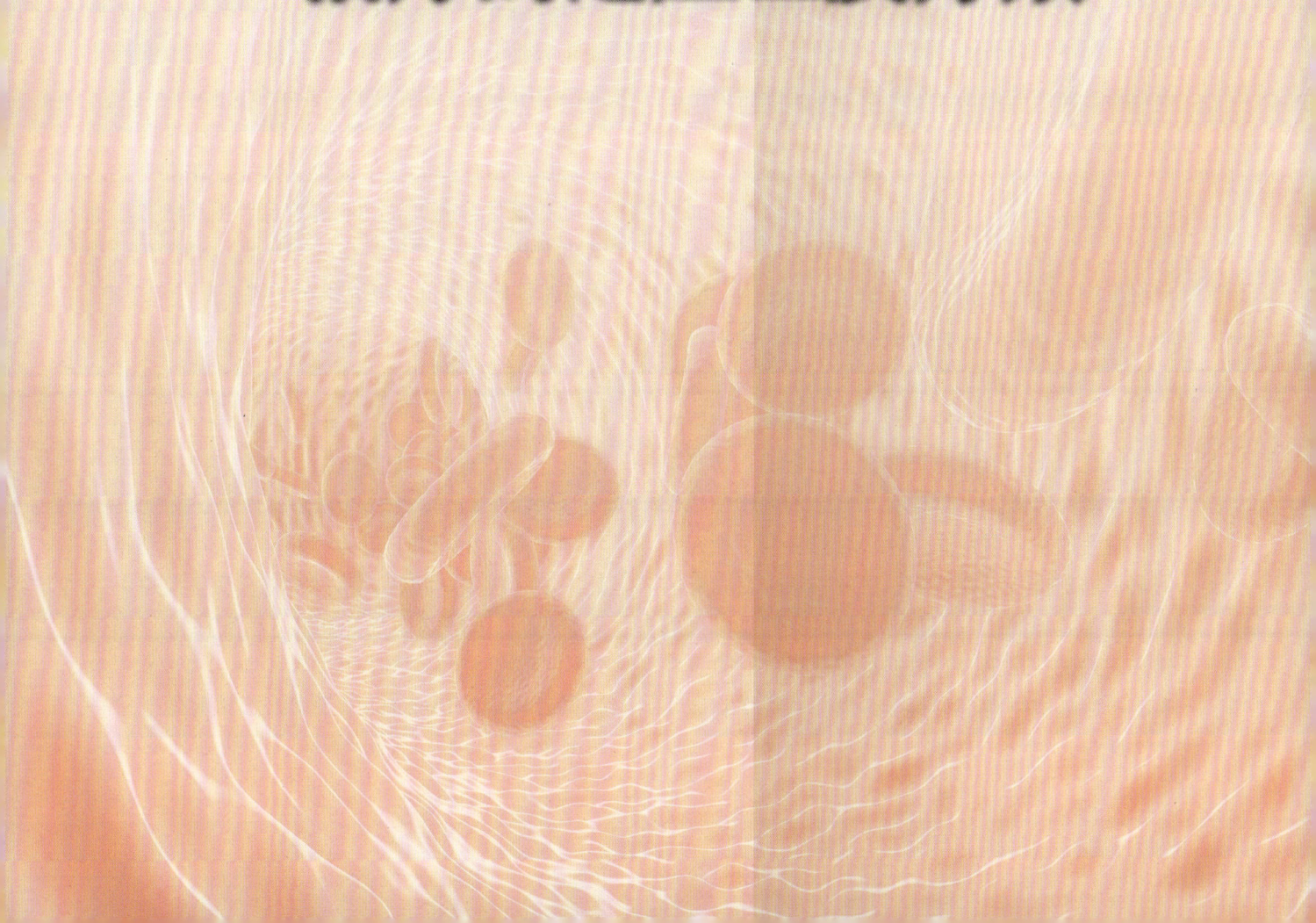

第十三章
成人急性髓系白血病的造血干细胞移植

NICO GAGELMANN AND SYED ALI ABUTALIB

译者：高蕾、刘雨青

陆军军医大学新桥医院

一、引言

在全世界范围内，AML是异基因造血干细胞移植最常见的适应证。自65年前造血干细胞移植技术问世以来，移植数量不断上升[1]。虽然多数AML患者可以通过诱导化疗达到首次形态学完全缓解，但存在较大的复发风险，而异基因造血干细胞移植能够降低或消除其复发风险。MAC与移植物抗白血病效应虽然能够降低复发率，但往往也导致了治疗相关并发症或死亡[2]。时移世易，随着包括支持治疗、防复发策略、移植物抗宿主病防治、抗感染、供者选择优化、预处理方案改良及其他各个领域的持续进步，治疗结局获得了改善，随之而来的是接受异基因造血干细胞移植的AML患者数量逐渐增多[3-5]。

大量的患者、疾病、移植相关因素影响移植后的OS（表13-1）。尽管这些变量中的大多数并未得到前瞻性研究的验证，但对这些变量的准确评估仍然对移植成功起到至关重要的作用。遗憾的是，我们必须承认现有的评估模型仍然不尽完美。对于哪些AML患者应当接受移植、何时及如何完成移植、谁是最佳供者、可测量微量残留病的评估时机及其他问题仍存在大量争议。这些争议源自多种因素，我们对AML复杂的生物学特性和异质性理解得不完善，对AML患者尚不能在个体水平准确进行生存预测，以及临床研究固有的局限性都是原因之一。在本章中，我们将对当前临床实践进行讨论，对数据进行分析，对争议和不确定之处提供意见以指引方向，并提供临床实践性观点。

表13-1 异基因移植治疗AML的预后因素

患者相关	疾病相关	移植过程相关
年龄	病理类型	移植时机
共病	细胞遗传学	移植物来源
体能评分	分子表型	HLA匹配情况
社会支持	疾病危险度指数	移植物类型
	缓解质量	年轻或年老供者
	动态MRD	供受者性别差异
	髓外侵犯	CMV感染情况
		ABO血型匹配情况
		CD34细胞量
		GVHD预防
		预处理方案
		移植后维持治疗

CMV：巨细胞病毒；GVHD：移植物抗宿主病；MRD：微量残留病。

二、当前趋势

源自EBMT等观察性数据库的数据显示，相比于2017年，2019年异基因造血干细胞移植数量上升了5%[5]。这一上升趋势在获得了疾病早期缓解，以及治疗相关AML（tAML）或伴有MDS相关改变的AML中尤其受到重视，也使得AML成为异基因造血干细胞移植的首要适应证。相似的趋势也在CIBMTR数据库中有所报道（图13-1）[4, 6]。65岁以上的老年AML患者中接受异基因造血干细胞移植治疗的人数出现快速增加，在青少年、18～39岁年轻成人及40～64岁患者中移植数量也缓步上升（图13-2）。毫不意外地，AML患者接受自体移植的数量下降了18.6%[4, 6]。

三、现有结果

随着异基因造血干细胞移植应用的增加，AML的生存率获得明显提高（图13-3）[4]。对于HLA MSD移植（患者年龄≥18岁），在2008—2018年向CIBMTR上报的8341例患者中，移植时处于第一次完全缓解、第二次完全缓解及以上、复发/从未缓解状态的患者的3年生存率分别为57%±7%，53%±1%，和31%±1%。在接受无血缘供者移植的13659例患者中，移植时处于第一次完全缓解、第二次完全缓解及以上、复发/从未

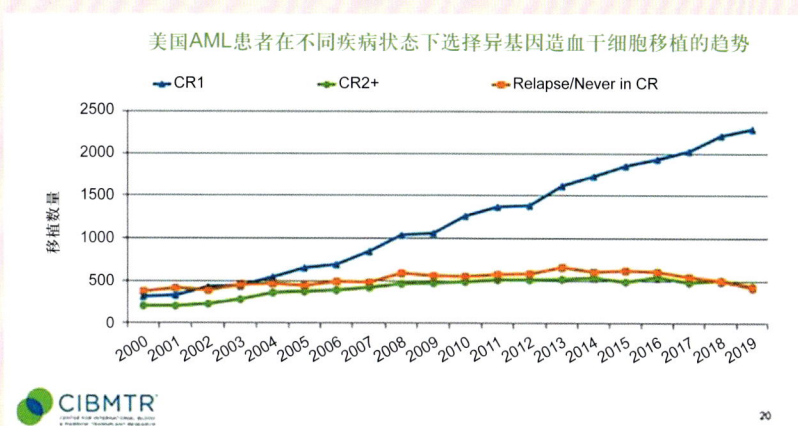

图13-1

在复发或从未缓解的AML患者中移植的应用频率基本稳定，相比之下在首次获得缓解的AML患者中移植的应用频率上升得尤其明显。

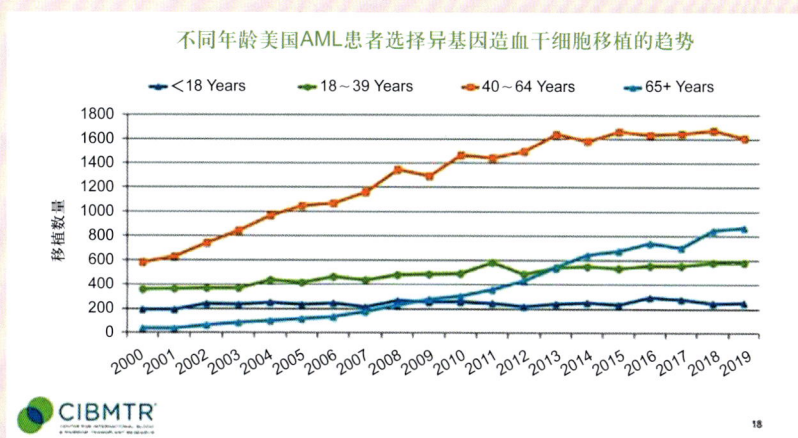

在年龄>65岁的老年患者中的应用（明显）增加，在18～39岁青年和40～64岁人群中应用增幅均较缓，这与其他显示数据显示的移植活动在老年患者中增加是一致的。

图13-2 急性髓系白血病的移植趋势

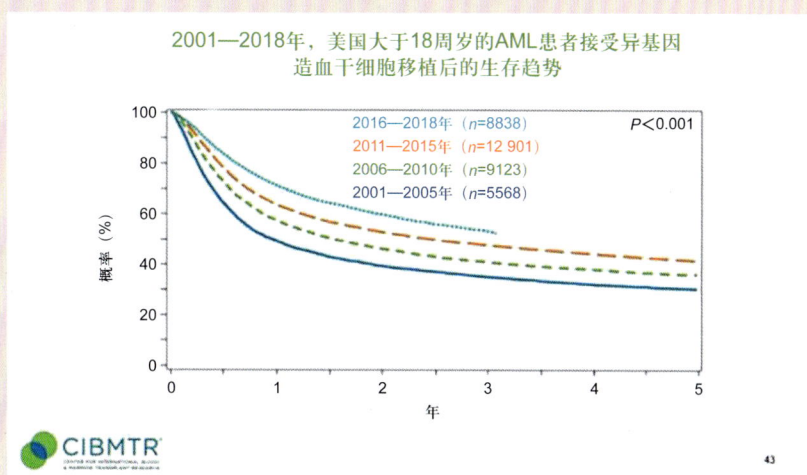

移植后生存率随时间的变化趋势显示在所有后续时间组里生存都是增加的。

图13-3

缓解状态的患者的3年生存率分别为55%±1%、50%±1%和30%±1%。尽管如此，这些结果并不意味着移植最好在疾病早期进行，因为这些观察性数据是基于已经接受了移植的患者而非所有可能接受移植的患者，也就是以生物学随机替代了真正的随机。并且，这些数据并未能够将移植与化疗等替代治疗的结局进行比较。

引人瞩目的是，TRM自1989年异基因造血干细胞移植起步以来下降明显[4]。CIBMTR数据显示在接受同胞半相合且小于50岁的第一次完全缓解患者中，2000—2004年的TRM相比于1985—1989年下降了50%（*HR* 0.5；95%*CI* 0.37～0.66；*p*<0.001）[7]。这一现象或许反映出包括供受者选择、更好的移植后支持，或许也包括使用更低强度的移植前预处理等多种因素的进步[8]。相似的数据也见于多项单中心研究中。尽管TRM获得了降低，极少有数据显示白血病复发率在近年明显下降或其他结局获得改善。1995—2010年上报至CIBMTR数据库的第一次完全缓解患者和第二次完全缓解患者中，移植后2年复发率有所增加，并且无白血病生存（LFS）并无改善[9]。使用低强度的移植前预处理有可能增加复发率，且其对TRM降低的贡献其实并不那么确切。目前尚不清楚基于药代动力学的Bu剂量调节、更高分辨率的HLA配型、增加的替代供者可及性，或者更好的移植患者挑选策略等技术手段是否最终提高了LFS。

四、最佳的缓解后治疗——尚无定论

（一）异基因造血干细胞移植还是仅化疗

想要知道哪些患者能够通过移植实现有生存质量的持续缓解，首先需要了解怎样的移植策略能够带来尽可能低的并发症发生率和死亡率。尽管对于大多数患者而言，异基因造血干细胞移植被认为是AML最有效的治疗方式，对于是否在第一次完全缓解时直接进行移植，专家观点存在分歧。这一分歧背后真正的担忧是我们其实缺乏可靠的风险/获益预测工具和相关数据。在真实世界实践中，支持或者反对任意一种巩固策略的决策都被大量的因素所影响，包括对未知变量的

忧虑。对于采取仅化疗策略而言，推迟异基因造血干细胞移植所增加的复发风险，复发时缺乏有效的挽救方案，以及因化疗相关并发症或死亡而失去移植机会是最主要的问题。有回顾性研究间接地回答了这些问题。比如说，少量研究显示有些患者在第一次完全缓解时带有某些预后良好因素，比如年轻或良好核型，与老年患者和非预后良好型的核型｛如NPM1、［inv（16）、t（8；21）］｝相比，这些患者有着较高的第二次完全缓解数量并且LFS更长，这些研究有助于对巩固治疗的选择做出决策[10-11]。另外，在Burnett等的分析中[12]，在纳入医学研究委员会（Medical Research Council，MRC）AML10、AML12、AML15研究的8909名患者中，在达到第一次完全缓解时未接受移植的16～49岁的3919名患者中有1271人出现复发，在这些复发的患者中，仅55%达到了第二次完全缓解。达到第二次完全缓解的比例受到预后风险分组的影响，预后良好组82%，预后中等组54%，预后不良组27%，预后不明组53%，其相应的5年生存率分别为32%、17%、7%和23%。大约67%达到第二次完全缓解的患者接受了异基因造血干细胞移植，并带来了相比未接受移植的患者更优越的生存率（42% *vs.* 16%）。Mantel-Byar检验分析显示，对于预后中等组、高危组及总人群而言移植是获益的，而预后良好组则无明显获益。

另一项针对在第二次完全缓解下接受异基因造血干细胞移植的AML患者的分析显示3年OS为19%。这项研究强调了五项显著影响生存的移植前不良因素：完全缓解<6个月、外周血原始细胞、无血缘全相合的供者、KPS评分或Lansky评分低于90、高危细胞遗传学。预测评分为0的患者3年OS为42%，而评分≥3.13的患者OS为6%[13]。

综上所述，尽管对于第一次完全缓解时是否直接移植有着各种顾虑，但几乎没有数据显示患者在第一次完全缓解时移植生存更差，因此，在我们看来关键问题并不在于在中高危患者中是否需要行异基因造血干细胞移植，而在于决定最佳移植时机（第一次完全缓解 *vs.* 第二次完全缓解及以上），以及制定优化的移植策略以获得尽可能好的结果。

（二）年轻患者中的数据

　　数项荟萃分析及前瞻性多中心试验对比了异基因造血干细胞移植、单纯化疗、自体移植三者作为AML缓解后治疗的结果。这些研究所比较的结局是基于是否有可用供者，或者说"生物学随机"（而非真正的随机），数据显示异基因造血干细胞移植组具有更低的复发率，以及更好的生存[14-16]。细胞遗传学中危的患者在多数研究中均取得了移植获益，而预后良好或高危的患者并不是在所有研究中均从移植中获益。这些研究主要的局限性在于缺乏真正随机带来的选择偏倚，以及有可用供者但并未接受移植的患者的退出。总体而言，荟萃分析的结果支持中高危AML年轻患者在第一次完全缓解时接受移植（表13-2）[14-16]。

（三）老年患者中的数据

　　AML好发于老年患者，而异基因造血干细胞移植在老年患者中却因为通常认为TRM更高而应用得较少。近期AML与移植领域的进展使得更多的老年患者得以考虑接受异基因造血干细胞移植。一项前瞻性Ⅱ期研究，CALGB 100103（肿瘤临床试验联盟）/BMT-CTN 0502，评估了60～74岁患者在第一次完全缓解时接受异基因造血干细胞移植，使用含Flu和Bu的方案进行减低剂量预处理（RIC）［Flu，IV，30 mg/（m^2·d）×5 d，IVBu 0.8 mg/kg q6h×8剂］。2年LFS为42%，NRM为14%，OS为48%[17]。另一项代表东德研究组的前瞻性Ⅲ期临床研究OSHO2004比较了接受减低剂量预处理的异基因造血干细胞移植与单纯化疗的60～75岁患者。在Cox回归分析中，无论其细胞遗传学风险分组如何，所有接受异基因造血干

细胞移植的患者均获得了LFS的提高，但异基因造血干细胞移植并未影响OS[18]。

　　在老年患者群体中应用异基因造血干细胞移植及移植后预防复发的研究与教育仍是目前重要的未满足需要。

（四）分子畸变与争议

　　AML患者准确的风险分层对于选择最佳的缓解后治疗起到重要作用。2022年，欧洲白血病网（European Leukemia Net，ELN）发布了最新的AML成年患者诊断与治疗建议。主要基于治疗前细胞遗传学异常与分子学畸变划分了3个危险分层（表13-3）[19]。近期，有研究显示在异基因造血干细胞移植中，ELN危险分层也具有预后价值，预后良好组患者预后最好，这使得基于风险调整的方法成为可能[20-21]。此外，在预后不良组中，存在单倍型核型或TP53突变与更高的复发风险有关。

　　在回顾性与前瞻性非随机研究中报道了细胞遗传学正常的AML患者伴或不伴NPM1的其他预后特征。例如，同时存在NPM1和IDH突变的患者相比于仅有NPM1突变而无IDH突变的患者LFS更长[22]，同时，在存在NPM1突变的患者中ERG高表达比ERG低表达提示更差的预后[23]。在这些情形及其他具有共同突变的情况下，最佳的缓解后治疗方法难以达成共识，事实上，并不存在一个放之四海皆准的通用策略。

（五）胚系突变与巩固方式的相关性

　　CEBPA、DDX41、RUNX1、GATA2、ETV6和ANKRD26基因的胚系突变已被认为是髓系恶性肿瘤易感性突变[24]。值得注意的是，其中有一些突

表13-2　是否有供者对中高危AML-CR1患者总生存及无病生存有影响的荟萃分析结果

荟萃分析	患者数量	合并估计的生存HR（95%CI）*	合并估计的无病生存HR（95%CI）
Koreth et al.，2009	>1700有供者 vs. >3000无供者	0.9（0.82～0.97）；$p<0.01$	0.8（0.74～0.86）；$p<0.01$
Cornelissen et al.，2007	>1100有供者 vs. >1900无供者	0.87（0.79～0.97）；$p=0.01$	0.79（0.72～0.88）；$p=0.001$

*结果显示移植更优。
AML：急性髓系白血病；CR1：第一次完全缓解；HR：危险比。

表13-3 AML危险分层[19]

低危组（ELN1）
CBF白血病
t（8；21）（q22；q22.1）；RUNX1-RUNX1T1；inv（16）（p13.1q22）或t（16；16）（p13.1；q22）；CBFB-MYH11
NPM1突变†不伴有FLT3-ITD（正常核型）†；CEBPA bZIP 框内突变**

中危组（ELN2）
NPM1突变伴FLT3-ITD；野生型NPM1伴有FLT3-ITD（无高危遗传学异常）
t（9；11）（p21.3；q23.3）；MLLT3-KMT2A；不划分为低危或高危的细胞遗传学和（或）分子学异常

高危组（ELN3）
t（6；9）（p23；q34.1）；DEK-NUP214；t（v；11q23.3）；KMT2A重排#
t（9；22）（q34.1；q11.2）；BCR-ABL1；t（8；16）（p11.2；p13.3）/KAT6A::CREBBP
inv（3）（q21.3q26.2）或t（3；3）（q21.3；q26.2）；GATA2，MECOM（EVI1）；–5或del（5q）；–7；–17/abn（17p）；复杂核型，单体核型；ASXL1，BCOR，EZH2，RUNX1，SF3B1，SRSF2，STAG2，U2AF1，和（或）ZRSR2突变‡‡；TP53突变^

†伴NPM1突变及高危细胞遗传学异常的AML划分为高危组。

**仅存在影响CEBPA碱性亮氨酸拉链区域的框内突变时，无论单等位或双等位突变均与良好预后相关。

#不包括KMT2A部分串联复制（PTD）。

‡‡目前，如果他们伴发于预后良好的AML亚型，这些标志不应当被视为不良预后标志。

^指突变率在10%以上的TP53突变，不区分是单等位还是双等位突变；TP53突变与伴复杂核型或单体核型AML密切相关。

变几乎总是以胚系突变的形式出现（例如DDX41的p.D140fs移码突变等），但也有一些突变既可以是体细胞突变，也可以是胚系突变[25]。我们需要了解哪些特征使得一个突变看起来更像是胚系突变或体细胞突变，才能决定患者是否需要进一步进行肿瘤二代测序检查胚系突变[25]。

一旦出现胚系突变，早期为患者行异基因造血干细胞移植就是合理的。但是，移植的时机仍是一个需要个体化的困难的决策[26]。另外，存在胚系突变对于选择同胞供者有着额外的影响（见本章后文）。

（六）FLT3突变与异基因造血干细胞移植

对于同时伴有NPM1突变与FLT3-ITD低表达（<0.5）的正常核型患者，异基因造血干细胞移植的作用存在一定争议[27-28]。一些回顾性研究显示这些患者在第一次完全缓解时进行移植能够获益，另一些则显示并无获益[29]。有趣的是，并没有随机研究的数据显示FLT3-ITD患者在第一次完全缓解时进行移植比起替代治疗具有生存优势。众所周知的是，FLT3-ITD患者相比于不携带该突变的患者生存更差，这可能主要因为其缓解率更低。多项单中心回顾性研究都显示在这些患者中

在第一次完全缓解时进行移植具有更好的LFS和OS[30-32]。新的FLT3-ITD抑制剂能否允许患者不在第一次完全缓解时进行移植还有待观察[33]。

（七）治疗相关或继发性急性髓系白血病

1990—2004年CIBMTR分析了治疗相关AML（t-AML），以及治疗相关MDS（t-MDS）行异基因造血干细胞移植治疗的数据，其5年OS及DFS分别为22%和21%。现代的支持治疗手段、移植物抗宿主病预防、减低剂量预处理使异基因造血干细胞移植耐受性显著提高。因此CIBMTR对2000—2014年接受移植的1531例患者（759例t-MDS和772例t-AML）进行了同样的分析。T-AML患者的中位年龄是52岁（范围为18～77岁）。61%的患者接受MAC。5年NRM和复发率分别是34%（95%CI 30%～37%）和43%（95%CI 40%～47%）。这一研究发现NRM相比于前次研究获得改善，本次1年NRM为24%，5年NRM为34%，这是相当令人鼓舞的，尤其是在考虑到本次研究纳入的患者中位年龄较前次高出超过15岁（56岁 vs. 40岁）。尽管如此，高复发率仍然存在。5年OS和DFS分别是25%（95%CI 22%～28%）和23%（95%CI 20%～26%）。在多

因素分析中，既往接受自体移植、细胞遗传学高危、HLA不全相合供者移植的OS和DFS更差[34-35]。对于第一次完全缓解的t-AML患者而言，如果基于年龄、一般情况、共病情况认为可以耐受，则接受移植时应当考虑强化的预处理方案。

（八）微量残留病

许多研究探索了微量残留病在AML中的价值，并一致表明微量残留病阴性对于预后有重要的预测价值[36]。最近的一项荟萃分析显示，微量残留病阴性组的5年预期OS为68%，而微量残留病阳性组仅为34%[37]。重要的是，选择适宜的检测手段和监测靶点是高度个性化的，每个微量残留病检测平台都有其优势和局限性，其主要原因是：AML具有复杂的遗传异质性和检测机构的专长。目前有两种方法被广泛应用［多参数流式细胞术和实时定量聚酶链反应（qPCR）］，更新的技术包括数字PCR和二代测序技术正在出现并发展。

（九）基于微量残留病的巩固分组[38]

在GIMEMA AML1310研究中，基于一周期巩固化疗后流式微量残留病是否为阳性，NCCN2009分组中危的年轻AML患者被分配至异基因或自体移植组。采用这一"风险调整"手段，微量残留病阳性组与阴性组的DFS和OS未再观察到差异[39]。这些研究显示由微量残留病指导进入异基因造血干细胞移植作为巩固治疗或许可以克服微量残留病阳性带来的不良影响。

1. 携带NPM1突变的正常核型AML伴或不伴共突变

在NPM1突变的AML相关研究中，存在大量基于微量残留病和共突变评估复发风险的数据[40-52]。

NCI的AML17研究分析显示，在标危患者中，在第二次诱导化疗后，相比于外周血不存在NPM1转录，存在转录与更高的复发率（82% vs. 30%；HR 4.80；95%CI 2.95～7.80；p<0.001）及更低的生存率（24% vs. 75%；死亡HR 4.38；95%CI 2.57～7.47；p<0.001）相关[42]。

在法国急性白血病协会（Acute Leukemia French association，ALFA）的0702研究中，诱导化疗后外周血突变型NPM1下降不足4-log的患者有更高的累积复发率（亚分布HR 5.83；p<0.001），以及更短的OS（HR 10.99；p<0.001）。在多因素分析中，异常核型、存在FLT3-ITD、外周血微量残留病下降不足4-log与更高的复发率及较短的OS明显相关。这一结果可由在第一次完全缓解早期行异基因造血干细胞移植获得改善[44]。

在AMLCG 1999、2004/2008研究中，127例（80.4%）患者达到第一次完全缓解，其中56例（44.1%）伴有NPM1突变的患者出现复发。以诱导化疗后NPM1突变比例0.01作为预测复发的截断值具有4.26的高风险比及76%的高敏感性。高于该截断值的患者2年后累积复发率达到77.8%，而低于该截断值的患者复发率只有26.4%。因此，在微量残留病阴性的NPM1突变的年轻患者中，更倾向于采用不进行异基因造血干细胞移植的方式进行巩固，对于NPM1突变的微量残留病阳性患者而言，早期行异基因造血干细胞移植的证据尚欠充分或不够可靠。

对于老年患者（>60岁），微量残留病阴性作为复发风险预测指标的证据仍然很少。

2. NPM1野生型的正常核型AML

NCI AML17研究中另一项对野生型NPM1标危患者进行分析显示，与微量残留病低水平或低于检测范围的患者相比，两个周期诱导治疗后微量残留病阳性（≥1%）患者的3年复发率为89%，且OS更短。有趣的是，微量残留病阳性患者的5年OS与部分缓解的患者相似（51% vs. 46%）。重要的是，异基因造血干细胞移植对于微量残留病阳性患者获益而对于微量残留病阴性患者无获益，提示在标危的NPM1野生型AML患者中，异基因造血干细胞移植可能应该优先推荐用于微量残留病阳性患者[53]。

（十）ELN遗传风险分层级微量残留病分类

近期一项研究显示ELN遗传风险分层可与诱导治疗后微量残留病监测相结合[54]。2017年ELN分类包括新的治疗反应类别"微量残留病阴性的完全缓解"。2022年ELN治疗反应标准将微量残留病分类进行扩大以包括患者达到"伴部分血液学恢复的完全缓解（CRh）"或"伴血细胞计数不完全恢复的完全缓解（Cri）"，其中微量残留病阴性的相应分为CRhMRD2和CRiMRD2。以流式细胞术或qPCR检测特定的分子标记作为微量残留病监测，这一应用进一步改善了传统基于形态学的治疗反应评估[55]。微量残留病既可在诱导治疗后早期检测，以评估AML的缓解状态，也可在缓解后/移植前/移植后进行。

（十一）微量残留病与AML治疗决策

在AML中进行微量残留病的评估具有一定的挑战性。当用于风险分层，必须注意到微量残留病状态对复发风险的具体影响取决于许多因素，包括治疗类型、治疗方法、报告方法、周转时间、成本、细胞遗传学和分子畸变的动力学的检测深度、与年龄相关的意义未明的克隆性造血、评估时间及其他因素。ELN微量残留病工作组最近发布的共识为未来的研究提供了一个框架[55-56]。如前所述，并非所有的突变都适合作为微量残留病标志物，例如，常常在健康个体中发现与克隆性造血相关的体细胞突变的存在，如DNMT3A、TET2和ASXL1（DTA），这几个突变常代表白血病前克隆性造血，而不是存在造成复发的细胞[57]。

总之，AML中的微量残留病检测方法有待于标准化以适应临床实践，而微量残留病阳性患者异体移植的最佳时机仍然是一个需要个体化的困难决定。

（十二）CBF-AML的高危亚组——一个新的群体？

许多研究试图在预后良好的CBF-AML亚群中识别出高危特征，以获得更好的结局。人们对诊断时的高白细胞[58-59]、治疗相关白血病[60-61]、Y染色体丢失[62]、FLT3-ITD或KIT或NRAS突变[63]和（或）微量残留病阳性[64]等特征进行了评估。

KIT突变对CBF-AML的负面影响似乎是具有异质性的。KIT突变与t（8；21）患者的OS降低相关，但在inv（16）/t（16；16）改变的患者中并没有这种关联[64]。Rucker等的研究表明，

RUNX1-RUNX1T1转录水平的降低，以及在特定时间点达到微量残留病阴性都具有重要的预后意义[65]。值得注意的是，93例达到微量残留病阴性状态的患者中有19例（20%）复发，而19例未达到微量残留病阴性的患者中有14例（74%）复发（$p < 0.0001$）。德国AML协作组与CIBMTE合作的一项研究显示，与单独化疗相比，在t（8；21）AML中，MSD获得的较低的复发率被相比较高的TRM所抵消；高风险特征本身并不是早期行异基因造血干细胞移植的绝对指征。然而，该合作研究并没有提供足够的证据来分析与KIT突变等同时发生的其他遗传突变的影响[66]。一项在t（8；21）患者行异基因造血干细胞移植的前瞻性研究显示，与化疗相比，微量残留病阳性患者的复发率较低，DFS较好，但微量残留病阴性患者移植的OS比化疗低[67]。

根据最新的ELN指南，在RUNX1-RUNX1T1和CBFB-MYH11突变的AML中，在两个周期化疗后应优先在外周血中评估微量残留病，巩固治疗结束时在骨髓中进行评估，巩固结束后的24个月内每4~6周评估外周血1次。

（十三）AML复发的其他危险因素

其他与疾病复发高风险相关的因素包括患者年龄增加、初诊时高白细胞、继发性AML、形态学缓解延迟、血细胞计数恢复不完全（Cri）或血小板恢复不完全的完全缓解[19, 68-70]。

此处提供一个可在线使用的整合了临床、遗传和治疗数据的综合危险分层工具，可模拟行或不行异基因造血干细胞移植的个体风险与结局（https://cancer.sanger.ac.uk/aml-multistage/）[71]。最近，一项新的评估发现，与传统的细胞遗传学分析和标准的危险分类相比，全基因组测序提供了更有效的诊断率和风险分层[57, 72]。

（十四）第一次完全缓解时进行移植及化疗巩固的最终比较

我们应当对疾病复发的预测风险和治疗相关并发症的发生率和死亡率进行个体化评估来进行缓解后治疗的决策。通常，是否移植的决定应基

于预测的复发风险和TRM[73]。对于接受HLA MSD或MUD的相对健康（体格强健"fit"）成人，其NRM可以较为可靠地预测在15%左右，因此，复发风险在35%~40%的患者便很可能因为移植相关的复发风险减半而改善预后。此外，即使由于患者的共病或供者和受者间HLA不匹配位点增加导致预测NRM较高（具体个案具体分析），疾病复发风险较高的患者仍应当考虑移植。基于相似的原因，复发风险≤35%的患者（如CBF白血病），考虑到即使是在最理想的情况下，移植的风险虽然小但不可避免，这些患者化疗缓解后不太可能从异基因移植中获得任何生存优势。如果决定推迟第一次完全缓解患者的移植，则需要考虑到额外的非移植治疗及其伴随的感染可能影响移植时的健壮程度，或复发期可能带来的死亡。需要注意的是，这种比较分析并不是静态的，需要随着患者的病情发展持续进行。

（十五）临床实践要点

· 选择ELN中高危患者在第一次完全缓解时进行移植。

· 我们认为，应该给予老年AML患者向移植医师咨询的机会，而不应仅根据年龄被认为不适合移植。

· 部分老年AML患者可以受益于异基因移植，这是持久缓解的最佳机会。

· 对于t-AML或s-AML患者我们考虑在第一次完全缓解时进行异基因移植，继发性CBF-AML和急性早幼粒细胞白血病患者除外[74-75]。

· 诊断为继发性急性早幼粒细胞白血病的患者应考虑进行家系髓系基因检测。

· 部分伴有NPM1突变者尽管持续存在低水平的分子微量残留病阳性（MRD-LL），仍可能获得长生存期。（骨髓中突变型NPM1/ABL1≥2%或按NPM1转录水平评估）

· 部分有意义的微量残留病阳性（并非全部）的AML患者可认为具有复发高危因素，因此具有在第一次完全缓解早期行异基因造血干细胞移植的指征，除非这些患者身上有明显的高移植相关死亡风险因素，或没有新的临床试验。

· 初步数据表明，低强度诱导后的微量残留病阳性同样与不良预后相关[76-78]。

· 在中危患者中，比较异基因与自体移植的研究结果之间有矛盾之处，但往往倾向于行异基因移植，特别是在将分子标记纳入考虑时[14, 79]。

· 持续检测到与克隆性造血相关的分子标志物没有不良预后价值。

· 在CBF-AML中，常规诱导治疗结束时微量残留病阳性且微量残留病轨迹稳步上升被认为是复发高风险。应当注意的是：①在确诊后的数年内可能通过PCR持续检测到低而稳定水平的CBFB-MYH11转录本，但并没有疾病复发的证据[80]；②RUNX1-RUNX1T1阳性的AML患者如果不能达到转录本降低＞3 log，则预后较差，目前尚不清楚异基因移植能否改善这一结局[81]。

· 我们不推荐在CBF白血病中将异基因移植作为免除大剂量阿糖胞苷的手段来使用。

（十六）异基因移植患者选择

确定AML患者是否适合接受移植，首先应当评估该患者是否能够耐受移植预处理及其并发症，尤其是MAC的可能性。对于不能耐受MAC，但可能从移植的移植物抗白血病效应中获益的患者而言，也可以选择减低剂量预处理。一些工具可以将影响NRM等移植结局的患者相关因素基线进行客观量化。移植特异性合并症指数（如年龄调整的HCT-CI）是一套用于对接受不同预处理的患者进行共病加权评分的系统，这对于TRM和生存是一种强有力的独立预测因素[82]。此外，我们也可以使用EBMT风险评分，它结合年龄、供者类型、从确诊到移植的间隔时间及供–受者性别组合来预估生存率。单凭实际年龄不应该阻止患者接受异基因移植[83]。除了可以使用HCT-CI外，在化疗患者中越来越多的证据表明对于老年人进行综合老年评估是一个重要的化疗后预后指标；这种方法或许可以借鉴到移植中来。

（十七）预测非复发死亡

如前所述，TRM仍然是异基因移植成功的障碍[21]。因此，改进相关工具和降低TRM的是极其重要的。NRM包括除复发疾病死亡外的所有治疗相关死亡，也就是说，NRM是由移植物抗宿主病、感染和预处理方案造成的死亡率。虽然NRM不包括复发带来的死亡率，但复发的风险在一定程度上与预处理的类型相关，这也就意味着NRM与TRM也有一定关联。

人们建立了一些精妙的数学模型来帮助平衡异基因移植的风险和获益（见第七章）。在这里，我们将阐述其中的两个。

EBMT模型[12]：EBMT风险评分最初是为慢性粒细胞白血病创建[83]，现在其应用已扩展至用于评估经移植治疗多种血液系统疾病的移植后风险并获得了验证。这一风险评分系统（0 ~ 5分）包括患者年龄（<20岁，20 ~ 40岁，或>40岁）、疾病阶段（早期、中期或进展）、供者类型（MSD或MUD）、供者和受者性别是否一致（具体来说，女供男增加评分）。其对于所有获得性血液系统疾病均成立，且独立于移植过程本身。重要的是，无论预处理强度如何，EBMT风险评分都是独立有效的。最近，一项EBMT大宗分析显示，急性白血病患者移植前风险独立于预处理强度，决定了其生存[84]。通过更好地识别患者的移植前特征，可以更有效地改善移植结果。EBMT风险评分网页为https://www.Siematologia.it/LG/EBMT/EBMT.htm。

HCT-CI模型[6]：使用广泛，同时也可能是最佳的TRM计算工具[85]，它起源于查尔森合并症指数，包括17种共病，HCT-CI风险评估计算器可在http://www.hctci.org/home/calculator[86-87]上获得。HCT-CI已经得到了验证，并一直在不断地改进，然而异基因移植的另一个关键方面是预处理的类型和强度，随着低强度方案的出现，现有工具的预测能力可能受到影响，支持更多人接受异基因移植[21]。尽管如此，HCT-CI与EBMT评分相结合可转化为对第一次完全缓解中接受减低剂量预处理异基因移植患者的适宜预测[88]。

近来，人们发布了一些新的工具从TRM方面对预处理强度进行评价，根据常用预处理药物对NRM的预后影响进行药物强度的加权赋值，将方案中药物的强度相加，获得移植预处理强度评分。但相比于之前将预处理划分为RIC和MAC的二分法，这种细分的分析方法仅仅稍提高了对NRM的区分，在评估预处理方案对复发的影响上并无太大优势。

五、供者与移植物选择

HLA完全相同，即MSD被认为是移植的最佳和首选供者。但需要移植的患者中有接近70%并没有HLA全相合的兄弟姐妹。在这种情况下，替代供者也是可以考虑的，这包括了HLA MUD、HLA MMUD、脐血细胞，以及HLA单倍体相合的亲属供者[90-91]。欧洲血统的患者找到无关全相合供者的可能性为75% ~ 90%，而南美洲或中美洲血统的黑人患者找到无关全相合供者的可能性仅有16%。综合比较各种供者的证据显示，因为许多患者需要在限定时间内接受移植，MUD应当成为第二顺位的供者选择。与MMUD移植相比，联合PTCy的单倍体移植预后明显更好，因此，使用PTCy的单倍体移植是我们第三顺位的供者选择，随后是脐血移植[90-93]。

（一）供者高龄与潜在的克隆性造血风险

年龄的增加与意义未明的克隆性造血发生频率的增加具有相关性，这带来了供者来源的髓系肿瘤的理论风险[94-96]，在实践中，是否排除这些带有克隆性造血的供者是有争议的。最近的一项双中心回顾性研究对1727名年龄超过40岁的供者样本进行了靶向错误校正测序（targeted error correction sequencing，TEC-Seq），以评估供者克隆性造血在移植后3个月和12个月对患者临床结果的影响[97]。最常见的突变基因为DNMT3A（253位供者中共检出302个突变）、TET2（89位供者中共检出96个突变）、ASXL1（22位供者中共检出22个突变）和PPM1D（14位供者中共检出14个突变）；85%的供者克隆移植后在受者体内长期植入，包括变异等位基因片段（VAF）<0.01的克隆。40 ~ 49岁的供者中有12.6%的受试者存在克隆性造血，50 ~ 59岁的供者中有26.6%，60岁以上的为41.2%。令人惊讶的是，在对显著临床变量进行校正后，VAF≥0.01的DNMT3A突变与更好的PFS

（*HR* 0.72；*p*=0.003）和OS（*HR* 0.79；*p*=0.042）相关，而较小的那些克隆没有检出这种相关性。此外，在接受以钙调磷酸酶抑制剂为基础的移植物抗宿主病预防的患者中，供者DNMT3A与更低的复发率（亚分布*HR* 0.59；*p*=0.014）和更多的慢性移植物抗宿主病相关（亚分布*HR* 1.36；*p*=0.042）。孤立性*DNMT3A*或*TET2*突变的患者中未发生供者来源白血病。在8例供者来源白血病中有7例起源于罕见的*TP53*或剪接子突变（*SF3B1*、*SRSF2*、*U2AF1*）或者供者携带胚系*DDX41*突变。这些证据表明，不应仅仅因为存在*DNMT3A*或*TET2*突变所致的克隆性造血就否决一个健康供者。与之相反的是，临床医师应当考虑排除携带剪接子或者*TP53*突变的克隆性造血个体作为供者。更多数据显示，与不携带克隆性造血相关突变的对照供者相比，选择携带克隆性造血相关突变的供者移植后慢性移植物抗宿主病的风险增加（*p*=0.045），停用免疫抑制剂的可能性更低（*p*=0.03）[98-99]。同时，克隆性造血还与冠状动脉疾病增加和动脉粥样硬化加速有关。目前尚有待进一步的研究来阐明上述及其他与健康供者携带克隆性遗传突变相关的问题[100-101]。

（二）供者选择与家族性髓系肿瘤

家族性髓系肿瘤是一组异质性疾病，其定义是存在致病的或可能致病的胚系基因突变，使个体易感MDS或AML等髓系恶性肿瘤。研究表明，胚系突变可能存在于多达50%的儿童MDS/AML和不少于10%的成年病例中[102]。家族性髓系肿瘤的检测和胚系突变的识别可影响家系筛查、异基因移植供者选择及预处理方案等。

考虑到受累患者的父母和50%的一级亲属可能携带家族性胚系突变，将带有白血病易感基因的供者细胞回输给已知易患白血病的患者存在显而易见的风险。与此相关的可能风险包括移植后供者来源复发风险和（或）植入延迟或失败风险。此外，将携带易感胚系突变的供者暴露于G-CSF的动员中，可能会加速或增加供者发生恶性肿瘤的风险[102]。

（三）供者年龄与HLA全相合移植

由于数据间相互矛盾，供者年龄对异基因移植结果的影响尚不完全清楚[103]。一项纳入168例AML患者的回顾性研究显示，相比小于30岁的MUD，选择大于30岁的MSD进行移植使得OS降低[104-105]。随后一项基于注册的分析研究比较了老年MSD和年轻MUD，移植结果没有明显差异。大型CIBMT分析显示以MUD供者进行移植，当选择的供者年龄小于10岁时，2年OS高出了3%（见第四章和第七章）[106]。

（四）供者年龄与HLA单倍体相合移植

在单倍体移植中，年轻供者的益处在多项回顾性研究中都得到了证实[107-109]。最近的一项EBMT分析显示，当>40岁的急性白血病患者接受>40岁的单倍体相合供者移植时，其LFS更低（*HR* 1.59；95%*CI* 1.13 ~ 2.24；*p*=0.007），NRM升高（*HR* 1.86；95%*CI* 1.18 ~ 2.94；*p*=0.007），OS更差（*HR* 1.74；95%*CI* 1.22 ~ 2.47；*p*=0.002）[110]。

此外，儿童患者接受35岁以上供者捐献具有显著的预后意义，其NRM增加（*HR* 1.82；95%*CI* 1.13 ~ 2.9；*p*=0.01），LFS更差（*HR* 1.5；95%*CI* 1.05 ~ 2.13；*p*=0.03），OS也更差（*HR* 1.5；95%*CI* 1.04 ~ 2.15；*p*=0.03）（见第九章）。

（五）HLA全相合移植中比较外周血与骨髓移植物

2005年，干细胞研究者合作组对9项随机研究进行了个体水平的荟萃分析，纳入了1111名患有各种血液系统恶性肿瘤的成年患者，接受外周血移植物进行MSD移植在总人群中与较低的复发率相关（*OR* 0.71；*p*=0.01），但对LFS（*OR* 0.36；*p*=0.01）和OS（*OR* 0.64；*p*=0.01）的改善仅限于进展阶段的患者[111]。前瞻性BMT-CTN 0201研究针对类似的疾病人群，比较了外周血和骨髓移植物在MUD移植中的结果。他们发现2年OS（*p*=0.29）、急性移植物抗宿主病或复发率没有差异，外周血移植物与更低的植入失败发生率（3% *vs.* 9%，*p*=0.002）和更高的2年慢性移植物抗宿主病发生率相关（53% *vs.* 41%，*p*=0.01）[112]。该试验随后的5年随访显示骨髓移植物组的患者报告结果更好[113]。一项EBMT分析比较了在一个同质性相对较好的急性白血病患者队列中，RIC后的外周血和骨髓移植的结果。在多变量分析中，外周血移植物与更好的LFS（*HR* 0.88；*p*=0.01）和OS（*HR* 0.90；*p*=0.05）、较低的复发率（*HR* 0.78；*p*<0.001）和更高的慢性移植物抗宿主病风险（*HR* 1.38；*p*<0.001）相关[114]。一项CIBMTR分析显示外周血移植比骨髓移植植入更快，其他方面也获得了类似的结果[115]。研究者对一项前瞻性随机研究的3年生存者（*n*=329）进行了具有里程碑意义的分析，并未显示出外周血MSD和骨髓MSD异体移植的10年LFS和OS在MAC背景下有任何差异；然而，在移植5年以后，有更高比例的外周血移植患者仍需要使用免疫抑制剂治疗移植物抗宿主病（26% *vs.* 12%，*p*=0.024）[116]。

（六）单倍体移植中的血液与骨髓移植

最初的单倍体移植PTCy技术是由约翰霍普金斯大学的研究小组使用RIC和骨髓移植物开发的[117]。继而，其他中心发表了使用PB行单倍体造血干细胞移植的结果。两种移植物来源之间的OS相似，但在无移植物抗宿主病/无复发生存率上骨髓移植物更有优势[118]。一项EBMT研究表明，与骨髓移植物相比，使用外周血移植物与急性移植物抗宿主病的发生率更高相关，但二者的OS相似[119-120]。最近一项对14项回顾性研究的荟萃分析显示，与骨髓相比，外周血的急性移植物抗宿主病发生率更高，植入率更好，但OS没有差异[121]。一项针对17例患者的小型研究表明，与骨髓相比，外周血移植物的NK细胞重建更快。

最近，将在临床试验中接受骨髓移植物与非临床试验中接受外周血移植物行单倍体造血干细胞移植进行比较，数据显示，后者在PFS和OS上具有优势，这可能是较低的复发风险带来的[122]。对使用骨髓的临床试验性和非试验性单倍体造血干细胞移植（23%和22%），以及非试验PB单倍体造血干细胞移植（43%）移植后5年总体慢性移植物抗宿主病进行分析显示，外周血移植在真实世界中使用率更高，中度和重度慢性移植物抗宿主病没有显示出差异，该研究无法对存活患者的生活质量进行评估。

（七）临床实践要点

· 一般来说，当供者其他特征相当时，年轻供者比年长供者更好。

· 在年轻MUD和老年MSD之间进行选择并不是一目了然的，未来需要进一步研究以更好地了解供者来源的克隆性造血相关突变对移植结果的影响。

· 在移植供者中存在与DNMT3A或TET2相关的克隆性造血不会对患者结局产生不利影响。

· 被诊断有或怀疑携带胚系变异的患者的家庭成员必须接受进一步的检测，才能进行造血干细胞捐赠。

· 骨髓移植物相比于未经处理的外周血移植物有着相似的生存率但更低的慢性移植物抗宿主病风险，在MAC下应当作为首选。

· 在减低剂量预处理下外周血移植可能提供更好的LFS和更好的植入，但仍需前瞻性研究以验证。

· 在需要移植治疗AML的成人中，我们更倾向于单倍体而非脐血移植。

· 在成人血液系统恶性肿瘤中，外周血移植已经在很大程度上取代了骨髓移植，这表明在真实世界中，有其他因素在移植物的选择上起了作用。

六、异基因造血干细胞移植治疗复发难治急性髓系白血病

10%～20%的年轻AML患者和50%的老年AML患者在两个疗程以上的强化诱导治疗后不能达到完全缓解，50%～70%获得完全缓解的患者会复发。原发难治性AML患者的预后不佳，特别是在不接受移植的情况下。目前，ELN将疾病耐药定义为在一个疗程诱导化疗后存活超过7天的患者中白血病细胞持续存在，而大多数移植研究将原发难治性定义为两个疗程诱导后未能达到形态学完全缓解。尽管术语定义具有一定的不确定性，异基因移植仍然是其最有效的治疗选择，移植为

20%～30%的患者提供了长期生存。在使用基于Flu的RIC移植桥接阿糖胞苷联合安吖啶化疗的方案后，这类患者的预后可能得到改善。研究中这一方案与供者淋巴细胞输注进行联合，在移植后+120天，且无活动性移植物抗宿主病的患者中进行CD3+细胞输注，这一点可能值得质疑。

为了预测挽救性化疗在复发后的疗效，Breems等根据第一次完全缓解后无复发间期、细胞遗传学、复发时的年龄和既往移植开发了一个简化的预后评分，以协助进行首次复发时的临床决策。使用分层系统，他们确定了三个风险组，从预后最佳组5年OS 46%到预后最差组的5年OS 4%，多数患者被分在预后最差组[10]。

许多挽救方案的研究都效果有限。常规建议将患者纳入临床试验，或选择基于中大剂量阿糖胞苷联合蒽环类药物的挽救性方案（可同时联用一种嘌呤类似物）。挽救方案的例子包括FLAG-Ida、Clo+AraC、CLAG-M和GCLAC。晚期复发的患者（一线治疗结束后≥12个月）再次使用先前成功的诱导方案进行治疗也是可能受益的[123]。

七、急性髓系白血病的移植预处理方案

理想的MAC方案应当能够消除AML细胞，提供足够的免疫抑制以允许供者细胞永久植入，并在没有移植物抗宿主病和TRM的情况下保留移植物抗白血病效应；然而，并不存在这样完美的方案。

治疗AML的最佳预处理方案目前尚不清楚（见第十二章）。对个体预处理强度的选择依赖于多种混杂因素，包括移植时的总体疾病风险和移植时的共患病。在AML中，MAC比RIC更受青睐，然而，这只在特定的年轻"健康"成人中可行（年龄≤40～45岁，标准不一）。其余符合条件的"老年"和年轻但HCT-CI≥3的高HCT-CI患者可能更适合将RIC方案作为妥协下的救命方式，因为与MAC相比，RIC可能有更高的复发风险。降低RIC复发风险的策略包括增强抗肿瘤特性和优化移植物抗白血病效应。不同的RIC方案的细胞杀伤力差异很大，复发率从30%到60%不等。RIC方案也存在各种给药方案和计划。与MAC一样，

AML中最好的RIC方案也尚未确立。部分预处理方案的数据如表13-4所示。

（一）一线AML移植的清髓性预处理与减低剂量预处理

在18～65岁的患者中使用MAC的最佳支持性证据来自BMT-CTN 0901 Ⅲ期随机研究，该研究显示，与RIC相比，MAC的复发率显著降低〔15.9% vs. 51%（使用RIC的历史复发率极高）〕，这使得MAC组18个月的OS更高（76.4% vs. 63.4%）[128]。4年OS在MAC和RIC分别为65%和49%（p=0.02）。该研究中的MAC方案包括Flu/Bu4，即Bu（口服16 mg/kg或静脉注射12.8 mg/kg；Bu4）联合Flu（120～180 mg/m²；Flu），或Bu4/Cy，即Bu4联合环磷酰胺（120 mg/kg；Cy），再或者Cy/TBI，即Cy联合TBI（1200～1420 cGy，TBI）。RIC方案为Flu/Bu2，即低剂量Bu（≤8 mg/kg口服或6.4 mg/kg静脉注射×2天）联合Flu（120～180 mg/m²），或者Flu/Mel，即Flu加Mel（≤150 mg/m²）。移植物抗宿主病预防措施为MTX10～15 mg/m² d-1，5～10 mg/m² d-3/6/11，同时给予环孢素，或FK506，或FK506+西罗莫司，或环孢霉素+霉酚酸酯等方案预防移植物抗宿主病。MAC组的主要死亡原因是移植物抗宿主病（50%），而RIC组为复发（86%）。复发后的生存率在不同预处理强度组间没有差异。

另有一项前瞻性Ⅲ期随机研究纳入了195名中高危的AML 第一次完全缓解患者，中位年龄为44岁，比较了RIC和MAC[125]。由于患者积累缓慢，本研究提前结束。组间复发率没有差异。与标准MAC预处理相比，RIC的NRM发生率相似，毒性作用降低，且不影响生存结果。

一项按移植前微量残留病状态分层的随访分析显示，在移植前微量残留病阴性的患者中，MAC和RIC方案之间的3年OS没有显著差异（58% vs. 65%，p=0.98）。相比之下，在微量残留病阳性患者中，RIC的OS低于MAC（HR 2.16；p=0.003）[131]。

在可以接受MAC预处理的微量残留病阴性患者中，RIC的价值有待进一步研究。

表13-4　对预处理强度及毒性进行比较的前瞻性随机对照研究

研究	人群	预处理方案		复发	非复发死亡率
Rambaldi等[124]	AML 年龄＞40岁	BuFlu（MAC）	BuCy（MAC）	24 vs. 21（ns）	8 vs. 18（0.03）
Bornhäuser等[125]	AML CR1， 年龄18～60岁 中高危细胞遗传学	8 Gy TBIFlu（MAC）	12 Gy TBI/Cy （MAC）	28 vs. 26（ns）	13 vs. 18（ns）
Beelen等[126]	AML/MDS 年龄≥50岁且/或 CI＞2/KPS＞60%	TreoFlu（MAC）	BuFlu（RIC）	25 vs. 23（ns）	11 vs. 23（0.05）
Blaise等[127]	恶性血液病	BuFlu（RIC）	FluTBI （NMA）	27 vs. 54 （＜0.01）	38 vs. 22（0.03）
Scott等[128]	达到CR的AML/MDS 年龄18～65岁	BuFlu；FluMel （RIC）	BuFlu；BuCy； TBICy（MAC）	48 vs. 14 （＜0.001）	4 vs. 16 （＜0.01）
Kröger等[129]	MDS/sAML 年龄18～60岁，UD 年龄18～65岁，RD	BuFlu（RIC）	BuCy（MAC）	17 vs. 15（ns）	17 vs. 25（ns）
Craddock等[130]	AML/MDS 年龄18～75岁	FLAMSA-Bu （seq RIC）	Bu/Flu或Mel/Flu （RIC）	27 vs. 30（ns）	21 vs. 17（ns）

Bu：白消安；CI：合并症指数；CR：完全缓解；Cy：环磷酰胺；Flu：氟达拉滨；KPS：卡尔诺夫斯基体力状况；MAC：清髓性预处理；MDS：骨髓增生异常综合征；Mel：美法仑；NMA：非清髓性预处理；NR：未报告；ns：不显著；RD：亲属供者；RIC：减低剂量预处理；sAML：继发性急性髓系白血病；seq：序贯；TBI：全身放射治疗；Treo：苏消安；UD：无血缘供者。

（二）清髓性预处理与减低剂量预处理在继发性AML和MDS一线移植中的应用

EBMT Ⅲ期随机研究比较了基于Bu的RIC和MAC在AML和MDS患者中的作用（表13-4）[129]。从18个中心共纳入了129名患者。患者按1:1的比例随机分配，并根据供者、年龄和原始细胞计数进行分层。约58%的患者接受了移植前化疗，以减少MDS和AML患者的原始细胞计数。MAC和RIC方案分别为Flu/Bu4［口服Bu 16 mg/kg或IVBu 12.8 mg/kg及Cy（120 mg/kg）］和Flu/Bu2（口服Bu 8 mg/kg或IVBu 6.4 mg/kg）。两组植入率接近。MAC组Ⅱ～Ⅳ度急性移植物抗宿主病的CI为37.5%（p=0.35），RIC组为32.3%。MAC组慢性移植物抗宿主病的CI为64.7%（p=0.76），RIC组为61.6%。MAC组的1年NRM为25.3%（95%CI 14.6%～36%），RIC组为16.9%（95%CI 7.8%～26.0%）（p=0.29）。MAC组的2年复发CI为15%（95%CI 6%～24%）（p=0.6），RIC组为17%（95%CI 8%～26%）。MAC组的2年无复

发生存率和OS分别为58%（95%CI 46%～71%）和63%（95%CI 51%～75%），而在RIC组分别为62%（95%CI 50%～74%）和76%（95%CI 66%～87%）。对两组无复发生存率和OS进行比较，分别为p=0.58和p=0.08。研究发现，预处理强度和细胞遗传学之间存在相互作用。在低危组中，RIC带来较低的NRM，而中高危患者的死亡率较高。这项EBMT的前瞻性随机试验提供的证据表明，RIC在MDS和细胞遗传学低风险AML患者中至少带来了与MAC相似的2年无复发生存率和OS。

（三）在AML移植患者中选择清髓性预处理

Flu/Bu4的毒性小于Bu/Cy[124]。对于高危AML，Cy/TBI MAC方案也可能是有效的。然而，目前还没有令人信服的数据证明其优于Bu/Cy或Flu/Bu4方案[132]。1998年，Hartman等对5项随机研究进行了荟萃分析[133]，结果显示在各种血液系统恶性肿瘤中，TBI和非TBI预处理方案的DFS和OS没有差异。这些研究不包括现有药代动力学指导

的IVBu给药，这一给药方式已被证明可以降低毒性。在有髓外疾病史，即中枢神经系统疾病或髓系肉瘤时，应考虑基于TBI的MAC。

（四）"减低毒性清髓性预处理"方案

人们另外对一种维持清髓的同时降低非血液学毒性的方法（"减低毒性方案"）进行了探索，在以Flu为基础的预处理方案中用烷化剂苏消安替代Bu[134]。最近的一项前瞻性Ⅲ期随机非劣效性试验在老年（这里定义为年龄≥50岁）和（或）伴有共患病的AML/MDS患者中检验了这一方案。患者随机分配至静脉注射10 g/m²苏消安×3天组（Flu/T；n=221）或低强度Bu组（Flu/Bu2；n=240）[126]。苏消安组的2年EFS（主要终点）为64.0%（95%CI 56.0~70.9），Bu组为50.4%（42.8~57.5）[HR 0.65（95%CI 0.47~0.90），非劣效性检验p<0.0001，优越性检验p=0.0051]。这种差异在≥50岁和MUD-HCT患者中最为显著，而合并症指数≥2的患者中没有显示出有显著差异的结果。苏消安组18例（8%）患者和Bu组17例（7%）患者报告了严重不良事件。

简单地说，在单倍体移植PTCy条件下，EBMT分析显示，AML患者中TBI-MAC与非TBI-MAC的生存率接近，而慢性移植物抗宿主病风险增加（HR 1.95；95%CI 1.2~3.1，p<0.01）[135]。

（五）改良的减低剂量预处理

最近，随机对照试验FIGARO将Flu、安吖啶、阿糖胞苷+Bu（FLAMSA-Bu）方案与基于Flu的RIC移植预处理方案进行比较，治疗AML（=164）和高危MDS（=80），该研究未能重复单臂注册研究的结果[130, 136]。无论移植前微量残留病状态如何，增强的RIC预处理方案，即FLAMSA-Bu方案，都并没有改善高危AML或MDS成年患者的移植预后。然而，在3个月时获得T细胞供者完全嵌合可以消除移植前微量残留病阳性对累积复发和OS的不良影响[130]。该结果进一步证明了多色流式细胞微量残留病作为AML或高危MDS患者移植前风险特征的重要性。

（六）AML预处理强度和移植前微量残留病状态

有证据表明，移植前微量残留病阳性是不良预后的一个强有力的独立预测因素[54, 137-141]。Walter等报道，微量残留病状态对使用MAC方案的结果有很强的预测价值[142]。在Zhou等的另一项研究中（n=279），围移植期微量残留病阳性与在第一次完全缓解和第二次完全缓解中使用MAC移植患者的不良预后相关。在多变量模型中，移植前而非移植后的微量残留病[（28±7）天]与OS和复发风险独立相关。

ALFA-0702研究对229例NPM1突变的AML患者进行了研究，152例纳入分析患者的预后受到微量残留病状态影响。诱导化疗后NPM1 PB水平未降低4-log的患者有更高的累积复发率（HR 5.83；p<0.001）和更短的OS（HR 10.99；p<0.001）[44]。

在BMT-CTN 0901试验中，对190例AML患者外周血中13个常见突变基因进行了超深度DNA测序[131]。在MAC和RIC队列中分别有68%和63%的患者有分子微量残留病阳性的证据，即检测出至少一种目标基因突变。然而，必须指出的是，2017年ELN微量残留病工作组建议不支持将孤立存在的FLT3-ITD、NRAS、DNMT3A或ASXL1等突变，以及EVI1的表达水平作为微量残留病标志，正如在本研究设计中所使用的那样。在32%的MAC和37%的RIC受者中未检测到突变；这些组有相似的生存率（3年OS，56% vs. 63%；p=0.96）；RIC组复发的增加与MAC组TRM的增加持平。在可检测到突变（二代测序阳性）的患者中，在MAC组和RIC组之间3年累积复发率（19% vs. 67%；p<0.001）和生存率（3年OS，61% vs. 43%；p=0.02）存在显著差异。在一项针对二代测序阳性患者的多变量分析中，对疾病风险和供者组进行了校正，与MAC相比，RIC与复发率增加（HR 6.38，95%CI 3.37~12.10，p<0.001）、无复发生存率降低（HR 2.94，95%CI 1.84~4.69，p<0.001）和OS降低（HR 1.97，95%CI 1.17~3.30；p=0.01）显著相关。接受MAC的患者NRM（3年27%，95%CI 18%~36%）高

于接受RIC的患者（3年9%；95%CI 4%～15%；$p=0.001$）。基于突变检出情况比较则各组间TRM无差异。值得注意的是，本研究的RIC组移植后复发的风险（18个月时为48%）明显高于其他RIC研究中观察到的风险[125，130]。

一项EBMT研究评估了年龄为<50岁或≥50岁的患者的微量残留病状态与预处理强度之间的相互关系并取得了类似的结果。2292名符合纳入条件的患者按年龄和微量残留病情况被分为4个组进行MAC与RIC间的成对比较：年龄<50岁且微量残留病阳性患者中MAC（$n=240$）对比RIC/NMA（$n=58$）；年龄<50岁且微量残留病阴性患者中MAC（$n=665$）对比RIC/NMA（$n=195$）；年龄≥50岁且微量残留病阳性患者中MAC（$n=126$）对比RIC/NMA（$n=230$）；年龄≥50岁且微量残留病阴性患者中MAC（$n=223$）对比RIC/NMA（$n=555$）。在多因素分析下，RIC/NMA仅在年龄<50岁且微量残留病阳性分组中劣于MAC，复发率（$HR\ 1.71$）和LFS（$HR\ 1.554$）较差。年龄<50岁且微量残留病阴性的患者在RIC/NMA移植后慢性移植物抗宿主病较少（$HR\ 0.714$）。任何一组的无移植物抗宿主病/无复发生存率均不受预处理强度影响[143]。然而，该研究的一个重要缺陷在于，所有的微量残留病检测方法和入组均是由各个参与中心自己决定的。

考虑到相当比例的微量残留病阳性患者不能耐受MAC方案，根据现有数据，我们仍需要在不提高治疗相关并发症和死亡率的前提下，制定新的策略来降低移植后复发的风险。

（七）临床实践要点

·在复发难治性AML中，异基因移植是最为有效的治疗选择，其长期生存率为20%～30%。

·关于AML中根据微量残留病是否阳性进行分层，比较不同预处理强度的证据仍然有限[144]。

·在能够耐受MAC的AML患者中，我们倾向于使用Flu/Bu4方案。

·使用Cy/TBI的MAC方案可能是髓外受累患者的首选。

·在不适宜MAC的AML患者中，我们倾向于选择Flu/Bu2方案。

·在微量残留病阳性患者中，目前尚缺乏随机对照研究数据来指导是否应当加用一次巩固化疗来作为异基因移植前准备。

·对于能够耐受MAC的AML患者而言，RIC是否也是更合理的选择仍需要进一步研究。

八、移植后防复发

（一）移植后微量残留病监测

异基因造血干细胞移植使得相当多的AML患者获得治愈，但复发仍是最常见的致死原因。对于评估复发和是否需要抢先干预以期促进移植物抗白血病效应而不增加TRM，微量残留病与嵌合度监测是很有价值的工具[145-147]。干预策略包括但不限于调整或停用免疫抑制剂、靶向治疗（如VIALE-T研究中的维奈克拉）、大剂量化疗、使用去甲基化药物、二次移植、单独予以供者淋巴细胞输注或与其他干预措施联合。在Schuler的一项回顾性研究中，移植后进行常规PCR监测的患者比骨髓或血液学复发后才进行干预的患者有更好的生存率，这可能是因为早期进行了移植后的干预[148]。但是，许多问题尚无定论，有待进一步研究。

（二）快速减停免疫抑制剂

来自两项BMT-CTN的Ⅲ期研究（$n=827$）的数据比较了停用免疫抑制剂与不停药，尽管增加了移植物抗宿主病的发生率，停药并没有显示出更低的复发率（校正后$HR\ 1.95$；99%CI $0.88～4.31$；$p=0.03$），也没显示出较好的生存获益[149]。

（三）FLT3抑制剂

考虑到治愈疾病才是移植的目标，复发相关死亡所占的比例令人感到失望[150]。携带$FLT3-IT$突变的患者复发率为30%，而不携带该突变的患者复发率仅为16%，因此，在FLT3-ITD阳性的AML患者中使用酪氨酸激酶抑制剂是具有临床意义的。

1. 索拉非尼

基础研究显示索拉非尼通过诱导白细胞介素-15刺激免疫原性，从而增强T细胞活化和移植物抗白血病效应[151]。近期研究评估了索拉非尼维持是否影响FLT3-ITD阳性AML患者移植后的结果。最近的两项前瞻性随机对照试验显示，移植后使用索拉非尼进行维持是获益的，这两项研究分别是采用安慰剂对照的SORMAIN研究和一项来自中国的开放标签3期临床试验[33]。两项研究均显示在FLT3-ITD阳性的AML中预防性使用索拉非尼进行移植后维持改善了PFS和OS。SORMAIN和中国试验的主要终点均是无复发生存率[152-153]。中位随访41.8个月后，索拉非尼组尚未达到中位无复发生存率，而安慰剂组的中位无复发生存率为30.9个月（ HR 0.39；95%CI 0.18 ~ 0.85；p=0.013）。索拉非尼将复发或死亡的风险降低了75%（HR 0.25；p=0.002）。在中国的3期临床试验中，中位随访时间为21.3个月，2年LFS为78.9%，对照组为56.6%（HR 0.37；95%CI 0.22 ~ 0.63；p<0.0001）。24个月时，在SORMAIN研究中索拉非尼组比安慰剂组OS更高（90.5% $vs.$ 66.2%；HR 0.24；95%CI 0.08 ~ 0.74；p=0.007），中国试验中也是如此（82.1% $vs.$ 68.0%，HR 0.48；95%CI 0.27 ~ 0.86；p=0.012）。因此，对于 $FLT3$-ITD 突变的AML患者，强有力的证据支持在移植后预防性使用索拉非尼进行维持治疗（照说明书用药）。

2. 吉瑞替尼

目前，这一药物已获批治疗携带 $FLT3$ 突变的复发难治的AML，但尚未获批用于移植后维持治疗，目前尚无随机对照研究数据支持使用吉瑞替尼这一FLT3和AXL双重抑制的酪氨酸激酶抑制剂进行移植后维持治疗[154]。

3. 米哚妥林

这是第一代FLT3酪氨酸激酶抑制剂，已被批准用于 $FLT3$ 突变AML的一线治疗，但并未获批用于移植后维持治疗。事实上，移植后随机分配至米哚妥林组和常规治疗组的随机研究显示使用米哚妥林并未改善结局[155-156]。

（四）去甲基化药物

阿扎胞苷或地西他滨等DNA甲基转移酶抑制剂在MDS和AML中广泛应用。除了其抗白血病作用外，去甲基化药物还能上调HLA和肿瘤相关抗原的表达，促使供者T细胞靶向攻击肿瘤细胞。最近的一项随机试验纳入了187名18 ~ 75岁的患者，接受移植后阿扎胞苷皮下注射32 mg/（m^2·d），每28天为1个周期，用药5天，共12个周期的治疗[157]。对照组仅接受观察。阿扎胞苷组中位无复发生存率为2.07年，对照组为1.28年，但并无统计学意义。同样，两组患者的OS也无明显差异，观察组的生存时间甚至稍长。多变量分析也证实两组间结局并无差异。

此外，去甲基化治疗在移植后预防复发应用的主要作用与其在白血病抗原存在时同步增加调节T细胞数量和CTL的反应性是一致的。地西他滨已被证实依赖于细胞周期蛋白，这表明将地西他滨与促周期药物联合使用可能具有协同效应，以促进AML细胞清除。G-CSF及其受体支持细胞进入增殖周期，最近的一项研究评估了rhG-CSF ［100 μg/（m^2·d）d-0 ~ 5］联合小剂量地西他滨 ［5 mg/（m^2·d），d-1 ~ 5］在微量残留病阴性的高危AML患者中的作用[158]。干预组的估算2年累积复发率（主要终点）为15%，而非干预组为38%，显示复发的风险显著降低了68%。两组间慢性移植物抗宿主病的发生率相似。免疫重建分析显示，rhG-CSF联合小剂量地西他滨治疗增加了NK细胞、CD8$^+$和调节性T细胞的数量[159]。

对于移植前微量残留病阳性患者，将其他药物或治疗手段与最小剂量地西他滨进行联合作为移植后复发预防策略仍需进一步研究探索。

（五）预防性或抢先性供者淋巴细胞输注

供者淋巴细胞输注能够增强移植物抗白血病效应，这为降低复发相关死亡率提供了一个极具吸引力的治疗选择。Jedlickova等报道了他们对46例高危AML患者进行预防性供者淋巴细胞输注的经验。他们在化疗（FLAMSA）桥接RIC后输注了造血干细胞。预防性供者淋巴细胞输注的标准包括移植后至少维持完全缓解状态120天，停用免疫抑制剂至少30天，无移植物抗宿主病及既往无Ⅲ~Ⅳ级急性移植物抗宿主病病史。在没有移植物抗宿主病的情况下，预防性供者淋巴细胞输注重复最多3次，间隔4~6周并不断增加细胞剂量。与对照组相比，供者淋巴细胞输注组的复发率显著较低（22% *vs.* 53%，*p*=0.004），这使得LFS更好（6年为68% *vs.* 38%，*p*=0.01）。尽管使用了预防性供者淋巴细胞输注，仍有10例患者（22%）复发，而对照组为53%。Ⅱ~Ⅳ级急性移植物抗宿主病和广泛的慢性移植物抗宿主病的发病率分别为：对照组9%，供体淋巴细胞输注组11%。供者淋巴细胞输注组移植后7年的OS为67%，而对照组为31%（*p*<0.001）。然而，不能排除这两个队列之间存在选择的偏倚和不均衡[160-161]。

EBMT最近报道了318例成年急性白血病患者全相合移植后接受抢先性供者淋巴细胞输注（*n*=192）或预防性供者淋巴细胞输注（*n*=126）的结果。约91%的患者接受了去T细胞的移植物。在预防性供者淋巴细胞输注队列中，5年NRM、复发率、LFS和OS分别为10%、28%、62%和68%。对微量残留病阳性患者抢先供者淋巴细胞输注的上述结果分别为9%、44%、47%和51%，对混合嵌合患者抢先供者淋巴细胞输注的结果分别为15%、28%、57%和63%。具有临床意义的急性移植物抗宿主病或慢性移植物抗宿主病的5年累积发生率为33.7%。预防性供者淋巴细胞输注对高危AML移植患者的益处仍需进一步研究，在接受去T细胞或不去T细胞移植物和RIC预处理的患者中对预防性与抢先供者淋巴细胞输注的策略也需要进行比较[161-163]。

九、异基因造血干细胞移植后复发

有相当一部分患者在移植后出现复发，这些患者预后差，治疗空间有限。在第一次完全缓解期接受移植的患者中有10%~40%会出现复发，第二次完全缓解接受移植的患者中复发率为40%~50%，在从未达到缓解或更晚期的AML中移植后复发率超过50%[164-166]。其他与复发相关的变量包括细胞遗传学[167]、年龄、MDS转化、*FLT3-ITD*突变[168]、供受者性别匹配情况（女供男）[169]、供者类型、移植物类型[170]，以及是否发

生急性和（或）慢性移植物抗宿主病[171]。目前，对于移植后复发的AML患者尚无标准治疗方案。

对于首次移植后复发，尤其是复发距离移植超过5个月的患者，二次移植或治疗性供者淋巴细胞输注（减瘤治疗后）或许可以使他们获得长期生存[172-173]。一项EBMT研究显示，在异基因移植后6个月、6~24个月、2~3年或>3年后复发的患者中，3年生存概率分别为4%、12%、26%和38%[174]。接受供者淋巴细胞输注治疗的患者中位生存期为7个月（范围为1~177个月），接受二次移植治疗的患者中位生存期为12个月（范围为1~150个月）[175]。在另一项评估二次移植影响的研究中，75%的患者可能再次达到完全缓解，而其中50%的患者最终再次复发，这一结果不受供者选择影响。与使用原供者相比，二次移植时更换供者并未能提高生存率。2年OS为25%[176]。

目前，并没有随机临床试验比较二次移植与供者淋巴细胞输注的结局有无差异。可能影响治疗决定的因素有许多，如复发后的缓解状态、供者可用性、患者的一般情况、是否存在显著的共病或移植物抗宿主病，以及医师的偏好。EBMT回顾性比较了首次移植复发后接受二次移植与接受供者淋巴细胞输注治疗。在这一研究中，二者的OS没有明显差异（二次移植的2年OS为26%，供者淋巴细胞输注为25%；*p*=0.86）。此外，对接受二次移植的患者进行的亚组分析结果显示，使用与前次移植相同或不同供者进行移植的患者之间的OS和NRM没有显著差异[177]。

去甲基化药物，尤其是阿扎胞苷，提供了毒性较小的替代策略，特别是对于移植超过6个月后复发的患者更是如此[178]。对于*FLT3*突变的AML患者，吉瑞替尼和奎扎替尼都有令人鼓舞的结果[154, 179]。另一种值得进一步探索的选择是基于维奈克拉的挽救性治疗，在早期研究中其反应率达到40%[180]。

临床实践要点

· RIC移植后早期嵌合度监测是识别复发高危患者的重要途径，对这些患者采用抢先治疗进行干预可能是有益的。

· 在没有移植物抗宿主病和其他禁忌证的情

况下，移植后预防性使用索拉非尼，应成为FLT3-ITD阳性AML患者的标准治疗。

· 数据支持使用去甲基化药物或米哚妥林进行移植后维持。

· 使用去甲基化药物联合其他药物，以及吉特替尼、艾伏尼布、恩西地平进行移植后维持治疗的研究正在进行。

· 除临床试验之外，我们不提倡常规使用预防性供者淋巴细胞输注。

· 我们考虑在个别的微量残留病阳性患者中进行抢先性供者淋巴细胞输注，同时也要清醒地认识到微量残留病可能出现假阳性这一事实。

十、急性早幼粒细胞白血病的移植时机

尽管急性早幼粒细胞白血病通常预后良好，但少数（0～10%）患者仍会复发。移植，主要是自体移植是可选择的后手。在没有中枢神经系统受累的情况下，实现分子学第二次完全缓解是首要目标，然后可以利用自体移植来进行巩固。一项复发急性早幼粒细胞白血病挽救性治疗的 II 期研究使用三氧化二砷 ± 伊达比星进行化疗，随后在大剂量阿糖胞苷后采集自体造血干细胞，桥接大剂量化疗预处理（Bu 1 mg/kg口服q6h d-6至-4，Mel70 mg/m^2，IV，d-3、d-2）。其5年EFS为65%，OS为77%。其中3例患者出现移植后复发，没有治疗相关死亡。多项回顾性研究显示，与单纯的非移植巩固治疗相比，接受巩固性移植的患者有更好的LFS和OS[181-182]。

一项EBMT研究纳入了第二次完全缓解的急性早幼粒细胞白血病患者，在195例接受自体移植的患者中5年LFS为51%，137例异基因治疗的患者为59%[183]。CIBMTR研究纳入了294例第二次完全缓解急性早幼粒细胞白血病患者，与异基因相比，自体移植的5年OS更好（75% *vs.* 54%，*p*=0.002）。在多因素分析中，移植前微量残留病状态并不影响自体或异基因移植患者的复发率或OS，异基因移植的NRM明显更高（30% *vs.* 2%）[184]。

临床实践要点

· 在急性早幼粒细胞白血病治疗期间，如果

PML-RARA的PCR检测结果是稳定的或者持续下降的，那么应维持当前的治疗计划。

· 当在原先PML-RARA已低于检测下限的患者中再次检测到PML-RARA，或者原先PML-RARA定量已稳定的患者中出现了大于1 log的上升，如果重复一次采样检测能证实这一结果，那么应当视为复发的前兆。

· 在无中枢受累的PML/RARα分子学阴性的第二次完全缓解患者中，优先选择自体移植。

· 自体移植后再次复发但一般情况良好的患者可考虑异基因移植。这种情形下，减低剂量预处理和移植后维持治疗的作用目前尚不明确。

十一、展望

无论在任何细胞遗传学、分子遗传学和微量残留病状态下，异基因造血干细胞移植都存在移植物抗白血病效应，从而被认为是AML缓解后最佳的巩固治疗手段。借助基因组分类与微量残留病定量的进展，我们能够更进一步精确识别出适合移植的患者。然而，复发与移植相关并发症仍然是阻碍治疗成功的重要障碍。如果未来能够通过对微量残留病的评估可靠且普适地识别出具有极高或者极低复发风险的患者，届时我们才需要通过研究进一步划分哪些患者需要抢先移植，而哪些患者可以推迟移植。目前，基于微量残留病进行风险分类在患者个体水平上可能仍是不恰当的。我们需要更多的多中心随机对照研究和大规模的注册研究来建立更好的复发风险评估方法，从而个体化制定移植策略。

参考文献

第十四章
嵌合抗原受体疗法治疗急性髓系白血病

BRANDON J. KALE, NATHANIEL R. WILSON, AND NAVEEN PEMMARAJU

译者：董叶恬、胡永仙
浙江大学医学院附属第一医院

一、急性髓系白血病的概述

急性髓系白血病（AML）是一种来源于髓系干细胞和祖细胞的异质性克隆性疾病，其发生与细胞分化、增殖和更新相关的基因突变、缺失和表观遗传学改变有关[1-3]。AML约占所有癌症的1%；预计2021年美国发生约2万例新病例和11 000例死亡[4]。AML是一个独特的恶性肿瘤家族，在76个基因组区域有超过5000个驱动突变[5]。通常，存在两个或更多的驱动突变，并且基因不同的克隆群体共存[6]。这些突变的分层包括FLT-ID3、NPM1、CEBPA、cKIT、DNMT3A、TP53，已经形成了一个用于分层治疗的依据[7]。

年轻患者和预后良好及中危患者的主要治疗方案仍然是阿糖胞苷和蒽环类药物的联合化疗，而老年患者的最佳治疗方案有待确定。新的治疗方案包括去甲基化药物和受体酪氨酸激酶抑制剂，在老年AML患者中显示出较好的前景，目前研究正在进行[3, 7-9]。

尽管AML有多种化疗方案可选择，但T细胞介导的异基因造血干细胞移植仍然是唯一潜在的治愈方案，60%～80%的患者可获得完全缓解[10]。然而，即使在功能性T细胞成功植入后，AML细胞可降低主要组织相容性复合体分子的表达，以改变配体表达从而促进抑制和减少激活，以及操纵肿瘤免疫微环境。这些固有的特性导致白血病细胞逃避T细胞介导的识别和杀伤，导致残留病灶的存在[11-13]。因此，即使获得缓解，由于化疗抵抗和免疫逃逸等原因，随时可能复发：复发率接近40%，5年OS是20%～30%[14-15]。

除了识别负责克隆进化的基因突变，研究还在寻找AML的标志物——其中包括CD123[16-21]、C型凝集素样分子-1[22-27]、CD33[28-38]和NKG2D[39-45]——正在形成不断发展的新疗法[14, 17]，许多研究人员正在研究检查点抑制剂PD-1和CTLA-4，双特异性T细胞衔接抗体和CAR-T细胞[17, 19, 46-47]，即使目前靶向治疗取得了进展，临床结果仍然令人不满意[48]。

在过去的10年里，过继性T细胞治疗领域取得了显著进展。事实上，CD19 CAR-T细胞疗法的应用在B细胞ALL和B细胞淋巴瘤领域取得了可喜的结果，并在2017年获得了FDA的批准。CAR-T细胞技术现在已被研究用于其他实体瘤和血液系统恶性肿瘤。

关于AML，因肿瘤特异性抗原缺乏使CAR-T细胞疗法应用受到限制。与B细胞恶性肿瘤不同，大多数髓系白血病细胞与正常的髓系细胞有相同的抗原靶点[23, 49-50]。现已发现髓系白血病细胞表面和胞内信号靶点，正在进行临床研究；然而，其对正常髓系和组织细胞的脱靶肿瘤效应产生了严重的毒性，这仍是该疗法面临的重要障碍。

二、嵌合抗原受体疗法的简要概述

CAR是由一个可变的细胞外抗原结合域（single-chain variable fragment，scFv）融合到跨膜和细胞内TCR信号域而产生的蛋白质，加上可变的共刺激部分（图14-1）。CAR允许抗体介导的抗原靶向，从而避开了主要组织相容性复合体限制和自然共刺激信号的下调。这种信号传递促进CTL激活从而靶向抗原，导致T细胞介导的肿瘤细胞裂解。因此，CAR-T细胞的理想靶点应该是在恶性细胞过表达，而在健康组织上缺失。

"第一代"CAR仅通过TCR CD3 ζ结构域表达信号，无共刺激部分，显示出有限的甚至没有临床效果[51]。"第二代"结构后来引入共刺激域CD28或4-1BB，并显示出更好的疗效[52]。"第三代"结构包含了一个共刺激域的组合。信号转导和激活的改进产生了更高效力的CAR-T细胞，目前大多数研究都集中在识别抗原结合域，以选择性地释放这种潜在的能力。

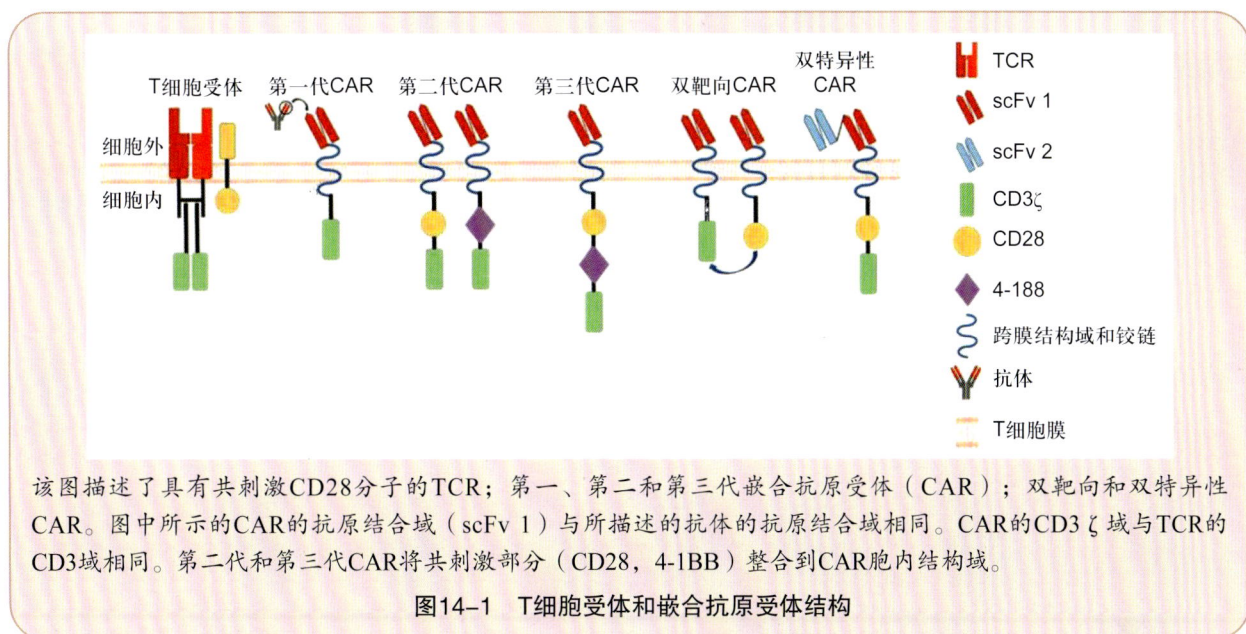

该图描述了具有共刺激CD28分子的TCR；第一、第二和第三代嵌合抗原受体（CAR）；双靶向和双特异性CAR。图中所示的CAR的抗原结合域（scFv 1）与所描述的抗体的抗原结合域相同。CAR的CD3ζ域与TCR的CD3域相同。第二代和第三代CAR将共刺激部分（CD28，4-1BB）整合到CAR胞内结构域。

图14-1　T细胞受体和嵌合抗原受体结构

三、嵌合抗原受体疗法治疗 AML 的抗原靶点

尽管第一个针对癌症的CAR试验始于20世纪90年代，但2013年见证了首个靶向Lewis Y肿瘤相关抗原的CAR-T细胞在AML中的Ⅰ期试验[51, 53]。自2013年以来，已经提出了多个靶点（包括C型凝集素样分子-1、CD123、CD25、CD32、CD33、CD38、CD44、CD47、CD96、CD7、CD70、NKG2D、TIM3、FLT3等）[54]。许多前瞻性靶点正在Ⅰ/Ⅱ/Ⅲ期临床试验中进行研究；目前有37项过继细胞疗法治疗AML的临床试验正在开展（表14-1）。

（一）白细胞介素-3和CD123

白细胞介素-3是一种常见的beta家族的细胞因子，包括白细胞介素-5和粒细胞–巨噬细胞集落刺激因子（GM-CSF），通过与白细胞介素-3受体异源二聚体（白细胞介素-3受体）的相互作用，刺激一系列不同类型的造血细胞的增殖和分化。值得注意的是，白细胞介素-3受体在白血病干细胞和分化程度更高的原始细胞中过表达，因此它已经成为一个潜在的靶点。然而，白细胞介素-3受体也在内皮细胞上被发现[18]。

已经设计了多种药物来靶向白细胞介素-3受体alpha链（CD123）。值得注意的是，

Tagraxofusp（以前的SL-401），一种与白喉毒素相连的重组白细胞介素-3，已被批准用于母细胞性浆细胞样树突状细胞肿瘤（blastic plasmacytoid dendritic cell neoplasm，BPDCN），其CD123广泛过表达[16, 18-19]。在Pemmaraju等关于BPDCN的研究中，90%的先前未接受治疗的患者出现主要临床反应，有72%的患者完全缓解，最终许多患者接受造血干细胞移植；总体24个月生存率为52%[16]。在同一项研究中，67%的既往接受过治疗的患者做出应答，中位OS为8.5个月[16]。

对CD123靶向治疗的反应和耐药性的决定因素是一个活跃的研究领域。有趣的是，Togami等研究对tagraxofusp的抗药性，发现它不是由于CD123下调表达引起，而是由于甲基化和二硫酰胺途径酶的下调导致对白喉毒素的抗性。这种甲基化通过DNA-甲基转移酶抑制剂阿扎胞苷的作用可以逆转[55]。这项研究延长了体内生存期，此后他们启动了一项联合这两种药物的Ⅰ期临床试验（NCT033113643）[55]。

关于在AML中靶向CD123的问题，Tettamanti等和El Khawanky等证明了在异种移植模型中的疗效；然而，需要更多的数据来评估安全性和有效性[21, 56]。El Khawanky等也证明了联合应用阿扎胞苷和靶向CD123治疗的成功：虽然CD123 CAR-T细胞并不能完全消除白血病细胞，但用阿扎胞苷预

表14-1 目前正在招募的临床试验

疾病	靶点	资格	注册号	分期	地点
AML	通用型CD123	R/R AML	NCT03190278	I	海伦·迪勒家庭综合癌症中心，美国 西尔维斯特综合癌症中心，美国 H. Lee Moffitt癌症中心和研究所，美国 西北大学，美国 丹娜–法伯癌症研究所，美国 康奈尔大学威尔医学院，美国 艾布拉姆森癌症中心，美国 M. D. 安德森癌症中心，美国
	CD123/CLL-1	R/R AML	NCT03631576	Ⅱ/Ⅲ	福建医科大学附属协和医院，中国
	CD123	R/R AML	NCT04014881	I	华中科技大学同济医学院附属协和医院，中国
	CD123	R/R AML	NCT04265963	I/Ⅱ	联勤保障部队第920号医院，中国
	CD123	R/R AML	NCT03766126	I	宾夕法尼亚大学，美国
	CD123	R/R AML	NCT04678336	I	费城儿童医院，美国
	CD123	R/R AML	NCT04272125	I/Ⅱ	重庆大学附属肿瘤医院，中国
	CD19	R/R AML	NCT03896854	I/Ⅱ	苏州大学附属第一医院，中国
	CD19	AML伴t（8；21）	NCT04257175	Ⅱ/Ⅲ	Chaim Sheba医学中心，以色列
	CD33	R/R AML	NCT03971799	I/Ⅱ	洛杉矶儿童医院，美国 科罗拉多儿童医院，美国 国家癌症研究所，美国 丹娜–法伯癌症研究所，美国 费城儿童医院，美国 西雅图儿童医院/弗雷德·哈钦森癌症研究中心，美国
	CD33	R/R AML	NCT04835519	I/Ⅱ	北京博仁医院，中国
	CD38	R/R AML	NCT04351022	I/Ⅱ	苏州大学附属第一医院，中国
	CD44v6	AML or MM	NCT04097301	I/Ⅱ	IRCCS 圣拉斐尔，意大利 IRCCS Ospedale Pediatrico Bambino，意大利
	CD7	R/R AML	NCT04762485	I/Ⅱ	苏州大学附属第一医院，中国
	CD7	AML，T-ALL，NK细胞淋巴瘤	NCT04033302	I/Ⅱ	深圳市免疫基因治疗研究院，中国
	CD70	R/R AML	NCT04662294	I	浙江大学附属第一医院，中国
	CLL-1/CD33/CD123	AML	NCT04010877	I/Ⅱ	深圳市免疫基因治疗研究院，中国
	CLL-1	原发性R/R AML	NCT04219163	I	得克萨斯儿童医院，美国
	CLL-1	R/R AML	NCT04884984	I/Ⅱ	苏州大学附属第一医院，中国
	CLL-1	R/R AML	NCT04923919	I	大观路212号，中国
	CLL-1（KITE-222）	R/R AML和继发性AML	NCT04789408	I	斯坦福癌症中心，美国 华盛顿大学医学院，美国 克利夫兰诊所，美国 得克萨斯大学 M. D. 安德森癌症中心，美国
	FLT3	R/R AML	NCT05023707	I/Ⅱ	苏州大学附属第一医院，中国
	FLT3（TAA05）	R/R AML	NCT05017883	N/A	安徽省立医院，中国
	ILT3	R/R AML（M4/M5）	NCT04803929	I	浙江省人民医院，中国

续表

疾病	靶点	资格	注册号	分期	地点
AML	通用型 CARγδT	移植后R/R AML	NCT04796441	N/A	河北燕达陆道培医院，中国
	IL-1RAP	诊断时AML和复发时AML	NCT04169022	N/A	CHU Besançon，法国
	B7-H3（TAA06）	R/R AML	NCT04692948	N/A	安徽省立医院，中国
AML BPDCN	CD123	R/R AML，BPDCN，B-ALL，T-ALL	NCT04318678	I	圣犹大儿童医院，美国
	通用型 CD123，TM123	R/R AML，BPDCN，或表达CD123的B-ALL	NCT04230265	I	乌尔姆大学，德国 维尔茨堡大学，德国 菲利普–马尔堡大学，德国 德累斯顿大学，德国 莱比锡大学，德国 汉堡大学艾本多夫医学中心，德国
	CD123-CAR-CD28-CD3zeta-EGFR-T	R/R AML和持续性/复发性BPDCN	NCT02159495	I	希望之城医疗中心，美国
AML MDS	CD33/CD38/CD56/CD117/CD123/CD34/Muc1	R/R AML或MDS	NCT03291444	I	珠江医院，南方医科大学，中国
	CD33（PRGN-3006）	R/R AML或高危MDS	NCT03927261	I	H.Lee Moffitt癌症中心和研究所，美国
	NKG2D（CM-CS1 T）	未缓解的AML或MDS	NCT02203825	I	丹娜–法伯癌症研究所，美国
	NKG2D（CYAD-02）	R/R AML或MDS	NCT04167696	I	梅奥诊所癌症中心，美国 堪萨斯大学癌症中心，美国 鲁汶大学，比利时 列日大学，比利时 AZ DELTA，比利时
	NKX101 CAR-NK	R/R AML和MDS	NCT04623944	I	科罗拉多州血癌研究所，美国 温希普癌症研究所，埃默里大学，美国 克利夫兰诊所–陶西格癌症研究所，美国 Sarah Cannon at TriStar骨髓移植中心，美国 M. D. 安德森癌症中心，美国
AML MDS MPN CML	CLL-1/CD33	R/R AML和治疗相关的AML，高危MDS，MPN，和CLL	NCT03795779	I	西部战区总医院，中国 北京大学深圳医院，中国

所有正在招募的临床试验截至2021年11月。

ALL：急性淋巴细胞白血病；AML：急性髓系白血病；CLL-1：C型凝集素样分子；CML：慢性髓系白血病；BPDCN：母细胞浆细胞样树突状细胞肿瘤；MDS：骨髓增生异常综合征；MM：多发性骨髓瘤；MPN：骨髓增生性肿瘤；R/R：复发或难治性。

处理受试者，然后用CD123 CAR-T细胞，可能通过增加AML细胞CD123的表达实现长期控制[21]。多项临床试验正在研究CD123 CAR-T细胞治疗AML（NCT04010877、NCT04318678、NCT04230265、NCT02159495和NCT03291444）。

（二）C型凝集素样分子-1

人C型凝集素样分子-1（C-type lectin molecule-1，CLL-1）是一种跨膜糖蛋白，存在于85%～90%的髓系细胞系和白血病干细胞上[22]。C型凝集素样分子-1在成熟的髓系细胞中也有不同程度的表达，在健康的造血干细胞上则不存在；这种特异性与造血干细胞上表达的CD123和CD33形成对比[22-23]。C型凝集素样分子-1 CAR-T细胞研究取得了良好的体内外结果；多个Ⅰ期和Ⅱ期临床试验正在开展（NCT04010877、NCT04219163、NCT04884984、NCT04923919、NCT04789408和NCT03795779）[24]。Bu等发表了令人鼓舞的儿童AML结果，3例患者在输注1个月内完全缓解[25]。Zhang等报道了一例患者在C型凝集素样分子-1 CAR-T细胞输注后出现10个月的应答和轻度细胞因子释放综合征[26]。在Zhang等的另一项试验中，4名接受C型凝集素样分子-1 CAR-T细胞输注治疗的儿童患者中有3例获得了完全缓解，而另一名患者存活了5个月[27]。到目前为止，临床数据显示C型凝集素样分子-1 CAR-T细胞治疗具有安全有效的潜力。

（三）CD33

CD33是唾液酸结合免疫球蛋白样凝集素家族的跨膜受体分子，在>90%的AML细胞中表达，在健康的粒细胞中表达程度稍少[28-29]。CD33可能是AML的一个很有前景的靶点[30-32]。

吉妥珠单抗-奥唑米星（gemtuzumab-ozogamicin，GO）是一种CD33抗体药物偶联物（antibody-drug conjugate，ADC），与细胞毒性钙化霉素结合。吉妥珠单抗-奥唑米星最初在2000年获得FDA的批准，但由于其他研究数据未能证明临床益处，于2010年自愿撤回[33-34]。后来，Hill等的荟萃分析表明280例AML患者使用低剂量吉妥

珠单抗-奥唑米星联合化疗能维持病情稳定，在经过安全性和疗效评估后，吉妥珠单抗-奥唑米星于2017年再次获得批准用于临床[35-36]。

关于CD33 CAR-T细胞疗法，使用来自吉妥珠单抗-奥唑米星的抗CD33 scFv已经发表了令人鼓舞的临床前期数据[30]。Wang等对一名使用CD33 CAR-T细胞的患者进行随访的Ⅰ期试验显示，输注2周后AML幼稚细胞明显减少，但骨髓抑制严重[31]。到9周时，患者病情明显进展，最终在13周时死亡[31]。Tambaro等启动了一项Ⅰ期临床试验（NCT03126864），研究11例复发或难治性AML患者使用第三代CD33 CAR-T细胞；最终有3例患者输注，但未发现抗白血病反应[38]。

CD33也在正常的髓系细胞中表达，研究表明CD33 ADC和CD33 CAR有明显的骨髓抑制[30-31]。值得注意的是，CD33在肺、肝、肾和小胶质细胞的常驻巨噬细胞上表达，并且肝毒性已被充分证明[31、33-34、37]。多项临床试验正在开展以进一步研究靶向CD33疗法的潜力（NCT04835519、NCT04010877、NCT03291444、NCT03927261和NCT03795779）。

（四）NKG2D

NK细胞受体2D（Natural Killer Group 2D，NKG2D）是一种在NK细胞和CTL上发现的活化表面受体。NKG2D识别并结合配体主要组织相容性复合体Ⅰ类链相关A基因（MICA）、主要组织相容性复合体Ⅰ类链相关B基因（MICB）和人类UL-16结合蛋白（ULBR）。NKG2D配体是诱导的自身蛋白，在炎症、DNA损伤和恶性转化中表达上调。这些配体在健康的静止期细胞上是不存在的[39]。

虽然临床前期证据表明NKG2D CAR-T细胞能有效杀死多发性骨髓瘤、淋巴瘤和卵巢癌细胞，但其在AML中的疗效仍然缺乏证据；数据表明AML细胞经常表现出较弱的NKG2D配体表达[40-42]。Sallman等报道了一个有趣的使用NKG2D CAR治疗的复发AML病例，在输注后9个月获得完全缓解，没有明显的毒性[43]。随后是对7名AML患者进行的NKG2D CAR-T细胞治疗的第一个Ⅰ期研

究，该研究显示了安全性，但没有客观的白血病反应[44]。

最近，Driouk等证实，用抗癫痫药物丙戊酸钠预处理可以增强NKG2D对AML细胞的靶向性。丙戊酸钠通过选择性抑制组蛋白去乙酰化酶，增加了AML细胞中NKG2D配体的表达，而不诱导阴性细胞上的NKG2D表达[45]。这些临床前数据是否会加快临床应用还有待观察[44]。关于AML的两项试验正在招募中（NCT02203825和NCT04167696）。

（五）FLT-3

FLT-3是一种在造血干细胞上表达的酪氨酸激酶生长因子受体。在大约25%的成年AML患者中发现了FLT-3的异常激活，以FLT-3内部串联重复（FLT-3 ITD）的形式，并且许多野生型FLT-3的患者获得了ITD突变[57-58]。因此，FLT-3已经成为各种研究模式中的一个有吸引力的目标[59-60]。多项试验正在研究FLT-3 CAR疗法（NCT05017883和NCT05023707）。

（六）CD70

CD27是肿瘤坏死因子受体超家族的一种表面抗原。其配体CD70在高度活化的B细胞、T细胞、树突状细胞和NK细胞中瞬时表达。CD70在白血病幼稚细胞和一些实体肿瘤上也优先异常表达，并成为一个潜在的有前途的靶点（NCT04227847）[61-66]。二价串联B7-H3/CD70 CAR-T细胞的小鼠研究已经展现出其在多种实体肿瘤和黑色素瘤中的前景[67]。Sauer等最近取得了令人鼓舞的临床前数据，并有一项临床试验正在研究AML治疗的安全性和有效性（NCT04662294）[68]。

（七）其他研究靶点

CAR治疗AML的其他靶点已经被提出，许多正在临床试验中。B7-H3正作为AML的潜在靶点被研究（NCT04692948）；然而，它在正常组织中高表达，并且肝毒性限制了其临床应用[69]。CD38（NCT04351022和NCT03291444）展现出了前景；在Cui等最近的一项研究中，67%的患者获

得了完全缓解，OS为8个月[70]。CD19 CAR-T细胞治疗CD19⁺AML患者后桥接造血干细胞移植正在临床研究中（NCT03896854和NCT04257175）[71]。白细胞介素-1受体（IL-1 RAP）、CD44v6和CD7已被发现优先在恶性细胞中表达，治疗AML的临床试验正在进行（NCT04169022、NCT04097301、NCT04762485和NCT04033302）[72]。

四、嵌合抗原受体NK细胞疗法治疗急性髓系白血病

虽然大多数关于CAR的研究都集中在基于T细胞的研究中，但NK细胞也可以通过修饰来表达CAR。CAR-NK细胞疗法引起了很大的兴趣，因为其固有的特性：作为先天淋巴细胞，它们靶向主要组织相容性复合体Ⅰ类分子表达下调的细胞以逃避适应性免疫系统。CAR-NK细胞也具有独立于CAR的细胞毒性。Romee等报道了细胞因子诱导的记忆样NK细胞在短暂的细胞因子刺激后表现出强大的临床疗效，9例AML患者中有4例表现出完全缓解[73]。

与T细胞相比，NK细胞释放更少的细胞因子，并减少了移植物抗宿主病，在不需要HLA完全匹配的情况下，为大规模生产和同种异基因造血干细胞移植提供了可能性。Liu等发现，异基因CAR-NK细胞疗法有效（64%达到完全缓解）且安全——无细胞因子释放综合征或移植物抗宿主病发生，尽管异基因NK细胞与受者之间HLA显著不匹配[74]。

目前正在进行的研究使用NK92细胞系进行"现成的"制备，因为它在体外具有无限的增殖能力[75-77]。Tang等报道了3例复发或难治性AML患者使用CD33 CAR-NK92细胞的首次人体研究；但是，该研究没有明显的临床效果[78]。其他CAR结构正在研究中；Xiao等在一项针对3例患者的研究中显示了NKG2D CAR-NK细胞诱导结直肠肿瘤减少[79]。迄今为止，CAR-NK细胞疗法已显示出低毒性和增强的可扩增性。更多的加强临床疗效的研究正在进行（NCT04623944）。

五、嵌合抗原受体 γδT 细胞治疗急性髓系白血病

Gamma-delta T（γδT）细胞与B细胞和常见的alpha-beta T（αβT）细胞一起，是适应性免疫系统的成员。这些重要的γδT细胞占血液中T细胞的1%～10%，并在上皮组织中大量存在[80]。和αβTCR相比，γδTCR能识别病毒感染和恶性细胞呈现的代谢失调分子（包括磷酸盐抗原、CD1复合脂质和细胞应激标志物），且不需要主要组织相容性复合体分子呈递[81]。此外，CD4和CD8共受体在γδT细胞上罕见地表达，导致异基因反应性大大降低[82]。这种主要组织相容性复合体依赖的缺乏允许异基因造血干细胞移植和扩大生产，类似于CAR-NK细胞。Rozenbaum等证明了CD19-CAR介导的CD19+肿瘤细胞系的有效杀伤，并对CD19阴性细胞克隆具有独立于CAR的作用[83]。一项利用γδTCR细胞模型的临床试验正在进行（NCT04796441）。

六、嵌合抗原受体相关毒性

CAR-T细胞疗法成功应用的主要障碍仍然是缺乏肿瘤特异性表面抗原。所有的标志物在非恶性造血细胞和（或）重要器官的组织上都有不同的表达。例如，内皮细胞上的CD123、肺和胃肠道上皮细胞上的C型凝集素样分子-1、库普弗细胞上的CD33及神经元上的FLT-3等[84]。非肿瘤靶向毒性已经确定[85-87]。因此，尽管有良好的临床前期数据，但大多数临床试验仅显示出适度的有效性，并看到了显著的和潜在的致命毒性，包括骨髓抑制和严重的骨髓外不良反应[84]。

直到最近，还没有关于识别和管理CAR-T细胞相关毒性的正式建议[88-89]。Neelapu等建立了CARTOX工作组，提出了一个监测、分级和管理细胞因子释放综合征、免疫效应细胞相关神经毒性、CAR-T细胞相关脑病综合征（CAR-T cell related encephalopathy syndrome，CRES）和噬血细胞性淋巴组织细胞增生症的框架[88]。

（一）细胞因子释放综合征

T细胞输注后最常见的毒性是细胞因子释放综合征[88]。在细胞因子释放综合征中，细胞因子的释放是通过主要组织相容性复合体结合TCR，以及靶抗原结合CAR，进而激活T细胞而触发的。这导致接下来的单核细胞、巨噬细胞和树突状细胞的激活，释放额外的细胞因子。细胞因子释放综合征的表现从轻微的全身症状到严重的多器官功能衰竭。通常受影响的系统有心血管（心律失常、心脏传导阻滞、功能受损）、呼吸（胸腔积液、肺水肿）、胃肠道（恶心、呕吐、腹泻）、肝脏（转氨酶和胆红素水平升高）、肾（急性肾损伤）、皮肤（皮疹）和血液系统（弥散性血管内凝血）。细胞因子释放综合征也有可能导致严重的噬血细胞性淋巴组织细胞增生症[88]。细胞因子释放综合征通常是可控的，但可能致命；严重的病例需要重症监护治疗[88]。细胞因子释放综合征通常发生在CAR-T细胞治疗后的第1周内，并在输注后的1～2周内达到峰值。

CARTOX工作组关于细胞因子释放综合征的治疗已经开展了大量的工作并进行了总结[88]。细胞因子释放综合征的严重程度与血清白细胞介素-6水平密切相关；因此，抗白细胞介素-6受体单克隆抗体（简称单抗）托珠单抗和抗白细胞介素-6单抗司妥昔单抗已成为中至重度细胞因子释放综合征的主要治疗手段。2017年，FDA批准托珠单抗用于治疗细胞因子释放综合征。糖皮质激素是有效的抑制炎性细胞因子产生的药物，但在轻至中度细胞因子释放综合征（Ⅰ～Ⅱ级）时应避免使用以防止限制CAR-T细胞疗法的效果，抗白细胞介素-6治疗难治的病例除外。对于重度的细胞因子释放综合征（Ⅲ～Ⅳ级）和相关器官毒性的严重病例，应联合使用抗白细胞介素-6和糖皮质激素治疗[88]。

SARS-CoV-2相关疾病（COVID-19）可以引起细胞因子释放综合征，目前没有特定的治疗方法，白细胞介素-6治疗的益处尚不明确[90]。Botta等报告了使用JAK2抑制剂鲁索利替尼治疗COVID-19细胞因子释放综合征的病例；该患者肺部疾病和细胞因子释放综合征完全缓解，没有任何治疗相关的不良反应[90]。我们还需要做更多的工作来确定这种治疗是否可以用于CAR介导的细胞因子释放综合征治疗。

与抗白细胞介素-6治疗类似，阻断白细胞介素-1本身也是一种潜在的治疗手段。Anakinra是一种白细胞介素-1受体拮抗剂，目前被FDA批准用于治疗类风湿性关节炎，已被用于细胞因子释放综合征、免疫效应细胞相关神经系统毒性综合征和噬血细胞性淋巴组织细胞增生症的治疗。Giavridis等开发了一个小鼠细胞因子释放综合征模型，并且发现与健康髓系细胞相比，白细胞介素-1受体在肿瘤相关的髓系细胞中高度上调，并表明anakinra是一种有效的体内细胞因子释放综合征消融剂[91]。此外，Norelli等表明，靶向白细胞介素-1以消除细胞因子释放综合征不会导致CAR功能减弱；他们的小组开发了一种抗白细胞介素-1受体CAR-T细胞，并与CD19 CAR-T细胞一起输注，显示抗肿瘤疗效没有降低[92]。

（二）免疫效应细胞相关神经毒性/嵌合抗原受体T细胞相关性脑病综合征

免疫效应细胞相关神经毒性综合征也被称为CAR-T细胞相关脑病综合征，被认为是由细胞因子的被动扩散或CAR-T细胞的主动转运到大脑引起的。最初的症状包括语言障碍、意识混乱和谵妄；然而，免疫效应细胞相关神经毒性综合征可迅速进展为癫痫发作和脑水肿。免疫效应细胞相关神经毒性综合征通常发生在细胞输注后5天内，但在第3或第4周可出现延迟性神经毒性[88]。在治疗方面，苯二氮䓬类药物通常足以治疗轻度免疫效应细胞相关神经毒性综合征。在伴随细胞因子释放综合征的免疫效应细胞相关神经毒性综合征中，抗白细胞介素-6治疗是中至重度的治疗选择；然而，在延迟的细胞因子释放综合征后免疫效应细胞相关神经毒性综合征中，糖皮质激素显示出更大的疗效，可能因为细胞因子释放综合征过程中血脑屏障通透性增加[88]。关于抗白细胞介素-1治疗，Strati等报道了一项回顾性研究，8例重度免疫效应细胞相关神经毒性综合征患者接受anakinra治疗；50%有应答，尽管只有1例患者在输注80天后存活[93]。多项临床试验正在研究早期和（或）预防性使用anakinra（NCT04432506、NCT04359784、NCT04148430和NCT04205838）。

（三）嵌合抗原受体相关的噬血细胞性淋巴组织细胞增生症

噬血细胞性淋巴组织细胞增生症的特征是巨噬细胞和淋巴细胞的异常激活、炎症细胞因子的诱导和免疫介导的器官损伤[94]。许多临床特征与细胞因子释放综合征共同存在[88]。Sandler等收集了一项与CAR相关的噬血细胞性淋巴组织细胞增生症的诊断和管理的实践调查，发现大多数调查者报告了不同的噬血细胞性淋巴组织细胞增生症诊治方法，没有标准方案[89]。症状包括高热、脾大和脑病。提示性实验室结果包括血细胞减少、高铁蛋白血症、高甘油三酯血症、乳酸脱氢酶升高、可溶性CD25、细胞因子（如白细胞介素-2、白细胞介素-6、IFN-γ）、低血清纤维蛋白原，以及骨髓、淋巴结或脑脊液存在吞噬作用的证据[88-89, 95-96]。结果表明，CAR相关噬血细胞性淋巴组织细胞增生症的一般特征包括细胞因子释放综合征期的血清铁蛋白＞10 000 ng/mL，以及涉及肝脏、肾脏和（或）肺的≥3级器官毒性。对于中至重度器官毒性，疑似噬血细胞性淋巴组织细胞增生症应采用抗白细胞介素-6治疗和糖皮质激素治疗。对于持续性病例，可考虑使用依托泊苷[88, 96-99]。

（四）毛细血管渗漏综合征

靶向CD123疗法（包括白细胞介素-2、CD22等）的一种不常见但严重的并发症，毛细血管渗漏综合征（capillary leak syndrome，CLS）的特征是血浆从血液渗漏到周围组织，导致全身性水肿、严重低血压和肾脏损伤[16, 99]。CLS最常发生在第1周期治疗后，通过静脉注射白蛋白和抗组胺治疗来管理。CLS可能是致命的，需要密切监测。CLS可能代表了一种靶向非肿瘤毒性，因为CD123在内皮细胞上表达[16, 18-19, 100]。

七、创新疗法

随着这些早期研究的进展，关键问题仍然存在：CAR-T细胞疗法是否可以作为桥接造血干细胞移植的桥梁，而不是一个独立的治疗本身？CAR-T细胞疗法能否在不需要造血干细胞移植的情况下产生长期缓解？我们能降低CAR-T细胞治疗的固有毒性吗？新方法包括：①在CAR-T细胞中插入编码蛋白的基因，用于输注后选择性地清除CAR细胞；②设计逻辑门控CAR-T细胞以用于识别多种抗原（AND门控）或抗原缺失（NO门控）；③移植前健康造血干细胞表面标志物表达的基因失活；④缩短激活的CAR-T细胞持续时间。

方法1涉及所谓的自杀基因，如已验证的诱导Caspase9（inducible Caspase 9，iC9）基因系统[101]。iC9基因编码一种修饰的促凋亡蛋白Caspase9，该蛋白通过特定的化学诱导二聚物（API903或20187）被活化[102]。这允许在发生危及生命的毒性的情况下清除CAR-T细胞。

方法2允许对肿瘤细胞具有更大的特异性，从而降低了毒性[103-105]。AND门控C型凝集素样分子-1/CD33 CAR-T细胞疗法在临床试验中显示出较高的疗效和可控的毒性[105]。CD33、C型凝集素样分子-1和CD13（每个分别与TIM-3联合使用）也显示出了很有前景的临床前数据[103-104]。

方法3的临床前数据表明，移植前造血干细胞上的CD33缺失可能是一种靶向AML的有效方法，而没有显著的骨髓抑制[106]。

方法4的一种方法是"可生物降解"的CAR-T细胞，通过信使核糖核酸电穿孔转导，以创建可以连续输注的瞬时CAR-T细胞群[107]。另一种方法涉及缺乏抗原结合序列的通用型CAR模型，该模型可以通过输注特定的靶向模块被快速激活和失活[108-110]。

八、结论

尽管最近在靶向治疗领域取得了进展，复发或难治性AML仍然是一种临床侵袭性血液系统恶性肿瘤，OS较差。因此，迫切需要新颖的、有希望治愈的治疗方式，特别是那些不能接受异基因造血干细胞移植治疗的患者。CAR-T细胞治疗AML仅处于临床前和试验开展的早期阶段。更好地了解AML疾病生物学，识别新的表面靶点，急性CAR相关毒性的缓解和管理策略，以及开发最佳的CAR-T细胞组合策略（包括AML靶向治疗、传统的细胞毒性药物、免疫药物和造血干细胞移植）将促进这一领域的进展。尽管存在重大障碍，过继疗法和AML研究领域具有改善临床预后的前景，未来充满希望。

实践建议

在可行的情况下，医师应将患者转诊到主要的学术临床中心入组临床研究。

参考文献

第十五章
急性淋巴细胞白血病的异基因造血干细胞移植

SAJAD KHAZAL AND PARTOW KEBRIAEI

译者：文钦、韩潇
陆军军医大学新桥医院

一、介绍

急性淋巴细胞白血病（ALL）是一组具有异质性的血液系统恶性肿瘤，在美国，经年龄校正后的年发病率为1.73/10万人，中位年龄为14岁[1]。据估计，2021年美国将新增5690例ALL儿童患者和成年患者[2]。随着现代预后危险度适应性化疗的应用，在过去几十年里，ALL儿童患者的5年生存率（88.6%）与≥60岁的老年患者（约20%）相比有了显著提高[3]，然而，婴儿的5年生存率仍低（54.7%）[4]。年轻患者（18~35岁）接受儿童样方案治疗后，其OS也得到了提高（4年OS为67%）[5]。由于复发风险较高，ALL成年患者长期生存不尽如人意，尽管进行了预后危险度适应性治疗，但复发性ALL患者预后不良，长期结局差。

对于第一次完全缓解的成年患者和儿童患者，以及在第二次完全缓解（晚期骨髓或晚期孤立中枢神经系统复发后获得的第二次完全缓解）的儿童患者亚组中，异基因造血干细胞移植缓解巩固的适应证仍存在争议[6]。对一些伴有高危细胞遗传学和分子生物学特征的第一次完全缓解患者，造血干细胞移植具有潜在的治愈效果，如伴有KMT2A基因重排的B细胞ALL（B-ALL）［最常见于婴儿ALL（70%~80%）[7]，如t（4；11）］、复杂核型（如≥5个畸变异常）、低亚二倍体或近单倍体（常与TP53突变相关）、未达分子学完全缓解的费城染色体阳性（Ph+）B-ALL（完全缓解后2~3个月PCR检测BCR-ABL>0.1%）、诱导治疗后微量残留病持续阳性（表15-1）。值得注意的是，异基因造血干细胞移植对Ph样B-ALL患者第一次完全缓解后的疗效尚未得到很好的研究，同时具有该亚型的儿童及成人预后均差[8]。周期依赖性激酶抑制剂肿瘤抑制基因A和B的突变在ALL儿童患者和成年患者（T系>B系）中均有报道，并与较差的预后相关[9-10]。21号染色体内部扩增（iAMP21）与儿童

表15-1 成人和儿童急性淋巴细胞白血病常见的高危因素

患者特征	高危因素	
	成人	儿童
临床因素		
年龄	>35岁	≤1岁或≥10岁
白细胞增多	>30×10⁹/L（B系）；>100×10⁹/L（T系）	>50×10⁹/L（B系）
免疫表型	早期前体T细胞	T细胞免疫表型
髓外受累	N/A	CNS-3状态；明显的睾丸白血病
核型	前TKI时代的t（9；22）（q34；q11.2）或BCR-ABL1；复杂核型（≥5个染色体异常）；亚二倍体（<44条染色体）；KMT2A重排［t（44；11）或其他］；iAMP21	t（9；22）（q34；11.2）或BCR-ABL1；亚二倍体（<44条染色体）；KMT2A重排［t（4；11）或其他］；iAMP21
分子学特征	IKZF1；CRLF2（Ph样）；TP53	IKZF1的改变；TCF-HLF［t（17；19）］；BCR-ABL1样（Ph样）ALL［JAK-STAT（CRLF2r，EPORr，JAK1/2/3r，TYK2r）］，SH2B3，1L7R，JAK 1/2/3，ABL类突变，TCF3-PBX1融合/t（1；19）
治疗相关因素		
	形态学达CR的时间>4周	类固醇预治疗
	诱导后10~12周持续MRD阳性	诱导结束MRD>0.01%

ALL：急性淋巴细胞白血病；CNS：中枢神经系统；CR：完全缓解；iAMP：染色体内扩增；L：升；MRD：微量残留病；N/A：不适用；TKI：酪氨酸激酶抑制剂。

B-ALL的高复发风险和预后差相关，特别是按照标准危险组B-ALL治疗时。将iAMP21作为高危并予强化诱导化疗（非造血干细胞移植）的治疗方案可显著改善患者的结局[11]。唐氏综合征（DS）患者（包括儿童和成人）患急性白血病的风险增加10%～30%，最常见的是ALL。DS-ALL患儿具有较低的良好细胞遗传学发生率，且OS与无DS患儿相比较差[12]。DS增加了治疗相关毒性，并且需要特别考虑相关并发症。现有文献支持在第一次完全缓解的高危DS-ALL患者中使用清髓性造血干细胞移植，如微量残留病持续阳性和高危细胞遗传学及分子学特征的患者。第二次完全缓解及以上DS-ALL患者的主要死亡原因为疾病复发，而不是治疗或移植相关死亡[13-14]。早期前体T细胞ALL（免疫表型CD3+、CD1a−、CD4−、CD5dim、CD8−、CD34+、CD117+、CD19−、MPO−）是成人T-ALL中一类高危亚型，与高复发风险及预后不良相关[15]。尽管早期前体T细胞ALL儿童患者在诱导后微量残留病阳性率高，但其生存率与非早期前体T细胞ALL患儿相似[16]。复发性ALL患者预后差，无论年龄如何，一旦获得二次缓解，均推荐造血干细胞移植[17-18]。除了晚期骨髓或晚期孤立性中枢神经系统复发的Ph阴性B-ALL患儿，他们获得微量残留病阴性的第二次完全缓解，并且无高危的细胞遗传学和（或）分子学特征〔如t（1；19）、KMT2A基因重排的亚二倍体〕时，是否进行造血干细胞移植对其结局无影响。在过去10年里，异基因造血干细胞移植显著改善了儿童及成年ALL患者的结局（图15-1和图15-2）。表15-2总结了本文将讨论的关键研究内容。

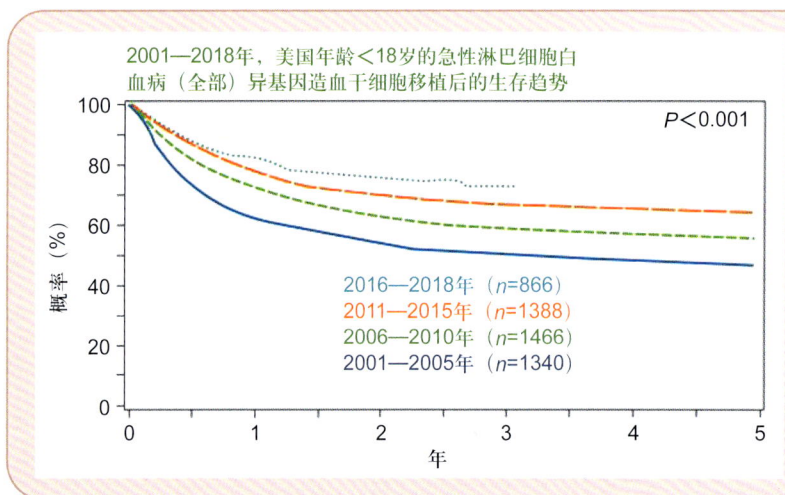

D'Souza, A, Fretham C, Lee SJ, et al.Current Use of and Trends in Hematopoietic Cell Transplantation in the United States.Biol Blood Marrow Transplant.2020 May 11:S1083-8791（20）30225-1，https://doi.org/10.1016/j.bbmt.2020.04.013，PMID 32438042.https://pubmed.ncbi.nlm.nih.gov/32438042/.

图15-1　儿童急性淋巴细胞白血病异基因造血干细胞移植后的生存趋势

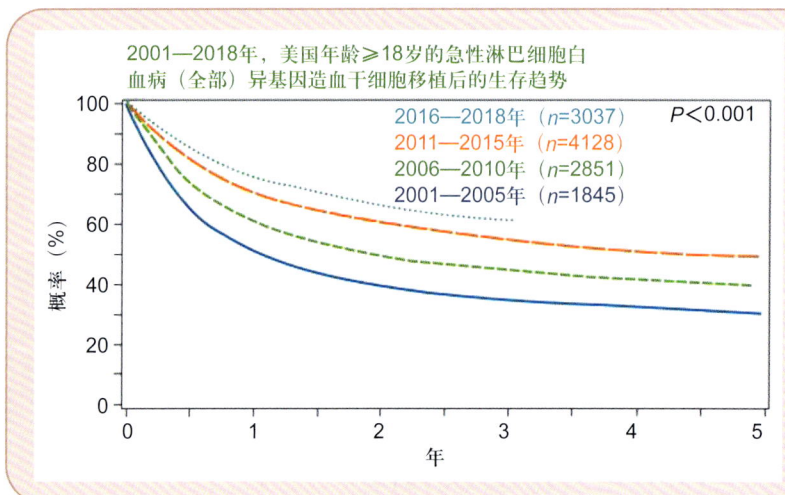

D'Souza, A, Fretham C, Lee SJ, et al.Current Use of and Trends in Hematopoietic Cell Transplantation in the United States.Biol Blood Marrow Transplant.2020 May 11:S1083-8791（20）30225-1，https://doi.org/10.1016/j.bbmt.2020.04.013，PMID 32438042.https://pubmed.ncbi.nlm.nih.gov/32438042/.

图15-2　急性淋巴细胞白血病成年患者异基因造血干细胞移植后的生存趋势

表15-2 采用造血干细胞移植治疗儿童和成人急性淋巴细胞白血病的关键研究

参考文献	HCT患者群体（年龄、诊断和人数）	供者来源	预处理方案	GVHD发生率	EFS/RFS/复发率	DFS/OS	评论
Ribera et al.[21]	年龄范围15~60岁 Ph阴性ALL+HR特征（n=106）	MSD、MUD、CB、单倍体	<55岁且临床状态良好采用基于TBI的MAC >55岁或临床条件差采用含氟达拉滨美法仑的RIC	NR	意向性分析：5年CIR HCT: 40% 化疗: 45%	意向性分析：5年OS HCT: 38%，化疗: 59% (p<0.001)	诱导后持续MRD阳性或需要2个诱导周期才能达到CR的患者分到HCT组；因此，HCT组中有更多高危细胞遗传学或分子学表型（11q23和IETP）的患者
Eapen et al.[22]	18岁以下儿童 孤立BM或合并骨髓复发（n=186）	所有人均接受MSD	TBI+Cy（64%），TBI+其他（18%），美法仑+Cy（18%）	GVHD导致的HCT相关死亡率为1%	8年的二次复发率（早期复发组）伴TBI的HCT: 43% KT伴非TBI: 70% 化疗: 69%	8年的OS 伴TBI的HCT: 44% F1a伴非TBI: 18% 化疗: 32%	与强化诱导化疗相比，HCT并未改善晚期BM或合并复发结果
Eapen et al.[23]	18岁以下儿童 孤立性CNS复发（n=60）	所有人均接受MSD	33%应用TBI为基础的MAC	4例MCI死亡与GVHD有关	2年、5年和8年的二次复发率分别为（早期CNS复发组）KT: 47%, 50%, 50% 化疗: 31%, 40%, 40%	8年OS Ha: 62%, 化疗: 67%	10例非TBI预处理方案的受者中有7例复发，而50例基于TBI方案的受者中有10例复发
Pui et al.[25]	年龄范围0~21岁 亚二倍体ALL（n=42）	MSD（n=11），MUD其余患者的HCT信息不完整	根据整体治疗方案中的规定	NR	4年DFS HCT: 59.8% 化疗: 53% (p=0.47)	5年生存率 HCT: 59% 化疗: 51.5% (p=0.21)	无论亚二倍体亚群（低二倍体或近单倍体）或EOI MRD状态如何，HCT不能改善预后
Fielding et al.[30]	年龄范围15~60岁 Ph阳性ALL（n=83）	MSD（n=45），MUD（n=31），自体（n=7）	TBI 1320 cGy 依托泊苷	任何aGVFID MSD: 64%（3~4级占13%）MUD: 48%（3~4级占6%）	5年FtES HCT: MSD 57%, MUD 66% 自体: 44% 化疗: 10%	5年OS HCT: MSD 44%，MUD 36% 自体29%，化疗19%	这项研究是在前TKI时代进行的

参考文献	HCT患者群体(年龄、诊断和人数)	供者来源	预处理方案	GVHD发生率	EFS/RFS/复发率	DFS/OS	评论
Jabbour et al.[26]	成人(39~61岁) Ph阴性ALL(P190占74%, P210占25%)(n=15)	MSD(n=8), MUD(n=5), 单倍体(n=2)	NR	NR	文章发表时, 15例HCT患者有11例存活, 1例死于疾病复发, 3例死于HCT相关并发症	3年OS HCT组: 70%, 化疗组: 87% (p=0.32)	通过新一代TKI联合化疗在3月内获得CMR的成人Ph阳性ALL患者, HCT可能被省略
Schultz et al.[37]	年龄范围1~21岁 Ph阳性ALL(n=34)	MSD(n=21), MUD(n=13)	TBI(1200 cGy), 依托泊苷, 环磷酰胺	NR	强化诱导化疗的5年EFS为71%, MSD的5年EFS为64%, MUD为63% (p=0.77)	强化诱导化疗的5年DFS为70%, MSD的5年DFS为65%, MUD为59% (p=0.60)	强化诱导化疗联合TKI提高儿童Ph+ALL生存, 异基因HCT为非必需。
Slayton et al.[38]	年龄范围1.5~27.6岁 Ph阳性ALL(n=19)	MSD(n=11), MUD(n=8)	TBI 1200 cGy/塞替派(10 mg/kg)/Cy(120 mg/kg)	NR	5年EFS: 化疗组为60%, HCT组为61%(HR组63%和SR组76%)	5年OS: 化疗组88%, HCT组83%	接受HCT治疗的一半患者为基于MRD的HR
Tanguy Schmidt et al.[39]	年龄范围16~59岁 Ph阳性ALL(n=45)	MSD(n=15), MUD(n=9), 自体(n=10)	TBI 1200 cGy+Cy(120 mg/kg)	NR	4年复发率 HCT组: MSD 27%, MUD 11% 自体组: 50% 未移植组: 39%	4年OS: Ha组: MSD 76%, MUD 11%, 自体 80% 未HCT组: 33% 4年DFS Ha组: MSD 71%, MUD 11%, 自体 50% 未HCT组: 33%	Ph阳性ALL一般不推荐自体移植

续表

参考文献	HCT患者群体（年龄、诊断和人数）	供者来源	预处理方案	GVHD发生率	EFS/RFS/复发率	DFS/OS	评论
Koller et al.[47]	年龄范围17~60岁 CRLF2过表达的Ph阴性ALL（n=20）	MRD 14%, MUD 50%, KMUD 5%, 单倍体36%	RIC: 20%, MAC: TBI为基础15%, 非TBI为基础65%	2~4级aGVHD为25%, cGVHD为23%	2年PFS为45%	2年OS为56%, GRFS为33%, NRM为21%	HCT时MRD阴性患者的2年PFS为67%, HCT时MRD阳性患者的2年PFS为0%
Roberts et al.[48]	儿童（1~18岁）Ph阴性ALL高危（EOI MRD?21%）（n=6）（整体治疗XV研究）	MSD, MUD, MMRD	大多数患者接受TBI为基础的MAC	所有队列的累积发病率为5.5%（n=37）	整体治疗XV研究的5年CUR（所有患者n=37）为17.5%	文章发表时，5例患者仍存活并处于CR状态（随访5+年），1例患者在HCT后0.7年死于呼吸衰竭	Ph阴性ALL和流式细胞术检测出高（21%）EOI MRD的儿童患者，可从异基因HCT中获益
Bond et al.[53]	成人T-ALL 非ETP T-ALL（n=47），ETP T-ALL（n=23）	非ETP: MSD 40.4%, MUD 40.4%, MMUD 12.8%, CB 6.4%, ETP: MSD 56.5%, MUD 21.7%, MMUD 17.4%, CB 4.3%	非ETP: RIC 2.1%, MAC 97.9%; ETP: RIC 4.3%, MAC 95.7%	NR	5年CIR: 非ETP: Ha组: 20.9%, 非Ha组: 44.94% (p=0.03); ETP: Ha组: 26.1%, 非HCT组: 53.3% (p=0.04)	5年OS: 非ETP: Ha vs. 非Ha: HR 0.7 (r0.3); ETP: HCT vs. 非Ha: HR 0.36 (p=0.07)	大部分ETP ALL可从异基因HCT中获益
Schrappe et al.[55]	1~18岁儿童T-ALL MRD-HR组行HCT（n=55），非MRD-HR组行HCT（n=31）	MSD, MUD, MMUD	大多数患者接受了TBI为基础的MAC	NR	复发率: HCT组: MRD-HR: 23%, 非MRD-HR: 13%, 非HCT: 55%	MRD-HR组的7年EFS为40.5%	19例ETP-ALL, 其中14例为MRD-HR组（在第33天和78天能检测到残留病）

aGVHD: 急性移植物抗宿主病; ALL: 急性淋巴细胞白血病; BM: 骨髓; cGVHD: 慢性移植物抗宿主病; CIR: 累积复发率; CMR: 完全分子学反应; CNS: 中枢神经系统; CR: 完全缓解; Cy: 环磷酰胺; DFS: 无病生存率; EFS: 无事件生存率; EOI: 诱导结束; ETP: 早期前体T细胞; GRFS: 无移植物抗宿主病无复发生存率; GVHD: 移植物抗宿主病; HR: 高风险; HCT: 造血干细胞移植; kg: 千克; MAC: 清髓性预处理; mg: 毫克; MMRD: 不匹配的相关供者; MRD: 微量残留病; MSD: 全相合同胞供者; MUD: 全相合无血缘供者; NR: 未报告; NRM: 非复发死亡率; OS: 总生存期; PFS: 无进展生存期; Ph: 费城染色体; RFS: 无复发生存率; RIC: 减低强度方案; SR: 标准风险; TBI: 全身放射治疗; TKI: 酪氨酸激酶抑制剂; CB: 脐血。

二、急性淋巴细胞白血病在标准化疗后行异基因造血干细胞移植

（一）Ph阴性急性B淋巴细胞白血病

ASTCT和EBMT最近发表了ALL儿童患者和成年患者造血干细胞移植适应证的指南和立场声明[19-20]。这些指南基于多项前瞻性和回顾性研究的已发表数据，指出清髓性（优选基于TBI）异基因（非自体；优选HLA匹配的MSD或MUD）

造血干细胞移植对所有危险度分组的第一次完全缓解ALL成年患者（<35岁）是一种适当的强化治疗方式，并适用于高复发风险特征的ALL成年患者（表15-1和表15-3）。然而，并非所有研究都支持这些指南。例如，最近大部分报告表明，无论是否存在其他高危因素，接受强化儿童样化疗方案治疗且微量残留病阴性的第一次完全缓解成年患者可以不进行造血干细胞移植[19]。PETHEMA组最近的研究结果显示，不做异基因

表15-3　异基因造血干细胞移植治疗儿童和成人急性淋巴细胞白血病的指征

ALL亚型		成人	儿童
费城染色体阴性的B-ALL	CR1	高危 MRD阳性（EOI）标危	初治诱导失败 伴有KMT2A基因重排的幼儿（<3个月或<6个月且WBC>300 000） 巩固后MRD阳性（9~12周，任何年龄） EOI后MRD阳性和低亚二倍体（<44个染色体）和TP53突变？MRD程度？
	CR2	不考虑风险分层的所有亚组	治疗4~8周后，早期骨髓或联合（<36个月）或孤立的髓外（<18个月）复发或晚期复发，持续EM或MRD阳性
	CR3	所有患者	所有患者
费城染色体样B-ALL	CR1	持续MRD和（或）Ph样基因改变（CRLF2、IKZF1或JAK2） 现代免疫疗法（贝林妥欧单抗和CAR-T）的可用性可能有利于伴有合并症的老年患者和缺乏MSD和MUD患者的继续化疗	EOI后持续高MRD的高危患者可能需要考虑MSD的HCT 现代免疫疗法（贝林妥欧单抗和CAR-T细胞）的可及性可能有利于伴有合并症和缺乏MSD和MUD患者的继续化疗
	CR2	所有患者	所有患者
	CR3	所有患者	所有患者
费城染色体阳性的B-ALL	CR1	诊断后3个月内应用任何TKI未达CMR 一、二代TKI的既往治疗	化疗11周+TKI（~2个周期）诱导后MRD阳性的慢反应者（>0.05%） IKZF1缺失？
	CR2	所有患者	所有患者
	CR3	所有患者	所有患者
所有B-ALL亚型	CAR后CR	建议所有之前未接受过移植的患者使用。HCT的时间取决于CAR/临床试验的类型 之前接受过移植患者的HCT取决于供者的可及性和合并症	
T-ALL	CR1	高危分子学特征〔无NOTCHI/FUW7突变和（或）N/K-RAS突变和（或）PTEN基因改变〕 早期前体T细胞 MRD阳性（EOI）标危组	>16岁伴EOI后高MRD和巩固后MRD>0.1% <16岁在诱导治疗结束（第29天）后高MRD且巩固后获得MRD阴性，HCT？
	CR2	所有患者	所有患者
	CR3	所有患者	所有患者

ALL：急性淋巴细胞白血病；CAR：嵌合抗原受体；CMR：完全分子学缓解；CR：完全缓解；EM：髓外；EOI：诱导结束；HCT：造血干细胞移植；MRD：微量残留病；MSD：全相合同胞供者；MUD：全相合无血缘供者；Ph：费城；TKI：酪氨酸激酶抑制剂；WBC：白细胞计数。

造血干细胞移植不影响60岁以上高危Ph阴性ALL患者的结局，通过8色流式细胞术检测，这些患者在诱导和巩固后可获得足够的微量残留病反应（<0.1%和<0.01%）[21]。在儿童Ph阴性ALL患者中，异基因造血干细胞移植适用于初始诱导失败随后达第一次完全缓解、早期骨髓复发（诊断后36个月内）或早期孤立性中枢神经系统复发（诊断后18个月内）后达第二次完全缓解[22-23]、第三次完全缓解及以上的患者（表15-3）[24]。一项大型多国回顾性研究收集了1997—2013年治疗的306名亚二倍体ALL儿童患者的数据，造血干细胞移植组的4年DFS和OS分别为59.8%和68.9%，而强化诱导化疗组为53%和57.7%（P分别为0.47和0.21）[25]。另一项回顾性研究分析了登记在不同儿童肿瘤协作组试验的亚二倍体B-ALL儿童患者和B-ALL年轻成年患者的结果，发现第一次完全缓解后进行造血干细胞移植并没有明显改善其预后。造血干细胞移植组的5年EFS和OS分别为57.4%和66.2%，未移植组为47.8%和53.8%（P分别为0.49和0.34）。诱导结束时微量残留病≥0.01%的患者，其5年EFS和OS分别为26.7%和29.3%，且造血干细胞移植对其结果无显著影响[26]。不管诱导结束后微量残留病状态或者NCI的危险度分层如何，造血干细胞移植对亚二倍体ALL儿童患者的结果无显著益处。造血干细胞移植在婴儿ALL中的作用尚不明确。儿童肿瘤协作组[27]对造血干细胞移植将改善KMT2A重排这一高危组婴儿ALL预后假设进行了检验，数据分析显示，造血干细胞移植组的5年EFS率为48.8%，而强化诱导化疗组为48.7%（$p=0.60$），他们得出的结论是，造血干细胞移植不常规应用于婴儿ALL的巩固。该研究需要注意的是，造血干细胞移植组包括中危［KMT2A重排，年龄>3个月，白细胞（WBC）<300 000/μL，巩固后微量残留病阴性］和高危［年龄<3个月伴任何WBC数，或年龄<6个月伴WBC≥300 000/μL的KMT2A重排；或者巩固化疗后微量残留病阳性（无论年龄或WBC数如何）］婴儿，这可能会削弱造血干细胞移植对高危亚组的影响。Interfant-99研究结果报告了KMT2A重排ALL和高危特征婴儿（年龄<6个

月，在诱导第8天对类固醇反应不佳或WBC≥300 000/μL）的预后改善[28]。与仅化疗相比，造血干细胞移植有更显著的4年DFS和OS（分别为59%和22.2%，$p=0.01$；66%和19.3%，$p=0.001$）。如前所述，目前国家癌症综合网络指南[29]建议对高危的第一次完全缓解婴儿进行造血干细胞移植。

Ph 阴性 B-ALL 儿童和成人异基因造血干细胞移植适应证

- 诱导治疗后持续MRD阳性的患者应考虑异基因造血干细胞移植。
- 在获得CR1伴MRD阴性、无高危因素且采用儿童样方案的ALL年轻（<35岁）患者中，异基因造血干细胞移植可能会被忽略。
- 大多数CR1的ALL患儿可以不通过异基因造血干细胞移植治愈。
- 异基因造血干细胞移植适用于CR2及以上的ALL成年患者。然而，CR2的ALL儿童患者没有高危细胞遗传学或分子学特征，并且无早期孤立的骨髓或中枢神经系统复发，可以不进行HCT。
- 对于婴儿和具有高危特征的ALL（KMT2A重排，年龄<3个月，WBC>300 000/μL或巩固后持续MRD阳性）应考虑HCT。

B-ALL：急性B淋巴细胞白血病；CR：完全缓解；MRD：微量残留病；WBC：白细胞。

（二）Ph阳性急性B淋巴细胞白血病

酪氨酸激酶抑制剂出现之前，国际ALL试验MRC UKALLⅫ/ECOG 2993显示，在267例成人Ph阳性ALL患者中，异基因造血干细胞移植优于化疗（匹配的同胞异基因造血干细胞移植后5年OS为44%，MUD-HCT后为36%，仅化疗后为19%）[30]。通过强效酪氨酸激酶抑制剂对BCR-ABL1靶向治疗的引入，可显著改善成人和儿童Ph阳性ALL患者的预后[31]。这些治疗使许多患者获得完全缓解，并通过高剂量放化疗和造血干细胞移植行缓解后巩固，认为这是标准治疗[32]。然而，即使没有进行造血干细胞移植，化疗和酪氨酸激酶抑制

剂（特别是新一代酪氨酸激酶抑制剂）联合应用也可获得持久的无复发生存，尤其是在老年患者中[33-35]。这对广泛建议所有Ph阳性ALL患者行造血干细胞移植提出了质疑。Jabbour等报告了新一代酪氨酸激酶抑制剂——普纳替尼联合化疗对Ph阳性ALL成年患者（≥18岁）的疗效（83%为初治患者，17%接受过1~2个周期的化疗）。通过多参数流式细胞术检测，纳入的所有活动性疾病患者均达到完全缓解，且微量残留病阴性率达99%，3个月时完全分子学反应（CMR）为73%，CMR为通过逆转录酶-定量PCR检测可量化的BCR-ABL1转录本缺失，灵敏度为0.01%，且对长期结果有显著影响[36]。第一次完全缓解后20%的患者进行了造血干细胞移植，接受造血干细胞移植的患者3年OS为70%，而未接受造血干细胞移植的患者为87%（p=0.32）。根据本研究报道的数据，接受化疗联合新一代酪氨酸激酶抑制剂并在3个月时实现CMR的患者可能不需要进行造血干细胞移植。需要更大规模的多中心临床试验来验证这个单中心结果。

儿童肿瘤协作组报告了Ph阳性ALL儿童和青少年患者的长期结果，结论显示异基因造血干细胞移植与酪氨酸激酶抑制剂联合强化诱导化疗相比没有优势。接受化疗联合伊马替尼治疗的患者（n=28）的5年DFS为70%±12%，接受MSD造血干细胞移植治疗的患者（n=21）为65%±11%，接受MUD造血干细胞移植的患者（n=13）为59%±15%（p=0.60）[37]。儿童肿瘤协作组报告的另一项试验证实了大多数第一次完全缓解的儿童Ph阳性ALL无须行造血干细胞移植，并限制了慢反应者（化疗11周后微量残留病阳性）的造血干细胞移植适应证[38]。这项研究也提出了造血干细胞移植在IKZF1缺失的快速反应者中的潜在作用。然而，造血干细胞移植在儿童Ph阳性ALL中的适应证还没有达成共识，它通常适用于对化疗联合酪氨酸激酶抑制剂反应缓慢或第一次完全缓解以上的患者。正在进行的儿童肿瘤协作组3期国际临床试验AALL1631（NCT03007147）正在评估高危Ph阳性ALL患儿造血干细胞移植的应用，纳入患儿为两个周

期诱导化疗结束时微量残留病≥0.05%，Ph阳性ALL通过新一代酪氨酸激酶抑制剂实现持久深度缓解，因此自体移植在Ph阳性ALL中的作用仍在研究中。GRAAPH-2003研究报告了对45名初诊青少年和成年Ph阳性ALL患者的长期随访结果，异基因造血干细胞移植后4年OS为50%（n=24），未行造血干细胞移植的为33%（n=9），自体造血干细胞移植后为80%（n=10，无异基因供者或55岁以上的患者，包括7例CMR）[39]。CALGB研究10001（联盟）报告了接受自体造血干细胞移植（n=19）和接受异基因造血干细胞移植（n=15）的Ph阳性ALL成年患者具有相似的OS（中位6.0年 vs. 未达到）和DFS（中位3.5年 vs. 4.1年）[40]。10例患者复发，其中自体造血干细胞移植组8例，异基因造血干细胞移植组2例，两种造血干细胞移植模式之间的复发率没有统计学差异（p=0.1285）。根据ASTCT最近的指南，通常不建议Ph阳性ALL成年患者和儿童患者行自体造血干细胞移植。综上，基于目前的报道，异基因造血干细胞移植被推荐用于初代酪氨酸激酶抑制剂治疗的第一次完全缓解成年患者，而不适用于接受第三代酪氨酸激酶抑制剂治疗并在3个月内实现CMR的患者。造血干细胞移植也被推荐用于反应缓慢的Ph阳性ALL患儿（任何一代酪氨酸激酶抑制剂治疗11周后微量残留病阳性）（表15-3）。

Ph 阳性 B-ALL 儿童患者和成年患者的异基因造血干细胞移植适应证

◆ Ph阳性ALL成年患者前3个月实现完全分子学缓解的CR1，并接受了新一代酪氨酸激酶抑制剂的治疗，异基因造血干细胞移植可能被忽略。

◆ 儿童肿瘤协作组进行的一项临床试验正在评估异基因造血干细胞移植在儿童Ph阳性ALL患者中的作用，纳入两个周期的诱导化疗后仍持续MRD阳性的患儿（流式细胞术＞0.05%）。

B-ALL：急性B淋巴细胞白血病；CR1：第一次完全缓解；MRD：微量残留病。

（三）Ph样急性B淋巴细胞白血病

Ph样B-ALL最近被确定为儿童和年轻人B-ALL中的一种非常高危的亚型[41-42]，占该年龄组B-ALL的15%～25%。据报道，成人的发病率较高（33.1%）[8]。Ph样白血病克隆基因异常高度多样化，导致细胞因子受体增加和酪氨酸激酶信号激活（例如，CRLF2重排、JAK激酶突变、IKZF1改变）。Ph样和BCR-ABL1样ALL的定义因组而异。儿童肿瘤协作组和Saint Jude儿童研究医院使用微阵列预测分析（RNAseq）和低密度微阵列卡来定义Ph阳性ALL[43]。尽管进行了危险度适应治疗，这种亚型与更高风险的持续微量残留病阳性、复发和较差的生存结局相关[8, 44-45]。关于Ph样B-ALL患者移植结果的数据很少，因此，EBMT和ASTCT没有明确指出Ph样B-ALL患者在第一次完全缓解后可进行造血干细胞移植。据报道，高危细胞遗传学特征并不会影响接受异基因造血干细胞移植的ALL成年患者预后[46]，这是否也适用于Ph阳性ALL仍未得到解决。在最近一项单中心回顾性研究中[47]，CRLF2过表达ALL患者接受异基因造血干细胞移植的2年OS（通过6色流式细胞仪检测，65%的患者微量残留病阴性）为56%，而仅接受化疗的历史对照组结局更差（5年OS<20%）[8]。需要前瞻性研究来评估造血干细胞移植与仅化疗在Ph阳性ALL中的作用。

据报道，强化治疗可改善Ph阳性ALL和持续微量残留病阳性患儿的预后。在整体治疗XV的研究中[48]，高危Ph阳性ALL（诱导后高微量残留病，n=6）儿童患者接受了异基因造血干细胞移植，除1例死于呼吸衰竭外，其余患儿均处于缓解期。目前建议Ph样B-ALL患者在第一次完全缓解后进行异基因造血干细胞移植，这些患者在诱导后具有流式细胞术和（或）Ph样基因改变（CRLF2、IKZF1或JAK2重排）定义的持续微量残留病阳性[49]。这一建议在Ph阳性ALL的儿童患者中是有争议的，他们的微量残留病延迟清除，并在巩固后达到微量残留病阴性。现代免疫疗法（如贝林妥欧单抗和CAR-T细胞疗法）的应用可以有效地挽救疾病复发的患者，可能在没有造血干细胞移植的情况下有利于继续进行更强的化疗方案，尤其是在有合并症的老年患者和缺乏匹配的同胞或无血缘供者的患者中。

Ph 样 B-ALL 儿童患者和成年患者的异基因造血干细胞移植适应证

- Ph样B-ALL在成年患者和儿童患者中是一种非常高危的亚型。
- EBMT和ASTCT指南对Ph阳性ALL患者CR1后行HCT没有明确的适应证。
- 诱导结束时的疾病反应［通过多参数流式细胞术和（或）Ph样基因改变（CRLF2、IKZF1或JAK2重排）进行MRD评估］是影响CR1后何时进行HCT的最重要因素。
- 持续MRD阳性的患者应考虑移植。在诱导后MRD阴性的成年患者中，移植可能仍然是有益的，特别是在那些有MSD和（或）MUD的成年患者中。
- 在治疗10～12周后达到MRD阴性疾病状态（通过流式细胞术和Ph样基因的改变阴性）的年轻患者可继续强化诱导化疗，尤其是在目前存在有效挽救性免疫疗法（如CAR-T细胞和贝林妥欧单抗）时代。

ASTCT：美国移植和细胞治疗协会；B-ALL：急性B淋巴细胞白血病；CR1：第一次完全缓解；EBMT：欧洲血液与骨髓移植学会；MRD：微量残留病。

（四）急性T淋巴细胞白血病

T-ALL是成人和儿童的一种高危亚型，约占所有ALL病例的20%。与B-ALL相比，T-ALL患者常伴有纵隔肿块、中枢神经系统受累发生率更高（9.6% vs. 4.4%，p≤0.001）[50]、白细胞增多、髓外受累和复发，这些均与预后不良相关。通过强化诱导化疗，特别是在年轻人中应用儿童样强化方案并加入大剂量MTX，完全缓解率可提高到85%～90%，OS达60%～70%。在高危和复发的T-ALL患者中，靶向化疗和缓解后行造血干细胞移植巩固也显著提高了其长期生存率[51]。在大型随机前瞻性试验UKALL XⅡ/ECOG 2993中，第一次完全缓解后接受MSD异基因移植的T-ALL成年患者因其复发风险低，5年OS高于未接受造血干细胞移植的患者（25% *vs.* 51%，*p*=0.001）[52]。在这项研究中，仅接受化疗的患者和接受自体造血干细胞移植患者之间没有差异。

欧洲成人急性淋巴细胞白血病工作组和EBMT急性淋巴细胞白血病工作组最近的一份立场声明建议使用基于治疗反应的危险度分层和强化治疗[19]。笔者确定了一种高危分子亚型：没有NOTCH1/FBXW7突变和（或）N/K-RAS突变和（或）PTEN基因改变，具有上述特征的患者及复杂核型（≥5异常）的患者，应考虑在第一次完全缓解后进行异基因造血干细胞移植[19]。

T-ALL的另一个高危亚型是早期前体T细胞ALL。与其他类型的T-ALL相比，早期前体T细胞ALL具有更高的原发耐药风险，且与更高的诱导后持续微量残留病阳性发生率相关。成人急性淋巴细胞白血病研究组于2003年和2005年对213名接受治疗的T-ALL成年患者进行分析，包括47例早期前体T细胞ALL患者，其中87%的患者具有早期化疗耐药性，而非早期前体T细胞ALL为33.7%（*p*<0.001）；71.4%的患者在诱导治疗结束时微量残留病阳性，而非早期前体T细胞ALL为20.9%（*p*<0.001）[53]。早期前体T细胞ALL和非早期前体T细胞ALL组之间的生存结局没有显著差异，5年OS分别为59.6%和66.5%（*p*=0.33），5年EFS分别为51.1%和58.1%（*p*=0.17）。异基因造血干细胞移植是改变早期前体T细胞ALL队列结果的因素。与非早期前体T细胞ALL队列相比，更多早期前体T细胞ALL患者接受了异基因造血干细胞移植（28.3% *vs.* 48.9%，*p*=0.008）。笔者得出结论，在第一次完全缓解后进行异基因造血干细胞移植可使早期前体T细胞ALL患者生存获益，并消除其对化疗耐药的负性影响[53]。

诱导后高微量残留病（尤其是>16岁的患者）和巩固后微量残留病阳性（>0.1%）的儿童T-ALL患者，强烈建议造血干细胞移植作为其最佳选择。然而，对于诱导后高微量残留病但在巩固后微量残留病转阴的年轻患者（<16岁），移植决定存在争议[54-56]。

复发T-ALL的预后非常差，长期生存率<10%[57]。Gokbuget等报道了一项单用奈拉滨治疗成人复发T-ALL的单臂2期研究，36%的患者在1~3个周期后获得完全缓解，80%的患者进行了造血干细胞移植（大多数患者接受了TBI为基础的清髓性方案），其OS为31%，而完全缓解后未行造血干细胞移植患者的OS为0%，造血干细胞移植后3年无复发生存率为37%[58]。

儿童和成人 T-ALL 的异基因造血干细胞移植适应证

- 异基因造血干细胞移植适用于具有高危分子学特征、早期前体T细胞免疫表型或诱导后持续微量残留病阳性的成人T-ALL患者。
- 儿童T-ALL的早期前体T细胞免疫表型缺乏意义（对OS没有影响）。
- 异基因造血干细胞移植适用于巩固后持续微量残留病阳性的大龄儿童（>16岁）。

T-ALL：急性T淋巴细胞白血病。

三、急性淋巴细胞白血病的造血干细胞移植预处理策略

ALL中造血干细胞移植预处理方案的选择基于多种因素，包括ALL亚型、髓外疾病、造血干细胞移植前本病状态、先前存在的合并症（如年龄和器官功能）、供者类型、干细胞来源和临床试验的可及性。方案可以从全强度MAC方案到RIC/NMA方案。虽然MAC方案更适合这种强化治疗的患者，但在老年患者和有合并症及严重器官功能障碍的患者中，它可能与更高的TRM相关。CIBMTR回顾性分析了2005—2014年接受MAC（基于TBI或Bu）的成人（18~60岁）ALL患者（83%为B-ALL），Bu组的中位随访时间为3.6年，TBI组为5.3年，校正的3年结果显示，Bu组与TBI组的TRM、无复发生存率、DFS和OS分别为19% *vs.* 25%（*p*=0.04）、37% *vs.* 28%（*p*=0.007）、45% *vs.* 48%（*p*=0.35）和57% *vs.* 53%（*p*=0.35）[59]。在另一项针对Ph阴性ALL（包

括约20%的T-ALL）的青少年和成人（≥16岁）的回顾性研究（CIBMTR数据分析）中，RIC后的复发率略高（35% vs. 26%，p=0.08），但校正年龄的3年OS相似（38% vs. 43%，p=0.39）[60]。CIBMTR的另一项回顾性数据分析了造血干细胞移植前应用RIC的ALL儿童患者（n=38，造血干细胞移植前本病第一次完全缓解占13%，第二次完全缓解占60%，活动性状态占22%），3年的TRM、复发率和DFS分别为32%、37%和30%[61]。

　　为了降低TRM，对于老年Ph阳性B-ALL患者和无法耐受标准清髓（基于Bu或TBI）预处理（MAC）方案的患者，RIC方案是其有效的替代方案。EBMT的一份初步报告显示，成人B-ALL（约50%为Ph阳性ALL）应用RIC方案与造血干细胞移植后2年的复发率相关（47%），而MAC组的2年复发率为31%（p≤0.001）[62]。然而，最近CIBMTR回顾性分析了接受酪氨酸激酶抑制剂治疗且造血干细胞移植前微量残留病阴性（通过荧光原位杂交或PCR检测BCR-ABL）的成人Ph阳性ALL患者，接受RIC的3年复发率为17%，而MAC组为20%[63]。有趣的是，RIC较MAC有更好的OS（55% vs. 33%，p=0.042）。一项单中心研究经验性比较了89例第一次完全缓解伴微量残留病阴性的成人ALL接受MAC或RIC后进行造血干细胞移植和未进行造血干细胞移植的结果，33例患者接受了MAC（含12例Ph阳性）预处理，17例接受了RIC（含13例Ph阳性）预处理，39例接受了延迟造血干细胞移植（含3例Ph阳性）。MAC、

RIC和延迟造血干细胞移植的3年OS分别为71%、69%和68%，3年EFS分别为65%、54%和28%。与MAC组相比，延迟造血干细胞移植和RIC组的3年累积复发率显著升高（10% vs. 72%和40%，p=0.04）[64]。

　　老年ALL患者预后不良，可能受益于RIC造血干细胞移植。一项回顾性研究评估了45岁以上的ALL患者接受MAC（n=449）或RIC（n=127）治疗后进行MSD异基因造血干细胞移植的结果，中位随访16个月，MAC组的累积NRM为29%，RIC组为21%（p=0.03），MAC组复发率为31%，RIC组为47%（p≤0.001），MAC组和RIC组2年LFS无显著差异（38% vs. 32%，p=0.07）[62]。CIBMTR多变量分析报告了类似的结果，比较了Ph阴性ALL患者RIC（n=93，T-ALL占20%，年龄>16岁）和MAC（n=1428，T-ALL占21%）的TRM或复发风险没有显著差异（p=0.92，p=0.14）[60]。在一项Ⅱ期多中心临床试验中，NMA方案（Flu和2 Gy TBI）在老年ALL患者（>50岁）（如果为高危ALL且存在合并症，则将年轻患者包括在内）（n=51，其中25例Ph阳性，6例有MAC造血干细胞移植病史；32例第一次完全缓解患者，18例达第一次完全缓解以上和1例在造血干细胞移植时有活动性疾病）中进行异基因造血干细胞移植，3年OS、复发率和NRM分别为34%、40%和28%[65]。表15-4列出了正在进行的针对儿童和成人ALL患者的移植前、移植期间和移植后干预措施的主要临床试验。

表15-4　正在进行的针对ALL儿童患者和成年患者的移植前、移植期间和移植后干预措施的主要临床试验

临床研究号		年龄	分期
NCT03509961	EndRAD试验：取消对于二代测序MRD阴性的儿童、青少年和年轻B-ALL患者的TBI	1~25	Ⅱ期
NCT02646839	在ALL/AML/MDS患者中，KIR有利错配的单倍体移植和KIR多态性儿童异基因造血干细胞移植	0~21	Ⅱ期
NCT03876769	tisagenlecleucel治疗HR B-ALL EOC MRD阳性患者的疗效和安全性研究（CASSIOPEIA）	1~25	Ⅱ期
NCT03104491	ALL移植后奥加伊妥珠单抗的使用	16~75	Ⅰ/Ⅱ期
NCT01949129	异基因造血干细胞移植治疗儿童和青少年ALL	0~18	Ⅱ/Ⅲ期
NCT03622788	细胞因子处理的否决细胞治疗干细胞移植后血液恶性肿瘤	12~70	Ⅰ/Ⅱ期
NCT03624530	移植后预防性TICI治疗对移植前MRD阳性的Ph阳性ALL患者的影响	14~65	Ⅱ/Ⅲ期
NCT03821610	在完全缓解的成年ALL（ALL-RIC）患者中，降低剂量TBI和低强度环磷酰胺+氟达拉滨+美法仑预处理方案的比较	40~70	Ⅱ期
NCT03286114	帕博利珠单抗通过阻断免疫检查点增强移植物抗白血病作用	≥18	Ⅰb期

续表

临床研究号		年龄	分期
NCT03982992	异基因供者淋巴细胞输注联合贝林妥欧单抗（DLI-TARGET）	≥18	Ⅱ期
NCT01760655	供者干细胞移植前的RIC方案治疗高危血液系统恶性肿瘤	≥18	Ⅱ期
NCT03856216	奥加伊妥珠单抗和化疗治疗接受干细胞移植后的白血病或淋巴瘤	18～70	Ⅱ期
NCT03434730	Tocilizumab预防脐血移植后移植物抗宿主病	18～65	Ⅱ期
NCT04128501	Venetoclax联合阿扎胞苷在治疗移植后的AML、T-ALL和急性混合细胞白血病的Ⅱ期研究	18～75	Ⅱ期
NCT02807883	异基因造血干细胞移植后ALL患者贝林妥欧单抗的维持治疗	1～70	Ⅱ期

ALL：急性淋巴细胞白血病；AML：急性髓系白血病；MDS：骨髓增生异常综合征；MRD：微量残留病；RIC：减低强度预处理。

异基因造血干细胞移植预处理方案在儿童和成人 ALL 中的应用策略

◆ 建议无明显合并症的年轻患者（包括成人和儿童）采用以TBI为基础的MAC方案。

◆ 对于老年ALL患者和不能耐受完全MAC的存在合并症的患者，RIC甚至NMA方案是其有效的选择。

ALL：急性淋巴细胞白血病；MAC：清髓性预处理方案。

四、急性淋巴细胞白血病靶向细胞治疗后的造血干细胞移植

FDA最近批准了第二代自体CD19 CAR-T细胞治疗tisagenlecleucel用于儿童和年轻人（<25岁）的复发或难治性B-ALL，改变了该病的治疗前景。最初报道在预后差的患者中的缓解率非常高，然而，随着随访时间延长，由于CAR-T细胞消失或CD19阴性复发，发现大约一半的患者疾病进展。因此，CAR-T细胞疗法是否可以作为其治愈方法或移植前桥接治疗存在争议。CAR-T细胞治疗后桥接造血干细胞移植在不同试验中差异很大，从10%到78%不等，但未行造血干细胞移植的患者的复发率常高于行造血干细胞移植的患者[66]。CAR-T细胞治疗后是否行造血干细胞移植，可能受CAR-T细胞构建中的共刺激分子（CD28 vs. CD137或4-1BB）的影响。与CD137相比，CD28的CAR-T细胞的持久性可能更短，因此，一些研究人员建议，一旦CD28 CAR-T细胞治疗后病情缓解即可行造血干细胞移植。而其他人员建议无

论CAR-T细胞如何构建，所有患者均行造血干细胞移植。在最近的一份报告中，成年ALL患者在CAR-T细胞治疗后行异基因造血干细胞移植，100天和1年的无复发死亡率分别为16%和21%[67]。因此，笔者建议对CAR-T细胞治疗后完全缓解伴微量残留病阴性且既往无造血干细胞移植病史的患者行造血干细胞移植。在PLAT-2试验中，SCRI-CAR19v1治疗后的长期随访中报告了类似的结果趋势[68]。总之，在仔细评估个体的基础上，包括移植前合并症指数、供者可用性和疾病状态，可考虑CAR-T细胞治疗后行造血干细胞移植。

儿童和成人 ALL 患者在细胞治疗后的异基因造血干细胞移植考虑因素

◆ 对于在CAR-T细胞治疗后达到CR的患者（儿童和成人），且未接受过HCT并具有良好身体状态和器官功能的患者，应强烈考虑HCT以维持病情缓解。

◆ 对于CAR-T细胞治疗前接受过HCT（第二次或后续HCT）的患者，CAR-T细胞治疗后行HCT缓解巩固的决定取决于供者的可用性和先前存在的合并症。

ALL：急性淋巴细胞白血病；CAR：嵌合抗原受体；CR：完全缓解。

五、急性淋巴细胞白血病造血干细胞移植的供者选择

（一）无关脐血移植

一项回顾性多中心研究比较了儿童急性白血病（74% ALL）无关脐血移植和无关骨髓移植的

结果，两组的2年EFS分别为31%和43%，2年OS分别为35%和49%[69]。脐血移植组患者移植后100天的无复发死亡率较高（$p<0.01$），急性移植物抗宿主病的发生率较低（$p<0.001$）[69]。与MUD造血干细胞移植和HLA MMUD造血干细胞移植相比，脐血移植在移植前微量残留病阳性患者中具有良好的OS和较低的复发风险（4年OS分别为71%、63%和49%；复发率为15%、24%和25%；NRM为18%、17%和28%）[70]。微量残留病阳性患者接受脐血移植的总体死亡率和白血病复发风险显著降低。在另一项匹配的队列分析中，比较了急性白血病患者（约1/3为ALL）完全缓解后接受脐血移植、MUD造血干细胞移植或MMUD HCT，三组的2年累积复发率分别为3.2%、25.8%和23%[71]，三组的NRM相似。脐血移植组的急性移植物抗宿主病的发生率较高，而慢性移植物抗宿主病的发生率较低。在一项随机开放3期临床试验中，对患有血液恶性肿瘤的儿童和青少年（ALL占52%，33%的患者达第一次完全缓解）进行了单份脐血移植和双份脐血移植研究[72]，在接受双份和单份脐血移植的患者中，OS分别为65%和73%（$p=0.17$），DFS分别为64%和70%（$p=0.11$）。接受双份脐血移植患者的Ⅲ～Ⅳ级急性移植物抗宿主病的发生率较高（23% vs. 13%，$p=0.02$），而慢性移植物抗宿主病的发生率没有差异。

（二）半相合移植

在缺乏MSD或MUD的患者中，不匹配的单倍体造血干细胞移植已成为一种可替代的供者来源。PTCy预防移植物抗宿主病的策略在ALL患者中显示出良好的结果。最近的一项分析比较了成人ALL患者的脐血移植（包括单份和双份脐血移植）和包含T细胞的单倍体造血干细胞移植（包括几种不同的移植物抗宿主病预防方案的应用），结果显示5年的复发率、NRM和LFS没有差异，需要注意的是，接受单倍体造血干细胞移植的患者存在更高比例的疾病进展状态（48% vs. 34%，$p=0.02$）和不良的细胞遗传学特征（26% vs. 14%，$p=0.03$）[73]。最近一项多中心分析结果显示，接受单倍体造血干细胞移植和PTCy的ALL

成年患者（T-ALL占20%），1年复发率、NRM和DFS分别为21%、32%和51%[74]。移植前第一次完全缓解患者（29%）具有更好的3年DFS结果，但其差异无统计学意义（$p=0.82$）。最近一项系统回顾和荟萃分析对比了ALL成年患者的单倍体和MUD造血干细胞移植，结果显示OS没有差异，有趣的是，接受单倍体造血干细胞移植的NRM和所有类型移植物抗宿主病的发生率均较低[75]。与MUD和MMUD HCT相比，接受单倍体造血干细胞移植和PTCy的ALL儿童患者也有类似的结果，复发率分别为33%、15%和26%，5年OS分别为75%、71%和72%[76]。一项单中心回顾性分析显示，与MSD和MUD造血干细胞移植相比，ALL儿童患者接受去T细胞单倍体造血干细胞移植（不含PTCy）的预后更差[77]，在接受去T细胞单倍体、MSD和MUD造血干细胞移植的患者中，复发率分别为47%、20%和24%，3年EFS分别为35%、63%和58%。EBMT急性白血病工作组最近的一份报告分析了122例T-ALL成年患者的结果，他们接受单倍体造血干细胞移植和PTCy，中位随访23个月[78]，复发率、NRM、LFS、OS，以及2年无移植物抗宿主病/无复发存活率分别为45%、21%、34%、42%和27%[78]。移植时的疾病状态是影响LFS和OS的唯一因素，而不是其他因素，如预处理方案类型，第一次完全缓解患者的预后最好（LFS为49%，OS为55%）。最近CIBMTR分析了来自79个中心的数据，比较了PTCy的单倍体造血干细胞移植与MSD造血干细胞移植、MUD造血干细胞移植和脐血移植的结果[79]，对于成人ALL，PTCy的单倍体造血干细胞移植优于7/8 HLA相合的MUD和CB HCT，同时与MSD和8/8 HLA相合的MUD造血干细胞移植相当。与MUD造血干细胞移植和脐血移植相比，单倍体造血干细胞移植的急性移植物抗宿主病的发生率较低；与MSD造血干细胞移植和MUD造血干细胞移植相比，单倍体造血干细胞移植的慢性移植物抗宿主病的发生率较低。单倍体MSD造血干细胞移植和MUD造血干细胞移植在OS、LFS和复发率方面无差异。基于这些数据，对于缺乏HLA相合供者的成人ALL患者，单倍体造血干细胞移植（含T细胞）和PTCy

应被强烈推荐为替代供者选择。

儿童和成人 ALL 患者的 HCT 替代供者

◆ 鉴于目前在支持性护理、移植物抗宿主病预防策略和移植物操作方面的进展，HCT替代供者（包括不匹配的单倍体和无关脐血）现在是缺乏MSD ALL或MUD ALL患者的有效选择。在无移植物抗宿主病/无复发生存率方面，它们与MSD和MUD的结果相当。

ALL：急性淋巴细胞白血病；HCT：造血干细胞移植；MSD：全相合同胞供者。

六、结论

在接受异基因造血干细胞移植的ALL儿童中，3年生存率从2001—2005年的50%、2006—2010年的59%、2011—2015年的67%显著提高至2016—2018年的73%。尽管总体结果仍不如ALL儿童患者的结果，但随着时间的推移，异基因造血干细胞移植显著改善了ALL成年患者的结果，2001—2005年、2006—2010年、2011—2015年和2016—2018年的3年生存率分别为34%、42%、54%和61%[80]。其进步主要是选择了更安全的预处理方案、支持治疗的进步［包括移植相关并发症（如肝窦阻塞综合征）的新疗法及抗菌预防措施的完善（如使用来特莫韦预防巨细胞病毒）］、更好的供者和受者选择、更有效的移植物抗宿主病预防、风险分层和疾病监测方法的改良（细胞遗传学和分子表达谱），以及移植后维持和复发的预防。随着更多协作性、前瞻性多中心研究收集更多数据，ALL儿童患者和成年患者的造血干细胞移植适应证将继续完善。围绕ALL儿童患者和成年患者造血干细胞移植前、中和后的问题，正在进行的临床试验的数据将为我们继续努力提高所有ALL患者生存率的实践模式提供信息。

参考文献

第十六章
嵌合抗原受体 T 细胞治疗
急性淋巴细胞白血病

AIMAZ AFROUGH, JIN SEON IM, NITIN JAIN, AND PARTOW KEBRIAEI
译者：周乔依、王迎
中国医学科学院血液病医院

一、介绍

急性淋巴细胞白血病（ALL）是一组具有异质性的血液系统肿瘤。在美国，每年的年龄调整发病率为1.8人/10万人，根据SEER数据库（由NCI监测，流行病学和最终结果数据库）最新的数据[1]，估计每年有5690例新病例和1580例死亡。尽管这种恶性肿瘤的缓解率相当高，甚至可达90%，但复发仍然是治疗该疾病的一个挑战，特别对于成年患者。高危组的长期生存率可能低至20%[2]。然而，FDA最近批准的用于急性B淋巴细胞白血病（B-ALL）患者的免疫治疗极大地改变了B-ALL患者的治疗前景。这些免疫治疗包括靶向CD19的双特异性T细胞衔接器单克隆抗体贝林妥欧单抗[3]、抗CD22的单抗和刺孢霉素偶联而成的奥加伊妥珠单抗[4]，以及靶向CD19的CAR-T细胞治疗[5]等。据报道，与最多仅有30%的患者可达暂时缓解的传统挽救性化疗相比，CAR-T细胞治疗的缓解率高达80%（在意向治疗人群中缓解率为60%）[5-8]。重要的是，CAR-T细胞治疗可达到深度缓解，大多数缓解患者微量残留病阴性。在本章中，首先我们将复习CAR-T细胞治疗基本的生产制备方法和该流程中一些特别的注意事项。然后，我们将回顾FDA目前批准用于治疗B-ALL的两种CAR-T细胞产品——tisagenlecleucel和brexucabtagene autoleucel的数据，以及它们特有的不良反应。最后，我们将通过汇总现有CAR-T细胞研究，总结CAR-T细胞治疗ALL时存在的困难和不足。

二、嵌合抗原受体 T 细胞制备与治疗

CAR-T细胞来自患者（自体）或供者（异体）的CTL，通过设计使其表达可将T细胞重新定向到所选抗原的CAR。这使得CAR-T细胞能够选择性靶向到肿瘤细胞[9]。CAR（现在称为第一代CAR）包括至少一个TCR的胞内信号结构域（TCR；CD3ζ）和一个单链可变区（scFv）[10]。第二代CAR[11-12]在第一代CAR的基础上增加了一个共刺激信号结构域（CD28、4-1BB等）以实现双重信号传递。第三代CAR[13-16]含有两个共刺激信号结构域。通过基因工程，第四代CAR还实现包含可诱导转基因细胞因子表达的第三个刺激信号结构域[17]。到目前为止，FDA批准了两种靶向CD19的第二代CAR-T细胞产品用于B-ALL治疗，这两种产品分别是tisagenlecleucel（商品名为Kymriah）和brexucabtagene autoleucel（商品名为Tecartus）。虽然临床有所进展、制备流程不断改善，但想标准化和简化CAR-T细胞制备流程依然面临许多挑战。一般来说，CAR-T细胞的制备步骤主要包括T细胞采集、富集并进行基因修饰、体外扩增、质量评估、最终输注回患者体内[18]。

CAR-T细胞治疗目前用于疾病活动和之前接受过多种治疗的患者。由于研究表明naïve T细胞的质量和数量随着总化疗周期的增加而降低[19]，一旦考虑对患者进行CAR-T细胞治疗，应立即开始细胞制备[20]。各试验中从之前的治疗结束到开始白细胞单采所需的洗脱期不同。EBMT和ASTCT的共识指南建议根据具体治疗过程制定不同的洗脱时间：异基因造血干细胞移植至少需12周；T细胞杀伤药物或中枢神经系统定向放射治疗需 8周；聚乙二醇–门冬酰胺酶或供者淋巴细胞输注需4周；全身移植物抗宿主病治疗或使用免疫调节药物、长效生长因子或长春新碱需2周；使用短效生长因子需5天；非生理剂量全身性糖皮质激素治疗至少需72小时[20]。

需根据现行的药物生产管理规范（Good Manufacturing Practices，GMP）[21]指南对CAR-T细

第五部分

胞制备环节的各步进行监测以确保质控。生产制备的第一步是通过白细胞单采得到患者（自体）或供者（异体）体内的单个核细胞[22]。对采集的产品进行洗涤和T细胞富集以获得所需的特定T细胞亚群并去除污染物。然后通过多种机制使T细胞活化，例如抗CD3/CD28免疫磁珠[5, 23]、加入重组白细胞介素-2和抗CD3抗体进行培养[24-26]和人工抗原呈递细胞[27-28]等。通过病毒或非病毒载体转导将CAR基因插入T细胞基因组中。尽管非病毒载体最近有所进展，如以质粒为基础传递基因〔"睡美人"（SB）转座系统〕[29-30]等，病毒载体转导依然是最常用的方法。为产生足够的工程T细胞，下一步是通过细胞培养使CAR-T细胞产品增殖以实现良好的体外扩增。最后，洗涤、浓缩CAR-T细胞，并将细胞保存在可输注的细胞介质中待之后使用。在临床使用时解冻细胞产品并给药。

三、嵌合抗原受体T细胞的给药

已有研究表明，T细胞清除可以诱导T细胞稳态增殖[31]，且淋巴细胞减少诱导的T细胞稳态增殖可产生有效的抗肿瘤自体免疫[32]。临床研究中肿瘤特异性T细胞输注前进行淋巴细胞清除可提高CAR-T细胞治疗效率，这可能是由于调节T细胞被清除、抗原呈递细胞活化增强和（或）内源性淋巴细胞库产生的细胞因子减少。T细胞清除使得输注的T细胞更易接触稳态细胞因子并使得输注的T细胞的功能和抗肿瘤效率增加[33-34]。一项在免疫功能正常的B-ALL小鼠模型进行的研究表明随着预处理化疗的增加CAR-T细胞存活时间延长[35]。一项针对已远处转移的黑色素瘤患者的临床试验[36]同样显示，加强细胞输注治疗前的淋巴细胞清除可改善治疗反应。

在数项未进行淋巴细胞清除的早期研究中[37-38]，CAR-T细胞存活时间短、治疗反应欠佳。CTL019治疗复发或难治性B-ALL儿童患者的初期试验[39]中有3名患者因持续性血细胞减少未接受淋巴细胞清除化疗。尽管一开始这3名患者治疗有效，1名患者很快在CAR-T细胞输注后6周疾病复发死亡，另外两名患者分别在输注后第2个月和第8个月无

法检测到CTL019。同样地，NIH的异基因CART19治疗20例进展期B细胞恶性肿瘤（B-ALL、CLL和非霍奇金淋巴瘤）患者的试验[25]未行淋巴细胞清除，其报道的总缓解率仅40%，且CAR-T细胞存活时间较短。这些发现为常规推荐CAR-T细胞输注前进行淋巴细胞清除预处理以促进CAR-T细胞的稳态扩增并延长存活时间提供了支撑。虽然先前淋巴细胞清除方案因疾病而异，但基于Cy的方案还是被广泛使用。而在以Cy为基础的淋巴细胞清除方案中加用Flu，复发或难治性B-ALL患者体内CD19 CAR-T细胞存活时间和无病生存期均有所延长[40]。在ELIANA试验这个关键实验中使用的淋巴细胞清除方案是Flu（每日30 mg/m²，静脉注射，连续4天）和Cy（从第一次输注Flu开始，每日500 mg/m²，静脉注射2天），然后在淋巴细胞清除化疗结束后2~14天输注tisagenlecleucel。同样地，Zuma-3试验也使用了相同的淋巴细胞清除化疗方案，但药物剂量不同。其给药方案为Flu（25 mg/m²，静脉注射3天）和Cy（输注Flu的最后一天，900 mg/m²，1天），然后在淋巴细胞清除化疗结束后2天输注brexucabtagene autoleucel。尽管尚无随机对照研究的数据，全球CAR-T细胞工作组鉴于现有临床研究的支持性数据，建议在CAR-T细胞输注前进行淋巴细胞清除，对于淋巴细胞绝对值低和（或）疾病或前期治疗导致全血细胞减少的患者可考虑不进行淋巴细胞清除[20]。

此外，对于完全缓解期≥6个月的患者，工作组建议遵从ACIP（美国免疫实践咨询委员会）[41]的指导。推荐进行血清学检查来确定是否需要接种疫苗并评估接种后反应[20]。淋巴细胞清除化疗开始前至少6周、治疗期间、CAR-T细胞产品治疗后免疫尚未恢复时禁止接种活疫苗[42-43]。

四、嵌合抗原受体T细胞的不良反应

CAR-T细胞治疗产生的不良反应是阻碍这种新兴细胞治疗广泛应用的主要因素之一。其不良反应包括靶向肿瘤造成的不良反应和脱靶造成的不良反应两种。前者例如细胞因子释放综合征和免疫效应细胞相关神经系统毒性综合征，后者例

如B细胞缺乏[44]。下面几节将更详细地讨论这些不良反应。除细胞因子释放综合征和CANS外，其余CAR-T细胞治疗不良反应均汇总在表16-1中。

（一）细胞因子释放综合征的诊断和治疗

1. 诊断与分级

细胞因子释放综合征是一种一过性免疫重激活和细胞因子升高的炎症状态[59-60]。细胞因子释放综合征的严重程度可能与疾病负荷、抗原载量、CAR-T细胞剂量、治疗方案类型，以及输注时受者年龄有关[39, 59, 61-63]。细胞因子释放综合征的严重程度可从轻微至危及生命，严重时表现为低血压、缺氧和（或）多器官衰竭[59]。影响细胞因子释放综合征分级的三个最重要的因素分别是发热、低血压

表16-1 除细胞因子释放综合征和免疫效应细胞相关神经系统毒性综合征外，嵌合抗原受体T细胞治疗的不良反应

不良反应	注意事项	参考文献
持续性血细胞减少	·似乎与淋巴细胞清除方案的骨髓毒性作用无关 ·大多数中性粒细胞减少表现为双相： 　a.第一次发生较早，是LD与HLH/CRS协同所致 　b.中性粒细胞持续性减少的第二阶段无明确病因，可能与先前造血干细胞移植的状态、CRS的严重程度、肿瘤负荷及既往的诸多治疗有关 ·髓系生长因子的作用： 　c.GM-CSF——CRS（临床前数据） 　d.不推荐在CAR-T细胞输注后前3周及CRS未消退时使用	[20, 45-47]
B细胞缺陷/低丙种球蛋白血症	·常见的CD19 CAR-T细胞脱靶毒性 ·持续时长——CAR-T细胞存在时长 ·尚未确定IgG维持水平最优目标 ·当IgG低于400 mg/dL时，专家推荐监测及替代治疗	[38, 48-50]
感染	·全球CAR-T细胞工作组： 　a.中性粒细胞减少时覆盖GNB和念珠菌 　b.靶向CD19的T细胞治疗后覆盖耶氏肺孢子菌、HSV、VZV超过3个月	[20]
HLH/MAS	·罕见继发的HLH/MAS ·不易与CRS鉴别 ·根据CARTOX标准进行诊治	[51]
继发恶性肿瘤	·使用病毒载体所产生的理论可能 ·FDA推荐监测	[52]
GVHD	·自体CAR-T细胞：自身反应性T细胞诱导GVHD的理论风险低 ·异体CAR-T细胞：通过多种基因编辑技术来降低风险	[6, 8, 39, 53-54]
自身免疫紊乱	·可能但尚无相关数据 ·可能是由DMAP介导的无菌性炎症反应	[55-56]
新发神经系统症状或原有症状恶化	·长期神经系统后遗症尚不清楚 ·建议密切监测	[20]
不孕不育	·尚无相关数据 ·LD化疗可能产生的不良反应 ·专家建议提供保留生育能力的机会	[57-58]

CAR：嵌合抗原受体；CRS：细胞因子释放综合征；DMAP：损伤相关分子模式；FDA：美国食品药品监督管理局；GM-CSF，粒细胞-巨噬细胞集落刺激因子；GNB：革兰阴性菌；GVHD：移植物抗宿主病；HLH/MAS：噬血细胞性淋巴组织细胞增生症/巨噬细胞活化综合征；HSV：单纯疱疹病毒；IgG：免疫球蛋白G；LD：淋巴细胞清除化疗；VZV：水痘-带状疱疹病毒。

及缺氧。由于细胞因子释放综合征的表现缺少特异性，排除其他病因尤其是感染至关重要。细胞因子释放综合征的诊断和分级主要基于临床表现，遵从最新的ASTCT共识指南建议[64]。

2. 细胞因子释放综合征的治疗

细胞因子释放综合征通常发生在CAR-T细胞输注后数天至2周内[44,59]。细胞因子释放综合征治疗的主要目标是控制症状且不影响CAR-T细胞疗效。细胞因子释放综合征的治疗现在仍困难且未标准化；表16-2罗列出已公开出版的指南之间的对比。细胞因子释放综合征治疗通常是根据不良反应严重程度进行对症处理。推荐使用全身支持治疗，包括在患者中性粒细胞减少时，根据当地指南给予抗生素预防感染[43]。抗白细胞介素-6受体单抗托珠单抗是FDA唯一批准用于治疗CAR-T细胞诱导的严重或危及生命的细胞因子释放综合征的产品[65]。抗白细胞介素-6单抗司妥昔单抗同样被用于治疗严重细胞因子释放综合征，但FDA尚未批准该适应证[66]。考虑到糖皮质激素可能导致CAR-T细胞失效[24,67]，将其用作托珠单抗治疗失败后的二线用药。抗白细胞介素-1受体拮抗剂阿那白滞素用于控制细胞因子释放综合征和免疫效应细胞相关神经系统毒性综合征有效，目前数项二期临床试验正在对其进行研究[68-70]。迄今为止，尚无预防性抗细胞因子的治疗方法。

（二）免疫效应细胞相关神经系统毒性综合征的诊断和治疗

1. 免疫效应细胞相关神经系统毒性综合征的诊断

免疫效应细胞相关神经系统毒性综合征在细胞输注后1~3周内发生[75]，可单独发生或与细胞因子释放综合征同时发生[72,74]。免疫效应细胞相关神经系统毒性综合征的发病机制尚未明确，但证据表明免疫效应细胞相关神经系统毒性综合征时细胞因子介导上皮细胞活化，导致血脑屏障破坏、细胞因子一过性释放入脑脊液（CSF）[75]。神经毒性的表现因人而异，可能表现为头痛、震颤、脑病、谵妄、躁动、嗜睡、找词困难或明显的运动性失语、共济失调和癫痫发作等[44,72,76]。根据ASTCT免疫效应细胞相关神经系统毒性综合征共识分级系统对免疫效应细胞相关神经系统毒性综合征进行分级[64]。

表16-2 已发表的细胞因子释放综合征的分级系统和治疗

分级系统	1级	2级	3级	4级
Lee标准[59]	发热，肌痛，不适，头痛	低血压（补液或低剂量单种升压药）或缺氧（需氧量FiO₂<40%）或2级器官毒性	低血压需要大剂量或多种升压药或缺氧需氧量$FiO_2 \geq 40\%$或3级器官毒性或4级转氨酶升高	需要机械通气或4级器官毒性，除外转氨酶升高
	支持治疗	老年或合并并发症者使用托珠单抗±糖皮质激素	托珠单抗±糖皮质激素	托珠单抗±糖皮质激素
CARTOX标准[71]	体温≥38℃或1级器官毒性	低血压需静脉补液或低剂量升压药或缺氧需氧量$FiO_2<40\%$	低血压需要大剂量或多种升压药或缺氧需氧量$FiO_2 \geq 40\%$	危及生命的低血压或需要机械通气
	·支持治疗 ·持续性发热（持续>3天）可考虑托珠单抗或司妥昔单抗	·对于难治性低血压（两种药物）患者，予托珠单抗或司妥昔单抗 ·对于静脉补液（IVF）和托珠单抗难治的患者，开始升压药 ·对于托珠单抗难治（1~2剂）患者，考虑使用地塞米松10 mg q6h	·同2级 ·地塞米松难治患者，增加至20 mg，q6h	·同2级 ·甲泼尼松龙1 g/d，IV

续表

分级系统	1级	2级	3级	4级
KYMRIAH/Penn 标准[52, 72]	低烧，肌痛，不适，头痛	中级反应：需要静脉注射治疗或肠外营养；器官功能障碍的一些征象（如2级肌酐或3级肝功能检查）；与CRS相关且排除其他病因；发烧伴中性粒细胞减少等CRS相关症状需要住院治疗	更严重的反应：CRS相关且排除其他病因的4级肝功能检查或3级肌酐等器官功能障碍相关症状需要住院治疗；或低血压需要多种液体静注或低剂量升压药或凝血功能障碍需要FFP、冷沉淀或浓缩纤维蛋白原缺氧需要吸氧（鼻导管、高流量吸氧、CPAP或BiPAP）	缺氧需要机械通气，或低血压需要大剂量升压药
	支持治疗	氧气，IV液体和（或）需要时予升压药	·一线治疗 ·氧气、液体、低剂量升压药支持、退烧药 ·二线——症状进一步恶化 ·托珠单抗 ·三线——等待托珠单抗起效时临床无改善 ·首剂托珠单抗给药后12～18小时内无改善，考虑予糖皮质激素	同3级
MSKCC标准[73]	仅需观察或支持治疗的轻微症状（例如退热、止吐、止痛）	低血压需要升压药使用<24小时，或缺氧（需氧量<40%FiO₂）	低血压需要升压药使用≥24小时或缺氧（需氧量≥40%FiO₂）	大剂量升压药难治的低血压或需要通气支持
	支持治疗	·单次托珠单抗 ·托珠单抗难治的患者，给予地塞米松（10～20 mg，q12h） ·地塞米松难治的患者，予更高剂量糖皮质激素或如果有条件可考虑激活自杀基因	同2级	同2级

BiPAP：双向正压通气；CPAP：持续正压通气；CRS：细胞因子释放综合征；FiO₂：吸入氧浓度百分比；FFP：新鲜冰冻血浆；IV：静脉注射。

2. 免疫效应细胞相关神经系统毒性综合征的治疗

各治疗中心管理治疗免疫效应细胞相关神经系统毒性综合征的方法不同。表16-3对现有公开发表的指南进行了汇总。不同于细胞因子释放综合征，托珠单抗对于单独发生的免疫效应细胞相关神经系统毒性综合征无明确的治疗作用，而仅用于免疫效应细胞相关神经系统毒性综合征和细胞因子释放综合征均存在的患者[77]。托珠单抗较少进入CSF中[78]，实际上有些文献报道使用托珠单抗后神经毒性加剧[75]，这可能是因为使用托珠单抗后出现白细胞介素-6高峰。免疫效应细胞相关神经系统毒性综合征的主流治疗方法为尽早开始糖皮质激素治疗，联合托珠单抗或在无细胞因子释放综合征时不联合托珠单抗[71, 74]。由于司妥昔单抗可直接影响白细胞介素-6水平且中枢神经系统渗透率较高，有些专家推荐使用司妥昔单抗治疗免疫效应细胞相关神经系统毒性综合征[71, 74, 78]，但仍需进一步进行临床试验证实。另外，多个二期临床试验正在研究能否通过阿那白滞素降低CAR-T细胞毒性，尤其是神经毒性，以达到预防或治疗作用[68-70]。

表16-3 已出版的神经毒性治疗建议

分级系统	1级	2级	3级	4级
Brudno and Kochenderfer[44]	支持治疗	支持治疗	若3级神经毒性（除头痛外）持续≥24小时，地塞米松（10 mg，IV，q6h）直到症状缓解至1级或已给至少8剂	同3级
KYMRIAH/Penn[52, 63]	支持治疗	支持治疗	支持治疗 根据神经毒性的种类调整治疗方案	同3级
CARTOX标准[51]	支持治疗	若与CRS相关，考虑予托珠单抗或司妥昔单抗治疗	同2级	同3级
	神经系统检查	抗IL-6治疗无效或独立于CRS发生的神经毒性时，地塞米松（10 mg，IV，q6h）或甲泼尼松龙（1 mg/kg，IV，q12h）	持续糖皮质激素直到改善到1级，然后逐渐减量	大剂量糖皮质激素（甲泼尼松龙1 g/天IV）直到症状改善至1级，然后逐渐减量
	若与CRS相关，考虑予托珠单抗或司妥昔单抗治疗	考虑ICU治疗	视盘水肿或CSF开放压力<20 mmHg相应治疗 若患者持续≥3级，考虑每2～3天复查神经系统影像	≥3级的视盘水肿或CSF开放压力≥20 mmHg的治疗 惊厥性癫痫持续状态的治疗

CRS：细胞因子释放综合征；CSF：脑脊液；ICU：重症监护室；IL-6：白细胞介素-6；IV：静脉注射。

（三）Tisagenlecleucel：ELIANA和真实世界数据

2017年8月，FDA批准使用tisagenlecleucel（Kymriah，原CTL019）[79]治疗复发或难治性B-ALL患儿和25岁及以下的中青年患者。该药物表达CD3ζ和4-1BB共刺激域，是一种自体抗CD19 CAR-T细胞产品。FDA的批准是基于全球范围内进行的二期临床试验ELIANA的结果[5]。该研究评估了tisagenlecleucel的安全性和有效性。共有来自25个中心的79位CD19阳性的复发或难治性B-ALL患者入组并接受了单一剂量的自体CAR-T细胞治疗。随访3个月后，流式微量残留病阴性的总缓解率为82%。根据Penn分级量表分级，分级≥3级的细胞因子释放综合征和免疫效应细胞相关神经系统毒性综合征分别占所有细胞因子释放综合征和免疫效应细胞相关神经系统毒性综合征的48%和13%。持续性血细胞减少常见，53%的患者出现≥3级的中性粒细胞减少且输注后28天仍未恢复，41%的患者出现了≥3级的血小板减少[5]。分别有66%和73%的中性粒细胞减少和血小板减少的患者在输注后3个月血象恢复。所有对治疗有反应的患者均出现了B细胞缺陷，绝大部分患者接受了免疫球蛋白替代治疗。尽管有61%的患者在CAR-T细胞治疗前接受了异基因造血干细胞移植，截至报告发布，无患者出现移植物抗宿主病。但是CAR-T细胞输注前出现过2～4级急性或全身慢性移植物抗宿主病的患者未被纳入研究。

CIBMTR报道了已商用的CAR-T细胞治疗在真实世界研究中的长期安全性和有效性数据。与ELIANA试验相比，真实世界数据分析的结果展现出相当的有效性和更优的安全性。值得注意的是，CIBMTR采用的是ASTCT共识[64]的标准来对细胞因子释放综合征进行描述、采用MedD RA对神经毒性进行分级，而不是ELIANA试验中使用的Penn分级量表[5]。一项多中心回顾性研究通过CIBMTR细胞治疗登记系统对159例接受治疗的B-ALL患者进行安全性分析[80]。在3个月内对2/3的患者进行了至少一次的随访评估。这项研究结果在安全性和有效性上与ELIANA试验的结果相当。该研究完全缓解率为88%，而ELIANA试验为82%。中位随访时间为5.8个月，≥3级的细胞因子释放综合征和免疫效应细胞相关神经系统毒性综合征分别占所有细胞因子释放综合征和免疫效应细胞相关神经系统毒性综合征的13.3%和8.6%，而ELIANA试验为48%和13%。与ELIANA试验相比，另外一项通过CIBMTR登记系统评估了255例ALL患者的试验结果表现出相似的有效性（CIBMTR和ELIANA分别为85.5%和82.3%）和更优的安全性（≥3级的细胞因子释放综合征和免疫效应细胞相关神经系统毒性综合征分别占所有细胞因子释放综合征和免疫效应细胞相关神经系统毒性综合征的16%和9%）[81]。值得注意的是，检验结果偏差（OOS）和未偏差产品结果无差别。此外，一项儿童真实世界CAR联盟的研究显示OOS和符合所有使用标准的产品间安全性和有效性相当[82]。

（四）Brexucabtagene Autoleucel：ZUMA-3

2021年10月，FDA批准了brexucabtagene autoleucel（Tecartus，原KTE-X19）[83]用于18岁及以上的成年复发或难治性B前体淋巴母细胞白血病患者。该药物是一种自体抗CD19 CAR-T细胞（CD3 ζ/CD28）。FDA的批准是基于国际性 Ⅰ/Ⅱ 期临床试验ZUMA-3的结果。该研究中，来自25个中心的55例CD19阳性的复发或难治性B-ALL患者接受了单一剂量的brexucabtagene autoleucel治疗。中位随访时间是16.4个月，当时有39名（71%）患者达到完全缓解伴血细胞不完全恢复（CRi）。根据Lee分级标准，≥3级的细胞因子释放综合征和免疫效应细胞相关神经系统毒性综合征分别占所有细胞因子释放综合征和免疫效应细胞相关神经系统毒性综合征的24%和25%。76%的患者出现≥3级的血小板减少、粒细胞减少或贫血，其中36%出现在CAR-T细胞输注后第30天及以后[84]。

五、自体嵌合抗原受体 T 细胞治疗

（一）靶向CD19的嵌合抗原受体T细胞

为评估靶向CD19的CAR-T细胞（aCD19-4.1BB-CD3z或aCD19-CD28-CD3 ζ）治疗复发或难治性B-ALL患儿和青年患者的安全性和有效性，已经进行了多项 Ⅰ期和 Ⅱ期临床试验[5, 8, 39, 73, 85-87]。除Shah等进行的一项试验外[86]，绝大多数研究均未纳入活动性中枢神经系统疾病患者，但纳入了既往有造血干细胞移植史的患者。使用Flu和（或）Cy进行淋巴细胞清除化疗后，给予患者（0.76～20.6）×10^6/kg的CAR-T细胞单次输注，客观缓解率62%[86]～90%[39]。据报道，13.5%～27%的患者发生3～4级细胞因子释放综合征，9.8%～30%的患者发生2～4级免疫效应细胞相关神经系统毒性综合征。使用托珠单抗和（或）糖皮质激素治疗重度细胞因子释放综合征。值得注意的是，在一项Ghorashian等所做的研究中，14例儿童/青年患者中未观察到重度细胞因子释放综合征或神经毒性[87]。

Fred Hutchinson癌症研究中心的Turtle等和Gardner等，对已用基于Cy的清淋预处理的45位儿童/青年患者和29位成年复发或难治性B-ALL患者输注剂量为2×10^5/kg、2×10^6/kg，或2×10^7/kg的CD19 CAR-T细胞以评估其有效性，输注的这种CAR-T细胞产品根据特定的CD4：CD8 T细胞比率进行制备。成年患者的剂量因风险而异，骨髓中原始细胞大于20%的患者予2×10^5/kg的剂量，疾病负荷较小的患者则予1×10^5/kg的剂量。儿童和青年患者的最大耐受剂量为1×10^6/kg。成年患者CR/CRi为93%，而儿童/青年患者为89%。成人和儿童/青年两组的重度细胞因子释放综合征发生率相似，分别为23.3%和23%。但是，成年患者组严重免疫效应细胞相关神经系统毒性综合征发生率更高（成人组发生率为50%，儿童/青年组为21%）。所有不良反应均为可逆的。

绝大多数CD19 CAR-T细胞产品的scFv为鼠源性，这可能导致CAR-T细胞体内存活时间有限。有研究对已用Flu/Cy清淋预处理的18位儿童/成年患者[88]和30位儿童[89]复发或难治性ALL患者输注

剂量为1×10⁶/kg的人源scFv（hCD19 CAR-4⁻1BB-CD3ζ-T2A⁻EGFRt）的CD19 CAR-T细胞，儿童/成年患者的客观缓解率为92%[88]，儿童患者为83%[89]。3～4级细胞因子释放综合征在儿童/成年患者中的发生率为22%，在儿童患者中为16.7%。两项研究中3～4级神经毒性的发生率均低至5%，且均可逆。

米兰比可卡大学的Magnani等发表了一项Ⅰ/Ⅱ期临床试验的初期结果。该试验涉及13例异基因造血细胞移植后复发的儿童和成年B-ALL患者。这些患者接受了供体来源的CD19 CAR（aCD19-CD28-OX40-CD3ζ）T细胞治疗，这些细胞通过SB转座子系统转导获得并分化为细胞因子诱导产生的杀伤细胞。输注前予Flu和Cy进行淋巴细胞清除，输注剂量分别为1×10⁶/kg、3×10⁶/kg、7.5×10⁶/kg和15×10⁶/kg[90]。输注大剂量细胞的7位患者中6例达到完全缓解，这6例完全缓解患者中5例为微量残留病阴性。最高剂量输注时有两例患者出现1～2级细胞因子释放综合征不伴移植物抗宿主病。

（二）靶向CD22的嵌合抗原受体T细胞

Fry等[91]和Pan等[92]开展了Ⅰ期临床研究，使用靶向CD22的CAR-T细胞（aCD22-4-1BB-CD3ζ）治疗复发或难治性B-ALL儿童及青年患者。Fry等开展的一项剂量递增的研究中，所有的患者均既往有造血干细胞移植史并予输注0.3×10⁶/kg、1×10⁶/kg和3×10⁶/kg CAR-T细胞。在1×10⁶/kg剂量组，15例患者中有11例达到完全缓解。而在0.3×10⁶/kg剂量组，6例患者仅有1例达到完全缓解。Pan等对既往造血干细胞移植史患者输注1×10⁶/kg CAR-T细胞，而既往无造血干细胞移植史患者输注4×10⁶/kg。34例患者中30例（86%）达到完全缓解或血细胞不完全恢复。前一项试验中21名患者中有16例出现1～2级细胞因子释放综合征[91]，后一项34例中出现6例[92]。未观察到3～4级细胞因子释放综合征或免疫效应细胞相关神经系统毒性综合征，仅有一位患者出现4级心血管疾病。

（三）靶向CD19-CD22的双靶点嵌合抗原受体T细胞

Schultz等、Yang和Jiang等，以及Dai等报道了一项CD19-CD22串联CAR-T细胞（aCD19-aCD22-4-1BB-CD3ζ）治疗复发或难治性儿童和成人B-ALL患者的Ⅰ期临床试验初步结果。该试验对已予Flu和Cy清淋的患者输注（1～5）×10⁶/kg的CD19-CD22 CAR-T细胞[93-95]。CD19-CD22双特异性CAR-T细胞的研究结果展现出高治疗反应率（72%～100%）且细胞因子释放综合征、免疫效应细胞相关神经系统毒性综合征的发生率低。仅Schultz等报道了一例4级细胞因子释放综合征（8.3%）和免疫效应细胞相关神经系统毒性综合征（8.3%），且所发生的细胞因子释放综合征和免疫效应细胞相关神经系统毒性综合征均可逆[93]。

Amrolia等通过使用双顺反子同时表达CD19和CD22-CAR（CD19-OX40-CD3ζ，aCD22.4-1BB-CD3ζ）来制备靶向CD19和CD22的CAR-T细胞。他们对已行清除淋巴细胞预处理的10例复发或难治性儿童和青年B-ALL患者行抗CD19和CD22的CAR-T细胞治疗，治疗剂量为1×10⁶/kg、3×10⁶/kg和10×10⁶/kg[96]。所有7个可评估疾病的患者均达到微量残留病阴性完全缓解。未观察到≥3级的细胞因子释放综合征或≥2级的神经毒性。

最后，Yang和Li等用CD19 CAR-T细胞（aCD19-4-1BB-CD3ζ-T2A-EGFRt）和CD22 CAR-T细胞（aCD22-4-1BB-CD3ζ-T2A-aPDL1）鸡尾酒式混合治疗15例复发或难治性儿童和青年B-ALL患者，CAR-T细胞治疗前予Flu和Cy清除淋巴细胞，治疗剂量中位数为2（0.9～5）×10⁶/kg的CD19 CAR-T细胞和为0.5（0.4～12）×10⁵/kg的CD22 CAR-T细胞[97]。所有患者均达到完全缓解，其中14例患者为微量残留病阴性，10例患者进行了异基因造血干细胞移植。出现1例3级细胞因子释放综合征和1例3级神经毒性（表16-4）。

六、中枢神经系统疾病患者使用嵌合抗原受体 T 细胞

由于观察到CAR-T细胞输注后的患儿中高级别细胞因子释放综合征和神经毒性可能与脑脊液中较高浓度的CAR-T细胞相关[8]。考虑到该治疗的潜在神经毒性，大部分CAR-T细胞的临床试验均未纳入活动性中枢神经系统疾病患者。然而，最近一项中枢神经系统疾病患儿和青年患者接受CAR-T细胞治疗的回顾性分析表明CAR-T细胞治疗可改善结局且毒副作用与无中枢神经系统疾病患者相比无明显区别[98]。这篇报道从4个CTL019/CLT119治疗的临床试验（NCT01626495、NCT02435849、NCT024374333、NCT02906119）共182例患者中，共发现了65例可检测到中枢神经系统疾病的患者。62例（95%）中枢神经系统+和110例（94%）中枢神经系统–患者在输注后1个月均达到完全缓解且输注后3个月内所有中枢神经系统疾病患者均清除了中枢神经系统白血病。中枢神经系统+和中枢神经系统–两组在神经毒性和细胞因子释放综合征的发病率与严重程度上无统计学差异。这项研究表明CAR-T细胞治疗对在输注前获得有效控制的中枢神经系统疾病复发或难治性B-ALL患者有效。但仍需对活动性中枢神经系统疾病患者进行前瞻性研究以进行证实。

七、异基因嵌合抗原受体 T 细胞治疗

有别于自体CAR-T细胞，制备异基因CAR-T细胞的原料（T细胞）源于健康供者或其他来源，例如诱导产生的多能干细胞。异基因CAR-T细胞产品相对于自体产品的优势包括：它的"现货"特性——不需要白细胞单采和桥接化疗，可直接输注；各患者所用的产品是一致的；与患者来源的耗竭的T细胞相比（例如CLL患者的T细胞），异基因产品来自健康的T细胞；可能减少花费。其劣势在于：有限的临床数据；存活时间较短；移植物抗宿主病的风险。数个现行的试验正在研究异基因CAR-T细胞治疗复发B-ALL。

UCART19是一种含有4-1BB共刺激结构域并通过TALEN技术敲除TCR的异基因CD19 CAR-T细胞。其首次被报道用于复发B-ALL患儿和成年患者[99]。该研究中总共28例患者（患儿n=7，成年患者n=21）接受治疗，中位年龄为22岁（0.8～62岁）。既往治疗的中位数为4（1～6），62%的患者既往接受过造血干细胞移植，24%既往接受过贝林妥欧单抗治疗。淋巴细胞清除方案为Flu和Cy联用（n=17）或不联用（n=4）阿仑单抗。淋巴细胞清除方案中未使用阿仑单抗的4个患者无CAR扩增或临床反应。在接受Flu和Cy联用阿仑单抗清除淋巴细胞的17例患者中，14/17（82%）达到完全缓解伴血细胞不完全恢复，10/17（59%）达到微量残留病阴性缓解。在14例达到完全缓解伴血细胞不完全恢复的患者中，10例（71%）在缓解期接受了造血干细胞移植。3例患者出现≥3级细胞因子释放综合征，无患者出现≥3级免疫效应细胞相关神经系统毒性综合征。2例患者出现1级皮肤移植物抗宿主病。有患者出现感染，包括病毒重新活动。考虑该并发症可能是使用阿仑单抗所致。细胞输注后仅有少量的CAR-T细胞存在超过30天。

UCART22与UCART19相似，也含有4-1BB共刺激结构域并敲除TCR，但其靶向CD22。一项现行的临床试验正在招募CD22⁺复发或难治性B-ALL患者[100]。治疗复发或难治性B-ALL的其他异基因CAR-T细胞试验正在进行（NCT04629729、NCT03666000），但结果尚未发表。

八、总结

CAR-T细胞治疗ALL的未来道路包括优化治疗，以及减少不良反应、降低复发率。目前，CAR-T细胞治疗复发率较高，使用目前FDA批准的CAR-T细胞治疗的患者，最终有接近50%的患者复发。因此，目前对许多疾病进展的患者，CAR-T细胞治疗被用作桥接移植。新的靶点和双甚至三靶点抗原正在被研究中，以期降低复发率。此外，研究人员正在深入研究异基因CAR，以优化CAR-T细胞制备并提高可及性。

表16-4 自体嵌合抗原受体T细胞

临床试验	结构，载体	患者（年龄），n	CNS疾病	淋巴细胞清除方案	剂量	CR（%）	CRS（%）	ICANS（%）
Maude et al.[39]	aCD19.4-1BB.CD3z	5~22岁（n=25）26~60岁（n=5）	除外CNS-3	Cy, Flu/Cy, Clo, CVAD-B, CVAD-A, Vp, Cy-VP	（0.76~20.6）×10^6/kg	90%	100%（所有等级）27%（重度）	未报告
Maude et al.[5]	aCD19.4-1BB.CD3z	3~21岁（n=75）	除外CNS疾患活动期	Flu/Cy	3.1×10^6/kg	81.3%	77%（所有等级）	40%（所有等级）
Park et al.[73]	aCD19.CD28.CD3z	18~30岁（n=14）31~60岁（n=31）>60岁（n=8）	NA	Cy	1×10^6/kg或3×10^6/kg	83%	85%（所有等级）25%（≥3级）	15%（2~4级）
Curran et al.[85]	aCD19.CD28.CD3z	1~22.5岁（n=25）	NA	Cy	1×10^6/kg或3×10^6/kg	75%	16%（重度）	28%（重度）
Lee et al.[8]	aCD19-CD28-CD3z	5~25岁（n=20）	除外CNS-2伴神经学改变或CNS-3	Flu/Cy	1×10^6/kg	70%	15%（4级）	30%（可逆）
Shah et al.[86]	aCD19-CD28-CD3z	4.3~30.4岁（n=50）	包括CNS-2, CNS-3	Flu/Cy或大剂量-Flu/Cy或LD-Flu/Cy或Ifos/VP, FLAG	1×10^6/kg	62%	13.5%（3或4级）	9.8%（2~3级）
Ghorashian et al.[87]	aCD19.4-1BB.CD3z（低亲和力）	<25岁（n=14）	CNS疾患（n=10）	Flu/Cy	1×10^6/kg	85%	0（重度CRS）	
Shah et al.[84]	aCD19-CD28-CD3z	28~52岁（n=55）	包括CNS-2	Flu/Cy	1×10^6/kg	71%	24%（≥3级）	25%（≥3级）
Turtle et al.[40]	aCD19.4-1BB.CD3z.tEGFR	20~73岁（n=30）	包括CNS-2/3	Cy±Flu	2×10^5/kg 2×10^6/kg 2×10^7/kg 0.5×10^6/kg	93%	23.3%（重度CRS）	50%（重度）
Gardner et al.[7]	aCD19.4-1BB-CD3z.EGFRt	年龄≥12月和<27岁和体重≥10 kg（n=45）	包括CNS-2, CNS-3	Flu/Cy	1×10^6/kg 5×10^6/kg 1×10^7/kg	89%	总体93%，23%（重度CRS）	总体49%，21%（重度ICANS）
Cao et al.[88]	人源aCD19.4-1BB.CD3-ζ.T2A.tEGFR	年龄≥3岁<57岁（n=18）	包括CNS白血病（n=10）	Flu/Cy	（2.3~4.17）×10^7/kg	92%	22%（3~4级CRS）	5%（可逆）

续表

临床试验	结构、载体	患者（年龄），n	CNS疾病	淋巴细胞清除方案	剂量	CR（%）	CRS（%）	ICANS（%）
Wang et al.[89]	人源 aCD19.4-1BB.CD3-ζ.T2A.tEGFR	年龄≤18岁（n=24）		Flu/Cy	1×10⁶/kg	83%	83%（1~2级CRS），16.7%（3~4级CRS）	5%（1级），10%（3级）
Magnani et al.[90]	aCD19.CD28.OX40.CD3z	2~63岁（n=13），HCT后复发		Flu/Cy	1×10⁶/kg，3×10⁶/kg，7.5×10⁶/kg，15×10⁶/kg	剂量为15×10⁶/kg时，85%	剂量为15×10⁶/kg时，28%（1~2级CRS 伴GVHD）	
Ghorashian et al.[87]	aCD19.4-1BB.CD3z（低亲和力）	<25岁（n=14）	CNS疾患（n=10）	Flu/Cy	1×10⁶/kg	85%	0（重度CRS）	
Fry et al.[91]	aCD22.4-1BB.CD3z	7~30岁（n=21），h/o HCT（n=21）	CNS-1	Flu/Cy	0.3×10⁶/kg，1×10⁶/kg	57%（剂量为0.3×10⁶/kg时，12%；剂量为1×10⁶/kg时，77%）	76%（1~2级CRS），0（3~4级）	28%（可逆性神经毒性）
Pan et al.[92]	aCD22.401BB.CD3z	1~55岁（n=34），h/o HCT（n=13）		Flu/Cy	1×10⁶/kg（之前子h/o HCT），4×10⁶/kg	80%	11%（2级缺氧），5.8%（≥2级低血压）	3%（2级）
Schultz et al.[93]	aCD19-aCD22.4-1BB.CD3z	儿童/成人（n=12）		Flu/Cy	1×10⁶/kg，3×10⁶/kg	92%	75%（1~2级）	17%（1~2级），7%（4级）
Yang J, Jiang P[94]	aCD19-aCD22.4-1BB.CD3z	儿童/成人（n=17）		Flu/Cy	(2.5~5)×10⁶/kg（低），(1~2.5)×10⁶/kg（中）和(3~5)×10⁶/kg（高）	72%	94%（0~1级），6%（2级CRS）	

第五部分

191

续表

临床试验	结构、载体	患者（年龄），n	CNS疾病	淋巴细胞清除方案	剂量	CR（%）	CRS（%）	ICANS（%）
Dai et al.[95]	aCD22.aCD19.4-1BB.CD3z, aCD19.OX40.	成人（n=6）	CNS疾患		(1.7~3)×10^5/kg	100%	0%（≥3级）	0%（≥3级）
Amrolia et al.[96]	CD3z, aCD22.4-1BB.CD3z（双顺反子的）	1~24岁（n=10）		Flu/Cy	1×10^6/kg, 3×10^6/kg, 10×10^6/kg	100%（7/7）	0%（≥3级）	0%（≥2级）
Yang和Li et al.[97]	aCD19.4-1BB. CD3z.T2A.EGFRt+(aCD22.4-1BB. CD3z.T2A.aPDL1)	4~45岁（n=15） h/o HCT（n=10）		Flu/Cy	2(0.9~5)×10^6/kg CD19 CAR-T 细胞和0.5 (0.4~1.2)×10^5/kg CD22 CAR-T细胞	100%	6.6%（3级）	6.6%（3级）

CAR：嵌合抗原受体；Clo：氯法拉滨；CNS：中枢神经系统；CR：完全缓解；CRS：细胞因子释放综合征；CVAD-A：环磷酰胺、长春新碱、多柔比星、长春新碱；CVAD-B：甲氨蝶呤、阿糖胞苷；Cy：环磷酰胺；EGFR：表皮生长因子受体；FLAG：氟达拉滨、阿糖胞苷、非格司亭；Flu：氟达拉滨；GVHD：移植物抗宿主病；HCT：造血干细胞移植；HD：大剂量；ICANS：免疫效应细胞相关神经系统毒性综合征；Ifos：异环磷酰胺；LD：低剂量；VP：依托泊苷。

参考文献

第十七章
慢性淋巴细胞白血病的造血
干细胞移植及细胞治疗

PRAVEEN RAMAKRISHNAN GEETHAKUMARI
AND FARRUKH T. AWAN
译者：向茜茜、董松　审校：高力
陆军军医大学新桥医院

一、背景

慢性淋巴细胞白血病（CLL）是西方国家最常见的成人白血病，诊断时的中位年龄为71岁，男性发病率高于女性。大约1/3的患者年龄在65岁以下，约10%的患者年龄小于55岁，2%的患者确诊时年龄在45岁以下。CLL以$CD5^+$单克隆B淋巴细胞累及骨髓、外周血和淋巴组织为特征；其临床病程具有高度的异质性，约30%的患者呈惰性病程，无需治疗，而部分患者病程进展出现B症状、淋巴细胞增多、血细胞减少、淋巴结侵犯、肝脾肿大、反复感染或自身免疫性疾病的侵袭性表现。在化疗时代CLL使用的Rai（0～Ⅳ期）和Binet（A～C期）分期系统，预测早期、中期和晚期疾病的中位生存期分别为13年、8年和2年[1]。之后CLL-国际预后指数（CLL-International Prognostic Index，CLL-IPI）取代了这两个分期系统，该系统融合了荧光原位杂交和分子标记，能够更好地预测总体生存和到达需要治疗的时间[2]。

在过去的30年里，人们对CLL分子生物学的认识有了重大的进展，CLL的治疗亦发生了巨大改变。免疫化疗（chemoimmunotherapy，CIT）取代了化疗，而近期新的靶向药物已经改变了该疾病的治疗前景。FDA批准的新药包括B细胞受体下游激酶的靶向药物，如布鲁顿酪氨酸激酶（Bruton tyrosine kinase，BTK）抑制剂（BTKi）（伊布替尼和阿卡替尼），磷酸肌醇3-激酶（phosphatidylinositide 3-kinase，PI-3K）抑制剂（PI3-Ki）（idelalisib和度维利塞），以及BCL2拮抗剂（维奈克拉）。几项大型临床随机试验已经证实了这些靶向药物对比CIT在初始治疗和复发或难治性CLL患者中生存获益[1, 3-6]。

尽管在治疗方面取得了长足进展，但采用免疫化疗和靶向治疗仍然无法治愈CLL，异基因造血干细胞移植仍是唯一能潜在治愈CLL的方法，并在高危患者中发挥作用。新型细胞免疫疗法包括CAR-T细胞疗法，正在各种B细胞肿瘤中崭露头角，在CLL的治疗中也进行了积极的探索。在本章中，我们全面综述了在新治疗时代异基因造血干细胞移植和其他细胞疗法在CLL治疗中不断演变的作用。

二、CLL 的预后标志物

在CIT时代，以下疾病特征和细胞遗传学异常已被证实能够预测CLL的不良预后，如del（17p）、del（11q）、复杂核型（≥3个染色体异常）、TP53突变、免疫球蛋白重链可变基因未突变（U-IGHV）、血清β_2-微球蛋白增高，CD38、CD49、ZAP-70的过度表达，以及NOTCH1和SF3B1等基因突变。与del（13q）、12三体或IGHV突变（M-IGHV）低风险特征相比，这些高危特征通常预示着启动首次治疗时间和化疗后的缓解期也较短。而CLL-IPI根据del（17p）、TP53突变、血清β_2-微球蛋白（<3.5 mg/L或≥3.5 mg/L）、年龄和临床分期这些风险因素，将危险度分为低危、中危、高危和非常高危。低、中危风险CLL患者从诊断到首次治疗时间的中位时间为7年（75%的患者），而高/超高危风险患者为2年。然而，在最近如伊布替尼和维奈克拉的靶向药物的临床研究中，一些传统的不良预后特征，如del（11q）和U-IGHV，已失去了它们的预测意义，仅TP53突变或del（17p）能预测不良预后[1, 3-4]。

三、CLL 的造血干细胞移植风险分层

在2007年，欧洲慢性淋巴细胞白血病研究倡议组织（ERIC）和EBMT共识文件定义了应考虑进行造血干细胞移植的高风险CLL，其危险因素包括对嘌呤类似物治疗耐药，接受嘌呤类似物联合治疗后2年内复发，以及伴有del（17p）/TP53突变[7]。

第五部分

在新型靶向药物的新治疗时代，伴TP53异常和CIT后早期复发患者的预后得到改善，伊布替尼使这些患者的4年生存率从＜40%提高到＞80%。因此，在2018年再次定义了两个新的高风险CLL类别（表17-1）[8-9]。

表17-1　按照修订后EBMT/ERIC高危概念[8]，CLL的风险分类

CLL对治疗无反应	存在TP53变异（del 17p/TP53突变）	高危等级
仅CIT	有	高危-Ⅰ（对CIT耐药，但对BTKi和BCL2i敏感）
CIT+BTKi或CIT+BCL2i或BTKi+BCL2i（±CIT）	有或无	高危-Ⅱ（对CIT和新药耐药）

BCL2i：BCL2拮抗剂（如维奈克拉）；BTKi：布鲁顿酪氨酸激酶抑制剂；CIT：化疗免疫治疗；CLL：慢性淋巴细胞白血病；EBMT：欧洲血液与骨髓移植学会；ERIC：欧洲慢性淋巴细胞白血病研究倡议组织。

（1）高危-Ⅰ，对CIT耐药：该组包括对化疗和CIT失败但对一线靶向治疗（布鲁顿酪氨酸激酶抑制剂或BCL2i）有反应的TP53异常患者。对于低手术风险的特定患者，应考虑细胞治疗，如造血干细胞移植。

（2）高危-Ⅱ，对CIT和新药均耐药：该组无论是否有TP53异常，化疗和一线靶向药物（布鲁顿酪氨酸激酶抑制剂或BCL2i）均失败的患者（即使对替代新药有治疗反应）。对于符合条件的患者，强烈建议细胞治疗。

因此，目前如果年轻的CLL患者（＜70岁），伴有del（17p）/TP53突变或复杂核型，并且对布鲁顿酪氨酸激酶抑制剂或BCL2i治疗失败，应考虑进行异基因造血干细胞移植评估。无论核型/TP53状态如何，对于布鲁顿酪氨酸激酶抑制剂和BCL2i治疗后都出现进展的患者，应评估细胞治疗方法，并以异基因造血干细胞移植作为最终治疗手段。

临床场景 1：尽早确定供者

一例48岁的女性在2016年被诊断为症状性CLL/SLL，伴有肿大的淋巴结，细胞遗传学检测显示11q缺失。她接受了伊布替尼治疗，耐受性较好并获得了部分缓解。4年后疾病进展，未发现17p缺失或TP53突变。她没有HLA MSD，并且不打算在此时进行异基因造血干细胞移植，故而开始接受维奈克拉和奥妥珠单抗治疗，并达到了完全缓解。

四、新药对 CLL 治疗的影响

（一）激酶抑制剂

布鲁顿酪氨酸激酶抑制剂和磷酸肌醇3-激酶抑制剂作为新型靶向药物，表现出令人鼓舞的疗效和持久的缓解，并改变了当前CLL的自然病程[1]。

1. 布鲁顿酪氨酸激酶抑制剂

CLL细胞表达高水平的布鲁顿酪氨酸激酶，这是一种通过B细胞受体促生存通路触发并被上游激酶LYN和SYK激活的非受体酪氨酸激酶。伊布替尼与布鲁顿酪氨酸激酶中的半胱氨酸481残基形成共价键，是第一代不可逆的布鲁顿酪氨酸激酶抑制剂。在Ⅰ期临床试验中，伊布替尼显示出非常持久的疗效，在初次治疗的CLL患者中，7年PFS为83%，而在既往接受过治疗的CLL患者中为34%[10]。RESONATE研究显示，与抗CD20单克隆抗体（MAB）奥法妥木单抗比较，伊布替尼有生存获益，因此在2014年获得批准用于治疗复发或难治性CLL[11]。RESONATE-2研究确定了伊布替尼作为一线治疗的效果，5年PFS为70%[12]。类似ALLIANCE A041202（与Ben和利妥昔单抗比较）[13]和E1912（与Flu、Cy和利妥昔单抗比较）[14]这些改变临床实践的最新药物试验显示，与免疫化疗方案相比，以伊布替尼为基础的前线治疗方案可以改善CLL的PFS。伊布替尼治疗相关的不良反应包括出血、心律失常（如房颤）、关节痛、感染风险和高血压，相关毒性导致部分临床研究的停药率高达25%[1, 6]。

阿卡替尼是第二代布鲁顿酪氨酸激酶抑制剂，与伊布替尼相比具有更高的布鲁顿酪氨酸激酶选择性。阿卡替尼不抑制其他激酶如表皮生长因子受体（EGFR）、白细胞介素-2诱导性T细胞激酶或TEC，因此与伊布替尼相比具有更好的安全性。鉴于ELEVATE-TN和ASCEND研究结果，阿卡替尼已获批一线和复发CLL治疗的适应证。在复发或难治性CLL中，阿卡替尼的疗效不劣于伊布替尼，并且房颤和出血等不良事件的发生率明显降低[15-17]。其他包括泽布替尼和第三代非共价布鲁顿酪氨酸激酶抑制剂也正处于临床研究阶段[18]。与CIT方案相比，布鲁顿酪氨酸激酶抑制剂在初次治疗中的反应率不受TP53基因突变的显著影响。

布鲁顿酪氨酸激酶抑制剂的耐药性已有报道，并且通常是由布鲁顿酪氨酸激酶结合位点（C481S）的获得性突变、下游PLCG2激活突变导致布鲁顿酪氨酸激酶非依赖途径激活，或者两者同时引起。非共价布鲁顿酪氨酸激酶抑制剂和其他联合治疗策略正在被探索作为获得性布鲁顿酪氨酸激酶抑制剂耐药性的治疗选择[19-20]。

2. 磷酸肌醇 3- 激酶抑制剂

Idelalisib是一种口服靶向磷酸肌醇3-激酶δ可逆抑制剂，抑制了CLL的BCR信号传导和归巢受体，已经获批与利妥昔单抗或奥妥珠单抗联合治疗CLL。在一项随机研究中，与安慰剂/利妥昔单抗相比，Idelalisib联合利妥昔单抗显著改善了PFS和总OS（24周为93%，中位20.3个月）。然而，其疗效受到自身免疫不良反应（肝炎、结肠炎、肺炎）和感染不良反应（肺孢子菌肺炎和巨细胞病毒感染）的限制。在复发或难治性CLL中，其起效时间较布鲁顿酪氨酸激酶抑制剂更短，但在不能耐受布鲁顿酪氨酸激酶抑制剂的情况下，仍是一种可靠的替代选择[21]。度维利塞是一种靶向磷酸肌醇3-激酶δ和磷酸肌醇3-激酶γ的双靶点磷酸肌醇3-激酶抑制剂。DUO研究显示，与奥法妥木单抗相比，度维利塞具有更好的治疗反应率和PFS（13.3个月 vs. 9.9个月），因此获得FDA批准用于复发或难治性CLL的治疗[22]。

（二）BCL2拮抗剂

维奈克拉是一种口服强效的BCL2选择性抑制剂，是一种抗凋亡分子，对CLL有显著的治疗活性。在Ⅰ期研究中，维奈克拉治疗复发或难治性CLL的中位PFS达25个月。肿瘤溶解综合征（TLS）和中性粒细胞减少是其主要不良反应[23]。因此，维奈克拉给药应采用每周缓慢剂量爬坡的方式，同时密切监测TLS。在MURANO试验中，与Ben+利妥昔单抗（BR）相比，维奈克拉的固定疗程治疗（连续24个周期，前6个周期给予利妥昔单抗）显著改善了2年PFS（84.9% vs. 36.3%）[24]。德国CLL研究组的CLL 14研究也显示，老年初治的CLL患者接受维奈克拉的固定疗程治疗（连续12个周期，前6个周期与奥妥珠单抗联合使用）与苯丁酸氮芥联合奥妥珠单抗相比，具有明显的生存获益[25]。基于这些研究，维奈克拉联合抗CD20单抗批准用于一线和复发CLL的治疗。此外，相当一部分（20%～30%）接受维奈克拉治疗的患者实现了微量残留病阴性的缓解。维奈克拉对于激酶抑制剂耐药的患者也具有作用，总缓解率为65%，中位PFS为24.7个月[26]。

维奈克拉耐药与BCL2突变（G101V）有关，该突变降低了其与靶点的结合，另外和B细胞易位基因（BTG1）突变、CDKN2A或CDKN2B（细胞周期蛋白依赖激酶基因）的异常，以及BCL-XL和MCL-1的高表达相关[27]。

联合治疗策略

目前尚无数据表明布鲁顿酪氨酸激酶抑制剂（BTKi）或BCL2拮抗剂（BCL2i）在CLL治疗方面哪种药物更具有优势，因此目前仍需根据患者和疾病特征确定治疗药物的顺序。目前包括BTKi、BCL2i和CD20单抗在内的"双联"或"三联"的有限周期/固定疗程的治疗方案正在进行临床研究的探索。在一项Ⅱ期试验中，伊布替尼联合维奈克拉固定疗程治疗2年获得了惊人的88%的完全缓解率，同时61%的患者在12个月内微量残留病阴性[28]。

因此，这些靶向通路抑制剂的出现改变了

CLL的治疗格局和现状。然而，药物毒性、无限期治疗（特别是使用BTKi）而引起的经济负担、获得性耐药、Richter转化，以及通过新药仍无法实现的"治愈"等问题仍未解决。目前正在探索CLL靶向治疗的最佳治疗顺序和组合策略。

在上述疾病治疗方法取得重大进展的背景下，我们仍要回顾造血干细胞移植和其他细胞疗法在既往和当前CLL治疗中的作用。

五、自体造血干细胞移植的历史经验

在20世纪80~90年代，大剂量化疗或放化疗后进行自体造血干细胞移植曾作为复发CLL的巩固治疗策略。虽然这种方式可以控制接受化疗患者的病情，但在利妥昔单抗时代并未提高反应率[29]。一项包含了四项随机试验，共纳入了600名CLL患者（自体造血干细胞移植=301，对照组=299）的系统性回顾未能证明这种方式作为一线巩固治疗在PFS或OS方面的优势。以TBI为基础的预处理方案也导致了治疗相关髓系肿瘤发生率增高（≥10%）[30]。因此，在当前高效安全的靶向药物时代，大剂量化疗和自体造血干细胞移植的治疗手段在CLL的治疗中基本被舍弃。

六、异基因造血干细胞移植

异基因造血干细胞移植的基本原理是移植物抗白血病效应，即使患者存在del（17p）或TP53突变这些不良遗传学背景，也能通过同种反应性T细胞消除CLL细胞。慢性移植物抗宿主病患者的复发风险较低，以及在免疫抑制剂停药、供者淋

临床场景 2：异基因造血干细胞移植时达深度缓解可改善预后

2013年，一例58岁的男性诊断为症状性Rai分期Ⅳ期CLL，细胞遗传学无IGHV突变和12号三体畸变。他接受了FCR CIT治疗并达到了完全缓解。2016年疾病进展，细胞遗传学检查显示出现了del（17p）。他开始接受伊布替尼治疗并取得了较好的部分缓解，随后进行了HLA配型并找到了一位HLA相合无关供者。2018年疾病再次进展，开始接受维奈克拉联合利妥昔单抗治疗，并达到微量残留病阴性的完全缓解。之后，他进行了一项减低剂量预处理的异基因造血干细胞移植，实现了供者完全嵌合，并持续完全缓解。

巴细胞输注和慢性移植物抗宿主病的情况下微量残留病的清除率较高，这些都证明了移植物抗白血病在CLL中的作用[31]。

目前尚无随机临床研究比较异基因造血干细胞移植与传统化疗、CIT或新型靶向药物在CLL治疗中的差异。3个非随机回顾性研究评估了在新药出现之前，异基因造血干细胞移植与非移植方法之间的潜在影响（表17-2）。在其中一项研究中采用马尔可夫决策分析，相比于化疗或CIT，RIC方案的异基因造血干细胞移植可以带来10个月的总体预期生存优势（35个月 vs. 25个月），以及6个月的质量调整预期寿命获益。在其他分析中，对于适合移植的CLL患者，早期进行异基因造血干细胞移植可以提供生存优势[32-34]。

然而，新型药物的出现对异基因造血干细胞

表17-2　比较RIC/NMA　allo-HCT与非移植方式治疗CLL的研究总结[32-34]

研究者	比较方法	患者类型	结果		非移植
				异基因造血干细胞移植	
Kharfan-Dabaja et al.（2012）	马尔可夫决策过程	复发或难治	NRM	22%	8%
			ORR	81%	57%
			复发性死亡	70%	86%
			预期寿命	35个月	25个月
Herth at al.（2014）	回顾性；有/无供者	EBMT标准高危	2年OS（HR 0.12，95%CI 0.04~0.32）	88%	38%
Poon et al.（2015）	回顾性；考虑/不考虑移植	伴del（17p）的CLL	2年OS（p=0.001）	64%	25%

allo-HCT：异基因造血干细胞移植；CLL：慢性淋巴细胞白血病；HR：风险比；NRM：非复发死亡率；ORR：总缓解率；OS：总生存期；RIC/NMA：减低强度预处理/非清髓性预处理。

移植治疗CLL的作用和地位产生了影响。在欧洲和美国，每年进行移植的CLL患者数量在持续下降。而在可见的未来，随着针对CLL患者细胞疗法的不断涌现，这一趋势似乎会延续下去。

七、清髓性预处理方案（表17-3）

1988年第一例基于MAC的异基因造血干细胞移植治疗CLL被报道[35]。MAC的异基因造血干细胞移植揭示了移植物抗白血病效应，但也受限于显著的NRM。早期的研究采用了TBI/Cy（环磷酰胺）预处理和HLA全相合同胞骨髓移植。一项EBMT注册研究纳入了54例CLL患者，接受MAC后行异基因造血干细胞移植的，TRM为46%，10年OS为41.2%，LFS为36.6%。这项早期研究的长期随访显示，患者的完全缓解状态可持续到异基因造血干细胞移植后16年，证明了该治疗手段在CLL中的治愈潜力[36]。其他几项较小规模的单中心临床研究（23～68例患者）采用TBI/Cy或BuCy预处理方案，TRM为24%～50%，5年OS通常为40%左右（33%～62%）[37-39]。

自20世纪90年代末采用RIC的异基因造血干细胞移植以后，尚无涉及MAC的大规模研究或随机对照研究。一项EBMT注册的回顾性分析报告了1995—2007年102例接受清髓性和266例接受NMA异基因造血干细胞移植的CLL患者的治疗结果。研究中应用了多种预处理方案，并主要根据供者特征进行分层分析。然而有趣的是，在多因素分析中，预处理强度并不是OS、PFS、复发或NRM的独立预测因素，这表明MAC异基因造血干细胞移植的预后可能随着HCT实践和支持治疗手段的改进而有所提高[40]。在另一项单中心研究中，比较了MAC和RIC的异基因造血干细胞移植，尽管在2004年之前的结果比较类似，但近年来RIC方案的OS和TRM均有所改善。由于增加预处理强度并未带来OS或PFS的延长，反而增加了NRM/TRM的风险，我们已不再建议在CLL中采用基于MAC的异基因造血干细胞移植[37]。

表17-3　清髓性预处理allo-HCT治疗CLL的相关研究摘选[36-40]

研究	例数	中位年龄（年）	供者来源	预处理方案	非复发性死亡率	≥2级急性GVHD发生率（%）	慢性GVHD发生率（%）	PFS（%）（预测年份）	OS（%）（预测年份）
Michallet et al.,1996–2003	54（回顾性，EBMT登记）	41	MRD: 100BM: 100	TBI/Cy: 51Bu/Cy: 3	46	31	31	41（10年）	37（10年）
Pavletic et al.,2005	38（NMDP/IBMTR注册研究）	45	MUD	TBI/Cy: 29Other: 9	38	45	85	30（5年）	33（5年）
Sorror et al.,2008	68（弗雷德·哈钦森癌症中心，西雅图，单中心系列）	46	Sib: 72BM: 31	TBI/Cy: 59Bu/Cy: 9	35	NR	NR	NR	45（3年）
Michallet et al.,2010*	102（EBMT注册分析）	53	Sib: 60BM: 25	Multiple	20～35	34	35	NR	49（5年）
Brown et al.,2013	32（DFCI，单中心系列）	48	Sib: 59BM: 44	TBI/Cy	48	50	51	36（5年）	49（5年）

*本研究的数据未按照预处理类型进行报告，结果结合了多种预处理类型。

allo-HCT：全相合异基因造血干细胞移植；BM：骨髓；Bu：白消安；Cy：环磷酰胺；DFCI：Dana-Farber癌症研究所；EBMT：欧洲血液与骨髓移植协会；GVHD：移植物抗宿主病；MRD：微量残留病；N：患者数；NMDP/IBMTR：国家骨髓捐赠计划/国际血液与骨髓移植研究中心；NR：未报告；OS：总生存期；PFS：无进展生存期；Sib：同胞；TBI：全身放射治疗；y：年。

第五部分

八、减低强度预处理的全相合异基因造血干细胞移植（表17-4）

过去20年来，NMA和RIC方案的引入拓展了在相对高龄和体弱的CLL患者中的异基因造血干细胞移植的应用。早期研究表明，在晚期CLL中使用以Flu为基础的RIC方案是可行的，并且通过淋巴细胞输注显示出移植物抗白血病效应，并且通过慢性移植物抗宿主病的发生来清除微量残留病。既往各研究中应用了不同的RIC/NMA方案，常见的包括Flu/低剂量TBI、Flu/Cy±利妥昔单抗、Flu/Bu和Flu/Ben/利妥昔单抗。与采用MAC方案相比，RIC使异基因造血干细胞移植的NRM降至15%~20%，而MAC方案的NRM约为40%，这是非常惊人的改变。采用RIC的CLL研究显示，2年PFS约为60%，2年OS约为70%，这些结果不受不良细胞遗传学异常（包括del17p）的影响[31, 41-44]。

一项EBMT注册的大型队列研究报道了在2000—2010年接受异基因造血干细胞移植治疗的2589例CLL患者的情况，使用年龄和性别匹配人群的地域性和相对生存分析来评估长期生存的结果。尽管异基因造血干细胞移植为部分患者实现了长期的疾病控制，但随着随访时间的延长，OS（2年为62%，10年为35%）和PFS（2年为49%，10年为28%）仍明显降低[45]。

在德国CLL研究组开展的Ⅱ期CLL3X试验中，于2001—2007年招募了100例患者（中位年龄53岁，范围为27~65岁），其中90例接受了基于Flu+Cy的RIC的异基因造血干细胞移植，供者来源于同胞（40%）和非血缘（60%）供者。更新的随访数据显示，移植患者10年的NRM、复发率、PFS率和OS分别为20%、46%、34%和51%。2年的2~4级急性移植物抗宿主病的发生率为45%，3~

表17-4 减低强度预处理allo-HCT治疗CLL的相关研究摘选[37, 43, 46, 48-50]

研究	例数	中位年龄（年）	供者来源	预处理方案	NRM（%）	二级以上急性GVHD发生率（%）	慢性GVHD发生率（%）	PFS率（%）	OS（%）
Dreger et al., 2003	77（EBMT注册研究）	54	Sib: 81 PBSC: 91	混合的	18（2 y）	34	57	56（10 y）	72（10 y）
Sorror et al., 2008	82（弗雷德·哈钦森癌症中心，西雅图，单中心系列）	82	Sib: 69 PBSC: 100	Flu/2 Gy TBI	23（5 y）	55	50	39（5 y）	50（5 y）
Dreger et al., 2010	90（CLL3X，德国多中心研究）	53	Sib: 40 PBSC: 100	Flu/Cy±ATG	20（10 y）	45	73	34（10 y）	51（10 y）
Khouri et al., 2011	86（MD Anderson单中心研究）	58	Sib: 50 PBSC: 100	FCR: 78 Flu/Mel/Ritux: 6	17	37	56	36（10 y）	51（5 y）
Brown et al., 2013	76（DFCI，单中心系列）	55	Sib: 37 PBSC: 99	Flu/Bu	16	30	65	43（5 y）	63（5 y）

allo-HCT：异基因造血干细胞移植；ATG：抗胸腺细胞球蛋白；Bu：白消安；Cy：环磷酰胺；DFCI：Dana-Farber癌症研究所；EBMT：欧洲血液与骨髓移植学会；FCR：氟达拉滨、环磷酰胺、利妥昔单抗；Flu：氟达拉滨；GVHD：移植物抗宿主病；Mel：美法仑；N：病例数；PBSC：外周血干细胞；NRM：非复发死亡率；OS：总生存期；PFS：无进展生存期；Ritux：利妥昔单抗；Sib：同胞；TBI：全身放射治疗；y：年。

4级急性移植物抗宿主病发生率为14%，73%的患者出现慢性移植物抗宿主病。移植时疾病未控制和使用阿仑单抗（alemtuzumab）治疗造成的T细胞耗竭是最重要的不良预后因素。在异基因造血干细胞移植后12个月的标志性时间点上微量残留病转阴是降低复发风险的重要预后预测因素。微量残留病阴性患者10年复发风险为25%，微量残留病阳性者为80%（$p<0.0001$）。如果微量残留病阴性发生在免疫抑制剂停药后，则提示强烈的移植物抗白血病效应，这种保护作用会更加明显（10年复发风险为12%）。90名接受异基因移植的患者中，39名复发，其中有5名患者在2011年后才出现晚期复发。这些晚期复发的患者在复发后4~62个月仍然存活，并通过供者淋巴细胞输注、CIT（免疫细胞输注）或伊布替尼实现疾病控制。随访分析显示，长期疾病控制与 TP53、SF3B1 或 NOTCH1 等不良突变的存在无关[46-48]。

此外，有部分前瞻性单中心研究显示，RIC异基因造血干细胞移植治疗CLL表现出较好疗效，其中100天死亡率<3%，NRM为16%~23%，急性移植物抗宿主病3~4级为7%~20%，严重慢性移植物抗宿主病为48%~56%，6年PFS为36%~43%，OS为51%~63%。CIBMTR报告了从2001年至2011年RIC异基因造血干细胞移植使用增加和1338名接受异基因造血干细胞移植患者（RIC=912，MAC=426）结局。RIC组的3年生存率明显更高（58%±2% vs. 50%±3%，$p<0.001$）。

值得注意的是，目前没有特定的预处理方案被视为CLL患者RIC异基因造血干细胞移植的标准方案，预处理方案的制定主要基于医师和机构的经验。

九、供者淋巴细胞输注的作用

既往的研究显示供者淋巴细胞输注的过继免疫治疗在清除异基因移植后复发的CML是有效的。一项供者淋巴细胞输注治疗淋系肿瘤的系统性回顾，分析了四个研究共27例移植后复发的CLL患者，完全缓解和总缓解率的比例分别为55%和62%，急性/慢性移植物抗宿主病发生比例为

75%[51]。供者淋巴细胞输注被用于疾病复发、供者不完全嵌合及抢先治疗。因此，尽管供者淋巴细胞输注使用后移植物抗宿主病发生率增高，但其展现出了较高的响应率。供者淋巴细胞输注需要更好地制定合适的输注时机、剂量和具体输注计划。

十、微量残留病——监测方法及其意义

CLL是一种可以通过多参数流式细胞技术（MPFC）或基于使用等位基因特异性寡核苷酸PCR或基于高通量测序的方法检测克隆性免疫球蛋白基因重排的恶性克隆特异性分子方法进行微量残留病定量监测的恶性肿瘤。

流式细胞学技术的改进使得6色MPFC能够达到10^{-5}的敏感性，高通量测序（HTS）方法评估微量残留病能够达到10^{-6}的敏感性。专家共识建议在异基因造血干细胞移植后不早于30天，不晚于90天开始进行微量残留病监测[41-42, 52-53]。

一项Ⅱ期前瞻性研究对42例RIC异基因造血干细胞移植的CLL患者进行了基于微量残留病的干预治疗，结果显示3年的OS、NRM和复发率分别为86.9%、9.5%和29.6%[54]。在任何时间点达到微量残留病阴性都与较低的复发率，以及PFS、OS的改善相关。结合新药和细胞治疗的联合策略也旨在清除CLL中的微量残留病，以达到持久的缓解效果。

异基因造血干细胞移植术治疗CLL预后因素小结

以下患者、供者、疾病和移植等相关因素已被证明在CLL的异基因造血干细胞移植治疗中预后不良[8, 31, 41]。

- 不利的患者和供者特征，包括高龄、体能状况差、合并症指数（HCT-CI）高、不利的性别不匹配（女性供者/男性受者）。
- 移植时疾病呈难治状态。
- 移植围手术期T细胞耗竭或使用阿仑单抗。
- 移植术后混合T细胞嵌合。
- 移植前伊布替尼治疗失败。
- 移植中心情况：团队经验专业知识、实际移植手术量、免疫调节策略和多学科随访能力。

第五部分

十一、异基因造血干细胞移植治疗慢性淋巴细胞白血病的供者选择：特殊考量。

患者的一级亲属罹患CLL的风险是普通人群的2~7倍。在8%~15%的CLL患者的同胞兄弟姐妹中发现克隆性B细胞增殖。因此，包括英国血液学标准委员会指南在内的各级专家均建议筛查家庭成员，特别是有望成为单克隆B淋巴细胞增殖性疾病（MBL）HLA MSD的单克隆B淋巴细胞增多症（MBL）亲属。常规对供者进行MBL筛查也引发了生物伦理方面的担忧，即向无症状者/健康人披露一种可能无害的情况。由于担心同胞供者可能传播潜在的癌前病变，一些机构在条件允许的情况下更倾向于选择无血缘相合供者[31、42]。

十二、替代供者异基因造血干细胞移植

（一）脐血移植

有研究报道了2004—2012年接受减低剂量预处理无关脐血移植的68例预后不良的CLL/SLL（中位年龄57岁）患者的治疗结局。其中大多数移植物HLA不匹配，76%的患者接受了双份无血缘供者的脐血移植。结果显示移植后100天2~4级急性移植物抗宿主病的发生率为43%，3年慢性移植物抗宿主病的发生率为32%；3年累计复发率、NRM、PFS及OS分别为16%、39%、45%和54%[55]。

（二）单倍体造血干细胞移植和移植后环磷酰胺的应用经验

EBMT注册分析评估了1984—2016年接受单倍体造血干细胞移植的117名CLL患者的预后情况。其中47例（42%）患者采用MAC，65例（58%）患者采用减低剂量预处理（RIC）。移植后使用PTCy预防移植物抗宿主病的比例为38%。5年的OS、PFS、NRM和复发率分别为38%、31%、44%和26%。接受PTCy方案的患者与其他移植物抗宿主病预防方案相比急性移植物抗宿主病等无统计学差异[56]。

约翰霍普金斯研究小组分析了64例接受NMA（Flu/Cy/2 Gy TBI）和PTCy预防方案的单倍体造血干细胞移植的CLL患者。4年PFS和OS分别为37%（95%CI 26%~54%）和52%（95%CI 40%~68%）。其中6例移植失败，2~4级急、慢性移植物抗宿主病的发生率相对适中，分别为27%（95%CI 15%~38%）和17%（95%CI 7%~26%）[57]。

因此，这些结果表明接受单倍体造血干细胞移植的CLL患者与接受HLA全相合造血干细胞移植的患者预后相似。对于没有全相合供者的患者而言，单倍体造血干细胞移植亦是一种选择。

临床场景3：细胞治疗方案可用于不适合异基因造血干细胞移植的患者

一例78岁男性，CLL/SLL伴巨大淋巴结肿大和进行性B症状，细胞遗传学结果显示del（17p）。该患者初始治疗接受阿卡替尼（布鲁顿酪氨酸激酶抑制剂）联合维奈克拉（BCL2i）和奥妥珠单抗的临床试验。

不幸的是，经过3年的治疗患者病情进展。由于患者不适合异基因造血干细胞移植，遂接受了一项anti-CD19 CAR-T细胞疗法的临床试验的筛选。

十三、其他适用于慢性淋巴细胞白血病的细胞疗法

（一）嵌合抗原受体T细胞疗法

异基因造血干细胞移植通过同种异体的反应性T细胞对多种靶抗原的多克隆免疫反应进而发挥其对CLL细胞的移植物抗白血病效应。CAR-T细胞疗法则是使用工程化的T细胞对既定靶抗原发挥单克隆免疫活性，因而具备规避移植物抗宿主病风险的优点。早期应用CAR-T细胞治疗复发或难治性CLL的结果提示，尽管持久性有限，但该疗法仍然显示出有前景的活性。有研究显示，14例既往深切治疗失败的CLL患者在预处理后接受CTL019（anti-CD19 CAR-T细胞）治疗后，其中57%产生应答且完全缓解率达29%，第18个月时PFS为29%；其中50%的患者出现3~4级细胞因子释放综合征[58]。

另有研究报道，在24例伊布替尼和（或）维奈克拉治疗失败并接受anti-CD19 CAR-T细胞——JCAR014输注的复发或难治性CLL患者中，4周时总缓解率为74%［完全缓解率21%；部分缓解率53%］。最终12名患者疗效评价为完全缓解，其中7名患者达到微量残留病阴性且在中位时间7个月时仍保持未复发状态[59]。本研究分别观察了低剂量（5×10^7）和高剂量（5×10^8）两个剂量组anti-CD19 CAR-T细胞输注给药对复发或难治性CLL的作用，32例可评估患者的OR率和完全缓解率分别为44%和28%，中位OS为64个月。同时发现达到完全缓解的患者与未达到完全缓解的患者的长期生存有显著差异（中位OS为未达到 vs. 64个月，PFS为40.2个月 vs. 1个月）。高剂量组在3个月时完全缓解率更高（36% vs. 15%），并且高剂量CAR-T细胞输注未见显著增加的毒性反应[60]。

一项入组了19例既往伊布替尼治疗失败的复发或难治性CLL患者的初步研究证明，伊布替尼协同anti-CD19 CAR-T细胞疗法具有明确的可行性和有效性。临床前数据显示伊布替尼可以提高CAR-T细胞的数量和功能从而提高其抗肿瘤活性，并可一定程度上减弱细胞因子释放综合征反应。伊布替尼使用方案为白细胞采集前≥2周开始使用直至CAR-T细胞输注后持续3个月以上。4周时总缓解率为83%，通过IGH测序法检测骨髓应答情况提示微量残留病阴性率为61%；1年OS和PFS分别为86%和59%。相比于接受CAR-T细胞治疗但未使用伊布替尼治疗组，合并用药组显示出较低的血清细胞因子释放综合征相关细胞因子浓度和较低的细胞因子释放综合征严重程度[61]。

TRANSCEND CLL 004研究的Ⅰ期单药治疗队列的最新分析中，23名复发或难治性CLL患者接受了lisocabtagene maraleucel（liso-cel）治疗，这是一种4-1BB CAR-T细胞产品，其中包含相同剂量的CD4$^+$和CD8$^+$CAR-T细胞。所有入组患者先前均接受过伊布替尼治疗，其中伊布替尼耐药者占比91%，48%的患者对既往布鲁顿酪氨酸激酶抑制剂和维奈克拉方案疗效评定为难治。在22例可评估的患者中总缓解率为82%，完全缓解伴血细胞不完全恢复率为45%。在15个月和18个月时分别有

53%和50%的患者疗效持续维持。既往布鲁顿酪氨酸激酶抑制剂和维奈克拉方案双重难治亚组的总缓解率与研究整体人群相似，完全缓解率为60%，中位PFS为18个月。在20例可评估微量残留病的患者中，15例（75%）患者血液中无法检测到微量残留病即uMRD，并且其中13例（87%）的骨髓亦达到uMRD，60%的患者在第30天骨髓达到uMRD。本研究总体不良反应情况良好，9%的患者出现≥3级细胞因子释放综合征，22%的患者出现≥3级神经毒性（免疫效应细胞相关神经系统毒性综合征）。36%的患者18个月后仍可于血液中检测到CAR-T细胞（Liso-cel）[62]。

由于目前CD19靶向CAR-T细胞的持久性有限，因此有研究对第二次计划输注CAR-T细胞的疗效和安全性（CART2）进行了评估。该研究分析了44例复发或难治性B细胞来源的恶性肿瘤患者，其中包括9例CLL患者。尽管CART2剂量增加，研究结果仍提示严重毒性事件的发生率较低（细胞因子释放综合征≥3级，9%，免疫效应细胞相关神经系统毒性综合征≥3级，11%）。CLL队列的缓解率为22%，中位缓解持续时间（DOR）为33个月。值得指出，第一次CAR-T细胞输注前予以Flu和Cy清除淋巴细胞预处理，以及更高的CART2细胞输注剂量，均与CART2的持久续存时间和更高的总缓解率和PFS相关[63]。

目前已经证实了CD19 CAR-T细胞治疗复发或难治性B细胞恶性肿瘤患者的可行性和安全性，包括既往接受过异基因造血干细胞的复发或难治性CLL患者。

（二）其他细胞疗法

嵌合抗原受体NK细胞

在一项Ⅰ/Ⅱ期试验中，脐血来源的HLA不相合靶向CD19 CAR-NK细胞被用于治疗11例复发难治B细胞恶性肿瘤患者，其中有5名CLL患者。NK细胞首先使用编码靶向CD19 CAR、白细胞介素-15和诱导型半胱氨酸天冬氨酸蛋白酶9（caspase 9）基因的逆转录病毒载体转染。本研究评估了经过清除淋巴细胞化疗后输注3个不同剂量的CAR-NK细胞（1×10^5/kg、1×10^6/kg和1×10^7/kg）

的治疗反应情况。本研究采用的CAR-NK细胞治疗方案耐受性良好，无任何细胞因子释放综合征、免疫效应细胞相关神经系统毒性综合征或移植物抗宿主病。11例患者中，8例（73%）产生治疗响应，7例达到完全缓解（其中3例为CLL）。本研究中CAR-NK细胞治疗的响应迅速，均在输注后30天内出现。然而，4名CLL患者在输注后1~9个月的观察期接受了缓解后治疗，1名未达到缓解的患者在输注后6个月接受了异基因造血干细胞移植并持续无病生存[64]。

这些数据显示了工程细胞疗法快速而持久的反应，充分激发了人们进一步探索的兴趣，目前数项试验正在研究CAR-T细胞疗法在高危复发或难治性CLL中的作用、治疗时机和联合策略。随着生物工程技术的进步，迭代的细胞治疗结构和新兴的抗原靶点开发将会进一步改善目前CAR-T细胞及其他细胞疗法治疗CLL的临床结局。

十四、新药时代的异基因造血干细胞移植

鉴于在新疗法时代异基因造血干细胞移植的效用呈下降之态，故而关于这种治疗策略的最优化应用的数据是有限的。一项原理验证分析评估了2014年EBMT/ERIC关于异基因造血干细胞移植治疗CLL数据，纳入21例患者，其中16例接受了异基因造血干细胞移植。1级（低移植风险组）包括年龄≤65岁、del（17p）和（或）TP53异常、CIT失败，首次靶向药物有治疗响应、无合并疾病，具有HLA配型良好的供者。2级（高移植风险组）包括对于CIT和一种靶向药物复发或难治性疾病状态、充分证据下使用HLA不全相合供者或存在合并症情况下实施移植术。1级组2年PFS和OS分别为68%和95%，2级组为56%和65%[7]。

在最近的一项针对108名高风险CLL患者的单中心回顾性研究中，特别分析了30名接受新药（NA）治疗的患者，异基因造血干细胞移植显示3年OS为87%（95%CI 68%~95%），PFS为72%（95%CI 52%~85%），NRM的累积发生率为7%（95%CI 1%~19%），疾病复发的累积发生率为21%（95%CI 8%~38%）。接受过新药治疗的患者与使用CIT疗法的患者相比，移植相关预后有获

益趋势，但统计学上无显著差异；与死亡风险增加相关的唯一因素是较高的HCT-CI。此外，使用不含Bu的预处理方案和存在Richter转化与较差的预后相关。移植前接受靶向治疗的患者，移植后早期循环T细胞和B细胞数量明显较高，同时CD4+调节性T细胞与CD4+T细胞的比例明显降低[65]。

在最近另一项类似的回顾性多中心队列研究中，65名在异基因造血干细胞移植前接受过至少一种新药治疗的CLL患者，2年PFS、OS、NRM和复发率分别为63%、81%、13%和27%。在移植后100天，3~4级急性移植物抗宿主病的累积发病率为24%，27%的患者发生中-重度移植物抗宿主病。HCT-CI能独立预测PFS，而既往新药暴露史、新药的类型/数量、不良疾病特征、完全缓解 vs. 部分缓解，以及移植特征等，与PFS或OS没有独立相关性。移植前进行桥接治疗的最佳新药选择尚未明确。在本研究中，采用伊布替尼桥接的患者12个月的复发率为20%，而维奈克拉桥接治疗的患者为9%[66]。一项更早的EBMT登记研究分析评估了采用伊布替尼桥接治疗的CLL或MCL患者接受异基因造血干细胞移植的预后情况，结果显示12个月的复发率、NRM、PFS和OS分别为30%、10%、60%和72%。研究组中CLL患者12个月的复发率高于MCL患者（19%）和其他先前的CLL异基因造血干细胞移植研究[67]。由于在异基因造血干细胞移植前使用伊布替尼≥8个月的患者复发较低，排除了移植物抗白血病效应建立之前无法有效控制疾病的因素后，研究推断的假设是停药后对伊布替尼的反应不太持久；此外，Richter转化的出现导致逃逸伊布替尼介导的肿瘤抑制作用，也可能是早期复发的另一种机制。同时，异基因造血干细胞移植前使用BCL2i（如维奈克拉）带来了更深的缓解程度和更低的复发率，因此最佳的桥接策略需要更好的研究。

十五、Richter 转化（RT）

Richter转化被定义为由于CLL患者多种遗传缺陷的积累导致发展为侵袭性淋巴瘤并快速增殖，其发病率常在2%~10%，目前CLL主要识别了弥漫性大B细胞淋巴瘤变体（~90%），以及霍奇金

淋巴瘤变体。CLL与大细胞成分之间的克隆关系决定了Richter转化的预后；与非克隆相关的Richter转化相比，克隆相关的Richter转化预后较差（中位生存期：5年 *vs.* 8～16个月）。德国CLL研究组分析了2975例初始接受CIT治疗的晚期CLL患者，103例（3%）患者发展为Richter转化，诊断为Richter转化后的9个月时中位OS较差。大多数患者（46%）接受了环磷酰胺、阿霉素、长春新碱和泼尼松（CHOP）样方案作为初始治疗，只有2例患者接受了自体造血干细胞移植，3例患者接受了异基因造血干细胞移植，后者中位OS为17.9个月[68]。

在一项针对Richter转化患者的EBMT回顾性登记分析中，自体造血干细胞移植（auto-SCT）后的3年生存率为59%，异基因造血干细胞移植后的3年生存率为36%。化疗敏感性Richter转化患者接受巩固性自体造血干细胞移植相比于接受异基因造血干细胞移植的患者，其PFS得到改善[69]。对于适合移植且体能状况良好、存在*TP53*异常、使用新型靶向药物仍然进展的Richter转化、原发难治性疾病或Richter转化相关治疗后再次大细胞成分复发的患者，应及早考虑行异基因造血干细胞移植。CAR-T细胞疗法在Richter转化治疗中也展现出希望，新的细胞和免疫疗法也在探索阶段。

十六、移植后复发的治疗

即使在CIT时代，移植后复发的CLL预后也不劣于高危CLL。通过合理应用免疫调节治疗策略如免疫抑制剂停药、供者淋巴细胞输注、CIT和临床试验等方法，CLL移植后复发能够得到良好的控制。在CLL中使用DLI可提升完全缓解率至47%～55%。单克隆抗体、来那度胺、伊布替尼和维奈克拉等新药的出现已充分改善了异基因造血干细胞移植后复发的高危CLL患者的治疗选择。

在一项EBMT注册分析中，56例异基因造血干细胞移植后复发的CLL患者接受伊布替尼治疗，40例（71%）对伊布替尼有反应，23例（41%）达到部分缓解，17例（30%）达到完全缓解。10例活动性慢性移植物抗宿主病患者经伊布替尼治疗后缓解。该研究的2年PFS和OS分别为50%和72%。伊布替尼可增强Th1介导的移植物抗白血病效应，

尤其是在混合嵌合的情况下，并能在异基因造血干细胞移植后的维持策略中发挥作用[70]。维奈克拉联合利妥昔单抗或奥妥珠单抗也显示出对异基因造血干细胞移植后复发的CLL的治疗效应[71]。

十七、慢性淋巴细胞白血病患者异基因造血干细胞移植后对嵌合抗原受体 T 细胞治疗和移植物抗白血病效应的耐药机制

获得性T细胞功能障碍阻碍有效的免疫疗法在CLL治疗中的发展，相关机制正得到充分阐明。CLL患者的$CD8^+$T细胞长期暴露于白血病B细胞，导致异常代谢重编程和活化受损。另外，静息$CD8^+$T细胞内葡萄糖转运蛋白（GLUT1）储备减少，线粒体代谢谱改变，进而导致刺激状态时线粒体生物合成受损。上述机制在CAR-T细胞治疗获得完全缓解的患者身上得以体现，与无应答患者相比，其输注的$CD8^+$CAR-T细胞中线粒体质量增加[72]。

在恶性淋巴瘤如CLL中，异基因造血干细胞移植后复发和移植物抗白血病效应逃逸的基础尚不完全清楚。白血病细胞的内在生物学特性可能影响CLL患者移植的预后。有研究通过整合遗传学、转录组学和表观遗传学分析研究了10例CLL经异基因造血干细胞移植后复发患者临床表现驱动的分子动力学。移植早期复发表现出遗传稳定性；然而，晚期复发表现出了显著的遗传进化，肿瘤新生抗原缺失的证据，以及更大的表观遗传学改变率。因此，异基因造血干细胞移植后复发和移植物抗白血病逃逸的潜在遗传和免疫机制存在异质性并且具备时限多样性表现，更好地理解这一点或可推动降低复发风险的治疗[73]。

十八、结论及未来方向

随着新型靶向药物的出现，CLL的治疗模式在过去10年中发生了巨大变化。多年来，自体造血干细胞移植和异基因造血干细胞移植通常用于治疗晚期CLL。自体造血干细胞移植不再用于CLL是因为缺乏生存优势，在PFS中亦只有一定程度获益，并且这种治疗方式存在继发治疗相关的髓系

肿瘤高风险。除非找不到合适的异基因供者，否则RIC异基因造血干细胞移植是大多数需要移植的患者的首选方式。随着维奈克拉应用的增加，包括CAR-T细胞在内的新型细胞疗法的应用，以及其他治疗方法的选择，移植的最佳时机将进一步探讨。在过去的10年造血干细胞移植应用于CLL患者的挽救治疗方案已经显著下降。尽管如此，我们仍推荐以下CLL患者应转诊至移植中心：基于遗传和分子特征（*TP53*病变）的高危CLL、基于激酶抑制剂治疗的早期复发CLL，或者对维奈克拉治疗无反应的CLL。理想情况下，这些患者应进行HLA分型并寻找合适的供者。患者基本情况诸如合并症、既往治疗和疾病特征等应在移植计划制订过程中充分分析（图17-1）。

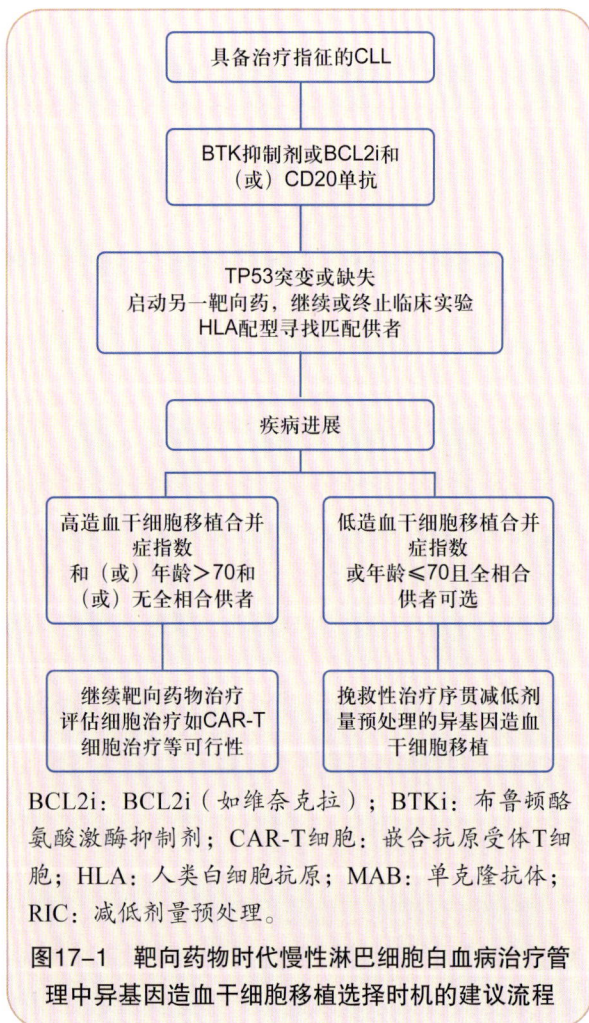

BCL2i：BCL2i（如维奈克拉）；BTKi：布鲁顿酪氨酸激酶抑制剂；CAR-T细胞：嵌合抗原受体T细胞；HLA：人类白细胞抗原；MAB：单克隆抗体；RIC：减低剂量预处理。

图17-1　靶向药物时代慢性淋巴细胞白血病治疗管理中异基因造血干细胞移植选择时机的建议流程

异基因造血干细胞移植仍然是唯一且具备潜在治愈CLL能力的治疗方式。未来的研究应着眼于评估高危CLL患者中新型药物和包括异基因造血干细胞移植在内的细胞疗法的最优逻辑顺序。这些策略不一定是竞争性的，而应作为互补工具来为CLL患者提供个性化的治疗方法。

实践要点

◆ 异基因造血干细胞移植仍然是慢性淋巴细胞白血病（CLL）患者唯一的治愈性治疗方式，对于复发、高危、符合移植条件的CLL患者应予以考虑。

◆ 靶向药物如布鲁顿酪氨酸激酶抑制剂（伊布替尼、阿卡替尼）、BCL2拮抗剂（维奈克拉）和磷酸肌醇3-激酶抑制剂［idelalisib（暂译艾德拉尼）、度维利塞］的出现改变了CLL的治疗模式，为患者提供了有效的治疗选择。

◆ 布鲁顿酪氨酸激酶抑制剂和BCL2拮抗剂治疗失败后复发的CLL预后不良，是一个治疗需求仍未得到满足的领域。

◆ 在可能的情况下，采用减低剂量预处理（RIC）的全相合异基因造血干细胞移植是CLL移植的首选方式。

◆ 包括CAR-T细胞疗法在内的细胞疗法在复发或难治性CLL中显示出有希望的疗效，对不适合移植的患者应考虑使用。

◆ 确认各种靶向药物和细胞疗法的最佳排序及使用方案的临床试验正在进行。

参考文献

第十八章
骨髓增生异常综合征患者的异基因造血干细胞移植

BETUL ORAN

译者：王利、熊艺颖

重庆医科大学附属第一医院

一、关键概念

·造血干细胞移植为MDS患者提供了一种治愈性疗法。

·克隆性核型是移植后复发的最强预测因子。

·HLA MSD和HLA MUD、HLA单倍体相合者，以及脐血的可及性，有助于大多数患者获得供者。

·由于MDS主要是一种老年疾病，生活质量是大多数老年人的首要考量因素，因此在讨论老年患者的移植时，不仅须考虑移植的急性反应，还须兼顾移植的迟发反应。

二、背景

MDS是一组克隆性造血系统疾病，以骨髓衰竭和易演变为AML为特征[1]。尽管对MDS病理生理学的认识取得了重大进展，且去甲基化药物的治疗也取得了最新进展，但MDS仍然是一种常规治疗模式下无法治愈的疾病。异基因造血干细胞移植是唯一有可能治愈该病的治疗选择，根据预后特征可使患者获得25%～60%的长期DFS[2-8]。目前的美国国家综合癌症网络（National Comprehensive Cancer Network，NCCN）指南建议，根据年龄和供者可及性，适合接受移植的MDS患者应该考虑接受这种疗法。根据CIBMTR报道，MDS是目前异基因造血干细胞移植的第三大常见适应证。MDS主要累及老年患者，据报道，超过80%的患者年龄在60岁以上。RIC方案使得异基因造血干细胞移植可以在这些人群中进行，甚至可以扩展到80岁。

异基因造血干细胞移植是一项高风险、高收益的治疗方法，也是一项需要患者及其护理人员全力投入的重要工作。患者的预处理、干细胞输注和初步造血重建，通常需要住院1个月左右。在最初的3～6个月内必须密切监测，这段时间发生并发症的风险最大，包括移植物排斥、移植物抗宿主病和感染。许多患者会发生移植物抗宿主病，因此需要持续接受免疫抑制治疗，患者也可能发生晚期并发症。TRM的风险很大，这取决于患者、疾病和供者特征，与接受保守治疗相比，一些死于早期并发症的患者可能寿命更短。然而，异基因造血干细胞移植是唯一能够根治该病并获得长期DFS的治疗方法。患者需要有高度的积极性和决心来接受该治疗。造血干细胞移植的作用应在患者病程早期与他们讨论。对于那些有兴趣将异基因造血干细胞移植作为潜在的治愈性治疗选择的患者，应该计划在移植最有可能成功的时候进行。

三、谁将从异基因造血干细胞移植中获益？

MDS的临床病程因生存情况而异，根据预后特征可达数月至数年。目前已开发出可用于指导治疗选择的风险分层的若干预后指数。最常用的评分系统包括国际预后评分系统（the International Prognostics Scoring System，IPSS），包括原始细胞数、血细胞减少和细胞遗传学。IPSS将患者分为四类，包括低危、中危-1、中危-2和高危[9]。低危患者的中位生存期超过5年，但高危患者的中位生存期不到1年。该系统有几个局限性，对于低危患者，它并不是一个非常精确的预后预测因子，而且细胞遗传学的权重相对较小。因此，IPSS修订后即为IPSS-R分型，该分型将细胞遗传学异常和血细胞减少的严重程度作为考量因素进行不同亚类细分，将风险类别扩展为5个组，包括"很好""好""中等""差"和"很差"[10]。Malcovati等[11]还开发了一种时间依赖的预后评分系统，即世界卫生组织（the World Health Organization，WHO）基于分类的预后评分系统（World Health Organization classification-based prognostic scoring system，WPSS），该系统结合了WHO的组织学亚型、染色体核型和输血要求。

该评分不仅能在诊断时评估预后，还能在病程中评估预后，并且能区分不同风险组的OS：低危患者的5年预期OS为80%，中危患者为63%，高危患者为40%，极高危患者为16%。

MDS评分系统已在非移植MDS队列中得到验证。然而，IPSS、IPSS-R和WPSS也被证实对造血干细胞移植预后具有预测价值[12-15]。根据IPSS评分，低危和中危-1、中危-2和高危组患者的造血干细胞移植后的5年DFS分别为60%、36%和28%[12]。IPSS-R也被发现是519例原发性MDS或寡原始细胞AML（20%～29%骨髓原始细胞）患者异基因造血干细胞移植预后的独立预测因素[14]。在该分析中，仅纳入了有HLA MSD或MUD的患者，造血干细胞移植后的5年OS在低危患者中为71%，在中危患者中为58%，在高危患者中为39%，在极高危患者中为23%。同时，通过竞争风险分析发现，在这些危险组中，5年累积复发率分别为4%、12%、23%和39%。数据还表明，WHO或WPSS可预测造血干细胞移植后的结局，难治性贫血（RA）、难治性血细胞减少和RA伴原始细胞过多-1（RAEB-1）的低危患者的5年OS为51%～80%，但骨髓原始细胞百分比较高（5%～20%）的患者5年OS仅为25%～28%。

自2012年以来，IPSS-R已成为基于预后风险特征的临床结局评估、治疗策略设计和临床试验设计的标准。ELN和美国NCCN MDS实践指南推荐基于IPSS-R、年龄和体能状态的治疗[16]。另一方面，一种新的分子IPSS系统有望问世。

在过去的10年中，发表了许多非常重要的研究，对MDS中多种遗传病变的发生率和临床影响进行了综合分析[17]。Bejar及其同事使用二代测序和质谱法鉴定了439例MDS患者的相关突变[17]。特别是TP53、EZH2、ETVG和ASXL1突变被发现与更快的疾病进展和更高的死亡风险显著相关。此后，多项描述MDS突变情况及其潜在预后和治疗意义的研究陆续发表。尽管研究设计和应用的突变检测技术不同，RUNX1[18-19]、TP53[18-21]或EZH2[18-19]基因突变均具有一致性，与不良预后相关，而剪接因子SF3B1的突变与非常良好的结

局和长期生存相关[18-19、21-22]。Bejar等也探讨了造血干细胞移植后分子异常对预后的影响，并表明TP53、TET2和DNMT3A突变与OS降低相关。无这些突变患者的3年OS为59%，而有这些突变患者为19%[23]。一项针对体细胞突变的大型CIBMTR队列研究证实，在异基因造血干细胞移植后，与无TP53突变相比，有TP53突变与较短的生存期和较快的复发时间相关[24]（图18-1）。TP53突变对MDS患者移植后生存的负面影响独立于临床因素，如年龄、KPS评分和血液学变量。尽管如此，仍有多达20%～25%的TP53突变患者生存超过2年，表明造血干细胞移植在这一高危人群中有临床获益。这项研究还表明，RAS通路突变与复发导致的较短生存期相关，而JAK2突变与NRM导致的较短生存期相关。

我们最近报告了225例接受M. D. 安德森癌症中心移植的MDS患者体细胞突变对疾病预后的影响[25]。结果表明，当把细胞遗传学和体细胞突变纳入预后时，造血干细胞移植后疾病复发有4个不同的风险组：高危组（IPSS-R细胞遗传学非常差或存在DNMT3A突变）、中危组（IPSS-R细胞遗传学结果为好/很好、中或差，同时存在RAS通路突变）、低危组（IPSS-R细胞遗传学结果为差，同时无RAS通路和DNMT3A突变）和极低危组（IPSS-R评分为良好、非常好或中等，同时无RAS通路和DNMT3A突变）。在各危险组中，2年累积进展发生率分别为56%、42%、26%和6%。在我们的分析中，根据IPSS-R判定细胞遗传学极差的患者有较高的TP53突变率（76%），并且观察到TP53突变有70%发生在细胞遗传学极差的患者中。因此，在最终的模型中，TP53突变不包括在内。显然，我们需要开展更多研究来明确特定突变对治疗结局（包括移植和非移植）的影响，以便更好地告知临床医师和患者，尤其是携带高危突变的较低危（IPSS-R，低/中危）患者。这些新出现的数据不仅将对我们预测MDS患者预后的能力产生重大影响，还可能对识别移植候选者产生重大影响。

治疗相关性MDS（therapy-related MDS，

A.在1514例MDS患者中，1196例至少有一个突变，如图所示；B.TP53突变与较短的OS显著相关；C.TP53突变对造血干细胞移植后OS的影响与患者年龄无关。在没有TP53突变的患者中，年轻患者的生存期比老年患者长，而在TP53突变的MDS患者中，年轻患者和老年患者的生存期相似。

图18-1　MDS患者造血干细胞移植后驱动突变频率及TP53突变与较差OS的关系

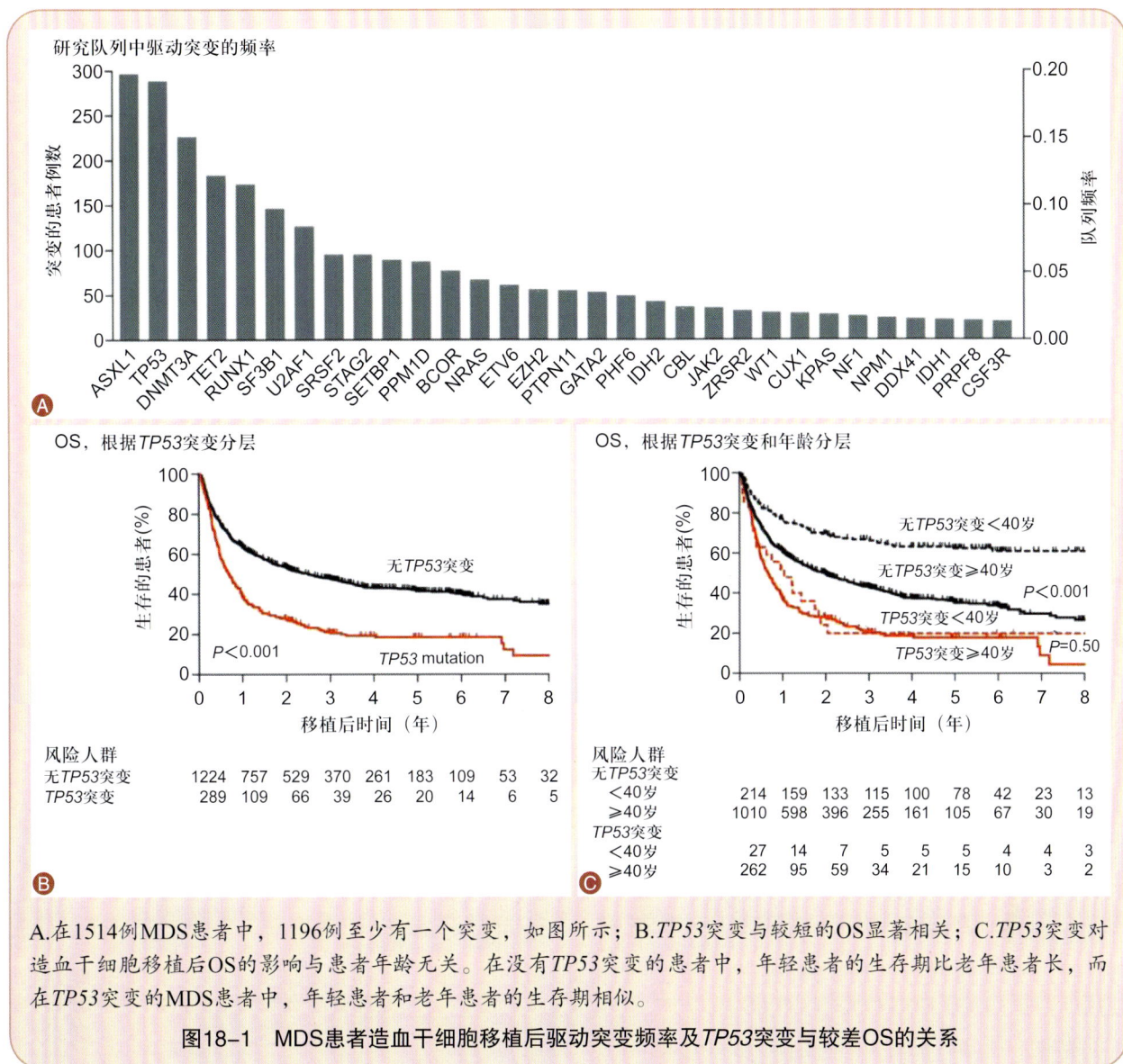

t-MDS）预后差，IPSS预后系统和大多数已发表的预后模型均未考虑这一类型。Litzow等[26]报道异基因造血干细胞移植对t-MDS患者同样有效，尤其是在演变为AML之前。这是一项CIBMTR研究，纳入1990—2004年接受异基因造血干细胞移植的868例t-AML或t-MDS患者。1年的TRM和复发率分别为41%和27%，5年的TRM和复发率分别为48%和31%。1年的DFS和OS分别为32%和37%，5年的DFS和OS分别为21%和25%。在多因素分析中，有4个生存危险因素：年龄＞35岁、高危细胞遗传学、未缓解的t-AML或高危t-MDS，以及HLA相合的同胞供者、部分相合或全相合的无血缘供者以外的供者。无、1个、2个、3个或4个危险因素

患者的5年OS分别为50%、26%、21%、10%和4%（p＜0.001）。对于适合移植的患者，建议立即转诊接受异基因造血干细胞移植。

因此，最新的危险分层系统和基因突变的鉴定，正在识别应在病程早期考虑造血干细胞移植的"高危"MDS患者。同样显而易见的是，我们需要更多关于造血干细胞移植的创新疗法来改善这些患者的不良预后。

四、选择骨髓增生异常综合征造血干细胞移植的最佳时间点

造血干细胞移植在病程中的时机非常重要。虽然在疾病早期进行移植与较高的长期治愈力

相关，但在许多相当惰性的疾病阶段，NRM似乎高得令人难以接受。两项回顾性分析探讨了老年MDS患者造血干细胞移植的最佳时机[27-28]。第1项研究对年龄在60～70岁、ECOG体能状态评分<3分的初诊高危MDS［法国–美国–英国（FrenchAmerica-British，FAB）分型为RAEB、RAEB-T和CMML，或者IPSS评分中危-2和高危］患者接受造血干细胞移植和去甲基化药物治疗后的结局进行了队列分析。FAB分型系统的多变量Cox回归分析结果显示，治疗开始后的第1年，两组的生存无差异，但在治疗开始1年以后，异基因造血干细胞移植队列与去甲基化药物治疗队列相比，生存显著改善。

第2项研究[28]对60～70岁的初诊MDS患者（n=514）的结局进行了Markov模型决策分析，比较接受RIC异基因造血干细胞移植（HLA全相合供者）和非移植患者质量调整的预期寿命（Quality-Adjusted Life Expectancy，QALE）。结果表明，在低危MDS（IPSS低危/中危-1）患者中，非移植治疗患者比RIC-HCT患者的QALE高。然而，在高危MDS患者（IPSS中危-2/高危）中，RIC-HCT组的QALE优于非移植治疗组（去甲基化药物治疗），但只有在造血干细胞移植4年后才变得明显。需要注意的是，前面提到的决策分析研究所使用的数据是基于IPSS，而不是IPSS-R。

据我们所知，已有3项前瞻性、多中心研究评估了造血干细胞移植在MDS患者中的应用[29-30]。VIDAZALLO试验（NCT01404741）旨在比较阿扎胞苷治疗后的RIC-HCT与无供者情况下单独阿扎胞苷治疗，目标人群是德国55～70岁的高危MDS患者。VIDAZALLO试验的早期结果令人鼓舞，阿扎胞苷诱导后造血干细胞移植的OS得到改善，与连续阿扎胞苷诱导相比，造血干细胞移植的生存率提高（3年OS：49% vs. 22%），但1/3的患者没有进入随机分组[31]。法国的SFGM-TC/GFM试验纳入了162例50～70岁的高危MDS患者进行前瞻性生物分配试验[29]。有MSD或MUD的患者计划接受造血干细胞移植，没有患者计划接受脐血（CB）或单倍体相合造血干细胞移植。有54例MSD患者，58例MUD患者，50例无全相合供者患者。在全相合供者组（71%）和无全相合供者组（88%）中，大多数患者接受了去甲基化药物治疗。我们根据意向治疗评估了结局，全相合供者组72%的患者接受了造血干细胞移植，无全相合供者组22%的患者接受了替代供者造血干细胞移植。无全相合供者组中，患者如果最终接受其他类型造血干细胞移植，则于造血干细胞移植时视为数据丢失。中位随访43个月时，无供者组和供者组的OS分别为27%和63%。无供者组和供者组的4年生存率分别为24%和37%，差异有统计学意义（p=0.02）。值得注意的是，生存曲线直到入组2年后才分离（考虑到寻找供者，在入组后3个月进行Landmark分析）。因此，对于未接受造血干细胞移植且预期生存期<2年的患者，造血干细胞移植获益是不确定的（图18–2）。通过BMT-CTN 1102开展的一项类似研究，在造血干细胞移植获益方面显示了更确凿的结果。该研究是一项在50～75岁高危且适合RIC-HCT的初诊MDS（IPSS中危-2/高危）患者中进行的多中心、生物分配试验，比较有HLA相合供者和无HLA相合供者的患者的预后。BMT-

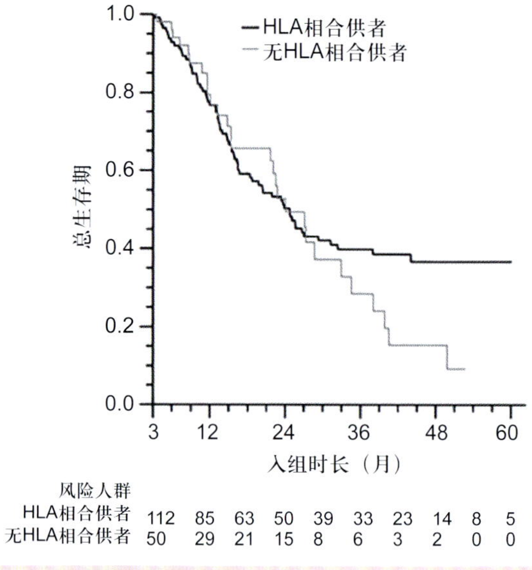

根据供者可及性分组的OS：无供者组和供者组。供者组包括所有HLA MSD或MUD的患者。在前24个月的随访中，两组患者的生存率相似，之后差异变得明显。供者组的生存获益可能是因为移植。供者组和无供者组在前2年内OS没有显著差异的原因可能是早期TRM和移植延迟。

图18-2

CTN 11102研究共纳入384例受试者，其中260例有匹配的供者。在一项意向治疗分析中，纳入研究后3年，供者组和无供者组的校正OS分别为47.9%和26.6%（p=0.0001）。同样，供者组的3年LFS高于无供者组，分别为35.8%和20.6%（p=0.003）。这些结果支持对所有年龄在50～75岁、IPSS中危-2/高危，且可找到合适供者的MDS患者行造血干细胞移植。

另一个尚未解决的主要问题是，根据IPSS判定为中危-1的患者何时应转诊接受移植。目前我们还缺乏数据来确定这一人群的最佳造血干细胞移植时机。最近，在符合造血干细胞移植条件的60～75岁的MDS患者中进行了一项前瞻性的观察性研究，以比较RIC-HCT和非造血干细胞移植[32]。与具有不良风险疾病特征的患者相比，造血干细胞移植在标准风险患者（根据WPSS定义为严重血细胞减少或输血依赖）中的获益并不明显。这组患者主要包括IPSS低危和中危-1。另一方面，移植医师已达成共识，认为MDS是一种致死性疾病，移植应在转化为白血病或出现重大并发症之前进行。重要的临床事件，如血细胞减少加重、新的输血需求、反复感染或反复出血，应被视为患者接受移植的促发因素，尽管这些患者在其他方面可能属于较低危。基于WHO评分的数据，随着患者从低危转变为中危，进展为AML的风险增加，预期生存期降低，这些数据支持以下观点：这一转变可作为进行异基因造血干细胞移植的指征。

随着对MDS分子突变预后意义认识的提高，体细胞突变的类型和总数也在指导着医师确定造血干细胞移植的最佳时机。携带高危突变（包括EZH2、TP53、RUNX1、ETV6和ASXL1）的较年轻患者，即使根据IPSS风险类别进行校正后，死亡风险也较高，由于标准治疗的预后较差，即便是在低危组中也应考虑进行造血干细胞移植。

去甲基化药物是MDS最常用的非移植治疗方法，当考虑造血干细胞移植时，我们的决策算法也需要考虑去甲基化药物的使用。在MDS AZA-001试验中，使用阿扎胞苷的总缓解率为25%～40%，OS获益为9.5个月[33-35]。然而，与其他细胞遗传学亚型相比，高危细胞遗传学异常（包括TP53突变的病

例）与较低的生存率相关。Itzykson等[36]确定了几个影响阿扎胞苷治疗应答深度和持续时间的因素，即既往小剂量阿糖胞苷治疗、骨髓原始细胞＞15%和异常核型可独立预测缓解率较低，而复杂核型可预测缓解时间较短。另一方面，ECOG体能状态评分≥2分、IPSS中危和高危细胞遗传学、循环原始细胞存在和红细胞输注依赖（≥4 U/8周）是不良预后的独立预测因素。

因此，尽管去甲基化药物治疗已被证明可延长生存期，但只有40%～50%的患者对治疗有应答。且应答几乎都是短暂的，不超过2年。一旦对这些药物失去应答，预后非常差，高危和低危MDS患者的中位OS分别为4.3个月和14个月[37-38]。在对高危和低危MDS患者的研究中，去甲基化药物治疗失败后接受造血干细胞移植的患者较常规治疗的患者OS长。此外，部分患者转化为AML时可能表现出更强的侵袭性，另一部分患者去甲基化药物治疗失败后可能出现骨髓衰竭和进行性血细胞减少。因此，虽然没有针对去甲基化药物治疗失败后治疗的前瞻性试验，我们仍然推荐造血干细胞移植作为去甲基化药物治疗失败患者唯一有治愈潜力的方法。考虑到有研究报道，造血干细胞移植前去甲基化药物治疗失败的患者造血干细胞移植后的复发风险高于有应答的患者（3年时的复发率：56.6% vs. 34.2%）[39]，我们认为在患者对去甲基化药物有应答时进行造血干细胞移植比治疗失败后再进行造血干细胞移植更好。

造血干细胞移植的决策过程不是静态的，而是动态的。人们不断尝试改善结局，尤其是对于复发风险极高的患者。患者和疾病相关特征也随时间的推移而变化。因此，行造血干细胞移植的时机和与其相关的获益需要间隔一段时间重新评估。

五、异基因造血干细胞移植前的减瘤

一般而言，造血干细胞移植前较低的疾病负荷与移植后较好的结局相关。然而，MDS患者移植前的减瘤也有许多缺点，包括相当大的早期死亡风险和潜在的严重毒性。一些患者甚至可能失去移植的机会。

209

使用强化诱导化疗（intensive chemotherapy，IC）或去甲基化药物进行移植前"减瘤"是否有助于优化无复发生存率，这一问题仍未解决。来自EBMT和国家骨髓供者计划（National Marrow Donor Program，NMDP）的两项大型分析表明，与造血干细胞移植时疾病处于活动期的患者相比，IC后在完全缓解状态下进行移植的患者预后有所改善[40-41]。值得重视的是，这些回顾性研究，对化疗敏感的患者存在一定的选择偏倚，并且没有将因治疗相关毒性（甚至死亡）而未接受造血干细胞移植的患者考虑在内。因此，在缺乏随机试验的情况下，既往IC的价值仍不清楚[42]。这也是由于诱导化疗可能伴有相当大的毒性，并且许多MDS患者往往血象恢复延迟。一项大型回顾性研究评估了细胞遗传学风险分层对直接行造血干细胞移植和IC后完全缓解时接受造血干细胞移植的转归的影响。高危MDS和高危细胞遗传学患者在IC后完全缓解时接受造血干细胞移植的预后比直接行造血干细胞移植的患者差。

回顾性研究表明，造血干细胞移植前使用去甲基化药物治疗的毒性小于诱导化疗，并且造血干细胞移植后可能获得相似结局[43-44]。在一项纳入68例患者的回顾性研究中，Gerds等[43]报道了针对包括IPSS评分和细胞遗传学风险在内的其他危险因素进行校正后，造血干细胞移植前接受阿扎胞苷治疗的患者与接受经典诱导化疗的MDS患者的OS、NRM、复发率和无复发生存率相似。另一项由法国MDS组织进行的回顾性分析评估了在造血干细胞移植前接受减瘤的163例患者的结局，结果显示在异基因造血干细胞移植前接受去甲基化药物治疗或IC的患者之间，生存率和复发率无差异。单纯去甲基化药物治疗组和单纯化疗组的3年生存率分别为42%和44%，3年复发率分别为19%和20%[44]。我们报告了256例MDS患者在造血干细胞移植前应用不同减瘤治疗的移植结局，这些患者在造血干细胞移植前接受了MSD或MUD的移植。256例患者中，78例（30.5%）在造血干细胞移植前未接受过减瘤治疗，40例（15.6%）接受化疗，122例（47.7%）接受去甲基化药物治疗，16例（6.2%）同时接受化疗+去甲基化药物治疗。有

趣的是，不同治疗组之间的移植结果相似，包括未治疗的患者：在造血干细胞移植前接受IC、去甲基化药物治疗和两者联合治疗的患者中，EFS分别为30.6%、34.2%和32.8%[45]。在这项研究中，未治疗组的独特之处在于，它主要包括t-MDS患者，这些患者接受了密切监测，以确定是否有其他血液系统恶性肿瘤，大多数供者为MSD，在诊断为MDS后的中位5个月内接受了造血干细胞移植。最近，另一项回顾性试验研究了移植前减瘤治疗（IC和去甲基化药物治疗）与直接移植的疗效差别，研究纳入人群在诊断时骨髓原始细胞计数均≥5%，因为该人群是减瘤治疗的目标人群[46]。结果表明，在无复发生存率、OS、NRM和复发率等移植结局方面，直接移植并不劣于减瘤治疗后再接受造血干细胞移植。

在已报道的回顾性研究中，治疗方式由医师选择，出现选择偏倚的可能性很大。另一方面缺乏临床试验，一项来自EBMT的随机研究因招募缓慢而被迫停止。另外一项比较造血干细胞移植前IC和去甲基化药物治疗的前瞻性随机试验（www.clinicaltrials.gov，试验号NCT01812252）尚未出结果。在数据缺乏的情况下，应根据个人情况决定是否进行前期治疗。考虑到因死亡或治疗相关毒性而失去移植机会的风险，对于考虑移植的患者，与化疗相比，去甲基化药物治疗可能是更好的选择。去甲基化药物治疗也可能增强"移植物抗MDS"效应，因为临床前研究表明，去甲基化药物可能导致KIR和次要组织相容性抗原表达增加，并使肿瘤细胞减少的抗原表达恢复。另一方面，目前的专家推荐意见是反对对骨髓原始细胞少于10%的高危MDS患者进行移植前减瘤治疗，但支持行造血干细胞移植[47]。

六、年龄和合并症

与其他造血干细胞移植患者相比，MDS患者有些特别，因为他们出现疾病的中位年龄在80岁左右，并且有严重的合并症，而异基因造血干细胞移植在这些患者中的作用存在争议。两项大型注册临床研究解决了上述老年MDS患者和异基因造血干细胞移植的具体问题。EBMT回顾性分析

了1333例接受异基因造血干细胞移植的50岁以上MDS患者[48]，38%的队列接受了RIC方案治疗。50～60岁的患者4年累积TRM和累积复发率分别为36%和32%，而60岁以上的老年患者分别为39%和41%（$p=0.4$ $vs.$ $p=0.2$），两组的4年OS无差异（34% $vs.$ 27%，$p=0.2$）。在多变量分析中，年龄不是复发、TRM或生存的预后因素，TRM的显著影响因素为预处理方案的强度、造血干细胞移植时疾病进展和供者类型，仅疾病进展与较差的生存率相关。

CIBMTR报告了一项类似的研究，纳入了1080例接受RIC/NMA造血干细胞移植的老年AML或MDS患者[49]。将患者分为40～54岁、55～59岁、60～65岁和≥65岁4个年龄段。在MDS患者中，最年轻队列的1年NRM为29%，而最年长队列为35%。年龄不是NRM、DFS和OS的独立预后因素。在多变量分析中，体能状态差、MMUD和不良的细胞遗传学与较差的生存率相关。美国医疗保险和医疗补助服务中心开展的另一项CIBMTR研究的最新数据表明，65岁以上MDS患者的生存率与55～64岁患者相似[50]。这项研究前瞻性地收集了688例65岁及以上MDS患者的临床资料，并与592例55～64岁患者进行比较。研究者从2010年12月至2014年5月纳入患者。在单变量分析中，≥65岁组和55～64岁组的3年NRM分别为28%和25%，3年OS分别为37%和42%。在多因素分析中，校正了高龄组的额外死亡风险后，高龄组与OS和NRM均无显著相关性。

这三项大型注册研究分析表明，在考虑对MDS患者进行异基因造血干细胞移植时，年龄不应成为限制因素。另一方面，合并症对MDS患者异基因造血干细胞移植后的预后有重要影响。据报道，HCT-CI可预测接受MAC和RIC的异基因造血干细胞移植后的结局[51]。如果根据HCT-CI和疾病状态对患者进行分类，则非复发死亡风险随着HCT-CI和疾病危险程度的升高而增加[51]。在接受MAC和NMA方案治疗的HCT-CI≥3分的高危患者中，观察到结局最差，2年OS为24%～29%。另一方面，HCT-CI为0～2分的低危和高危患者在NMA后的2年OS分别为70%和57%，而MAC后的2年OS

分别为78%和50%。其他回顾性研究证实，较高的合并症评分（而非较大的年龄）是异基因造血干细胞移植后较差生存的预测指标[52]。与文献一致，我们也发现，在接受RIC移植的≥60岁MDS患者中，HCT-CI≥3分与较高的TRM显著相关，而年龄较大无影响[53]。在我们的研究中，即使使用RIC方案，HCT-CI≥3分的患者3年TRM仍有49%，而HCT-CI<3分的患者为20%。

由于衰老是一个异质性过程，不仅涉及生理变化，还涉及社会、认知和精神因素，因此老年科医师开发的新型评估工具可能更有助于评估衰老对移植结局的影响[54]。老年综合评估（comprehensive geriatric assessment，CGA）是一种用于识别老年MDS患者脆弱性的工具，研究结果表明，CGA可以发现传统评估方法无法识别的显著失能[55-56]。

最近，Derman等[57]报道了芝加哥大学的经验，他们为老年人建立了一个移植优化计划，并报道了主要干预措施：一个以老年医学评估为指导的多学科团队诊所（multidisciplinary team clinic，MDC），旨在评估和增强老年人造血干细胞移植和细胞治疗候选者的恢复能力。在MDC评估的247例患者中，异基因造血干细胞移植候选者占大多数（60%）。相对于仅接受老年医学评估的历史对照组，接受MDC评估的年龄≥60岁异基因造血干细胞移植患者住院死亡率更低，住院时间更短，出院到护理机构的人数更少。我们认为，整合老年评估工具也许能更好地识别高危老年患者的TRM，并有助于指导造血干细胞移植的治疗决策。

铁过载不包括在合并症中，它通常由血清铁蛋白决定，且已被证明对造血干细胞移植后的生存有影响[58]。据报道，MDS患者血清铁蛋白水平>1000μg/L会增加异基因造血干细胞移植后的死亡率、发病率、复发率和移植物抗宿主病的风险[59-60]。在一项对近600名MDS/AML患者的分析中，铁蛋白升高的患者在NRM升高和静脉闭塞性疾病增加的趋势下，OS较差[58]。血清铁蛋白不能可靠地预测组织铁过载，应考虑通过核磁共振成像等非侵入性技术估计肝铁浓度，以评估造血干细胞移植后铁过载的预期毒性[61]。在一项前瞻性多中心试验中，纳入接受异基因造血干细胞移植的AML或MDS患者，测量了112例患者的肝铁含量和血清铁蛋白[62]。肝铁含量高于正常值3倍与NRM显著升高相关。在该研究中，血清铁蛋白与结局参数无显著相关性。

另一个有争议的问题是铁螯合治疗（如地拉罗司）在计划接受异基因造血干细胞移植的MDS患者中的作用。一项回顾性报告表明，在儿科血液系统恶性肿瘤患者中，铁螯合治疗到铁蛋白<1000 μg/L可以克服铁过载在异基因造血干细胞移植中带来的负面影响[63]。在成人中设计的前瞻性试验证实了这些结果，这将是改善接受异基因造血干细胞移植的MDS患者的预后的重要一步。

七、预处理强度

已知移植前预处理方案的强度是其疗效的重要决定因素之一[64]，并且我们正努力确定MDS的最佳预处理方案。考虑到MDS患者年龄较大，经常存在合并症和身体虚弱，RIC方案的探索一直获得很大关注。然而，较低的NRM带来的优势可能会被较高的复发率所抵消。几项回顾性研究表明，MDS患者RIC后异基因造血干细胞移植后死亡的主要原因是复发。

EBMT报告了836例MDS患者接受HLA MSD造血干细胞移植的结果，其中215例预处理为RIC，621例为标准MAC（或高剂量）[65]。RIC组复发率较高，TRM较低，这些影响相互抵消，两组生存率相当（45% vs. 41%）。CIBMTR报告了一项针对5000多名MDS患者进行的注册研究，结局与其类似（对3731名MAC移植患者和1448名RIC/NMA预处理移植的患者进行了比较）[66]，其中包括MSD和MUD移植。NMA预处理导致DFS和OS较差，但RIC和MAC方案的DFS和OS无差异。晚期TRM抵消了RIC和NMA方案带来的早期毒性的降低。在解读回顾性研究的结果时，应考虑到这些比较当中固有的患者选择偏倚，因为有合并症和低复发风险的年老体弱患者可能会选择RIC，而复发风险较高且合并症较少的患者可能接受MAC。此外，这些研究均未针对合并症进行校正。

随后，三项随机试验评估了MDS或AML患者的预处理强度[67-69]。这些研究结果相互矛盾，它们使用了不同的主要终点，随访时间有限，并且所有三项研究均在纳入完成前终止。此外，三项随机试验中只有两项纳入了MDS患者。

在BMT-CTN 0901研究中，MDS约占整个队列的20%[68]。该试验中，RIC方案包括Flu（120～180 mg/m²）与Bu［≤8 mg/kg口服或6.4 mg/kg静脉注射（IV）］（Flu/Bu2）或Mel（≤150 mg/m²）（Flu/Mel）联用。MAC方案包括Bu（16 mg/kg口服或12.8 mg/kg IV）联合Cy（120 mg/kg）（Bu4/Cy）或Flu（Flu/Bu4）、Cy（120 mg/kg）和TBI（1200～1420 cGy）（Cy/TBI）。主要终点是随机分组后18个月时的OS。RIC组患者的TRM显著降低（4.4% vs. 15.8%），但这一差异小于预期，并且被复发率的显著增加抵消（48.3% vs. 13.5%）。接受RIC的患者OS较差，但差异无统计学意义。由于推测MAC有益，数据安全监察委员会停止了患者累积试验，因此样本量减少。尽管本试验中MAC获得了令人鼓舞的结果，但由于MDS患者数量较少，无法就MDS患者的结局做出具体说明。

在RICMAC试验中，除MDS外，继发性AML（原始细胞＞20%）和慢性粒-单核细胞白血病（chronic myelomonocytic leukemia，CMML）也被纳入[69]。在该试验中，患者被随机分组，分别接受MAC（Bu4/Cy）或RIC（Bu/Flu2），随后接受来自同胞或无关供者的异基因造血干细胞移植。本试验的主要终点是1年时的TRM，Bu4/Cy组的预期TRM为40%，而RIC组为20%，以90%的检验效能检测出这20%的差异。然而，由于Bu4/Cy的TRM仅为25%，该研究不足以解决主要终点问题。研究发现MAC和RIC在TRM、复发率、无复发生存率和OS方面均无显著差异。

在何种情况下，哪种MDS患者应该选择MAC还是RIC作为预处理强度尚不清楚。但预处理方案的进展，如通过药代动力学剂量调整来达到药物浓度或使用Bu静脉制剂[70]，使MAC方案在一些老年患者中更安全地应用。我们小组发表了79例年龄≥55岁的AML和MDS患者采用Bu（130 mg/

m^2）联合Flu4天清髓性减毒方案预处理的经验[71]。在中位年龄为58岁的患者队列中，1年TRM为20%，2年OS根据异基因造血干细胞移植时的疾病状态波动在46%～71%。

最近，我们小组测试了一种策略，即以分段方式在较长时间内给予清髓性剂量的化疗，以最大限度地减少毒性并提高耐受性。Popat等[72]开展了一项开放的、随机、2期临床试验，比较了较大分段剂量［AUC达到20 000 μmol/min（Bu20K）］和较小分段剂量［AUC达到16 000 μmol/min（Bu16K）］Bu，后者是开展研究时老年或虚弱患者的标准剂量。由于试验结果表明大剂量Bu20K方案与小剂量Bu16K方案同样安全，大剂量组继续纳入患者。在该研究中，超过一半的患者年龄≥60岁，52%的HCT-CI≥3分。在16K组中，第100日的NRM为4%，1年的NRM为21%；在20K组中，第100日的NRM为6%，1年的NRM为22%，这一结果优于在相似年龄的老年患者中使用RIC-HCT报告的NRM[68, 73]。随后，我们发表了在老年AML或MDS患者中比较未分段小剂量治疗方案（Bu16K）与分段大剂量（f-Bu20K）清髓性治疗方案的结果。在该研究中，1/3的患者为MDS，中位年龄为65岁，大约40%的患者HCT-CI＞3分[74]。结果表明，Bu分段给药2周的清髓性剂量（AUC 20 000 μmol/min）与不分段给药的低剂量Bu相比，在不增加NRM的情况下降低了复发风险，从而改善了OS和PFS。2年时，f-Bu20K组的PFS显著优于Bu16K组（45% vs. 24%）。这是因为疾病进展显著减少（34% vs. 59%），而NRM没有增加（21% vs. 15%）。未来还需要前瞻性随机试验来检验这一假设，并将我们的Bu分段给药方案（f-Bu20K）与其他常用的Bu或Mel联合Flu的RIC方案进行比较。

在MDS患者中，使用苏消安作为MAC的一部分也获得了类似的令人鼓舞的结果，具有较低的毒性和NRM[75-76]。一项2期试验纳入了45例接受苏消安和Flu治疗的MDS患者，在中位随访780天后，2年NRM和复发率分别为17%和16%[76]。2年OS和DFS分别为71%和67%。因此，回顾性和前瞻性研究提示，在经过严格选择的MDS患者中，

较高强度的MAC方案可能有降低复发率和改善移植结局的潜力。然而，考虑到美国MDS患者诊断时的中位年龄为76岁[77]，由于担心合并症，许多患者将不接受MAC方案，而考虑接受强度较低的RIC方案。目前已开发出多种RIC方案，其中两种最常用的RIC方案包括Flu联合中剂量Mel（Flu/Mel）[78]和中剂量Bu（Flu/Bu）[79]。尽管之前认为这两种方案的疗效相当，具有相似的骨髓抑制和移植物抗白血病作用，但最近的研究提示，由于每种方案的复发率和非复发死亡风险特征不同，Flu/Mel和Flu/Bu生存获益不同[80-81]。遗憾的是，尚无前瞻性随机试验比较这两种治疗方案以客观指导两者的选择，目前的选择主要取决于医师的偏好。最近，我们进行了一项CIBMTR分析，以确定老年MDS患者更优的RIC方案[82]。与Flu/Bu相比，Flu/Mel方案造血干细胞移植后1年时的复发率降低（25% vs. 43%）。另一方面，Flu/Mel的TRM高于Flu/Bu（27% vs. 15%）。由于Flu/Mel组复发率的改善幅度大于Flu/Bu组TRM的改善幅度，Flu/Mel组1年及以后的DFS均优于Flu/Bu组（1年：48% vs. 41%；3年：38% vs. 28%）。

基于MDS的回顾性和前瞻性研究，我们认为高危MDS患者应根据其体能状态和合并症选择MAC方案。对于存在TRM高危因素的患者，标准RIC方案可能是更好的选择。

八、供者选择

已报道的结局中，HLA MSD的患者结局最好。然而，考虑到MDS患者的年龄，许多患者面临没有幸存同胞或者兄弟姐妹身体较虚弱的困境。在没有MSD的情况下，潜在供者包括来自供者登记系统的MUD，以及替代供者（包括单倍体相合供者、MMUD和CB）。对176例接受造血干细胞移植和MSD的成人MDS患者进行了CIBMTR分析，比较了8/8相合（HLA-A、HLA-B、HLA-C、HLA-DRBI等位基因匹配）的MUD（n=413）和7/8相合的MMUD（n=112）[83]。在对整个队列进行的多变量分析中，与MSD造血干细胞移植相比，8/8 MUD造血干细胞移植的生存期和DFS相当，但7/8 MMUD造血干细胞移植后的生存

期和DFS显著降低。由于TRM过多且无疾病控制优势，7/8的MMUD造血干细胞移植预后更差。这些结果证实，HLA MSD仍然是最好的供者来源，其次是MUD。

对于老年患者，使用一个年龄相仿的同胞供者会导致特有的问题：供患双方普遍存在合并症，以及对来自老年供者的干细胞和免疫细胞的再生潜力的担忧。因此，为了改善老年受者的结局，我们探索了使用较年轻的MUD而不是MSD作为供者。CIBMTR数据显示，年龄≥50岁的白血病和淋巴瘤患者（表现评分为90分或100分）接受MSD移植比接受年龄≤50岁的MUD移植的效果好[84]。EBMT还调查了719例MDS患者使用较年轻的MUD（<30岁）与年龄较大的MSD相比，是否能改善移植结局[85]。不同于CIBMTR分析结果，与MSD或年龄≥30岁的MUD相比，供者为年龄<30岁的MUD时，患者的5年OS显著改善（40% *vs.* 33% *vs.* 24%）。在M. D. 安德森癌症中心，我们建议MDS患者优先考虑MSD（如果有的话），而不是更年轻的MUD。

确定供者可能是一个问题，因为只有30%的患者可以获得MSD。NMDP和其他登记系统为全世界近75%的白种人提供了捐献者，少数族裔的机会要小得多[86]。对于缺乏HLA全相合供者的患者，应考虑其他供者来源，包括CB或单倍体相合供者。明尼苏达大学研究小组报告了84例MDS患者的经验，其中包括26例CB移植患者[87]。在该队列中，1年累积复发率为28%，TRM为31%，5年DFS为33%。在该分析中，未发现CB作为干细胞来源是任何结局的显著预后因素。Eurocord-EBMT在一个相对年轻的队列中分析了180例接受异基因CB移植的MDS和继发性AML患者，中位年龄为43岁[88]。71%的患者接受单份CB单位治疗，53%的患者接受MAC。在本研究中，高危MDS患者的2年DFS为30%，与其他类型供者相当。在多变量分析中，高危MDS（原始细胞>5%且为IPSS中危-2或高危）患者有显著较差的DFS（*HR* 1.76；*p*=0.047）。提示对于无MSD或MUD的MDS患者，应考虑CB移植。

单倍体造血干细胞移植是另一种替代供者选择。最近，在使用PTCy、FK506和霉酚酸酯预防包括MDS在内的血液系统恶性肿瘤单倍体骨髓移植后的移植物抗宿主病方面取得了令人鼓舞的结果[89-91]。EBMT报告228例接受单倍体造血干细胞移植的MDS患者，其中102例接受PTCy预防移植物抗宿主病[92]。中位随访18个月，接受PTCy的患者的3年OS和NRM分别为38%和41%。在该研究中，移植物抗宿主病的发生率相对较低，在未接受PTCy预防移植物抗宿主病的患者中，移植物抗宿主病是23%的患者的死亡原因，而在接受PTCy的患者中，移植物抗宿主病仅是4%的患者的死亡原因。然而，NRM仍然很高（>40%）；慢性移植物抗宿主病仍然频发，涉及约30%的患者。一个重要的观察结果是，如果预处理方案是不使用PTCy的清髓性方案，则NRM较高，3年时达到59%。最近，CIBMTR也报道了MDS患者接受PTCy单倍体造血干细胞移植的结局，并与同期进行的MUD造血干细胞移植结果进行了比较。所有患者均接受RIC治疗。他们观察到单倍体供者组的复发风险高于MUD，2年复发率分别为48%和33%；导致单倍体造血干细胞移植后DFS较低（29% *vs.* 36%）（图18-3A）[93]。然而，不同供者类型的预期OS无差异：单倍体的预期OS为46%，MUD为44%（图18-3B）。最可能的解释是MUD造血干细胞移植后观察到了较高的慢性移植物抗宿主病发生率。单倍体组和MUD组2年慢性移植物抗宿主病的发生率分别为22%和56%。与HLA单倍体相合的同胞供者造血干细胞移植相比，MUD造血干细胞移植导致的慢性移植物抗宿主病死亡是前者的3.5倍。

Wang等[94]报道了454例接受异基因造血干细胞移植的MDS患者的结局，使用ATG、环孢素、MTX和霉酚酸酯，而不是PTCy，比较了226例单倍体和228例MSD受者。分析包括中位年龄为35岁左右的单倍体组和40岁以下的MSD组，只有1或2个HLA错配的单倍体移植受者的结局与HLA MSD移植受者的结局无显著差异，OS和DFS分别为63%和73%，以及63%和71%。即使是有2个以上HLA错配的患者也有58%的OS和DFS。尽管这些

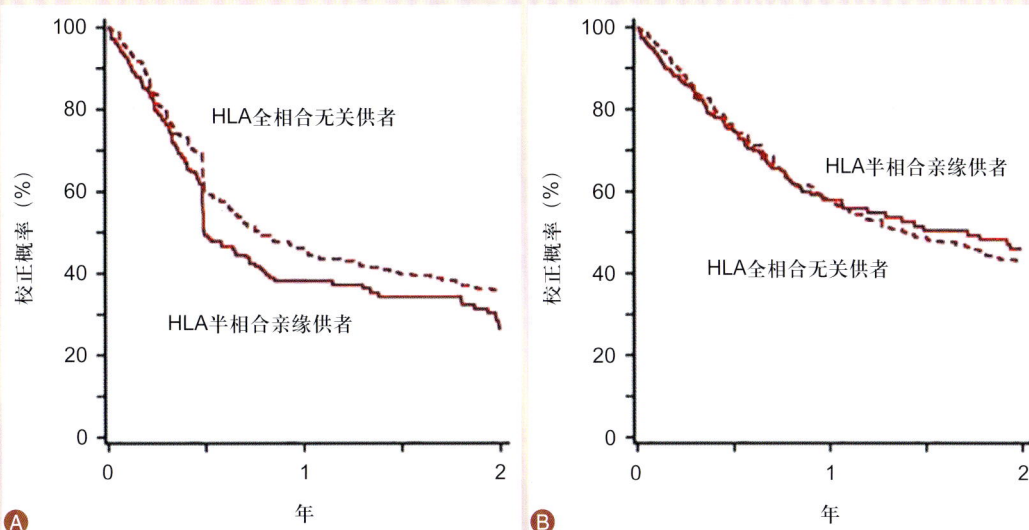

A.单倍体和MUD移植后2年的DFS分别为29%（95%*CI* 21%～37%）和36%（95%*CI* 31%～41%）；B.单倍体和MUD移植后2年的OS分别为46%（95%*CI* 37%～54%）和44%（95%*CI* 39%～48%）。

图18-3　DFS和OS

结果令人鼓舞，但考虑到与两项使用PTCy的单倍体相合造血干细胞移植的MDS登记研究相比，该研究的患者人群明显较年轻（20～25岁），因此应谨慎解读这些结果。

我们认为，EBMT和CIBMTR的数据证实，采用PTCy预防移植物抗宿主病的单倍体造血干细胞移植扩大了移植的可及性，老年MDS患者的OS和无移植物抗宿主病生存率令人鼓舞。

九、预防复发

异基因造血干细胞移植治疗MDS失败的一个主要原因是疾病复发。这一风险极大地受到细胞遗传学、WHO分类、造血干细胞移植时的疾病负荷水平和预处理方案的影响。鉴于造血干细胞移植后复发的MDS患者的治疗机会有限，因此在移植后通过维持治疗策略或早期可检测的微小病变做指导的抢先治疗来预防血液学复发是目前研究的一个主要焦点。

已有多项早期试验表明，去甲基化药物治疗可以预防造血干细胞移植后的近期复发[95-96]和治疗造血干细胞移植后的早期复发[97]。结合去甲基化药物的低毒性和移植后移植物抗白血病的潜在改善[98]，去甲基化药物可用于造血干细胞移植后维

持治疗。

为了确定阿扎胞苷在造血干细胞移植后维持治疗中的最佳方案，我们进行了一项剂量探索研究，确定32 mg/m² 连续5天也具有良好的耐受性和有效性[99]。高危MDS和AML患者的中位1年OS和EFS分别为77%和58%，未出现严重副反应，也未增加移植物抗宿主病风险。本研究是后续一项比较异基因造血干细胞移植后1年阿扎胞苷和最佳支持治疗的随机试验的基础。2009—2017年，187例18～75岁的完全缓解患者进入移植后应用阿扎胞苷的随机对照研究。本试验纳入的患者中约有1/4患MDS。随机分配到治疗组的患者（n=93）计划接受阿扎胞苷治疗，每28日连续皮下给药5日，每次32 mg/m²，共12个周期。对照组（n=94）不进行干预。研究结果显示，主要终点无复发生存率无显著差异，阿扎胞苷组为2.07年，对照组为1.28年（p=0.43）[100]。多变量Cox回归分析还表明，与对照组相比，阿扎胞苷维持治疗的无复发生存率或OS无改善。关于阿扎胞苷维持治疗的这项随机试验表明，在移植后进行的前瞻性试验是可行和安全的；然而，在AML和MDS患者中，这种阿扎胞苷给药的剂量方案未能有效改善造血干细胞移植后的无复发生存

存率。

我们开展了口服阿扎胞苷的临床试验，目的是提高疗效、依从性和耐受性，从而改善结局。在一项对AML或MDS患者异基因造血干细胞移植后CC-486维持治疗的前瞻性Ⅰ/Ⅱ期剂量探索研究中，每日1次CC-486的耐受性良好，未达到最大耐受剂量[101]。笔者推荐CC-486移植后维持给药方案为每日200 mg，共14天，每28天为1个周期。这些发现需要在更大的患者人群中进行进一步研究。

考虑到MDS患者移植后复发的最大危险因素之一是p53突变，应用APR-246修复正常p53功能是一种有希望的维持干预措施。APR-246的早期试验结果看起来很有前景，AML和MDS患者的完全缓解率高达80%[102]。目前有一项2期试验评估了将阿扎胞苷和APR-246联合作为维持治疗用于MDS和AML伴p53突变患者（NCT03931291）。研究的主要终点是1年无复发生存率。

MDS可能是一种适合基于微量残留病检测抢先干预以防止复发的疾病。Platzbecker等报道了一项评估阿扎胞苷（75 mg/m²）疗效的Ⅱ期临床试验的结果，作为微量残留病（通过CD34⁺血细胞的敏感供者嵌合分析来确定）的治疗，以防止复发。在造血干细胞移植后中位169天，59名前瞻性筛查患者中有20名经历了CD34⁺供者嵌合降到<80%；在血液学完全缓解时，接受4个周期阿扎胞苷［75 mg/（m²·d），持续7天］。在20例可评估反应的患者中，80%表现出初始反应，20%在给予有限周期（n=4）阿扎胞苷治疗后持续微量残留病阴性缓解[103]。我们报告了一项评估guadecitabine有效性和安全性的单臂Ⅱ期试验的中期结果，guadecitabine是一种新型去甲基化药物，分子上是地西他滨的二核苷酸衍生物，基于流式细胞术、二代测序或细胞遗传学在移植后的微量残留病监测，可以预防复发。如果有供者，患者也接受计划的供者淋巴细胞输注和guadecitabine治疗。我们招募了17名患者，其中11名患有MDS。移植后到微量残留病检测的中位时间为94天，17例患者中有14例可评估反应。在14名患者中，6名患者获得了微量残留病根除的应答，该研究仍在进行中。

在疾病的评估中，遗传学的应用及微量残留病检测技术的进展，提高了对可能从任何干预措施中获益的患者的识别水平，从而减少移植后复发。这也将使MDS患者的个性化治疗逐渐成为可能。我们认为，所有高风险MDS患者都需要进行维持性临床试验，以降低复发风险，并在这种情况下确定最佳耐受和有效的治疗方案。

十、总结

异基因造血干细胞移植是MDS患者的一种潜在治愈疗法，对中危-2和高危疾病、去甲基化药物治疗失败，以及t-MDS患者应及时进行。低危和中危-1 MDS患者进行异基因造血干细胞移植的最佳时机需要确定，但重要的是在这些患者演变为AML或出现严重并发症之前进行移植。RIC方案已成功地治疗了老年或医学告知的患者。但对于高危、合并症少的fit患者，应当考虑MAC方案。治疗相关的发病率和死亡率仍然是主要问题。需要改进预防移植后疾病复发的策略。对于缺乏HLA全相合供者的患者，使用CB或单倍体供者的替代供者移植是新兴的治疗方法。应该鼓励患者参加旨在改善MDS患者造血移植结果的前瞻性临床试验。

参考文献

第十九章
骨髓增殖性肿瘤的同种异体细胞移植

SAMER A. SROUR AND UDAY R. POPAT
译者：王三斌、王卓薇
联勤保障部队920医院

一、导言

骨髓增殖性肿瘤（myeloproliferative neo-plasms，MPN）是一组异质性骨髓干细胞疾病，本组疾病之间具有临床和生物学相似性，其特征是克隆性骨髓增殖，但不伴有明显的红细胞生成异常、粒细胞发育不良或单核细胞增多[1]。原发性骨髓纤维化（primary myelofibrosis，PMF）、真性红细胞增多症（polycythemia vera，PV）和原发性血小板增多症（essential thrombocythemia，ET）统称慢性费城染色体阴性MPN。与之相对应的是费城染色体阳性的慢性髓系白血病（CML）。除PMF外，世界卫生组织还定义了MF的另外三种变体，包括纤维化前期MF、ET后MF和PV后MF[1]。与其他MPN相比，ET和PV的发病率迄今为止最高，并且具有总体良好的长期预后[2]。然而，其中高达15%的患者可能会随着时间的推移进展为预后较差的继发性MF。PMF是一种不太常见的MPN亚型，美国估计有13 000例病例[3]。这些肿瘤的临床特征可能多种多样，包括完全无症状的疾病、存在全身症状、有症状的脾大、有症状的贫血、血栓栓塞和出血表现，以及转化为白血病的风险，后者通常预后不良。与PV患者和ET患者，以及匹配的健康对照人群相比，PMF患者的生存率通常较低[4]。另一方面，CML约占成人白血病的15%，自从引入酪氨酸激酶抑制剂以来，CML患者长期生存率显著改善，已接近同年龄段的对照人群。

尽管过去10年在MF治疗方面取得了进步，但同种异基因造血干细胞移植仍然是PMF和继发性MF（PV后MF和ET后MF）患者的唯一治愈性方法。最近的移植登记研究表明，过去20年来异基因造血干细胞移植在MF患者中的应用显著增加，并且生存率显著提高。相反，异基因造血干细胞移植曾经是CML的一线治疗方法，但由于酪氨酸激酶抑制剂取得的卓越反应率和持久缓解率，目前它在CML患者中的应用正在稳步下降。

在本章中，我们将简要回顾异基因造血干细胞移植在费城染色体阴性MPN和CML中的作用，重点关注过去20年来风险分层、移植指征，以及移植策略和移植结果的进展。

二、分期和预后因素

（一）骨髓纤维化

在过去20年中，开发并验证了多种预后系统，用于预测MF的存活率和（或）定义可能从移植中受益的高风险亚组，并可用于临床试验以探索新的治疗方法。最初的预后系统仅基于临床/生化特征。国际预后评分系统（international prognostic scoring system，IPSS）在诊断时对MF风险分层进行了验证，该系统基于五种因素，包括年龄、贫血、白细胞（white blood cell，WBC），以及是否存在全身症状和外周血原始细胞（表19-1）[5]。根据IPSS可以区分为四个不同的风险组，低风险组的中位总生存期（OS）为135个月，而高风险组的中位OS仅为27个月。IPSS仅适用于初诊患者，后来使用相同的风险因素开发了动态IPSS（DIPSS），可以在患者随访的任意时间点应用（表19-1）[6]。对DIPSS进一步完善，纳入了3个新增的危险因素，包括输血依赖性、血小板计数和细胞遗传学，优化为DIPSS-Plus（表19-1）[7]。此后，几个研究组将分子和突变标记纳入他们的风险模型中，其中一些完全依赖于某些遗传和分子标记，例如，遗传决定的预后评分系统（genetically-inspired prognostic scoring system，GIPSS）（表19-2）[8-10]。尽管这些预后系统对于考虑移植的对象具有重要的预测价值，但它们并非专门设计用于预测移植结果。此外，对于PV后MF和ET后MF，这些预测系统尚未得到很好的验证。

表19-1 IPSS、DIPSS和DIPSS-Plus 骨髓纤维化预后风险评分

风险因素（分值）

IPSS	DIPSS	DIPSS-Plus
年龄>65岁（1）	年龄>65岁（1）	DIPSS中危-1（1）
白细胞>25×10^9/L（1）	白细胞>25×10^9/L（1）	DIPSS中危-2（2）
血红蛋白<10 g/dL（1）	血红蛋白<10 g/dL（2）	DIPSS高危（3）
外周血原始细胞%≥1（1）	外周血原始细胞%≥1（1）	血小板<100×10^9/L（1）
存在全身症状（1）	存在全身症状（1））	输血依赖（1）
		不利核型[*]（1）

风险组（分值）和中位生存期

IPSS	DIPSS	DIPSS-Plus
低危（0），11.3年	低危（0分），未达到	低危（0），15.4年
中危-1（1），7.9年	中危-1（1~2），14.2年	中危-1（1），6.5年
中危-2（2），4年	中危-2（3~4），4年	中危-2（2~3），2.9年
高危（≥3），2.3年	高危（5~6），1.5年	高危（≥4），1.3年

DIPSS：动态国际预后评分系统；IPSS：国际预后评分系统；WBC：白细胞；不利核型包括：+8、-7/7q-、-5/5q-、i17q、12p-、11q23重排。

表19-2 MIPSS70、MIPSS70+和GIPSS 骨髓纤维化预后风险评分

MIPSS70	MIPSS70+	GIPSS
遗传风险因素（分值）		
一种*HMR*突变（1）	一种*HMR*突变（2）	非1型/1型样*CALR*突变（1）
≥2种*HMR*突变（2）	≥2种*HMR*突变（2）	VHR核型（2）
非1型/1型样*CALR*突变（1）	非1型/1型样*CALR*突变（1）	不利核型（1）
	VHR核型（4）	ASXL1、SRSF2和/或U2AF1Q157突变（每项1分）
	不利核型（3）	
临床危险因素（分值）		
血红蛋白<10 g/dL（1）	严重贫血[*]（2）	无
白细胞>25×10^9/L（2）	中度贫血[*]（1）	
血小板<100×10^9/L（2）	外周血原始细胞≥2%（1）	
外周血原始细胞≥2%（1）	全身症状（2）	
全身症状（1）		
骨髓纤维化等级≥2级（1）		
风险组（分值）和中位生存期		
MIPSS70	MIPSS70+	GIPSS
低危（0~1），未达到	非常低危（0分），未达到	低危（0），26.4年
中危（2~4），6.3年	低危（1~2），16.4年	中危-1（1），8年
高危（≥5），3.1年	中危（3~4），7.7年	中危-2（2），4.2年
	高危（5~8），4.1年	高危（≥3），2年
	非常高危（≥9），1.8年	

[*]严重贫血定义为女性血红蛋白<8 g/dL，男性血红蛋白<9 g/dL。中度贫血定义为女性血红蛋白8~10 g/dL，男性血红蛋白9~11 g/dL。

GIPSS：遗传决定的预后评分系统；HMR：高分子突变；MIPSS70：突变增强国际预后评分系统（适用于年龄≤70岁、适合移植的患者），包括*ASXL1、SRSF2、EZH2、IDH1、IDH2*；MIPSS70+：突变和染色体核型增强国际预后评分系统，包括2AF1Q157；VHR：极高危核型。

最近开发了骨髓纤维化移植评分系统（myelobrosis transplant scoring system，MTSS）以确定PMF和继发性MF患者的异基因造血干细胞移植治疗预后[11]。MTSS将人类白细胞抗原（HLA）分型与其他临床/实验室指标（年龄>57岁，KPS<90%，血小板计数<150×10⁹/L，白细胞>25×10⁹/L）、分子标志物（ASXL1突变、非CALR/MPL突变）相结合，对361例MF患者进行分层，根据其估计的5年OS将患者分为四个风险组[11]。低风险（评分0~2）患者的5年OS为83%，而高风险（评分>5）患者仅为22%。针对PV后和ET后MF患者开发的预后风险模型（myelobrosis secondary to polycythemia vera and essential rombocythemia-prognostic model，MYSEC-PM）已经建立，该模型有六个不良风险因素，包括血红蛋白水平<11 g/dL、外周血原始细胞>2%、CALR-未突变基因型、血小板计数<150×10⁹/L、存在全身症状及年龄增加[12]。根据MYSEC-PM，将患者分为四组，低风险组的生存期未达到中位数，高风险组仅为2年［中位随访时间为3年（范围为0.6~27.3年）］。

（二）慢性髓系白血病

CML的特点是三个不同的临床阶段，包括慢性期（chronic phase，CP）、加速期（accelerated phase，AP）和急性期（blast phase，BP）。超过85%的患者在慢性期被诊断出来，但如果未经治疗，大多数患者最终会进展到AP和BP。尽管CML-CP患者的预后有了显著改善，但对于AP或BP患者来说，预后仍然相对较差。Sokal和Hasford风险评分常用于预测CML-CP患者的预后，这些评分基于诊断时的临床和实验室特征，如年龄、脾脏大小、血小板计数和外周血中原始细胞的百分比；此外，Hasford风险评分还考虑了外周血嗜酸性粒细胞和嗜碱性粒细胞（表19-3）。

Sokal风险评分与伊马替尼的治疗反应呈正相关，预计低、中、高风险Sokal评分患者的54个月OS分别为94%、88%和81%（$p<0.01$）。最近引入的欧洲治疗和结局研究（European Treatment and Outcome Study，EUTOS），以及EUTOS长期生存评分在美国并不常用。在治疗期间，克隆性细胞遗传学演变是重要的不良风险因素之一，这在上述评分中没有考虑，特别是当它包括诸如8号染色体三体、19号染色体三体、Ph染色体重复和17q等臂染色体等主要途径异常时。此外，对酪氨酸激酶抑制剂的血液学、细胞遗传学和分子学反应的深度和持续时间与预后相关。

治疗

非移植治疗对于费城染色体阴性MPN和CML超出了本章的范围，除非与移植前后的治疗有关，否则将不进行讨论。

（三）异基因造血干细胞移植治疗骨髓纤维化

1. 移植的适应证

关于一般移植资格标准，请参阅第五章。诊断后应尽早将MF患者转诊，以正式评估移植资格并启动供者搜索。尽管缺乏非移植干预治疗，但所有适合移植的MF患者是否都应该接受异基因造血干细胞移植及移植的最佳时机仍然没有达成共识，特别是对于低风险MF患者。这些分歧与几个

表19-3　慢性粒细胞白血病的Sokal和Hasford预后风险评分

	风险类别	风险指数和中位生存期
Sokal评分*		
EXP{0.0116×（年龄–43.4）+0.0345×［脾脏大小（肋缘以下厘米数）–7.51］+0.188×［（血小板计数/700）2–0.563］+0.0887×（原始细胞-2.1）}	低危	<0.8，5年
	中危	0.8~1.2，3.5年
	高危	>1.2，2.5年
Hasford评分*		
［0.666（当年龄≥50岁时）+0.042×脾脏大小（肋缘以下厘米数）+1.0956（当血小板计数≥1500×10⁹/L时）+0.0584×原始细胞+0.2039（当嗜碱性粒细胞≥3%时）+0.0413×嗜酸性粒细胞（%）］×1000	低危	≤780，98个月
	中危	781~1480，65个月
	高危	>1480，42个月

*Sokal 风险指数是传统化疗（白消安、羟基脲）时代提出的。Hasford风险指数是干扰素-α治疗时代提出的。

因素有关，包括一些低风险MF患者的良好长期预后，以及移植相关早期非复发死亡率（NRM）增加等。表19-4总结了根据NCCN/ELN国际工作组建议的异基因造血干细胞移植适应证。在这里值得注意的是，大多数关于MF中移植作用的治疗建议，都是基于小型2期临床试验（观察性和注册研究），迄今为止缺乏良好对照的随机3期研究来提供最佳策略的有力科学证据。此外，这些研究没有考虑到新开发的评分系统和分子异常的作用[13-14]。此外，近年来在移植支持性护理和预处理方案方面取得了显著改善，导致移植后NRM和复发率均显著下降。例如，M. D. 安德森癌症中心小组最近在一项基于BuFlu的MAC方案2期研究中报道了3年NRM为9.7%[15]。这些结果与早期的研究（NRM高达50%）相比更为理想[16-17]。因此，不同中心之间在移植资格方面存在明显差异，且近年来有越来越多的数据显示，移植效果更好。值得注意的是，年龄不应再成为移植的障碍，因为过去10年，越来越多的老年患者安全接受了移植。最后，在预防和治疗移植后移植物抗宿主病方面取得的显著进展有望降低移植后患病率，提高患者长期生活质量。因此，在获得良好对照研究的结果之前，低风险的原发性MF和继发性MF患者不应该被常规排除在移植之外，但最终的移植资格应该考虑到某些患者（如年龄、身体状况、合并症）、移植（如供者类型、移植中心经验）和疾病（如症状负担）因素。此外，对于病情较轻但症状反应不足或病情恶化的患者，应考虑进行异基因造血干细胞移植。尽管如此，最终是否进行移植，应该由患者在充分了解移植与非移植的风险与益处后做出决定。

2. 骨髓纤维化移植结果总结

直到20世纪90年代末，除了少数小型报告外，异基因造血干细胞移植在MF中的可行性无法证明。近年来，随着我们对移植在MF中作用的了解取得了显著进步，此类患者的生存率也有了显著改善。一些报告显示，供者淋巴细胞输注和免疫抑制减量对治疗移植后复发的效果极佳，这表明存在强烈的移植物抗MF效应[18-19]。尽管存在强烈的移植物抗肿瘤效应，预处理方案的选择和强度似乎对植入失败和（或）复发率有重要影响，当使用RIC/NMA方案时，这些影响更为显著。人们普遍认为，MF患者应避免使用NMA方案。没有随机研究比较RIC方案与MAC方案的优劣，但对于年轻且身体状况良好的患者，通常首选MAC。此外，以大剂量Cy、TBI和（或）固定剂量Bu为基础的预处理方案会导致较高的移植相关毒性。过去20年来，随着预处理方案的优化，移植效果显著改善。

表19-5总结了选定的主要研究中原发性MF和继发性MF移植相关结果。西雅图小组于2003年进行了一项早期的MF研究，包括56名患者，中位年龄43岁，其中大多数接受了MAC。在中位随访2.8年后，3年OS为58%。有趣的是，在这项研究中，接受目标浓度Bu为基础预处理的患者的3年OS明显优越（73%）[16]。同一研究小组的后续报告包括104名患者，中位随访时间为5.3年，估计7年OS为61%（接受目标浓度Bu为基础预处理的患者为68%），5年NRM为34%[20]。另一方面，EBMT开展的首个前瞻性2期研究纳入了103名MF患者（中位年龄为55岁），均接受了RIC联合Bu和Flu，5年OS为67%，1年NRM为16%，3年累积复发率为

表19-4　骨髓纤维化移植的指征

NCCN 2021	EBMT/ELN 2015
原发性骨髓纤维化	年龄<70岁
DIPSS>2、DIPSS-Plus>1、MIPSS-70>3或MIPSS-70+>3	IPSS、DIPSS或DIPSS-Plus评分为中危2级或高危患者
	具有三阴性突变（JAKV617F、CALR、and MPL）和（或）ASXL1阳性的中危1级患者
继发性骨髓纤维化	年龄<65岁
MYSEC-PM>13	中危1级患者出现难治性贫血、外周血原始细胞比例>2%或不良细胞遗传学特征（经DIPSS-Plus评估）

*仅适用于原发性骨髓纤维化患者。

DIPSS：动态国际预后评分系统；EBMT/ELN：欧洲血液与骨髓移植学会/欧洲白血病网；IPSS：国际预后评分系统；MIPSS：骨髓纤维化移植评分系统；MYSEC-PM：针对PV后和ET后MF患者开发的预后风险模型；NCCN：国家综合癌症网络。

22%[21]。在这项研究中年龄被认为是生存的强烈预测因素，年龄＞55岁的患者5年OS为48%，年轻组患者者为82%。在第二个前瞻性2期研究中，虽然中位随访时间较短，为25个月，但Rondelli等报道了66名患者接受RIC与Flu和Mel治疗，报告结果按供者类型进行分类，对于接受亲缘全相合（MRD）移植的患者，OS和NRM分别为75%和22%，而对于接受无关全相合（MUD）移植的患者，OS和NRM分别为32%和59%[22]。其他观察和登记研究得出类似的结果。在少数几项报告中，PV后和ET后MF的结局与PMF分开报告，EBMT分析了193名患者，3年OS和NRM分别为55%和28%[23]。在本研究中，年龄＞55岁的患者和接受MUD移植的患者预后较差。在最大的EBMT注册研究中，纳入2224名MF患者（35%接受MAC），RIC复发趋势增加，但OS无差异。然而，关于无移植物抗宿主病/无复发生存率的复合终点，RIC组5年无移植物抗宿主病/无复发生存率较差（26.1% vs. MAC的32.4%；p=0.001）。年龄、供者类型和体能状况对两组患者的预后都有预测作用。作者得出结论，对于年轻且适合移植的MF患者，MAC仍应作为首选。我们团队最近报告了一项2期研究的长期结果，该研究表明与RIC相比，使用药代动力

学监测的MAC预处理（BuFlu）可以改善MF的预后。中位随访5.1年，MAC组的3年OS、复发率和NRM分别为74%、32.3%和9.7%，而RIC组分别为60%、53.3%和20%。DIPSS-plus评分是唯一独立预测EFS的因素，高风险DIPSS-plus评分和年龄都是OS不良的预测因素。

3. 白血病转化

费城染色体阴性的MPN有发展为继发性AML的倾向，特别是MF（ET和PV很少）。AML转化的总体发生率为10%~20%，但有几个因素与此风险增加相关，在某些高危患者中，这一比率可能超过30%。例如，在一项纳入617名PMF患者的研究中[25]，CALR、MPL和JAK2 V617F突变患者的10年白血病转化率分别为9%、17%和19%，三阴性突变患者的10年白血病转化率为34%。其他突变如ASXL1、IDH、TET2、TP53、EZH2和SRSF2也与AML转化风险增加相关。一项包括649名原发性MF和继发性MF患者的大型研究显示，高危染色体核型和骨髓原始细胞＞9%与AML转化显著相关。

转化为白血病的患者通常预后不良，中位生存期不到6个月。尽管与非移植方案相比，异基因造血干细胞移植治疗的生存率有所提高[26]，但与

表19-5 MPN-MF患者的前瞻性临床试验和选定的观察性研究的移植结果

文献	研究设计	病例数	预处理	总生存期	备注
Kroger，2009	前瞻性	103	RIC	5年，67%	
Rondelli，2014	前瞻性	66	RIC	25个月，75%（全相合同胞）vs. 32%（全相合无血缘）	
Popat，2020	前瞻性	46	RIC(n=15)，MAC(n=31)	3年，RIC为60%，MAC为74%	DIPSS-Plus：中危89%，高危39%
Kerbauy，2007	回顾性	104	RIC(n=9)，MAC(n=95)	7年，61%	对于预处理时监测Bu浓度并达标受治疗的患者7年OS为68%
Lussana，2014	回顾性	193	RIC(n=136)，MAC(n=57)	3年，62%	仅纳入PV后MF和ET后MF患者
Gupta，2014	回顾性	233	RIC	5年，47%	
Samuelson，2018	回顾性	233	RIC(n=42)，MAC(n=191)	5年，DIPSS-Plus低危或中危1级78%，中危2级或高危35%	
McLornan，2019	回顾性	2224	RIC(n=1423)，MAC(n=760)	5年，RIC为51%，MAC为53%	RIC者5年GRFS为26.1%，MAC者为32.4%（p=0.01）

DIPSS-plus：动态国际预后评分系统-plus；ET：原发性血小板增多症；GRFS：无移植物抗宿主病/无复发生存率；MAC：清髓性预处理；MF：骨髓纤维化；MPN：骨髓增殖性肿瘤；OS：总生存期；PV：真性红细胞增多症；RIC：减低强度预处理。

慢性MF阶段相比，结果仍然不佳，移植后复发率和NRM都有所增加。因此，在白血病转化之前考虑移植对高危患者很重要。我们的团队是首批报告使用异基因造血干细胞移植可能治愈MF白血病转化的团队之一[27]。对大量患者进行的注册研究证实了我们在PMF及PV后MF和ET后MF三种情况中的结果[23, 28]。在一些研究中，诱导化疗和在移植前实现缓解与改善移植后结果有关[26-28]，但不是所有研究都支持[23, 29]。最近，在我们小组的一项纳入43例转化型AML患者的研究中，4年OS、复发率和NRM分别为38%、43%和24%[29]。近年来（2010—2016年）接受移植的患者与2001—2009年接受移植的患者相比，OS得到改善（55% *vs.* 24%；*p*=0.05）。

4. 供者选择和移植物来源

有充分的证据和共识表明，对于MF患者进行异基因造血干细胞移植，亲缘全相合是首选。大多数研究显示，与MUD和其他替代供者（包括MMUD、单倍体相合供者和脐血移植）相比，使用亲缘全相合可改善患者的预后。EBMT和MPN研究联盟所做的上述两项2期研究显示，使用MMUD（与EBMT研究中的MUD相比）和MUD（与MPN研究联盟研究中的亲缘全相合相比）时，NRM有所增加。在CIBMTR的一项大型研究中，探讨了RIC在PMF中的作用（*n*=233），多因素分析显示，供者类型是与生存相关的唯一独立因素。5年OS在亲缘全相合供者中为56%，在MUD供者中为48%，在MMUD供者中为34%（*p*=0.002）[30]。EBMT的注册研究显示了类似的结果，该研究探讨了异基因造血干细胞移植在PV后和ET后MF中的作用，其中接受MUD移植的患者NRM显著高于亲缘全相合患者（34% *vs.* 18%；*p*=0.034）。对于MF的其他替代供者类型，可用的比较数据有限。脐血移植有少量探索，但存在对植入失败率高的担忧[31]。单倍体移植越来越多地用于MF，但优化预处理以降低植入失败风险和减少NRM的最佳方法尚未得到满足。对于没有其他供者来源的高危患者，可以考虑替代供者，但最好在临床试验中使用。关于干细胞来源，尽管缺乏强有力的证据，与骨髓移植相比，对全相合供

者，优先考虑外周血移植可以实现更快的植入，也许可以降低植入失败的风险。

5. 脾切除术和JAK抑制剂的作用

标志性的脾大是MF患者移植前常见的特征。关于脾大对移植后结局（特别是移植后的移植物功能）的影响，以及脾切除术是否有益，已有的一些报告得出了相互矛盾的结果。大多数研究是在JAK2抑制剂时代之前进行的，当时晚期疾病患者的症状管理是脾切除术的常见适应证。目前，没有统一的准则来决定何时考虑脾切除或脾放射治疗，这些决定应在多学科会诊上讨论，仅考虑为特定的高风险患者。脾切除术通常与高发病率和高死亡风险相关。另一方面，最近几年，JAK2抑制剂如芦可替尼常在移植前使用，它们可以有效地改善症状负担，包括脾脏大小。关于移植前芦可替尼对移植后结局的影响，目前的数据存在矛盾之处，一些数据表明，移植前对芦可替尼的反应与异基因造血干细胞移植后的结局改善有关[32]。

6. 移植后复发

移植后复发仍然是导致死亡的常见原因。早期发现复发可以进行早期干预，并有可能改善预后。我们和其他人已经证实了分子和嵌合体监测在预测临床和形态学复发中的作用[19, 33-34]。因此，所有患者都需要监测疾病特异性的分子标志物（如JAK2、CALR、MPL1）和嵌合状态（特别是髓系嵌合状态）数据（如果可以在治疗中心完成）。对于有任何早期分子复发和（或）混合髓系嵌合证据的患者，我们的初步干预措施是减少无活动性移植物抗宿主病患者的免疫抑制。如果患者没有使用免疫抑制药物或减少免疫抑制药物的剂量无效，供者淋巴细胞输注被认为是下一步的首选治疗方案。在上述措施失败的情况下，对于符合第二次移植资格的患者，可行第二次异基因造血干细胞移植。对于迅速进展且有症状性疾病和（或）继发性AML的患者，通常预后较差，他们通常需要立即减少免疫抑制剂和（或）供者淋巴细胞输注，同时给予辅助治疗（如JAK2抑制剂、其他细胞减少疗法）。特别是对于复发为AML的患者，诱导治疗是必要的，以期在第二次移植之前达到完全缓解。

（四）同种异体干细胞移植治疗慢性髓系白血病

考虑到本章前面提到的CML的治疗进展，异基因造血干细胞移植不再推荐用于CML一线治疗，近年来在CML中应用异基因造血干细胞移植的适应证也有限。尽管酪氨酸激酶抑制剂取得了进展，并且一些患者的长期缓解期超过15~20年，但CML仍然被认为是一种无法治愈的疾病，大多数患者需要持续使用酪氨酸激酶抑制剂治疗，因为停药后复发风险很高。对于诊断为AP和BP的CML患者、对酪氨酸激酶抑制剂耐药/不耐受的患者，异基因造血干细胞移植仍然是首选的一线巩固治疗方案。普遍认为，CML-CP患者如果在12个月时BCR-ABL1 IS>10%，则被认为对酪氨酸激酶抑制剂耐药，这些患者应接受异基因造血干细胞移植评估。众所周知，异基因造血干细胞移植对CML具有治愈作用，与其他血液系统肿瘤相比，CML的移植物抗白血病效应最为明显，多份报告显示，通过供者淋巴细胞输注可以实现持久完全缓解。此外，与其他晚期血液系统恶性肿瘤一样，随着HLA分型和供者选择、预处理方案和辅助护理措施的改进，以及RIC方案的引入，移植适应证增加（例如老年患者）并且移植效果得到改善。

CIBMTR的一项分析显示了异基因造血干细胞移植对CML的影响，以及出色的长期结果预后，其中一项最大规模的研究包括2444名患者，他们在第一次CP中接受了清髓性异基因造血干细胞移植，并在持续完全缓解中存活了≥5年[35]。10年和15年的OS率分别为94%和87%。有趣的是，移植后15年存活患者的死亡率接近普通人群。研究发现有几种因素对移植后结果有影响，但到目前为止，移植时的CML疾病阶段似乎是最强的预测因素，CP中移植的患者具有最好的结果[36-37]。其他与良好结果相关的患者和移植预后因素包括年龄较小、HCT-CI较低和供者类型，在做出移植的最终决定时，所有这些因素都应该被考虑在内。

建议对所有移植后的患者进行BCR-ABL1转录本的定量PCR检测。与费城染色体阴性MPN患者相似，早期检测分子复发和（或）混合髓系嵌合体可能导致在形态学复发之前进行早期干预（如减少免疫抑制、酪氨酸激酶抑制剂、供者淋巴细胞输注）。关于移植后使用酪氨酸激酶抑制剂维持治疗的作用尚未达成共识，最好在临床试验背景下解决；虽然建议对某些高风险患者使用，但最近一项CIBMTR研究显示，它对减少移植后早期复发没有显著影响[38]。移植后形态学复发的治疗选择包括减少免疫抑制和DLI±酪氨酸激酶抑制剂（适用于复发时无活动性移植物抗宿主病的患者），单药酪氨酸激酶抑制剂和第二次异基因造血干细胞移植。值得注意的是，一些在移植前对酪氨酸激酶抑制剂有耐药性的患者可能在移植后对酪氨酸激酶抑制剂敏感，这促进了许多研究探讨酪氨酸激酶抑制剂在移植后环境中的作用。对于复发伴有白血病转化的患者，最好通过细胞减灭诱导化疗及酪氨酸激酶抑制剂进行挽救治疗，并考虑为符合条件的患者进行第二次异基因造血干细胞移植。

三、小结

MPN是一组异质性肿瘤，其中原发性MF和继发性MF常伴有高症状负担和增加白血病转化风险。异基因造血干细胞移植仍然是唯一的治愈方法，适用于所有高风险MF患者和特定的低危患者。诊断后应尽早将患者转诊至经验丰富的移植中心，以评估移植资格。鉴于酪氨酸激酶抑制剂的引入，CML的预后显著改善，因此异基因造血干细胞移植不再是首选的一线治疗方案，但对于耐药或不耐受酪氨酸激酶抑制剂的患者，以及晚期CML患者仍是一种优选的治疗方案。

参考文献

第五部分

第二十章
异基因造血干细胞移植治疗再生障碍性贫血

FOLASHADE OTEGBEYE AND MARCOS DE LIMA
译者：黄惠弘、胡晓霞
上海交通大学医学院附属瑞金医院

病例一：

一名19岁白人男性，主诉为皮肤瘀点，血常规显示其血小板计数4×10^9/L，中性粒细胞计数0.3×10^9/L，血红蛋白9 g/dL，网织红细胞计数0.019×10^9/L。骨髓穿刺及骨髓活检显示造血面积<5%，以淋巴细胞为主，并伴有间质损伤。患者的遗传性骨髓衰竭综合征筛查结果为阴性，且不具有任何髓系肿瘤相关基因的体细胞突变。流式细胞术检测显示患者外周血中27%的单核细胞和25%的粒细胞缺乏糖基磷脂酰肌醇锚定蛋白，提示患者有阵发性睡眠性血红蛋白尿（paroxysmal nocturnal hemoglobinuria，PNH）克隆。尿检未见血尿。患者最终诊断为重型再生障碍性贫血（severe aplastic anemia，SAA）。该患者没有兄弟姐妹，但具有PNH克隆，提示患者可能对免疫抑制治疗（immunosuppressive therapy，IST）有效。诊断后6周患者开始治疗，具体用药为：马源ATG 40 mg/（kg·d），连用4天；逐渐调整并维持环孢素A（cyclosporin A，CSA）血药谷浓度为200~400 ng/mL；艾曲泊帕，连用6个月。IST后6周，患者的血小板输注需求开始下降；IST后90天，患者不再需要血制品支持；IST后6个月，患者造血面积为20%~30%，1年后达到40%~50%，三系（中性粒细胞、网织红细胞和血小板）正常，无增生异常或细胞遗传学异常；IST后4年，患者仍然为血液学完全缓解。

一、讨论

SAA患者存在2系或2系以上的血细胞减少（中性粒细胞$< 0.5 \times 10^9$/L，血小板$< 20 \times 10^9$/L，或网织红细胞$< 60 \times 10^9$/L）和低骨髓造血容量，

病例二：

一名24岁非裔美国男性，主诉为乏力、呼吸困难，实验室检查发现三系严重减少。骨髓穿刺显示造血面积为10%~15%，中性粒细胞显著增生减低，巨核细胞减少，但未见增生异常。该患者核型正常，流式细胞术没有检测到PNH克隆，也没有提示遗传性骨髓衰竭综合征或克隆性造血的细胞遗传学异常。该患者最终诊断为SAA。在诊断后70天，患者接受了来自HLA 10/10相合的胞弟的异基因造血干细胞移植，预处理方案为Cy 50 mg/（kg·d）×4 d，兔源ATG（rATG）2 mg/（kg·d）×4 d。移植物抗宿主病的预防方案为甲氨蝶呤（MTX）和CSA，后者以治疗浓度持续维持至移植后6个月，之后在5个月内缓慢减量。患者在移植后+16天粒系植入，+21天血小板植入，+45天患者脱离红细胞输注。机会性感染的预防用药包括阿昔洛韦、氟康唑、环丙沙星（直到中性粒细胞植入），每月服用喷他脒直至移植后6个月。$CD33^+$细胞的嵌合度在移植后+100天为96%供者型，T细胞的嵌合度在移植后+30天为62%，移植后+100天上升至90%。在移植后，患者除发生EB病毒血症（未达到治疗阈值）外，无其他明显的并发症。移植1年后复查骨髓活检，骨髓造血容量为50%，三系增生活跃。在移植后6个月，他重返工作并开始兼修大学课程，至移植后3年，患者处于持续的血液学完全缓解状态，没有出现移植物抗宿主病的表现。

但没有增生异常、肿瘤或其他可能导致骨髓衰竭的病因。虽然接受来自合适供者的造血干细胞移植是最可行的治疗方法，但延迟植入、植入失败、移植物抗宿主病等并发症限制了其应用[1-8]。

关于异基因造血干细胞移植治疗SAA的最早的研究报道为1971—1973年24名8~66岁（中位22.5岁）的患者。这些患者在雄激素治疗失败后，接受了MSD骨髓造血干细胞移植[2]。其中18名（75%）患者接受了4天Cy 50 mg/（kg·d）的预处理，其余6名接受了10 GyTBI。移植物抗宿主病预防方案为MTX用至移植后102天。移植后21名（87.5%）患者植入成功，其中有4名患者随后出

现了植入排斥。11名（45.8%）患者出现了Ⅰ～Ⅳ度移植物抗宿主病，最终有4名患者因此死亡。5年后，11名患者存活且造血功能正常，只有1名患者有持续的轻度慢性移植物抗宿主病[3]。在上述方案Cy的基础上，加用30 mg/（kg·d）的马源ATG（hATG），并使用MTX和CSA作为移植物抗宿主病预防方案进一步改善了移植物植入，使植入率达到100%，继发性植入失败率为6%，急性移植物抗宿主病的发生率为15%（均为Ⅱ度或Ⅲ度），3年OS为92%[5]。

（一）免疫抑制治疗与造血干细胞移植：何者先行？

20世纪80年代，HLA配型以血清学方法为主，无血缘供者移植的高TRM大多为移植物抗宿主病和植入失败导致。这使造血干细胞移植仅作为具有MSD的年轻患者（≤40岁）的一线治疗选择[9-10]。对于所有其他患者，hATG联合CSA的IST是典型的一线治疗[1, 8]。在此背景下，异基因造血干细胞移植仅用于IST失败和复发的AA患者。

患者对一线IST的反应较慢，中位时间为3个月，通常在IST后6个月达不到完全血液学缓解。IST中加用艾曲泊帕可使6个月总缓解率达到94%（至少一系血细胞恢复）；然而，完全血液学缓解率仅为58%[11]。近期报道表明，IST后5年OS为60%～85%[1, 8]。IST失败的患者中，30%～44%的患者为疾病复发，10%～20%的患者发生了髓系肿瘤克隆演变。与MSD造血干细胞移植相比，IST后的长期EFS往往较低（后文将会进行讨论）。在年轻患者造血干细胞移植的生存获益最为显著。尽管在造血干细胞移植之前可以考虑进行第二次IST（特别是对于年长患者），但在挽救性IST后进行造血干细胞移植患者的EFS比接受一线造血干细胞移植的患者更差。

因此，随着造血干细胞移植技术体系改良进一步改善了SAA患者的移植预后，且考虑到上述IST相关并发症，以及从确诊到造血干细胞移植的时间越长疗效越差，即使没有MSD，也可以一线考虑异基因造血干细胞移植[6, 8, 12-13]。

（二）与IST相比，儿童SAA患者更适合一线造血干细胞移植，包括MSD和MUD

EBMT的SAA工作组分析了1970—1988年接受IST或造血干细胞移植的304名15岁以下患者的临床结局。结果显示，IST队列和造血干细胞移植队列的预计10年生存率分别为48%和63%[6]。在造血干细胞移植队列中，以造血干细胞移植为一线治疗、使用CSA，以及较短的移植时间（＜90天）是改善生存率的重要因素。IST队列中，诊断时出现中性粒细胞减少（neutropenia）的极重型再生障碍性贫血［中性粒细胞绝对计数（ANC）＜0.2×10^9/L］与更差的预后相关。这项研究和其他综述结果表明，即使只有无血缘供者，对于SAA患儿也建议考虑造血干细胞移植治疗[6-7, 14]。

在1984—1998年，日本开展的一项儿科学研究也得到类似的结果。接受一线IST的患儿10年生存率较差，仅为55%（63例）。相比之下，一线造血干细胞移植的患儿10年生存率为97%（37例），其中26例（70%）接受了来自MSD造血干细胞移植治疗[7]。此外，该研究显示，一线造血干细胞移植的患儿10年无失败生存率（failure-free survival，FFS）较高，为97%，而IST队列仅为40%。造血干细胞移植队列中包括11例接受无血缘全相合（MUD）移植的IST后复发SAA患者。随后一项来自同一人群的研究评估了在1992—2009年接受治疗的0～16岁的SAA患儿，其中接受一线IST患儿386例，MSD造血干细胞移植患儿213例[12]。IST队列和造血干细胞移植队列10年生存率（OS）无显著差异，前者为88%，后者为92%，但造血干细胞移植队列的10年FFS较高，为87%，而IST队列仅为56%。IST后失败或复发，随后接受MUD造血干细胞移植的113例患儿（总队列的29%）的10年生存率为79%。结果提示造血干细胞移植作为AA二线治疗预后不良，强调了SAA诊断到移植时间长短对治疗结局的影响。

1999年之前，欧洲多个中心进行的比较一线IST和造血干细胞移植治疗AA临床疗效的研究中，1～20岁患者的10年生存率（OS）相似（骨髓移植67%，IST 60%；$p=0.09$）；21～40岁的患者中，造血干细胞移植队列的OS稍低（造血干细胞移植58%，IST 62%；p=0.002）[15]。这项EBMT SAA工作小组在SAA队列中同时纳入了MSD和MUD患者。该研究还表明，由于接受IST的患者出现迟发性克隆性造血的概率更大，与IST相比，在诊断时ANC<200/μL（极重型再障）的1~20岁患者中，造血干细胞移植的获益将随时间的推移而增加。

Dufour等评估了29位儿童（<20岁）SAA患者的临床结局，一线治疗为MUD造血干细胞移植，预处理方案为Flu、Cy和阿伦单抗（CAMP）[16]，并将该队列结果与接受一线MSD造血干细胞移植、一线IST、IST失败后二线MUD造血干细胞移植的匹配历史对照进行比较。虽然接受一线MUD造血干细胞移植患者中有5例（17%）为单等位基因错配，但2年OS和EFS与MSD组没有显著差异（OS：MUD 96%，MSD 91%；EFS：MUD 92%，MSD 87%）。急性移植物抗宿主病的发生率较低（10%为Ⅱ~Ⅳ度，3.5%为Ⅲ~Ⅳ度），中位随访时间为1.7年，其间未发生慢性移植物抗宿主病。接受一线IST的患者与接受一线MUD造血干细胞移植的患者相比，2年OS相似（94%）；IST患者2年EFS显著低于MUD造血干细胞移植患者（IST 40% vs. MUD HCT 92%，p=0.0001）。

这项研究印证了早期报道中已证实的结果，即20岁以下SAA患者，MUD造血干细胞移植疗效不劣于MSD造血干细胞移植。此外，这项研究还强调了MUD造血干细胞移植作为AA一线治疗的重要性。通过分析24名IST失败后接受挽救性MUD造血干细胞移植患者的配对历史队列发现，与一线接受MUD造血干细胞移植相比，其2年OS和EFS均明显降低（均为74%，p=0.02）[16]。从诊断到二线MUD造血干细胞移植的中位时间为1.1年（范围为0.3~4.1年）。

EBMT SAA工作组分析显示，从1999年开始收治的SAA患者中，44%接受一线IST的患者后因治疗失败接受了造血干细胞移植作为挽救治疗方案[15]。在这项研究中，接受一线造血干细胞移植和IST的21~40岁患者的10年生存率没有统计学差异（造血干细胞移植76%，IST 65%；p=0.6）。改

善造血干细胞移植患者生存率的因素有：年龄轻和由诊断到开始治疗<100天。任何治疗方案对于40岁以上患者的疗效都较差，造血干细胞移植和IST的10年OS分别为56%和57%。在接受治疗后的前5年，IST的生存优势更明显，之后两种治疗方式的生存曲线开始趋于接近，一直持续到移植后第10年。

总而言之，研究表明，即使没有MSD只有MUD，对于≤20岁的患者，造血干细胞移植也应作为SAA的一线治疗，甚至20~30岁的患者也可以这样考虑。一项正在进行的多中心研究（NCT02845596）将≤25岁没有MSD的SAA患者随机分为一线MUD造血干细胞移植组和一线IST组。除了治疗结果外，这项研究还旨在测试研究随机化的可行性和移植及时性。

（三）大于40岁患者何时应考虑造血干细胞移植？

由于IST后疾病复发和髓系肿瘤克隆演变的情况很常见，在没有MSD的情况下，扩大造血干细胞移植的适应证范围以适用于更高年龄段SAA患者仍是人们感兴趣的话题。随着支持性治疗、感染控制，以及移植前预处理方案毒性的减低，移植结局总体上有所改善。

在过去30年中，无论是MSD还是其他供者，高龄一直是SAA患者进行异基因造血干细胞移植的不良预后因素，其中≥60岁的患者预后最差。这一点在IST中同样成立。EBMT的一项前瞻性研究显示，>60岁接受一线IST患者的3年OS为65%[17]。一项关于在2010—2015年接受移植的439名患者的综述显示，患者中位年龄为52岁（范围为40~77岁），MSD占48%，MUD占52%，5年OS为58%[18]。亚组分析中，40~49岁、50~59岁和>60岁患者的生存率分别为67%、58%和45%。与结局改善相关的因素包括使用ATG或阿伦单抗，以及可同时进行3名以上患者移植的中心接受治疗。与10年前的结果相比，在同年龄组接受造血干细胞移植的患者中，原发性和继发性植入失败（10.7%）与Ⅱ~Ⅳ度急性移植物抗宿主病的发生率（11%）似乎没有明显改变，而慢性移植物抗

宿主病的发生率减少了25%。供者类型对临床结局没有显著影响，MUD和MSD的5年生存率分别为54.5%和63.5%。

在MUD造血干细胞移植中，将用于MSD预处理药物Cy剂量从200 mg/kg减少至50 mg/kg并联合Flu和体内去T细胞，可能可以改善年龄较大患者的临床结局（减少毒性并提高OS）[19-22]。使用ATG进行体内去T细胞时，低剂量TBI有助于植入[23]。用阿仑单抗代替ATG可以省去TBI，且使急性和慢性移植物抗宿主病的发生率降至13.7%和2.7%[21]。一项针对接受Flu、Cy及Alemtuzumab预处理并主要接受MUD移植的老年患者的后续研究表明，无论患者是否大于50岁，其无移植物抗宿主病无复发生存率相当，均为86%[10]。与年龄不同，HCT-CI<3更能预测较好的生存率（OS为98%，HCT-CI评分≥3分时为76%）。一项大型注册研究（联合EBMT和CIBMTR）证实了这一发现，研究纳入了年龄为50~77岁（中位年龄为57.8岁）的患者，其中至少90%的SAA患者因IST失败接受了MSD（n=275）或MUD（n=187）治疗[17]。3年OS为56%（MSD 59%，MUD 52%），进一步分析发现KPS评分在90~100分时与较好的生存率相关（MSD 66%，MUD 57%），KPS评分<90分则生存率较低（MSD 57%，MUD 48%）。没有其他与生存显著相关的变量，包括移植时的年龄。

这些研究结果表明，在MSD和MUD造血干细胞移植前，评估40岁以上的SAA患者时，体能状况和合并症状况应优先于年龄。然而，当前的共识仍是HCT仅适用于40岁以上且一线IST难治性患者。

二、无 MSD 和 MUD 供者时的移植考虑

（一）单倍体造血干细胞移植是SAA患者二线治疗的可行选择

11个报道接受单倍体造血干细胞移植的儿童和年轻患者（中位年龄分别为13岁和27岁）的研究发现，两组生存率相当，为80%~90%[24]。RIC、NMA和MAC方案的植入率没有明显差别。

中国骨髓移植注册处报道了89例一线单倍体造

血干细胞移植的SAA患者，年龄在4~51岁（中位年龄为22岁），植入率为98%，3年OS为86%，3年无治疗失败生存率（FFS）为85%[25]。与同一注册中心接受一线MSD造血干细胞移植的队列相比，结果并没有显著差异。但急性移植物抗宿主病的发生率有显著差异：haplo队列中，Ⅱ~Ⅳ度急性移植物抗宿主病、Ⅲ~Ⅳ度急性移植物抗宿主病和慢性移植物抗宿主病的发生率分别为30.3%、10.1%和30.6%，MSD队列中上述发生率都<5%。值得注意的是，单倍体造血干细胞移植的移植物是G-CSF动员的骨髓联合外周血单个核细胞。

约翰霍普金斯大学DeZern等的研究表明，单倍体造血干细胞移植治疗IST无效SAA，没有发生移植失败，急性移植物抗宿主病的发生率低，患者生存率令人满意[26]。这些患者使用的巴尔的摩预处理方案包括rATG（T-9：0.5 mg/kg，T-8及T-7：2 mg/kg）、Flu［T-6到T-2：30 mg/（m²·d）］、CY［T-6及T-5：14.5 mg/（kg·d）］、TBI（T-1：2~4 Gy）。移植物抗宿主病预防方案是PTCy，T+3和T+4为50 mg/（kg·d），联合使用ATG、霉酚酸酯和钙调磷酸酶抑制剂。初始队列急性移植物抗宿主病的发生率和严重程度低（Ⅱ~Ⅳ度为12%，Ⅱ~Ⅳ度为2.5%），植入率高（<10%的患者植入失败），生存率为80%~100%。用相同方案，有37名患者的扩展队列随访结果显示（包括17名初治患者），2年OS为94%，Ⅱ~Ⅳ度急性移植物抗宿主病和慢性移植物抗宿主病的累积发病率分别为11%和8%[26]。在初治患者中，4 Gy TBI剂量与植入高度相关。

一项EBMT的综述显示，接受造血干细胞移植的33名SAA患者（年龄为2~45岁，中位年龄为20.4岁），有48%接受了巴尔的摩预处理方案[27]。整个队列的中位中性粒细胞植入时间为22天，7例植入失败，Ⅱ~Ⅲ度（无Ⅳ度）急性移植物抗宿主病的发生率为23%，2年时慢性移植物抗宿主病的发生率为10%，2年无移植物抗宿主病/无复发生存率为63%。中位随访35.9个月后，1年和2年OS分别为82%和78%。巴尔的摩预处理方案的2年OS更高，为93%，而其他方案为64%。年龄分组、干细

胞来源和是否使用ATG并不影响OS。

在PTCy时代，单倍体造血干细胞移植的良好临床结局使单倍体成为缺乏MSD和MUD的SAA患者可行的二线治疗选择。由BMT-CTN、国家癌症研究所、国家心肺血液研究所、国家骨髓捐赠计划合作的一项以一线IST失败后使用单倍体造血干细胞移植联合PTCy作为挽救性治疗的多中心前瞻性研究（BMT-CTN1502；NCT02918292）正在开展。

（二）脐血造血干细胞移植效果不佳，仅用于临床试验

由于细胞数量不足、植入延迟、免疫重建延迟（感染风险）和排斥风险增加，脐血移植使用有限。当IST难治性SAA患者没有可使用的MSD和MUD时，人们研究过这种供者来源是否可用。2011年，de Latour发表的EBMT综述显示，SAA患者接受脐血移植后3年OS为38%，T+60时中性粒细胞植入的累积发生率为51%，T+180时血小板植入的累积发生率为37%[28]。有核细胞总数>3.9×10^7/kg的脐血移植受者植入率和OS有所改善，但其OS仍很低，为45%，有核细胞总数≤3.9×10^7/kg的脐血移植受者OS为18%。日本脐血库网络（JCBBN）的31名患者（中位年龄为28岁）中进行的一项研究显示，接受脐血移植的患者2年OS为41%[29]，与上文的结果相似。OS低的主要原因是原发性移植失败（发生于45%的患者）和感染，在接受ATG的患者中感染的后果更严重。

由EBMT SAA工作组设计的一项Ⅱ期临床试验进一步评估了有核细胞总数和临床结局的关联[30]。26位一线IST后难治性或复发的SAA患者，在接受Flu/Cy/ATG/TBI预处理后进行脐血移植，有核细胞总数至少为4×10^7/kg，其2年OS为84%。该结果强调了在接受脐血移植的SAA患者中，细胞数量对植入率和OS的重要影响。除了更高剂量的有核细胞总数外，预处理方案中使用至少120 mg/kg的Cy也与植入率更高有关（Chan KW）。证明脐血移植后患者OS较低的JCBBN研究发现，接受Flu/Cy/2~5 Gy TBI预处理的亚组患者OS更高，为80%[29]。

其他研究已经对复合移植物开展了探索，如单倍体造血干细胞移植联合脐血移植、脐血移植联合间充质干细胞输注、体外培养的脐血制品等，这些研究的结果不尽相同[28, 31]。

三、改善SAA患者移植后结局的因素

此前，对移植方案的优化使SAA患者造血干细胞移植的并发症发生率和死亡率有所降低。这些因素对改善接受挽救性造血干细胞移植患者的临床结局最为显著（表20-1）。

（一）植入失败

SAA患者在移植前输血次数过多会致敏次要组织相容性抗原（minor histocompatibility antigen），导致移植排斥发生率高（30%~60%），使造血干细胞移植变得复杂[5]。这一发现促使人们在有输血史的患者移植预处理方案中加入rATG。在特定患者群体中，早期造血干细胞移植、以ATG为基础的预处理方案、去白细胞、使用经照射的血液制品使植入失败的风险降至10%以下[5, 8]。当进行MUD或单倍体造血干细胞移植时，在ATG的基础上加用低剂量TBI可进一步降低输入失败的风险[32]。

（二）移植物抗宿主病

优先将骨髓作为SAA患者造血干细胞移植的移植物，以及联合MTX与钙调磷酸酶抑制剂（通常为CSA）用于移植物抗宿主病预防，可降低急性移植物抗宿主病的风险[33]。Gallo及其同事提出，将骨髓制品中的有核细胞总数限制在≤2.5×10^8/kg也可降低慢性移植物抗宿主病的风险[34]。Gallo等的一项回顾性研究显示，接受有核细胞总数为（2.4~3.3）×10^8/kg的患者发生慢性移植物抗宿主病的HR为3.8，而接受有核细胞总数≥3.4×10^8/kg的患者HR为7.7。在这之后，Gallo等开展了一项前瞻性研究，将有核细胞总数限制在≤2.5×10^8/kg[34]。21名接受200 mg/kg Cy+90 mg/kg hATG预处理的SAA患者均在移植后中位26天中性粒细胞计数恢复，中位生存期为4年，急性移植物抗宿主病和慢性移植物抗宿主病的发生率分别为47%和16%。

表20-1 一线IST失败后接受二线造血干细胞移植的SAA患者部分前瞻性研究结果

参考文献	患者数量	年龄（中位数）	供者类型	预处理方案	GVHD预防方案	中位随访时间	临床结局
[13]	154	1~46（17）	UD（HLA-A、HLA-B、HLA-DRB）：-56% 6/6-36% 5/6	多种：53% Cy 120~200 mg/kg，TBI/LFI和ATG；42% Cy，T81，不使用ATG	MTX+CSA 73%；MTX+FK506 14%	29 m	5% PGF，8% SGF；15%~29% aGVHD Ⅱ~Ⅳ；20% aGVHD Ⅲ-Ⅳ；cGVHD 30%；3 y-OS 56%
[40]	44	3.8~19（8.1）	MUD	Flu 150 mg/m²；Cy 120 mg/kg；Alem 0.9~1 mg/kg	CSA 66% MMF+CSA 14% MTX+CSA 11% FK506 9%	2.9 y	无PGF 31.8% aGVHDI-Ⅱ；2.3% aGVHDⅢ~Ⅳ；cGVHD 6.8%；3 y-OS/FFS 95%
[19]	38	0.5~65.9（24.5）	MUD（31）MMUD（7）	Cy 50 mg/kg（T-4）；Flu 30 mg/（m²·d）（T-5至T-2）；hATG 30 mg/（kg·d）或rATG 3 mg/（kg·d）（T-4至T-2）；2 Gy TBI（T-1）	MTX+CSA/FK506	17 m	8% PGF，12% 1年发生GF；23.7% aGVHD Ⅱ~Ⅲ，cGVHD 22%；1 y-OS 97.4%
[21]	50	8~62（35）24%>50y	MSD（21）MUD（29）	Flu 30 mg/（m²·d）+Cy 300 mg/（m²·d）T-7至-4；Alem总剂量60 mg（T-7至-3）	单药CSA	18.2 m	6% PGF，6% SGF；13.7% aGVHD Ⅰ~Ⅱ；cGVHD 2%；2 y-OS 88%；2 y-FFS 80%
[38]	16	11~69（30）	haplo（13）MUD（3）	rATG总剂量4.5 mg/kg（T-9至-7）；Flu 30 mg/（m²·d）（T-6至-2）；Cy 14.5 mg/（k·d）（T-6至-5）	PTCy；MMF（+15 d至+135 d）；FK506（+15 d至1 y）	21 m	无PGF/SGF；aGVHD Ⅰ~Ⅲ 2.5%；cGVHD 12.5%；100% OS
[41]	101	2~45（19）	haplo	Bu 0.8 mg/kg q6h（T-7至-6）；Cy 50 mg/（kg·d）（T-5至-2）；rATG 2.5 mg/（kg·d）（T-5至-2）	MTX；MMF；CSA	18.3 m	4% PGF/SGF；aGVHD Ⅱ~ⅣV 33.7%；cGVHD 22.4%；3 yr-OS 89%；3 yr-FFS 87%
[30]	26	9.3~23.4（16）	CB（94% 4/6-5/6位点相合）	Flu 30 mg/m²（T-6至-3）；Cy 30 mg/kg（T-6至-3）；ATG 2.5 mg/kg（T-3与-2）；TBI 2 Gy（T-2）	单药CSA+5d RTX 150 mg/m²	38.8 m	11.5% PGF；45.8% aGVHD Ⅱ~Ⅳ；36% cGVHD；84% 2y-OS

aGVHD：急性移植物抗宿主病；Alem：alemtuzumab；Bu：白消安；cGVHD：慢性移植物抗宿主病；CSA：环孢素A；Cy：环磷酰胺；d：天；haplo：单倍体相合供者；hATG/rATG：马/兔源抗胸腺细胞球蛋白；IST：免疫抑制治疗；m：月；MIX Flu：氟达拉滨；MMF：霉酚酸酯；MSD：全相合同胞供者；MTX：甲氨蝶呤；MUD：全相合无血缘供者；OS：生存率；PGF：原发性植入失败；PTCy：移植后环磷酰胺；RTX：利妥昔单抗；SAA：重型再障；SGF：继发性植入失败；FK506：他克莫司；TB：全身放射治疗；CB：脐血；UD：无血缘供者；y：年。

229

（三）生存结局

预处理方案中使用ATG，并在移植物抗宿主病预防方案中使用CSA，可降低植入失败率，减少急性移植物抗宿主病的发生率和严重程度，提高移植后的生存率[5, 8, 35]。

一项前瞻性研究显示，137例在1994—2001年接受MSD造血干细胞移植的SAA患者（年龄为1~51岁，中位数为26岁），随机接受Cy单药或Cy与ATG组合治疗[35]，Cy+ATG组5年OS（80%）略高于Cy单药组（74%）。然而，该研究没有发现主要终点OS及次要终点植入和移植物抗宿主病的显著统计学差异。ATG还与移植物抗宿主病和生存结局有关。rATG与MUD造血干细胞移植后更高的3年OS相关，也与MSD造血干细胞移植与MUD造血干细胞移植后更低的移植物抗宿主病（包括急性和慢性）发生率相关[36-37]。

（四）感染管理

预防感染的策略包括常规使用抗生素预防和使用去白细胞的血液制品。当预处理方案包含ATG和alemtuzumab时，建议在移植后+5天预防性使用利妥昔单抗（150 mg/m²或200 mg）以预防后续EB病毒血症及移植后淋巴细胞增殖性疾病[8, 30, 32]。

四、造血干细胞移植的预处理方案与SAA的预后良好相关

（一）全相合同胞供者

· Cy 50 mg/（kg·d）×4联合ATG 30 mg/（kg·d）×4。Cy最后一次给药后36小时输注骨髓制品[2, 5]。>30岁患者：考虑包含Flu的低剂量Cy方案，与MUD预处理方案类似。

· Flu 30 mg/（m²·d）联合Cy 300 mg/（m²·d）（T-7至T-4）；rATG 3.75 mg/（kg·d）（T-4至T-2）[20]。

· Flu 30 mg/（m²·d）联合Cy 300 mg/（m²·d）（T-7至T-4）；alemtuzumab 0.2 mg/kg（T-7至T-3）[14]。

（二）全相合无血缘供者

· Flu 30 mg/（m²·d），Cy 300 mg/（m²·d）联合rATG 3.75 mg/（kg·day）（T-6至T-3）[20]。

· Flu 30 mg/（m²·d）联合Cy 300 mg/（m²·d）（T-7至T-4）；rATG 3.75 mg/（kg·d）（T-4至T-2）[20]。

· Flu 30 mg/（m²·d）联合Cy 300 mg/（m²·d）（T-6至T-3）；rATG 3.75 mg/（kg·d）（T-4至T-3）；TBI 2 Gy（T-1）[23]。

· Flu 30 mg/（m²·d）（T-5至T-2），Cy 50 mg/kg（T-4），rATG 3 mg/（kg·d）（T-4至T-2），联合2 Gy TBI（T-1）[19]。

· Flu 30 mg/（m²·d）联合Cy 300 mg/（m²·d）（T-7至T-4）；alemtuzumab 0.2 mg/kg（T-7至T-3）[14, 16]。

（三）单倍体相合供者

· Flu 30 mg/（m²·d）（T-6至T-2）；Cy 14.5 mg/（kg·d）（T-6至T-5）；rATG 0.5 mg/kg（T-9），2 mg/kg（T-8至T-7），TBI 2~4 Gy（T-1）。PTCy 50 mg/（k·d）（T+3至T+4）[26, 38]。

（四）脐血

· Flu 30 mg/（m²·d）联合Cy 30 mg/（kg·d）（T-6至T-2）；rATG 2.5 mg/（kg·d）（T-3至T-2）；TBI 2 Gy（T-2）[30]。

五、计划为SAA患者行造血干细胞移植时要关注的重点

· 骨髓（BM）是SAA患者造血干细胞移植的首选干细胞来源，因为外周血干细胞（PBSC）与较高的移植物抗宿主病发生率（包括急性和慢性），以及较低的生存率相关，但两者植入率相当[8, 32, 39]。一项CIBMTR回顾性研究显示，接受BM（n=225）或PBSC（n=71）的MUD造血干细胞移植患者，第28天中性粒细胞植入率相似（BM 90%，PBSC 96%，p=0.13），第100天血

小板植入率分别为81%和91%，*p*=0.02[39]。PBSC与Ⅱ～Ⅳ度急性移植物抗宿主病发生风险（*HR* 1.68；*p*=0.02）和死亡风险（*HR* 1.62；*p*=0.04）显著相关。PBSC有更高的慢性移植物抗宿主病发生趋势，但在调整受者年龄后没有统计学差异（*HR* 1.39；*p*=0.14）。

·建议应用经过验证的基因测序组合评估患者有无Fanconi贫血、染色体断裂疾病和其他遗传/先天性骨髓衰竭综合征相关基因。如果有，也应对MSD供者进行相关评估。此类患者需要考虑烷化剂毒性（使用低剂量Cy方案，避免TBI），并长期密切监测继发性或其他恶性肿瘤。如此，与移植预处理方案相关的远期恶性肿瘤风险才能相对较低，20年约为4%[8]。

·在移植前全面评估和管理SAA的并发症，包括感染（尤其是真菌性肺炎）、输血性铁过载、出血和克隆性疾病（PNH和髓系肿瘤）。为了将EB病毒血症和移植后淋巴增生性疾病的风险降至最低，接受ATG治疗的非MSD造血干细胞移植患者应在T+5使用150 mg/m² 或200 mg利妥昔单抗[30, 32]。

·对于有IST耐药预测因子的患者（短端粒，PNH克隆缺失），以及那些具有髓系肿瘤候选基因体细胞突变的患者，强烈建议一线造血干细胞移植治疗。

·>60岁患者的移植相关并发症的发生率和死亡率高，建议在一线及后续治疗中都选择非移植方案（使用IST和生长因子进行治疗），>70岁的患者更应如此。

·为了预防移植物抗宿主病，应将CSA保持在治疗水平，持续到移植后至少6个月，再缓慢减量。

基于 SAA 患者年龄分层的 HCT 建议总结

◆ <20岁：一线MSD HCT或MUD HCT；二线MUD或haplo-HCT。

◆ 20～40岁：一线MSD HCT，<30岁可考虑MUD HCT；二线MUD或haplo-HCT。

◆ 41～60岁：二线HCT（MSD、MUD或haplo）。

◆ ≥60岁：仅在<70岁，KPS评分≥90%和HCT-CI<3的情况下考虑二线HCT。

Haplo-HCT：单倍体造血干细胞移植；HCT：造血干细胞移植；HCT-CI：造血干细胞移植合并症指数；KPS：Karnofsky功能状态评分；MSD：全相合同胞供者；MUD：全相合无血缘供者。

参考文献

第五部分

第二十一章
多发性骨髓瘤中的造血干细胞移植

SASSINE GHANEM AND MUZAFFAR H. QAZILBASH

译者：金丽娜　审校：杜鹃

海军军医大学附属第二医院（上海长征医院）

一、引言

多发性骨髓瘤是不可治愈的血液系统恶性肿瘤，其治疗目标是达到最深程度和最长时间的缓解，以获得持久的无病生存。一项关键性的法国骨髓瘤协作组（Intergroupe Français du Myélome，IFM）90多中心临床研究明确了化疗联合自体造血干细胞移植（auto-HCT）在化疗敏感患者中的优势，并确立化疗联合移植方案作为早期治疗的标准方案。与标准化疗方案相比，联合方案提高了治疗反应率、EFS和OS，死亡率低于5%[1]。然而，随着免疫调节药物（immunomodulatory drug，IMiD：来那度胺、沙利度胺、泊马度胺）、蛋白酶体抑制剂（proteasome inhibitor，PI：硼替佐米、卡非佐米、伊沙佐米）和单克隆抗体（埃罗妥珠单抗、达雷妥尤单抗、艾萨妥昔单抗）这些可取得更深程度缓解的新药的问世，自体造血干细胞移植的作用和时机受到挑战。目前正在进行的联合或不联合auto-HCT的研究，着眼于评估这些新药物在诱导、巩固和维持治疗中的最佳组合和排序。此外，包括CAR-T在内的免疫疗法的问世也将挑战auto-HCT的传统地位。尽管auto-HCT仍然是标准的治疗方法，异基因造血干细胞移植（allo-HCT）在复发或难治性骨髓瘤患者中的作用仍有待进一步评估。在本章中，我们将通过比较auto-HCT与非移植、单次与串联auto-HCT探讨现今采用auto-HCT治疗骨髓瘤的依据，理想的移植时机和适合移植患者的筛选，以及allo-HCT的作用。

二、自体造血干细胞移植适应证

随着auto-HCT逐步的应用和经验的积累，支持治疗的改进，以及良好的长期预后，越来越多的患者被认为适合移植。虽然早期研究采用的上限年龄为65岁[1-3]，但后续研究证实auto-HCT在老年患者中是安全有效的，并强调生理年龄比实际年龄更重要。CIBMTR的一项大型回顾性研究比较了各年龄组auto-HCT的结果，在恰当选择的患者群体中，auto-HCT是一种安全的治疗方法，<70岁患者的TRM不到1%，≥70岁患者的TRM为1%。随着时间的推移，≥70岁年龄组中auto-HCT应用也在增加，2017年有28%的患者接受了auto-HCT，而2013年仅为15%。该研究的结果显示，对于适合移植的患者采用Mel 200 mg/m²作为预处理方案，≥70岁组的复发率、PFS、OS与60~69岁组相似[4]。美国ECOG体能状态评分为3分或4分，纽约心脏学会心功能分级Ⅲ级或Ⅳ级，明显肝硬化，或DLCO低于50%的患者被认为不适合移植。此外，对于有器官功能障碍和合并症的患者，Mel的剂量可减少到140 mg/m²。因此，所有多发性骨髓瘤患者都应该进行auto-HCT的筛选评估，主要因素包括生理年龄而不是实际年龄，以及器官功能和合并症。

三、自体造血干细胞移植与非移植

IFM和医学研究委员会成人白血病工作组首次进行了两项大型随机试验，以确定大剂量化疗序贯自体移植或标准剂量化疗哪一种更有优势。两项研究都显示联合自体移植使OS、PFS和应答率均有所改善，auto-HCT成为新诊断、适合移植患者的一种标准治疗方案[1, 5]。随着IMiD和PI在骨髓瘤一线诱导方案中的应用，再次评估了auto-HCT在这些新方案中的疗效。意大利两项大型随机试验表明，与标准化疗相比，4个疗程来那度胺和地塞米松（RD）方案后联合auto-HCT的OS和PFS均有改善[6-7]。在IFM 2009研究中，以硼替佐米、来那度胺和地塞米松（VRD）方案作为早期和晚期移植的诱导方案，早期auto-HCT可获益，早期auto-HCT组的PFS更长[3]。近期基于IMiD和PI的三药联合诱导方案的三项研究表明移植组和非移植组的OS相当，证实了这些采用新药的挽救性方案在复发或难治性骨髓瘤中的疗效[3, 8-9]。总之，auto-HCT仍然是适合移植的新诊断多发性骨髓瘤患者一线治疗的标准方案。表21-1列举了一些大型随机试验研究，比较了标准剂量化疗与大剂量化疗联合auto-HCT在一线新诊断多发性骨髓瘤中的疗效。

表21-1　标准剂量与大剂量化疗联合自体造血干细胞移植在新诊断多发性骨髓瘤一线治疗中的比较

临床研究	例数	治疗分组	反应率	EFS/PFS	OS	结论
Attal et al., 1996[1]	200	VMCP/BVAP × 4~6 →Mel 140+TBI 8 Gy auto-HCT vs. VMCP/BVAP × 18	CR：22% vs. 5% VGPR：16% vs. 9% PR：43% vs. 43%	中位数 27 vs. 18 mo（p=0.01）	中位数NR vs. 37.4 mo（p=0.03）	auto-HCT提高了OS、EFS和反应率
Child et al., 2003[5]	401	ACVP × 3 → Mel 200 auto-HCT vs. ABCM × 4~12	CR：44% vs. 8% PR：40% vs. 42%	中位数 31.6 vs. 19.6 mo（p=0.001）	中位数54.1 vs. 42.3 mo（p=0.04）	auto-HCT提高了OS、PFS和反应率
Bladé et al., 2005[2]	216	VBMCP/VBAD × 4→ Mel 200或Mel 140+TBI 12 Gy auto-HCT vs. VBMCP/VBAD × 12	CR：30% vs. 11%	中位数 42 vs. 33 mo（p=NS）	中位数61 vs. 66 mo（p=NS）	auto-HCT仅提高了反应率
Fermand et al., 2005[10]	190	VAMP × 3~4 → Mel 200或Mel 140+TBI 16 Gy auto-HCT vs. VMCP 每月	CR：36% vs. 20% PR：26% vs. 38.5%	中位数 25 vs. 19 mo（p=0.07）	中位数47.8 vs. 47.6 mo（p=0.91）	仅TwiSTT不同（p=0.03）
Barlogie et al., 2006[11]	899	VAD × 4 →Mel 140+TBI 12 Gy auto-HCT vs. VBMCP × 1 y	CR：11% vs. 5%（p=NS）	7 y 17% vs. 16%（p=NS）	7 y 37% vs. 42%（p=NS）	反应率、PFS和OS相当
Palumbo et al., 2014[6]	402	Rd × 4 → Mel 200 auto-HCT vs. MPR × 6	CR：15.7% vs. 20%（p=NS）	中位数 43 vs. 22.4 mo（p≤0.001）	4 y 81.6% vs. 65.3%（p=0.02）	CR相当，OS和PFS提高
Gay et al., 2015[7]	389	Rd × 4 → Mel 200 auto-HCT vs. CRd × 6	CR：13% vs. 12% 在巩固期结束时	中位数43.3 vs. 28.6 mo（p≤0.0001）	4 y 86% vs. 73%（p=0.004）	OS和PFS提高，反应率相当
Attal et al., 2017[3]	700	RVD × 3 → Mel 200 auto-HCT→RVD × 2 vs. RVD × 8；auto-HCT（复发时）	CR：59% vs. 48%（p=0.03） MRD-：79% vs. 65%（p<0.001）	中位数50 vs. 36 mo（p≤0.001）	4 y 81% vs. 82%（p=0.87）	PFS、CR和MRD-率提高，OS相当
Cavo et al., 2020[8]	1197	VCD × 3~4 → Mel 200 auto-HCT × 1~2 → ± VRD → R maint vs. VMP × 4 → ± VRD → R maint	≥VGPR：64% vs. 56%（p=0.02）	中位数 60.3 vs. 41.9 mo（p≤0.0001）	5 y 75.1% vs. 71.6%（p=0.35）	PFS、ORR提高，OS相当
Gay et al., 2021[9]	474	KRD × 4 → auto-HCT → KRD × 4 vs. KRD × 12	≥VGPR：82% vs. 85% MRD-：58% vs. 54%（p=NS）	68% vs. 55%（HR：0.61）	N/A	反应率相当，高危患者的PFS提高

ABCM：阿霉素、卡莫司汀、环磷酰胺、美法仑；ACVP：阿霉素、环磷酰胺、长春新碱、泼尼松；BVAP：卡莫司汀、长春新碱、阿霉素、泼尼松；CR：完全缓解；PR：部分缓解；EFS：无事件生存率；KCD：卡非佐米、环磷酰胺、地塞米松；Mel：美法仑；MPR：美法仑、泼尼松、来那度胺；MRD：微量残留病；NR：未达到；ORR：总缓解率；OS：总生存期；PFS：无进展生存期；R-maint：来那度胺维持治疗；RVD：来那度胺、硼替佐米、地塞米松；sCR：严格完全缓解；TwiSTT：无症状、无治疗和无毒性的持续时间；VAD：长春新碱、阿霉素；VCD：硼替佐米、环磷酰胺、地塞米松；VGPR：非常好的部分缓解；VMCP：长春新碱、美法仑、环磷酰胺、泼尼松；VMP：硼替佐米、美法仑、泼尼松；HCT：造血干细胞移植。

四、单次与串联自体造血干细胞移植

串联auto-HCT是指在第一次auto-HCT后6个月内按计划行第二次auto-HCT。采用二次auto-HCT的获益仍存在争议。Attal等在一项3期研究中首次证实了串联自体移植改善OS、EFS和RR，进而使患者获益。给予3~4个疗程的长春新碱、阿霉素和地塞米松（VAD）方案诱导化疗，在单次auto-HCT组中，49%以上的患者疗效获得了非常好的部分缓解（very good partial response，VGPR），而串联auto-HCT组为63%。单次auto-HCT组的中位

EFS和OS分别为25个月和48个月，串联auto-HCT组为30个月和58个月。相较于首次移植达到≥VGPR的患者，首次移植未达VGPR的患者获益更为显著，7年OS分别为43%和11%[12]。此后几个3期的试验研究（表21-2）却未能取得与之前相似的获益。

一项意大利Cavo等的研究，纳入321名患者，随机分为单次auto-HCT组和串联auto-HCT组。158例患者接受4个疗程VAD，首次auto-HCT预处理方案采用Mel 200 mg/m^2，第二次auto-HCT预处理方案调整为Mel 120 mg/m^{2}和Bu 12 mg/m^2。

表21-2　新诊断多发性骨髓瘤一线治疗中的单次自体造血干细胞移植与串联自体造血干细胞移植的比较

临床研究	例数	治疗分组	反应率	EFS/PFS	OS	结论
Attal et al., 2003[12]	399	VAD×3~4→Mel 140+TBI 8 Gy Auto-HCT vs. Mel 140 auto-HCT和Mel 140+TBI 8 Gy auto-HCT	≥VGPR：49% vs. 63% PR：42% vs. 38%（p=0.01）	中位数25 vs. 30 mo（p=0.03）	中位数48 vs. 58 mo（p=0.01）	串联auto-HCT提高了OS、EFS和反应率（尤其在≥VGPR中）
Cavo et al., 2007[13]	321	VAD×4→Mel 200 auto-HCT vs. Mel 200 auto-HCT和Mel 120+Bu12 auto-HCT	≥nCR：33 vs. 47%（p=0.008）	中位数23 vs. 35 mo（p=0.001）	中位数65 vs. 71 mo（p=0.90）	串联auto-HCT提高了反应率和EFS，但未提高OS
Mai et al., 2016[14]	358	诱导治疗→Mel 200 auto-HCT vs. Mel 200 auto-HCT×2	CR：16% vs. 19.4%（p=0.04）	中位数25 vs. 28.7 mo（p=NS）	中位数73 vs. 75.3 mo（p=NS）	串联auto-HCT改善EFS和OS
Stadtmauer et al., 2019[15]	758	VRD×4→Mel 200 auto-HCT vs. Mel 200 auto-HCT+VRD×4 vs. Mel 200 auto-HCT×2	N/A	38 mo 53.9% vs. 57.8% vs. 58.5%（p=NS）	38 mo 83.7% vs. 85.4% vs. 81.8%（p=NS）	串联auto-HCT PFS和OS相当
Gagelmann et al., 2019[16]	488	诱导治疗→Mel 200 auto-HCT vs. Mel 200 auto-HCT×2 vs. auto-HCT→RIC allo-HCT	N/A	4 y 43% vs. 52% vs. 58%（p=0.30）	4 y 70% vs. 83% vs. 88%（p=0.06）	回顾性研究；在单次自体移植中，标危组的OS和PFS更差
Cavo et al., 2020[8]	1197	VCD×3~4→Mel 200 auto-HCT×1~2→±VRD→R维持 vs. VMP×4→±VRD→R维持	在单次和双次自体造血干细胞移植之间不适用	5 y 44.9% vs. 53.5%（p=0.036）	5 y 72.6% vs. 80.3%（p=0.022）	串联auto-HCT提高了PFS和OS

Bu：白消安；CR：完全缓解；CRd：环磷酰胺、来那度胺和地塞米松；EFS：无事件生存率；Mel：美法仑；nCR：接近完全缓解；NR：未达到；ORR：总缓解率；OS：总生存期；PFS：无进展生存期；RIC：减低强度预处理；TwiSTT：无症状、无治疗和无毒性的持续时间；VAD：长春新碱、阿霉素、地塞米松；VCD：硼替佐米、环磷酰胺和地塞米松；PR：部分缓解；VGPR：非常好的部分缓解；VMP：硼替佐米、美法仑和泼尼松；VRD：硼替佐米、来那度胺和地塞米松。

163例患者接受单次auto-HCT，预处理方案采用Mel 200 mg/m²。串联auto-HCT组有更高的接近完全缓解或完全缓解率为47%，对比单次auto-HCT组的33%（p=0.08）；EFS改善，中位EFS 35个月 vs. 23个月（p=0.001）；但OS中位数与单次auto-HCT相近，分别为71个月和65个月（p=0.9）[13]。德国骨髓瘤工作组进行了一项大型3期GMMG-HD2研究，随访时间超过11年，旨在证明单次auto-HCT非劣效于串联auto-HCT。在358名患者中，研究证明单次auto-HCT在EFS和OS方面非劣效于串联auto-HCT，中位EFS分别为25个月和28.7个月，中位OS分别为73个月和75.3个月。串联auto-HCT的完全缓解率为19.4%，高于单次auto-HCT的16%，p值为0.04。这是第一个采用相似预处理方案的串联auto-HCT研究。在该研究中，采用Mel 200 mg/m²的预处理方案，且诱导方案不包含任何新药[14]。

最近的BMT-CTN 0702研究中比较了三种不同的治疗方案。患者按照各自医师的标准进行诱导治疗后，紧随其后随机予以单次auto-HCT、单次auto-HCT+4个疗程VRD方案巩固治疗、串联auto-HCT。auto-HCT的预处理方案均为Mel 200 mg/m²。三组患者均接受单药来那度胺作为维持治疗。随访38个月，三组间的PFS或OS均无明显差异[15]。相反，来自欧洲的HOVON 95/EMN02研究展示了不同的结果。患者接受了3~4个疗程的硼替佐米、Cy和地塞米松（VCD）的诱导化疗。第一次随机分组是给予早期auto-HCT或不联合移植的4个疗程硼替佐米、Mel和泼尼松方案（VMP）巩固治疗。auto-HCT组中，再进一步随机分为单次auto-HCT组和串联auto-HCT组两组。与单次auto-HCT相比，串联auto-HCT在PFS和OS方面均有改善，5年PFS分别为53.5%和44.9%（p=0.036），5年OS分别为80.3%和72.6%（p=0.022）[8]；且在高危细胞遗传学异常患者中获益更为明显。出现上述两种不同结果，究其原因，可能与BMT-CTN 0702研究中采用更长疗程的VRD（IMiD和PI两种新药联合使用）方案诱导治疗有关，从而取代了第二次auto-HCT的潜在

获益。基于上述研究数据，在美国，串联auto-HCT仅在临床试验或高危细胞遗传学异常患者中采用。

五、早期与晚期自体造血干细胞移植

尽管auto-HCT在骨髓瘤中的疗效已明确，auto-HCT的最佳时机仍存在争议。为解答这个问题，1998年Fermand等研究者对202名患者展开了针对性研究。患者被随机分为两组：一组为3~4个疗程的长春新碱、阿霉素和甲强龙（VAMP）方案，随后联合auto-HCT；另一组为每月1个疗程长春新碱、Mel、Cy和强的松（VMCP）方案直至平台期，复发时再予以晚期auto-HCT。早期和晚期auto-HCT的OS中位时间分别为64.6个月和64个月，早期组的OS并没有改善。然而，早期组的PFS有改善，中位PFS为39个月（对比晚期组的13个月）。此外，早期组患者6个月时的完全缓解率达22%，高于晚期组的9%[17]。2006年报道了一项北美协作组的研究，该研究将早期auto-HCT和标准剂量化疗进行了比较，并允许标准剂量化疗组复发时进行auto-HCT。该研究的标准剂量化疗组中50%的患者在复发时接受了auto-HCT治疗。结果显示，早期移植组和晚期移植组的治疗反应率、PFS和OS相当[11]。一项最大的前瞻性IFM 2009研究，探讨了基于IMiD和PI的诱导方案联合早期auto-HCT与复发时晚期auto-HCT的差异。结果显示治疗反应率和PFS有所改善，而OS没有获益[3]。该结果和其他前瞻性研究结果一致，即早期移植和晚期移植OS无差异，仅PFS改善。表21-3列出了比较早期移植和晚期移植在新诊断多发性骨髓瘤中疗效的重要临床试验。早期auto-HCT主要获益是更深程度的缓解和PFS的改善。而深度缓解和持续缓解状态对于高危患者至关重要。晚期移植的不利因素包括因年龄增加和复发时虚弱而致使体能状态下降，导致患者不能接受移植的风险。一项回顾性研究显示，11%选择晚期auto-HCT的患者在延迟auto-HCT时被认为不适合移植[18]。

表21-3　早期移植和晚期移植在新诊断多发性骨髓瘤患者中的比较

临床研究	例数	治疗分组	反应率	EFS/PFS	OS	结论
Fermand et al., 1998[17]	202	VAMP×3~4→早期auto-HCT vs. VMCP 每月，然后复发时移植auto-HCT	6 mo CR：22% vs. 9%	EFS/PFS 中位数39 vs. 13 mo	中位数64.6 vs. 64 mo（p=0.92）	前瞻性研究；改善了疗效和EFS，OS相当
Barlogie et al., 2006[11]	899	VAD×4→Mel 140+TBI 12 Gy auto-HCT vs. VBMCP×1 y，然后复发时auto-HCT	CR：11% vs. 5%（p=NS）	7 y 17% vs. 16%（p=NS）	7 y 37% vs. 42%（p=NS）	前瞻性研究；反应率、PFS和OS相当
Kumar et al., 2012[19]	290	RD或TD→早期与晚期（>12个月）的auto-HCT	N/A	中位数25.4 vs. 26 mo（p=0.9）	4 y 73% vs. 73%（p=0.3）	回顾性分析；EFS和OS相当
Dunavin et al., 2013[20]	167	新药诱导方案→早期 vs. 晚期（>12个月）auto-HCT	≥VGPR：77% vs. 55%（p=0.003）	5 y 25% vs. 23%（p=0.11）	5 y 63% vs. 63%（p=0.45）	回顾性分析；反应率增加，PFS和OS相当
Remenyi et al., 2016[21]	548	多种诱导方案→早期 vs. 晚期（>12个月）auto-HCT	CR：58.1% vs. 46.8%（p=0.016）	中位数30.2 vs. 23.3 mo（p=0.036）	中位数 97.2 vs. 99.1 mo（p=0.77）	回顾性分析；反应率和PFS增加，OS相当
Attal et al., 2017[3]	700	RVD×3→Mel 200 auto-HCT→RVD×2 vs. RVD×8；复发时auto-HCT	CR：59% vs. 48%（p=0.03）MRD-：79% vs. 65%（p<0.001）	中位数50 vs. 36 mo（p≤0.001）	4 y 81% vs. 82%（p=0.87）	前瞻性研究；PFS、CR和MRD-率增加，OS相当

CR：完全缓解；CRd：环磷酰胺、来那度胺和地塞米松；EFS：无事件生存期；Mel：美法仑；MRD：微量残留病；nCR：接近完全缓解；基于新药的方案，包括硼替佐米、来那度胺或沙利度胺；NR：未达到；ORR：总缓解率；OS：总体生存；PFS：无进展生存；RD：来那度胺、地塞米松；TD：沙利度胺、地塞米松；VAMP：长春新碱、阿霉素、甲基强的松龙；VCD：硼替佐米、环磷酰胺和地塞米松；VGPR：非常好的部分缓解；VMCP：长春新碱、美法仑、环磷酰胺、泼尼松；VMP：硼替佐米、美法仑和泼尼松；VRD：硼替佐米、来那度胺和地塞米松。

六、复发时的自体造血干细胞移植

auto-HCT仍然是疾病复发患者的一个治疗选择，尤其是首次auto-HCT后获得持续缓解的患者。标准做法是在第一次auto-HCT时就采集>1次移植所需的干细胞数量。Cook等首次报道了一项前瞻性随机3期试验，在首次auto-HCT后大于12个月复发的297例患者中，比较挽救性auto-HCT与常规化疗的疗效。患者在4个疗程的硼替佐米、阿霉素和地塞米松治疗后随机分为Mel 200 mg/m²，然后进入auto-HCT或口服Cy 400 mg/（m²·周），持续12周。结果表明，挽救性auto-HCT组与标准剂量巩固化疗组相比，疾病进展时间（TTP）和OS均获益，中位TTP分别为19个月

和11个月（p<0.0001），OS分别为67个月和52个月（p=0.0169）。值得注意的是，在该研究中，只有5%的患者在首次auto-HCT后18个月内进展[22]。Goldschmidt等最新的一项研究比较了3个疗程RD方案再诱导，随后挽救性auto-HCT和来那度胺维持组或持续RD治疗组的疗效。结果显示，挽救性auto-HCT对PFS或OS均无改善。中位PFS分别为20.7个月和18.8个月（p=0.34），中位OS分别为未达到和62.7个月（p=0.37）。被随机分配到挽救性auto-HCT组的29%的患者由于早期复发、疾病进展或撤回同意书而无法继续进行auto-HCT治疗。在一项事后多变量分析中显示，接受挽救性auto-HCT的患者，PFS有改善的趋势，OS的改善具有统计学意义。挽救性auto-HCT组与持续RD组，中

位PFS分别为23.3个月和20.1个月（ $p=0.09$ ），中位OS分别为未达到和57个月（ $p=0.046$ ）[23]。这两个临床研究在设计上有所不同，Cook等的研究是在再诱导和干细胞收集后再进行随机分组，因此93%的患者接受挽救性auto-HCT。而Goldschmidt等的研究，入组时即随机分组，导致只有71%的患者实际接受了挽救性auto-HCT。Goldschmidt的研究可能更贴近真实世界的情况，拟定移植组中的一部分患者由于各种原因无法实施移植，而使得该组患者的PFS和OS在统计学上没有获益。这在事后分析中也得到了验证，OS的获益仅限于接受挽救性auto-HCT的患者。此外，这两个研究的另一个重要的不同点是，Goldschmidt维持治疗采用了基于新型的IMiD，而Cook采用了Cy。当前的指南建议，如果首次缓解时间＞18个月且未进行维持治疗，或首次HCT后并接受维持治疗＞3年，建议采用挽救性auto-HCT[24]。随着新药在复发患者中的应用，挽救性auto-HCT相较于化疗的优势受到一定程度的挑战。

七、预处理方案的改进

近30年，Mel 200 mg/m^{2}是auto-HCT治疗多发性骨髓瘤的标准预处理方案。该方案是由IFM 9502试验确立，该试验前瞻性地比较了两种最常用的预处理方案：Mel 200 mg/m^{2}和Mel 140 mg/m^{2}联合8 Gy的TBI。Mel 200组中性粒细胞减少和血小板减少持续时间更短、输血需求更少、中位住院时间更短和严重黏膜炎发生率显著减低。两种预处理方案的EFS相似；然而，Mel 200组的45个月OS更高为65.8%，对照组为45.5%（ $p=0.05$ ）[25]。有肾功能损害和合并症的患者建议采用低剂量Mel 140 mg/m^2[26]。一项EBMT的大型回顾性研究分析了1964例采用低剂量Mel 140的患者，结果发现OS、PFS、累积复发率、NRM、造血功能恢复和继发二次肿瘤率与Mel 200 mg/m^{2}相似。然而多变量亚组分析显示，移植前未达部分缓解的患者，预处理采用Mel 140，移植后有更差的PFS、OS及更高的复发率[27]。一项来自MD Anderson单中心的大型同期队列研究证实了这个结论，该研究分析了911例患者，认为Mel 140 mg/m^{2}与Mel 200 mg/m^2

疗效相当，尤其是在老年患者和在移植时达到＞VGPR疗效的患者[28]。

一些研究人员也在尝试进一步改善Mel 200 mg/m^{2}的预处理方案。在Mel中加入硼替佐米没有任何获益；然而，在Mel中加入Ben确实显示了进一步研究的前景[29-30]。最近的一项3期临床试验比较了静脉注射Bu和Mel 140 mg/m^2（Bu-Mel）和Mel 200 mg/m^2。研究纳入了205例接受包含IMiD和（或）PI诱导方案治疗的患者。Bu-Mel组Ⅱ～Ⅳ级毒性增加，包括黏膜炎、粒细胞缺乏症伴发热和转氨酶升高。值得注意的是，两组均未发现Ⅳ级毒性，在100天或1年内均无移植相关死亡。两组间的反应率相似，Bu-Mel组和Mel 200组患者的＞VGPR分别为94%和83%（ $p=0.25$ ）。而Bu-Mel组的中位PFS为64.7个月，相较于Mel 200组的43.5个月有所改善（ $p=0.022$ ）。值得注意的是，在高危细胞遗传学患者中，两组间的中位PFS差异更为显著，Bu-Mel组中位PFS未达到，而Mel 200组为25个月（ $p=0.0087$ ）。此外，两组的OS类似[31]。迄今为止，Mel 200 mg/m^{2}的剂量仍然是治疗的标准剂量。对某些有合并症的老年患者，诱导治疗达到部分缓解以上的，剂量减至140 mg/m^2，其疗效与Mel 200 mg/m^{2}相当。在恰当选择的患者中采用Bu-Mel 140 mg/m^{2}可改善PFS，而OS无统计学差异，因此在适合且具有高危细胞遗传学的患者中应考虑使用。

八、新药时代下的自体造血干细胞移植：整合到诱导、巩固和维持中

单纯化疗药物的诱导治疗方案，在移植前取得≥VGPR疗效的占比为20%，而以PI和IMiD为基础的新药时代，诱导治疗后移植前取得≥VGPR疗效的占比为50%～60%。因此PI+IMiD+类固醇的三联方案成为标准的诱导治疗方案。目前，欧洲的标准诱导治疗方案为硼替佐米、沙利度胺和地塞米松（VTD），美国的标准诱导治疗方案为硼替佐米、来那度胺和地塞米松（VRD）。进一步增强三药联合方案，可加入第四联药物达雷妥尤单抗，它是一种新型的CD38单克隆抗体，已在2期的Griffin和3期的Cassiopeia试验研究中完成验

证[32-33]。Griffin研究显示，给予4个疗程VRD诱导方案和2个疗程VRD巩固方案，联合与不联合达雷妥尤单抗相比，前者改善了严格完全缓解率（42.4% vs. 32%）、>完全缓解率（51.5% vs. 42.3%）和微量残留病阴性率（51% vs. 20.4%）。两组中位OS和PFS均未达到[32]。Cassiopeia采用了类似的研究设计，纳入了1085例患者，给予4个疗程VTD诱导方案和2个疗程VTD巩固方案，联合或不联合达雷妥尤单抗，结果显示严格完全缓解率（29% vs. 20%）、>完全缓解率（39% vs. 26%）和微量残留病阴性率（34.6% vs. 23.1%，p=0.0001）。两组的中位PFS和OS均未达到[33]。

FORTE研究评估了第二代PI卡非佐米联合来那度胺、地塞米松（KRD）组成的三药诱导方案的疗效。研究分组：①4KRd-auto-HCT-4KRd；②12KRd；③4KCd-auto-HCT-4KCd。严格完全缓解率分别为46%、44%和32%（KRd-auto-HCT-KRd vs. KCd-auto-HCT-KCd，p=0.014；KRd12 vs. KCd-auto-HCT-KCd，p=0.030），高于完全缓解率的发生率分别为54%、57%和41%。KRd-auto-HCT-KRd、KRd12和KCd-auto-HCT-KCd组的维持治疗前的微量残留病阴性率分别为62%、56%和43%。然而，在4年时，KRD-auto-HCT-KRD组的PFS优于KRD12或KCD-auto-HCT-KCD组。在高危患者中，4年的PFS分别为62%、45%和45%。标危患者也可获益，4年PFS分别为80%、67%和57%[9]。虽然KRD12组的治疗反应率与KRD-auto-HCT-KRD相当，但移植组有更持久的PFS获益，因此即使进入第二代PI治疗时代，自体干细胞移植仍是标准治疗方案。

除串联auto-HCT外，标准剂量化疗后巩固治疗方案也在积极探索中，EMN02/HOVON95是欧洲最大的临床试验，而STAMINA是美国最大的临床试验[15, 34]。在STAMINA研究中，患者接受了至少2个疗程的诱导方案治疗，最常用的诱导方案为VRD（55%的病例），接着进行一次auto-HCT，随后被随机分配到两次auto-HCT或4个疗程的VRD巩固治疗或观察。三组均接受来那度胺维持治疗。三组间的完全缓解率、PFS、OS均相当[15]。在EMN02/H095研究中，第二次随机化比较

了2个疗程VRD巩固后来那度胺维持组和仅来那度胺维持组，结果显示VRD巩固对PFS和治疗反应率有明显改善[34]。两个研究出现不同结论的一个可能原因是，EMN02/HO95研究中的诱导方案没有IMiD，需要采用VRD巩固方案联合或者不联合二次移植来克服这个不利因素。因此移植后的巩固治疗在美国仍然存在争议。

通过移植后的维持治疗，可以进一步加深治疗深度。一般来说，来那度胺在维持方案中的剂量低于诱导方案。一项针对三个大型随机临床试验的荟萃分析显示，与安慰剂组相比，来那度胺单药维持治疗组的PFS和OS均有所改善。来那度胺组与安慰剂组的中位PFS分别为52.8个月和23.5个月。所有存活患者的中位随访时间为79.5个月，与安慰剂组的86个月相比，来那度胺组未达到中位OS（p=0.001）。亚组分析显示，来那度胺维持治疗不能使高危细胞遗传学患者获益[35]。

HOVON-65研究表明，硼替佐米维持优于沙利度胺，特别是存在t（4；14）和17p异常的患者[36]，因此硼替佐米成为高危患者维持治疗的优选方案。Forte研究的结果也支持该结论。Forte的第二次随机化将维持治疗分为卡非佐米联合来那度胺组（KR）和来那度胺单药维持组。研究表明，相较于R，KR维持治疗改善了三个分组的PFS，3年PFS率在标危组分别为90%和73%，在高危组分别为69%和56%，在双打击组分别为67%和42%[9]。目前正在研究基于口服伊沙佐米和达雷妥尤单抗的维持方案。而根据已有数据，单药来那度胺被认为是标危患者的标准维持治疗方案，而PI和IMiD联合治疗推荐用于高危患者。

九、异基因造血干细胞移植的前移

异基因移植的优势是干细胞来源于正常健康供者，有潜在的移植物抗骨髓瘤作用，但其常规应用尚未得到现有数据的支持。已有报道探讨了在新诊断多发性骨髓瘤患者中第一次自体移植后串联allo-HCT或串联auto-HCT。一项EBMT研究首次报道支持auto-allo-HCT治疗方式，该研究纳入357例患者，予以串联auto-HCT或者首次auto-HCT后串联RIC的allo-HCT（HLA MSD）。随访96个月，

auto-allo-HCT优于auto-auto-HCT，PFS和OS有所改善，PFS分别为22%和12%（p=0.027），OS分别为49%和36%（p=0.03）。auto-allo-HCT组对比auto-auto-HCT组，TRM在36个月时明显更差，分别为13%和3%（p=0.004）。与auto-auto-HCT组相比，auto-allo-HCT组可克服del 13q和del 17p的不良预后[37-38]。第二个支持auto-allo-HCT优于auto-auto-HCT的研究是意大利的一项试验，也是首次auto-HCT后串联NMA的allo-HCT。随访7年，auto-allo-HCT组在EFS和OS方面较auto-auto-HCT均有改善，OS中位数分别为未达到（NR）与4.25年（p=0.001），EFS分别为2.8年与2.4年（p=0.005）[39-40]。

IFM工作组进行了一项随机研究，248名存在β₂-MG升高和del（13q）的高危患者，予以串联auto-HCT或者首次Mel 200的Auto-HCT串联减低预处理方案的allo-HCT（HLA MSD）。与auto-auto-HCT相比，auto-allo-HCT组的PFS没有获益，甚至有更差OS的趋势，34个月对比48个月（p=0.07）[41-42]。西班牙PETHEMA工作组一项研

究，纳入110例未达到接近完全缓解及以上的患者，予以串联auto-HCT或者首次auto-HCT后串联RIC的allo-HCT（HLA MSD）。与auto-auto-HCT相比，auto-allo-HCT组的完全缓解率上升，分别为40%和11%（p=0.001）。但并没有转化为更好的PFS或OS。此外，与auto-auto-HCT相比，auto-allo-HCT组TRM有更高的上升趋势，分别为16%和5%（p=0.07）[43]。迄今为止，规模最大的是BMT-CTN的一项临床试验，纳入710例多发性骨髓瘤患者，共分为两组：一组为auto-auto-HCT组，串联移植后随机分为沙利度胺和地塞米松维持与安慰剂；另一组为首次auto-HCT串联allo-HCT（HLA MSD）。auto-allo-HCT组和auto-auto-HCT组的PFS和OS相似，分别为46%和43%（p=0.671）和80%和77%（p=0.191）。与auto-auto-HCT相比，auto-allo-HCT组TRM明显升高，分别为11%和4%（p<0.001）[44]。表21-4列出了部分allo-HCT对治疗新诊断多发性骨髓瘤效果的研究。基于上述数据，早期的allo-HCT仅在临床试验中探讨。

表21-4 评估异基因造血干细胞移植在新诊断多发性骨髓瘤治疗效果的部分研究

临床研究	例数	治疗分组	反应率	EFS/PFS	OS	结论
IFM 99-03和99-04[41-42]	248	VAD×4 → Mel 200 auto-HCT-Mel 220 & 抗IL-6 auto-HCT vs. Mel 200 auto-HCT-RIC allo-HCT	N/A vs. 11%	中位数21 vs. 19 mo（p=0.58）	中位数48 vs. 34 mo（p=0.07）	EFS和OS相当
PETHEMA[43]	110	低于nCR → Mel 200或CVB auto-HCT×2 vs. Mel 200或CVB auto-HCT-RIC allo-HCT	5% vs. 16%（p=0.07）	中位数31 mo vs. NR（p=0.08）	中位数58 mo vs. NR（p=0.9）	CR提高 40% vs. 11%（p=0.001），PFS和OS相当；TRM更差
EBMT NMAM（2000）[37-38]	357	auto-HCT×2 vs. Auto-HCT-RIC allo-HCT（如有HLA MSD）	36 mo 3% vs. 13%（p=0.0004）	96 mo 12% vs. 22%（p=0.027）	96 mo 36% vs. 49%（p=0.03）	PFS和OS提高，auto-allo-HCT TRM更差
Italian[39-40]	162	auto-HCT×2 vs. auto-HCT-NMA allo-HCT（如有HLA MSD）	NR vs. 16%	7 y 2.4 y vs. 2.8 y（p=0.005）	7 y 4.25 y vs. NR（p=0.001）	反应率、PFS和OS提高
BMT-CTN 0102[44]	710	auto-HCT×2 ± TD维持治疗 vs. auto-HCT-RIC allo-HCT（如有HLA MSD）	4% vs. 11%（p≤0.001）	3 y 46% vs. 43%（p=0.671）	3 y 80% vs. 77%（p=0.191）	PFS和OS相当，TRM上升

allo-HCT：异基因造血干细胞移植；Auto-HCT：自体造血干细胞移植；B2M：β2-微球蛋白；CR：完全缓解；CVB：环磷酰胺、依托泊苷和卡莫司汀；del13：13q缺失；EFS：无事件生存期；Flu：氟达拉滨；Mel 220：美法仑 220 mg/m²；NA：不可用；nCR：接近完全缓解；NDMM：新诊断多发性骨髓瘤；NMA：非清髓性预处理；NR：未报告；Mel 200：美法仑200 mg/m²；OS：总体生存；PFS：无进展生存期；TBI：全身放射治疗；TRM：移植相关死亡率；MSD：全相合同胞供者；IL：白细胞介素。

239

十、异基因造血干细胞移植在复发多发性骨髓瘤中的研究

关于allo-HCT在复发多发性骨髓瘤中的相关数据仅限于回顾性分析和单一机构系列研究。MD Anderson之前的一份报告比较了既往接受自体造血干细胞移植的患者接受挽救性auto-HCT和allo-HCT，结果发现中位PFS相当，分别为6.8个月和7.3个月，但前者OS似乎增加，分别为29个月和13个月。研究认为，挽救性二次auto-HCT优于allo-HCT，可能与allo-HCT组较小的样本量和较短的随访时间有关。allo-HCT组采用了RIC预处理方案，使得1年内的TRM为11%，低于清髓性方案的发生率[45]。为了优化结果，MD Anderson回顾性比较了接受挽救性allo-HCT治疗的患者的理想RIC方案。观察了总共73例患者，比较了三种方案，Flu与Mel 100、Flu与Mel 140和Bu与Flu都是RIC方案。结果发现，11%~25%的多发性骨髓瘤患者可以获得持久的临床缓解。三种预处理方案，TRM范围为21%~28%，且对预处理方案的安全性和有效性没有明显影响。相反，多变量分析显示，allo-HCT前存在高危细胞遗传学和疾病复发是低OS的独立预测因素[46]。

在EBMT的一项关于allo-HCT在多发性骨髓瘤中应用情况的大型分析显示，该治疗措施在稳步增加，特别是在病程的后期，同时RIC预处理方式也在增加。统计结果显示，auto-HCT后接受allo-HCT的3405例患者中，5年PFS率和OS分别为15%和32%。TRM为29%，其毒性高，复发率高，获益受限[47]。Freytes等回顾分析了CIBMTR的289例既往接受allo-HCT，后续接受挽救性RIC/NMA-allo-HCT或者挽救性auto-HCT的数据，结果显示，allo-HCT第1年的TRM明显高于auto-HCT组，分别为13%和2%（$p<0.001$）。挽救性auto-HCT较allo-HCT，3年PFS和OS更高，分别为12%和6%（$p=0.038$）、46%和20%（$p=0.001$）[48]。Patriarca等比较了复发后接受新药和allo-HCT治疗患者，对照组为进行了HLA分型但没有找到捐赠者的患者。结果显示，供者组2年TRM累积发生率为22%，而无供者组为1%（$p<0.0001$）。相比之下，有供者组2年PFS更高，为42%，而无供者组为18%（$p<0.0001$）。2年OS有供者组和无供者组的相似，分别为54%和53%（$p=0.329$）[49]。基于这些结果，复发或难治性骨髓瘤的allo-HCT仅限于临床试验或化疗敏感、高危复发的年轻患者。

参考文献

第二十二章
多发性骨髓瘤的嵌合抗原受体 T 细胞（CAR-T 细胞）疗法

CHRISTOPHER JAMES FERRERI , AIMAZ AFROUGH, CHRISTEN M. DILLARD, AND KRINA PATEL

译者：李春蕊

华中科技大学同济医学院附属同济医院

一、引言

多发性骨髓瘤是一种血液系统恶性肿瘤，其特征是恶性浆细胞在骨髓微环境中克隆性增殖，从而导致相应器官功能障碍，包括贫血、溶骨性病变、高钙血症和肾功能不全[1]。2021年，多发性骨髓瘤预计新增约34 920例，死亡12 410例，约占新发恶性肿瘤的1.8%、新发血液系统恶性肿瘤的19%[2]。虽然在过去的10年中，多发性骨髓瘤的治疗已经得到显著改善，OS明显延长，但大多数患者不可避免地会经历疾病的复发。对三重难治性多发性骨髓瘤，或对免疫调节药物（IMiD）、蛋白酶体抑制剂（PI）和抗CD38单克隆抗体难治性多发性骨髓瘤患者来说，其治疗方案有限，预后普遍较差。虽然传统化疗可以控制疾病，但疗效通常短暂[3]。目前，FDA批准的治疗方案包括塞利尼索+地塞米松［总缓解率为26%，中位PFS（mPFS）为3.7个月，中位OS（mOS）为8.6个月］[4]和玛贝妥单抗（抗BCMA单克隆抗体药物偶联物）（总缓解率为31%，mPFS为2.9个月）[5]。因此，进一步开发新疗法对于改善复发或难治性多发性骨髓瘤患者的预后和提供治愈的可能性至关重要。BCMA已经成为多发性骨髓瘤进一步研究的主要治疗靶点，因为其表达仅限于向浆细胞分化的晚期记忆B细胞的细胞膜表面[6]。基于抗CD19 CAR-T细胞疗法治疗难治性B细胞淋巴瘤产生了令人印象深刻的缓解率、持久的缓解时间和长久无进展的生存结果[7-8]，靶向BCMA的CAR-T细胞已经成为多发性骨髓瘤临床研究的热点之一。本章将描述CAR-T细胞治疗多发性骨髓瘤研究的现状，主要关注抗BCMA的CAR-T细胞的现有文献。

二、BCMA 生物学特性和作为嵌合抗原受体 T 细胞靶抗原的理由

BCMA是肿瘤坏死因子受体超家族（tumor necrosis factor receptor superfamily，TNFRSF17，CD269）的一种膜结合蛋白受体，优先表达于晚期记忆B细胞和浆细胞。BCMA结合其配体B细胞活化因子和增殖诱导配体（proliferation-inducing ligand，APRIL），表达下游的基因，进而促进细胞生长、存活、血管生成和破骨细胞活化。γ-分泌酶可以在细胞膜上切割BCMA，导致可溶性BCMA（sBCMA）进入血液循环。从骨髓穿刺和活检样本中获得的浆细胞膜上的BCMA可以通过流式细胞术或免疫组化检测到，并且可以在外周血样本中定量检测到sBCMA[6]。

尽管BCMA的表达量在不同的患者之间，以及同一个患者不同的浆细胞克隆表达存在明显的异质性，但基本上所有多发性骨髓瘤患者的克隆浆细胞上均表达BCMA[9]。sBCMA正在发展成一种新的生物标志物，因为它在多发性骨髓瘤患者的血清样本中持续升高，并且sBCMA水平通常与骨髓浆细胞负荷相关。sBCMA水平与肾功能无关，因此它可以更准确地反映肾缺血患者疾病状态的变化。此外，sBCMA的血清半衰期很短，仅为24～36小时，而传统上使用的单克隆蛋白的血清蛋白电泳半衰期则长达数周，因此sBCMA可用来评估BCMA靶向药物治疗中疾病对治疗的实时反应[6]。FDA在2020年批准了第一个BCMA靶向药物——抗BCMA单克隆抗体药物偶联物玛贝妥单抗，该药用于先前至少接受过四线药物治疗的复发或难治性多发性骨髓瘤患者，其总缓解率为31%[5]。靶向BCMA治疗多发性骨髓瘤的其他治疗方式包括双特异性抗体和CAR-T细胞疗法[6]。目前，全球范围内许多抗BCMA CAR-T细胞疗法研究正在进行，本综述将主要关注在临床研究中进展最快的自体抗BCMA CAR-T细胞疗法，具体见文中各表格。

三、具体案例

患者，54岁，女性，诊断IgA-κ型多发性骨髓瘤，伴有贫血、高钙血症、急性肾损伤，累及左髂骨、左肩胛骨和骨髓的多发性溶骨性病变。M蛋白7.0 g/dL，骨髓活检显示22%的克隆浆细胞，荧光原位杂交结果提示具有t（4；14）和单体13的高危细胞遗传学特征。患者接受过4个疗程的Cy、硼替佐米和地塞米松（CyBorD）诱导治疗，已达到深度部分缓解，之后进行大剂量Mel（200 mg/m²）的巩固治疗和自体造血干细胞移植。在来那度胺维持治疗约17个月后，疾病进展。后选用二线方案卡非佐米、达雷妥尤单抗和地塞米松（KDd），KDd治疗后2个月病情进展，在治疗方案中加入Cy后，病情再次进展，后加用帕比司他，病情稳定5个多月后第4次出现进展。更换为达雷妥尤单抗、泊马度胺和地塞米松（DPd），疾病稳定5个月，直至出现进展和溶骨性病变恶化，需要对L2～L4和眶区进行姑息性放射治疗。最终，患者参加了一项单次输注自体抗BCMA CAR-T细胞疗法idecabtagene vicleucel（ide-cel）的2期临床试验，取得了极好的疗效，疗效评估达到国际骨髓瘤工作组（International Myeloma working Group，IMWG）标准的严格完全缓解，PET-CT显示溶骨性病变消退。在CAR-T细胞输注后10个月的最后一次随访时，患者骨髓活检显示微量残留病持续阴性。

四、自体抗 BCMA CAR-T 疗法

（一）抗BCMA CAR-T的初步临床研究

美国国家癌症研究所（NCI）的研究人员报道了第一例自体抗BCMA CAR-T细胞人体试验。该实验用γ-逆转录病毒载体将CAR-BCMA基因（11D5-3CD828Z，CAR-BCMA）转导到自体T细胞中，该基因由小鼠抗BCMA单链可变片段（scFv）抗原识别结构域、CD8α铰链和跨膜结构域、CD28共刺激结构域和CD3ζ T细胞活化结构域组成。T细胞的制备时间为7～9天，在白细胞分离和开始培养后9～10天注入。在CAR-T细胞输注前3～5天，接受Cy 300 mg/m²和Flu 30 mg/m²的淋

巴细胞清除（以下简称清淋）方案后，于第0天分别按体重输注0.3×10⁶ cells/kg、1×10⁶ cells/kg、3×10⁶ cells/kg和9×10⁶ cells/kg不同剂量的CAR-T细胞。共有24名患者入组，其中0.3×10⁶ cells/kg剂量组、1×10⁶ cells/kg剂量组、3×10⁶ cells/kg剂量组和9×10⁶ cells/kg剂量组的人数分别为3人、3人、4人和14人。值得注意的是在0.3×10⁶ cells/kg剂量组和1×10⁶ cells/kg剂量组中各有1名患者在初始低剂量治疗中观察到的疗效甚微，再次以最高剂量水平（9×10⁶ cells/kg）进行治疗。在初始试验中，所有接受治疗的患者之前都接受过中位数为7.5线的治疗。接受最高剂量水平治疗的16名患者中，40%具有高危细胞遗传学特征，其中33%的患者有del 17p。该试验仅限于骨髓中克隆浆细胞通过流式细胞术或免疫组化法显示BCMA表达一致的患者[10-11]。

值得我们注意的是，这项首次人体试验疗效和毒性结果都具有剂量依赖性。在接受抗BCMA CAR-T细胞的0.3×10⁶ cells/kg、1×10⁶ cells/kg、3×10⁶ cells/kg剂量组的10名患者中，总缓解率仅为20%（1名患者获得VGPR，1名患者获得部分缓解），而在9×10⁶ cells/kg组的16名患者中，总缓解率为81%。此外，63%的最高剂量水平患者获得了VGPR或更好的结果，而且经流式细胞术评估，所有11名可评估微量残留病状态的患者均为微量残留病阴性。9×10⁶ cells/kg组出现上述深度缓解的患者中位EFS为31周。在0.3×10⁶ cells/kg、1×10⁶ cells/kg、3×10⁶ cells/kg剂量组中，没有发现3级或更高的细胞因子释放综合征，而在9×10⁶ cells/kg组中，38%的患者出现3级或4级细胞因子释放综合征。研究者发现骨髓克隆浆细胞负荷与细胞因子释放综合征严重程度之间存在明显关联，随后修改了最后14例入选患者的资格标准，限制在输注CAR-BCMA前骨髓浆细胞负荷小于30%[10-11]。

进一步的相关研究表明，对治疗有反应的多发性骨髓瘤患者的血清sBCMA水平下降，而对治疗无反应的患者血清sBCMA水平无明显变化。所有患者的CAR-T细胞水平都在7～14天内达到峰值，与无反应者相比，有反应者的CAR-T细胞水平更高。观察到输注的T细胞发生了表型变化，输

注后CD4：CD8比率显著下降，以CD8$^+$细胞表型为主。此外，幼稚和干细胞记忆T细胞的比例下降，终末分化效应T细胞标志物明显增加[11]。总的来说，抗BCMA CAR-T细胞的首次人体试验的这些观察结果为进一步研究提高疗效和限制毒性奠定了基础。

宾夕法尼亚大学（University of Pennsylvania）的一项单中心研究，将抗BCMA CAR通过慢病毒载体转导到单采自体T细胞中，该载体具有全人类scFv抗原识别结构域、CD8铰链和跨膜结构域、4-1BB调控结构域和CD3ζ胞内信号结构域。共有29名患者符合入组条件，其中25人在研究中接受了CAR-T细胞输注，在4周的制备时间内有4名患者在桥接治疗期间出现病情进展。接受治疗的25名患者被分为三组，分别为高剂量［（1~5）×10^8 cells］不进行清淋化疗组、低剂量［（1~5）×10^7 cells］在第3天进行1.5 g/m^2 Cy的清淋化疗组，以及高剂量［（1~5）×10^8 cells］在第3天进行1.5 g/m^2 Cy清淋化疗组。该项研究的独特之处在于门诊给药和分次给药，第0天给药为总剂量的10%，第1天为30%，第2天为60%。虽然是门诊给药，但96%接受抗BCMA CAR-T细胞产品的患者仍需要入院治疗。此外，由于出现早期细胞因子释放综合征，25名患者中有4人只输注了总剂量40%的细胞。参与研究的患者之前都接受过中位数为7次的治疗，92%曾接受过自体造血干细胞移植，96%具有高风险细胞遗传学特征，其中68%携带del 17p或TP53突变。

尽管该试验样本量较小，但疗效结果仍支持剂量依赖性反应，且给予清淋化疗显现出更好的疗效。高剂量无清淋治疗组的总缓解率为44%，低剂量清淋治疗组为20%，而高剂量清淋治疗组为64%。高剂量组中出现了几例深度反应，其中高剂量无清淋组中出现了2例VGPR和1例严格完全缓解，高剂量清淋组中出现了3例VGPR和1例完全缓解。在毒性方面，与NCI试验相比，宾夕法尼亚大学（UPenn）试验中≥3级细胞毒性的发生率普遍较低，主要原因是该组患者没有接受清淋，此外在这些早期试验中，细胞因子释放综合征和神经毒性分级标准的不同也使比较受到限制。在该

试验的所有组别中，细胞因子释放综合征≥3级的比例为32%，神经毒性≥3级的比例为12%。研究人员在相关分析中注意到，在CAR-T细胞制备之前，患者的单采T细胞产品中CD4：CD8 T细胞比例越高，抗BCMA CAR-T细胞的体内扩增越多，这也与治疗反应的提高有关。此外，白细胞生成物中CD27$^+$CD45RO$^-$CD8$^+$T细胞比例较高，表明其具有幼稚和干细胞记忆T细胞表面标记，这与体内CAR-T细胞扩增和临床反应的改善有关[12]。

（二）idecabtagene vicleucel

idecabtagene vicleucel（ide-cel，bb2121）使用的抗原识别结构域与之前在NCI研究中提到的相同，都是鼠11D5-3 scFv BCMA抗原识别结构域。但不同之处在于它有一个4-1BB共刺激结构域而不是CD28，并且使用的是慢病毒载体转导CAR构建物[9]。根据目前已公布的Ⅰ期和Ⅱ期研究数据[13-14]，ide-cel是迄今为止研究最充分的自体BCMA CAR-T细胞产品，也是第一款获得FDA批准的用于治疗复发或难治性多发性骨髓瘤的产品。

在首次公布的ide-cel的Ⅰ期研究中，33名多发性骨髓瘤患者接受了单次CAR-T细胞输注，剂量为50×10^6 cells、150×10^6 cells、450×10^6 cells和800×10^6 cells。在剂量扩增阶段，考虑到该阶段的疗效可能与剂量有关，以及生产的可行性，使用目标剂量范围为（150~450）×10^6 cells CAR-T细胞。该试验资格仅限于ECOG体能状态评分为0或1的患者，且患者必须至少接受过三线治疗，包括一种蛋白酶体抑制剂和一种免疫调节剂。对于该研究的剂量递增部分，要求患者骨髓克隆浆细胞上的免疫组化BCMA表达量＞50%；但对于扩增队列，患者的肿瘤BCMA表达量可小于50%。患者在-5、-4和-3天分别接受Flu 30 mg/m^{2}和Cy 300 mg/m^{2}的标准清淋疗法，然后在第0天输注地塞米松。允许在生产期间进行桥接治疗，但要求在开始清淋前14天停止桥接治疗。该实验CAR-T制备成功率为100%，其中，有3名患者在细胞制备期间因病情进展而中止研究[13]。

接受ide-cel治疗的初始Ⅰ期队列中的多发性骨髓瘤患者曾接受过中位数为7线的治疗，其中97%

曾接受过自体造血干细胞移植。45%的患者存在del（17p）、t（4；14）和t（14；16）等高风险细胞遗传学特征，27%的患者有髓外浸润，42%的患者在输注ide-cel前需要桥接治疗。整个队列的总缓解率为85%，接受50×10^6 cells治疗的患者总缓解率为33%，而接受$\geq150\times10^6$ cells治疗的患者总缓解率为90%，两者之间存在明显差异。整个队列中的严格完全缓解、完全缓解和VGPR率分别为36%、9%和27%，接受$\geq150\times10^6$ cells治疗的患者队列中的严格完全缓解、完全缓解和VGPR率分别为40%、10%和30%。骨髓浆细胞中BCMA表达小于50%的患者与BCMA表达高于50%的患者之间的应答没有明显差异。在16例有反应并可进行微量残留病状态评估的患者中，16例患者（100%）的微量残留病阴性率均达到10^{-4}，而通过二代测序方法，94%的患者微量残留病阴性率达到10^{-5}。上述微量残留病阴性反应发生得很早（均在输液后3个月内进行评估），而且根据IMWG标准，微量残留病阴性反应发生在最佳反应之前，这是因为随着时间的推移，血清M蛋白的清除速度减慢。该试验中位随访时间为11.3个月，mPFS为11.8个月。相关分析显示，输注前CD4∶CD8 CAR-T细胞比率越高，体内CAR-T细胞扩增越快；与无反应的患者相比，有治疗反应的患者血液中CAR-T细胞水平明显升高。有证据表明，CAR-T细胞具有长期持久性，57%的患者在6个月时仍可检测到CAR-T细胞，20%的患者在12个月时可检测到CAR-T细胞[13]。

此外，ide-cel还表现出良好的安全性，预期3级血细胞减少症（中性粒细胞减少症为85%，白细胞减少症为58%，贫血为45%，血小板减少症为45%）的发生率较高。虽然76%的患者发生了细胞因子释放综合征，但只有6%的患者发生3级细胞因子释放综合征，并且无患者发生高于3级细胞因子释放综合征。42%的患者出现神经毒性，其中0例为3级，1例（3%）为4级。42%的患者发生感染，2名患者的感染达到3级[13]。

在2020年第62届美国血液学会（ASH）年会上，公布了ide-cel（bb2121）Ⅰ期初步研究的最新数据。共有62名患者接受了ide-cel治疗［包括剂量递增阶段21名及剂量扩展阶段41名患者，回输剂量为（150～450）$\times10^6$ cells］。更新的疗效数据显示，整个队列的客观缓解率为76%，其中完全缓解率为39%，$\geq$VGPR为65%。有37名达到部分缓解以上疗效的患者通过二代测序方法检测了微量残留病状态，其中30/37（81%）的患者微量残留病阴性（$\leq10^{-4}$）。中位缓解持续时间（DOR）为10.3个月，在数据截止日期时，13例患者仍显示持续缓解。在中位随访期为14.7个月时，中位PF为8.8个月，中位OS为34.2个月。整个队列中有76%的患者经历了细胞因子释放综合征（CRS），其中仅7%为3级细胞因子释放综合征，没有超过3级的病例。神经毒性发生率为44%，其中3级和4级各有1例。血液学毒性仍然是最常见的不良事件，$\geq$3级中性粒细胞减少、白细胞减少、贫血和血小板减少的发生率分别为89%、61%、57%和57%[15]。在1期研究中，重度治疗患者表现出令人印象深刻的应答率、应答深度，以及PFS结果，这为进一步开展2期研究提供了依据。

Ⅱ期KarMMa试验招募了三类暴露的复发或难治性多发性骨髓瘤患者，这些患者先前接受了至少三线治疗，以进一步评估单次输注ide-cel的疗效和安全性[14]。CAR-T细胞的制备过程、桥接疗法和清淋化疗方案都与ide-cel 1期研究相同[13]。在140名接受白细胞清除术的患者中，有12名患者没有输注ide-cel（8名患者在清淋前停药，4名患者清淋后但在输注ide-cel前停药）。1名患者因细胞制备失败而未接受ide-cel治疗。在接受ide-cel治疗的128名患者中，第0天分别输注了目标剂量为150×10^6 cells（$n=4$）、300×10^6 cells（$n=70$）或450×10^6 cells（$n=54$）的CAR-T细胞。接受治疗的患者，他们曾接受过中位数为6线的治疗，其中84%为三联难治性疾病，26%为五联难治性疾病（来那度胺、泊马度胺、硼替佐米、卡非佐米和达雷妥尤单抗），94%曾接受过单次自体造血干细胞移植，34%曾接受过一次以上移植。接受ide-cel治疗的患者中，共有35%的患者具有高风险细胞遗传学特征，即出现del（17p）、t（4；14）或t（14；16），16%的患者处于《修订的多发性骨髓瘤国际分期系统》（R-ISS）3期。51%的患者存在高肿瘤负荷（骨髓克隆浆细胞＞50%），85%的多发性骨髓瘤患者样本中BCMA表达量达到或超过50%[14]。

该项Ⅱ期试验所报告的疗效结果仅针对接受ide-cel输注的多发性骨髓瘤患者，而非意向治疗人群。观察到的总缓解率为73%，完全缓解或更好缓解的比率为33%，VGPR或更好缓解的比率为52%。接受150×10⁶ cells、300×10⁶ cells和450×10⁶ cells细胞治疗的患者的总缓解率分别为50%、69%和81%，再次证明疗效的剂量依赖性。从最低剂量到最高剂量，相应的完全缓解或更好的缓解率分别为25%、29%和39%。对有反应的亚组分析表明，大多数分析亚组（年龄、高危细胞遗传学异常状态、基线时骨髓浆细胞负荷、髓外疾病、是否需要桥接疗法等）的反应获益是一致的，但R-ISS Ⅲ期患者和接受最低剂量150×10⁶ cells的少数患者的反应获益略低，总缓解率约为50%。在反应时间方面，输注后患者首次出现反应的中位时间为1.0个月，出现完全缓解或更好反应的中位时间为2.8个月。关于反应深度，在接受ide-cel治疗的所有患者中，有26%的患者通过二代测序在灵敏度为10⁻⁵时达到了微量残留病阴性状态，而达到微量残留病阴性状态的完全缓解或更好疗效的患者比率为79%。接受治疗人群的中位应答持续时间为10.7个月，应答深度的增加与应答持续时间的延长有关。虽然文章发表时的PFS和OS随访尚未结束，但根据Kaplan-Meier方法估算，mPFS为8.8个月，mOS为19.4个月。另外，值得我们关注的是，有28名多发性骨髓瘤进展期患者接受了更大剂量的ide-cel输注治疗，这些接受治疗的患者的总缓解率为21%，反应持续时间从1.9个月到6.8个月不等[14]。

ide-cel在Ⅰ期试验中[13]表现出的良好安全性在Ⅱ期KarMMa试验中同样得到了证实。在接受ide-cel治疗的患者中，共有84%的患者发生细胞因子释放综合征，这与剂量有明显的相关性；不过，只有5%的患者出现过3级或以上的细胞因子释放综合征事件。在接受治疗的人群中，有1例4级细胞因子释放综合征事件和1例细胞因子释放综合征直接导致的死亡事件（5级事件）。出现细胞因子释放综合征的中位时间为输注ide-cel后1天，细胞因子释放综合征的中位持续时间为5天，52%出现细胞因子释放综合征的患者接受了托珠单抗治疗。只有18%的患者出现了神经毒性，且级别较低，仅3%的患者出现了3级神经毒性，没有观察到3级以上的神经毒性。神经毒性的中位发病时间为2天，中位持续时间为3天。最常见的≥3级不良反应是细胞减少症（中性粒细胞减少为89%，贫血为60%，血小板减少为52%），当然其中有部分原因是清淋。在接受ide-cel治疗的患者中，共有69%发生了有记录的感染，其中22%为3级或以上感染。细胞减少症和感染的发生导致抗生素、生长因子和免疫球蛋白的使用相对普遍。

免疫原性研究结果显示，随着时间的推移，患者具有抗药物抗体的发生率增加；然而，抗药物抗体的存在似乎对总缓解率或PFS结果没有影响。药代动力学分析显示CAR-T细胞扩增峰值中位数为11天，较高扩增和暴露于ide-cel水平与反应深度增加和PFS结果增加相关，即ide-cel的扩增和暴露水平越高，反应深度越深，PFS结果越好。通过对CAR-T细胞持久性的研究注意到，在输注后6个月的患者中有59%存在ide-cel，在输注后12个月的患者中有36%存在ide-cel。虽然该项试验没有要求骨髓克隆浆细胞上有BCMA表达才能入组，但相关研究显示，98%的患者在基线时可检测到BCMA表达，而且除1名患者之外，所有这些患者都有超过50%的浆细胞可检测到BCMA表达。此外，Ⅱ期试验还将sBCMA作为生物标志物进行了研究，结果发现97%接受治疗的患者在基线水平时升高，而对ide-cel治疗有反应的患者，其sBCMA在3个月内迅速降至最低水平。较低的sBCMA水平与反应深度增加相关，并且在接受最高剂量ide-cel的患者中，sBCMA水平被抑制的时间最长。sBCMA降到最低下限以下后，其水平再次升高与疾病进展相对应，同时也与CAR转基因水平下降到检测阈值以下的水平相关，这表明CAR-T细胞失去持久性后，疾病也在进展。在病情进展时，只有4%（n=3）的患者BCMA表达缺失[14]；然而，其中1名患者后来被证明出现了BCMA双等位基因基因组缺失，这也是一种耐药机制[16]。虽然BCMA缺失被证实是一种耐药机制，但在KarMMa

试验中，97%的患者在病情进展时体内都检测到了sBCMA，这表明BCMA缺失是一种不常见的耐药机制[14]。

由于在单次输注ide-cel的三类暴露复发或难治性多发性骨髓瘤患者中均观察到显著疗效，这促使FDA于2021年3月27日批准了首个自体抗BCMA CAR-T细胞产品。FDA批准的idecabtagene vicleucel（Abecma）适应证是既往接受过4种或以上疗法（包括一种免疫调节剂、一种蛋白酶体抑制剂和一种抗CD38单克隆抗体）的复发或难治性多发性骨髓瘤成年患者。由于大多数治疗多发性骨髓瘤的药物已被证明在早期治疗中比在复发或难治时使用更有效，因此正在进行几项研究以评估ide-cel在各种不同的治疗环境中对高危多发性骨髓瘤患者的疗效，如表22-1所示。

目前，自体抗BCMA CAR-T细胞产品bb21217的Ⅰ期剂量递增研究正在多个中心进行，该研究针对复发或难治性多发性骨髓瘤患者，这些患者既往接受过≥3种治疗方案，且有三类暴露。bb21217 CAR与用于生产ide-cel的CAR（bb2121）完全相同，唯一的区别是在磷酸肌醇3-激酶抑制剂（bb007）存在的情况下对自体T细胞进行体外培养。用磷酸肌醇3-激酶抑制剂培养的目的是增加输注产品中分化较低的记忆T细胞的数量，并降低衰老或分化较高的T细胞的数量。该试验与ide-cel的Ⅰ期和Ⅱ期研究中提到的清淋化疗方案相同，本研究中的患者在第0天接受了类似剂量的150×10^6 cells、300×10^6 cells或450×10^6 cells CAR-T细胞输注。在2020年的ASH会议上，该试验以摘要形式提交了初步数据，当时有46名患者接受了bb21217的输注，这些患者之前接受过中位数为6线的疗法。在随访≥2个月进行疗效评估的44名患者中，总缓解率为55%，完全缓解或更好缓解的患者比率为18%。该研究的剂量扩增部分正在进行，第二阶段推荐剂量为450×10^6 cells CAR-T细胞。67%的患者出现细胞因子释放综合征（4%≥3级），22%的患者出现神经毒性（6.5%≥3级）。对输注的T细胞产物分析显示，表达LEF1、CD27和CCR7的记忆T细胞明显增加，表达CD57的高度分化或衰老T细胞相对减少。相关研究表明，CD127表达较高、记忆T细胞增强的输注产物与反应持续时间呈正相关[17]。

表22-1 正在进行idecabtagene vicleucel（ide-cel）治疗的临床试验

试验名称	入组条件/试验说明	主要终点	目前状态
KarMMa-2 NCT03601078 Ⅱ期	队列1：曾接受过≥3线治疗的RRMM（三类暴露） 队列2：曾接受过1次治疗的RRMM，高风险R-ISS Ⅲ期，且之后出现早期复发 ·2a：诱导治疗、auto-HCT和维持治疗的初始治疗开始后，PD<18个月 ·2b：诱导治疗、未进行auto-HCT开始后，PD<18个 ·2c：auto-HCT诱导治疗开始后，PD<18个月；auto-HCT后70~110天，PD<VGPR	队列1：ORR 队列2：CR	正在招募中
KarMMa-3 NCT03651128 Ⅲ期	·适用于既往接受过2~4线疗法的RRMM患者（三类暴露） ·多中心、开放、随机，以2:1的比例接受ide-cel和SOC方案（DPd、DVd、IRd、Kd或EPd），比较两方案的疗效	PFS	正在招募中
KarMMa-4 Ⅰ期	针对R-ISS Ⅲ期NDMM患者的ide-cel单臂剂量递增研究，患者在接受3个周期的标准诱导治疗后进行白细胞清除，在接受第4个周期的诱导治疗和清淋治疗后输注ide-cel，随后接受来那度胺维持治疗	剂量限制毒性（DLT）不良事件（AE）	正在招募中

auto-HCT：自体造血干细胞移植；CR：完全缓解；DPd：达雷妥尤单抗、泊马度胺和小剂量地塞米松；DVd：达雷妥尤单抗、硼替佐米和小剂量地塞米松；EPd：埃罗妥珠单抗、泊马度胺和小剂量地塞米松；ide-cel：idecabtagene vicleucel；IRd：伊沙佐米、来那度胺和小剂量地塞米松；Kd：卡非佐米和小剂量地塞米松；NDMM：新诊断的多发性骨髓瘤；ORR：总缓解率；PD：进展性疾病；PFS：无进展生存期；R-ISS：修订的多发性骨髓瘤国际分期系统；RRMM：复发或难治性多发性骨髓瘤；SOC：标准治疗；VGPR：非常好的部分缓解。

（三）ciltacabtagene autoleucel

另一种在美国得到充分研究的自体抗BCMA CAR-T细胞产品是ciltacabtagene autoleucel（cilta-cel；JNJ-4528；LCAR-B38M CAR-T细胞）。LCAR-B38M CAR 构建物的亮点在于它具有双表位、骆驼科重链抗原识别结构域，可结合BCMA的两个独立表位。这种CAR通过慢病毒载体转导，含有一个4-1BB共刺激域。LCAR-B38M在中国的四个研究机构进行了LEGEND-2的Ⅰ期临床试验，由于不同研究机构采用了不同的清淋方案和CAR-T细胞输注方案，导致试验的差异性很大。在最大的患者队列中，数据报告显示，与前面提到的抗BCMA CAR-T细胞研究相比，患者的预处理较少，先前接受中位数为3线的治疗方案，且只有18%的患者接受了自体造血干细胞移植。在输注前3～5天进行Cy 300 mg/m^{2}的清淋后，他们接受了中位剂量为0.5×10^6 cells/kg的细胞治疗，并在7天内分3次输注。最终，在接受LCAR-B38M输注的57名患者中，总缓解率为88%，完全缓解率为68%，63%的患者微量残留病阴性[19]。鉴于其显著的疗效和可接受的安全性，LCAR-B38M被开展进一步的研究。

CARTITUDE-1试验是一项正在进行的cilta-cel（JNJ-4528）Ⅰb/Ⅱ期研究（NCT03548207），该试验使用了LEGEND-2试验中描述的LCAR-B38M抗BCMA CAR构建物。在2020年的ASH上，97名接受cilta-cel治疗的患者的最新结果以摘要形式发表。与LEGEND-2相比，该项试验进行cilta-cel治疗的患者接受了更多的预处理，需要≥3线治疗，并且已经是三类暴露才能入组。在接受治疗的患者中，他们曾接受过中位数为6线的治疗，在单次输注0.75×10^6 cells CAR-T细胞前5～7天，患者连续3天接受Cy 300 mg/m^{2}和Flu 30 mg/m^{2}的清淋化疗。在独立评审委员会评估的主要终点总缓解率方面，cilta-cel的总缓解率达到惊人的94.8%。另外，它的反应深度也很显著，严格完全缓解率为55.7%，VGPR为32%，总有效率达87.7%。在52例可评估微量残留病状态的患者中，94.2%的患者在灵敏度为10^{-5}时微量残留病为阴性。患者对其反应也较快，首次出现反应的中位时间为1.0个月，出现完全缓解或更好反应的中位时间为1.8个月。该试验中位随访持续时间为8.8个月，未达到中位缓解持续时间（median duration of response，DOR）、PFS和OS结果[18]。疗效结果可转化为健康相关生活质量的提升，在CARTITUDE-1试验Ⅱ期队列中，患者报告了疼痛（71.1%）、疲劳（62.2%）、身体功能（72.1%）及整体健康状态（51.1%）的显著改善[20]。

Cilta-cel治疗的不良反应方面，≥3级血细胞减少症较为常见，其中中性粒细胞减少占90.7%，贫血占68.0%，血小板减少占59.8%。94.8%的患者出现了细胞因子释放综合征，但仅有4.1%的患者为3级及以上。细胞因子释放综合征的中位发作时间为7.0天，中位持续时间为4.0天。20.6%的患者记录了免疫效应细胞相关神经系统毒性综合征，其中10.3%为3级及以上[18]。除了使用托珠单抗（69.1%的患者）和糖皮质激素（20.6%）管理细胞因子释放综合征和免疫效应细胞相关神经系统毒性综合征外，还报告了18.6%的患者使用了白细胞介素-1拮抗剂阿那白滞素（anakinra）进行毒性管理。1例患者因5级（致命性）细胞因子释放综合征死亡，该患者同时被诊断为巨噬细胞活化综合征/噬血细胞性淋巴组织细胞增多症（macrophage activation syndrome/hemophagocytic lymphohistiocytosis，MAS/HLH）。虽然没有直接报告确诊或怀疑患有噬血细胞性淋巴组织细胞增生症的患者人数，但阿那白滞素的显著使用可能反映了研究者对噬血细胞性淋巴组织细胞增生症的怀疑[21]。尽管CARTITUDE-1的数据尚未公布，但其良好的结果已促使其他几项关于cilta-cel在早期治疗中应用的研究启动，如表22-2所示。

因5级细胞因子释放综合征并发症而死亡，其也被诊断为嗜血细胞淋巴组织细胞增多症/巨噬细胞活化综合征。虽然没有直接报告被诊断患有或怀疑患有噬血细胞性淋巴组织细胞增生症的患者人数，但阿那白滞素高频使用间接反映了研究者对噬血细胞性淋巴组织细胞增生症的怀疑[21]。虽然CARTITUDE-1的数据尚未公布，但其良好的结果已经让其他几项关于cilta-cel在早期治疗中的应用的研究启动，如表22-2所示。

主要发展概况

- 对于三类难治性多发性骨髓瘤患者（对既往免疫调节药物、蛋白酶体抑制剂和抗CD38单克隆抗体难治）来说，与FDA批准的其他疗法（如塞利尼索加地塞米松和玛贝妥单抗等）相比，单次输注自体抗BCMA CAR-T细胞治疗的ORR、反应深度、中位反应持续时间和中位PFS均显著增加[4-5, 14, 18]。

- Idecabtagene Vicleucel（Abecma，ide-cel）是目前唯一获得FDA批准用于治疗复发难治性多发性骨髓瘤的自体抗BCMA CAR-T细胞产品。ide-cel于2021年3月27日获批用于治疗既往接受过4种或4种以上的疗法（包括一种免疫调节剂、一种蛋白酶体抑制剂和一种抗CD38单克隆抗体）的复发或难治性多发性骨髓瘤成年患者。这一批准是基于Ⅱ期KarMMa试验的结果，在该试验中，ide-cel治疗的ORR为73%，CR或更好的缓解比例为33%，≥3级CRS为5%，≥3级神经毒性为3%[14]。

- 正在进行的CARTITUDE-Ⅰb/Ⅱ期试验评估了ciltacabtagene autoleucel（cilta-cel）治疗复发或难治性多发性骨髓瘤的效果，预计该CAR-T细胞产品将于2021年获得FDA批准，但目前尚需等待成熟结果[18]。

- 尽管迄今为止自体抗BCMA CAR-T细胞疗法的疗效有了明显改善，但患者的病情仍在继续发展。目前正在研究提高反应持久性的方法，包括研究早期治疗方案、选择表型分化程度较低的T细胞（幼稚T细胞和干细胞记忆T细胞）、同时或依次使用CAR-T细胞疗法靶向多种多发性骨髓瘤抗原，以及将CAR-T细胞疗法与其他抗多发性骨髓瘤药物联合使用。

BCMA：B细胞成熟抗原；CAR：嵌合抗原受体；CR：完全缓解；CRS：细胞因子释放综合征；FDA：美国食品药品监督管理局；ORR：总缓解率。

（四）Orvacabtagene Autoleucel

Orvacabtagene autoleucel（orva-cel，JCARH125）是一种自体抗BCMA CAR-T细胞产品，它使用慢病毒载体转导具有全人类scFv抗原识别结构域、4-1BB调控结构域和CD3ζ激活结构域的CAR。目前Orva-cel正在美国进行多中心、

表22-2 正在进行ciltacabtagene autoleucel（cilta-cel）治疗的临床试验

试验名称	入组条件/试验说明	主要终点	目前状态
CARTITUDE-2 NCT04133636 Ⅱ期	队列A：RRMM，既往接受过1～3线疗法，包括PI和IMiD 队列B：auto-HCT后≤12个月或从未进行auto-HCT，曾接受过1线治疗（包括PI和IMiD），PD≤12个月 队列C：既往有PI、IMiD、抗CD38单克隆抗体和BCMA治疗的RRMM 队列D：新确诊的MM，接受4～8个周期的初始治疗，包括诱导、auto-HCT，以及进行或不进行巩固治疗 队列E：新确诊的MM，既往未接受过治疗，R-ISSⅢ期	输注后MRD阴性状态至少1年	正在招募中
CARTITUDE-4 NCT04181827 Ⅲ期	·对于先前接受过1～3次治疗（包括PI和IMiD）的RRMM患者，必须是来那度胺难治性的 ·多中心、开放、随机接受cilta-cel与SOC方案（PVd或DPd）的比较	PFS	正在招募中

auto-HCT：自体造血干细胞移植；BCMA：B细胞成熟抗原；DPd：达雷妥尤单抗、泊马度胺和小剂量地塞米松；IMiD：免疫调节药物；MM：多发性骨髓瘤；MRD：微量残留病；PD：进展性疾病；PI：蛋白酶体抑制剂；PVd：泊马度胺、硼替佐米和小剂量地塞米松；R-ISS：修订的多发性骨髓瘤国际分期系统；RRMM：复发或难治性多发性骨髓瘤；SOC：标准治疗。

Ⅰ/Ⅱ期EVOLVE研究（NCT03430011）。根据2018年提交给ASH的首份公开报告的数据，13名患者连续3天接受Cy 300 mg/m² 和Flu 30 mg/m² 的清淋方案后2～7天，接受了剂量递增阶段最低剂量水平（50×10⁶ cells和150×10⁶ cells CAR-T细胞）的orva-cel。在接受治疗的患者中，有8名患者的安全性和疗效能接受评估。这些患者接受了大量的预处理，曾接受过中位数为10线的既往疗法，88%接受过自体造血干细胞移植，50%为五联难治性（对硼替佐米、卡非佐米、来那度胺、泊马度胺和抗CD38单克隆抗体难治），50%有高危细胞遗传学异常。在首批接受治疗的8名患者中，75%出现了细胞因子释放综合征，且均为1级或2级事件。出现细胞因子释放综合征的中位时间为9天，中位持续时间为4.5天。38%的患者出现神经毒性，其中1例为3级。由于报告时的随访时间有限，未经证实的总缓解率为87.5%，62.5%达到VGPR或更高水平[22]。

在2020年美国临床肿瘤学会（American Society of Clinical Oncology，ASCO）会议上，以摘要形式公布了orva-cel在更高剂量水平（300×10⁶ cells、450×10⁶ cells和600×10⁶ cells CAR-T细胞）治疗多发性骨髓瘤患者的最新数据。在提交的51名接受高剂量水平治疗的患者中，51人可进行安全性评估，44人可进行疗效评估。总缓解率为91%，其中完全缓解或更好缓解的比率为39%，VGPR为25%，VGPR或更好缓解的比率为64%。中位随访时间仅为5.9个月，mPFS和OS数据尚不成熟。与其他CAR-T细胞研究一样，细胞减少症也很常见，≥3级感染率为14%。≥3级细胞因子释放综合征和神经毒性的发生率较低，分别为2%和4%。其中Ⅰ期临床试验中有一部分人接受了阿那白滞素预防治疗，有14%的患者使用阿那白滞素治疗细胞因子释放综合征。在ASCO会议上，研究者报告噬血细胞性淋巴组织细胞增生症/巨噬细胞活化综合征的发生率为5%，间接强调了从高级别细胞因子释放综合征中辨别噬血细胞性淋巴组织细胞增生症/巨噬细胞活化综合征的重要性[23]。

EVOLVE研究对接受orva-cel治疗的多发性骨髓瘤患者的sBCMA水平进行了相关分析，并以摘要形式在2020年的ASH上发表。研究发现，sBCMA的基线水平与其他已确定的肿瘤负荷测量指标（如骨髓克隆浆细胞的百分比）相关。基线sBCMA水平越高，发生细胞因子释放综合征或免疫效应细胞相关神经系统毒性综合征的可能性越大，但对总缓解率没有影响，这表明orva-cel的初始疗效并没有受到sBCM的显著影响。然而，sBCMA基线水平较高的多发性骨髓瘤患者在输注orva-cel后6个月仍有反应的可能性较小，说明其与反应持续时间相关。此外，sBCMA水平的最低值与总缓解率、完全缓解率和应答率相关。与无应答患者相比，输注后前2个月内sBCMA的下降与6个月时应答患者的情况密切相关。因此，sBCMA可作为一种重要的早期疾病生物标志物，与传统的疾病反应指标（M蛋白、血清游离轻链）相比，可帮助判断多发性骨髓瘤患者是否从CAR-T细胞治疗中获益，并识别出可能需要挽救疗法的无反应的患者[24]。尽管EVOLVE试验的最终结果可能有助于进一步阐明疗效和毒性的相关性，但目前百时美施贵宝公司已停止进一步开发orva-cel，把精力主要放在了FDA已经批准的抗BCMA CAR-T细胞产品ide-cel上。

（五）CT053

CT053是一种自体抗BCMA CAR-T细胞，具有全人源、高结合亲和力的scFv抗原识别结构域和4-1BB激动结构域，目前正在中国和美国进行研究。在2020年的ASH上，中国公布了Lummicar-1的Ⅰ期研究的最新结果，截至提交报告时，14名患者进行为期3天的Cy300 mg/m² 和Flu25 mg/m² 的清淋化疗方案后，输注了CT053（3人接受了1.0×10⁸ cells CAR-T细胞，11人接受了1.5×10⁸ cells CAR-T细胞）。该试验单采后CAR-T细胞中位制备时间为8天，无患者进行桥接治疗，接受治疗的患者曾接受过中位数为6线的治疗，71.4%的患者曾接受过自体造血干细胞移植，35.7%的患者具有高风险细胞遗传学特征。在对疗效和安全性评估进行至少4周随访的12名患者中，总缓解率为100%，12名患者中有5人（41.7%）达到或超过完全缓解，在10⁻⁵的灵敏度下，所有患者均为微量残留病阴性。CT053的耐受性良好，未观察到剂量限

第五部分

制性毒性，也未出现3级或以上细胞因子释放综合征或神经毒性，共有91.7%的患者出现低度细胞因子释放综合征，中位发病时间为6天，中位持续时间为7天，分别有100%和91.7%的受试者出现了≥3级的中性粒细胞减少和血小板减少，其中大多数人在输注后2周内恢复到≤2级。由于采用了全人源scFv结合域，未检测到免疫原性[25]。

在2020年的ASH大会上还提交了另一份摘要，总结了研究者发起的I期试验中使用CT053治疗患者的情况。这份数据包括24名患者，其中21名患者接受了1.5×10^8 cells CAR-T细胞，另外3名患者分别接受了0.5×10^8 cells、1×10^8 cells和1.8×10^8 cells CAR-T细胞，患者必须至少接受过二线治疗，曾接受过中位数为4.5线的治疗，其中41.7%的患者接受过自体造血干细胞移植，33.3%的患者在治疗前ECOG体能状态评分为2~3，41.7%的患者患有髓外疾病，37.5%的患者具有高风险细胞遗传学特征。治疗结果为中位DOR为21.8个月，中位PFS为18.8个月，其中有9名患者在输液后随访24个月时仍处于完全缓解或更好的状态。与9名有持续应答证据的患者相比，13名病情恶化的患者ECOG体能状态评分为2~3分，疾病处于ISS Ⅲ期，细胞遗传学风险较高。毒性情况与Lummicar-1的报告结果一致，没有发现3级或更高的细胞因子释放综合征，只有62.5%的患者出现低度细胞因子释放综合征。在2级细胞因子释放综合征的情况下，出现了一次3级神经毒性（癫痫发作），在治疗后3天内缓解。85%的患者出现了≥3级的中性粒细胞减少症，并导致了5例感染，被列为治疗相关的严重不良事件。CAR-T细胞持续存在的中位时间为172天，其中1名患者的CAR持续存活时间为第341天。与Lummicar-1类似，也未检测到免疫原性[26]。

Lummicar-2是CT053在美国正在进行的一项Ⅰb/Ⅱ期研究，该研究招募了既往接受过至少3种疗法且三类暴露的多发性骨髓瘤患者。清淋方案包括：在输注（$1.5 \sim 3.0$）$\times 10^8$ cells CAR-T细胞之前，先输注Cy 500 mg/m²，持续2天，再输注Flu 25 mg/m²，持续3天。在向ASH提交摘要时，已有14名患者接受了CT053的治疗，其中8名患者接受了（$1.5 \sim 1.8$）$\times 10^8$ cells CAR-T细胞，6名患

者接受了（$2.5 \sim 3.0$）$\times 10^8$ cells CAR-T细胞。与其他已报道的CT053研究相比，Lummicar-2研究中的这些患者接受了更多的预处理，中位数为先前接受过六线治疗（93%为三线难治性患者，64%为五线难治性患者），64%的患者存在高风险细胞遗传学异常。接受治疗的所有患者都出现了≥3级的中性粒细胞减少症，但没有出现3级或以上的细胞因子释放综合征或神经毒性事件。86%的患者出现了较低级别的细胞因子释放综合征，中位发病时间为2天，中位持续时间为4天。在至少2个月的随访中，有10名患者的疗效得到了评估，总缓解率达到100%，50%的患者达到或优于VGPR。在接受CT053治疗后采集了骨髓活检样本的12名多发性骨髓瘤患者中，有11人（92%）的微量残留病为阴性（10^{-5}）。良好的疗效和免疫效应细胞介导的毒性特征，让CT053成为一种值得继续被研究的抗BCMA CAR-T细胞产品[27]。

（六）P-BCMA-101

P-BCMA-101是另一种自体抗BCMA CAR-T细胞产品，使用了全人类scFv抗原识别域和4-1BB共刺激域；但其与其他CAR-T细胞产品最大的不同之处是使用了一种名为*piggyBac*的新型转座子系统，而不是病毒转导，并富集了具有干细胞记忆表型的T细胞。在一项正在进行的Ⅰ/Ⅱ期试验（NCT03288493）中，P-BCMA-101在Cy 300 mg/（m²·d）和Flu 30 mg/（m²·d）的标准清淋方案后输注，为期3天，用于治疗既往接受过≥3种疗法的复发或难治性多发性骨髓瘤患者。43名患者接受了P-BCMA-101的治疗，其中患者既往接受过中位数为7线的疗法（93%接受过三联疗法，58%既往接受过自体造血干细胞移植疗法）。该研究的初始部分由剂量递增队列组成，剂量范围为（$0.75 \sim 15$）$\times 10^6$ cells/kg CAR-T细胞。有趣的是，没有迹象表明反应与剂量有关，也没有迹象表明低剂量时反应更好。在初始剂量递增阶段接受治疗的34名患者中，总缓解率为57%。安全结果显示，只有17%的患者出现细胞因子释放综合征，1名患者出现3级细胞因子释放综合征，只有1名患者出现神经毒性，没有出现与研究药物有关的剂

量限制性毒性或死亡，≥3级细胞减少（中性粒细胞减少为79%，贫血为30%，血小板减少为30%）是最常报告的毒性事件。据推测，良好的安全性与干细胞记忆T细胞的扩增速度较慢有关，在输注P-BCMA-101后2~3周达到扩增峰值。由于安全性结果良好，研究者对方案进行了修订，在研究的剩余时间内完全在门诊进行CAR-T细胞给药[28]。

在前文所述的初始剂量递增阶段之后，研究人员已开始招募四个探索性队列，并对生产工艺进行了改进，中位剂量为0.75×10⁶ cells/kg。探索性队列包括单次输注P-BCMA-101、双周期输注、清淋前后添加利妥昔单抗以防止免疫原性，以及清淋前后添加来那度胺以增强T细胞的稳定性。在提交报告时，在探索性队列中接受治疗的4名多发性骨髓瘤患者均有持续应答的证据，其安全性与剂量扩增阶段观察到的情况一致。P-BCMA-101观察到的异常良好的安全性结果，以及在门诊环境中给药的便捷性使其成为另一种值得继续研究的CAR-T细胞产品[28]。

（七）FHVH33-CD8BBZ

NCI开发的另一种抗BCMA CAR-T细胞产品FHVH33-CD8BBZ由全人源、纯重链抗BCMA抗原识别结构域和通过γ-逆转录病毒载体转导的4-1BB共刺激结构域组成。2020年的ASH上公布了一项正在进行的 I 期研究的数据，该研究描述了21名接受过治疗的复发或难治性多发性骨髓瘤患者的情况，这些患者之前接受过中位数为6线的疗法。患者在接受Cy 300 mg/m² 和Flu 30 mg/m² 的标准清淋方案后，在剂量递增阶段输注了含有CAR-T细胞的FHVH33-CD8BBZ，在五种剂量中挑选其中一种剂量（0.75×10⁶ cells/kg、1.5×10⁶ cells/kg、3×10⁶ cells/kg、6×10⁶ cells/kg和12×10⁶ cells/kg），最终选中6×10⁶ cells/kg CAR-T细胞作为扩展阶段的进一步研究对象。在20名可进行疗效评估的患者中，总缓解率为90%，VGPR或更好缓解的比率为60%，50%的患者有持续反应。高风险细胞遗传学患者的总缓解率与整个治疗队列相似，均为88%。95%的患者出现了细胞因子释放综合征，其中大部分为低级别事件，19%的患者出现了3级细胞因子

释放综合征，没有出现4级或更高级别事件。38%的患者出现了神经毒性（9.5%为3级），1例4级事件与进行性多发性骨髓瘤造成的脊髓压迫有关。值得关注的是，4名多发性骨髓瘤患者中有2名在复发时BCMA为阴性，4名在复发后进行骨髓活检的患者中有3名有BCMA丢失的证据[29]。

（八）C-CAR088

抗BCMA自体CAR-T细胞C-CAR088包含4-1BB共刺激结构域，在无血清、自动化和数字化封闭系统中制备，制备的中位时间为16天，成功率为100%。根据一项研究的摘要数据，C-CAR088在Cy和Flu的标准清淋化疗方案后单次输注，该研究在中国的四个中心招募了既往接受过至少两种疗法的复发或难治性多发性骨髓瘤患者，递增部分的CAR-T细胞剂量分别为1.0×10⁶ cells/kg、3.0×10⁶ cells/kg和（4.5~6.0）×10⁶ cells/kg。在摘要发表时，21名患者的安全性和20名患者的疗效得到了评估，这些患者之前接受过中位数为4线的治疗，81%的患者具有高风险细胞遗传学特征，但只有19%的入组患者之前接受过抗CD38单克隆抗体治疗，只有24%的患者接受过自体造血干细胞移植。评估结果显示使用C-CAR088治疗的总缓解率为95%，VGPR或更好的比率为76%，没有观察到剂量限制性毒性，尽管细胞因子释放综合征的发生率高达95%，但只有5%的事件为3级，细胞因子释放综合征的中位发病时间为6.5天，中位持续时间为5天，只观察到一次1级神经毒性事件（表22-3）[30]。

五、抗 BCMA 嵌合抗原受体 T 细胞治疗的独特毒性

有关细胞疗法的独特毒性，如细胞因子释放综合征和神经毒性的诊断、分级和处理等，将在本书的专门章节中详细介绍。在许多早期多发性骨髓瘤CAR-T细胞试验中，细胞因子释放综合征及免疫效应细胞相关神经系统毒性综合征的分级系统和评价方案存在差异，直接比较此类毒性报告有难度。噬血细胞性淋巴组织细胞增生症/巨噬细胞活化综合征是一种独特的疾病，对接受细胞

表22-3 自体抗BCMA CAR-T细胞产品治疗复发和（或）难治性多发性骨髓瘤的临床试验评估的总结

CAR-T细胞产品/试验名称	CAR特点	剂量	疗效	安全性	参考文献
11D5-3-CD828Z NCI I期（n=25）	· 小鼠scFv抗原识别结合域 · CD28共刺激域 · γ逆转录病毒载体	标准LD后0.3×10⁶ cells/kg、1×10⁶ cells/kg、3×10⁶ cells/kg、9×10⁶ cells/kg CAR-T细胞	· 3个低剂量水平的ORR为20% · 9×10⁶ cells/kg的ORR为81%，VGPR或更好缓解为63%	· 最高剂量时CRS发生率94%，其中≥3级为38% · 最高剂量时≥3级ICANS为25%	[10-11]
UPENN I期（n=25）	· 全人源scFv抗原识别结合域 · 4-1BB共刺激域 · 慢病毒载体	· [队列1：（100~500）×10⁶ cells，无LD · [队列2：（10~50）×10⁶ cells，LD后 · [队列3：（100~500）×10⁶ cells，LD后，按总剂量的10%、30%、60%分3天给药	· ORR为48% · [队列1：ORR 44% · [队列2：ORR 20% · [队列3：ORR 64%	· CRS发生率88% · ≥3级CRS为32% · ICANS发生率为32% · ≥3级ICANS发生率为12%	[12]
ide-cel（bb2121）I期（n=62）-来自更新的摘要数据，而非最初的出版物	· 小鼠scFv抗原识别结合域 · 4-1BB共刺激域 · γ逆转录病毒载体	50×10⁶ cells、150×10⁶ cells、450×10⁶ cells、450×10⁶ cells和800×10⁶ cells，LD后	· 总ORR为76%，VGPR或更好缓解为65% · 450×10⁶ cells剂量（n=38）时ORR为89%，VGPR或更好缓解为79% · 800×10⁶ cells剂量（n=3）时ORR为100%	· CRS发生率76% · ≥3级CRS为7% · ICANS发生率为44% · ≥3级ICANS发生率为3%	[13, 15]
ide-cel KarMMa试验 II期（n=128）		标准LD后150×10⁶ cells（n=70）、300×10⁶ cells（n=70）、或450×10⁶ cells（n=54）	· ORR为73%，VGPR或更好缓解52% · 从最低剂量至最高剂量ORR依次为50%、59%、81%	· CRS发生率84% · ≥3级CRS为5% · ICANS发生率18% · ≥3级ICANS发生率3%	[14]
bb21217 I期（n=46）	· 与ide-cel相同的CAR结构，但体外培养含有磷酸肌醇3-激酶抑制剂	标准LD后15×10⁶ cells、300×10⁶ cells、450×10⁶ cells	· ORR为55%，VGPR或更好缓解为48%	· CRS发生率67% · ≥3级CRS为4% · ICANS发生率22% · ≥3级ICANS发生率6.5%	[17]
cilta-cel（LCAR-B38M）单中心LEGEND-2 I期（n=57）	· 双表位、骆驼科重链抗原识别结合域 · 4-1BB共刺激域 · 慢病毒载体	环磷酰胺给药后，以中位剂量0.5×10⁶ cells/kg，分3次输注，共7天	· ORR为88% · VGPR或更好缓解为74% · CR为68% · MRD阴性为63%	· CRS发生率为90% · ≥3级CRS为7% · 1名患者（1.7%）ICANS为1级	[19]
cilta-cel CARTITUDE-1试验 Ib/II期（n=97）		0.75×10⁶ cells，LD后	· ORR为95% · VGPR或更好缓解为88% · 在52例可评估MRD状态的患者中，94%的MRD呈阴性	· CRS发生率95% · ≥3级CRS为4% · ICANS发生率为21% · ≥3级ICANS发生率为10%	[21]

续表

CAR-T细胞产品试验名称	CAR特点	剂量	疗效	安全性	参考文献
Orva-cel EVOLVE试验 I/II期（13人给予最低剂量，51人以最高剂量参与安全性评估，44人参与疗效评估）	· 全人源scFv抗原识别结合域 · 4-1BB共刺激域 · 慢病毒载体	· 标准LD后，50×10^6 cells，150×10^6 cells CAR-T细胞	· ORR为87.5% · VGPR或更好缓解为62.5%	· CRS发生率为75% · ≥3级CRS为0% · ICANS发生率为38% · ≥3级ICANS发生率为12.5%	[22]
		· 标准LD后，300×10^6 cells，400×10^6 cells，600×10^6 cells CAR-T细胞	· ORR为91% · VGPR或更好缓解为64%	· ≥3级CRS为2% · ≥3级ICANS发生率为4% · HLH/MAS发生率为5%	[23]
CT053 联合研究者发起的试验 I期（n=24）	· 全人源高亲和力scFv抗原识别结合域 · 4-1BB共刺激域	· 1.5×10^8 cells（n=21） · 0.5×10^8 cells，1.0×10^8 cells，1.8×10^8 cells（每种剂量各1人） · 标准LD	· ORR为87.5% · CR或更好缓解为62.5% · CR或更好缓解为79% · mDOR 21.8个月 · mPFS 18.8个月	· CRS发生率为62.5% · ≥3级CRS为0% · ≥3级ICANS发生率为4.2%	[26]
CT053 Lummicar-1（中国） I期（14人参与安全性评估，12人参与疗效评估）		· LD后，1.0×10^6 cells和1.5×10^6 cells	· ORR为100% · VGPR或更好缓解为67% · CR或更好缓解的5名患者在10^{-5}时为MRD阴性		[25]
CT053 Lummicar-1（美国） I b/II期（14人参与安全性评估，10人参与疗效评估）		· LD后，（$1\sim3$）$\times10^6$ cells	· ORR为100% · VGPR或更好缓解为50%	· CRS发生率为92% · ≥3级CRS为0% · ≥3级ICANS发生率为0%	[27]
P-BCMA 剂量递增队列 I/II期（n=34）	· 全人源scFv抗原识别结合域 · 4-1BB共刺激域 · 非病毒的转座子载体	· 标准LD后剂量范围为（$0.75\sim5$）$\times10^6$ cells/kg · 门诊给药	· ORR为57%	· CRS发生率为86% · ≥3级CRS为0% · ≥3级ICANS发生率为0%	[28]
FHVH33-CD8BBZ I期（21人参与安全性评估，20人参与疗效评估）	· 全人类、重链抗原识别结合域 · 4-1BB共刺激域 · γ逆转录病毒载体	· 标准LD后，0.75×10^6 cells/kg，1.5×10^6 cells/kg，3×10^6 cells/kg，6×10^6 cells/kg和12×10^6 cells/kg	· ORR为90% · VGPR或更好缓解为60%	· CRS发生率为17% · ≥3级CRS为3% · ICANS发生率为3%	[29]
C-CAR088 I期（21人参与安全性评估，20人参与疗效评估）	· 4-1BB共刺激域 · 无血清、自动化、数字化封闭系统制造	· 1.0×10^6 cells/kg，3.0×10^6 cells/kg，（$4.5\sim6$）$\times10^6$ cells/kg	· ORR为95% · VGPR或更好缓解为76%	· CRS发生率为95% · ≥3级CRS为19% · ICANS发生率为38% · ≥3级ICANS发生率为5%	[30]

（安全性续列）· CRS发生率为95%；· ≥3级CRS为5%；· ICANS发生率为5%；· ≥3级ICANS发生率为0%

ARD：抗原识别结构域；BCMA：B细胞成熟抗原；CAR：嵌合成抗原；co-stim：共刺激域；CR：完全缓解率；CRS：细胞因子释放综合征；DL：剂量水平；G：级列；ICANS：免疫效应细胞相关神经系统毒性综合征；LD：淋巴清除；mDOR：中位反应持续时间；mPFS：中位无进展生存期；MRD：微量残留病；ORR：总缓解率；scFv：单链抗体可变区基因片段；VGPR：非常好的部分缓解。

第五部分

253

疗法的患者来说，诊断和治疗都具有挑战性[5，23]。继发性噬血细胞性淋巴组织细胞增生症/巨噬细胞活化综合征是一种自身免疫性炎症性疾病，通常由恶性肿瘤、感染或风湿病引发，常危及生命。噬血细胞性淋巴组织细胞增生症/巨噬细胞活化综合征和细胞因子释放综合征在临床和实验室检查结果上有相当多的重叠，这使得噬血细胞性淋巴组织细胞增生症/巨噬细胞活化综合征和细胞因子释放综合征鉴别起来有困难。由于诊断继发性噬血细胞性淋巴组织细胞增生症/巨噬细胞活化综合征既困难又耗时，美国的MD Anderson癌症中心的研究人员提出了CAR-T细胞相关噬血细胞性淋巴组织细胞增生症/巨噬细胞活化综合征的简化诊断标准，即在典型细胞因子释放综合征阶段铁蛋白峰值水平>10 000 ng/mL，再加上以下任意两项：累及肝、肾、肺的≥3级器官毒性，骨髓或其他器官的噬血细胞增多。针对噬血细胞性淋巴组织细胞增生症/巨噬细胞活化综合征的治疗，如果抗白细胞介素-6疗法和糖皮质激素治疗效果不佳，应考虑使用其他抗细胞因子靶向疗法或依托泊苷[31]。

在2020年的ASH上，回顾了加州大学旧金山分校接受抗BCMA CAR-T细胞疗法治疗的55例多发性骨髓瘤患者，提出了一种新的巨噬细胞活化综合征样表现（lymphohistiocytosis/macrophage activation syndrome，MAS-L）的简化诊断标准，将MAS-L定义为24小时内铁蛋白升高率达到100 mg/（L·h），最低纤维蛋白原<150 mg/dL或最高乳酸脱氢酶>正常值上限的2倍。根据这些标准，21.8%接受治疗的患者在首次符合细胞因子释放综合征诊断标准后达到了MAS-L标准。与没有达到MAS-L标准的多发性骨髓瘤患者相比，有MAS-L的患者接受托西珠单抗、糖皮质激素和阿那白滞素治疗的比例明显更高。此外，符合MAS-L标准的多发性骨髓瘤患者在输注CAR-T细胞前30天内有感染记录的概率明显更高，而在单变量逻辑回归分析中，近期感染史是唯一能明显预测MAS-L发生的基线特征[32]。

清淋化疗会导致明显的中性粒细胞减少症，而随后的抗BCMA CAR-T细胞疗法可延长中性粒细胞减少症的时间。靶向晚期记忆B细胞和浆细胞上表达的BCMA通常会导致低丙种球蛋白血症和体液免疫缺陷。抗BCMA CAR-T细胞疗法的免疫抑制作用容易导致感染性并发症。一项针对接受抗BCMA CAR-T细胞疗法（n=55）治疗多发性骨髓瘤和抗CD19 CAR-T细胞疗法（n=49）治疗非霍奇金淋巴瘤患者的单中心回顾性摘要综述比较了两种细胞疗法的感染率和感染类型。感染观察期为首次CAR-T细胞输注后至1年，如果出现疾病进展、改用新疗法或死亡，观察期可提前。尽管整个队列的抗菌预防率很高（99%抗菌、99%抗病毒、92%抗真菌），但仍观察到56名患者共发生了87例感染。在抗BCMA CAR-T细胞组中，55名患者中有29人（53%）受到感染，其中病毒感

指导原则和实用建议

◆ 对于符合idecabtagene vicleucel指定批准条件的患者（三类暴露，既往接受过≥4种疗法），CAR-T细胞疗法应在具有细胞疗法管理经验和细胞疗法独特毒性（如细胞因子释放综合征和免疫效应细胞相关神经系统毒性综合征）管理经验的专业中心进行。idecabtagene vicleucel的标准护理管理要求机构及其提供者完成FDA风险评估和缓解策略（REMS）药物安全计划。

◆ 鉴于KarMMa Ⅱ期试验的亚组分析显示，年龄≥65岁和≥70岁的患者具有相似的疗效和安全性，因此老年患者不应因年龄而不考虑接受标准护理[34]。

◆ 对于通过FISH细胞遗传学分析发现的高危多发性骨髓瘤患者，或在诱导治疗±大剂量化疗+自体造血干细胞移植后早期复发的患者，应考虑筛选临床试验，评估CAR-T细胞疗法在目前FDA批准的≥4个先前治疗线更早治疗方案中的应用。

◆ 重度预处理多发性骨髓瘤患者也应转诊至专业中心，以考虑其他临床试验，包括多种抗原靶向CAR-T细胞疗法、CAR-T细胞疗法与其他抗多发性骨髓瘤药物的组合，以及异体CAR-T细胞产品。

CAR：嵌合抗原受体；FDA：美国食品药品监督管理局；FISH：荧光原位杂交。

染占53%，细菌感染占40%，真菌感染占6%。虽然抗CD19组患者的感染率相似（55%），但与抗BCMA组相比，细菌感染更多（73%），病毒感染更少（20%）。此外，与抗CD19 CAR-T细胞疗法（18%）相比，抗BCMA CAR-T细胞疗法的严重感染率较低（5%）[33]。

六、自体抗 BCMA 嵌合抗原受体 T 细胞治疗耐药机制及解决策略

进一步了解自体抗BCMA CAR-T细胞疗法的耐药机制，对于提高这种新型治疗方法的疗效至关重要。从广义上讲，耐药机制可分为CAR-T细胞产品的内在机制和潜在多发性骨髓瘤疾病过程的内在机制。治疗后观察到的大多数复发是BCMA阳性复发。例如，在针对接受ide-cel治疗的多发性骨髓瘤患者进行的KarMMa Ⅱ期试验中，97%的患者在复发时可检测到sBCMA，而在复发后分析的骨髓活检样本中，94%的样本有BCMA表达。KarMMa试验表明，当抗BCMA CAR构建物的中位转基因水平下降到定量下限以下时，中位sBCMA水平也随之上升，这表明抗BCMA CAR-T细胞持久性的丧失是许多复发病例背后的驱动力。KarMMa试验探索了用ide-cel对28例CAR-T细胞失活导致疾病复发的多发性骨髓瘤患者进行再治疗的方法，结果发现，再治疗患者的总缓解率为21%，第二次反应持续时间从1.9个月到6.8个月不等[14]。虽然CAR-T细胞失去持久性后的重复治疗确实显示出一定的疗效，但明显较低的应答率和第二次应答持续时间表明，仍然存在耐药机制。

CAR-T细胞扩增和持续性受损所导致的耐药性也可能受到T细胞表型和T细胞适存性的影响。一些早期多发性骨髓瘤CAR-T细胞研究表明，体内CAR-T细胞扩增与疗效呈正相关[11-13]。在T细胞的多种表型亚型中，幼稚T细胞和干细胞记忆T细胞在衰老表型出现之前，增殖和存活能力最强[35]。UPENN对早期抗BCMA CAR-T细胞的研究观察到，制备前血液净化产品中CD4：CD8比率的增加和$CD8^+CD27^+CD45RO^-$T细胞的增加（代表幼稚和干细胞记忆表型）与更强的体内扩增和临床反应有关[12]。此外，通过单细胞核糖核酸（RNA）测序

分析12名接受抗BCMA CAR-T细胞疗法或抗BCMA双特异性T细胞捕获器疗法治疗的复发或难治性多发性骨髓瘤患者的血液和骨髓抽吸物，结果表明，与耐药患者相比，应答者的$CD4^+$T细胞增加，CD4：CD8比率增加，表型和转录组特征显示记忆T细胞数量增加。抗BCMA治疗耐药多发性骨髓瘤患者的体内衰老T细胞相对增多，免疫检查点抑制剂（如PD-1、LAG3和TIGIT）的T细胞表达也有所增加[36]。为了克服与扩增和持久性有关的CAR-T细胞内在抗性问题，一些研究正试图用幼稚细胞和干细胞记忆T细胞来富集CAR-T细胞产品[17, 28]。

此外，接受更多预处理的多发性骨髓瘤患者和之前接受过细胞毒性化疗的患者在接受单采后的T细胞的适应性较差。在一项研究中发现，在标准诱导治疗后但在高剂量治疗联合自体造血干细胞移植之前的多发性骨髓瘤患者和与进行了大量预处理（100%之前使用烷化剂，92%高剂量治疗/自体造血干细胞移植）复发或难治性多发性骨髓瘤患者的单采T细胞相比，诱导后标准治疗队列患者的$CD8^+CD27^+CD45RO^-$T细胞百分比（幼稚和干细胞记忆表型）明显高于复发难治性队列患者[37]。在KarMMa试验中对接受ide-cel治疗的复发或难治性多发性骨髓瘤患者进行的回顾性分析发现，单采前接受含烷化剂化疗的患者在单采产品中的T细胞较少，这种不利影响在最后一剂烷化剂后持续6～9个月[38]。由于在暴露于多种治疗线之前增加T细胞适应性的假设益处，有正在进行的调查研究ide-cel和其他自体抗BCMA CAR-T细胞作为早期治疗线（表22-1和表22-2）。此外，使用来自健康供者的T细胞的同种异体CAR-T细胞是正在研究的另一种策略，并将在随后进一步讨论。

关于导致抗BCMA CAR-T细胞疗法耐药的多发性骨髓瘤疾病相关内在因素，BCMA缺失是一种主要的耐药机制。虽然大多数复发都是BCMA阳性，但在使用几种不同的抗BCMA CAR-T细胞疗法治疗多发性骨髓瘤时也会出现BCMA阴性复发，在KarMMa试验中，使用ide-cel治疗的71例多发性骨髓瘤患者中有3例（4%）疑似复发[14]。对于一名在治疗开始前具有高水平sBCMA的多发性骨髓瘤患者，sBCMA在复发时保持较低水平，并且在以更

高剂量的（450×10⁶ cells）CAR-T细胞再次治疗时没有观察到治疗反应。研究人员进行了单细胞RNA测序和全外显子组测序，发现该患者存在BCMA双倍体缺失，表现为克隆缺失16p（含BCMA基因座）和BCMA基因亚克隆无义突变（16p.Q38），该突变产生了一个早期终止密码子[16]。目前，BCMA的缺失已成为一种公认的耐药机制，克服这种耐药机制的策略包括在初始治疗时增加膜结合BCMA的数量，以及同时靶向一种以上的抗原。

如前所述，γ-分泌酶会将BCMA从质粒细胞膜上裂解，并将sBCMA释放到血液循环中[6]。现已开发出γ-分泌酶抑制剂来阻止这一过程，从而增加骨髓瘤细胞上的BCMA抗原密度。一项正在进行的Ⅰ期试验（NCT03502577）正在研究自体抗BCMA CAR-T细胞（全人scFv BCMA结合域、4-1B共刺激域）与口服γ-分泌酶抑制剂（JSMD194）在复发或难治性多发性骨髓瘤患者中的联合应用。2019年，ASH公布的摘要数据描述了首批接受治疗的7名患者，他们之前接受过中位数为10线疗法的重度预处理。在进行清淋化疗和CAR-T细胞输注之前，在5天内分3次口服γ-分泌酶抑制剂JSMD194，并再次进行骨髓活检。研究人员证实，清淋前口服3次JSMD194可使表达BCMA的浆细胞比例从75%提高到99%，sBCMA明显减少 BCMA抗原结合能力提高了20倍。在6名疗效可评估的患者中，总缓解率为100%（5名VGPR，1名部分缓解），通过流式细胞术评估，5名获得VGPR的患者均为微量残留病阴性[39]。在2020年ASH会议上发表的一篇摘要发现，全反式维A酸通过表观遗传调控增加了BCMA的表达。此外，研究人员还证明，全反式维A酸和γ-分泌酶抑制剂联合使用可增加原发性多发性骨髓瘤细胞上的BCMA密度，其程度高于单药治疗中的任何一种疗法[40]。但是，目前要充分阐明抗BCMA CAR-T细胞与增加克隆浆细胞上BCMA抗原密度的药物联合使用的益处，还需要进一步的研究。

另一种规避BCMA下调和丢失这一内在机制的策略是同时靶向多发性骨髓瘤细胞上的几种抗原。据推测，多发性骨髓瘤干细胞中可能存在一个具有自我更新能力的亚群，这种能力会导致耐药性。体外研究表明，具有记忆表型的CD19⁺CD27⁺CD138⁻克隆型B细胞移植到小鼠体内可分化为多发性骨髓瘤细胞，而且在多发性骨髓瘤患者的外周血中也检测到了这些细胞[41]。UPENN的研究人员旨在用抗CD19 CAR-T细胞靶向这一假定亚群。10名复发或难治性多发性骨髓瘤患者曾接受过大剂量Mel与高剂量治疗联合自体造血干细胞移植，但PFS不足1年，他们再次接受了高剂量治疗联合自体造血干细胞移植，然后在移植后14～16天输注抗CD19 CAR-T细胞［（1～5）×10⁷ cells］。虽然在高剂量治疗联合自体造血干细胞移植再治疗的背景下解释80%的总缓解率具有挑战性，但与之前的高剂量治疗联合自体造血干细胞移植相比，10名患者中有2名在高剂量治疗联合自体造血干细胞移植+抗CD19 CAR-T细胞输注后的PFS明显更长[42]。鉴于绝大多数多发性骨髓瘤细胞是CD19阴性的，因此将抗CD19与抗BCMA CAR-T细胞结合起来已成为一个积极的研究领域。表22-4列出了几项双抗原CAR-T细胞靶向研究。

鉴于在可检测到的抗BCMA CAR-T细胞持续存在的情况下出现BCMA阳性复发，可能涉及其他耐药机制[12, 14]，包括衰竭和（或）衰老的CAR-T细胞（T细胞固有）或免疫抑制性越来越强的肿瘤微环境（微环境固有）。前述的12名接受抗BCMA CAR-T细胞或双特异性抗体治疗的多发性骨髓瘤患者的单细胞RNA测序分析观察到，对治疗耐药的患者具有终末衰竭和衰老的T细胞富集，免疫检查点抑制剂（包括PD-1、LAG3和TIGIT）上调，以及调节性T细胞群扩大的特点[36]。目前正在研究的缓解这种免疫抑制耐药机制的策略包括将抗BCMA CAR-T细胞疗法与已被证实对多发性骨髓瘤有效的IMiD结合起来，例如在P-BCMA-101治疗中加入来那度胺[28]。关于PD-1的上调，最近的一份报告指出，5名多发性骨髓瘤患者在接受抗BCMA CAR-T细胞治疗1～4个月后病情出现进展，并接受了PD-L1抑制剂治疗，其中1名κ轻链多发性骨髓瘤患者的CAR-T细胞出现了再扩增，并对治疗产生了最小反应，表现为受累轻链

表22-4　CAR-T细胞靶向多种抗原治疗复发或难治性骨髓瘤的临床试验数据

CAR-T细胞产品/试验名称	CAR特点	剂量	疗效	安全性	参考文献
ChiCTR-OIC-1701127 II期 （n=21）	• anti-BCMA CAR 小鼠scFv抗原识别结合域，4-1BB共刺激域，慢病毒载体 • anti-CD19CAR 全人源scFv抗原识别结合域，4-1BB共刺激域，慢病毒载体	• 在3天氟达拉滨和环磷酰胺治疗后，每种CAR剂量为$1×10^6$ cells/kg，以达到LD	• ORR为95% • sCR为43% • VGPR或更好的缓解为81%	• CRS为90% • ≥3级CRS为5% • ICANS发生率9.5%	[43]
NCT03196414 I期 （n=28）	• anti-BCMA CAR 人源化scFv抗原识别结合域，4-1BB和OX40协同刺激结构域的慢病毒载体 • anti-CD19CAR	• 标准FC LD化疗 • anti-CD19 CAR-T细胞，第0天剂量为$1×10^7$ cells/kg • anti-BCMA CAR-T细胞分剂量输注，剂量范围为$(2～6.8)×10^7$ cells/kg，其中第1天为40%，第2天为60%	• ORR为92.6% • CR或更好的缓解为41% • VGPR或更好的缓解为89%	• CRS的发生率为100% • ≥3级CRS为32% • ICANS的发生率为3% • HLH-MAS的发生率为12%	[44]
NCT03455972 I期 （n=32）	• 抗BCMA CAR 人源化scFv抗原识别结合域，OX40和CD28协同刺激，慢病毒载体 • 抗CD19 CAR scFv抗原识别结合域，OX40和CD28协同刺激，慢病毒载体 • 在HDT/auto-HCT后给予CAR-T细胞	• BuCy或美法仑治疗，自体干细胞 • 从移植后14～20天开始，抗CD19在第0天给予$1×10^7$ cells/kg • 抗BCMA CAR-T细胞分剂量输注，其中第1天为40%，第2天为60%	• 全队列ORR为100% • 全队列CR或更好的缓解为72%	• CRS的发生率为97% • ≥3级CRS为3% • ICANS的发生率为0%	[45]
FasT-CAR-T（GC012F）NCT04236011 NCT04182581 I期 （n=16）	• 具有抗BCMA和抗CD19 scFv抗原识别结合域的双重CAR，由CD8铰链、共刺激结构域连接在一起	• 标准FC LD • CAR-T细胞单次输注量为$1×10^5$ cells/kg（n=1）、$2×10^5$ cells/kg（n=6）和$3×10^5$ cells/kg（n=9）	• ORR为94% • MRD阴性CR/sCR为56% • 6/6患者MRD在6个月时呈阴性	• CRS的发生率为87.5% • ≥3级CRS为12.5% • ICANS的发生率为0%	[46]
ChiCTR1800018143 I期 （n=16）	• 双CAR，联合抗BCMA和抗CD38人源化scFv抗原识别结合域，4-1BB协同刺激结构域	• 标准FC LD • CAR-T细胞以$0.5×10^6$ cells/kg、$1.0×10^6$ cells/kg、$2.0×10^6$ cells/kg、$3.0×10^6$ cells/kg和$4.0×10^6$ cells/kg的剂量单次输注	• ORR为87.5% • VGPR或更好的缓解为62.5%	• CRS的发生率为62.5% • ≥3级CRS为25% • ≥3级ICANS的发生率为0%	[47]

ARD: 抗原识别结构域；BCMA: B细胞成熟抗原；BuCy: 白消安和氟达拉滨；CAR: 嵌合抗原受体；co-stim: 共刺激域；CRS: 细胞因子释放综合征；DL: 剂量水平；FC: 环磷酰胺和氟达拉滨；G: 级；HDT/auto-HCT: 高剂量治疗联合自体造血干细胞移植；HLH-MAS: 噬血细胞性淋巴组织细胞增生症–巨噬细胞活化综合征；ICANS: 免疫效应细胞相关神经系统毒性综合征；LD: 淋巴清除；MRD: 微量残留病；ORR: 总缓解率；scFv: 单链抗体可变区基因片段；sCR: 严格完全缓解；VGPR: 非常好的部分缓解。

和未受累轻链之间的差异缩小了35%。虽然强调了PD-L1抑制剂作为对抗微环境固有耐药性的挽救疗法的潜力，但考虑到与埃罗妥珠单抗、泊马度胺和地塞米松的免疫调节多发性骨髓瘤疗法的联合治疗，以及小样本量，很难完全解释这些结果[48]。

七、同种异体抗 BCMA 嵌合抗原受体 T 细胞疗法

使用多发性骨髓瘤患者的自体T细胞制造CAR-T细胞在制备方面较为困难，可能需要长达数周的时间，而且并不总是成功的。此外，患者在等待制备自体CAR-T细胞产品时经常需要桥接治疗。鉴于年龄和先前接受多线治疗或基于烷化剂的化疗等因素可导致更终末期衰竭或衰老的表型，某些多发性骨髓瘤患者的T细胞适应证有局限性[38]。异体或"现成"CAR-T细胞的概念可以绕过许多制备过程中的困难，直接利用来自年轻健康供者的合适T细胞。此外，这一过程还允许重复施用剂量，而不必担心在最初的血液净化期间自体患者来源的T细胞供应有限。鉴于异体CAR-T细胞疗法的潜在益处，完善异体CAR-T细胞产品并将其应用于临床是一个正在积极研究的领域。

ALLO-715是一种抗BCMA CAR-T细胞产品，通过转录激活剂样效应核酸酶破坏T细胞受体α常量基因以降低移植物抗宿主病的风险，同时破坏CD52基因以使用抗CD52单克隆抗体ALLO-647延长宿主T细胞淋巴消耗[49]。正在进行的UNIVERSAL I期研究（NCT04093596）招募了接受过至少三线治疗的复发或难治性多发性骨髓瘤患者，这些患者都有三类暴露。患者接受两种不同的清淋化疗方案中的一种，然后以3+3剂量递增设计接受ALLO-715治疗，剂量分别为40×10^6 cells、160×10^6 cells、320×10^6 cells和480×10^6 cells。在2020年ASH会议上以摘要的形式提交的早期研究结果显示，在研究的最高剂量水平（320×10^6 cells）下，总缓解率为60%，安全性可接受，包括无移植物抗宿主病或免疫效应细胞相关神经系统毒性综合征，仅有1~2级细胞因子释放综合征[50]。表22-5列出了正在进行的异体抗BCMA CAR-T细胞研究。

八、靶向 BCMA 以外抗原的嵌合抗原受体 T 细胞疗法

提高多发性骨髓瘤治疗效果的另一方法是寻找可作为细胞疗法靶点的浆细胞抗原，并评估针对这些靶点的药物单独或与BCMA联用的疗效。CD19阳性多发性骨髓瘤细胞的概念，以及在高剂量治疗联合自体造血干细胞移植后或与抗BCMA CAR-T细胞

表22-5　在多发性骨髓瘤中研究的同种异体抗BCMA　CAR-T细胞产物

（通过ClinicalTrials.gov注册，目前所有招募人员均未正式发布数据）

CAR-T细胞产品/研究	试验名称	转导载体	基因编辑方法	主要终点	入组条件
ALLO-715 通用型 I期	NCT04093596	慢病毒	TALEN	DLT	RRMM≥3次治疗后，包括PI、IMID和抗CD38mAb
PBCAR269A I/IIa期	NCT04171843	腺病毒	ARCUS内切酶	MTD	RRMM≥2次治疗后，包括PI、IMID
CTX120 I期	NCT04244656	CRISPR/Cas9	CRISPR/Cas9	·剂量递增的DLT ·剂量扩展的ORR	RRMM≥2次既往治疗后
BCMA-UCART I期	NCT04244656	未公布	未公布	ORR	RRMM≥2个周期诱导治疗或HDT/auto-HCT后，≥CD138+浆细胞中5%BCMA+

BCMA：B细胞成熟抗原；CAR：嵌合抗原受体；DLT：剂量限制性毒性；HDT/auto-HCT：高剂量治疗联合自体造血干细胞移植；IMiD：免疫调节药物；mAb：单克隆抗体；MTD：最大耐受剂量；ORR：总缓解率；PI：蛋白酶体抑制剂；RRMM：复发或难治性多发性骨髓瘤。

疗法结合使用的抗CD19 CAR-T细胞疗法的策略，已在前面的章节中讨论过[41-46]。下文将探讨治疗多发性骨髓瘤的其他靶抗原，表22-6列出了其他靶抗原的CAR-T细胞构建体的部分试验摘要。

（一）CD38

CD38是治疗多发性骨髓瘤的公认靶点，抗CD38单克隆抗体达雷妥尤单抗和伊沙妥昔单抗已获得FDA批准。CD38不仅在多发性骨髓瘤细胞中高水平表达，也在其他几种造血细胞中表达，包括NK细胞、单核细胞和一些T细胞。荷兰的研究人员开发了一种高亲和力抗CD38 CAR-T细胞构建体，该构建体对多发性骨髓瘤细胞具有体内疗效，但也观察到了对其他表达CD38的造血细胞的靶向、非肿瘤不良反应。他们通过轻链交换法开发出一种对CD38亲和力较低的新型抗CD38 CAR构建物，从而证明减轻这种靶上、瘤外毒性的方法[53]。目前正在进行的CAR2抗CD38 A2 CAR-T细胞单剂量递增Ⅰ期研究（NCT03464916）已完成招募，正在评估复发或难治性多发性骨髓瘤患者治疗的安全性和疗效。前面重点介绍了一项将抗CD38与抗BCMA CAR-T细胞疗法相结合的研究的初步结果（表22-4）[47]。

（二）CS1/SLAMF7

细胞表面糖蛋白CD2子集-1（CS1），又称CD319和信号淋巴细胞活化分子家族7（SLAMF7），其在正常浆细胞上表达，而在多发性骨髓瘤细胞上常过度表达，这与多发性骨髓瘤增殖能力增强有关。CS1还表达于NK细胞、T细胞、B细胞、单核细胞和树突状细胞，但不表达于CD34阳性造血干细胞和其他非造血组织[54]。埃罗妥珠单抗是一种靶向CS1/SLAMF7的单克隆抗体，在治疗复发或难治性多发性骨髓瘤时，如果加入含有IMiD和地塞米松的治疗方案，疗效会更好[55-56]。鉴于CAR-T细胞疗法的疗效已得到证实，且无过多毒性，目前正在进行多项人体试验，探索以CS1/SLAMF7为靶点的CAR-T细胞疗法（表22-6）。

（三）GPRC5D

G蛋白偶联受体C类第5组成员（GPRC5D）是一种孤儿GPCR，这意味着它的内源性配体尚不清楚。纪念斯隆-凯特琳癌症中心的研究人员通过免疫组化方法证明，GPRC5D除了在正常组织中表达外，还在多发性骨髓瘤细胞表面表达，而正常组织仅限于毛囊。之后，他们构建出具有抗GPRC5D scFv结合域和4-1BB合价调节域的人源CAR。抗GPRC5D CAR对人类多发性骨髓瘤细胞系具有体外疗效，对小鼠异种移植模型具有体内疗效，即使在BCMA抗原逃逸模型中也能消灭多发性骨髓瘤细胞，且未观察到明显毒性[57]。目前正在进行的抗GPRC5D×抗CD3双特异性T细胞结合抗体talquetamab的1期研究取得了积极疗效，进一步验证了这一有前景的靶点[58]。抗GPRC5D CAR-T细胞产品MCARH109的Ⅰ期研究（NCT04555551）正在进行，以评估复发或难治性多发性骨髓瘤患者的安全性和疗效。

（四）APRIL/TACI

与BCMA类似，跨膜激活剂和钙调节剂及环嗜素配体（TACI）也是一种肿瘤坏死因子受体，对B细胞成熟为浆细胞非常重要，而且经常在多发性骨髓瘤细胞上表达。APRIL是BCMA和TACI的配体，是针对这两种多发性骨髓瘤表面蛋白的一种有吸引力的潜在CAR构建物。伦敦的研究人员开发出了一种CAR构建物，其抗原识别结构域为截短形式的APRIL[59]。尽管临床前疗效良好，但针对复发或难治性多发性骨髓瘤患者的抗APRIL（AUTO2）CAR-T细胞的首次人体试验（NCT03287804）因缺乏初步疗效而终止。在中国进行的一项Ⅰ期研究（NCT04657861）将研究另一种针对BCMA和TACI的APRIL CAR-T细胞构建物，用于复发或难治性多发性骨髓瘤患者。

表22-6列出了针对BCMA以外抗原的CAR-T细胞产品正在进行或已完成的部分研究。表22-4重点介绍了针对BCMA和另外一种抗原的几项研究的报告数据。还有几项正在进行的针对多发性骨髓瘤多种抗原的CAR-T细胞试验未在表22-6中提及，包括CD56（NCT03473496、NCT03271632）、NY-ESO-1（NCT03638206）和整合素β7（NCT03778346）。

表22-6　选定涉及BCMA以外靶抗原的多发性骨髓瘤CAR-T细胞临床试验

靶抗原	试验名称	目前状态	入组条件	注释
CD38	NCT03464916SOR-CART-MM-001（美国）Ⅰ期	活跃，未招募（EE=72）	· RRMM，五重暴露 · 未排除既往抗CD38mAb	· 自体CAR2抗CD38 A2 CAR-T细胞
CS1/SLAMF7	NCT03710421（美国）Ⅰ期	招募中（EE=30）	· RRMM≥3线既往治疗，三重难治性 · 未排除既往接受过埃罗妥珠单抗治疗者	· 自体记忆富集T细胞表型 · 西妥昔单抗激活的截短EGFR安全开关
CS1/SLAMF7	NCT04499339 CARAMBA-1（欧洲）Ⅰ/Ⅱ期	招募中（EE=38）	· RRMM≥2线既往治疗，包括HDT/auto-HCT（如果合格且三次暴露） · 排除既往接受过埃罗妥珠单抗治疗者	· 自体 · 转座子转导 · 1∶1的CD4∶CD8 T细胞比率
CS1/SLAMF7	NCT04142619 MELANI-01（美国）Ⅰ期	招募中（EE=18）	· RRMM，未指定既往治疗线数 · 排除既往接受过埃罗妥珠单抗治疗者	· 同种异体UCARTCS1A CAR-T细胞 · 转录激活因子样效应核酸酶（TALEN）基因编辑
GPRC5D	NCT04555551（美国）	招募中（EE=36）	· RRMM≥3线既往治疗，如果合格包括三联暴露、既往HDT/auto-HCT · 排除既往接受过抗GPRC5D治疗者	· 自体MCARH109 CAR-T细胞
TACI and BCMA（Truncated APRIL）	NCT03287804 AUTO2-MM1（欧洲）Ⅰ/Ⅱ期	结束（实际入组=12）	· RRMM≥3线既往治疗，包括PI、烷基化剂和IMiD	· 自体 · 初步有效性不足以进行进一步开发
TACI and BCMA（Truncated APRIL）	NCT04657861（中国）	尚未招募（EE=36）	· RRMM，未指定既往治疗线数	· 未报告详细信息，不清楚是自体还是同种异体
CD138	NCT01886976（中国）Ⅰ/Ⅱ期	以前招募，目前状态未知（EE=10）	· 如果不适合移植CR2或CR3或作为RRMM巩固治疗	· 自体CART-138 CAR-T细胞
CD138	NCT03672318（美国）Ⅰ期	招募中（EE=33）	· RRMM≥2线既往治疗，包括PI和IMiD和既往HDT/auto-HCT（如合格）	· 自体ATLCAR. CD138 CAR-T细胞 · 允许浆细胞白血病患者
CD44v6	NCT04097301 EURE-CART-1（欧洲）Ⅰ/Ⅱ期	招募中（EE=58）	· RRMM≥2线既往治疗，包括三联暴露+HDT/auto-HCT（如合格） · 流式细胞术检测CD44v6必须呈阳性	· 自体MLM-CAR44.1 T细胞 · 还纳入了CD44v6阳性AML患者 · 更昔洛韦可激活HSV-TK Mut2自杀基因
Lewis Y（LeY）	NCT01716364（澳大利亚）Ⅰ期	未知（EE=6）	· 具有高危细胞遗传学、浆母细胞特征、浆细胞白血病的MM患者	· 自体抗LeY-scFv-CD28 CAR-T细胞 · 还纳入了LeY阳性AML或高危MDS患者

续表

靶抗原	试验名称	目前状态	入组条件	注释
CD70	NCT04662294（中国）I 期	尚未招募（EE=108）	· RRMM，未指定既往治疗线数 · 流式细胞术检测CD70必须呈阳性	· 未报告详细信息，不清楚是自体还是同种异体 · 纳入任何CD70阳性的恶性血液病患者
NKG2D	NCT02203825（美国）I 期	已完成（n=总共12例，n=5例MM患者）	· RRMM既往接受过PI和IMiD	· 自体CM-CS1 CAR-T细胞（anti-NKG2D） · 未使用LD化疗 · ORR 0%，未报告CRS[51] · 同时纳入了AML患者
免疫球蛋白轻链κ	NCT00881920（美国）I 期	招募中（EE=54）已发表的7例MM患者的数据	· RRMM既往至少接受过一线治疗 · 必须是κ-轻链限制性克隆浆细胞	· 自体CAR-T细胞 · 未接受或接受低剂量环磷酰胺 · 对于7例MM患者，ORR 0%（4例患者SD持续2~17个月）[52] · 使用CD28共刺激域，计划切换到4-1BB · 同时纳入CLL和B细胞淋巴瘤患者

AML：急性髓系白血病；BCMA：B细胞成熟抗原；CAR：嵌合抗原受体；CLL：慢性淋巴细胞性白血病；co-stim：共刺激结构域；CR：完全缓解；CRS：细胞因子释放综合征；EE：估计入组人数；HDT/auto-HCT：高剂量治疗联合自体造血干细胞移植；IMiD：免疫调节药物；LD：淋巴清除；mAb：单克隆抗体；MDS：骨髓增生异常综合征；ORR：总缓解率；PI：蛋白酶体抑制剂；RRMM：复发或难治性多发性骨髓瘤；SD：病情稳定。

九、结论和未来方向

最近的研究表明，以BCMA为靶点的自体CAR-T细胞疗法提高了重度预处理复发或难治性多发性骨髓瘤患者的反应率、反应深度和存活率，而且毒性情况可接受。虽然这些反应相当良好，但大多数接受此类疗法的多发性骨髓瘤患者在治疗1年后病情会出现进展[14]。进一步了解治疗失败的原因和耐药机制将为改善多发性骨髓瘤细胞治疗的疗效提供合理的方法。目前进行的研究正在探索，将此类细胞疗法作为早期治疗手段是否会延长多发性骨髓瘤患者反应持续时间并改善生存结果。此外，以多发性骨髓瘤为靶点，利用CAR-T细胞针对多种抗原，以及将其他对多发性骨髓瘤有疗效的药物与CAR-T细胞疗法相结合，都是进一步阐明最有效治疗策略的积极研究领域。最后，新出现的同种异体CAR-T细胞疗法和CAR-NK细胞疗法具有潜力，可提高细胞疗法所用细胞的适应性，并且由于这些疗法具有"现成"的性质，可以及时重复给药，最终可能会为患者带来更好的治疗效果[50, 60]。

参考文献

第五部分

第二十三章
造血干细胞移植在轻链型淀粉样变中的应用

ANDREW P. JALLOUK AND QAISER BASHIR
译者：王倩 审校：董玉君
北京大学第一医院

一、引言

轻链型（AL）淀粉样变是一种浆细胞疾病，其特征是单克隆免疫球蛋白轻链在多种组织中沉积，导致器官功能障碍。该疾病的治疗旨在消除产生轻链的浆细胞，涉及的治疗方法类似于多发性骨髓瘤。随着时代的发展，造血干细胞移植在治疗AL淀粉样变中的地位也在不断地提高。早期研究显示造血干细胞移植存在令人无法接受的高移植相关死亡率（TRM），但随着患者选择和支持治疗的改进，造血干细胞移植已成为适合移植患者治疗的重要组成部分。本章将总结确定适合移植的AL淀粉样变患者的基本原则，以及在移植前和移植后对这些患者的独特管理方法。

病例 #1

患者，男性，64岁，表现为进行性加重的疲劳和气短，他无法爬上家里的楼梯，自觉双下肢进行性水肿。实验室检查提示NT-proBNP水平升高，肌酐升高。超声心动图提示左心室壁增厚和心尖部应变保留特征。

需要什么额外的检查来确诊AL淀粉样变？

（一）AL淀粉样变的发病机制与诊断

免疫球蛋白游离轻链通常以可溶性蛋白构象形式循环于血液中。在单克隆轻链产生过多的情况下，某些轻链会聚集形成不溶性淀粉样原纤维，然后沉积在各种组织中。受累的组织通常包括心脏、肾脏、肝脏和周围神经，导致限制性心肌病、肾病综合征、肝大和多发性神经病等表现（图23-1）。遗憾的是，淀粉样变的临床表现通常多变且非特异性，因此临床医师在诊断时需保持高度警惕。如果怀疑AL淀粉样变，初步检查应包括血清蛋白电泳（serum protein electrophoresis，SPEP）和血清免疫固定电泳，24小时尿蛋白电泳（urine protein electrophoresis，UPEP）和尿免疫固定电泳，以及血清游离轻链分析，以确定单克隆蛋白的存在。淀粉样变的明确诊断需要组织活检确定淀粉样原纤维的存在。骨髓活检联合腹部脂肪垫活检对AL淀粉样变的诊断敏感性约为85%[1]。如果这些检测为阴性，而又高度怀疑淀粉样变，那么受累器官的活检，尽管更具侵入性且昂贵，仍可能是必要的。临床上不可能区分AL淀粉样变和由于其他蛋白（甲状腺素运载蛋白、血清淀粉样蛋白A等）沉积导致的淀粉样变。虽然免疫组化有时被用于诊断，但质谱分析被认为是诊断的金标准，可以在任何组织类型上进行。识别淀粉样蛋白的起源至关重要，因为不同类型的淀粉样变治疗方案不同。值得注意的是，血清中单克隆蛋白的存在并不能确定AL淀粉样变的诊断，因为完全有可能在合并不相关的意义未明的单克隆丙种球蛋白血症（MGUS）的情况下，发生其他类型的淀粉样变。区分系统性淀粉样变和局限性淀粉样变也很重要，因为不同情况有不同的自然病程，而后者通常只需要局部治疗。造血干细胞移植仅在系统性AL淀粉样变的治疗中起作用。早期诊断至关重要，因为器官受累程度与预后相关，并指导包括造血干细胞移植在内的治疗决策。

（二）造血干细胞移植治疗AL淀粉样变的历史

鉴于AL淀粉样变与多发性骨髓瘤相似的发病机制，AL淀粉样变的治疗与多发性骨髓瘤的治疗史几乎一致。早期治疗包括口服美法仑（Mel）和泼尼松，中位生存期仅18个月。20世纪90年代中期，人们开始探索大剂量静脉注射Mel序贯自体造血干细胞移植作为一种替代治疗选择。在一项开创性研究中，25例AL淀粉样变患者接受Mel 200 mg/m²，超过60%的患者获得了严格意义的血液学完全缓解，68%的患者在24个月的随访中

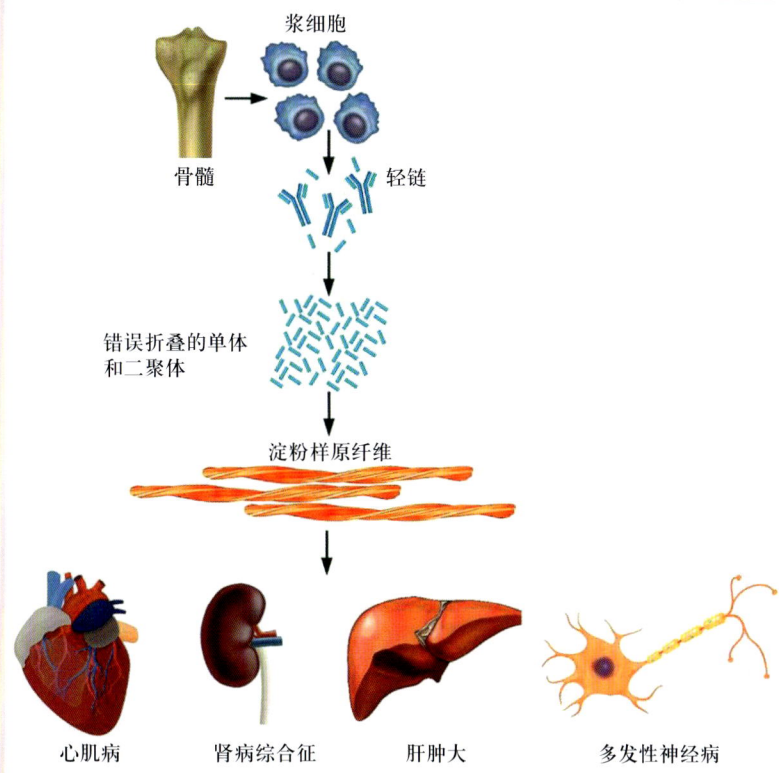

图23-1　轻链淀粉样变的发病机制

引自 Sperry BW，et al.Tenosynovial and cardiac amyloidosis in patients undergoing carpal tunnel release.J Am Coll Cardiol.2018，72（17）:2040-2050.

仍然存活[2]。尽管如此，由于毒性较大，造血干细胞移植在淀粉样变治疗中的作用仍存在争议。2007年的一项随机试验比较了自体造血干细胞移植与口服Mel/地塞米松方案化疗，造血干细胞移植组因24%的TRM，OS低于化疗组（22.2个月 vs. 56.9个月）[3]。此后，患者选择的优化和支持治疗的提高极大改善了预后，近年来报道的TRM为～2.5%，5年生存率为77%[4-5]。尽管尚缺乏造血干细胞移植和包含多种多发性骨髓瘤新药组合方案的随机对照临床研究，考虑到其持久的缓解率及毒性的降低，以大剂量Mel为预处理方案的自体造血干细胞移植仍然是适合移植的AL淀粉样变患者的标准治疗方案。异基因造血干细胞移植和使用其他预处理方案的自体造血干细胞移植在该疾病中尚未得到广泛研究。因此，除非另有说明，本章其余部分提到的造血干细胞移植均指应用大剂量Mel为预处理方案的自体移植。

指南及临床推荐

◆ 对疑似AL淀粉样变的初步检查应包括SPEP和血清免疫固定电泳，24小时UPEP和尿免疫固定电泳，以及血清游离轻链分析，以确定单克隆蛋白的存在。

◆ AL淀粉样变的确诊需要组织活检证实淀粉样原纤维的存在，并确认淀粉样原纤维是免疫球蛋白轻链来源。

◆ AL淀粉样变的早期诊断至关重要，因为器官受累程度预测预后并决定HCT资格。

◆ 在过去的几十年里，患者选择的优化和支持治疗的改进显著降低了HCT相关死亡率，提高了生存率。

◆ 以大剂量美法仑为预处理方案的自体HCT是适合移植的AL淀粉样变患者的标准治疗方案。

HCT：造血干细胞移植；SPEP：血清蛋白电泳；UPEP：尿蛋白电泳

病例 #2

患者，女性，55岁，新诊断为AL淀粉样变。她有劳力性气短，无其他不适主诉。超声心动图提示左心室射血分数为62%，舒张功能受损。她估算的肾小球滤过率为55 mL/min。

还需要完善什么检查来确定她是否适合行造血干细胞移植？

二、患者选择

（一）心脏受累

心脏受累的程度是AL淀粉样变患者生存的主要决定因素。心脏受累的影像学证据包括超声心动图上的心脏壁增厚和心尖部应变保留特征，以及心脏磁共振成像（MRI）上钆剂延迟增强。然而，最常用的临床预后因素是心脏生物标志物肌钙蛋白T和N末端脑利尿钠肽前体（NT-proBNP）。

最早版本的梅奥心脏分期系统根据这些生物标志物的阈值（NT-proBNP＞332 ng/L；肌钙蛋白T＞0.035 µg/L）对患者进行分层。Ⅰ期患者这两种生物标志物指标均低于阈值，Ⅱ期患者只有一种生物标志物指标超过阈值，Ⅲ期患者这两种生物标志物指标均超过阈值。在一项针对1979—2000年诊断的242例AL淀粉样变患者的回顾性研究中，Ⅰ期、Ⅱ期和Ⅲ期患者的中位生存期分别为26.4个月、10.5个月和3.5个月[6]。该分期系统的预后价值同样适用于移植患者。在一项针对1996—2003年接受Mel方案预处理的98例自体造血干细胞移植患者的研究中，Ⅰ期和Ⅱ期患者在中位随访20个月时尚未达到中位生存[7]。而Ⅲ期患者的中位生存期仅为8.4个月。最近，该分期系统已经更新，纳入受累和非受累游离轻链的差值作为OS的独立预测因素[8]。肌钙蛋白T和NT-proBNP的阈值也进行了调整[9]。修订版梅奥分期系统如表23-1所示。

尽管梅奥分期系统是一个有用的预后工具，但应用于现代的造血干细胞移植患者选择时仍存在很大的局限性。特别是Ⅲ期患者不应该自动排除在造血干细胞移植之外，因为许多Ⅲ期患者可

以成功接受造血干细胞移植。波士顿大学的一项回顾性研究纳入了47例在2008—2011年接受造血干细胞移植的患者，总体的TRM为4%，其中Ⅲ期患者为8%，差异没有统计学意义[10]。此外，3年总生存率（OS）和无事件生存率（EFS）在不同分期组间没有显著差异。这些发现与最近其他研究的结果一致[11]，这归因于精细的患者选择和多学科团队提供的移植前后的支持治疗。其他研究也试图制定更明确地识别造血干细胞移植早期死亡高风险患者的标准。肌钙蛋白T＞0.06 ng/mL和NT-proBNP＞5000 pg/mL（未接受透析的患者）是目前推荐的两个标准。在回顾性研究中，肌钙蛋白T＞0.06 ng/mL的患者移植后100天的全因死亡率为28%[12]，NT-proBNP＞5000 pg/mL的患者在移植后10.3个月的死亡率为25%[4]。尽管这些生物标志物很重要，我们仍强调在决定是否适合移植时对患者进行全面评估的重要性，如本章后面所述。

表23-1　修订版轻链型淀粉样变梅奥分期系统[9]

预后标志物	阈值	积分
cTnT	≥0.025 ng/mL（或hs-cTnT≥40 pg/mL）	1
NT-proBNP	≥1800 pg/mL	1
dFLC	≥18 mg/dL	1

总预后积分	分期	中位生存期（月）
0	Ⅰ期	73
1	Ⅱ期	35
2	Ⅲ期	15
3	Ⅳ期	5

cTnT：心肌肌钙蛋白T；dFLC：受累和非受累游离轻链的差值；hs-cTnT：高敏心肌肌钙蛋白T；NT-proBNP：N末端脑利尿钠肽前体。

来源：Kumar SK, Gertz MA, Dispenzieri A.Validation of Mayo Clinic Staging System for Light Chain Amyloidosis With High-Sensitivity Troponin.J Clin Oncol.2018;37（2）:171-173.https://doi.org/10.1200/JCO.18.01398https://cfoi.org/l0.1200/

（二）肾脏受累

虽然肾脏受累程度与预后的关系不像心脏受

累程度与预后的关系那样密切，但肾脏受累程度可预测进展至透析的风险及造血干细胞移植相关早期死亡风险。Palladini等根据肾功能和蛋白尿的阈值［估算的肾小球滤过率（eGFR）＜50 mL/min，蛋白尿＞5 g/24 h］制定了淀粉样变的肾脏分期系统[13]。Ⅰ期患者没有任何一种上述危险因素，Ⅱ期患者只有上述中的一个危险因素，Ⅲ期患者同时有上述两个危险因素。在271例患者的验证研究中，Ⅰ期患者3年内进展为透析的风险为4%，而Ⅲ期患者为85%。最近一项针对接受造血干细胞移植患者的回顾性研究发现，肾脏分期系统可预测造血干细胞移植100天内进展为透析的风险（Ⅰ期患者3% vs. Ⅱ期患者10% vs. Ⅲ期患者22%）[14]。同样，肾功能受损患者（eGFR＜45 mL/min）移植后100天内死亡风险更高（14% vs. 5%），尽管中位OS和PFS与肾功能正常患者相似。在另一项回顾性研究中，在自体造血干细胞移植前后30天内开始透析的患者的OS明显低于在移植过程中任何其他时间开始透析的患者[15]。研究发现，基线肾功能受损（eGFR＜40 mL/min）和低白蛋白血症（白蛋白＜2.5 g/dL）是在这一关键时期需要开始透析的独立预测因素。许多肾功能受损患者成功地进行了造血干细胞移植，而这些研究强调了在确定移植资格和制订移植计划时评估肾功能的必要性。关于肾功能受损患者应用Mel的毒性问题已经被提出[16]，我们建议肾功能受损患者使用减低剂量的Mel（例如140 mg/m²）。

（三）浆细胞的生物学特性

浆细胞的肿瘤负荷和细胞遗传学特征是多发性骨髓瘤危险分层的基础。尽管因为病理生理机制的不同，这些指标在指导淀粉样变的治疗中起到的作用较小，但确实有一定的预后意义。一些研究表明，骨髓浆细胞比例≥10%与器官受累程度和较低的OS相关（16.2个月 vs. 46个月）[17-18]。此外，受累与非受累游离轻链的差值是OS的一个预测因子[8]并被纳入修订的梅奥分期系统（表23-1）。AL淀粉样变患者中最常见的细胞遗传学异常是t（11；14），见于～60%的患者。虽然这种细胞遗传学异常在多发性骨髓瘤中没有预后意义，

在淀粉样变患者中，这与基于硼替佐米的方案疗效不佳及较差的生存相关[19]。有趣的是，与不伴这种易位的患者相比，接受造血干细胞移植治疗的t（11；14）患者有更高的完全缓解率（41.2% vs. 20.0%）和更长的血液学EFS（46.1个月 vs. 28.1个月）[20]。在这项研究中，其他细胞遗传学异常如13ql4缺失、lq21扩增和超二倍体对预后没有影响，而t（4；14）、t（14；16）和17pl3缺失与多发性骨髓瘤相同，与不良预后相关。随着我们对AL淀粉样变患者中细胞遗传学异常的研究不断加深，这些特征很可能会提供关于哪些患者将从造血干细胞移植中获益最大的重要信息。

（四）造血干细胞移植的适应证

与其他情况下的造血干细胞移植一样，需要对AL淀粉样变患者进行全面评估以确定移植适应证。具体的标准因机构而异，但通常需考虑的因素包括：年龄、体能状态、心功能、肾功能、肺功能和受累器官的数量[21-22]（表23-2）。正如本章前面所讨论的，我们着重强调心脏受累是早期死亡的预测因素。造血干细胞移植前对心脏受累情况的评估应包括心电图、超声心动图、肌钙蛋白T和NT-proBNP水平测定，并筛查有无合并低血压、心功能不全、晕厥和心律失常。值得注意的是，因心脏受累的程度不同，只有少数（20%～25%）AL淀粉样变患者有资格接受造血干细胞移植。然而，在过去的几十年里，那些接受造血干细胞移植治疗的患者的预后有了很大的改善。一项来自国际血液与骨髓移植研究中心（CIBMTR）数据库的研究，评估了134个中心的1536名淀粉样变移植患者，发现造血干细胞移植后5年的OS从1995—2000年的55%提高到2001—2006年的61%，再到2007—2012年的77%[5]。同样，100天内的死亡率在这几个时期从20%下降到11%，再下降至5%。因为移植过程本身没有明显变化，这些差异可能是由患者选择和支持治疗的改进所致。每年完成4例以上AL淀粉样变患者移植的中心被发现有更好的生存结果。因此，如果考虑造血干细胞移植，我们建议将AL淀粉样变患者转到一个经验丰富的移植中心。

- 心脏受累程度是AL淀粉样变患者生存的主要决定因素。
- 表23-1所示的梅奥分期系统是一个有用的预后预测工具，但这并不能用来确定哪些患者不适合接受造血干细胞移植。
- 为了确定AL淀粉样变患者的移植资格，需要进行全面的评估，特别强调心脏受累程度的评估。
- 表23-2列出了在确定造血干细胞移植资格时需要考虑的因素。
- 如果考虑造血干细胞移植，我们建议将AL淀粉样变患者转到一个经验丰富的中心。

表23-2 在决定移植资格时需要考虑的重要因素

对移植结果有不利影响的因素

ECOG体能状态评分＞2

收缩压＜90 mmHg

cTnT≥0.06 ng/mL（或hs-cTnT≥75 ng/mL）

NT-pro-BNP≥5000 pg/mL

NYHA分期≥Ⅲ级心衰症状

左心室射血分数＜40%

CrCl≤30 mL/min*

DLCO＜50%预测值

三个及以上器官AL淀粉样变受累

*许多稳定期慢性维持性透析患者可以安全地接受移植。
CrCl：肌酐清除率；cTnT：心肌肌钙蛋白T；DLCO：一氧化碳弥散量；ECOG：东部肿瘤协作组；hs-cTnT：高敏心肌肌钙蛋白T；NT-proBNP：N末端脑利尿钠肽前体；NYHA：纽约心脏病协会。

三、造血干细胞移植

病例 #3

一位52岁AL淀粉样变的男性患者咨询治疗方案。他是梅奥Ⅱ期患者，骨髓浆细胞为12%。肾功能在正常范围内。他被确定为造血干细胞移植的合适候选者。

他应该在造血干细胞移植前接受诱导治疗吗？造血干细胞移植前应该使用哪种诱导方案？

（一）移植前诱导治疗

造血干细胞移植前的诱导治疗可降低浆细胞负荷，是多发性骨髓瘤治疗的一个既定组成部分。然而，诱导治疗在AL淀粉样变的地位一直存在争议。一项针对100例患者的早期前瞻性随机试验，比较了直接造血干细胞移植与口服Mel和泼尼松两个周期后序贯移植的疗效[23]。中位随访45个月，两组患者在血液学缓解、器官缓解或OS方面没有差异。值得注意的是，诱导治疗组中有16例患者在诱导治疗期间由于疾病进展而无法接受造血干细胞移植。这些患者在入组时绝大多数都有心脏受累。最近更多的研究采用基于蛋白酶体抑制剂（PI）硼替佐米的诱导方案，与直接造血干细胞移植相比，显示了良好的反应率，并有可能改善预后。一项纳入63例接受造血干细胞移植的淀粉样变患者的回顾性研究提示，移植前接受基于硼替佐米诱导治疗的患者，尽管有更高比例合并心脏或多器官受累，与无诱导治疗组相比，有更好的血液学缓解率（76% vs. 33%）、器官缓解率（66% vs. 21%）及中位OS（未达到 vs. 53个月）[24]。同样，M. D. 安德森癌症中心的一项回顾性研究，根据诱导治疗方案将128例接受造血干细胞移植的AL淀粉样变患者分为三组：无诱导组、基于常规化疗的诱导治疗组（Mel/类固醇），以及使用免疫调节药物（IMiD）和PI诱导治疗组[25]。IMiD/PI组的100天血液学缓解率（87% vs. 无诱导组的60% vs. 常规化疗组的62%）、2年PFS（73% vs. 67% vs. 56%）和2年OS（87% vs. 73% vs. 76%）均最高。对于AL淀粉样变患者，我们通常避免应用来那度胺，因为它会增加心脏及肾脏毒性，导致心脏和肾脏功能恶化[26]。用于多发性骨髓瘤的新药，如抗CD38抗体达雷妥尤单抗，在多线治疗的AL淀粉样变患者中显示出显著的疗效[27-28]。最近发表的3期ANDROMEDA临床试验，比较了达雷妥尤单抗/环磷酰胺/硼替佐米/地塞米松（Dara-CyBorD）和环磷酰胺/硼替佐米/地塞米松（CyBorD）方案在新诊断的AL淀粉样变患者中的疗效[29]。与单独使用CyBorD治疗相比，联合应用达雷妥尤单抗在6个月时的血液学完全缓解率（53.3% *vs.* 18.1%）、心脏缓解率（41.5% *vs.* 22.2%）和肾脏缓解率（53.0% *vs.* 23.9%）有显著改善。随着新药联合造血干细胞移植的安全性和有效性数据的增多，首选的诱导方案还将持续改进。

（二）造血干细胞移植的时机

诱导治疗在AL淀粉样变中的作用引出了关于造血干细胞移植最佳时机的问题。一些患者，特别是那些心脏受累的患者，在诱导治疗期间由于疾病进展，可能不适合接受造血干细胞移植。相反，一些患者通过诱导治疗已达到深度缓解，这就对造血干细胞移植的必要性提出了质疑。Basset等最近报道了他们使用序贯治疗的经验，其中造血干细胞移植只提供给对诱导治疗反应不满意的患者[30]。在139例预先接受CyBorD治疗的患者中，45%获得了令人满意的疗效，包括完全缓解、非常好的部分缓解加器官缓解，或部分缓解加器官缓解。这些患者选择继续化疗，而那些诱导化疗没有达到满意疗效的患者接受了造血干细胞移植。5年生存率在接受造血干细胞移植的患者和只接受化疗的患者之间没有差异（分别为86%和84%），两组患者的缓解持续时间相似（分别为60个月和49个月）。值得注意的是，15%的患者对诱导治疗反应不满意，但由于器官功能进展或主观拒绝而未行造血干细胞移植。这些患者接受了挽救性化疗，但预后较差，5年生存率为51%。在整个研究人群中，TRM很低（<1%）。

上述研究探讨了对诱导治疗反应满意的患者行造血干细胞移植的必要性，而最近的另一项研究报道了那些最初不符合移植条件，但在化疗期间器官功能改善而符合移植条件的患者的治疗结果[31]。在筛选入组的22例患者中，没有移植相关死亡发生，中位PFS为54个月，中位OS尚未达到。一项来自梅奥诊所的大型回顾性研究提示，接受早期造血干细胞移植与接受延迟造血干细胞移植患者的OS没有显著差异（分别为13.0年和11.4年）[32]。

综上所述，这些研究证实了早期造血干细胞移植和延迟造血干细胞移植可能都是特定患者群体的合理选择。诱导治疗有可能扩大能成功接受造血干细胞移植的患者数量，同时也有助于识别那些对诱导治疗反应良好的无须接受造血干细胞移植的患者。重要的是，诱导治疗期间一些患者可能出现疾病进展，使他们丧失造血干细胞移植的机会。这些患者即使接受了挽救性化疗，预后也很差。

（三）干细胞采集

AL淀粉样变患者的干细胞采集一直很困难。由于潜在的心脏和肾脏受累，这些患者发生与液体转移相关的并发症的风险增加，如低血压、心力衰竭、心律失常和体重增加[33]。采集干细胞的过程中需要严密监测和对容量进行精确的管理，特别是对那些有影像学证据表明心脏受累或心脏生物标志物升高的患者。AL淀粉样变患者单独使用粒细胞集落刺激因子（G-CSF）动员的失败率为5%~10%[34]。与其他造血干细胞移植一样，干细胞动员不成功的危险因素还包括高龄和既往接触过烷化剂。与单独使用G-CSF相比，联合应用CXCR4拮抗剂普乐沙福已被证实可以提高干细胞采集效率，降低动员失败率，减少动员期间体重增加的风险[35]。

（四）预处理方案

Mel是唯一的预处理药物，常规用于AL淀粉样变的造血干细胞移植。为了降低毒性和扩大符合造血干细胞移植条件的患者数量，一些研究探讨了在高危患者中使用低剂量Mel的可行性[36-38]。这些研究都是回顾性的，Mel剂量为100~140 mg/m²，而标准剂量为200 mg/m²。在所有研究中，接受标准剂量Mel治疗的患者的完全缓解率显著更高。标准剂量组的OS和TRM也普遍优于减低剂量组。因为回顾性研究的局限性，很难确定Mel的风险适应性给药策略。在这些研究中，接受较低剂量Mel的患者有更广泛的器官受累，在该患者群体中，使用风险适应性给药策略的造血干细胞移植与单独化疗的疗效相比尚不清楚。同样，一项CIBMTR数据库的回顾性研究，在多变量分析中，较高剂量的Mel与较低的复发风险独立相关[5]。然而，在较低剂量Mel最常应用的2007—2012年，缓解率和生存结局均优于其他时期的研究。这种差

第五部分

异表明，AL淀粉样变其他方面治疗的改善，比如使用基于硼替佐米的诱导和巩固方案，与风险适应性Mel给药策略联合应用，可以使不能耐受标准剂量Mel的患者成功进行移植。

（五）支持治疗

造血干细胞移植过程中的支持治疗对于改善患者的预后至关重要。造血干细胞移植患者的综合管理将在其他章节中详细讨论。虽然这些原则适用于AL淀粉样变患者，但值得注意的是，与其他接受自体造血干细胞移植的患者相比，这些患者出现并发症的风险更高，治疗相关的发病率和死亡率增加。这些并发症主要与淀粉样蛋白沉积于心脏和肾脏有关，使患者面临低血压、液体潴留、心力衰竭、肾功能衰竭和心律失常的风险。AL淀粉样变患者在造血干细胞移植期间也有突出的胃肠道出血风险，这可能与胃肠道淀粉样血管病变有关[39]。表23-3总结了AL淀粉样变患者造血干细胞移植过程中最常见的并发症和我们推荐的治疗策略。

表23-3　轻链型淀粉样变造血干细胞移植的并发症

并发症	说明	管理
液体潴留	因心肌病、肾功能衰竭和低白蛋白血症而加重	仔细容量控制。避免过度的液体复苏。使用袢利尿剂联合/不联合螺内酯，如果存在低白蛋白血症，可输注白蛋白
心力衰竭	因先前存在的心肌病而加重的。β阻断剂和ACE抑制剂耐受性差。地高辛毒性反应的风险增加。避免使用钙通道阻滞剂（维拉帕米、地尔硫䓬）	袢利尿剂。控制心律失常。容量控制
低血压	因心肌病和利尿而加重。直立性低血压因自主神经病变而非常常见	避免过度利尿。检查药物清单并停用相关的药物。应用弹力袜。提早开启对脓毒症的治疗。可能需要压力计。考虑米多君和氟氢可的松治疗直立性低血压
心律失常	即使在心脏轻微受累的患者中也很常见。电解质紊乱可能会加重这个症状	连续心电监测。及时纠正电解质紊乱。胺碘酮耐受性良好。在使用β阻滞剂或地高辛时要小心。在特定的患者中使用起搏器或AICD
肾功能衰竭	风险由移植前的肾功能决定。因低血压而加重并增加脓毒症的风险	仔细地容量控制。避免过度利尿。可能需要肾脏替代治疗
脓毒症	仅次于心脏病因的第二大常见死亡原因[39]	及时识别和广谱抗生素的早期干预
黏膜炎	严重程度与美法仑剂量相关	对症治疗。静脉水化。可能需要肠外营养支持
胃肠出血	AL淀粉样变的独特毒性。可能与淀粉样血管病变有关，因黏膜炎和获得性X因子缺乏而加重	适当的支持治疗。凝血功能障碍的管理。停止和监管抗凝及抗血小板药物。根据需要输红细胞和血小板。内镜检查

ACE：血管紧张素转换酶；AICD：自动植入心律转复除颤器；RBC：红细胞。

指南和临床推荐

- 造血干细胞移植前使用新药进行诱导治疗可以使患者快速达到深度缓解。
- 应鼓励患者参加临床试验。
- 除临床试验外，我们推荐基于PI的，联合或不联合抗CD38单克隆抗体（Dara-CyBorD或CyBorD）的方案进行造血干细胞移植前诱导治疗。
- 我们通常避免使用来那度胺，因为它与AL淀粉样变患者治疗毒性增加和心脏、肾脏功能恶化相关。
- AL淀粉样变患者在干细胞动员过程中发生并发症的风险增加。G-CSF联合普乐沙福可以提高干细胞动员效率并减少动员失败。
- 美法仑是AL淀粉样变造血干细胞移植中唯一的预处理药物。美法仑的标准剂量为200 mg/m^2。
- 风险适应性美法仑给药策略可以降低毒性，增加适合造血干细胞移植患者的数量。然而，较低剂量的美法仑与较低的缓解率和较差的生存结局相关。
- AL淀粉样变患者在HCT期间发生并发症的风险高。高质量的支持治疗对于改善预后至关重要。

G-CSF：粒细胞集落刺激因子；PI：蛋白酶体抑制剂。

四、移植后管理

> **病例 #4**
>
> ◆ 一位64岁的AL淀粉样变女性患者，在接受了4个周期的Dara-CyBorD方案诱导治疗后，接受了美法仑200 mg/m² 的自体造血干细胞移植。她现在移植后3个月，游离轻链水平正常，游离轻链比值正常。血清和尿液免疫固定电泳均为阴性。
>
> ◆ 她还需要任何额外的治疗吗？

（一）疗效评估

AL淀粉样变治疗效果可以通过测量血清单克隆蛋白/游离轻链（血液学缓解）或受累器官的功能（器官缓解）来评估。血液学缓解和器官缓解的定义如表23-4所示[13, 40]。一些研究发现，血液学完全缓解是器官缓解和生存预后的一个重要预测因子[41-43]。波士顿大学一项接受造血干细胞移植治疗的AL淀粉样变患者的长期随访研究中，40.3%的可评估患者达到了血液学完全缓解[42]。这些患者10年和15年的OS分别为72%和57%，而未达到血液学完全缓解的患者的OS分别为34%和18%。来自同一机构的一项前瞻性研究结果显示，

在接受造血干细胞移植治疗的患者中，肾脏、心脏和肝脏的缓解率分别为54%、62%和56%[43]。重要的是，在造血干细胞移植后的24个月里，获得这些器官缓解的患者数量逐渐增加，这提示了移植后持续的器官缓解的可能性。器官缓解与血液学完全缓解和长期生存高度相关。一项对造血干细胞移植后生存超过10年的患者的研究显示，通过移植后最低的血清游离轻链水平来评估治疗缓解深度，这是持续缓解的最佳预测指标[44]。

（二）移植后治疗

造血干细胞移植后的额外治疗取决于移植后的缓解程度，并随着新的和更有效的治疗方案的出现而不断发展。由于其良好的长期结果，达到血液学完全缓解的患者通常不需要任何额外的治疗。对于缓解不太明显的患者可以考虑进行巩固治疗。Landau等的一项研究提示，在接受风险适应性Mel给药策略的造血干细胞移植的患者中，27%的患者在移植后3个月达到了血液学完全缓解[45]。未达到血液学完全缓解的患者接受了硼替佐米/地塞米松的巩固治疗，移植后12个月时血液学完全缓解率增加到58%，移植后24个月时增加到40%。86%接受巩固治疗的患者的缓解率有所改善。中位随访7.7年，中位EFS为4.04年，中位OS

表23-4 血液学和器官缓解标准[13, 40]

组织	缓解	进展
血液学	完全缓解：FLC水平和比值正常，血清和尿免疫固定电泳阴性 非常好的部分缓解：dFLC降至40 mg/L以下 部分缓解：dFLC下降超过50% 无缓解：未达到部分缓解	若达到完全缓解：可检测到单克隆蛋白或异常的FLC比值（受累轻链必须翻倍） 若达到部分缓解：血清M蛋白增加≥50%并>0.5 g/dL，或尿M蛋白增加≥50%并>200 mg/d（必须有一个可见的峰值） 血清FLC增加≥50%并>100 mg/L
心脏	NT-proBNP缓解（基线NT-proBNP≥650 ng/L的患者下降>30%且下降>300 ng/L）或NYHA分级缓解（基线 NYHA3或4级患者下降≥2级）	NT-proBNP进展（升高>30%且升高>300ng/L）或cTnT进展（升高≥33%）或射血分数进展（下降≥10%）
肾脏	蛋白尿减少≥30%或蛋白尿降至0.5 g/24 h以下且无肾脏进展	eGFR下降≥25%
肝脏	异常碱性磷酸酶数值降低超过50%或肝脏影像学体积缩小至少2 cm	碱性磷酸酶升高超过最低值的50%以上
周围神经系统	神经传导速率改善	肌电图或神经传导速率提示病变进展

cTnT：心肌肌钙蛋白T；dFLC：受累和非受累游离轻链的差值；eGFR：估算的肾小球滤过率；FLC：游离轻链；NT-proBNP：N末端脑利尿钠肽前体；NYHA：纽约心脏病协会。

为10.4年[46]。达到血液学完全缓解患者的生存结局显著改善，但在达到血液学完全缓解的患者中，接受巩固治疗者与未接受巩固治疗者在生存结局方面没有差异。

虽然来那度胺和硼替佐米已被用作多发性骨髓瘤的维持治疗，但没有数据支持它们在AL淀粉样变中的应用。同样，关于复发或难治患者的最佳治疗方案也缺乏数据。一项回顾性研究发现，38.5%的AL淀粉样变患者在造血干细胞移植后出现复发[47]。移植后复发的中位时间为4年，移植后20年以上的晚期复发也有报道。复发患者采用多种方案进行治疗，复发后的中位OS为8.5年，提示复发后治疗是有效的。目前大多数用于复发或难治患者的方案源于多发性骨髓瘤，联合使用包括抗CD38抗体（如达雷妥尤单抗、伊沙妥昔单抗）、IMiD（如来那度胺、泊马度胺）、PI（如硼替佐米、卡非佐米、伊沙佐米）、苯达莫司汀和类固醇[28, 48-49]。

指南和临床推荐

◆ 通过移植后最低血清游离轻链水平评估治疗的缓解深度是持续缓解的最佳预测指标。

◆ 达到血液学完全缓解的患者通常有良好的长期预后。

◆ 对于造血干细胞移植后未达到VGPR/CR的患者，可考虑进行巩固治疗。

◆ 缺乏对于复发或难治患者的最佳治疗方案的数据。目前使用的大多数方案与多发性骨髓瘤的方案相似。

VGPR/CR：非常好的部分缓解/完全缓解。

五、未来方向

尽管支持治疗和风险适应性Mel给药策略的改进，仍只有20%～25%的AL淀粉样变患者适合造血干细胞移植[1]。最常见的移植禁忌是心脏受累的程度。基于移植所能带来的生存获益，未来研究的一个重要目标是扩大符合造血干细胞移植条件

的患者数量。早期诊断是实现这一目标的关键，但因该病症状不特异而增加难度。加强对该病的认知和新的可能协助诊断的成像方式的可及性（例如，心脏MRI）可能使更多的患者在确诊时仍有资格进行造血干细胞移植。此外，诱导治疗时应用新药如达雷妥尤单抗可能改善受累器官的功能，允许最初无移植条件的患者安全接受造血干细胞移植。

许多针对多种分子途径的药物最近已被纳入多发性骨髓瘤的治疗。尽管其中一些治疗方法在多线治疗后的AL淀粉样变中表现出令人印象深刻的疗效，它们联合造血干细胞移植时的作用，以及复发或难治患者的最佳治疗方案尚未确定。上述这些治疗的目的是减少浆细胞负荷，其他针对淀粉样原纤维本身的药物正在研发，试图通过清除沉积的原纤维来改善器官功能[50]。这些治疗有望与针对浆细胞的治疗相结合，并可能逆转许多使患者不适合移植的器官毒性。这些新药与造血干细胞移植的联合应用有望改善AL淀粉样变的预后。

未来方向

◆ 未来努力的一个重要目标将是通过早期诊断和使用诱导治疗来扩大有资格接受造血干细胞移植的患者数量。

◆ 寻求清除淀粉样原纤维的新药物正在研发中，并可能与靶向浆细胞治疗相结合。

参考文献

第二十四章 造血干细胞移植治疗非霍奇金淋巴瘤

PASHNA N. MUNSHI AND MEHDI HAMADANI

译者：赵东陆

哈尔滨血液病肿瘤研究所

一、简介

非霍奇金淋巴瘤是一种淋巴细胞恶性肿瘤，占美国所有新诊断癌症的4.3%，估计2020年导致超过1.9万患者因淋巴瘤死亡。虽然新的免疫疗法已经出现，改善了非霍奇金淋巴瘤患者治疗方式的选择和结果[1-2]，但对于某些亚型造血干细胞移植仍然是一种重要的治疗方式，可以延长PFS和OS[3-4]。本章将根据最近的相关临床数据，综述自体造血干细胞移植和异基因造血干细胞移植在治疗较常见的非霍奇金淋巴瘤中的作用，并提出治疗建议。

二、非霍奇金淋巴瘤的分类

在过去的几十年里，随着生物学认识的不断提高，淋巴瘤的分类也在不断发展（表24-1）[5]。2008年，世界卫生组织（WHO）第四版分类出现，并于2016年进行了修订[6]。本章将重点介绍B细胞淋巴瘤的造血干细胞移植治疗，如弥漫性大B细胞淋巴瘤（DLBCL）、伯基特淋巴瘤、原发性纵隔B细胞淋巴瘤、滤泡性淋巴瘤（FL）和套细胞淋巴瘤（MCL），以及成熟T细胞淋巴瘤，即外周T细胞淋巴瘤非特指型（PTCL NOS）。

（一）弥漫性大B细胞淋巴瘤

病例简介

一位54岁的女性患者，表现为颈部淋巴结肿大，伴乏力，体重减轻10磅。活检显示为大B细胞，CD20，BCL-6和MUM-1阳性，没有MYC基因重排。她被诊断为非生发中心B细胞样DLBCL。

表24-1 2016年世界卫生组织对影响临床实践的B细胞淋巴瘤和T细胞淋巴瘤分类修订

亚型	临床实践意义
单克隆B细胞淋巴细胞增多症	区分低计数和高计数MBL 低计数MBL不需要临床随访
原位滤泡瘤	发展为淋巴瘤的风险低
原位套细胞瘤	低临床风险
CD8+T淋巴细胞增多	保守治疗
儿童型滤泡性淋巴瘤	保守治疗；必须与高级别滤泡性淋巴瘤相鉴别
十二指肠型滤泡性淋巴瘤	进展风险低
EB病毒+皮肤黏膜溃疡	与免疫抑制相关的新的类型
弥漫性大B细胞淋巴瘤NOS	需要区分GCB与ABC/nonGCB类型 MYC和BCL2的共表达被认为是新的预后指标
高级别B细胞淋巴瘤，伴MYC和BCL2和（或）BCL6异位	双打击和三打击淋巴瘤的新分类 考虑剂量强化治疗
ALK阴性间变大细胞淋巴瘤	现在是公认的亚型；预后介于ALK+ALCL和PTCL之间

1. 自体造血干细胞移植

DLBCL是非霍奇金淋巴瘤最常见的亚型，但是复发DLBCL的预后很差[7]。20多年来，自体造血干细胞移植已被用于治疗对挽救性治疗敏感的复发或难治性DLBCL。具有里程碑意义的PARMA试验显示自体造血干细胞移植在治疗化疗敏感的复发性DLBCL患者方面，比标准化疗方案DHAP（地塞米松、阿糖胞苷和顺铂）更具优势[8]。对该试验的一个批评是，许多患者在抗CD20单克隆抗体利妥昔单抗获批之前就接受了治疗。尽管如此，在利妥昔单抗时代，自体造血干细胞移植巩固治疗仍显示化疗敏感的复发患者的长期PFS为45%～55%[9-10]。自体造血干细胞移植后复发发生在具有不良临床特征的患者亚群中[11]，包括MYC基因重排伴有BCL-2和（或）BCL-6基因重排，称为双打击淋巴瘤（double hit lymphoma，DHL），或诊断后1年内早期复发。从PARMA试验中可以看出，很大比例的复发或难治性DLBCL患者不会继续接受自体造血干细胞移植，通常是因为难治性疾病或年龄、虚弱或缺乏支持治疗的合并病。意大利对PARMA试验患者复发时间的组间评估[12]表明，早期复发（诊断后12个月内）的PFS和OS较差，需要对这些患者进行改进的挽救性治疗。该研究进一步强调，造血干细胞移植时化疗敏感、乳酸脱氢酶较低、无大肿块的患者预后较好。在复发性侵袭性淋巴瘤的合作试验（collaborative trial in relapsed aggressive lymphoma，CORAL）中[13]，一项欧洲组间Ⅲ期前瞻性研究，复发的原发性难治性DLBCL患者被随机分配接受R-ICE或R-DHAP的补救性化疗。化疗敏感的患者接受了自体造血干细胞移植，随后随机分为利妥昔单抗维持组和观察组。当比较两种治疗方案时，两种方案的反应率或EFS均无差异。然而，与未暴露于利妥昔单抗的患者相比，在诊断后12个月内复发的既往使用过利妥昔单抗的患者PFS较差。然而，对于诊断后复发＞12个月的患者，PFS不受既往利妥昔单抗暴露的影响。进一步证实，疾病生物学对总体结果的影响更大。使用传统的Hans方法，CORAL研究人员将46%的患者归类为生发中心B细胞样（GCB），49%的患者归类为活化B细胞样（ABC）。与采用R-DHAP的GCB患者预后较好不同的是，无论采用何种挽救方案，ABC DLBCL患者的预后都较差。尽管存在这些影响因素，但根据临床医师的选择，这两种方案都是常用的挽救性治疗方案。

随后，一些随机试验探讨了自体造血干细胞移植在侵袭性DLBCL中的作用[14]。最近一项评估自体造血干细胞移植作为侵袭性非霍奇金淋巴瘤一线巩固治疗作用的随机试验荟萃分析显示[15]，自体造血干细胞移植对EFS或OS没有益处。在利妥昔单抗时代进行的两项随机试验测试了自体造血干细胞移植对新诊断的高危DLBCL患者的作用。西南肿瘤组的一项研究比较了Cy、多柔比星（阿霉素）、长春新碱（Oncovin）、泼尼松（CHOP）或rituximab（R）-CHOP诱导，随后进行额外周期的R-CHOP或自体造血干细胞移植，尽管自体造血干细胞移植组2年PFS较高（69% vs. 56%，p=0.005），但OS没有显著性差异[16]。然而，在国际预后指数（international prognostic index，IPI）高危组中，PFS和OS的益处是显著的。相似地，意大利淋巴瘤基金会对高危（aaIPI=2分或3分）DLBCL患者进行了一项试验，将患者随机分配到R-CHOP14或

Rmega-CHOP，随后对敏感患者进行第二次随机分配，接受自体造血干细胞移植或观察[17]。尽管自体造血干细胞移植组2年PFS为72%，观察组为59%（p=0.008），但OS组无显著性差异。

最近，随着用于治疗二线或二线以上治疗无效的复发或难治性DLBCL的抗CD19 CAR-T细胞疗法等新型细胞免疫疗法的出现，自体造血干细胞移植的使用呈下降趋势。为了评估自体造血干细胞移植在现在的作用，Shah等[18]研究了CIBMTR的注册数据库，显示尽管移植时疾病呈PET-CT阳性，但自体造血干细胞移植在化疗敏感疾病患者中仍然有效，并有益处。此外，自诊断12个月内复发的早期化疗失败的患者更年轻，晚期阶段比例更高，以及原发难治性患者更多。尽管1年的PFS和OS结果更倾向于治疗失败的患者，但两组之间PFS和OS的5年概率没有显著性差异。因此，对于化疗敏感的患者，自体造血干细胞移植仍然是复发或难治性DLBCL患者合适的标准治疗选择。

以下情况考虑自体造血干细胞移植：

挽救治疗后达到完全缓解或部分缓解的复发或难治性弥漫性大B细胞淋巴瘤。

R-CHOP方案治疗后达到第一次完全缓解的双打击淋巴瘤。

2. 异基因造血干细胞移植

长期以来，过继细胞疗法，如同种异基因造血干细胞移植（allo-HCT）能够识别并对未知的肿瘤抗原（移植物抗恶性肿瘤效应）产生强大的免疫反应，使之作为多线治疗淋巴瘤患者的根治性治疗[19]。同种异基因造血干细胞移植可以为高风险淋巴瘤提供持久的疾病控制，CIBMTR注册数据显示，在过去30年中，同种异体移植后非霍奇金淋巴瘤患者的生存率持续提高（图24-1）。

对于大多数DLBCL患者，同种异基因造血干细胞移植用于既往自体造血干细胞移植失败后的患者。EBMT注册评估了同种异基因造血干细胞移植在自体造血干细胞移植后DLBCL复发中的作用（n=101；1997—2006年）[20]。虽然是侵袭性非霍奇金淋巴瘤，患者的3年PFS和OS分别为

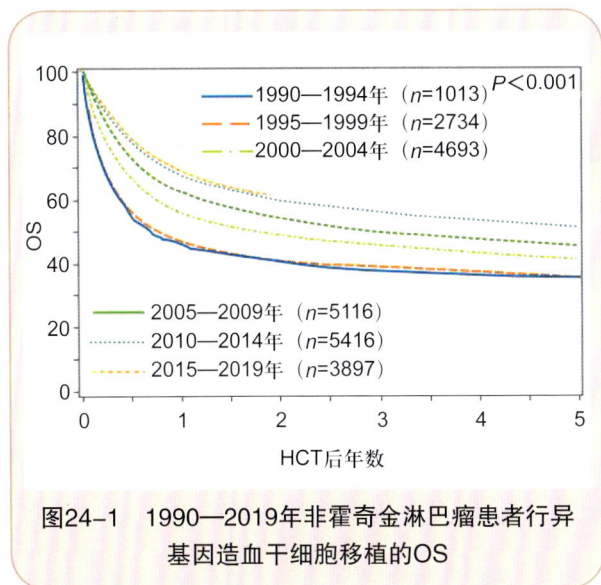

图24-1　1990—2019年非霍奇金淋巴瘤患者行异基因造血干细胞移植的OS

42%和54%，尽管3年NRM相对较高（为28%）。为了确定可能从同种异基因造血干细胞移植中获益的患者，CIBMTR建立了预测同种异基因造血干细胞移植后DLBCL预后的临床因素（n=503；2000—2012年）[4]。在本报告中，体能状态不佳、化疗耐药、自体造血干细胞移植与同种异基因造血干细胞移植间隔时间短且小于1年是预测不良OS的因素。无危险因素、一种危险因素、两种危险因素和全部危险因素患者的3年OS分别为43%、39%、19%和11%。因此，具有上述两种或两种以上危险因素的患者不太可能从同种异基因造血干细胞移植中获益。在这种治疗方式中，

使用改良的和强度较低的预处理方案可将NRM提高15%~20%[21]，长期生存提高45%~50%；然而，与感染和移植物抗宿主病相关的毒性问题仍然亟须解决。随着CAR-T细胞疗法在二线或二线以上治疗失败的复发性DLBCL中的应用，由于已知的治疗毒性，同种异基因造血干细胞移植的作用进一步受到争议。然而，迄今为止，当在正确的临床条件中使用时，它仍然是唯一潜在的治疗方法，即使从2017年开始，CIBMTR趋势数据显示，在DLBCL中使用同种异基因造血干细胞移植的情况有所下降，这与CAR-T细胞治疗这一疾病的使用频率增加相吻合（图24-2）。CAR-T细胞疗法的细节将在第二十六章介绍，这里需要注意的是，尽管CAR-T细胞疗法有显著的疗效，但超过50%的患者最终会复发，预后极差[22-23]。对于这些患者，仍可考虑采用同种异基因造血干细胞移植[24]。通过循环肿瘤DNA检测微量残留病[25]，早期识别CAR-T细胞治疗后有复发风险的患者，可以减轻规划同种异基因造血干细胞移植过程中时效性和复杂的组织工作。

表24-2显示了对DLBCL进行同种异基因造血干细胞移植后为数不多的研究和结果。重要的是，当考虑对DLBCL进行异基因造血干细胞移植治疗时，多项研究显示使用低强度方案（RIC）的价值，足以达到移植物抗白血病的效果，从而降低NRM。

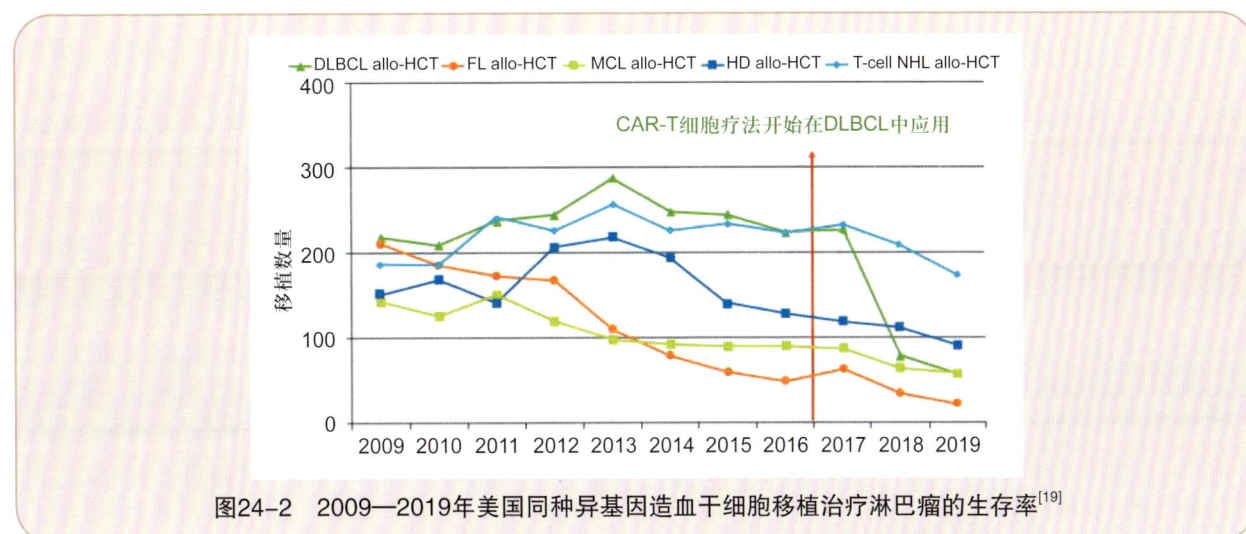

图24-2　2009—2019年美国同种异基因造血干细胞移植治疗淋巴瘤的生存率[19]

以下情况考虑异体造血干细胞移植：

◆ 自体造血干细胞移植或CAR-T细胞治疗后DLBCL复发（如果患者可以接受这种治疗）。

◆ CAR-T细胞治疗后部分缓解的DLBCL。

◆ 身体健康的化疗敏感的患者。

CAR：嵌合抗原受体；DLBCL：弥漫性大B细胞淋巴瘤。

3. 推荐

尽管考虑到复发性DLBCL治疗的最新进展，自体造血干细胞移植巩固仍被认为是对挽救化疗敏感的复发性DLBCL患者的标准治疗方法。常规不推荐自体造血干细胞移植作为一线巩固治疗，但在一线使用R-CHOP治疗的DHL患者可能除外。

尽管存在毒性风险和供者的可及性问题，但对于自体造血干细胞移植后复发的DLBCL患者和

表24-2 异基因造血干细胞移植治疗弥漫性大B细胞淋巴瘤的研究

作者（年份）设计	例数	中位年龄（跨度）	条件	aGVHD（2～4级）	NRM	EFS/PFS	OS	评论
Dreger（2019）[21] 注册	1438	58（20～75）*	RIC 100%	34%*	3年22%*	3年38%*	3年46%*	单倍体 *vs.* MRD/MUD w/o TCD
Thomson（2008）[26] 前瞻性	48	46（23～64）	Flu/Mel/alemtuzumab RIC	17%	4年32%	4年48%	4年47%	改善化疗敏感患者的OS
Sirvent（2010）[27] 注册	68	48（17～66）	RIC 100%	39%	1年23%	2年44%	2年49%	allo-HCT提高了CR患者的预后
Lazarus（2010）[28] 注册	79	46（21～59）	MAC 100%	100～天42%	5年45%	5年22%	5年22%	均为MSD。一线allo-HCT
Van Kampen（2011）[20] 注册	101	46（18～66）	RIC 63% MAC 37%	33%	3年28%	3年42%	3年52%	所有患者既往均接受过自体HCT。更高的NRM与MAC。MAC和RIC没有OS差异
Bacher（2012）[29] 注册	396	48-MAC（18～66）54-RIC（20～69）54-NMA（19～69）	MAC 42% RIC 36% NMA 22%	MAC 43% RIC 43% NMA 44%	5年56% MAC 5年47% RIC 5年36% NMA	5年18% MAC 5年23% RIC 5年25% NMA	5年18% MAC 5年20% RIC 5年26% NMA	RIC/NMA患者NRM较低，淋巴瘤进展风险较高
Fenske（2016）[4] 注册	503	52（19～72）	RIC 75% MAC 25%	100～天36%	5年31%	5年29%	5年34%	所有患者既往均接受过自体HCT。MAC与更差的OS相关

aGVHD：急性移植物抗宿主病；allo-HCT：异基因造血干细胞移植；auto-HCT：自体造血干细胞移植；EFS/PFS：无事件生存期/无进展生存期；Flu：氟达拉滨；MAC：清髓性预处理；NMA：非清髓性预处理；NRM：非复发死亡率；OS：总体生存；RIC：减低强度预处理；w/o：有或没有。

*仅单倍体队列。

无法进行CAR-T细胞治疗的患者，仍考虑采用同种异基因造血干细胞移植。在其他方面健康的个体中，高龄不再是造血干细胞移植的禁忌证，特别是当使用RIC/NMA方案时。一项正在招募的BMT-CTN临床试验（NCT03992352）使用复合健康评估模型预测接受同种异基因造血干细胞移植的老年患者的NRM。如果成功，该工具将有助于确定适合同种异基因造血干细胞移植的老年患者，并可能进一步改善临床预后。

年轻、高风险的侵袭性DLBCL（双hit、双表达）患者只有在合适的临床条件下才考虑进行一线同种异基因造血干细胞移植，而且这不是一种标准方法。

（二）滤泡性淋巴瘤

FL是第二常见的非霍奇金淋巴瘤类型，占22%[30]。FL患者的中位生存期从8年到12年不等，但考虑到异质性和出现耐药性或向更具侵袭性的组织学转变并不罕见，存在相当大的不确定性。因此，治疗策略从监测到免疫治疗、联合免疫化疗、放射免疫治疗，以及自体或异基因造血干细胞移植各不相同。使用利妥昔单抗（rituximab）[31-32]或放射免疫偶联剂[33]的一线治疗已经显著改善了这种惰性淋巴瘤的疗效，但复发仍然很常见。

病例简介

患者，63岁，男性，无任何体质症状，左腋窝可触及淋巴结肿大。PET-CT显示双侧腋窝淋巴结肿大，最大尺寸为2.5 cm×3 cm；双侧腹股沟淋巴结肿大，最大尺寸为3.5 cm×3 cm。左侧腹股沟淋巴结活检显示小滤泡型细胞CD20、BCL2、CD10染色阳性。患者被诊断为滤泡性淋巴瘤1级。

1. 首次缓解后自体造血干细胞移植

自体造血干细胞移植作为FL一线治疗巩固疗法的作用已经在几个关键的临床试验中得到了评估（表24-3）。不幸的是，缺乏比较新型免疫疗法与自体造血干细胞移植的前瞻性随机试验，使得这种惰性淋巴瘤的临床实践存在变数，而且大多数患者经常面临这种情况：在接受造血干细胞移植之前接受多项化疗和（或）免疫疗法。此外，虽然自体造血干细胞移植治疗惰性淋巴瘤的TRM较低，但存在疾病复发的风险和对二次恶性肿瘤等长期毒性的担忧[34]。在德国［德国低级别淋巴瘤研究组（GLSG）］和法国［成人淋巴瘤研究小组（GELA）和西部-东部白血病和血液病研究组（GOELAMS）］协作组的研究中，晚期FL

表24-3　针对首次缓解的滤泡性淋巴瘤患者自体造血干细胞移植作用的随机前瞻性试验

研究（年份）	例数	TRM Auto vs.化疗	EFS/PFSAuto vs.化疗（年份）	OSAuto vs.化疗（年份）	评价
GLSG（2004）[34]	307	两组均<2.5%	64%* vs. 33%（5）	未报告	Auto 继发MDS/AML 显著增加（3.5% vs. 0%；p=0.02）
GELA（2006）[35]	402	未报告	38% vs. 28%（7）	76% vs. 71%（7）	第二恶性肿瘤两组相似；化疗14例，AUTO组11例
GOELAMS（2009）[36]	166	未报告	64%* vs. 39%（9）	76% vs. 80%（9）	Auto与更高的第二恶性肿瘤显著相关（n=12* vs. n=1；p=0.01）
GITMO（2008）[38]	136	n=3 vs. n=2 100天	61%* vs. 28%（4）	81% vs. 80%（4）	HDT组4~年sMDS/AML更高（6.6% vs. 1.7%）

*具有统计学显著性。
AML：急性髓系白血病；auto：自体移植队列；EFS/PFS：无事件生存期/无进展生存期；GELA：成人淋巴瘤研究小组；GITMO：意大利骨髓移植组；GLSG：德国低级别淋巴瘤研究组；GOELAMS：西部-东部白血病和血液病研究组；HDT：高剂量治疗；OS：总生存期；sMDS：继发性骨髓增生异常综合征；TRM：移植相关死亡率。
改编自Hamadani M., 2013[37]。

患者首次获得缓解，随机接受自体造血干细胞移植巩固治疗或干扰素维持治疗[34-36]。自体造血干细胞移植改善了除GELA研究外的所有患者的PFS（表24-3）。没有研究报告OS获益，更令人不安的是自体造血干细胞移植组治疗相关性肿瘤〔继发性MDS（sMDS）/AML〕的风险增加。值得注意的是，这三项试验是在利妥昔单抗时代前进行的，因此与当代的相关性尚不清楚。

意大利骨髓移植组/意大利淋巴瘤组（GITMO/IIL）试验探讨了利妥昔单抗时代一线自体造血干细胞移植的作用，将R-CHOP免疫化疗治疗与利妥昔单抗维持治疗的强化治疗和自体造血干细胞移植进行比较[38]。与利妥昔单抗时代的试验一样，该研究显示，自体造血干细胞移植的PFS得到改善，但无OS获益（表24-3）。因此，基于上述研究的结果，不推荐自体造血干细胞移植作为首次缓解的FL患者的巩固治疗。

2. 自体造血干细胞移植治疗复发或难治性滤泡性淋巴瘤

一项前瞻性研究显示自体造血干细胞移植治疗复发FL患者改善了PFS、OS[39-40]。EBMT组对复发性FL进行了唯一的随机临床试验（CUP试验）[41]。CUP试验（化疗与未净化组和净化组）比较了单独的挽救性化疗与化疗后进行净化或未净化自体移植物的疗效。尽管由于收益性差，该试验早期关闭，八组的患者数量较少（n=80），但它显示了自体造血干细胞移植的显著的PFS和OS收益。在净化或未净化自体移植物组之间，结果无显著性差异。最后，因为它是在利妥昔单抗前时代进行的，所以该试验的当前相关性仍然存疑。

在利妥昔单抗时代，一项对连续参加两个滤泡性淋巴瘤研究小组（GELF）方案的患者进行的事后分析，这些患者随后复发并接受了包括自体造血干细胞移植在内的各种挽救性治疗[35]与单独接受化疗免疫治疗的患者（70%）相比，自体造血干细胞移植没有提供统计学上显著的5年OS获益（93%）。生存率的差异是由利妥昔单抗而不是自体造血干细胞移植本身引起的。在另一项结合DanaFarber癌症研究所和St.Bartholomew医院[42]数据的回顾性研究中，观察到42例自体造血干细

胞移植后的长期缓解，主要是第二次完全缓解患者。虽然EBMT[43]和CIBMTR[44]的较早注册数据并未显示自体造血干细胞移植后复发率达到平台期，但在接受首次治疗后24个月内出现早期治疗失败（疾病进展，POD24）的高风险FL患者亚群中，自体移植可能具有生存优势[45]。随着最近批准的抗CD19 CAR-T细胞治疗在二线或二线以上治疗后复发的FL患者显示出显著的缓解率（中位17.5个月随访时总缓解率为94%）[46]，自体造血干细胞移植在这种情况下的作用进一步受到质疑。表24-4总结了关于自体造血干细胞移植在复发或难治性滤泡性淋巴瘤中作用的主要回顾性研究。

因为自体造血干细胞移植治疗后FL复发是明确的，所以需要考虑在造血干细胞移植后根除微量残留病的策略。利妥昔单抗维持治疗是基于EBMT前瞻性随机试验[51]，该试验探索了利妥昔单抗作为体内清除药物在造血干细胞动员前和造血干细胞移植后维持的有效性。虽然清除组和未清除组的PFS没有显著差异，但维持治疗改善了10年PFS（54% *vs.* 37%，*p*=0.012）。欧洲癌症研究和治疗组织的Ⅲ期随机前瞻性试验[52]，以及其他荟萃分析[53]显示，在移植之外，利妥昔单抗预处理患者的PFS和OS分别得到改善。最近，来自ASTCT、CIBMTR和EBMT的专家小组推荐对化疗敏感、复发、未用过利妥昔单抗的患者在自体造血干细胞移植后进行利妥昔单抗维持治疗[54]。

3. 异基因造血干细胞移植治疗复发或难治性滤泡性淋巴瘤

异基因造血干细胞移植是FL患者唯一已知的治愈方法。采用现代治疗方法，FL的10年生存率接近80%，许多患者不需要像异基因造血干细胞移植那样的积极治疗[55]。然而，那些在一线治疗的前2年内复发（POD24）的患者预后极差[56-57]。关于FL使用RIC方案来降低移植相关死亡风险的前瞻性研究很少。一项癌症和白血病B组（CALGB）的前瞻性研究（n=16）使用RIC-allo-HCT与Flu、Cy方案进行匹配的相关供者移植，结果显示3年EFS为75%，OS为81%[58]。M. D. 安德森研究小组的另一项前瞻性研究（n=47）也将RIC与Flu、Cy和利妥昔单抗联合使用，结果显示5年中位PFS

表24-4 至少100例患者的回顾性研究表明自体造血干细胞移植在复发或难治性滤泡性淋巴瘤中的作用（改编自 Hamadani M.，2013[37]）

组（年份）	例数	TRM（年）	EFS/PFS（年）	OS（年）	评价
FHCRC（2003）[47]	125	100天11%	29%（5）	53%（5）	与常规HDT相比，移植条件下的RIT与改善的OS（53% *vs.* 67%）和PFS（29% *vs.* 48%）相关
NLCS/CIBMTR（2018）[45]	175*	NF	NF	73%（5）	无HDT（NLCS）与常规HDT的比较（CIBMTR队列）
CIBMTR（2004）[44]	728	Purged=14% Unpurged=8%（5）	Purged=39% Unpurged=31%（5）	Purged=62%* Unpurged=55%（5）	化疗敏感预示着更好的结果 OS倾向于净化的自体移植物
EBMT（2007）[43]	693	9%（5）	31%（10）	52%（10）	CR1预测更好的结果 9%的患者有第二次肿瘤
DFCI/SBH（2007）[42]	121	NR	48%（10）	54%（10）	12.4%的患者发生sMDS/AML FL在CR2中获益更大
Ottawa（2007）[48]	115	14%	56%（5）	72%（5）	7%出现继发肿瘤 化疗敏感性疾病的预后更好 所有均未净化自体移植物
GELF86/94（2008）[49]	254	NP	RT=67% T=46% R=39%（5）	RT=93% T=63% R=70%（5）	在复发时接受利妥昔单抗治疗的患者没有从自体移植中获益
GITIL（2008）[50]	223	~3%	74%（5）	55%（5）	利妥昔单抗联合HDT可改善OS和EFS

*统计学显著值。
*CIBMTR自体造血干细胞移植队列。
AML：急性髓系白血病；CIBMTR：国际血液与骨髓移植研究中心；CR：完全缓解；DFCI：达纳-法伯癌症研究所；EBMT：欧洲血液与骨髓移植学会；EFS/PFS：无事件生存期/无进展生存期；FHCRC：弗雷德·哈钦森癌症研究中心；FL：滤泡性淋巴瘤；GITIL：意大利淋巴瘤创新治疗小组；HDT：高剂量治疗；NLCS：国家淋巴护理协会；NR：未报道；SBH：圣巴塞洛缪医院；OS：总体生存；sMDS：继发性骨髓增生异常综合征；TRM：移植相关死亡率；RT：自体移植后基于利妥昔单抗化疗挽救治疗；R：无移植的基于利妥昔单抗的挽救治疗；T：移植的不基于利妥昔单抗的挽救治疗；RIT：放射免疫治疗。

和OS为85%，但有7例患者死于感染性并发症[59]。来自英国的一项前瞻性研究（*n*=82）对重度预处理的患者使用Flu、美法仑和阿仑单抗进行体内T细胞清除，然后输注供者淋巴细胞[60]。4年时NRM为15%（非相关供者移植高于相关供者移植），只有26%的患者复发，OS为76%。由BMT-CTN进行的自体造血干细胞移植与异基因造血干细胞移植治疗复发或难治性FL的随机试验，因入组情况不佳而过早结束[61]。在入选的30例患者中，22例接受自体造血干细胞移植的患者的3年OS为73%，而8例接受异基因造血干细胞移植的患者的3年OS

为100%。

几项回顾性试验也反映了类似的数据。在一项大型CIBMTR分析中，在生存24个月的复发或难治性FL患者中，同种异基因造血干细胞移植比自体造血干细胞移植的生存率更高[62]。在268例接受RIC-allo-HCT治疗的1~2级FL复发患者中，5年NRM为26%，5年疾病进展概率为20%，5年PFS和OS分别为41%和66%，代表了一部分可能治愈的患者。来自Memorial Sloan-Kettering的一项回顾性研究比较了后利妥昔单抗时代接受自体造血干细胞移植和同种异基因造血干细胞移植治疗的复发或难治性FL患者的结果[63]。那些在挽救性治疗前缓解持续时间不到12个月的患者，自体造血干细胞移植治疗的3年EFS（42%）比同种异基因造血干细胞移植（80%）更差，这表明这些患者可能早期接受同种异基因造血干细胞移植治疗会有更好的结果。CIBMTR最近研究了同种异基因造血干细胞移植与自体造血干细胞移植在POD24 FL中的作用[64]。在该报告中，自体造血干细胞移植、匹配的兄弟姐妹同种异基因造血干细胞移植和匹配的非亲属供者造血干细胞移植，调整后5年OS分别为70%、73%和49%（p=0.0008），强化了自体造血干细胞移植作为化疗敏感疾病POD24 FL患者首选巩固治疗的作用。表24-5列出了同种异基因造血干细胞移植治疗FL的试验。

表24-5　同种异体移植治疗复发性滤泡性淋巴瘤

作者（年份）设计	例数	中位年龄（跨度）	预处理	aGVHD（2~4级）	NRM	EFS/PFS	OS	评价
Khouri（2008）[59] 前瞻性	47	53（33~68）	FCR（RIC）	100~天11%	5~年11%	5~年83%	5~年85%	仅限于化疗敏感的患者
Robinson（2013）[65] 注册	149	51（33~66）	100% RIC	32%	3~年22%	3~年62%	3~年67%	与auto-HCT相比，OS没有差异
Klyuchnikov（2015）[62] 注册 1~2级 FL	268	27~74	100% RIC	100~天28%	5~年26%	5~年58%	5~年66%	与auto-HCT相比，OS没有差异
Klyuchnikov（2016）[66] 注册 3级FL	61	53（36~64）	100% RIC	100~天25%	5~年27%	5~年51%	5~年54%	与auto-HCT相比，OS没有差异
Robinson（2016）[67] 注册	183	45（21~69）	100% RIC	100~天28%	2~年27%	5~年47%	5~年51%	患者既往接受过自体HCT
Laport（2016）[68] 前瞻性	62	55（29~74）	FCR（RIC）	2~年27%	3~年16%	3~年71%	3~年71%	仅限于化疗敏感的患者
Smith（2018）[64] 注册	199	52-MRD（29~68）53-MUD（21~74）	66% RIC MRD 72% RIC MUD	100~天35% MRD 100~天35% MUD	5~年17% MRD 5~年33% MUD	5~年52% MRD 5~年43% MUD	5~年73% MRD 5~年49% MUDgm	MRD allo-HCT和auto-HCT的OS显著高于MUD allo-HCT
Epperla（2018）[69] 注册	200	56（27~74）	FCR vs. Flu/Bu（RIC）	6个月33% FCR 6个月32% Flu/Bu	3~年11% FCR 3~年11% Flu/Bu	3~年74% FCR 3~年71% Flu/Bu	3~年81% FCR 3~年73% Flu/Bu	FCR组更低的慢性GVHD
Sureda（2018）[70] 注册	1567	51（21~74）	23% MAC 77% RIC	100~天20%	3~年25%	3~年58%	3~年66%	MAC预示着更差的OS

aGVHD：急性移植物抗宿主病；allo-HCT：异基因造血干细胞移植；auto：自体；EFS/PFS：无事件生存期/无进展生存期；FCR：氟达拉滨、环磷酰胺、利妥昔单抗；Flu/Bu：氟达拉滨/白消安；MAC：清髓性预处理；MRD：亲缘全相合；MUD：匹配的无血缘关系的供者；NRM：非复发死亡率；OS：总体生存；RIC：减低强度预处理。

然而，随着最近CAR-T细胞治疗复发或难治性FL的批准，在这些早期复发的患者中使用同种异基因造血干细胞移植的适应证需要重新评估。

4. 自体造血干细胞移植治疗转化滤泡性淋巴瘤

自体造血干细胞移植改善了组织学转化患者的PFS，尽管在利妥昔单抗时代进行了许多研究。评估造血干细胞移植在这种情况下的作用的研究是有限的，因为它们是回顾性的，缺乏随机数据，并且使用的标准具有异质性（一些研究包括Ⅲ级FL）。挪威研究小组发表了唯一一项自体造血干细胞移植治疗转化FL[71]的前瞻性试验，报告5年PFS和OS分别为32%和47%。转化性FL的主要治疗问题是自体造血干细胞移植后非转化成分的晚期复发，表明（非转化）FL仍然是不可治愈的。

5. 推荐

对于复发的滤泡性淋巴瘤，患者是否选择自体造血干细胞移植治疗应考虑以下几个因素，包括患者年龄、相关合并症、继发癌症的风险、是否对化疗敏感，以及近期无法可及的CAR-T细胞治疗。多次治疗的难治性疾病患者不应依赖自体移植物。考虑到目前缺乏随机数据来描述自体移植比补救性免疫化疗治疗的生存效益，以及继发性恶性肿瘤的风险，自体造血干细胞移植不被常规推荐用于治疗复发性滤泡性淋巴瘤，然而，它被认为是化疗敏感的POD24 FL的合理治疗选择。考虑到前面提到的局限性，自体造血干细胞移植适用于非巨块型滤泡性淋巴瘤患者（理想情况下没有淋巴结≥3 cm）。

在充分考虑移植相关死亡风险对长期生存的益处后，可考虑对复发或难治性FL患者进行异基因造血干细胞移植治疗。年轻、体能状态良好、有现成供者、无相关合并症的患者可考虑采用这种治疗方式，因为在其他标准治疗失败后，这种治疗方式具有治愈潜力。

（三）套细胞淋巴瘤

MCL占非霍奇金淋巴瘤的6%，通常为晚期阶段，经常累及结外部位[72]。在过去的10年中，几种新的化学免疫疗法，无论是单独使用还是首次缓解后联合自体造血干细胞移植，以及随后利

FL 关键推荐：

- 新诊断的FL不推荐行自体造血干细胞移植。
- 由于缺乏生存益处，复发性FL患者很少进行补救性自体造血干细胞移植，但对于对补救性治疗有反应的POD24 FL患者，应强烈考虑进行补救性HCT。
- 在可行的情况下，在考虑自体或异体造血干细胞移植之前，可以考虑针对复发或难治性患者的新型免疫疗法，如抗CD19 CAR-T细胞治疗。
- 难治性非大肿块的患者，并在评估获益大于风险后，异体造血干细胞移植可用于其他替代治疗失败的符合条件的患者（例如，蒽环类药物、Ben、铂类药物和至少一种新型药物如磷酸肌醇3-激酶抑制剂）。

FL：滤泡性淋巴瘤。

妥昔单抗维持，都改善了预后。MD Anderson[73]的风险适应策略显示，添加利妥昔单抗和R-hyperCVAD方案联合治疗效果最佳。尽管采用了这些治疗方法，但复发仍然是这类患者预后不良的主要原因[74]。

病例简介

患者，46岁，男性，表现为虚弱，疲劳，下颌骨、颈椎、腋窝和腹股沟区域的多发淋巴结肿大。腹股沟淋巴结切除活检显示CD20、CD5（弱）和细胞周期蛋白D1阳性。Ki-67增殖指数为20%。免疫组化SOX11阳性。TP53阴性。患者被诊断为典型MCL。

1. 自体造血干细胞移植

对于年轻的MCL患者，自体造血干细胞移植序贯罗华维持治疗通常被认为是一线治疗的巩固治疗[75]。值得注意的是，携带*TP53*异常的侵袭性MCL患者预后较差，自体造血干细胞移植没有带来额外的益处[76]。在利妥昔单抗时代，欧洲MCL网络进行了一项随机、前瞻性缓解后试验，比较了自体造血干细胞移植与干扰素-α维持[77]，但没有发现OS的益处，可能是因为对照组患者出组后接

受了自体造血干细胞移植。在利妥昔单抗时代，几项大型前瞻性2期试验应用早期自体造血干细胞移植巩固，结果显示PFS持续5~7年的获益[78-82]。没有完全缓解或造血干细胞移植前具有高危套细胞淋巴瘤国际预后指数评分的患者不能从这种治疗方式中获益[83-84]。

如果疾病对治疗仍然敏感，先前未接受自体造血干细胞移植的复发MCL患者仍可被认为是适合自体造血干细胞移植的。基于CIBMTR的一项大型注册研究，在接受自体造血干细胞移植的患者中，可以注意到持续2~4年的缓解[83、85]。随着抗CD19 CAR-T细胞治疗MCL的出现，无论之前是否使用过布鲁顿酪氨酸激酶抑制剂，在两种或多种治疗后复发，ASTCTHE CIBMTR，以及EBMT发布了MCL患者这些治疗方式的顺序和时间的联合共识[86]。

2. 异基因造血干细胞移植

目前还没有前瞻性数据支持在首次缓解的MCL患者中使用异基因造血干细胞移植。来自CIBMTR的注册数据比较了同种异基因造血干细胞移植与自体造血干细胞移植在患者的首次复发或部分缓解中的作用，显示在PFS（5年时为55% vs. 52%）或OS（5年时为62% vs. 61%）方面没有获益，并且与显著升高的NRM相关（1年时为25% vs. 3%）[83]。因此，不推荐在MCL的治疗中进行早期异基因造血干细胞移植。然而，对于复发或难治性MCL，使用RIC方案被认为具有治愈的可能性。一项针对化疗难治性患者的大型CIBMTR分析显示，大约1/4的患者获得了持久的疾病控制[87]。因此考虑到CAR-T细胞治疗的非常良好的疗效[88]，异基因造血干细胞移植可以用于疾病控制良好且其他目前治疗失败的患者。

3. 推荐

对于在大剂量强化治疗前病情控制良好的符合条件的新诊断的MCL患者，推荐自体造血干细胞移植巩固后使用利妥昔单抗维持治疗。这是欧洲的标准推荐，尽管美国的做法不尽相同。即使选择不接受自体造血干细胞移植作为一线治疗的一部分，MCL患者也可能在病程后期受益于这种治疗。然而，对于那些具有侵袭性组织学（包括

TP53畸变）的患者，自体造血干细胞移植可能不会带来受益。最近批准的CAR-T细胞疗法被推荐用于同种异基因造血干细胞移植前的符合条件的患者，因为后者具有显著的TRM。对于绝大多数复发或难治性MCL患者，同种异基因造血干细胞移植仍然是唯一具有治愈可能的选择。

MCL 主要推荐：

◆ 对于没有TP53异常的新诊断的符合条件的MCL患者考虑自体造血干细胞移植巩固。

◆ 如果患者在第一次完全缓解中没有接受自体造血干细胞移植，第二次完全缓解时也可考虑自体造血干细胞移植。

◆ CAR-T细胞疗法推荐用于复发或难治性MCL和包括TP53突变在内的侵袭性患者。同种异体造血干细胞移植推荐用于经自体造血干细胞移植和CAR-T细胞治疗后化疗敏感的复发的MCL患者。

CAR：嵌合抗原受体；MCL：套细胞淋巴瘤。

4. 弥漫性大B细胞淋巴瘤和套细胞淋巴瘤未来的方向

随着CAR-T细胞等靶向免疫疗法的出现，CIBMTR数据反映出DLBCL和MCL异基因造血干细胞移植的使用率正在下降。异基因造血干细胞移植将主要局限于CAR-T细胞治疗后残留或难治的患者。这将导致更多的预先接受复杂治疗的患者，这些治疗带来了器官毒性并发症的更高风险，体能状态不佳，免疫系统受损感染风险增加，以及继发肿瘤。在这些患者中，选择合适的同种异体移植方案和降低TRM将是至关重要的。此外，高强度的治疗方案并未显示出对化疗敏感或难治性淋巴瘤的益处[87、89-90]，因此不推荐使用。

双靶点CAR或识别淋巴瘤细胞CD19以外的其他抗原的CAR的临床试验正在进行，并展现出克服耐药的良好结果[91-92]。这种治疗方法可能会提前至一线，如果长期的有效性和安全性得到证实，这种疗法可能有一天会替代传统的异基因过继细胞治疗淋巴瘤。

（四）T细胞淋巴瘤

自2008年世卫组织上一版以来[93]，已经了解了许多关于成熟T细胞和NK细胞淋巴样肿瘤的生物学、诊断、预后和潜在治疗意义的信息[94]。总的来说，除了ALK+间变性大细胞淋巴瘤（ALCL），T细胞肿瘤的预后比B细胞肿瘤差得多[95]。成熟T细胞淋巴瘤最常见的亚型是外周T细胞淋巴瘤，非特指型（PTCL-NOS），其次是血管免疫母细胞T细胞淋巴瘤（AITL）[96]。更具侵袭性的肝脾T细胞淋巴瘤（HSTCL）、γ/δ T细胞恶性肿瘤和NK/T细胞淋巴瘤预后通常是最差的。

1. 自体造血干细胞移植

治疗PTCL目前没有统一的标准方法，一般可接受的标准包括诱导化疗，然后在首次缓解时进行巩固性自体造血干细胞移植[97]。斯坦福研究小组对PTCL首次或第二次完全缓解/部分缓解患者行自体造血干细胞移植巩固的回顾性分析显示，5年PFS和OS分别为25%和48%；这些结果受到自体移植时疾病状况的影响[98]。一线完全缓解/部分缓解患者的5年PFS和OS分别为51%和76%，明显好于更晚期的患者。基于这些结果和许多其他回顾性数据[99-102]，自体造血干细胞移植作为首次完全或部分缓解的巩固治疗可能会获得持久的生存益处。

2. 异基因造血干细胞移植

法国/德国的一项随机研究比较了首次缓解的年轻PTCL患者的骨髓清除性异基因造血干细胞移植和自体造血干细胞移植。近40%的入组患者由于疾病进展而没有进行移植。当中期分析显示异基因造血干细胞移植没有生存优势时，研究提前终止[103]。虽然异基因造血干细胞移植队列中没有复发的报道，但由于异基因造血干细胞移植队列的样本量小，TRM增加，没有生存差异[104]。因此，不推荐在PTCL NOS患者的第一次完全缓解时行异基因造血干细胞移植。与PTCL-NOS不同的是，对于高风险、晚期NK/T细胞淋巴瘤[105]、侵袭性NK细胞白血病、肝脾T细胞淋巴瘤和侵袭性成人T细胞白血病/淋巴瘤患者，早期同种异基因造血干细胞移植值得慎重考虑，因为这些患者的总体预后很差。ASTCT建议对这些侵袭性组织学亚型及早

进行同种异基因造血干细胞移植[106]。

AITL对移植物抗白血病仍然敏感，尽管临床实践可能变化，但AITL首次缓解后行同种异基因造血干细胞移植有很好的结果。在EBMT的一项回顾性研究中（n=45），AITL患者在12个月时接受了清髓性同种异基因造血干细胞移植（TRM为25%，在可接受的范围）[107]，体能状态不佳的患者预后较差。1年PFS和OS分别为62%和53%。因此，异基因造血干细胞移植为AITL 提供了持久的缓解和治疗选择。此外，最近的CIBMTR数据显示，RIC方案在第一次完全缓解中同种异基因造血干细胞移植后的生存率很高（4年生存率为70%），无复发超过2年[108]。

在复发或难治性条件下，异基因造血干细胞移植仍然是T细胞淋巴瘤唯一的、积极且有潜在治愈可能的选择。在CIBMetro分析中，复发或难治性T细胞非霍奇金淋巴瘤（n=108；1996—2006年）的年轻患者（年龄≤60岁）的异基因造血干细胞移植结果为3年PFS率为31%，不同的预处理方案NRM为27% ~ 34%[109]。除了复发性化疗敏感的ALCL（自体造血干细胞移植是一种合理的选择）外，对于复发性化疗敏感且有可用供者的符合条件的患者，应考虑采用同种异基因造血干细胞移植。

3. 推荐

考虑到缺乏大型前瞻性研究，但是根据现有的几组相似的数据，我们建议 PTCL患者在实现第一次完全缓解或部分缓解时行自体造血干细胞移植巩固（ALK阳性ALCL除外，因为ALCL在没有剂量强化治疗的情况下具有良好的预后）。对于多次复发的PTCL，特别是AITL，建议对年轻患者行异基因造血干细胞移植。老年患者也可以考虑使用RIC 方案进行同种异体造血干细胞移植，但需要平衡复发和TRM 之间的风险。

4.T 细胞淋巴瘤未来的方向

T细胞淋巴瘤的CAR-T细胞疗法处于早期研究阶段，面临着合适的细胞抗原选择、抗原自身靶向CAR本身的风险、长期T细胞发育不全和感染的风险等挑战。因此，治疗PTCL的新靶向疗法正在探索，需要更大规模的研究来验证其长期安全性

和有效性。

（五）中枢神经系统淋巴瘤

原发性中枢神经系统淋巴瘤（PCNSL）是一种仅累及中枢神经的结外侵袭性非霍奇金淋巴瘤，占所有结外淋巴瘤的4%~6%[110]。采用高剂量MTX诱导治疗是一种标准方法，然后是全脑放射治疗[111]、非清髓性化疗，或在符合条件的患者中，剂量强化治疗后再进行自体造血干细胞移植[112-113]。在接受自体造血干细胞移植的患者中，DFS和OS分别为43%~90%和60%~87%。Illerhaus等报道了最长的随访数据，中位随访时间为60个月（$n=30$），3年和5年的OS为16.7%，但晚期神经毒性发生率为16.7%[112]。在他们随后的研究中[113]，全脑放射治疗仅限于没有任何晚期神经毒性的非完全缓解患者。3年DFS与OS相似，均为77%。使用卡莫司汀、塞替派、依托泊苷和高剂量阿糖胞苷联合自体造血干细胞移植的方案[114]，更大程度地穿透血脑屏障可能会增加DFS和OS，从而限制了全脑放射治疗的使用。

三、总结

总的来说，自体造血干细胞移植和同种异基因造血干细胞移植是非霍奇金淋巴瘤常用的和可行的治疗方法。在涉及CAR-T细胞和双特异性T细胞连接物的治疗方面，一些进展对现在这些标准疗法的顺序和效用提出了挑战。利妥昔单抗的出现为B细胞非霍奇金淋巴瘤的靶向治疗铺平了道路，其他单克隆抗体药物偶联物，以及疫苗也在不断发展。尽管存在毒性，但同种异基因造血干细胞移植在特定患者中的治疗潜力仍然是最好的。常规使用PET调整治疗、高通量分子检测和液体活检可以早期发现疾病复发和了解疾病的生物学特征。以团体研究和其他前瞻性试验形式进行的合作研究将使人们更有效地了解这种异质性疾病的结果。

参考文献

第二十五章 造血干细胞移植治疗霍奇金淋巴瘤

TAHA AL-JUHAISHI AND SAIRAH AHMED

译者：原菁菁、易树华

中国医学科学院血液病医院

（中国医学科学院血液学研究所）

霍奇金淋巴瘤（HL）是一种不常见的B细胞淋巴瘤，分为两种不同的亚型：更为常见的经典型HL和较为少见的结节性淋巴细胞为主型HL。该病有两个发病高峰，分别为年轻人，以及55岁以上的人群。在美国，HL约占新诊断癌症的1%（每年7500例），通过传统的化疗和放射治疗手段，大多数患者都可治愈[1-2]。目前，60岁以下新诊断的患者中，超过80%的患者很可能被治愈。然而，20%~30%的霍奇金淋巴瘤患者会在初次治疗后耐药或复发，其中一部分患者为原发难治（定义为在诱导治疗期间或治疗结束后90天内疾病进展）[3-4]。许多初次治疗后复发或产生耐药的患者可以采取大剂量化疗和自体造血干细胞移植的疗法。然而，大约50%的霍奇金淋巴瘤患者在自体造血干细胞移植后复发[5]，对于在自体造血干细胞移植后1年内复发的患者，中位PFS甚至低于1年[6]。尽管常伴有显著的TRM，异基因造血干细胞移植能够使某些患者长期缓解。

一、自体造血干细胞移植在霍奇金淋巴瘤中的作用

对于化疗敏感的复发或难治性霍奇金淋巴瘤，大剂量化疗和自体造血干细胞移植是标准治疗。两项随机临床试验的结果显示，与高剂量卡莫司汀、依托泊苷、阿糖胞苷和Mel（BEAM）的多药联合化疗的强化治疗方案对比，接受以自体造血干细胞移植为支持治疗的强化治疗的患者的EFS较高[7-8]。两项随机化临床试验中OS获益不佳，归因于仅接受化疗的亚组患者在第二次复发时接受了移植。一个由成人淋巴瘤研究组（Grouped'Etudes desLymphomes del'Adulte）进行的前瞻性非随机试验显示移植组的5年OS为71%，未接受自体造血干细胞移植而仅接受化疗患者的OS为32%[9]。一篇2013年的Cochrane系统综述和荟萃分析表明，与传统化疗相比，复发或难治性患者接受自体造血干细胞移植后的PFS更优，并且OS有增加的趋势[10]。

二、移植后复发的预测因素

某些预后因素被认为可以预测移植后的疾病进展。预测移植成功的最重要因素是初次化疗后的缓解持续时间（>12个月或<12个月）。其他预后因素包括以下几种[11-12]。

- Ⅲ/Ⅳ期疾病。
- 结外病变。
- B症状。
- 初诊时的巨大肿块（>5 cm）。
- 贫血（血红蛋白<10 g/dL）。
- 移植时的疾病状态。

CIBMTR的预后模型是基于移植时可获得的因素，并根据728例接受了自体造血干细胞移植的复发或难治性霍奇金淋巴瘤患者的结果开发的。低风险组、中风险组和高风险组的4年PFS分别为71%、60%和42%（CIBMTR是一个由全球450多个移植中心组成的自愿工作组，这些中心向位于密尔沃基的威斯康星医学院的统计中心和位于明尼阿波利斯的NMDP协调中心提供连续异基因移植和自体移植的详细数据。参与中心必须连续报告所有移植情况）。多变量模型确定了自体移植时的四个主要风险因素，其相对权重如下：KPS评分小于90分，移植时化疗耐药各得1分，而自体造血干细胞移植前至少接受过3次化疗和自体造血干细胞移植时患有结节外病变各得2分。根据四个不良风险因素的总分，确定了三个风险组：低风险组（得分=0分）、中风险组（得分=1~3分）和高风险组（得分=4~6分）。低风险组、中风险组和高风险组的4年生存率分别为71%、60%和42%[13]。

与复发性霍奇金淋巴瘤相比，难治性霍奇金淋巴瘤的预后较差，本章稍后部分将对此进行讨论。原发难治性霍奇金淋巴瘤有多种定义，但都

包括在一线治疗期间疾病进展的患者；此外，许多定义还包括在一线治疗结束后90天内疾病进展的患者，或在初次治疗中未能获得部分缓解的患者。意大利的一项研究报告称，8年观察期间，第一次完全缓解超过12个月的患者的OS为54%，而完全缓解短于12个月的患者为28%。然而，那些初次诱导失败的患者，8年的OS只有8%。在接受自体移植的原发难治性霍奇金淋巴瘤患者中，化疗敏感型患者接受二线化疗后，10年的长期生存率高达48%[14]。

三、移植前挽救化疗的目标

移植前治疗后完全缓解的重要性不言而喻。正电子发射断层扫描（PET）阴性完全缓解已被证明对2年的PFS具有93%的阳性预测值，是预测自体造血干细胞移植后长期生存率的有力指标[15]。然而，对挽救化疗达到部分缓解或疾病稳定的患者仍然可以通过自体造血干细胞移植被治愈，但这些亚组中的复发风险明显较高。

通过挽救化疗、放射治疗或靶向药物（如维布妥昔单抗或检查点抑制剂），或这些药物的联合应用，可在移植前将疾病负担降至最低。通常患者会接受2~3个周期的挽救化疗后进行重新分期，那些初次挽救治疗后未达到完全缓解的患者通常会在移植前接受进一步的挽救治疗。常用的挽救治疗方案包括单独化疗，以及化疗与免疫治疗联合用药，如表25-1所示。目前还没有直接比较复发HL挽救化疗的随机试验。在不同的Ⅱ期研究中，这些方案的缓解率从60%到85%不等[16]。

四、预处理方案的效果

大剂量化疗与自体移植序贯治疗的原理是通过给予骨髓清除剂量的化疗或TBI来增强细胞毒性。大剂量化疗的成功原则是使用半衰期短、主要具有造血毒性的具有协同活性的细胞毒性药物，形成陡峭的剂量-反应曲线。

预处理方案的目的是清除补救化疗后残留的恶性细胞。预处理方案结束后输注外周血祖细胞，以促进骨髓恢复，并"拯救"清髓化疗后的造血系统。

不同的大剂量化疗方案因所使用的药剂或方式不同而具有各自独特的毒性。例如，卡莫司汀

表25-1 复发或难治性淋巴瘤的挽救疗法

治疗方法	患者人数	年龄中位数（岁）	治疗疗程数	ORR（%）	CR（%）	参考文献
ICE	65	27（12~59）	1~6	88	26	Moskowitz et al.，2001[17]
ICE	6	52（30~65）	1~2	100	67	Hertzberg et al.，2003[18]
DHAP	102	34（21~64）	1	89	21	Josting et al.，2002[19]
ESHAP	22	34（18~66）	1	73	40	Aparicio et al.，1999[20]
GVD	91	33（19~83）	1	70	19	Bartlett et al.，2007[21]
IGEV	91	30（17~59）	1~4	81	54	Santoro et al.，2007[22]
GDP	23	36（19~57）	1	70	17	Baetz et al.，2003[23]
GemOx	24	27（14~76）	1~6	71	38	Guiterrez et al.，2014[24]
BeGEV	59	33（18~68）	1	83	73	Santoro et al.，2016[25]
序贯BV和化疗	37	34（11~67）	1	68	35	Chen et al.，2015[26]
BV-ESHAP	66	36（18~66）	1	91	70	Garcia-Sanz et al.，2019[27]
BV-ICE	16	32（23~60）	1	94	69	Cassaday et al.，2016[28]
BV-DHAP	12	30.5	1	100	100	Hagenbeek et al.，2016[29]
BV-苯达莫司汀	55	36（19~79）	1	93	74	LaCasce et al.，2018[30]
BV-纳武利尤单抗	62	36（18~69）	1	82	61	Herrera et al.，2018[31]
纳武利尤单抗（NICE）	37（32例单用纳武利尤单抗	35（18~70）	1	Nivo 89% NICE 100%	Nivo 86% NICE 86%	Herrera et al.，2019[32]

CR：完全缓解；ORR：总缓解率。

等烷化剂或TBI发生特发性肺炎综合征的风险较高，这是大剂量化疗后主要的肺毒性[33]。

目前尚未开展前瞻性研究来确定预处理方案对HL总体预后的影响。大剂量化疗方案的选择主要基于各医疗机构的经验和偏好，以及患者的合并症。有几种方案被认为是HL和非霍奇金淋巴瘤的标准常规方案[34]，最常用的方案如下。

· BEAM（卡莫司汀、依托泊苷、阿糖胞苷、Mel）。

· CBV［环磷酰胺、卡莫司汀、依托泊苷（VP-16）］。

· BuCy（白消安和环磷酰胺）。

· BuCyE（白消安、环磷酰胺和依托泊苷）。

· 包含TBI的治疗。

CIBMTR的一项回顾性登记研究（入组了1995—2008年的1000多名霍奇金淋巴瘤患者）评估了接受自体造血干细胞移植患者的预后，并通过多变量分析发现，接受BEAM治疗的患者的OS优于其他治疗方案。在该分析中，与所有患者较差OS相关的因素包括年龄较大、男性、身体质量指数小于18.5 kg/m[2]、KPS评分小于90分、化疗耐药、之前接受化疗的疗程较多、从诊断到接受自体移植的时间较短，以及使用骨髓移植[35]。在同一分析中，CBV或TBI为基础的疗程后最常见特发性肺炎综合征的发生，发生特发性肺炎综合征的患者的PFS和OS更差。

五、高风险霍奇金淋巴瘤与自体移植

难治性霍奇金淋巴瘤的治疗效果不佳。尽管如此，鉴于单用化疗的复发率较高，首选的治疗方法仍然是大剂量化疗和自体造血干细胞移植。Longo等报告了51名接受MTX、长春新碱、丙卡巴肼、泼尼松（MOPP）化疗但从未达到完全缓解患者的中位生存期仅为16个月[36]。针对这类患者治疗决策的前瞻性数据很少，难治和复发患者从大剂量化疗和自体造血干细胞移植中是否获益仍未明确。

在一项连续收治的75例经活检确诊的原发难治霍奇金淋巴瘤患者的报告中，患者在接受常规剂量的细胞毒性药物化疗后，接受了大剂量化疗和自体造血干细胞移植。存活患者的中位随访时间为10年，EFS、PFS和OS分别为45%、49%和48%。对标准剂量二线化疗的高敏感性预示着较好的生存率，因此药物敏感的患者的EFS、PFS和OS分别为60%、62%和66%，而对二线化疗不敏感的患者的EFS、PFS和OS分别为19%、23%和17%。对现有文献的回顾性分析显示，诱导治疗失败后进行自体造血干细胞移植的霍奇金淋巴瘤患者中，5年的EFS为30%～42%，5年的OS为34%～60%[37-41]。

一些团队探讨了如何增强预处理方案，以提高自体造血干细胞移植对高风险HL的疗效。Nieto等使用Bu和美法仑的全烷化组合，通过前瞻性药代动力学监测实现对Bu的精确全身暴露，然后在此基础上增加Gem和伏立诺他（SAHA）。Gem/Bu/Mel联合疗法利用了Gem和烷化剂在抑制DNA损伤修复方面的协同作用，而加入组蛋白去乙酰化酶抑制剂SAHA增强了DNA损伤应答和DNA凋亡。在这项Ⅱ期研究中，共招募了80名患者，中位年龄为31岁（13～65岁）。41%的患者原发耐药，36%的患者有结外复发，30%的患者在移植时PET阳性。与符合该试验入组标准但接受了BEAM治疗的45名患者相比，尽管这些患者属于高危人群，但这种新的预处理方案的疗效非常理想。在中位随访34.5个月（范围为26～72个月）时，Gem/Bu/Mel组的2年PFS（65% *vs.* 51%，*p*=0.008）和OS（89% *vs.* 73%，*p*=0.0003）均优于对照组。没有报道与治疗相关的死亡病例，毒副作用也是可控的，最常见的不良反应是黏膜炎、皮炎和转氨酶升高。不过，在这两项强化预处理的临床试验中，由于不良反应的风险增加，年龄上限均为65岁[42-43]。

这些Ⅱ期临床试验初现成果，需要通过前瞻性的Ⅲ期随机临床试验验证。由于肺部并发症的风险增加，因此必须在输注Bu 30天前进行肺野附近的放射治疗，或者将放射治疗推迟到完成移植并且血液指标恢复到正常水平后进行。

鉴于这些结果，我们倾向于对符合移植条件的患者尝试高剂量治疗，随后进行自体造血干细胞移植，但前提是即使无法达到完全缓解，也应证明对化疗的敏感性。表25-2总结了HL中关于自体造血干细胞移植的数据。

表25-2　利用自体造血干细胞移植治疗霍奇金淋巴瘤的关键研究

研究	N	中位数随访（月）	预处理方案	PFS/DFS/EFS/FFTF	OS	TRM
Linch et al., 1993[7]	n=40	34	BEAM/移植 vs. mini-BEAM	3年EFS 53%	未提及	10%
Lumley et al., 1996[44]	n=42	33	BEAM/移植	2年EFS 74%	2年OS 81%	2%
Argiris et al., 2000[45]	n=40	28	BEAM/移植	3年PFS 69%	3年OS 77%	3%
Schmitz et al., 2002[8]	n=161	39	BEAM/移植 vs. Dexa-BEAM	3年FFTF 55%	3年OS 68%	2%
Nieto et al., 2013[42]	n=180 BEAM=57 GemBuMel=84	49（BEAM）36（GemBuMel）	BEAM/移植 vs. Dexa-BEAM	3年EFS 39%-BEAM 57%-GemBuMel	3年OS 59%-BEAM 82%-GemBuMel	0%
Chen et al., 2015[34]	n=1012	NG	BEAM（n=316）CBV^high（n=224）CBV^low（n=283）BuCy（n=165）包括TBI（n=24）	3年PFS 62%-BEAM 60%-CBV^low 57%-CBV^high 51%-BuCy 43%-TBI	3年OS 79%-BEAM 73%-CBV^low 68%-CBV^high 65%-BuCy 47%-TBI	1年时4%
Sellner et al., 2015[46]	n=346	18	BEAM vs. TEAM	2.5年PFS 49%-TEAM 62%-BEAM	2.5年OS 77%-TEAM 77%-BEAM	1%
Nieto et al., 2016[47]	n=21	15	GemBuMelSAHA	2年EF 76%	2年OS 95%	0%
Smith et al., 2017[48]	n=82	72	连续自体移植 第一周期-美法仑 第二周期-伊托泊苷/环磷酰胺+TBI或卡莫司汀 自体移植2	2年PFS 63% 5年PFS 55%	2年OS 91% 5年OS 84%	1年时0%
Martinez et al., 2020[49]	n=56	97	Beam（n=27），CBV（n=8），其他（n=21）	4年PFS 28%	4年OS 62%	4年时5%
Bento et al., 2020[50]	n=126	44	连续自体造血干细胞移植，随后进行RIC异基因造血干细胞移植 自体移植：BEAM方案（占56%）其他方案（占44%）异基因移植：氟达拉滨 Busulfan ATG（n=35）氟达拉滨 环磷酰胺（n=34）其他方案（n=57）	3年PFS 53%	3年OS 73%	3年时13%

ATG：抗胸腺细胞球蛋白；BEAM：卡莫司汀、依托泊苷、阿糖胞苷、美法仑；BuCy：白消安、环磷酰胺；CBV：环磷酰胺、卡莫司汀、依托泊苷（VP-16）；DFS：无病生存率；EFS：无事件生存期；FFTF：至治疗失败时间；GemBuMel：吉西他滨、白消安、美法仑；NG：未给出；NR：未达到；OS：总生存期；PFS：无进展生存期；TBI：全身放射治疗；TRM：移植相关死亡率；TEAM：硫替帕、依托泊苷、阿糖胞苷、美法仑。

六、围移植期放射治疗的指征

围移植期放射治疗与改善局部控制有关，但其对OS的影响尚不明确；但在自体造血干细胞移植后，HL的复发大多发生在既往疾病累及的部位[51-53]。过去，考虑到肺炎等不良反应，围移植期放射治疗并未用作标准治疗[54-55]。然而，最新疗法的剂量、技术和给药时间可能有助于降低毒性。多项研究表明，辅助放射治疗可以控制局限性疾病，并有助于改善预后。Mundt等评估了54例接受大剂量化疗和自体造血干细胞移植治疗的复发或难治性霍奇金淋巴瘤患者，其中20人接受了围移植期放射治疗。移植后复发大多发生在先前受累的部位，而放射治疗与这些部位的复发率较低有关（$p<0.05$）。通常，巨大肿块（>5 cm）的放射治疗在移植前或移植后进行[56]。另一项研究中，复发或难治性霍奇金淋巴瘤患者在自体造血干细胞移植之前或之后接受了累及野放射治疗，结果显示，累及野放射治疗的应用提高了患者的3年无复发率（100% vs. 67%），并有提高生存率的趋势[57]。

七、移植后维持治疗

维布妥昔单抗（BV）是一种抗体偶联药物，由针对CD30的重组嵌合IgG1单克隆抗体与单甲基澳瑞他汀E（monomethyl auristatin E，MMAE）共价连接而成。当抗体与细胞表面的CD30结合后，所产生的MMAE-CD30复合物被内化，随后MMAE被蛋白酶裂解。游离的MMAE可作为抗微管剂，导致内化了MMAE的细胞（例如表达CD30的细胞Reed-Sternberg细胞）凋亡[58]。据报道，BV在经自体造血干细胞移植的复发或难治性霍奇金淋巴瘤患者中显示出高达75%的总缓解率[59]。一项多中心随机试验AETHERA试验显示，在高危的霍奇金淋巴瘤患者中，自体造血干细胞移植序贯BV作为维持治疗可以显著延长PFS[60]。在这项试验中，329名接受了自体造血干细胞移植的复发或难治性霍奇金淋巴瘤患者被随机分配接受BV维持治疗或安慰剂治疗。移植后30～45天开始静脉注射BV，每3周1次，最多16个周期。所有患者都有以

下复发的高风险因素：①对一线治疗耐药；②初次治疗后12个月内复发；③后期伴有结外复发。在5年的随访时间中，BV治疗组的5年PFS优于安慰剂治疗组（59% vs. 41%），HR为0.521（95%CI 0.379～0.717），其中有两个或两个以上危险因素的患者明显获益。BV治疗组有40例死亡，而安慰剂治疗组有37例死亡，但5年的OS分析尚未报道。主要毒性是周围神经病变，但大多数患者可逆。根据这项试验，FDA已批准BV用于自体造血干细胞移植后HL的维持治疗。

Armand及其同事报告了一项Ⅱ期试验的结果，该试验评估了帕博利珠单抗在HL成年患者中作为移植后巩固治疗的效果。在这项研究中，患者在自体造血干细胞移植前通过PET确认化疗敏感，移植前接受过三种以上治疗的患者不在研究范围内。与AETHERA研究不同的是，该研究的入组对象并不局限于特定的高风险的患者。尽管没有预设标准，但30例入组患者中有27例（90%）至少有一个高危因素（原发难治性、早期复发或结外侵犯，以及复发时出现B症状、自体造血干细胞移植时疗效评估为部分缓解和接受过两次或两次以上的挽救治疗），40%的患者有两个或两个以上风险因素。帕博利珠单抗每3周静脉注射1次，共进行8个周期的治疗。77%的患者完成了全部8个周期的治疗，4名患者因毒性停药。在自体造血干细胞移植后使用帕博利珠单抗的安全性与在其他治疗策略下观察到的结果相似，特殊的是在自体造血干细胞移植后观察到了中性粒细胞减少。研究还观察到与免疫相关的不良事件，其中最常见的是肺部事件、转氨酶升高、结肠炎、甲状腺炎和皮疹。共有13名患者出现了这些不良反应，但没有人达到或超过4级。自体造血干细胞移植后18个月，5名患者（17%）复发，其余患者处于完全缓解状态。在可评估患者中，18个月的PFS为82%，OS为100%[61]。

目前正在进行的关于HL自体造血干细胞移植后维持治疗的临床实践，包含一项利用纳武利尤单抗作为自体造血干细胞移植后巩固治疗的Ⅱ期研究（NCT03436862），以及一项HL自体造血干细胞移植后BV和纳武利尤单抗联合用药的Ⅱ期研

究（NCT03057795），这项研究与AETHERA研究相似，纳入至少有一个高风险特征的患者，但允许之前接受过BV治疗。

八、霍奇金淋巴瘤的异基因造血干细胞移植

50%的霍奇金淋巴瘤患者在自体造血干细胞移植后复发[5]，而自体造血干细胞移植后复发的患者预后很差。在一项针对自体造血干细胞移植失败的霍奇金淋巴瘤患者的研究中，下一次治疗后的中位进展时间仅为3.8个月，而自体造血干细胞移植失败后的中位生存期为26个月[62]。异基因造血干细胞移植能够使特定患者群体长时间处于缓解状态，自20世纪80年代初以来一直应用于临床[63]。异基因造血干细胞移植后淋巴瘤复发、TRM，以及移植物抗宿主病和感染等其他常见并发症是异基因造血干细胞移植治疗霍奇金淋巴瘤的主要失败原因。异基因造血干细胞移植的疗效是无瘤的移植物、大剂量化疗（无论有无放射治疗）产生的细胞减少，以及免疫介导的移植物抗淋巴瘤效应等综合作用的结果[64]。HL病灶的微环境具有强大的免疫抑制作用，其机制包括galectin-1表达、转化生长因子β表达、程序性死亡受体1（PD-1）表达，以及调节性T细胞群的产生[65-68]。

在很多血液系统恶性肿瘤中，移植物抗恶性肿瘤效应已得到充分证实[69-70]。但在HL中，移植物抗淋巴瘤效应的证实则较为困难。Jones等首次提出存在移植物抗淋巴瘤效应[64]，他们的研究显示，与接受自体造血干细胞移植的患者相比，接受异基因造血干细胞移植的患者在霍奇金淋巴瘤和非霍奇金淋巴瘤中的复发率显著降低，尽管由于与异基因造血干细胞移植相关的高TRM，两组的EFS之间的差异没有统计学意义。免疫抑制或供者淋巴细胞输注后，同种异体移植物残余或进展性疾病的持久缓解，最有力地证明了移植物抗淋巴瘤效应[71]。有多项研究表明，持久的移植抗淋巴瘤效应与移植物抗宿主病的发生密切相关[72-74]。供者淋巴细胞输注的反应通常被视为确定移植抗HL效应的金标准。文献报道在未同时接受挽救化

疗的患者中，供者淋巴细胞输注反应率（完全缓解加部分缓解）为30%~40%[75-77]。

最近的一项荟萃分析纳入了1850名接受异基因造血干细胞移植治疗后复发的霍奇金淋巴瘤患者，3年无复发生存率和OS分别为31%（25%~37%）和50%（41%~58%）。在一项多元回归分析中，自2000年或之后开始的纳入研究与早期研究相比，NRM和复发率降低了5%~10%，NRM和OS增加了15%~20%[78]。此结果与减低预处理剂量（RIC）方案的出现相符，与此同时，用于HL中的清髓治疗已基本被放弃，从而降低了TRM。

九、治疗霍奇金淋巴瘤的清髓移植与减低剂量预处理方案

之前的报道中，对自体造血干细胞移植后复发的HL进行清髓放化疗和异基因造血干细胞移植治疗的TRM都很高。欧洲的一项研究比较了自体造血干细胞移植和异基因造血干细胞移植治疗霍奇金淋巴瘤，结果显示异基因造血干细胞移植的4年OS和PFS分别为25%和15%，NRM约为48%。异基因造血干细胞移植患者4年的TRM明显更高，有趣的是，移植时化疗敏感的患者异基因造血干细胞移植后4年的实际生存率为30%，而自体造血干细胞移植后为64%[79]。生存率之间的这种差异主要是异基因造血干细胞移植队列中较高的TRM所导致。

IBMTR报告了114例接受清髓异基因造血干细胞移植的淋巴瘤患者，结果显示3年后疾病进展率为52%，TRM为22%。霍奇金淋巴瘤患者与其他淋巴瘤亚型患者在TRM、PFS和OS之间没有差异[80]。虽然清髓后疗效差可以归因于这些早期临床试验中许多患者具有极高风险特征，但高TRM阻碍了清髓治疗的广泛应用。

RIC方案的出现使复发或难治性霍奇金淋巴瘤患者能够达到移植效果和诱导移植物抗恶性肿瘤效应，而不会出现清髓治疗带来的不良反应和死亡率[81-82]。这些方案依赖于供者免疫介导的移植物抗淋巴瘤效应，而非通过清髓治疗的细胞减少作用，因此，移植时的疾病状态和化疗的敏感性对

实现长期生存影响深远。一些已经发表的研究证实了这种方案，TRM降低至15%[5, 83]。

Sureda等报告了一项由西班牙淋巴瘤工作组（GEL/TAMO）和欧洲血液与骨髓移植学会淋巴瘤工作组进行的前瞻性研究，该研究对可匹配的同胞或无血缘供者的92例复发HL患者进行了挽救化疗，然后进行了减低剂量预处理的异基因造血干细胞移植。78例患者使用Flu和Mel预处理后进行了异基因造血干细胞移植。100天时的NRM为8%，1年时为15%；淋巴瘤复发是治疗失败的主要原因。1年和4年的PFS分别为48%和24%，1年和4年的OS分别为71%和43%。慢性移植物抗宿主病与较低的复发率有关。完全缓解的患者移植后预后明显更佳[5]。EBMT组对285例霍奇金淋巴瘤患者进行了回顾性分析，评估了RIC异基因移植在HL中的疗效的影响因素。80%的患者曾接受过自体造血干细胞移植，25%的患者在移植时难治。NRM与化疗难治性疾病、表现不佳、年龄大于45岁，以及在2002年以前进行移植有关。无危险因素的患者的3年NRM为12.5%，而有两个或两个以上危险因素的患者的3年NRM为46.2%。使用无血缘关系的供者对NRM没有不良影响。慢性移植物抗宿主病的发生与较低的复发率有关，1年和5年的疾病进展率分别为41%和58.7%，与化疗难治性疾病和之前的治疗程度有关。64名活动期患者接受了供者淋巴细胞输注治疗，其中32%的患者出现了临床缓解。PFS和OS与移植时患者的体能状态和疾病状态有关。无任何危险因素的患者3年的PFS和OS分别为42%和56%，而有一个或多个危险因素的患者分别为8%和25%。既往接受过自体造血干细胞移植的患者在6个月内复发与较高的复发率和较低的PFS有关[81]。

十、霍奇金淋巴瘤的替代供者异基因造血干细胞移植

鉴于供者匹配困难，高风险淋巴瘤患者越来越多地采用替代供者移植作为关键性治疗[84-85]。单倍体造血干细胞移植和脐血移植越来越多地用于没有HLA MSD或MUD的血液系统恶性肿瘤患者[86-87]。使用移植物抗宿主病预防治疗的Cy（PTCy），使haplo-移植发生了具有可接受的移植率、移植物抗宿主病发生率、复发率和生存率的革命性变化[88]。几项回顾性研究和一个系统性回顾研究显示，与匹配移植相比，接受单倍体造血干细胞移植的患者的中位PFS更高[82, 89-91]。

EBMT和Eurocord开展的一项大型登记研究分析了脐血在复发或难治性霍奇金淋巴瘤中的作用。这项研究包括131名成年患者，其中只有47%的患者在移植时病情得到缓解。117名患者完成了移植，中位时间为18天（6～61天）。4年的PFS、OS、NRM和复发率分别为26%、46%、31%和44%。Cox分析显示，移植时有残留病与较差预后相关，而Cy联合Flu和低剂量（2 Gy）TBI的RIC方案与较好的PFS和OS相关[92]。

另一方面，EBMT和CIBMTR进行了两项大型注册研究，对haplo-移植的作用进行了探索。在EBMT的研究中，接受单倍体造血干细胞移植的98名患者与接受MSD移植或MUD移植的其他患者进行了比较。15%的患者对化疗反应不佳，单倍体造血干细胞移植队列中90%的患者接受了RIC治疗，100%的患者接受了PTCy治疗。广泛型移植物抗宿主病和无复发生存率构成的综合终点指标对单倍体造血干细胞移植有利，具体数据与MUD相似（haplo为40%，MSD为28%，MUD为38%）。多因素分析显示，与MSD相比，haplo的复发率较低，haplo或MSD与MUD之间没有显著差异[93]。CIBMTR研究人员进行了一项类似的研究，将139例单倍体造血干细胞移植患者与457例MSD移植患者进行了比较。67%的haplo患者在移植时存在残留病，所有haplo患者均接受NMA治疗和用于移植物抗宿主病预防的PTCy。3年的PFS、OS、NRM和复发率分别为33%、49%、22%和45%。在PFS和OS方面，单倍体造血干细胞移植与MSD移植之间没有显著差异，但单倍体造血干细胞移植的复发风险较低。单倍体造血干细胞移植的Ⅱ～Ⅳ度急性移植物抗宿主病风险较高，但慢性移植物抗宿主病风险较低。单倍体造血干细胞移植的NRM也有升高的趋势，但无统计学意义[94]。

这些数据清楚地表明，替代供者移植是可行的，并能像MSD和MUD移植一样提供持久的益

处。有趣的是，单倍体造血干细胞移植的复发率似乎较低；不过，这还需要进一步研究，最好是进行前瞻性随机研究证实。

十一、供者淋巴细胞输注治疗霍奇金淋巴瘤

异基因造血干细胞移植后复发的患者预后特别差，治疗选择有限。长期以来，供者淋巴细胞输注一直被用于增强异基因造血干细胞移植患者的移植物抗淋巴瘤效果。Anderlini及其同事的一项回顾性研究中，27例霍奇金淋巴瘤患者异基因造血干细胞移植复发后接受了供者淋巴细胞输注，部分患者同时接受了化疗。其中10例患者对治疗敏感，6名达到了缓解状态，但所有缓解患者都出现了移植物抗宿主病。整组患者4年OS的估计值为20%[95]。

对于供者淋巴细胞输注在霍奇金淋巴瘤患者中的疗效，英国临床研究协作组织的临床试验提供了最丰富的数据支持。

76名复发或难治性霍奇金淋巴瘤患者在接受了由Flu、利妥昔单抗和大剂量阿仑妥珠单抗组成的RIC作为体内T细胞耗竭手段后，接受了异基因造血干细胞移植。供者淋巴细胞输注在86%的患者中成功将混合嵌合体转变为完全供者嵌合体。在接受治疗的复发患者中，79%的患者对供者淋巴细胞输注有持久缓解，而3年中与供者淋巴细胞输注相关的死亡率为7%，主要原因是移植物抗宿主病[96]。近期的一些小型临床试验中，维布妥昔单抗与供者淋巴细胞输注联合使用，目的是利用BV产生的免疫调节作用，选择性地靶向淋巴瘤细胞[97-98]。有趣的是，先前对BV（在自体造血干细胞移植后使用）不敏感的患者在异基因造血干细胞移植后的BV再治疗中缓解，一部分患者持续处于完全缓解状态。在所有病例中，移植物抗宿主病均在短期小剂量类固醇治疗后缓解。大多数患者发生了与供者淋巴细胞输注相关的移植物抗宿主病，移植物抗宿主病需要免疫抑制，在所有病例中，移植物抗宿主病在短期使用低剂量类固醇后消失，这意味着同时使用BV可诱导抗移植物抗宿主病调节效应[98]。

十二、霍奇金淋巴瘤移植相关并发症

移植受者有可能在治疗数年后出现与治疗相关的并发症；然而，对于HL移植的患者，由于之前的治疗选择，某些并发症更为常见。

（一）自体造血干细胞移植后特发性肺炎综合征

特发性肺炎综合征的特征是在没有下呼吸道感染的情况下出现与广泛肺泡损伤相关的肺炎症状和体征，据报道，4%～28%的患者在接受自体造血干细胞移植后出现特发性肺炎综合征[99-102]。接受含TBI方案的患者特发性肺炎综合征的发病率似乎比单用化疗的患者更高[100]。Bilgrami等回顾性研究了271例在接受不含放射治疗的自体造血干细胞移植的患者，这些在移植前接受了含Bu的清髓化疗，发现特发性肺炎综合征的发生率有增加趋势，但无统计学意义[103]。Wong等也回顾性研究了一组接受Cy、卡莫司汀和塞替派治疗后进行自体造血干细胞移植的高危乳腺癌患者，特发性肺炎综合征的发生率为12%，中位发病时间为移植后3个月[104]。卡莫司汀相关特发性肺炎综合征似乎与剂量有关，剂量超过1500 mg/m²时，间质性肺炎和肺纤维化的发病率会显著增加[105-106]。

中位发病时间为63天，范围为7～336天[107]。风险因素包括曾接受纵隔照射、卡莫司汀剂量大于1000 mg，以及年龄小于54岁[108]。快速给予类固醇治疗往往能使患者的临床症状得到缓解[104]。

（二）继发性恶性肿瘤

继发性恶性肿瘤是自体造血干细胞移植后疾病复发导致晚期死亡的第二大常见原因，仅次于疾病复发。接受大剂量化疗和自体造血干细胞移植的患者中，治疗相关的骨髓增生异常综合征（t-MDS）或急性髓系白血病（t-AML）的发生率高达8%～14%[109]。大多数t-MDS/t-AML患者的核型复杂，观察到的细胞遗传学变化往往是已知的烷化剂和拓扑异构酶Ⅱ诱导的化疗损伤的特征[109-111]。5号和（或）7号染色体异常是烷化剂治疗后t-MDS/t-AML的特征[112]，通常在接触烷化剂后中位5年内出现，并伴有血细胞减少和预后不良[113]。

相比之下，接受拓扑异构酶Ⅱ抑制剂治疗后发生t-AML的患者很少伴有MDS，出现的潜伏期较短（2～3年），对诱导化疗更加敏感，但预后仍比原发性AML差[114]。

预测t-MDS/t-AML风险增加的其他已知风险因素包括移植时年龄较大[115-116]，以及移植前或移植过程中接受过放射治疗[111, 117-118]。尽管大多数因继发性恶性肿瘤而死亡的患者是由血液起源的，

但随着随访时间延长，也存在显著的实体瘤风险[119]。Tarella等回顾了1347例自体造血干细胞移植后的淋巴瘤患者，报告了5年实体瘤的累积发病率为2.5%，10年为6.7%[118]。患者在确诊实体瘤后的中位生存期为3.8年，最常发生的恶性肿瘤包括：肺癌、胃肠道癌、皮肤癌、乳腺癌、头颈部癌和膀胱癌。表25-3列出了自体造血干细胞移植后继发恶性肿瘤风险的研究总结。

表25-3　自体造血干细胞移植后继发恶性肿瘤风险的最新研究总结

作者	n	治疗方案	发病率/发病风险	预测因素（通常指不利，除非另有注明）
Krishnan et al., 2000[116]	n=612 HL=218 NHL=394 1986年至1998年	TBI/VP16/环磷酰胺 环磷酰胺/卡莫司汀/长春新碱	发病风险： 6年8.6%±2.1% HL：8.1% NHL：9.1%	使用VP-16进行干细胞采集的预处理
Del Canizo et al., 2000[120]	n=1411 AML=557 NHL=308 HL=225 MM=189 CML=37 实体瘤=95	变量包括： TBI+环磷酰胺 卡莫司汀，VP16，Ara-C，美法仑或环磷酰胺/卡莫司汀/长春新碱	发病率： HL：2.7% NHL：1.6% MM：0.5% AML：0.2% 5年累积发病率：3.1%	
Darrington et al., 2003[117]	n=511 HL=249 NHL=262 1983年4月至1991年12月	HL：环磷酰胺、依托泊苷和卡莫司汀 NHL：TBI+烷化剂（美法仑或环磷酰胺）	发病率： HL：5年：4% 7年：10% NHL：5年：4% 7年：8% 5年时发病风险： HL：11% NHL：12%	移植时年龄≥40岁含TBI的治疗方案
Metayer et al., 2003[111]	n=2739 NHL=1784 HL=955 1989年至1995年	变量 TBI+环磷酰胺 TBI+VP16±环磷酰胺 VP16±环磷酰胺±其他药物	7年时发病率：3.7% NHL：3.9% HL：3.3% 7年时发病风险 NHL：8.9% HL：7.1%	移植前治疗方案的强度 TBI剂量为13.2 Gy
Bhatia et al., 2005[119] *收集移植后2年内患者存活的数据	n=854 AML=158 ALL=59 NHL=392 HL=245 1981年至1998年	TBI=575 环磷酰胺=828 白消安=33 VP16=635 卡莫司汀=234	发病率： 4.6%血液病 发病风险：继发肿瘤的风险是普通人群的12倍高	
Kalaycio et al., 2006[121]	n=526 NHL=405 HL=121 1993年1月至2001年12月	口服白消安1 mg/kg×14剂量 依托泊苷50～60 mg/kg 环磷酰胺60 mg/kg	发病率： 10年：6.8%	连续5天或以上的采集时间 之前接受过放射治疗 之前接受过4种或以上的化疗方案

第五部分

作者	*n*	治疗方案	发病率/发病风险	预测因素（通常指不利，除非另有注明）
Tarella et al., 2010[118]	n=1347 NHL=1113 HL=234 1985年至2005年	高剂量米托蒽醌/美法仑 BEAM（卡莫司汀、依托泊苷、阿糖胞苷、美法仑） 全身放射治疗=79例患者 利妥昔单抗=523例	血液病的发病率 5年：3.09% 10年：4.52% 15年：6.80% 实体瘤的发病率 5年：2.54% 10年：6.79% 15年：9.14%	血液学方面： 男性 二次采集 外周血 祖细胞 实体瘤方面： 高龄 移植后巩固放射治疗 "保护性"添加利妥昔单抗

ALL：急性淋巴细胞白血病；AML：急性髓系白血病；CML：慢性髓系白血病；HL：霍奇金淋巴瘤；MM：多发性骨髓瘤；NHL：非霍奇金淋巴瘤；RT：放射治疗；TBI：全身放射治疗。

（三）与检查点抑制剂相关的移植物抗宿主病

检查点抑制剂（checkpoint inhibitor，CPI）彻底改变了几种癌症的治疗方式，目前有三类CPI已获得FDA批准，包括PD-1抑制剂、程序性死亡1配体（PD-L1）抑制剂和CTL相关蛋白4抑制剂。纳武利尤单抗和帕博利珠单抗这两种PD-1抑制剂已被批准用于治疗复发或难治性霍奇金淋巴瘤。PD-1通路是限制T细胞介导的免疫反应的检查点。阻断T细胞上的PD-1受体可导致T细胞活化和增殖，从而产生强大的免疫治疗性抗肿瘤效应。然而，在移植前使用这些免疫刺激剂仍持续存在争议，如移植物抗宿主病的风险。Dada及其同事在一项系统性综述中报告了122例CPI患者与包括978例患者的对照组对比后的异基因造血干细胞移植结果。3～4级急性移植物抗宿主病发生率较高（28% *vs.* 8%，*p*=0.02），但慢性移植物抗宿主病发生率相似（26% *vs.* 29%，*p*=0.82）。两组的NRM也相似（15% *vs.* 19%，*p*=0.35）[122]。

Ijaz及其同事进行了一项系统性回顾研究，评估了CPI在异基因造血干细胞移植之前或之后的使用效果。他们纳入了107例异基因造血干细胞移植前接受CPI的患者和176例在异基因造血干细胞移植后接受CPI的患者。HL是异基因造血干细胞移植前（93例）或异基因造血干细胞移植后（89例）接受CPI的最常见适应证。在异基因造血干细胞移植前接受CPI的组别中，急性移植物抗宿主病、慢性移植物抗宿主病、移植物抗宿主病相关死亡风险和总缓解率分别为56%、29%、11%和68%。在异基因造血干细胞移植后接受CPI的组别中，急性移植物抗宿主病、慢性移植物抗宿主病、移植物抗宿主病相关死亡风险和总缓解率分别为14%、9%、7%和54%[123]。这些研究表明，在异基因造血干细胞移植之前或之后使用CPI是可行的，但可能会引起并发症，并可能增加死亡率。

总之，自体造血干细胞移植和异基因造血干细胞移植都可能为一些复发或难治性霍奇金淋巴瘤患者带来治愈希望。目前，大剂量化疗和自体造血干细胞移植被认为是一线治疗后复发患者的标准治疗方法，且其并发症和TRM可控。异基因造血干细胞移植可作为一种根治性治疗方法，但只适用于经自体造血干细胞移植治疗后复发的患者。目前正在进行评估新型靶向疗法和其他细胞疗法（如针对HL的CAR-T细胞疗法）的临床试验，对在异基因造血干细胞移植后复发的患者和不符合移植条件的患者来说，仍有对更多治疗方案的需求。

参考文献

第二十六章
淋巴瘤的嵌合抗原受体治疗

AKSHAT MANEESH PATEL, KEVIN TANG, AND
LORETTA J. NASTOUPIL
译者：闫子勋、许彭鹏
上海交通大学医学院附属瑞金医院

一、引言

CD19 CAR-T细胞的临床试验显示，该疗法在复发或难治性非霍奇金淋巴瘤中具有良好的生存结果和应答率，为这些异质性侵袭性恶性肿瘤患者提供了潜在的治愈选择[1-5]。目前有四种FDA批准的以CD19为靶点的商用CAR-T细胞疗法，用于治疗高度侵袭性B细胞非霍奇金淋巴瘤。美国FDA分别于2017年、2018年和2021年批准了axicabtagene ciloleucel（axi-cel）、tisagenlecleucel（tisa-cel）和lisocabtagene maraleucel（liso-cel）用于复发或难治性大B细胞淋巴瘤（LBCL）的治疗。brexucabtagene autoleucel（brexu-cel）于2020年获得批准用于复发或难治性套细胞淋巴瘤（MCL）的治疗。此外，axi-cel在2021年3月获批用于治疗经过两种系统性治疗后的复发或难治性滤泡性淋巴瘤（FL）患者。本章将总结推动FDA批准这些疗法的关键临床试验的结果，并探索这些细胞疗法的真实世界临床应用和结局。随后将讨论B细胞淋巴瘤CAR-T细胞疗法的患者选择和相关推荐。

嵌合抗原受体T细胞治疗的实际问题

目前所有可及的商业化产品都靶向B细胞表面特定标记CD19；然而，它们在制造和加工方面略有不同。axi-cel包含一个胞外单链可变区CD19（scFv），与CD28共刺激区，以及CD3 ζ 信号域融合[1]。tisa-cel和liso-cel具有与axi-cel相似的CD19scFv，但不同之处在于它们有一个4-1BB的胞内共刺激结构域，其后是CD3 ζ 信号域[2-3]。liso-cel具有独特的生产过程。白细胞单采后，CD4+和CD8+T细胞被分离开，并独立生产，并以相同

的目标数量回输给患者；CD8+CAR-T细胞先于CD4+CAR-T细胞输注。至少对liso-cel来说，CD4+/CD8+细胞的固定比例或许是重要的；这可能与该结构的剂量控制和浓度有关。

CAR-T细胞治疗的过程包括患者识别、财务清算，随后是白细胞分离和3~4周的时间来制造CAR-T细胞。一旦制造成功，产品符合临床规格（可能会因结构而异），患者将接受清除淋巴细胞，然后进行CAR-T细胞输注。患者在治疗中心接受至少4周的监测。许多CAR-T细胞疗法的候选者既往多线治疗失败[6]，而且在制造期间可能出现威胁生命的状况。在关键的Ⅱ期研究中，从入选到CAR-T细胞输注的时间差异很大（表26-1）[1-4]。为了稳定患者病情或减轻肿瘤负担/症状，可以采用桥接治疗，即在白细胞分离后治疗淋巴瘤以稳定病情。ZUMA-1研究（axi-cel）是最严格的，只允许使用皮质类固醇来稳定患者的病情。在JULIET和TRANSCEND研究中观察到更多的异质性。相似地，在临床实践中即便使用axi-cel，桥接治疗方法也包括类固醇、清髓化疗、放射治疗或靶向治疗[6-7]。关于桥接治疗是否有效仍存在争议，因为桥接治疗经常用于高危患者，包括那些高肿瘤负荷、体能状态下降和高危预后评分如国际预后指数（IPI）的患者，这些患者的预后较差在预料之中[6]。问题是：如果桥接治疗不能扭转不良风险特征，是否应该继续给予桥接治疗？或者对于经过至少二线标准治疗无效，三线或后续治疗预计不会使疾病得到控制的患者，是否桥接治疗根本无效？我们是否应该在三线或更后线探索可获得的新疗法作为桥接治疗？我们可能会有更多的真实世界数据分析来解决这一未得到满足的需求。同时，如果可行，我倾向于不进行桥接治疗，如果不可行，我倾向于对导致大部分症状或风险最高的部位进行放射治疗[7]。

在成功制备CAR-T细胞后，以及一些患者接受桥接治疗后，在CAR-T细胞输注之前，清淋化疗可以改善CAR-T细胞的扩增，并在一定程度上保持存续。关键Ⅱ期研究采用了不同的清淋方案和剂量方案，提出了更多关于最佳清淋方案的问题（表26-1）。尽管探索tisa-cel的研究允许Ben

作替代Cy和Flu，但最常用的还是Cy和Flu。在讨论上市后临床研究结果之前，我们讨论一下推动FDA批准适应证的关键研究，包括对研究人群的筛查，以及安全性和有效性结果。

二、ZUMA-1：axi-cel 治疗复发或难治性侵袭性大 B 细胞淋巴瘤

axi-cel是第一个获得FDA批准用于经过至少两次全身治疗失败后的复发或难治性LBCL的CAR-T细胞产品。ZUMA-1临床研究是一项单臂、多中心、开放 I/II 期试验，展现出显著疗效，患者在第-5、-4和-3天连续给予3天Cy（500 mg/m^2）和Flu（30 mg/m^2）后，单次输注axi-cel（2×10^6/kg，第0天）。不允许全身桥接治疗，但皮质类固醇除外，只要它们不是在白细胞分离和（或）axi-cel给药前1周内给药。

共有111例患者入组。为110例患者制备了axi-cel，101例（91%）患者接受治疗。基线特征：中位年龄为58岁（23~76岁），85%为III~IV期疾病，48%IPI评分≥3分的高危，69%曾接受过三线或三线以上治疗，26%为原发难治性疾病，53%对连续二线治疗无效[8]。这一组患者在入组时预后差，接受标准治疗预计中位OS为6个月或更短[8]。研究参与者的组织学类型包括弥漫性大B细胞淋巴瘤（DLBCL，76%）、转化性滤泡淋巴瘤（tFL，16%）或原发纵隔B细胞淋巴瘤（PMBCL，8%）（表26-1）。

客观缓解率为82%（95%CI 73%~89%）。超过一半（54%）接受axi-cel治疗的患者完全缓解。中位起效时间为1个月，中位缓解持续时间为8.1个月。中位PFS为5.9个月。这些早期报告是在15个月的中位随访后得出的，当时还没有达到中位OS。随着更长时间的随访，中位OS为25.8个月[9]，远远超出了原先对该队列患者的预期。

在急性毒性方面，93%的患者出现了任何级别的细胞因子释放综合征，其中13%经历了≥3级细胞因子释放综合征（根据Lee标准[10]）[1]。除1例患者发展为5级噬血细胞性淋巴组织细胞增生症外，所有细胞因子释放综合征事件都得到缓解。64%的患者发生神经事件，根据不良事件通用术语标准（common terminology criteria for adverse events，CTCAE），28%的患者出现≥3级神经毒

表26-1　FDA批准CAR-T细胞疗法治疗复发或难治性大B细胞淋巴瘤的 II 期研究

	ZUMA1	JULIET	TRANSCEND
	Neelapu：NEJM 2017	Schuster：NEJM 2019	Abramson：Lancet 2020
CAR-T设计	CD19/CD3 ζ /CD28	CD19/CD3 ζ /4-1 BB	CD19/CD3 ζ /4-1 BB
CAR-T剂量	2×10^6/kg	（0.1~6）$\times 10^6$/kg	（0.5~1.5）$\times 10^6$/kg
条件反射疗法	Cy（500 mg/m^2）/Flu（30 mg/m^2）$\times$3 d	Cy（250 mg/m^2）/Flu（25 mg/m^2）$\times$3 d或苯达莫司汀（90 mg/m^2）$\times$2 d或无	Cy（300 mg/m^2）/Flu（30 mg/m^2）$\times$3 d
淋巴瘤亚型	DLBCL/PMBCL/tFL	DLBCL/tFL	DLBCL/PMBCL/tFL/FL Gr 3B
处理/登记	101/111（91%）	111/165（67%）	269/344（78%）
复发或难治性	难治	复发或难治性	复发或难治
同种异体HCT后复发	21%	49%	33%
桥接疗法	无	允许	允许
细胞制备成功	99%	93%	99%
细胞制备时间	17天	NR（入组至细胞输注54天）	24天
ORR/CR（%）	82/54	52/40	73/53

CAR：嵌合抗原受体；CR：完全缓解；Cy：环磷酰胺；Ben：苯达莫司汀；DLBCL：弥漫性大B细胞淋巴瘤；FDA：美国食品药品监督管理局；FL：滤泡性淋巴瘤；Flu：氟达拉滨；GR：分级；HCT：造血干细胞移植；kg：千克；m：米；med：中位数；mg：毫克；NEJM：新英格兰医学杂志；NR：未报道；ORR：总缓解率；PMBCL：原发纵隔B细胞淋巴瘤；tFL：转化滤泡淋巴瘤。

性。除4例患者在死亡时神经毒性仍存在以外（这些死亡均与神经毒性无关），所有的神经事件都得到缓解。80%的患者有≥3级中性粒细胞减少。此外，超过一半（55%）的患者在接受CAR-T细胞输注30天后仍有不同程度的血细胞减少。

总体而言，ZUMA-1良好的疗效为FDA批准随后的CAR-T细胞疗法以治疗各种非霍奇金淋巴瘤开创了先例。在这项具有里程碑意义的试验之后，仍然存在的主要问题是疗效的持久性、在等待期内进行额外治疗以避免死亡或疾病进展阻碍细胞输注，以及这项试验的入组标准是否准确地涵盖了所有可以从CAR-T细胞治疗中获益的患者。具体来说，还包括老年患者、继发性中枢神经系统受累的高危患者群体，以及更多样化的B细胞组织学亚群患者的疗效。围绕细胞疗法的后勤保障，以及转诊到高度专业化的三级中心的要求，让对CAR-T细胞疗法持怀疑态度的人质疑这种疗法是否适用于迫切需要新疗法的40%的复发或难治性LBCL患者。你能在严加把控的小型前瞻性研究的情景之外重现这项Ⅱ期研究的良好结果吗？迫切需要真实世界的证据来解决这些合理的担忧。后面的章节中将探索商用CAR-T细胞疗法的临床试验结果，包括对患者人口特征、安全性和疗效结果的叙述。

三、JULIET：tisa-cel 治疗复发或难治性 B 细胞淋巴瘤

tisa-cel具有4-1BB的细胞内共刺激结构域，已被证明可以在小鼠模型中存续更长时间[11]。tisa-cel是第一个显示出对恶性肿瘤有效的CAR-T细胞产品，在患有复发或难治性ALL的儿童和年轻人中实现了高效而持久的反应，安全性可控[12]。这为CAR-T细胞疗法树立了一个里程碑，并在随后的单臂Ⅱ期开放标签JULIET试验中用于验证在复发或难治性LBCL中的疗效[2]。JULIET试验确立了全球细胞治疗试验的可行性。

试验共筛选了238例患者，入组165例，其中111例（67%）接受了tisa-cel输注（表26-1）[2]。这凸显了在侵袭性淋巴瘤亚型中进行国际前瞻性细胞治疗研究存在的挑战。从入组到输注的中位

时间为54天，92%的人接受了从化学免疫治疗到靶向治疗的桥接治疗。111例接受tisa-cel输注（中位剂量3×10^8 cells CAR-T细胞）的患者基线特征包括：中位年龄56岁（范围为22～76岁，超过65岁的占23%），晚期（Ⅲ～Ⅳ期占76%），中位既往治疗三线（52%的患者≥3线），DLBCL（79%）和tFL（19%）。清淋预处理方案采用Flu（25 mg/m²）和Cy（250 mg/m²）每日用药，连用3天（73%），或Ben（90 mg/m²）每日用药，连续2天（20%）。在tisa-cel输注前1周内白细胞计数≤1000/mm³的患者中，不需要清淋化疗。JULIET和ZUMA-1之间存在另一个显著区别，后者使用更高剂量的Flu和Cy，没有患者可以去除清淋化疗或使用其他替代化疗。

最常见的3级或更高级别的不良事件是细胞因子释放综合征（22%）、神经事件（12%）、持续28天以上的血细胞减少（32%）、感染（20%）和发热性中性粒细胞减少（14%）。分别有58%和21%的患者经历了任何级别的细胞因子释放综合征和神经不良事件。

最佳总体缓解率为52%（95%CI 41～62），其中40%的患者获得完全缓解[2]。在接受tisa-cel输注的患者中，中位OS为12个月，而整组患者的OS为8.3个月，凸显了在等待输注期间失败患者的不良预后。在入组的165例受试者中，有50例（30%）在细胞输注前中断了研究，其中有12例是由于未能成功制备CAR-T细胞，38例是由于其他原因，最有可能是疾病进展，4例在数据统计截止时正在等待输注。这凸显了我们需要识别可以通过政策和更好的实践将输注阻碍降到最低的办法，以及需要让初级肿瘤学专家尽早转诊患者，以提高治疗成功的机会。

四、TRANSCEND：liso-cel 治疗复发或难治性 B 细胞淋巴瘤

liso-cel是FDA批准的第三个针对至少二线治疗失败的成人LBCL的CAR-T细胞疗法。liso-cel类似于tisa-cel，共刺激结构域为4-1BB[3]。

TRANSCEND试验是一项单臂、开放标签的美国多中心试验，采用三个剂量水平的剂量

递增：$50×10^6$ CAR-T细胞（一剂或两剂）、$100×10^6$ CAR-T细胞和$150×10^6$ CAR-T细胞，两种成分（CD8[+]CAR-T细胞和CD4[+]CAR-T细胞）序贯输注。由于没有任何明确的剂量相关毒性，所有剂量的数据都被合并用作分析。344例患者接受了白细胞分离以生产liso-cel，其中269例接受了liso-cel输注，使其成为关键研究中最大的一项研究（表26-1）。TRANSCEND研究的入组标准也是最具包容性的。中位年龄63岁（范围54~70岁，42%的患者为65岁或以上，10%的患者为75岁或以上）。符合入组标准的组织学诊断包括：DLBCL（51%）、高级别B细胞淋巴瘤（双打击或三打击淋巴瘤，13%）、由任何惰性淋巴瘤转化而来的DLBCL（22% tFL；7%由其他惰性非霍奇金淋巴瘤转化而来）、PMBCL（6%）和FL 3B级（1%）。在该研究中，继发性中枢神经系统淋巴瘤允许被纳入，有7例患者入组。此外，入组标准中肾功能、心功能和体能状态阈值较高。

总体缓解率为73%，53%达到完全缓解[3]。预估12个月PFS和OS分别为44%和58%。在完全或部分缓解的患者中，12个月的预估缓解持续率为55%，而在完全缓解的患者中，缓解持续率略高（65%）。最常见的治疗中出现的不良事件是中性粒细胞减少（63%）、细胞因子释放综合征（42%）、恶心（33%）。3级或4级细胞因子释放综合征和神经毒性发生率分别为2%和10%。由于使用了不同的分级标准并且管理（包括缓解）策略也不相同，所以我们无法比较不同关键研究间

的毒性，TRANSCEND和ZUMA-1采用相同的细胞因子释放综合征分级标准，其细胞因子释放综合征和神经毒性的发生率明显不同（表26-2）。ZUMA-1中任何级别和严重细胞因子释放综合征的发生率分别为93%和13%，而TRANSCEND研究中分别为42%和2%。此外，接受axi-cel治疗的患者中有64%发生神经毒性（严重28%），而接受liso-cel治疗的患者中只有30%发生神经毒性（严重10%）。因此，liso-cel似乎具有最有利的安全性特征。这被认为是由于共刺激结构域的差异（CD28与4-1BB），以及潜在不同的患者基线特征造成的。

五、ZUMA-2：brexu-cel治疗复发或难治性套细胞淋巴瘤

与LBCL相似，标准治疗失败的MCL患者预后不良，而布鲁顿酪氨酸激酶抑制剂治疗失败的预后也令人沮丧。ZUMA-2是一项单臂、开放标签、多中心Ⅱ期研究，评估brexu-cel在接受过布鲁顿酪氨酸激酶抑制剂治疗后的复发或难治性MCL患者中的作用，患者既往最多接受过5种治疗方案[4]。虽然brexu-cel也是一种抗CD19 CAR-T细胞疗法，但生产工艺与axi-cel略有不同；在开始制造前，从采集的白细胞产品中去除循环中表达CD19的恶性细胞，这理论上可能会减少体外生产过程中抗CD19 CAR-T细胞激活和耗竭的可能性[4]。研究共纳入74例患者，为71例患者生产了brexu-cel，并有68例患者接受输注。中位年龄为65岁（范围为

表26-2　关键的Ⅱ期试验中报告的细胞因子释放综合征和ICAN

研究	产品	患者	所有等级的CRS	3级CRS	所有等级ICANS	N级ICNS	引文
ZUMA1	CD19/CD3 ζ/CD28	101	93%	13%	64%	28%	Neelapu et al., NEJM，2017
JULIET	CD19/CD3 ζ/4-1BB	111	58%	22%	21%	12%	Schuster et al., NEJM，2019
TRANSCEND	CD19/CD3 ζ/4-1BB	268	42%	2%	30%	10%	Abramson et al.，2020

· Lee标准用于ZUMA1和Transcend的CRS评级。
· U Penn标准用于JULIET的CRS评级。
· 所有试验均使用不良事件通用术语标准的神经毒性分级。
CRS：细胞因子释放综合征；ICANS：免疫效应细胞相关神经系统毒性综合征；N：数字；NEJM：新英格兰医学杂志。

38 ~ 79岁），31%诊断为母细胞变异型MCL，17%伴有 *TP53* 突变，81%接受过≥3种既往治疗方案。

与ZUMA-1相反，研究者可选择皮质类固醇、伊布替尼或阿卡替尼进行桥接治疗。糖皮质激素联合伊布替尼或阿卡替尼的组合也被允许用于桥接。共有25例患者（37%）接受了桥接治疗。通过比较桥接治疗前后PET-CT结果，患者在桥接治疗后肿瘤负荷增加。因为所有患者曾接受过布鲁顿酪氨酸激酶抑制剂治疗，所以这并不意外。

brexu-cel的客观缓解率和完全缓解率分别为85%和59%。预估12个月的PFS和OS分别为61%和83%。值得注意的是，高危人群的缓解率相似。最常见的不良事件是细胞因子释放综合征、免疫效应细胞相关神经系统毒性综合征和血细胞减少。91%的患者发生细胞因子释放综合征，15%发生≥3级细胞因子释放综合征。63%的患者发生神经毒性，31%的患者发生≥3级神经毒性。94%的患者出现任何级别的血细胞减少，最常见的是中性粒细胞减少（85%）。26%的患者在brexu-cel输注后超过90天持续≥3级。

基于ZUMA-2良好的缓解率，brexu-cel于2020年7月获得FDA批准用于成年复发或难治性MCL患者，标志着又一种治疗侵袭性B细胞淋巴瘤的强大工具。尽管ZUMA-2人群需要既往接受过布鲁顿酪氨酸激酶抑制剂治疗，但针对复发或难治性MCL的适应证没那么具体，而是针对任何复发的MCL。现在面临的问题是，哪些患者应该接受二线brexu-cel治疗，包括那些没有接受过布鲁顿酪氨酸激酶抑制剂治疗的患者。真实世界的数据将有助于提供更多关于MCL治疗顺序的数据。

六、ZUMA-5：axi-cel 治疗复发或难治性滤泡性淋巴瘤

CAR-T细胞疗法也已经在惰性非霍奇金淋巴瘤中进行了试验，尽管关于毒性和这种疗法在治疗格局中的地位还有更多争论。ZUMA-5是一项多中心、Ⅱ期、单臂试验，探讨了axi-cel在复发或难治性FL和边缘区淋巴瘤（MZL）中的疗效[5]。关键纳入标准是活检证实的复发或难治性FL（1 ~ 3a级）或MZL（包括淋巴结和结外），患者既往至少接受过两线治疗方案，其中一线必须为包括抗CD20单克隆抗体和烷化剂的化学免疫疗法。接受预处理化疗和随后axi-cel输注的患者的基线特征为中位年龄61岁（34 ~ 79岁），35%的患者年龄超过65岁。绝大多数患者分期为晚期（86% Ⅲ/Ⅳ期）。大多数患者（63%）在接受一线化学免疫治疗后的24个月内出现进展（POD24），这是一个不良预后特征。146例患者最终接受了axi-cel治疗，这是一项较大的ZUMA研究。

中位随访17.5个月（1.4 ~ 31.6个月）。对于所有可评估疗效的患者，总有效率为92%。按组织学分类，FL患者的总有效率为94%（完全缓解率为80%），而MZL患者的总有效率为85%（完全缓解率为60%）。至首次缓解的中位时间为1个月，52%（13/25）的患者在中位时间2.2个月后从部分缓解转为完全缓解。当按高危亚组〔包括年龄、ECOG体能状态评分、滤泡淋巴瘤国际预后指数评分、肿瘤负担或中位既往治疗线数〕分层时，缓解率没有显著差异。所有患者的12个月OS和PFS分别为93%和64%。

几乎所有（99%）接受治疗的患者都发生了任何级别的不良事件。86%的患者（FL组85%；MZL组95%）发生3级或更高级别的不良事件，最常见的是中性粒细胞减少（33%）和贫血（23%）。3级或以上细胞因子释放综合征（根据Lee标准）的发生率为7%（FL为6%，MZL为9%），3级或更高级别神经毒性（根据CTCAE v4.03）的发生率为19%（FL为15%，MZL为41%）。大多数细胞因子释放综合征和神经毒性在数据收集结束时得到缓解。这种安全性特征值得注意，当使用相同的结构时，在FL和其他B细胞淋巴瘤亚型中细胞因子释放综合征和神经毒性似乎较低。基于这些数据，axi-cel在2021年3月被批准用于经过两线或两线以上系统性治疗的难治性FL。

（一）上市后研究

CAR-T细胞疗法被批准用于复发或难治性LBCL、MCL和FL，其中三种不同结构的产品基于关键Ⅱ期研究被批准用于LBCL，这些研究具有前文所述的几个重要差异。毫无疑问，CAR-T细

胞疗法已经改变了化疗耐药B细胞淋巴瘤的治疗方式。然而，围绕患者识别、转诊到专门治疗中心、制备、桥接和安全实施治疗等工作可能已经影响了CAR-T细胞疗法的使用。因此，上市后研究对于描述CAR-T细胞疗法获批后实践模式如何演变，以及严加控制的前瞻性研究之外的结果是至关重要的。

鉴于axi-cel是FDA批准的首个用于成人LBCL患者的产品，许多研究组开展了其在LBCL中的上市后研究，并将axi-cel标准治疗（SOC）中观察到的基线人口特征、安全性和疗效数据与ZUMA-1研究的结果进行了对比。有趣的是，即使在没有资格参加前瞻性试验的患者中，大多数也验证了ZUMA-1良好的安全性和有效性结果。美国CAR-T细胞联盟开展了第一个且也是最大队列之一的研究，这是一项在17个机构进行的多中心回顾性分析，研究了298例复发或难治性LBCL的临床结果，这些患者接受了白细胞分离以生产axi-cel[6]。与ZUMA-1入组的患者相比，基线特征有所不同。接受SOC axi-cel的患者体能状态更差，包括ECOG体能状态评分2~4分（19.5%）、进展期（82.4% Ⅲ~Ⅳ期）和低风险IPI（54.4% 3~5）。淋巴瘤亚型包括DLBCL（68.1%），23%具有双打击或三打击DLBCL，37.4%被归类为双表达。其他亚型包括PMBCL（6.4%）和tFL（25.5%）。重要的是，这项研究中43%的患者不符合ZUMA-1标准；一些最常见的原因有体能状态差、器官功能不全（血小板减少、转氨酶升高、左室射血分数降低、肌酐清除率降低）、中枢神经系统淋巴瘤病史和近期血栓形成。其中，40%的患者由于一个及以上的原因而不符合入选标准。

美国CAR-T细胞联盟研究中观察到的临床结果与ZUMA-1研究之间的另一个主要区别是，接受SOC axi-cel治疗的LBCL患者中有158/298（53%）进行了桥接治疗[6]。所使用的桥接治疗方式包括化疗联合或不联合其他治疗（54%）、单独皮质类固醇（23%）、放射治疗联合或不联合皮质类固醇（12%），以及靶向治疗（10%）。接受桥接治疗的患者OS更差；然而，这可能是治疗前患者和疾病特征所致，并非桥接治疗本身的结果。接

受桥接治疗的患者的体能状态（ECOG体能状态评分≥2）（30%）比例高于未接受桥接治疗的患者（8%）。此外，接受桥接治疗的患者（69%）比没有接受桥接治疗的患者（37%）有更高的IPI评分。

虽然桥接治疗没有优选方案，但放射治疗在安全性和有效性方面可能会对一些患者有优势。在Pinnix等牵头的一项研究中，115例复发或难治性侵袭性LBCL患者接受SOC axi-cel治疗，患者在白细胞分离后接受了桥接治疗[7]。与接受系统治疗的患者（中位4.7个月）相比，接受放射治疗的患者PFS（中位8.9个月）有所改善。两组患者在体能状态、疾病负担或乳酸脱氢酶方面没有差异。放射桥接治疗组和全身桥接治疗组的OS无差异。基线特征，以及桥接治疗的差异性使得桥接治疗在CAR-T细胞治疗中的作用很难确定。还需要更多的前瞻性研究，以更好地理解桥接治疗的作用并确定最佳策略。

尽管基线特征不同，且在确定axi-cel候选者时采用了更宽松的标准，但应答率与ZUMA-1研究相似。美国CAR-T细胞联盟发现，82%的接受SOC axi-cel治疗的LBCL患者达到客观缓解，64%达到完全缓解。白细胞分离后的中位PFS为7.2个月。大约13个月的中位随访时间，OS和中位反应持续时间尚未达到。

在一项单独的多中心分析中，Jacobson等报告了美国7个中心122例患者接受axi-cel治疗，客观缓解率为70%，完全缓解率为50%[13]。类似地，CIBMTR登记库报道了接受axi-cel治疗后客观缓解率为70%，完全缓解率为52%[14]。这些研究结果与ZUMA-1研究的疗效相当，这一点值得注意，因为axi-cel的商业化应用涉及美国多个中心、更大的样本量，并且临床操作中的差异更大。

真实世界标准治疗axi-cel的毒性与ZUMA-1相似。在美国CAR-T细胞联盟开展的分析中，91%的患者可发生任何级别的细胞因子释放综合征，7%为≥3级细胞因子释放综合征，1例患者死于噬血细胞性淋巴组织细胞增生症[6]。69%的患者发生神经毒性，31%为3级，1例死于脑水肿[6]。使用托珠单抗和皮质类固醇治疗细胞因子释放综合征

和（或）神经毒性的比例分别为62%和54%。在CIBMTR分析中，83%的患者报告了细胞因子释放综合征，11%的患者发生了≥3级细胞因子释放综合征[14]。2例患者死于细胞因子释放综合征的并发症。61%的患者出现神经毒性，1例死于脑水肿。

尽管接受SOC axi-cel的患者的基线特征不同，但与ZUMA-1研究相比，观察到了类似的急性毒性和死亡率。已经对商用axi-cel进行了更多分析，出现了更多数据，这可能有助于我们理解CAR-T细胞疗法用于治疗与关键Ⅱ期研究不同的患者的安全性和有效性。

关于tisa-cel真实世界研究的文献数量在不断增加。CIBMTR登记了一项多中心研究，包括了26个中心的155例复发或难治性LBCL患者[15]。绝大多数患者为复发或难治性（95%），但有7例患者（5%）在桥接治疗完全缓解的情况下接受了tisa-cel治疗。17例（11%）有双打击或三打击特征，27%为tFL。中位既往治疗线数为4（范围为0~11）。任何级别细胞因子释放综合征的发生率为45%，≥3级的细胞因子释放综合征发生率为4.5%。任何级别免疫效应细胞相关神经系统毒性综合征的发生率为18%，≥3级免疫效应细胞相关神经系统毒性综合征的发生率为5.1%。真实世界中的有效率与JULIET试验数据相当。62%的患者客观缓解，其中40%为完全缓解。托珠单抗和皮质类固醇的使用率分别为43%和10%。Riedell等开展的一项独立的多中心分析也发现了和JULIET研究相近的缓解率（客观缓解率为59%，完全缓解率为44%），严重毒副作用的发生率低（细胞因子释放综合征≥3级：1%；免疫效应细胞相关神经系统毒性综合征≥3级：3%）[16]。Riedell还报告，这一队列中很大一部分接受SOC tisa-cel或liso-cel治疗的患者不符合关键研究的入选标准。在这项真实世界的分析中，当有两种产品可以选择时，年龄和合并症与处方的CAR-T细胞结构有关。tisa-cel更有可能被处方给年龄更大、并发症发生率更高的患者，这可能反映了对axi-cel耐受性的担忧，而更难治的患者可能会接受axi-cel，因为专家们认为其可在短时间内稳定生产。

上市后研究可能解决的另一个问题是清淋治疗对预后的影响。考虑到tisa-cel的清淋方案可以选择，宾夕法尼亚大学对28例患者进行回顾性分析。这些LBCL患者接受了tisa-cel治疗，并接受Ben清淋[17]。这组患者的3个月总有效率为46%，其中38%获得完全缓解。3个月PFS估计为52%。第28天时11%的患者出现≥3级中性粒细胞减少，11%患者出现≥3级血小板减少。虽然这项小规模研究没有说明哪种方案是tisa-cel的最佳清淋方案，但它确实提供了一些关于在tisa-cel前使用Ben进行清淋的安全性和有效性的信息。

真实世界使用brexu-cel治疗MCL的研究有限。在一项小型回顾性研究中，Jain等报告了来自ZUMA-2的6例复发或难治性MCL患者brexu-cel治疗后疾病进展，随后退出了关键试验[18]。6例患者中有5例在疾病进展之前达到完全缓解。尽管在疾病进展后接受治疗，但在brexu-cel后接受治疗的5例患者中有4例死于疾病进展。这6例疾病进展的患者从开始brexu-cel治疗到最后一次随访的中位生存期为17个月，疾病进展后的中位生存期为4.1个月。尽管样本量小，这项研究证实了CAR-T细胞治疗失败后的MCL患者预后不良。

因为liso-cel在本书发表时刚刚获批，目前还没有关于liso-cel的真实世界数据，但基于其高制备成功率，人们对其期望很高，这也是困扰tisa-cel的地方。此外，人们热切期待CAR-T细胞治疗FL的真实世界数据，因为在惰性淋巴瘤人群中定义未得到满足的需求更具挑战性，因为几种FDA批准的药物适用于复发情况，预计该病的自然病史会延长。另外，FL和MCL的治疗异质性与LBCL存在很大不同，这如何影响CAR-T细胞疗法的有效性和安全性还没有得到很好解释，可以用真实世界证据来回答。

（二）特殊人群和使用标准疗法CAR-T细胞治疗的结果

CD19 CAR-T细胞治疗继发性中枢神经系统淋巴瘤的安全性和有效性尚未得到很好验证，因为迄今为止接受治疗的患者数量较少。TRANSCEND研究包括7例接受liso-cel治疗的继发性中枢神经系统淋巴瘤患者[3]，6例可以评估疗效的继发性中枢神经系统淋巴瘤患者中有3例获得了完全缓解。7例继发性中枢神经系统淋巴瘤患者中有2例发生免疫效应细胞相关神经系统毒性综合征[3]。鉴于该人群被排除在ZUMA-1和JULIET试验之外，且TRANSCEND试验中纳入中枢神经系统受累患者较少，因此需要进一步研究来评估CD19 CAR-T细胞治疗中枢神经系统受累的复发或难治性LBCL的安全性和有效性，以得出有说服力的结论。

多数真实世界使用axi-cel治疗伴有中枢神经系统受累的复发或难治性LBCL患者的安全性和有效性数据都来自小型研究和单中心经验。Ghafouri等报告了SOC axi-cel治疗继发中枢神经系统淋巴瘤患者的早期疗效，5例接受输注的患者中有4例有效[19]。不幸的是，4例有效患者中有3例病情进展。中位PFS为134天，中位OS为155天。2例患者发生细胞因子释放综合征1~2级。2例患者发生免疫效应细胞相关神经系统毒性综合征。第1例患者发生3级免疫效应细胞相关神经系统毒性综合征，没有并发细胞因子释放综合征，而第2例患者发生4级免疫效应细胞相关神经系统毒性综合征，并发2级细胞因子释放综合征。两例患者均接受皮质类固醇治疗，4级免疫效应细胞相关神经系统毒性综合征患者接受双重抗癫痫药物治疗癫痫持续状态。这些患者都没有出现长期神经后遗症。毒性似乎与没有继发中枢神经系统受累的淋巴瘤患者相似，但缓解时间不持久。

美国淋巴瘤CAR-T细胞联盟报道，继发性中枢神经系统淋巴瘤患者（n=17）与单纯全身疾病患者（n=281）相比，有效率相似[6]。继发性中枢神经系统淋巴瘤患者和非中枢神经系统淋巴瘤患者的最佳客观缓解率分别为75%和59%，6个月持续缓解率分别为41%和31%[20]。继发中枢神经系统受累患者和无中枢神经系统受累患者任何级别细胞因子释放综合征和免疫效应细胞相关神经系统毒性综合征的发生率相似。

Frigault等报告了他们使用tisa-cel治疗继发性中枢神经系统淋巴瘤的单中心经验[21]。8例接受tisa-cel治疗的患者中有4例达到客观缓解，两例未达到客观缓解的患者死于疾病进展。所有患者均未发生免疫效应细胞相关神经系统毒性综合征，

8例中有7例发生1级细胞因子释放综合征。基于这些观察，一项探索tisa-cel治疗原发性中枢神经系统淋巴瘤（NCT04134117）的前瞻性研究正在进行，结果令人期待。在此期间，在缺乏可靠的前瞻性数据的情况下，关于是否使用CAR-T细胞治疗中枢神经系统淋巴瘤，每个中心都可能会制定指南。

（三）慢性病毒性肝炎

免疫抑制和细胞毒治疗可导致慢性或已消退的乙型肝炎病毒再激活。乙型肝炎病毒再激活的机制尚不清楚；然而，接受抗CD20单克隆抗体利妥昔的患者风险最高。不出意外，有报告称在CD19 CAR-T细胞治疗过程中发生乙型肝炎病毒再激活。Strati等报道了3例慢性病毒性肝炎患者的结局，2例慢性或已消退的乙型肝炎病毒感染患者，1例为丙型肝炎病毒感染患者[22]。乙型肝炎患者的乙型肝炎病毒DNA滴度较低（<10 IU/mL），给予了预防性抗病毒治疗。两例患者都发生了细胞因子释放综合征和神经毒性并最终缓解，2例患者完全缓解分别持续了8个月和31个月。在2例患者的急性毒性期间，都没有发生明显的乙型肝炎病毒再激活。已消退的乙型肝炎病毒感染患者在axi-cel回输13个月后自行停止预防性抗病毒治疗，随后3个月发生乙型肝炎病毒再激活（7900万IU/mL）。通过再次使用抗病毒药物成功治疗了该患者的乙型肝炎病毒再激活。报告中的最后一例患者在接受CAR-T细胞输注前25年患有慢性丙型肝炎，并对干扰素和利巴韦林治疗无效。在评估时，患者的丙型肝炎病毒核糖核酸（RNA）为1510万IU/mL，丙氨酸转氨酶为70U/L，axi-cel治疗期间发生3级细胞因子释放综合征和3级免疫效应细胞相关神经系统毒性综合征，均缓解。有趣的是，患者的丙型肝炎病毒RNA或肝功能检测指标没有显著增加。患者取得完全缓解，并在6个月时缓解仍持续。接受CAR-T细胞治疗评估的患者应筛查乙型肝炎和丙型肝炎，如果发现既往感染，应考虑在整个治疗过程中预防乙型肝炎病毒，并一直持续到B细胞恢复。

（四）人类免疫缺陷病毒感染

HIV感染明显增加了发展为侵袭性非霍奇金淋巴瘤的可能性[23]。感染HIV患者的DLBCL发病率是未感染者的17倍。此外，HIV相关淋巴瘤预后不良亚型发生率更高，如双打击或三打击淋巴瘤和原发性中枢神经系统淋巴瘤。幸运的是，最近的病例报告提示CD19 CAR-T细胞实现了AIDS相关高级别B细胞淋巴瘤的持久缓解[24]。Abramson等报告了2例伴HIV感染的复发或难治性高级别非霍奇金淋巴瘤患者接受CAR-T细胞治疗后完全缓解。第1例患者为22岁男性，接受间断性抗病毒逆转录病毒治疗（ART）治疗HIV感染，发展为复发或难治性高级别B细胞淋巴瘤伴MYC和BCL6基因重排。第二次复发后，在坚持继续ART的情况下对患者进行了CAR-T细胞治疗评估。单采时患者的CD4计数为52个/mm³，绝对淋巴细胞计数为450个/mm³，HIV载量为67个拷贝/mL。患者接受标准Flu和Cy清淋治疗，随后输注axi-cel。此后患者发生2级细胞因子释放综合征和3级免疫效应细胞相关神经系统毒性综合征。患者接受了托珠单抗、地塞米松和拉考沙胺预防癫痫。细胞因子释放综合征和免疫效应细胞相关神经系统毒性综合征均缓解。据报道，患者在输注后1年持续完全缓解。第2例患者为男性，HIV控制良好（病毒载量检测不到，CD4计数为127个/mm³），既往有乙型肝炎病毒、巨细胞病毒和禽分枝杆菌复合感染，以及复发或难治性DLBCL。该患者不适合接受大剂量化疗，因此他接受了减低剂量的Flu和Cy，然后输注axi-cel。患者的治疗过程并不复杂，没有发生细胞因子释放综合征或免疫效应细胞相关神经系统毒性综合征。患者在第28天达到了完全缓解。虽然患者数量少，但这为CAR-T细胞治疗被排除在关键研究之外的HIV感染患者的可行性提供了一些见解。

（五）实体器官移植受者

实体器官移植的受者发生移植后淋巴增殖性疾病的风险增加[25]。鉴于许多患者接受了长期的免疫抑制以预防同种异体移植排斥反应，寻求有效CAR-T细胞治疗的可行性尚不清楚，因此这些患者被排除在前瞻性研究之外。一项单中心研究报告了3例同种异体肾移植复发或难治性DLBCL患者的治疗结果[26]。3例患者中有2例在第30天达到完全缓解，只有1例缓解持续。3例中有2例发生了细胞因子释放综合征，其中1例还并发了免疫效应细胞相关神经系统毒性综合征。笔者报告了在白细胞分离前2~4周停止免疫抑制治疗，并在输注axi-cel后4~12周重新开始治疗的可行性。这是一个规模很小的单中心研究，但它提供了一些关于是否考虑移植受者接受CAR-T细胞治疗的见解。

七、下一个前沿

尽管真实世界结果很有希望，但关于CAR-T细胞疗法的临床应用仍然存在许多问题。所有的关键试验都是单臂Ⅱ期研究，样本量相对较小，可能存在选择偏差。三个随机Ⅲ期研究正在评估CAR-T细胞疗法的早期应用：BELINDA（NCT03570892）、ZUMA-7（NCT03391466）和TRANSFORM（NCT03575351）。人们热切地期待这些研究的结果。三项研究都纳入高危患者，定义为对一线利妥昔单抗和蒽环类药物为基础的治疗无效或在12个月内复发，并且符合移植条件。如果结果为阳性，CAR-T细胞治疗将进入二线，从而取代挽救化疗、大剂量治疗和自体造血干细胞移植。如果这些研究结果是阳性的，探索实践模式至关重要，因为这将改变临床实践。预计的第一个问题是，这些研究的影响是否会被广泛接受，移植是否会被完全取代。是否二线治疗CAR-T细胞治疗适用于所有患者，还是只适用于那些在12个月内疾病进展并被认为适合移植的患者。还有必要对社区肿瘤医师进行患者识别方面的教育，因为不同机构和地区对符合移植条件的患者的确定方式可能会不同。如果这些研究结果是积极的，这将颠覆目前对复发或难治性LBCL的标准治疗方案。

ZUMA-12研究探讨了CAR-T细胞疗法在高危DLBCL患者中的应用，入组患者对一线含有蒽环类药物的方案治疗2个周期后未能产生足够缓解，初步结果报告了良好的缓解率和可控的安全性，进一步增加了CAR-T细胞疗法早期应用的可行性[27]。未来是否会有针对初治患者的CAR-T细胞疗法研究？

CAR-T细胞治疗淋巴瘤不仅局限于治疗这些典型的恶性肿瘤，也不止有CD19这一个靶点。在贝勒医学院和北卡罗来纳大学Lineberger综合癌症中心进行了一项平行的Ⅰ/Ⅱ期试验，在清淋后使用靶向CD30的CAR-T细胞产品治疗复发或难治性霍奇金淋巴瘤（HL）[28]。41例复发或难治性霍奇金淋巴瘤患者接受CD30 CAR-T细胞治疗，既往治疗中位数为7个。在10例患者中观察到细胞因子释放综合征（全部为1级），没有报告神经毒性，最常见的不良事件是3级或以上的血液学毒性。32例患者总缓解率为72%，完全缓解率为59%。预估1年PFS和OS分别为36%和94%。基于这些良好的结果，2020年3月，FDA授予这种靶向CD30疗法"再生医学先进治疗"的称号。在撰写本文时，正在进行Ⅱ期试验（CHARORT）以进一步评估其在复发或难治性霍奇金淋巴瘤中的疗效。

CD30靶点的潜力将CAR-T细胞扩大到T细胞肿瘤，如间变性大细胞淋巴瘤和T细胞ALL。正在开发的其他潜在CAR-T细胞产品包括CD1a、CD5/CD7、CD70和TCR-β家族[29]。T细胞淋巴瘤存在巨大的未得到满足的需求，尽管识别并靶向不会自相残杀的抗原具有独特之处，但CAR-T细胞产品的疗效将很容易被接受。此外，T细胞肿瘤的异质性比B细胞肿瘤更大，使得随着这些疗法的出现，探索实践模式变得更加关键。

八、患者筛选

例如，关键的Ⅱ期研究需要患者有足够的心、肺、肾、肝和血液学功能，尽管确切的临界值有所不同。美国淋巴瘤CAR-T细胞联盟真实世界研究中有43%的患者不符合ZUMA-1研究，但结果显示出类似的有效性和安全性[6]。器官功能障碍不是CAR-T细胞的绝对禁忌证，临床医师的判断是必需的，以确定患者是否有能力承受清淋化疗、细胞因子释放综合征或免疫效应细胞相关神经系统毒性综合征的潜在毒性。到目前为止，对真实世界分析的一种解释是，CAR-T细胞治疗中心通常擅长识别适合CAR-T细胞治疗的患者，因此需要尽快转诊到这些中心进行评估。

接受CAR-T细胞治疗的患者没有年龄上限。TRANSCEND研究中65岁以上的患者比例很高（42%），最终在这一亚组中没有发现生存差异[3]。几项回顾性研究也显示，65岁以上患者的治疗结果与年轻患者相似，这表明不应因高龄阻止患者接受CAR-T细胞产品[6, 30]。

关键试验中患者的ECOG体能状态评分为0分或1分，TRANSCEND研究中有4例患者（1%）除外，体能状态评分为2分。在真实世界数据中，ECOG体能状态评分为2~4分与较差的生存和更高的严重毒性风险相关[6]。应严格评估体能状态不佳的患者，以确保他们是细胞疗法的良好候选人。

淋巴瘤继发中枢神经系统受累的患者被排除在ZUMA-1和JULIET研究之外，但可以入组TRANSCEND研究（7例患者）。回顾性报告显示继发性中枢神经系统淋巴瘤患者的结果类似，提示这一基线特征可能不是CAR-T细胞治疗的绝对禁忌证。在这种治疗选择有限的传统高危人群中，由于毒副反应的发生率和疗效相似，倾向于考虑使用CAR-T细胞疗法；然而，数据受限于患者数量较少和回顾性分析，可能存在一定的选择偏差。还需要进一步评估CAR-T细胞是否适合这一群体。

快速进展的疾病可能不适合进行CAR-T细胞治疗，因为细胞至少需要3周时间返回。axi-cel自白细胞分离后返回最快，制备商用CAR-T细胞产品大约需要17天，而tisa-cel和liso-cel的制造和加工时间大约为24天。正如本章前面提到的，经常利用桥接治疗来稳定患者的病情，以确保他们能存活到CAR-T细胞输注，尽管桥接治疗的结果很差。真实世界数据可能有助于为进入治疗领域的新疗法提供最佳模式，包括抗体偶联药物，这些药物是否能产生更好的结果尚不清楚。同种异体CAR-T细胞疗法也在探索中，这是一种现货型的细胞产品，可能会解决近25%不能完成细胞输注患者的问题，可能会有一种即将上市的产品。此时对于那些无法等待生产自体抗CD19 CAR-T细胞的快速进展的淋巴瘤患者，考虑残疾临床试验将优于现有的SOC CAR-T细胞疗法。

在进行清淋化疗之前，感染必须得到很好的

控制[31]。清淋和最终CD19 CAR-T细胞产生的免疫抑制都可能加剧活动性感染。另外，患者伴有感染引起的炎症状态预后较差[13]。一般来说，在急性感染情况下，不建议继续进行CAR-T细胞治疗。HIV和乙型肝炎或丙型肝炎等慢性病毒感染患者被认为不适合参加关键试验。然而，少量报告提示在适当的抗病毒治疗和（或）预防，以及密切监测的情况下，对病情稳定的患者进行CAR-T细胞治疗是可行的。

九、推荐

· CAR-T细胞疗法已经改变了化疗耐药B细胞淋巴瘤的治疗格局，考虑到总体存活率较历史对照大幅提高，任何符合当前FDA批准适应证的患者都应该考虑使用CAR-T细胞疗法。

· 随着我们临床经验的增加，以及分析不符合关键Ⅱ期临床研究患者的结果，能接受CAR-T细胞治疗的入选标准将不断变化。

· 早期识别可能从CAR-T细胞疗法中获益的患者，并转诊至治疗中心，对改善患者预后至关重要。

参考文献

第
五
部
分

第二十七章
罕见血液系统恶性肿瘤的造血干细胞移植治疗

ANA AVILA RODRIGUEZ, CHUKWUEMEKA
UZOKA, AND IRUM KHAN

译者：窦立萍、李菲
解放军总医院第一医学中心

一、介绍

造血干细胞移植在罕见的血液系统恶性肿瘤中发挥着越来越重要的作用。这些疾病的罕见性限制了前瞻性试验的开展。在这篇文章中，我们回顾了异基因造血干细胞移植和自体造血干细胞移植在罕见恶性肿瘤中的作用（表27-1）。

（一）系统性肥大细胞增多症

案例学习：

患者，女，56岁，伴有中性粒细胞减少多年，近期出现T12溶骨性病变合并病理性骨折。并主诉有盗汗和顽固性瘙痒。骨扫描显示弥漫性骨髓信号异常，骨髓活检证实40%的骨髓受累于CD25异常表达的肥大细胞。血清类胰蛋白酶升高超过正常上限的3倍。骨髓单个核细胞KIT D816V突变检测呈阳性。在服用米哚妥林（midostaurin）6个月后，类胰蛋白酶恢复正常，瘙痒症状消失，影像显示没有新的骨骼病变。此时，她接受了异基因造血干细胞移植。

系统性肥大细胞增多症（systemic mastocytosis，SM）是一种罕见病，其特征在于皮肤和内脏器官（如骨髓、脾、淋巴结和胃肠道）中克隆性异常肥大细胞的浸润。症状是由血管活性介质的释放引起的，临床医师应高度怀疑反复出现过敏反应、面色潮红、骨质疏松和胃肠道症状，如痉挛和腹泻的患者。在大多数患者中发现色素性荨麻疹性皮肤损害；然而，一旦在皮肤外组织中发现浸润，应怀疑SM的诊断[1]。

世界卫生组织（WHO）2016年的分类定义了五类SM，包括惰性SM（ISM）、冒烟型SM（SSM）、伴发其他克隆性血液病的SM（SM-AHN）、侵袭性SM（ASM）和肥大细胞白血病（mast cell leukemia，MCL）。ASM和MCL表现为骨髓浸润，并伴有血细胞减少、肝脾肿大、胃肠道受累引起的吸收不良和骨骼疾病。SSM在这一谱系中居中。SM-AHN的总体中位生存期较短，为24个月，临床病程由合并的恶性肿瘤决定，包括MDS、骨髓增殖性肿瘤（MPNs）、慢性粒-单核细胞白血病（CMML）或CLL。

最初的诊断方法是基于骨髓活检，因为这是仅次于皮肤、血清类胰蛋白酶水平（>20 ng/mL）、免疫组织化学或流式细胞术检测CD25表达和分子检测之后最常见的受累部位。在90%的病例中，SM与酪氨酸激酶受体（KIT）中激活的KIT D816V突变有关[2]。在SM和SM-AHN中发现的其他致癌突变包括TET2、NRAS、SRSF2、ASXL1、EZH2、CBL和RUNX1，通常与低生存率有关[2]。

临床指南

- KIT D816V突变对伊马替尼原发耐药，应进一步指导治疗。
- SRSF2/ASXL1/RUNX1共存的体细胞突变增加疾病进展的风险。

肥大细胞增多症模型的国际预后评分系统是从100多名非进展期和进展期SM患者中开发的。其他系统包括突变调整风险评分和梅奥预后系统。大多数预后系统包括细胞减少、白细胞增多、血清生物标志物（如类胰蛋白酶、β_2-微球蛋白、碱性磷酸酶和高危突变）。

虽然症状和器官导向治疗及监测是ISM和SSM的主要治疗方法，但晚期SM需要系统治疗。

治疗方式的选择受是否耐受移植、疾病进展速度和受累部位的影响。酪氨酸激酶抑制剂，如伊马替尼和达沙替尼已用于10%的伊马替尼敏感或未知KIT突变的侵袭性SM病例[2]。米哚妥林是一种多激酶抑制剂，应用在116例既往接受过治疗

表27-1　罕见髓系、淋巴、组织细胞和树突状细胞恶性肿瘤

罕见髓系恶性肿瘤	美国年发病率/100 000	异基因HS HCT	自体HCT
系统性肥大细胞增多症	0.046	R	
HES/CEL	0.036	R	
CMML	0.4	R	
JMML	0.12	R	
急性巨核细胞白血病	—	R	
罕见淋巴系统恶性肿瘤			
ATLL	0.04	R	
侵袭性NK细胞白血病	0.49	R	
结外NK/T细胞淋巴瘤	0.05		R
肝脾T细胞淋巴瘤	不详，但IBD患者中为1.2/100 000	R	
皮下脂膜炎样T细胞淋巴瘤	0.013	R	R
罕见组织细胞和树突状细胞肿瘤			
朗格汉斯细胞组织细胞增生症	0.18～估计值	R	
母细胞性浆细胞样树突状细胞肿瘤	0.04	R	R（有限的）
组织细胞肉瘤	0.017	R	R

ATLL：成人T细胞白血病/淋巴瘤；CEL：慢性嗜酸性粒细胞白血病；CMML：慢性粒-单核细胞白血病；HCT：造血干细胞移植；HES：嗜酸性粒细胞增多综合征；HS：肝脾；IBD：炎症性肠病；JMML：青少年粒-单核细胞白血病；NK：自然杀伤细胞；R：罕见适应证。

或未接受过治疗的ASM、SM-AHN/MCL成年患者中进行的Ⅱ期试验获得批准，其中诱导缓解率为40%～60%，并且一部分患者的缓解是持久的。阿瓦普替尼是一种对KIT（包括KIT D816V）和血小板衍生生长因子受体A（PDGFRA）激酶的激活环突变体具有高度选择性的激酶抑制剂，最近在美国上市。FDA根据晚期SM（ASM、SM-AHN/MCL）的2期研究结果批准，其结果客观缓解率为57%，中位缓解持续时间为38个月。其他选择包括氯脱氧腺苷和干扰素-α，可以减轻所有SM亚型的骨骼和组胺诱导的症状[1]。

主要进展

◆ 在90%的病例中发现活性KIT D816V突变。

◆ 米哚妥林治疗后缓解率高，ASM的效果优于MCL。

◆ 阿瓦普替尼对D816V突变的抑制作用比米哚妥林更强，且缓解时间更持久。

在成功减瘤负荷后应考虑异基因造血干细胞移植，并且已显示能延长总体生存和PFS，特别是在SM-AHN中。移植物抗肥大细胞效应的临床和病理证据最初是在2006年的一项小型前瞻性研究中记录的[3]。2014年，Usen等报道了在美国和欧洲对57例接受异基因造血干细胞移植的晚期SM患者进行的最大规模回顾性研究[4]。70%的患者对治疗有反应，其中28%的患者完全缓解，所有患者的3年OS和PFS分别为57%和51%。异基因造血干细胞移植后患者的临床预后受SM不同亚型影响，MCL的预后最差。

不建议将异基因造血干细胞移植用于ISM/SSM或低风险AHN［（低风险MDS、低风险MPN、低风险CLL和伴PDGFRα重排的慢性嗜酸性粒细胞白血病（chronic eosinophilic leukemia，CEL）］。在有合适供者的晚期SM患者中，建议在KIT抑制后达到最佳反应时进行造血干细胞移植。考虑到IFN-α可能与急性移植物抗宿主病的增加有关，不推荐使用IFN-α控制疾病。在可能的情况下，MAC优于RIC，特别是在无合并症的年轻患者中。正在评估包括抗CD117抗体的NMA策略。

大约20%的患者在接受自体造血干细胞移植后病情恶化，据报道使用米哚妥林及供者淋巴细

胞输注会产生长期应答[5]。如果对肿瘤性肥大细胞有效，CD117抗体是预防复发的一个有力选择。

◆ 确定使用新型KIT抑制剂后出现持续反应的患者的移植时间。
◆ 将分子学缓解及微量残留病灶终点纳入临床结果中。
◆ 了解抑制KIT的选择压力后克隆构型变化。

（二）慢性粒-单核细胞白血病

案例学习

患者，73岁，男性，因为出现单核细胞增多及进行性轻度血小板减少6个月，接受了骨髓活检。活检显示符合CMML-1，即骨髓细胞增殖活跃伴髓系异常增生、巨核系生成障碍，10%单核细胞及中性粒细胞生成障碍，可见1%原始细胞。分子检测提示TET2、SRSF2及RUNX1基因突变。基于CMML特异性评分（CPSS-Mol）分为中危-2组。在认真讨论了造血干细胞移植的最佳时机及风险或获益后，患者选择了观察。

CMML是WHO认证的具有MDS与骨髓增殖性疾病特点的最常见的一种综合征[6-8]。CMML的定义为在没有其他明确致病因素的情况下，持续性（＞3个月）外周血单核细胞＞1×10^9/L且单核细胞占白细胞计数≥10%。骨髓增殖异常但不符合其他WHO规定的骨髓增殖性肿瘤的标准。

CMML是一种老年性疾病，确诊时中位年龄为72岁。年轻人CMML多发生在RUNX1、GATA2、ANKRD26或者DDX41基因突变的背景下，其他多发生在放射治疗或化疗后，通常潜伏期为6年左右。这些患者总体预后不尽相同，高危组的中位生存时间为1~2年[6]，证明了早期诊断这些患者的重要性。20%~30%的患者可以检测到细胞遗传学异常，其中最常见的就是+8、+21、7号及Y染色体异常。SRSF2、TET2及ASXL1基因突变较为常见，并

被认为是驱动疾病发生的早期因素[7]。

主要进展

◆ 根据血液和骨髓原始细胞的情况，2017年WHO修订版将CMML划分为3级。
◆ 整合后的CMML评分，如CPSS-Mol等综合预后评分系统纳入基因突变及细胞遗传学。
◆ 对胚系易感的认识加深发现其与年轻患者相关。

根据2017年WHO的标准，白细胞数是否大于13×10^9/L可用于区分增殖性MPN-CMML（RAS/MAPK信号通路被激活）及低侵袭性MDS-CMML。另一个预后因素是原始细胞百分比，分为三个组：CMML-0，即原始细胞在外周血占比＜2%及骨髓象＜5%；CMML-1，即原始细胞在外周血占2%~4%和（或）占骨髓象5%~9%；CMML-2，即原始细胞占外周血5%~19%和（或）占骨髓象10%~19%。几种预后评估系统也已纳入细胞遗传学及分子学异常。其中包括Groupe Francophone des Myélodysplasies（GFM）模型、CMML特异性评分准则（CPSS-Mol）、Mayo Molecular Model（MMM），以及MD Anderson预后评分系统[9-10]。8-三体综合征、复杂核型及7号染色体异常被认为是高风险的细胞遗传学异常。RUNX1、RAS、SETBP1和ASXL1基因突变、红细胞输血依赖及CMML-1或CMML-2会带来更高的分子风险。CPSS-Mol要优于MMM和GFM系统，能够将患者分为四组，其中中位生存时间从18个月到大于144个月不等，4年后白血病进展的发生率从0%到48%不等。

目前的治疗方案以血细胞减少或增殖相关症状为指导，常用的药物包括用于治疗贫血的促红细胞生成药物、治疗增殖性疾病的细胞再生药物及治疗严重CMML的去甲基化药物[11]。而靶向药物疗效有限。异基因造血干细胞移植是CMML患者追求治愈的唯一选择，但仅限于年轻或适合的患者。有1/3的患者5年后存活，大部分死因是TRM或移植后疾病复发，两者比例几乎相同。

2017年，一个国际专家小组推荐将异基因造血干细胞移植作为CPSS中危-2组或高危CMML的前期治疗[12]。由于缺乏前瞻性数据，这个推荐是基于专家意见而不是证据。

移植时疾病状态是预测移植结果的主要因素。

2015年，一项针对513名接受异基因造血干细胞移植的CMML患者的大型回顾性研究显示，26%完全缓解后移植的患者预后得到改善，4年估计无复发生存率为27%，OS为33%[13]。一项对83例CMML患者的回顾性研究支持移植前使用去甲基化药物比常规强化诱导化疗（IC）具有更低的复发率和更高的PFS[11]。虽然IC的目标是减少骨髓原始细胞和在移植前获得完全缓解，但这应该与并发症（感染和器官损伤）的风险进行权衡。CIBMTR对209例接受移植的患者的分析显示，CPSS评分、Karnofsky体能状态和移植物来源是生存的预测因素。低危/中危-1级患者的5年生存率为44%，而中危-2级/高危患者的5年生存率为19%[14]。2021年，德国的一项多中心回顾性研究根据CPSS比较了261名接受自体造血干细胞移植治疗的患者和未接受治疗的患者的结局。高风险患者（中危-2级/高危）接受移植后死亡的风险降低了37%，显著受益[10]。移植的时机至关重要，一项70例患者的匹配倾向评分分析显示，慢性期CMML的5年OS为51%，而原始细胞转化CMML为19%[15]。

对于移植后复发风险高的患者，建议采用预防性供者淋巴细胞输注策略。如果移植后超过6个月出现复发，可以考虑采用供者淋巴细胞输注策略或二次移植进行免疫调节。

（三）高嗜酸粒细胞综合征

高嗜酸性粒细胞增多综合征（hypereosinophilic syndrome，HES）是指一组异质性疾病，其特征是持续的外周血嗜酸性粒细胞过多（AEC > 1.5×10^9/L）和嗜酸性粒细胞组织浸润，造成器官损伤或功能障碍[16]。

HES的发病率和流行率尚不明确，但经年龄调整后的发病率约为0.036/100 000。在SEER数据库（Epidemiology and End-Result Epidemiology and End-Result）中，HES发病率随着年龄的增长而增加，在65~74岁达到高峰。回顾性研究记录的5年生存率为80%，15年生存率降至42%，主要死因是心功能障碍[17]。

在确诊原发性髓系疾病之前，应全面检查HES的继发性病因。外周血涂片、维生素B_{12}、胰蛋白酶水平、骨髓活检、细胞遗传学、免疫化学和分子检测都是HES初始检查的一部分。*KIT*突变的分子分析有助于排除肥大细胞病。为评估终末器官损伤，应在组织诊断之前进行实验室和影像学检查[18]。

临床指南

◆ 必须彻底排除继发性病因。
◆ 对易受累的终末器官进行有针对性的监测，并结合早期治疗可降低致病率/死亡率。
◆ 对于侵袭性HES，应考虑先进行强化诱导化疗，然后再进行异基因造血干细胞移植。

HES：高嗜酸性粒细胞综合征。

重现性细胞遗传学改变和嗜酸性粒细胞相关分子异常导致WHO分类："髓系/淋巴系肿瘤伴嗜酸性粒细胞增多和PDGFRA、PDGFRB或FGR1重排或PCM1-JAK2。"FIP1L1-PDGFRA（F/P）重排是原发性髓系HES最常见的分子异常（10%~20%）。PDGFRA重排肿瘤可表现为慢性嗜酸性粒细胞白血病、T细胞淋巴母细胞性淋巴瘤或AML。PDGFRA重排肿瘤较少见，表现为MPN或CMML。在新型靶向治疗时代，伊马替尼联合或不联合类固醇被认为是治疗PDGFRA/B重排肿瘤伴嗜酸性粒细胞增多症的有效方法。有报道伊马替尼停药后可维持持续缓解[18]。FGFR1和JAK2重排的病例可能表现为MPN或侵袭性淋巴瘤/白血病，预后不佳。目前正在对FGFR1抑制剂（pemigatinib）、JAK2抑制剂（ruxolitinib）和FLT3酪氨酸激酶抑制剂进行临床评估。

在无上述易位的情况下，如果有克隆标记或细胞遗传学异常的证据，可考虑诊断为CEL-NOS（高嗜酸性粒细胞综合征–非特指型）。CEL-NOS占所有表现为高嗜酸性粒细胞增多症的患者不到2%，并以非特异性细胞遗传学/分子异常和（或）原始细胞增加为特征。降细胞药物羟基脲是一种有效疗法。IFN-α能够促进血液学应答并逆转器

官损伤。长春新碱、Cy、依托泊苷和克拉屈滨在CEL-NOS中也是有效的。

排除了原发肿瘤性和继发因素，若存在嗜酸性粒细胞导致的终末器官损伤，可判定为特发性HES。大多数特发性HES患者最初对激素单药治疗反应率较高（首月治疗反应率达85%），但随着时间的推移，许多患者疾病复发。伊马替尼治疗的缓解率不等（介于20%~40%）。考虑到白细胞介素-5在嗜酸性粒细胞分化、激活和存活方面的关键作用，靶向白细胞介素-5轴用于治疗HES的药物已经在研发当中。Mepolizumab是一种白细胞介素-5抗体，已获FDA批准用于类固醇有效的HES的治疗，而其他正在临床试验的抗体包括reslizumab和enralizumab。

主要发展

◆ 需要检测PDGFR A/B重排，该重排与对伊马替尼高度敏感并且可以产生持久缓解有关。
◆ 对于特发性HES，IL-5抑制剂已获批准，其他抑制剂正在临床测试当中。

HES：高嗜酸性粒细胞综合征；IL-5：白细胞介素-5；PDGFR：血小板衍生生长因子受体。

对于难治性疾病，特别是FGFR1重排和JAK2重排的肿瘤，以及CEL-NOS，应考虑强化诱导化疗后桥接异基因造血干细胞移植。

未来方向

◆ 发现与克隆性嗜酸性粒细胞增多相关的分子标志物，用于诊断并寻找治疗靶点。
◆ 新化合物用于治疗FGFR1-和JAK2-重排肿瘤；pemigatinib和ruxolitinib正在试验中。

HES移植的结果仅限于侵袭性疾病患者的病例报告。Cooper等报道了13例用自体造血干细胞移植成功治疗HES的病例，无病生存期从8个月到5年不等。虽然大多数病例接受了MAC[19]，但NMA也取得了成功[20]。移植后心脏功能改善也有报道。

（四）急性巨核细胞白血病

急性巨核细胞白血病（AMKL）是一种起源于巨核细胞的罕见、异质性AML亚型。AMKL呈双峰型年龄分布，高峰出现在幼儿期和成年期。AMKL主要发生在唐氏综合征（DS-AMKL）患儿当中，这些患儿即使接受低强度治疗，预后也较好[21]。在50~60岁的人群中，它占AML病例的1%，通常与广泛的骨髓纤维化相关，预后较差。

成人用传统化疗治疗AMKL的完全缓解率与其他AML亚型相似（~50%）。然而，成人常规巩固化疗的中位生存期极差（19~40周）。因此，AMKL缓解后可考虑接受异基因造血干细胞移植，但目前得到的疗效结果不太一致[22]。

2016年，在日本的一项回顾性研究中，108例AMKL患者接受了移植，结果显示，5年OS和无复发生存率分别为17%和14%，造成其预后不良的原因与骨髓纤维化改变和FLT3突变相关[23]。EBMT对原发成人AMKL患者进行了一项回顾性分析，显示移植后3年OS为43%，LFS为46%，异基因造血干细胞移植在成人AMKL和儿童non–DS-AMKL中是比常规化疗更好的选择[24]。一项对40名儿童non–DS-AMKL患者的回顾性研究显示移植后的OS和EFS更高[21]。

二、成人T细胞白血病/淋巴瘤

案例学习

一名57岁的男性患者，牙买加移民，外周白细胞增多18 000 mm³，主要是淋巴细胞增多，占75%。基本生化显示钙离子浓度为12.5 mg/dL，外周涂片可见"花瓣细胞"占16%。影像学检查未见外周淋巴结或结外病灶。这名患者对EPOCH的前期诱导化疗反应良好，并且有一个HLA相合同胞供者。

成人T细胞白血病/淋巴瘤（ATLL）是一种侵袭性的罕见成熟T细胞恶性肿瘤，累及淋巴结、皮肤、外周血和胃肠道、肺、中枢神经系统和网状内皮系统等器官。在发病的多个步骤当中，慢性人类嗜T淋巴细胞病毒Ⅰ型（HTLV-1）感染是必要的首次打击。ATLL的发病率反映了HTLV-1感染在日本、中美洲和南美洲、中非、中东和远东、澳大利亚中部和罗马尼亚流行。在美国，ATLL在非裔美国人和亚太地区岛民中的发生率比在高加索人中更高，男性略多见。诊断时的中位年龄是60岁，但在牙买加和罗马尼亚更年轻[25]。基因组研究表明，ATLL细胞的突变集中在TCR核因子κB（TCR-NF-κB）信号和与T细胞监视相关的通路上[26]。

ATLL的临床病程不一，根据出现器官受累、白血病表现、高乳酸脱氢酶和高钙血症，shimoyama分类法将其分为4个临床亚型，包括急性、淋巴瘤性、慢性（预后好和预后不良）和冒烟性。发现在慢性ATLL和冒烟型ATLL中，白细胞介素-2受体具有独立的预后价值[27]。

未来方向

◆ 可溶性白细胞介素-2受体（sIL-2R）可能是慢性ATLL和冒烟型ATLL的一种新预后因素。

◆ 基因组研究显示突变集中在TCR-NF-κB信号通路上，这可能是潜在的治疗靶点。

ATLL：成人T细胞白血病/淋巴瘤；TCR-NF-κB：T细胞受体核因子κB。

急性、淋巴瘤性和预后不良的慢性ATLL三个类型被归类为侵袭性ATLL，在10%~20%的病例中可累及中枢神经系统。由于单用化疗药物有较高的复发风险，包含中枢神经系统预防/治疗的多药诱导化疗使侵袭性ATLL获益，随后采用异基因造血干细胞移植巩固治疗。早期研究发现，完全缓解率为16%~40%，随后早期复发，中位PFS为5~7个月，4年OS<10%。含齐多夫定和干扰素-α的抗逆转录病毒疗法已被用于抗病毒和细胞毒治疗，在白血病亚类中的疗效可能优于化疗。莫格力珠单抗是一种针对CCR4的单克隆抗体，而90%的ATLL患者表达CCR4；在一项随机试验中，其联合多药化疗可提高应答率。

异基因造血干细胞移植是侵袭性ATLL患者获得长期生存可能的唯一治疗方法。日本一项大规模回顾性研究分析了1992年2月至2009年12月的578例患者[28]，显示3年OS为36%，TRM为34%。欧洲的一项研究得出了类似结论，在17名接受异基因造血干细胞移植治疗的非日本患者中，3年OS为34.3%[29]。清髓组和RIC组之间无显著的生存差异，两组3年OS分别为39%和34%[28]。回顾性治疗也表明，与以Bu为基础的方案相比，以Flu为基础联合Mel的方案疗效更好。男性、年龄大（＞55岁）、体能状态差、移植前未缓解等因素导致预后较差。随后的研究结果令人鼓舞，证明了MUD和单倍体移植在ATLL中的作用。HTLV-1血清阴性供者也是首选，以避免供者源性ATLL的风险。与自体造血干细胞移植相比，异基因造血干细胞移植后OS较高，轻度急性移植物抗宿主病和慢性移植物抗宿主病患者复发率降低，提示移植物抗ATLL效应的作用。HTLV-1前体病毒负荷降低提示抗HTLV-1免疫力增高[30]。因此ATLL国际会议共识修订版建议对合适的患者行异基因造血干细胞移植[31]。

移植后复发或原发难治性ATLL预后不良。在35例患者中，保留免疫抑制剂或行供者淋巴细胞输注的患者生存较好[32]，提示增加移植物抗ATLL效应能改善生存[32]。有人担心移植前使用莫格力珠单抗会清除调节性T细胞，从而增加异基因造血干细胞移植后移植物抗宿主病[33]的风险，但还有待观察。

三、自然杀伤/T细胞淋巴瘤

这是一种与EB病毒相关的淋巴细胞增殖性疾病，临床罕见，在晚期有急剧进展病程。它起源于转化的NK或CTL祖细胞，大多数存在于有胚系TCR重排的NK细胞中。该病在亚洲和拉丁美洲比较常见，可能与EB病毒类型和遗传易感性有关。NK细胞淋巴瘤（NKTL）分为结内NKTL和结外NKTL（eNKTL），主要发生在鼻、鼻旁窦和口咽区域，外周血受累被称为侵袭性NK细胞白血病/淋巴瘤（ANKL）。

免疫表型诊断需要细胞毒性分子（穿孔素、颗粒酶B、TIA1）、CD2、胞浆CD3ε和CD56的表达，TCR蛋白仅在T细胞淋巴瘤中表达，常见的细胞遗传学异常包括del（6）、del（8）和del（14），反复突变的基因包括TP53、DDX3X、STAT3、JAK3、MGA、BCOR、ECSIT和MCL1[34]。

局限性NKTL是可治愈的，但晚期疾病预后差。由于肿瘤坏死因子-α和IFN-γ表达增加，EB病毒相关的NKTL发生继发性噬血细胞综合征的风险增加。PINK包括四个独立的风险因素：年龄大于60岁、III/IV期疾病、远处淋巴结受累和非鼻型疾病。放射治疗局部NKTL的效果良好，5年生存率约为70%。这是由于NK细胞表达MDR1引起蒽环类药物外排，通常采用放射治疗和非蒽环类药物多药化疗方案治疗晚期和复发的NKTL。SMILE方案（地塞米松、MTX、异环磷酰胺、左旋门冬酰胺酶和依托泊苷）的总体缓解率为79%，然而有较高的复发风险。一项回顾性研究分析了62例接受初始治疗后进行自体移植巩固的eNKTL患者[35]，报告了令人鼓舞的生存结局：中位随访时间为43.3个月，3年PFS为52.4%，3年OS为60.0%。

之前的亚洲研究已经显示了ANKL患者异基因移植的疗效，这种疾病在没有移植的情况下中位生存期约为2个月[36]，最近一项非亚洲研究报道了CIBMTR数据库[25]中2000—2014年的21例ANKL患者的预后，这些患者在移植前主要接受门冬酰胺酶为基础的化疗，供者来源有同胞和无血缘供者两种，预处理方案以MAC为主，2年PFS和OS分别为20%和34%。移植前达到完全缓解的患者的2年PFS和OS分别为30%和38%，未达到完全缓解的患者的2年PFS和OS均为0。异基因造血干细胞移植可以延长生存期，并提供持久的疾病控制，特别对于移植前达到完全缓解的患者。

根据回顾性数据，对于晚期eNKTL化疗后完全缓解的患者应考虑采用自体造血干细胞移植对疗效进行巩固，而对于符合条件的ANKL患者应强烈考虑异基因造血干细胞移植。

四、肝脾 T 细胞淋巴瘤

案例学习

一位37岁长期接受硫唑嘌呤治疗的溃疡性结肠炎患者，临床表现为血小板减少和腹痛。体格检查显示：在肋缘下4 cm处可触摸到脾，肝脏边缘可触及压痛。影像检查未发现淋巴结肿大。骨髓免疫组化可见CD2⁺、CD3⁺和CD4的肿瘤性T细胞。分子检测发现克隆性TCR-γ基因重排。经过3个周期的ICE化疗后，PET-CT结果呈阴性，骨髓检查也没有发现肿瘤T细胞。该患者正在接受MSD移植前的查体。

肝脾T细胞淋巴瘤是一种罕见的侵袭性外周T

细胞淋巴瘤，发病率约为2%，它起源于表达γδTCR的肿瘤性T细胞，其侵入肝窦、脾红髓和骨髓。值得注意的是，约20%的病例发生在免疫失调或免疫抑制的情况下，例如炎症性肠病、实体器官移植后和自身免疫性疾病，主要发生于年轻男性，中位年龄为34岁，表现为肝脾肿大和血细胞减少[37]。患者无淋巴结受累，这一点增加了诊断难度。在形态学上，以中等大小、无颗粒的肿瘤性T细胞为特征，其CD4和CD8阴性，但大多数情况下表达CD2、CD3、CD7和γδ TCR，它主要与7号染色体等臂（i7q）和+8相关。目前已发现这种肿瘤的产生，与SETD 2和JAK/STAT信号通路的反复表观遗传学改变和激活是相关的，并预示有潜在的治疗靶点。有限的回顾性资料表明，由于T细胞中MDR1表达增加，该病对蒽环类药物可能耐药。

先前的研究[25]建议的治疗策略包括以大剂量非蒽环类药物为基础的诱导治疗和异基因造血干细胞移植作为巩固治疗。异基因造血干细胞移植针对复发病例也有效果，肝脾T细胞淋巴瘤的5年生存率低于10%[38-39]。异基因造血干细胞移植在第一次完全缓解或第二次完全缓解的患者中进行，他们既往接受过基于异环磷酰胺的诱导化疗或接受过MAC预处理（包括TBI）。一项欧洲注册的研究[40]，报道了18例肝脾T细胞淋巴瘤患者的3年OS和PFS分别为54%和48%。

五、皮下脂膜炎样 T 细胞淋巴瘤

皮下脂膜炎样T细胞淋巴瘤（SPTCL）是一种罕见的表达αβTCR重排的成熟T细胞淋巴瘤，以皮肤结节和斑块为主要临床表现，好发于青壮年。25%的病例患有自身免疫性疾病。形态学上表现为淋巴细胞性小叶脂膜炎，即单个脂肪细胞外围绕CD3⁺/CD8⁺ CTL，这类CTL表达细胞毒颗粒相关蛋白，具有较高的增殖指数[41]。大多数病例预后良好，临床进展缓慢，但15%～20%的病例伴有噬血细胞综合征，欧洲癌症研究和治疗组织（EORTC）皮肤淋巴瘤组的一项研究指出，噬血细胞综合征提示预后不良[42]。

一位46岁的女性患者，起病表现为腹部及下肢多发处于不同愈合阶段的皮下结节，起初诊断为皮炎，随后该患者出现B症状。皮肤活检发现非典型淋巴细胞，累及脂肪小叶，表达CD8、CD3、αβ TCR及细胞毒颗粒相关蛋白。该患者应用含蒽环类药物的化疗后症状缓解，无HLA匹配的兄弟姐妹。

回顾性研究证实了造血干细胞移植在治疗侵袭性或复发SPTCL中的作用。Gibson等[43]回顾了7例接受HLA MSD或MUD异基因造血干细胞移植的患者和2例接受自体造血干细胞移植的患者。4例接受异基因造血干细胞移植的患者分别存活7.8年、6.9年、6.2年和0.25年，2例接受自体造血干细胞移植的患者在中位随访时间1.9年时仍存活。基于有限的数据，异基因造血干细胞移植治疗难治/复发性SPTCL是合理的方案。

六、朗格汉斯细胞组织细胞增生症

一位44岁的西班牙裔女性园区员工经CT检查后，被诊断为湿疹样皮疹和肝脾肿大。因出现血细胞减少行骨髓活检，可见弥漫分布的朗格汉斯细胞，表达CD1a和CD207。经6周长春碱和泼尼松联合治疗后，PET-CT提示已无活动性病变。随后患者使用巯基嘌呤维持治疗12个月，并于1年后复发。

朗格汉斯细胞组织细胞增生症（Langerhans cell histiocytosis，LCH）是一种罕见、具有异质性的疾病，表现为髓系祖细胞克隆增殖并分化为表达CD1a、CD207和S-100的细胞[44]。基于基因组研究，这种疾病更倾向于肿瘤性疾病而非炎症性疾病。该病在儿童中更为常见，而在成人中是每年发病率为0.07/百万人的散在性疾病。成人常于40岁发病，2/3的病例表现为多器官受累。发病率与西班牙血统相关。可通过镜下大量朗格汉斯细胞，伴有巨噬细胞、多核巨细胞、T淋巴细胞和嗜酸性粒细胞，以及电镜下可在朗格汉斯细胞中发现Birbeck颗粒进行形态学诊断。60%的患者具有*BRAF*突变，而*BRAF*突变阴性的患者中，可见*ARAF*突变和体细胞*MAP2K1*突变。

◆ 主要是儿科疾病。
◆ 可累及皮肤、中枢神经系统、骨骼、造血系统——后者为"高危"脏器。
◆ 单器官受累可进行局部治疗；多器官受累的朗格汉斯组织细胞增多症患者需接受长春碱联合泼尼松方案的全身治疗。
◆ 1/5的病例为难治性病例，应考虑进行异基因移植。

临床上局限受累患者与广泛受累患者的死亡率不同，因此要基于疾病程度及组织受累情况进行危险度分层，将该病分为单器官受累LCH（SS-LCH）和低/高危的多器官受累LCH（MS-LCH），以疾病是否累及包括造血系统、肝、脾、肺在内的"高危器官"区分低危与高危。LCH与AML、ALL等其他恶性肿瘤间存在广泛的克隆关联证据。治疗方案包括观察、局部定向治疗［如切除和（或）放射治疗］、化疗（包括长春碱、糖皮质激素和6MP）及靶向治疗。虽然Vemurafenib已在*BRAF*突变病例中取得一定成效，近期数据显示所有组织细胞肿瘤均显著依赖MAPK信号激活。一项研究证明了Cobimetinib抑制MEK获得治疗反应，并且这种分子治疗效果对于整个组织细胞肿瘤均适用[45]。目前缺乏指导疾病进展后治疗的可靠数据，但仍有含核苷（阿糖胞苷、克拉屈滨和Clo）的治疗方案，以及根据受累部位不同而采用毒性较小的治疗方案（MTX、吲哚美辛、双膦酸盐和羟基脲）。

◆ 67%的病例存在MAP激酶突变。
◆ Vemurafenib在*BRAF*突变患者中拥有显著和持续的治疗反应。

近1/5的高危MS-LCH患者常规治疗失败，该类患者生存率约为20%。几项回顾性研究表明异基因移植因其具有较强的免疫调节作用，在延长患者生存期和预防复发方面有一定作用。清髓性异基因造血干细胞移植与高TRM相关。2005年，一项研究报告了9例接受RIC-allo-HCT的患者中7例患者无病生存，中位随访时间为移植后390天，其中1例是前期自体造血干细胞移植后植入失败的患者[46]。同样，其他研究也报告了良好的结果。其中，由CIBMTR和EBMT联合发布的最大型研究，涵盖了1990—2013年87名接受自体造血干细胞移植的患者，其中大多数是儿科患者[47]。结果表明，在支持治疗得到改善的背景下，尽管RIC的复发率较高（28% *vs.* 8%），但MAC和RIC的3年生存率相似（77% *vs.* 71%），这使得2000年之后移植的患者的生存期由原先的25%延长至73%。同样，日本对1996—2014年接受异基因造血干细胞移植的30名难治性LCH儿科患者进行的一项研究显示，433天的生存率为57%，13例死亡中有8例发生在围移植期[48]。MAC和RIC之间没有生存差异（63.6% *vs.* 56.8%）。该研究的结论是，疾病状态有助于获得良好的结果，而MAPK通路靶向治疗有助于在造血干细胞移植前使疾病处于稳定状态。对于符合条件的高危或化疗难治性MS-LCH的患者，应考虑异基因造血干细胞移植。尽管MAC和RIC的最佳预处理方案尚不确定，但值得注意的是，与MAC相比，RIC具有相似的生存结果，但复发率增加。对于没有HLA匹配供者的难治性MS-LCH的患者，替代供者移植可能是一种选择。

七、母细胞性浆细胞样树突状细胞肿瘤

母细胞性浆细胞样树突状细胞肿瘤（BP-DCN）是一种罕见的侵袭性血液系统恶性肿瘤，起源于骨髓源性浆细胞样树突状细胞的克隆性增殖。该病可以经历一个惰性阶段，表现为皮肤病变和骨髓受累，可能进展或者不进展为白血病状态。患者还可能出现中枢神经系统、淋巴结和脾脏受累的症状。皮肤病变呈播散性，可以是结节状或瘀伤样斑块[49]。该病的男女发病比例为2.2∶1。在10%~20%的病例中，BPDCN与既往

案例学习

一名75岁的男性患者，独自生活，因脸颊和躯干出现新的结节性皮肤病变2~3个月，就诊于皮肤科医师。皮肤活检显示，真皮和皮下有中等大小的CD56⁺、CD4⁺、CD123⁺、CD33⁻和CD34⁻的肿瘤细胞浸润。血细胞计数显示全血细胞减少（血红蛋白9.6，白细胞2.6，中性粒细胞绝对计数1.0，血小板42 000），外周血流式细胞术检测到9%的循环肿瘤细胞。随后的骨髓活检证实为母细胞性浆细胞样树突状细胞肿瘤（BPDCN），CT扫描显示两个脾脏病变，每个病变直径为4~5 cm。患者开始接受Tagraxofusp（SL-401）治疗，并密切监测毛细血管渗漏综合征，此外，患者进行异基因造血干细胞移植评估。

血液系统恶性肿瘤（AML、MDS、慢性粒-单核细胞白血病和慢性粒细胞白血病）的病史有关，但原因尚未明确。皮肤活检显示皮下组织内有中等大小的细胞浸润，这些肿瘤细胞表达CD4⁺和CD56⁺，同时也表达BPDCN特异性的生物标志物CD 123、血液树突状细胞抗原BD CA-2/CD 303、TCL-1和SPIB。这些细胞在克隆起源上是复杂的，通常具有基因组缺失或单体而不是重排。由于BPDCN是一种预后不良的侵袭性疾病，临床结局与疾病部位和程度无关，因此该病没有公认的治疗前风险分层。大多数患者接受用于ALL或AML的多药化疗方案的诱导治疗，然而，治疗反应较低，且经常出现显著的毒性反应。

临床指南

◆ 皮肤趋向性——高达80%的病例累及皮肤。其他部位包括骨髓、肝脏、脾脏和淋巴结。PET或CT应成为诊断检查的一部分。

◆ 30%的病例涉及CNS，因此诊断时建议进行CSF流式细胞术。

◆ 无特征性标志物，但当表达5种免疫表型标记中的4种时即可诊断：CD4、CD56、白细胞介素-3受体α链/CD123、TCL1和CD303/BDCA2。

CNS：中枢神经系统；CSF：脑脊液；CT：计算机断层扫描；PET：正电子发射断层成像。

有限的回顾性数据表明，异基因造血干细胞移植，尤其是在第一次完全缓解时的移植患者可以实现持续缓解。EBMT 报道了2003—2009年34名接受异基因造血干细胞移植的患者，以及5名接受自体造血干细胞移植[50]的患者，3年累积DFS和OS分别为33%和41%。第一次完全缓解时进行移植预示着更好的生存结局，而患者的年龄、供者来源和慢性移植物抗宿主病对生存没有显著影响。日本BMT协会的一个纳入14名异基因造血干细胞移植、11名自体造血干细胞移植的BPCDN患者的研究表明，自体造血干细胞移植具有重要作用[51]。他们证实，异基因造血干细胞移植的4年OS为53%，而自体造血干细胞移植患者的4年OS为82%。值得注意的是，所有自体造血干细胞移植和71%的异基因造血干细胞移植患者在移植前均达到第一次完全缓解，这可能与自体造血干细胞移植较好的临床结局有关。

对128名患者进行的一项荟萃分析显示OS为50%[52]。在第一次完全缓解时就接受异基因造血干细胞移植的患者中，OS和PFS/DFS分别为67%和53%。相比之下，超过第一次完全缓解期进行异基因造血干细胞移植患者表现出较差的OS和PFS/DFS，仅为7%，因此治疗时机是关键。此外，研究还发现，接受MAC治疗的患者复发率较低，为18%，而未接受MAC的患者复发率为40%。

Tagraxofusp是一种新型的靶向CD123定向重组蛋白治疗方法，由白喉毒素与白细胞介素-3结合而成的新型治疗方法，在2018年被批准用于治疗BPDCN。与传统化疗相比，它具有更高的应答率

主要发展

◆ 在2008年被WHO定义为一种独立的疾病。
◆ 可以采用ALL强化方案如Hyper-CVAD方案（环磷酰胺、长春新碱、阿霉素、地塞米松）及中枢神经系统预防，而后接受异基因造血干细胞移植作为巩固治疗。
◆ 新诊断的患者中使用CD123靶向药tagtaxofusp（SL-41），应答率较高，为90%，45%的患者后续行异基因造血干细胞移植或自体造血干细胞移植。

和更低的毒性[53]。

一项单中心回顾性研究比较了42名移植前接受化疗的患者和9名移植前接受Tagtaxofusp治疗的患者[54]。Tagraxofusp组和化疗组OS没有显著的差异。重要的是，异基因造血干细胞移植证明了更长的OS（HR 0.160；$p=0.041$）。

未来方向

◆ 人源化CD123-烷化剂偶联抗体，以及双特异性CD123和CD3抗体正在进行临床试验。
◆ CD123⁺CAR-T细胞已经在AML中进行了临床试验，可以在BPDCN中进行评估。

AML：急性髓系白血病；BPDCN：母细胞性浆细胞样树突状细胞肿瘤；CAR-T细胞：嵌合抗原受体T细胞。

M. D. 安德森癌症中心最近的一项对17例系统性母细胞性浆细胞样树突状细胞肿瘤患者行异基因造血干细胞移植的结果表明，2年和5年的OS分别为65%和40%[55]，2年和5年的PFS率分别为49%和39%。值得注意的是，第一次完全缓解患者移植后的5年PFS和OS均为80%。这些结果表明母细胞性浆细胞样树突状细胞肿瘤患者，尤其是第一次完全缓解患者，清髓性异基因造血干细胞移植带来生存获益。前期接受Tagtaxofusp治疗的患者与接受其他化疗药物治疗的患者相比没有显著的OS获益。部分患者在第一次完全缓解期可以选择自体造血干细胞移植。

八、组织细胞肉瘤

组织细胞肉瘤是一种罕见的非朗格汉斯组织细胞疾病。它表现为单核巨噬细胞前体细胞来源的单灶性或多灶性结外肿瘤。SEER数据库报告的中位诊断年龄为69岁，在白种人中更常见。组织细胞肉瘤的发生无明确的环境或遗传性易感因素，可以散发，也可以合并其他血液系统肿瘤。尚未发现克隆性或特异性细胞遗传学改变。没有疾病发展演变的模式。从形态上看，表现为浸润性病变及正常组织结构消失。肿瘤细胞体积较

大，胞浆中有大量嗜酸性颗粒。值得注意的是，没有Birbeck颗粒。肿瘤细胞表达CD68、CD4和CD163。鉴于该病罕见，目前还没有前瞻性的临床试验来指导标准化治疗。多系统疾病患者接受联合化疗。复发或难治患者挽救化疗获得完全缓解后，可考虑异基因造血干细胞移植。异基因造血干细胞移植具有移植物抗恶性肿瘤效应。目前关于异基因造血干细胞移植和自体造血干细胞移植疗效的数据仅限于病例报告[56-58]。

参考文献

第五部分

第二十八章
造血干细胞移植治疗生殖细胞肿瘤及成人其他实体瘤

JEREMY L. RAMDIAL, MIKA L. JANKOWSKI , AND YAGO NIETO

译者：李佳丽、黄瑞昊　审校：高力
陆军军医大学新桥医院

一、生殖细胞肿瘤导论

生殖细胞肿瘤（germ-cell tumors，GCT）是15～35岁的青年男性中最常见的恶性肿瘤[1-2]。这些肿瘤对以顺铂为基础的化疗具有很高的反应率，转移性疾病的治愈率也高达70%～80%。在2020年，估计有9610例新发GCT病例，其中440例因GCT死亡，5年生存率约为95%。

采用国际生殖细胞癌共识组（International Germ Cell Cancer Consensus Group，IGCCCG）制定的分类系统评估预后，根据疾病特征和血清肿瘤标志物将患者分为低危、中危、高危[3]。低危晚期患者接受含博来霉素、依托泊苷和顺铂（BEP

方案）的一线治疗，其长期EFS达90%[4-6]。而中危患者的EFS降至80%，高危患者的EFS降至50%（表28-1）。

对于复发或难治患者，最佳治疗包括以异环磷酰胺和顺铂为基础，联合长春碱（VeIP方案）、依托泊苷（VIP方案）或紫杉醇（TIP方案）的挽救化疗，其完全缓解率达50%～60%。据报道，首次复发患者长期EFS为20%～30%，完全缓解率为70%～80%，2年PFS为50%～60%[7-10]。然而，二次复发患者使用目前的标准治疗基本上无法治愈。大剂量化疗序贯自体造血干细胞移植是二线治疗的替代方案，也是优选的三线治疗方案。例如，广泛采用外周血祖细胞代替骨髓作为移植物的来源提高了移植的安全性，TRM降到5%以下。剂量升级策略的优点是容许使用超过（起始剂量）10倍的化疗药物，从而最大限度地利用了alkylator和其他药物疗效和剂量正相关的特性。

二、难治或复发性非精原生殖细胞肿瘤的临床结果

20世纪80年代中期，印第安纳大学的研究人员开始应用双次自体造血干细胞移植作为难治

表28-1　新诊断患者的风险分类（国际生殖细胞共识分类）

	非精原细胞瘤		精原细胞瘤	
低危	·睾丸或腹膜后原发 ·无非肺内脏转移 ·指标良好（AFP<1000 ng/mL和B-HCG<5000 IU/L和LDH<1.5倍ULN）	·56%的患者 ·5年EFS：90%	·任何原发部位 ·无非肺内脏转移 ·AFP正常，任何水平B-HCG，任何水平LDH	·90%的患者 ·5年EFS：80%
中危	·睾丸或腹膜后原发 ·无非肺内脏转移 ·中间指标（AFP<1000～10 000 ng/mL或B-HCG<5000～50 000 IU/L或LDH<1.5～10倍ULN）	·28%的患者 ·5年EFS：80%	·睾丸或腹膜后原发 ·非肺内脏转移 ·AFP正常，任何水平B-HCG，任何水平LDH	·10%的患者 ·5年EFS：67%
高危	·纵隔原发，或 ·非肺内脏转移，或 ·指标不佳（AFP>10 000 ng/mL或B-HCG>50 000 IU/L或LDH>10倍ULN）	·56%的患者 ·5年EFS：50%		

AFP：甲胎蛋白；B-HCG：β-人绒毛膜促性腺激素；EFS：无事件生存率；LDH：乳酸脱氢酶；ULN：正常上限。

GCT患者的挽救治疗，预处理方案均为含卡铂和依托泊苷（CE）的大剂量化疗[11-14]。这些最初的研究显示，二次复发患者接受该治疗后长期EFS为15%，首次复发患者移植后EFS为38%。

在他们最初的回顾性研究中，184例复发或难治性转移性GCT患者接受2个周期的大剂量CE，每个周期后序贯自体造血干细胞移植的治疗，116例患者在4年的随访期内疾病完全缓解且无复发。对于把该方案作为二线治疗的患者，70%的患者随访期内疾病无复发，而对于作为三线或更晚期治疗的患者，其中45%的患者疾病未复发。

在印第安纳大学进行的一项后续回顾性分析中，364例复发转移性GCT患者接受了两个周期的大剂量化疗（CE）序贯自体造血干细胞移植，结果与上个研究相似[15]。对于接受大剂量化疗作为二线治疗的患者（n=303），2年PFS为63%，61例接受大剂量化疗作为三线或后线治疗的患者，2年PFS为49%[16]，但该研究未纳入晚期复发或原发性纵隔肿瘤的患者。

类似地，Feldman等开创的一种替代大剂量化疗方案也可用于治疗这些患者。TICE方案（紫杉醇和异环磷酰胺2个周期，然后进行大剂量CE与自体造血干细胞移植3个周期），107例复发和不良预后特征的患者5年DFS为47%[17]。

Motzer等评估了在顺铂耐药GCT患者中使用大剂量卡铂、依托泊苷和Cy的三联疗法的疗效。共有58例患者接受治疗，其中40%（n=23）达到完全缓解，中位随访28个月，21%（n=12）的患者持续完全缓解[18]。对于顺铂敏感的GCT患者，大剂量异环磷酰胺、卡铂和依托泊苷序贯自体造血干细胞移植治疗2个周期，中位随访45个月，20例患者中有9例（45%）无病生存[19]。

一项针对顺铂敏感的复发或难治性GCT患者（n=80）的Ⅱ期研究采用紫杉醇、异环磷酰胺和顺铂常规剂量化疗3个周期，随后接受1个周期的卡铂、依托泊苷和塞替派大剂量化疗。仅有62名患者（78%）接受了大剂量化疗，其中41名患者（66%）对治疗有反应，3年EFS为25%[20]。

MD Anderson癌症中心在预后极差的患者中利用不同的协同机制探索了其他的大剂量化疗方案。血管内皮生长因子（vascular endothelial growth factor，VEGF）的表达参与了GCT的肿瘤发展、血管生成和转移[21]。因此，我们研究了在大剂量化疗中加用贝伐单抗（一种抗VEGF单抗）序贯自体造血干细胞移植2个周期［第1个周期使用Gem、多西他赛、Mel、卡铂（Gem-DMC），第2个周期为异环磷酰胺、卡铂和依托泊苷（ICE）］，是否能改善中高危复发或难治性GCT患者的疗效[22]。在这项Ⅱ期研究中最初招募了中位三次复发和四线治疗的42名患者。大多数患者入组前对治疗无反应，87%的患者对顺铂耐药。中位随访46个月，无复发生存率和OS分别为56%和58%[23]。不良反应主要包括黏膜炎和肾功能异常，Gem-DMC方案联合贝伐单抗治疗后黏膜炎的发生明显增加（3级，75%）。考虑到上述不良反应，随后在第2个队列的28名患者的Gem-DMC和ICE治疗方案中不加用贝伐单抗。这种组合疗法26个月的EFS为71%，OS为74%，而且黏膜炎较轻[24]。该试验结果反映了Gem和其他基于DNA损伤修复抑制的药物之间的协同作用的益处，该方案针对GCT细胞顺铂耐药的主要机制，通过抑制核苷酸切除修复实现肿瘤杀伤[22, 24]。

三、高危非精原生殖细胞肿瘤的一线治疗临床结果

针对在标准剂量化疗（standard dose chemotherapy，SDC）治疗期间肿瘤标志物半衰期延长的患者，纪念斯隆-凯特琳癌症中心Motzer及其同事开发了一种大剂量化疗的策略，该方案的完全缓解率达57%，中位随访30个月EFS为50%，比历史对照组具有更长的OS[25-26]。

3项随机研究进一步评估了大剂量化疗在一线治疗的作用。20世纪80年代欧洲的一项早期随机试验纳入115名未经治疗的高危患者，随机接受3~4周期或2周期SDC后序贯1个周期含大剂量顺铂的干细胞支持治疗方案，并未显示治疗获益。之后的一项欧洲研究比较了高危特征患者BEP 4个周期的SDC治疗，与1个周期VIP后3个周期大剂量VIP联合自体移植干细胞方案治疗的效果。这项研究计划纳入222名患者，但仅缓慢地招募了137名

受试者后提前结束[27]。进行首次分析的中位随访时间为4.4年，2年EFS（45% *vs.* 58%，*p*=0.06）和2年OS（66% *vs.* 73%，*p*>0.05）的差异均未达到统计学意义[27-28]。

在美国InterGroup试验中，219名根据IGCCCG标准新诊断的中高危特征的患者被随机给予BEP方案4个周期或BEP方案2个周期后含CEC的大剂量化疗2个周期治疗[29-30]。Motzer等的研究表明，移植组和对照组的1年持续完全缓解率无显著差异（48% *vs.* 52%，*p*=0.5），EFS（*p*=0.4）或OS（*p*=0.9）也未显示出显著差异。根据早期肿瘤标志物清除的亚组分析提示大剂量化疗使肿瘤标志物下降缓慢的患者显著获益（1年EFS：61% *vs.* 34%，*p*=0.03）[30]。

总之，迄今为止进行的所有随机试验的可用数据并不支持大剂量化疗作为GCT一线治疗的标准方案。

四、接受大剂量化疗的复发性生殖细胞肿瘤患者预后预测模型

Beyer评分可以检测到预后非常差的患者。该模型考虑了顺铂的耐药性（顺铂治疗后4周内进展）、顺铂的完全耐药性（对初始铂类化疗无反应）、原发性纵隔肿瘤，以及在接受大剂量化疗时肿瘤标志物增高（HCG>1000 U/L）四种不良因素。该评分是基于1984—1993年接受治疗的患者数据建立的，其中大多数患者接受了1个疗程的大剂量化疗，超过90%的患者至少在之前的挽救治疗中失败（表28-2）。

国际预后因素研究组的一项大型分析纳入了在1990年后接受大剂量化疗（*n*=821）或SDC（standard-dose chemotherapy）（*n*=773）作为首次挽救治疗的1594名患者。接受大剂量化疗的患者中，有一半接受了单次治疗，另一半接受了序贯双次治疗。对于接受SDC或大剂量化疗的患者，该研究发现了下列独立预后因素：原发肿瘤部位（纵隔 *vs.* 腹膜后 *vs.* 性腺）、对一线治疗的反应、之前无进展间隔时间、挽救治疗时的AFP、挽救治疗时β-人绒毛膜促性腺激素、存在非肺内脏转移。基于这些因素设立的综合评分将患者分为

极低风险组（仅限精原细胞瘤）、低风险组、中风险组、高风险组或极高风险组。在每个预后组别中，大剂量化疗后2年的PFS均显著优于SDC，并能转化为OS的获益（表28-3）。

五、生殖细胞肿瘤大剂量化疗建议

大多数GCT患者在一线治疗（如BEP）后获得长期生存，但对于复发或难治患者，尚无最佳治疗方案。基于过去10年的数据，对适合移植尤其具有高危特征的患者，强烈推荐大剂量化疗后接受自体造血干细胞移植作为二线治疗方案，但选择哪种方案，或者是选择双次移植还是三次移植，是比较复杂的问题[31-36]。

由于既往评估不同方法治疗复发或难治性GCT的研究存在局限性和相互矛盾的数据，迫切需要进行随机临床试验。目前针对复发/耐药GCT患者正进行一项Ⅲ期试验，比较接受TIP常规剂量化疗与TI-CE大剂量化疗序贯自体造血干细胞移植作为初始挽救性治疗方案的OS（TIGER试验；ClinicalTrials.gov注册号NCT02375204）。预计完成时间为2024年6月。

六、高危乳腺癌大剂量化疗

在过去的10年里，肿瘤受体识别和肿瘤激素状态的创新显著改善了高危非转移性或转移性晚期乳腺癌的预后。淋巴结广泛受累或炎性癌的乳腺癌被定义为高危乳腺癌（high-risk breast cancer，HRBC），既往HRBC中超过50%的患者，在经过包括手术、辅助SDC治疗和放射治疗在内的多重治疗后仍会出现肿瘤复发。此外，几乎所有转移性乳腺癌（metastatic breast，MBC）患者在接受标准治疗后都会死于本病。目前，大约1/8（13%）的女性被诊断为侵袭性乳腺癌，而只有1/39（3%）的女性会死于该病。

乳腺癌患者采用大剂量化疗和自体造血干细胞移植治疗，其获益从初始就备受争议[37]。在20世纪80年代末，通过体外和回顾性观察发现治疗效果存在明显的剂量-反应关系，在HRBC和MBC中采用大剂量化疗的Ⅱ期研究已经公布。结果显

表28-2　NSGCT大剂量化疗预后模型

模型		因素		分值	2年EFS
Beyer	变量	大剂量化疗前疾病进展		1	90%的患者
		纵隔原发肿瘤		1	5年EFS：80%
		顺铂难治性疾病（一线化疗完成后4周内复发）		1	
		绝对顺铂难治性疾病（先前治疗获得最佳反应后进展）		2	
		大剂量化疗前B-HCG＞1000 IU/L		2	
	分层	低危		0	51%
		中危		1~2	27%
		高危		＞2	5%
国际预后因素研究组	变量	组织学	精原细胞瘤	-1	
			非精原细胞瘤	0	
		原发肿瘤部位	纵隔	3	
			腹膜后	1	
			性腺	0	
		对一线治疗反应	CR/PRm-	0	
			PRm+/SD	1	
			PD	2	
		一线治疗后疾病进展间隔时间	＞3月	0	
			≤3月	1	
		挽救化疗时AFP水平	正常	0	
			≤1000	1	
			＞1000	2	
		挽救化疗时B-HCG水平	≤1000	0	
			＞1000	1	
		肝/脑/骨转移	无	0	
			有	1	
	分层	极低危（精原细胞瘤+低危）		-1	92%
		低危		0	64%
		中危		1~2	53%
		高危		3~4	33%
		极高危		4	22%

AFP：甲胎蛋白；B-HCG：β-人绒毛膜促性腺激素；CR：完全缓解；EFS：无事件生存率；HDC：大剂量化疗；NSGCT：非精原性生殖细胞肿瘤；PD：疾病进展；PR：部分缓解；SD：疾病稳定。

表28-3　接受大剂量化疗或SDC治疗患者的EFS和OS（国际预后因素研究组）

		2年EFS	P值	5年OS	P值
所有患者（n=1594）	SDC	28%	＜0.001	41%	＜0.001
	HDC	50%		53%	
极低危（n=76）	SDC	58%	＜0.001	64%	＜0.01
	HDC	92%		89%	
低危（n=257）	SDC	40%	＜0.001	66%	0.98
	HDC	64%		64%	
中危（n=646）	SDC	32%	＜0.001	45%	＜0.001
	HDC	53%		58%	
高危（n=351）	SDC	17%	＜0.001	23%	＜0.005
	HDC	33%		35%	
极高危（n=105）	SDC	2%	＜0.001	3%	＜0.001
	HDC	22%		27%	

EFS：无事件生存率；HDC：大剂量化疗；OS：总生存期；SDC：标准剂量化疗。

示与标准剂量化疗相比，大剂量化疗可提高完全缓解率和PFS，这也为后续几项Ⅲ期随机对照试验奠定了基础。

杜克大学的Peters及其同事和米兰国家肿瘤研究所的Gianni团队对激素受体阳性乳腺癌（hormone-receptor positive breast cancer，HRPBC）患者进行大剂量化疗初步非随机研究展示了令人鼓舞的结果，在≥10个腋窝淋巴结（axillary lymph node，ALN）阳性的患者中长期PFS分别为72%和57%[38-39]。由此激发了学者们的热情，在20世纪90年代自体造血干细胞移植的数量大幅增加，并推进了后续的随机对照Ⅲ期试验。

15项关于大剂量化疗与自体造血干细胞移植治疗激素受体阳性乳腺癌（HRPBC）的随机对照试验中，所有患者在手术时均有明显的ALN受累（阳性淋巴结≥4个，在许多试验中阳性淋巴结≥10个）。不同试验之间的诱导化疗药物和大剂量化疗方案均有所不同。尽管一些试验显示患者的EFS获益，但只有两项试验患者的OS获益。一项纳入了15项随机对照试验共6210名患者的荟萃分析显示[37]，中位随访6年，接受大剂量化疗的患者在EFS方面有明显获益（HR 0.87；p<0.001），但在OS方面没有差异（HR 0.94；p=0.13）。亚组分析也没有发现任何HRBC亚组在大剂量化疗生存率方面有显著改善。

最近，荷兰一项全国关于HRBC患者和≥4个ALN受累患者的随机对照试验更新了其随访20年的结果[38]。接受大剂量化疗的患者20年OS估计为45.3%，而接受常规剂量化疗的患者为41.5%（HR 0.89；95%CI 0.75~1.06）[40]。对于腋窝淋巴结受累≥10个的患者，大剂量化疗生存获益更明显，20年OS绝对差异为14.6%（HR 0.72；95%CI 0.54~0.95），而腋窝淋巴结受累为4~9个的患者的OS差异仅为2.2%（HR 1.01；95%CI 0.81~1.27）（p=0.05交互作用）。对于三阴性乳腺癌患者，两种治疗20年OS绝对差异为15.4%（HR 0.67；95%CI 0.42~1.05），而对于雌激素受体阳性和ERBB2阴性的患者，20年绝对差异为7.0%（HR 0.80；95%CI 0.63~1.02）[38]。因此，尽管大剂量化疗已不再受青睐，该研究的长期随访报告证明了大剂量化疗仍然对HRBC患者特别是部分HRPBC患者有效。

七、转移性乳腺癌

初始前瞻性试验评估了大剂量化疗难治性、未经治疗和对治疗有反应的MBC患者的疗效，大剂量化疗在MBC治疗中获得最高的应答率，较既往SDC治疗明显改善了长期的疾病控制[41]。这些初始的研究引发了后续8项随机对照试验的开展，比较大剂量化疗与SDC在化疗敏感的MBC患者中的疗效。其中6项试验显示大剂量化疗在EFS方面具有优势，但只有1项显示OS获益。关于这些试验的一项荟萃分析显示，大剂量化疗能够显著改善PFS（中位PFS 11个月 vs. 8个月，HR 0.76；p<0.001），但OS无明显获益（中位 2.16年 vs. 2.02年；p=0.08）[42]。

总而言之，大剂量化疗在MBC和HRPBC患者的随机研究中显示了PFS改善[43-44]，但OS很大程度上未显示出优势，其中很多试验没有表现出总体获益。荟萃分析发现大剂量化疗使HRPBC患者的复发风险显著降低了13%，而MBC患者的进展风险降低了24%[45]。尽管仍然有一些人群可能会受益于大剂量化疗，例如患有炎性乳腺癌或少量远处转移的患者，但大剂量化疗在乳腺癌领域已经大多被放弃。

八、自体移植治疗其他实体瘤

大剂量化疗已经在其他化疗敏感的成人实体瘤中进行了评估，包括卵巢癌、小细胞肺癌、黑色素瘤、恶性胶质瘤和肉瘤。大部分研究规模较小，未能显示出生存获益。

九、异基因造血干细胞移植治疗实体瘤

异基因造血干细胞移植提供了免疫性移植物抗恶性肿瘤的效应，这在血液系统恶性肿瘤中的作用已明确，但在实体肿瘤中其疗效（甚至是否存在）尚不清楚。由于大剂量的MAC方案所带来的高毒性，异基因造血干细胞移植在实体瘤的治疗中主要采用减低剂量预处理，其毒性较小，同

时仍有足够的免疫抑制作用保证异基因造血干细胞移植[49]。

在异基因造血干细胞移植治疗实体瘤方面，肾细胞癌（renal cell carcinoma，RCC）是研究最多的。NCI所发表了第一个关于异基因造血干细胞移植治疗肾细胞癌的案例研究，19例诊断为细胞因子耐药、透明细胞型RCC的患者，接受以Flu和CyNMA的HLA MSD异基因造血干细胞移植[46]。中位移植后4个月，53%的患者对治疗有反应。这些反应归因于基于免疫抑制撤退后的延迟性移植物抗恶性肿瘤效应，与移植物抗宿主病相关联。其他学者也报告了类似的结果[47-48]。总的说来，现有数据表明这种方法的局限性在于通常需要诱发移植物抗宿主病才能诱导肿瘤反应。因此，对于RCC的异基因造血干细胞移植仍在试验阶段。随着新药物如VEGF抑制剂和免疫检查点抑制剂的出现，与靶向治疗相结合的异基因造血干细胞移植的潜在作用在未来需被评估。

十、总结

联合自体造血干细胞移植的大剂量化疗试图最大限度地利用某些抗肿瘤药物的剂量-反应效应。针对复发GCT患者的前瞻性Ⅱ期研究已确认了大剂量化疗在该病中的作用，但仍需要目前的TIGER随机研究进一步证实。异基因造血干细胞移植在实体肿瘤中的作用需要移植物抗恶性肿瘤效应，尽管在各种实体瘤，特别是RCC中进行了研究，但未显示出良好的前景。

参考文献

第二十九章
自然杀伤细胞：征服癌症的有前途的细胞治疗平台

SASSINE GHANEM, ZAID ABDEL RAHMAN, LANA KHALIL, MAY DAHER, AND PAUL LIN

译者：赵翔宇
北京大学人民医院

一、背景：自然杀伤细胞生物学

1973年，IvanRoitt的实验室发现了一类新的淋巴细胞，称为"无效"杀伤细胞，因为它们既不是T细胞也不是B细胞。第二年，发现这些"无效"淋巴细胞在没有事先免疫和产生抗体的情况下具有自发杀伤靶细胞的能力[1]。1975年，RolfKeissling及其同事描述了类似的天然细胞毒性，并将效应细胞命名为"天然"杀伤（NK）细胞[2]。我们现在认识到这些细胞是免疫监测的关键介质。

NK细胞是外周血淋巴细胞的一个重要亚群，是抵御癌症和病毒感染细胞的第一道防线[3]。NK细胞在骨髓中从CD34[+]淋巴祖细胞发育而来，在进入淋巴和非淋巴外周器官和组织之前，在那里分化和成熟[2, 46]。因为它们的半衰期与B淋巴细胞和T淋巴细胞相比较短，NK细胞不断地从骨髓中补充，以确保稳定的循环溶细胞淋巴细胞池在被激发时准备自发激活。与T细胞不同，NK细胞通常被定义为CD3和TCR复合物阴性，CD56和CD16阳性。NK细胞的两个主要生物亚群根据CD56和CD16的表达水平进行区分：CD56[dim]CD16[bright]细胞，代表更成熟和细胞毒性的亚群；CD56[bright]CD16[dim]细胞，代表不太成熟和免疫调节的亚群[7]。

二、自然杀伤细胞的细胞毒性机制

与T细胞相比，NK细胞可以不依赖主要组织相容性复合体的方式杀死异常细胞，而无须任何抗原引发。事实上，NK细胞活性由一系列复杂的种系编码的激活和抑制受体，以及细胞因子和趋化因子受体控制[8]。因此，正是这些受体的阳性和阴性信号的复杂整合决定了NK细胞发出杀死或不杀死靶细胞的最终信号。

一旦NK细胞处于细胞毒性状态，它们就会通过多种机制快速有效地杀死靶细胞[9]。当NK细胞与靶细胞形成免疫突触时，它们会释放含有穿孔素（一种膜破坏蛋白）和颗粒酶（一种蛋白水解酶家族）的裂解颗粒，导致靶细胞裂解[5]。NK细胞还可以产生一种名为干扰素-γ的细胞因子，通过对其他免疫效应细胞（如T细胞、巨噬细胞和树突状细胞）的作用刺激适应性免疫反应[10]。此外，通过释放肿瘤坏死因子，NK细胞上调与癌症细胞死亡受体结合的死亡配体FAS配体和肿瘤坏死因子相关凋亡诱导配体的表面表达，通过胱天蛋白酶级联诱导细胞凋亡[6]。最后，抗体依赖性细胞毒性（antibody-dependent cellular cytotoxicity, ADCC）是NK细胞用于杀死靶细胞的另一个重要机制。ADCC由CD16介导，CD16与肿瘤细胞表面调理的IgG1抗体的Fc部分结合，通过CD3 ζ 途径激活NK细胞[11]。

三、自然杀伤细胞在肿瘤监测中的作用

在20世纪80年代，多项研究报告称，患有遗传性疾病（如X连锁淋巴增生综合征和Chédiak-Higashi综合征）导致的NK细胞功能障碍的个体更容易患上癌症[12-13]。当时的体外研究表明缺乏功能性T细胞的裸鼠仍然能够杀死广泛的肿瘤细胞[2, 14]。在同一时期，小鼠研究表明，NK细胞损伤或耗竭与更高的肿瘤负荷和转移有关[15]。

在接下来的几年里，几项研究发现癌症患者的NK细胞功能受损，一项开创性的长期流行病学研究报告称，NK细胞活性低的受试者患各种癌症的风险更高[16]。其他研究表明，由GATA2或MCM4基因突变引起的NK细胞缺乏会导致更高的恶性肿瘤发生率[17-18]。

这些研究指出了NK细胞在肿瘤免疫监测中的重要作用。事实上，NK细胞可以通过各种机制区分健康细胞和异常细胞。NK细胞用于识别转化细胞的一种策略是检测活化受体NKG2D识别的"应

激配体"，如人类UL-16结合蛋白、主要组织相容性复合体Ⅰ类链相关A基因和主要组织相容性复合体Ⅰ类链相关B基因，这些分子通常在肿瘤细胞上过表达[19]。另一个重要机制是"缺失自我"识别。NK细胞具有被称为杀伤性免疫球蛋白样受体的抑制性受体，该受体阻止NK细胞杀死表达主要组织相容性复合体Ⅰ类分子的细胞。异常或转化的细胞通常下调主要组织相容性复合体Ⅰ类分子以逃避T细胞识别，但失去了NK细胞上抑制性KIR信号的配体，因此对NK细胞介导的细胞裂解敏感[20]。

四、用于免疫治疗的天然杀伤细胞来源

与T细胞不同，在同种异体环境中，NK细胞与移植物抗宿主病无关，这为生产"现货型"的同种异体细胞治疗产品提供了可能，这些外周血单核细胞、脐血（CB）、CD34+造血祖细胞和诱导多能干细胞（iPSC）来源的NK细胞产品可较方便地用于治疗癌症患者[21]。

（一）外周血自然杀伤细胞

NK细胞通常占外周血（PB）淋巴细胞的5%～15%，因此可以容易地从接受外周血采集术的健康供者的外周血中分离出足够数量的NK细胞，并将其扩增到临床有用的数量。外周血NK细胞在表型上成熟、功能性强且非常多样化，其表面显示出广泛的激活受体，这使其对过继细胞治疗具有吸引力[22]。然而，外周血不是NK细胞的可再生统一来源，供者与供者之间的差异阻碍了细胞治疗产品的剂量和质量标准化。

（二）脐血（CB）自然杀伤细胞

NK细胞也可以来源于脐血（CB），脐血是一种容易获得的异基因来源，很容易通过全球脐血库获得。在没有体外扩增的情况下，脐血NK细胞在表型上是未成熟的，并且对肿瘤具有低的细胞毒性潜力。事实上，它们的特征是活化标志物（如CD16、NKG2D、NKG2C、DNAM1）的低表达，成熟标志物（如Tbet和eomesodermin）的低表达，以及细胞毒性标志物（如穿孔素和颗粒酶）的低表达[23]。然而，在使用细胞因子和细胞扩增

后，脐血NK细胞可以获得成熟特征、细胞毒性特性，并且可以成为肿瘤细胞的强效杀手[22, 24-25]。尽管如此，与外周血类似，脐血不是NK细胞的可再生同质来源，供者变异性可能是现货型细胞治疗的不利因素。

（三）诱导的多能干细胞（iPSC）衍生的自然杀伤细胞

NK细胞可以由iPSC产生，所述iPSC首先在骨髓基质细胞存在下培养，然后暴露于促进NK细胞分化的特异性细胞因子混合物。iPSC衍生的NK细胞具有高度增殖性，可以很容易地在生物库中进行大规模临床应用[26]。然而，与外周血NK细胞相比，它们通常以未成熟表型为特征，具有低KIR和CD16表达，以及高NKG2A表达。尽管如此，iPSC衍生的NK细胞仍然为过继细胞治疗提供了令人信服的统一NK细胞来源[27]。

（四）CD34+造血祖细胞衍生的自然杀伤细胞

NK细胞从CD34+造血祖细胞分化是获得用于临床应用的大量NK细胞的另一种方法。CD34+造血祖细胞可以从骨髓、动员的外周血、脐血或胚胎干细胞中分离，然后使用细胞因子混合物分化为NK细胞。然后，这些NK细胞可以大规模扩增，以产生用于过继细胞治疗的均匀产物[28]。然而，这些分化的NK细胞是未成熟的，并且由于CD16低表达，即使在扩增后也表现出较差的ADCC[29]。

（五）自然杀伤细胞系

细胞系如NK92为过继细胞治疗提供了无限的NK细胞同质来源。除了它们疯狂的增殖能力外，它们还可以在冷冻/解冻周期后保持表型和功能，这使它们成为现成的治疗选择。此外，细胞系提供了减少制造时间和降低治疗成本的可能性。然而，NK92细胞有一些缺点，包括缺乏CD16和NKp44表达，以及它们来源于快速进展的非霍奇金淋巴瘤患者的事实，这使它们具有潜在的致瘤性。因此，NK92细胞在临床使用前必须进行照射，这阻碍了其细胞毒性潜力和体内扩增能力[30-31]。

五、增强自然杀伤细胞功能并克服其局限性的策略

工程技术的进步使研究人员能够增强NK细胞的功能并克服其一些局限性。

（一）临床上采用过继性自然杀伤细胞治疗

非工程天然杀伤细胞

·提高自然杀伤细胞增殖和体内持久性的技术

NK细胞离体培养有两个主要目标：第一个是细胞数量的增加；第二个是通过预激活和受体表达来调节抗肿瘤反应。利用白细胞介素-2体外扩增单采NK细胞表明，纯度和活性＞94%的细胞数中值增加了至少5倍[32]。此外，用白细胞介素-2扩增的NK细胞具有增加的细胞因子产生、STAT3/AKT信号传导，以及天然细胞毒性受体（natural cytotoxicity receptor，NCR）和NKG2D受体的表达，这些受体可改善细胞毒性反应[33]。与未刺激的NK细胞相比，冷冻保存的白细胞介素-2刺激NK细胞在解冻后仍保持其活力和细胞毒性，这允许同一供者多次输注[32]。然而，冷冻保存仍然是一个挑战，有研究者发现，与新鲜的NK细胞相比，冷冻保存的NK细胞表现出运动性降低，因此解冻后细胞毒性降低[34]。

尽管白细胞介素-2和白细胞介素-15在其受体中共享两个亚基，但它们对NK细胞的作用存在差异。白细胞介素-15导致活化诱导的细胞死亡减少，而白细胞介素-2诱导它[35]。白细胞介素-15通过哺乳动物西罗莫司靶点的信号传导和应激激活的基因表达增加[36]，Felices等的一项研究表明，与间歇性刺激相比，持续刺激会导致NK细胞活力下降、信号传导减弱、体内外功能下降，以及肿瘤控制降低，因此白细胞介素-15刺激的时机很重要。因此，持续刺激会导致NK细胞耗竭，同时脂肪酸氧化减少[37]。与白细胞介素-2类似，白细胞介素-15刺激的NK细胞的细胞毒性增强归因于NCR、DNAM-1和NKG2D[38]。利用白细胞介素-15扩增单采NK细胞20天导致NK细胞扩增23倍，最终纯度约为98%[39]。因此，给患者用白细胞介素-15可以增加NK细胞在体内的持久性。不幸的是，给予患者高剂量的白细胞介素-15与多种毒性作用有关，包括发烧和败血症样症状。白细胞介素-15也被掺入三特异性杀伤细胞结合物中，为CD16和CD33单链可变片段之间的免疫突触添加自持增殖信号，促进CD33+肿瘤的直接NK细胞杀伤[40]。

其他研究较少的白细胞介素包括白细胞介素-12、白细胞介素-18和白细胞介素-21。白细胞介素-21是由活化的T细胞产生的，虽然它似乎对NK细胞增殖没有积极作用，但它会导致NK细胞末端分化和细胞毒性增加[41]。树突状细胞产生的白细胞介素-12可以增强NK细胞的一个子集以协调抗肿瘤作用[42]。当白细胞介素-12和白细胞介素-18与白细胞介素-15结合时，它们会产生记忆样NK细胞，在随后的段落中有更详细的描述[43]。

研究人员试图通过利用周围的外周血细胞作为饲养细胞来帮助NK细胞呈指数级扩增，从而进一步扩大体内的NK细胞库，使其超越白细胞介素激活。例如，CD14+单细胞的存在有助于通过直接的细胞相互作用和旁分泌效应扩增NK细胞[44]。通过刀豆蛋白酶A或使用抗CD3抗体OKT3激活T细胞，当NK细胞被外周血单核细胞包围时，除了细胞因子激活外，还有助于进一步扩增NK细胞[45-46]。在外周血单核细胞存在的情况下扩增NK细胞时，一个主要问题是输注产品中的污染性T细胞可能导致移植物抗宿主病。

除了白细胞介素激活外，几个小组还研究了人工抗原呈递细胞的使用，该细胞被设计为传递共刺激和（或）细胞因子信号，以帮助增加NK细胞的扩增和细胞毒性作用[25]。

（二）产生记忆样自然杀伤细胞的策略

传统上，考虑到NK细胞膜上没有特异性抗原受体的选择性过表达，NK细胞被定义为先天免疫系统的一部分。然而，一些报告对这一范式提出了质疑，表明先前接触某些半抗原、病毒或细胞因子的组合会导致NK细胞的记忆样表型[47-49]。这些记忆样NK细胞现在有能力对未来几周内发生的重复刺激产生增强的反应。这一点尤其重要，因为大多数NK细胞治疗研究通常在过继转移到患者体内之前使用白细胞介素-2或白细胞介素-15来体

外激活NK细胞，并且一旦细胞因子刺激被去除，这种作用就会迅速丧失[50]。因此，记忆样NK细胞将具有更长的机会窗口来产生增强的细胞毒性作用。Romee等表明，在体外用白细胞介素-2、白细胞介素-15和白细胞介素-18的组合对正常供者人NK细胞进行预活化，导致NK细胞适当增殖，同时保持其增强的记忆能力。值得注意的是，尽管抑制性KIR受体表达稳定，但记忆样NK细胞对原发性AML细胞的反应更为强烈，而与KIR配体的相互作用无关。这导致在体内异种移植物小鼠模型中证明了更有效的抗白血病控制，以及延长生存期。Romee等通过一项首次人体1期研究对这些数据进行了验证，在该研究中，在9名患有难治性AML的老年患者中输注细胞因子预活化的NK细胞，总体有效率为55%，在血液学恢复不完全或完全的情况下，完全有效率为45%[51]。

（三）克服抑制肿瘤微环境的策略

据推测，包括NK细胞在内的免疫细胞在肿瘤微环境中受到抑制。一种可能的机制涉及抑制转化生长因子-β。研究发现，用生长因子-βR1激酶抑制剂Galuniserib孵育NK细胞和骨髓母细胞，可以预防NK细胞功能障碍和爆炸诱导的转化生长因子-β通路激活。通过CRISPR-Cas9基因编辑敲除转化生长因子-βR2并证明NK细胞在存在转化生长因子-β的情况下与髓系母细胞共培养时保持其效应器功能，从而进一步证实了这一点[52]。几个研究组进一步证明了下调转化生长因子-β受体表达可增强NK细胞对肺癌、乳腺和胶质瘤的杀伤活性[53-55]。

在肿瘤微环境中研究的另一种免疫抑制分子是腺苷。

细胞外腺苷通过A2A受体（A2AR）信号通路参与抑制NK细胞的细胞因子产生和细胞毒性活性。在黑色素瘤和乳腺癌的小鼠模型中，使用单克隆抗体和程序性死亡1（PD-1）阻断抗体阻断A2AR降低了转移负荷[56]。值得注意的是，腺苷也抑制NK细胞颗粒胞吐，尽管其机制尚不清楚[57]。

通过检查点抑制剂缓解T细胞的耗竭已经彻底改变了癌症治疗。旨在恢复NK细胞抗肿瘤反应的类似方法正在研究中。如前所述，NK细胞对肿瘤细胞的反应性取决于刺激性和抑制性共信号受体之间的平衡[58]。慢性病毒感染或肿瘤微环境可导致抑制性杀伤性Ig样受体（KIR）、NKG2A、PD-1、TIM3，以及NK细胞表面具有Ig的T细胞免疫受体和基于免疫受体酪氨酸的抑制基序结构域（TIGIT）[59]。通过阻断抑制信号来改变平衡将增加NK细胞的激活。

针对KIR的检查点抑制剂是20世纪90年代首次开发的。第二代全人IgG4 KIR抑制剂IPH2102（利鲁单抗）已在1期试验中被证明对血液系统和实体恶性肿瘤安全有效[60]，目前正在单独或与抗PD-1抑制剂联合研究[59]。IPH4102是一种更特异的KIR抑制剂，其靶向KIR3DL2目前正处于1期试验中，在该试验中，NKG2A已被证明在皮肤T细胞淋巴瘤中是安全的[61]。NKG2A与其配体HLA-E结合，后者在结肠癌、宫颈癌和卵巢癌中过表达，因此在这些肿瘤中充当NK细胞杀伤的逃逸机制。抗NKG2A单克隆抗体monalizumab是为了阻断这种相互作用而开发的，目前正在临床研究中[62]。虽然PD-1在NK细胞的一个子集上表达，但Zhang等在小鼠模型中表明，与肿瘤内T细胞相比，肿瘤内NK细胞不表达PD-1。相反，TIGIT在T细胞和NK细胞上都表达。他们证明阻断TIGIT可以缓解NK细胞耗竭，进而激活T细胞。有趣的是，即使TIGIT在CD8+T细胞上表达，在没有NK细胞的情况下阻断TIGIT也不会导致T细胞活化。因此，NK细胞似乎对TIGIT抑制剂的治疗效果至关重要[63]。正在对几种恶性肿瘤中单独使用和与PD1抑制剂联合使用的TIGIT抑制物进行研究。LAG3和TIM3的阻断也在调查中[59]。

（四）改进自然杀伤细胞归巢的方法

由于NK细胞在体内的持久性有限，让它们更快、更多地到达肿瘤部位可能会提高其抗肿瘤效果。已经开发了几种方法来改善NK细胞的归巢。例如，Frei等在小鼠模型中证明，将烟酰胺添加到白细胞介素-2和白细胞介素-15刺激的无饲养细胞培养物中导致更好的NK细胞扩增，以及改善对肿瘤部位的归巢。这主要与CD62L（L-选择素）表达增加有关[64]。增加趋化因子受体的表达

第五部分

也被发现可以改善归巢。Carlsten等发现，使用信使核糖核酸电穿孔增加NK细胞上的趋化因子受体CCR7可以改善NK细胞向CCR7配体CCL19的迁移[65]。Somanchi等发现，增加CCR7导致无胸腺裸鼠中淋巴结归巢增加144%[66]。病毒转导可用于表达CXCR2，这提高了NK向培养中的肾细胞癌细胞上清液迁移的能力[67]。另一组研究表明，NK细胞表达CXCR4的病毒转导导致小鼠模型中分泌CXCL12/SDF1a的胶质母细胞瘤细胞中NK细胞的肿瘤内增多[68]。Wennerberg等的研究表明，人NK细胞与辐射饲养细胞的体外扩增增加了CXCR3的表达，当与野生型肿瘤相比，输注到表达CXCR3配体CXCL10的黑色素瘤细胞中，导致小鼠肿瘤大小减小，存活率增加[69]。

嵌合抗原受体工程天然杀伤细胞

如前所述，尽管NK细胞对癌症细胞具有天然活性，但它们也可以用CAR修饰以增强其杀伤作用。CAR工程化的NK细胞与目前可获得的商业CAR-T细胞产品相比具有几个优势：①它们有可能成为现成的产品；②同种异体NK细胞不会引起移植物抗宿主病；③NK细胞具有低毒性，迄今为止报道的细胞因子释放综合征或神经毒性较低或没有；④它们具有通过除CAR之外的机制杀死癌症细胞的内在能力。

CAR构建体由三部分组成，包括抗原结合结构域、跨膜结构域和细胞内信号结构域。跨膜结构域是抗原识别位点，由单链可变片段组成。CAR的抗原结合结构域与铰链和跨膜结构域相连，后者与细胞内信号传导成分相连。第一代CAR使用单个细胞内信号结构域（单独的CD3-ζ链），而第二代和第三代CAR结合了一个或两个额外的共刺激信号结构域，使其更有潜力[70]。

在临床前研究和临床试验中，研究了针对在各种血液系统恶性肿瘤上表达的几种不同抗原（例如CD19、CD20、CD33、CD138、CD3、CD5和CD123等）的CAR工程化NK细胞的抗肿瘤活性。最近发表了在MDAnderson进行的第一项针对复发或难治性CD19阳性淋巴恶性肿瘤的脐血抗CD19 CARNK细胞Ⅰ~Ⅱ期临床试验的结果。用逆转录病毒载体转导NK细胞，逆转录病毒载体表

达编码抗CD19 CAR、白细胞介素-15和诱导型胱天蛋白酶9的基因作为安全开关。在接受治疗的11名患者中，8名（73%）有反应；在这些患者中，7名（4名患有淋巴瘤，3名患有CLL）病情完全缓解，1名患有里希特氏转化成分缓解，但持续存在CLL[24]。值得注意的是，该治疗耐受性良好，没有细胞因子释放综合征或神经毒性的报告。

多发性骨髓瘤是CAR工程NK细胞的另一个有希望的靶点，因为NK细胞已经显示出抗肿瘤的特性[71]。事实上，用编码抗CD138 CAR或抗CS1 CAR的慢病毒载体转导的NK-92细胞在临床前研究中显示出抗骨髓瘤的有效活性[72-73]。正在进行的试验正在研究CAR NK细胞对抗多发性骨髓瘤。

与多发性骨髓瘤、淋巴瘤或CLL相比，髓系肿瘤，尤其是AML，由于各种原因更难被CAR-T细胞靶向。例如，在AML干细胞和正常造血干细胞上存在抗原（例如CD33和CD123）的共同表达，并且在白血病干细胞上存在靶抗原（例如，CD33）的异质性表达。CAR工程化的NK细胞可以潜在地克服这一挑战，AML干细胞更容易受到NK细胞介导的杀伤，因为它们表达通过激活NK细胞受体识别的配体[74]。在临床前研究中，我们和其他人已经证明CAR NK细胞通过靶向CD123具有抗白血病活性[75-76]。

另一种增加NK细胞杀伤力的方法是增强NK细胞的激活受体。例如，Chang等开发了一种嵌合受体构建体，将NK细胞活化分子NKG2D与两个关键信号分子偶联：DAP10和CD3ζ，NKG2D靶向先前描述的可以在肿瘤细胞上过表达的配体，如人类UL-16结合蛋白、主要组织相容性复合体Ⅰ类链相关A基因和主要组织相容性复合体Ⅰ类链相关B基因。表达该受体的NK细胞对多种白血病和实体瘤细胞系的细胞毒性比模拟转导细胞更强[77]。

李等进一步将NKG2D与嵌合PD1DAP10受体偶联，他们称之为双靶向嵌合受体。因此，他们旨在将PD-1的正常抑制信号转化为刺激信号。当在胃癌小鼠模型中进行测试时，它们显示出适度的肿瘤控制[78]。

（五）增强嵌合抗原受体工程天然杀伤细胞的功能

已经提出了多种方法来克服与CAR工程化NK细胞相关的限制。如前所述，白细胞介素-15是一种已知能驱动NK细胞活化、扩增和持续的细胞因子[79]。在一种新的方法中，NK细胞经过基因修饰，可以异位产生白细胞介素-15，以支持其自身的生存和增殖[80-81]。这导致了更大的扩增、持续性、降低的死亡率、降低的PD1受体表达，并改善了体内抗肿瘤作用。此外，我们的实验室已经表明，通过使用CRISPRCas9敲除细胞因子诱导的Src同源性2含蛋白（白细胞介素-15信号传导的关键负调控因子），体内抗肿瘤活性增加，导致淋巴瘤异种移植物模型中小鼠的存活率增加[82]。

1. 抗体衔接器

可以使用双特异性或三特异性NK细胞接合器并将NK细胞与肿瘤抗原连接来实现对肿瘤细胞改进的靶向性。一种双特异性接合器AFM13与NK细胞上的CD16结合，与肿瘤细胞上的CD30结合。

临床前研究表明，AFM13能够在小鼠模型中控制CD30[+]T细胞淋巴瘤[83]。使用AFM13的临床试验正在进行。还开发了一种结合CD16、CD33和白细胞介素-15的三特异性NK细胞接合器，该接合器可提高NK细胞对AML细胞系的持久性、活化和细胞毒性[40]。

2. 未来发展方向

异基因NK细胞和CARNK细胞正在进行积极的临床实验。目前正在努力改善它们的持久性、归巢、记忆特征和对免疫抑制肿瘤微环境的抵抗力，同时保持它们的安全性。虽然最初的治疗方法侧重于治疗血液系统恶性肿瘤，但目前正在扩大NK细胞对实体癌的使用[84]。

六、结论

NK细胞免疫治疗领域在过去10年中取得了长足的进步。尽管早期对自体NK细胞的研究结果不理想，但异基因NK细胞显示出良好的临床疗效，从而使现成的细胞治疗更接近现实。

参考文献

第六部分

并发症的预防和管理

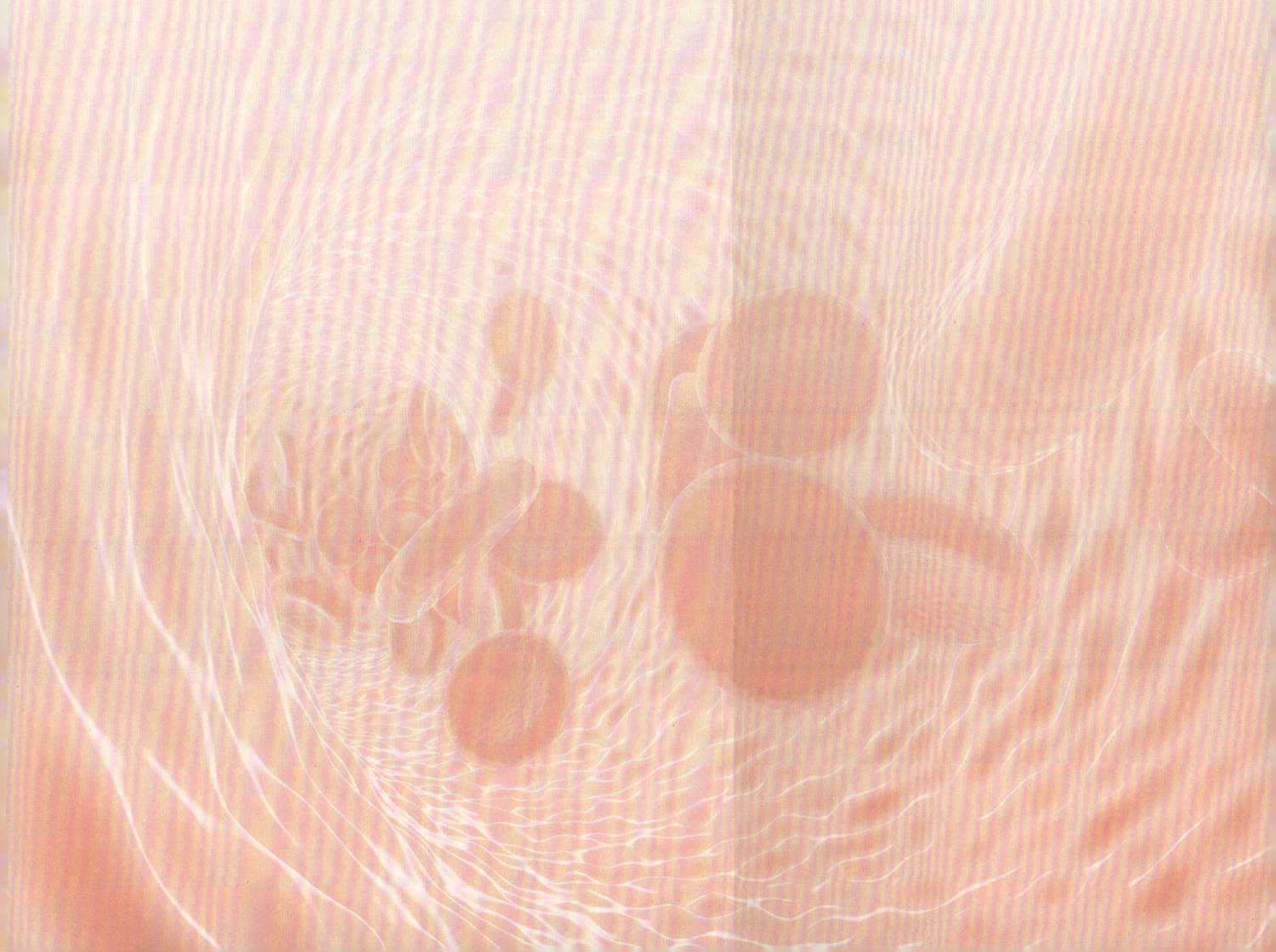

第三十章
造血干细胞移植受者的感染控制、预防与疫苗接种

ALEXANDRE E. MALEK AND ELLA J. ARIZA-HEREDIA

译者：李静、杨婷
福建医科大学附属第一医院

一、概述

由于化疗、治疗移植物抗宿主病的免疫抑制药物，以及环境暴露，导致机体严重的免疫抑制和免疫失调，造血干细胞移植受者发生广泛的新发感染、潜伏感染或既往感染再激活的风险较高[1]。造血干细胞移植包括采集三种主要来源（骨髓、外周血和脐血）的造血祖细胞，用于重建受者的骨髓[2]。当在清髓性化疗前从患者中采集造血祖细胞时，造血干细胞移植是自体的；当从HLA全相合、半相合或不匹配的供者或亲属中采集造血祖细胞时，造血干细胞移植是同种异体的。同种异基因造血干细胞移植受者比自体造血干细胞移植受者感染风险更大，发病率和死亡率更高。因此，造血干细胞移植受者的感染预防需要考虑潜在感染源的多学科方法，因为造血干细胞移植受者可能暴露于既往感染（病毒、细菌、寄生虫或真菌）再激活引起的内源性或外源性感染。确定感染风险需要全面选择和审查移植物供者、抢先和预防性抗菌治疗措施、疫苗接种和实施严格的感染控制措施。为了尽量减少外源性感染源，必须仔细关注患者的环境（医院和门诊）、食物、宠物和日常活动。还应将感染控制措施纳入门诊环境中，并就预防感染的最佳实践对患者进行教育。

二、医疗机构的感染控制策略

感染控制实践已成为肿瘤疾病患者护理的基本和组成部分，包括与患者、医疗保健环境（包括医务人员）和社区相关的方面。在移植周围早期，造血干细胞移植受者经常住院；因此，主要的外源性感染源仍然是医院环境。

（一）室内通风和防护环境

所有同种异基因造血干细胞移植受者都应放置在具有防护环境的房间中，自体造血干细胞移植患者也应优先考虑[3]。房间的防护环境以具有一系列完整的干预措施为特征；相对于毗邻的空间如浴室、前厅和走廊来说，具有防护环境的房间需要通过室内的正向气流管理。房间应每小时换气12次或以上[4]。应使用高效微粒空气过滤器，以降低医源性相关的侵袭性曲霉病的风险。研究表明，这些过滤器可去除约99.97%大于0.3 mm的微粒[4]。

（二）医疗环境的建设、改造和清洁

当在医疗环境中进行施工、改造或维护项目时，必须采取特殊的预防措施，因为暴露于真菌等微生物（主要是曲霉菌或军团菌）的风险更大。感染性颗粒可以从供水中释放，也可以在建筑物的建造、破坏或翻修过程中释放。造血干细胞移植受者应尽可能避开建筑和翻修区域[5]。重要的是，医院建筑区域应保持相对于患者护理区域内气压的负压，并在医院环境外释放空气或用高效过滤器过滤[5-6]。应特别注意清洁，这在任何建筑活动期间和之后都是不可或缺的。此外，造血干细胞移植舱应每日使用医院消毒剂清洁一次，重要的是，应保持无尘。

（三）手卫生

正确的手卫生是预防医院内感染传播的最基本措施，并限制了许多感染源在医疗环境中的传播[7]。所有医务工作者在进入患者房间之前和离开患者房间之后都应系统性洗手。同样，应鼓励造血干细胞移植受者及其家庭成员使用抗菌肥皂和水进行洗手[7]。

（四）隔离和屏障防护措施

应在所有造血干细胞移植中心实施屏障防护措施和隔离措施，以防止患者和医务人员感染传播性或传染性疾病。医院隔离措施包括两级保护：适用于所有患者的标准预防措施和根据微生物传播性质定制的扩展预防措施[8]。除了标准预防

措施以外，通常还会实施接触、飞沫和空气传播预防措施，以确保潜在感染的防护（有关特定病原体的隔离预防措施见下文）[9]。

（五）植物、玩具和游乐区

为了降低霉菌或细菌院内传播的风险，造血干细胞移植患者的医院房间应禁止放置活体植物和花卉[10]。研究表明，活体植物和花卉可能含有许多微生物，如铜绿假单胞菌、洋葱伯克霍尔德菌和嗜水气单胞菌。值得注意的是，来自花瓶的水可能含有致病性真菌和多重耐药感染微生物[11-12]。还应特别关注儿童患者的玩具和游乐区，因为之前暴发的轮状病毒和诺如病毒与公共玩具有关[13]。还有储水沐浴玩具相关的铜绿假单胞菌感染的报道。因此，清洁、消毒玩具和游乐区在儿科造血干细胞移植舱中至关重要[4, 13-14]。

（六）饮食原则和食品安全

为预防食源性疾病，应仔细制备造血干细胞移植受者的食物，并注意食物类型及其适当的储存和处理。造血干细胞移植受者应避免食用未清洗的蔬菜和水果，未煮熟或生的肉类、海鲜和鸡蛋[15]。

对于癌症患者的食品安全，美国农业部建议患者只食用经过巴氏消毒的乳制品；并且在处理、准备食材和进食之前，用肥皂和水洗手[16]。建议对造血干细胞移植受者和中性粒细胞减少症患者（中性粒细胞绝对计数低于$500/mm^3$的患者）进行更严格的限制，包括避免生的水果和蔬菜、未煮熟的肉类，以及未经巴氏消毒的牛奶和奶酪[16]。然而，最近的数据表明，造血干细胞移植后，以中性粒细胞减少症的标准进行严格饮食限制的患者，同医院常规饮食限制的患者相比，感染风险并没有显著降低[17]。

三、造血干细胞移植受者相关感染的预防实践

（一）中心静脉导管相关血流感染

中心静脉导管相关血流感染是医院相关感染的主要原因之一。只有合格且训练有素的医务人员才能置入、维护和护理中心静脉导管，并且遵守循证指南[18]。癌症患者（包括造血干细胞移植受者）发生中心静脉导管相关血流感染的风险更大，继发于宿主相关因素（如性别、年龄和黏膜炎的存在），以及主要与住院时间延长、中心静脉导管使用时间延长和使用多腔中心静脉导管相关的非宿主相关因素[19]。疾病控制和预防中心的中心静脉导管相关血流感染预防指南要求采取以下措施：①置入中心静脉导管时，需要采取无菌措施（例如手卫生、屏障预防措施和在导管放置期间使用氯己定）；②置入中心静脉导管后的维护，需要每日评估导管插入部位、清洁输液座、更换敷料和评估中心静脉导管的需求[20]；③使用抗生素浸渍过的中心静脉导管[21-22]；④使用免缝合器械固定中心静脉导管[23-24]。

军团菌病

军团菌病应始终作为造血干细胞移植受者医院获得性肺炎的鉴别诊断之一，具有很高的发病率和死亡率[25]。军团菌通常存在于水生环境中，并可能污染医院供水系统。促进细菌滋生的主要因素是水停滞、沉降，以及人工水环境[25]。主要传播机制是通过吸入由室内空气加湿产生的受污染的气溶胶、淋浴、水龙头、呼吸治疗设备或冷却塔。军团菌病的一级预防措施依赖于定期和常规培养水样，以快速检测医院供水系统的污染（≥30%的样本为军团菌细菌阳性）。因此，通常的做法是保持供水系统不含可检测到的微生物[9]。降低污染风险的其他常规措施包括氯处理水，以及在水龙头处将水温维持在≥50 ℃或<20 ℃[25]。

（二）耐甲氧西林金黄色葡萄球菌感染

造血干细胞移植受者的耐甲氧西林金黄色葡萄球菌（methicillin-resistant Staphylococcus aureus，MRSA）筛查实践没有很好的标准，现行指南不建议常规筛查MRSA携带[10]。关于造血干细胞移植患者的MRSA携带、筛查和结局的数据有限。一项大型回顾性队列研究评价了造血干细胞移植前患者的MRSA流行率，结果显示移植前MRSA定植与移植后MRSA相关并发症无关。考虑到造血干细胞移植受者有多种MRSA感染的风险因

素，包括住院时间的延长、抗生素的频繁暴露，以及血管内装置的常规使用，这个研究结果是出乎意料的[26]。

造血干细胞移植单位的所有医务人员都应该对MRSA感染或定植的患者采取标准隔离和预防措施，包括在不同患者之间频繁洗手，以及在接触MRSA感染或定植的患者时使用手套和长袍[9]。对于有反复MRSA感染和定植史的患者，应考虑使用氯己定沐浴，并涂抹2%莫匹罗星软膏进行去定植治疗[27]。

（三）耐万古霉素肠球菌感染

耐万古霉素肠球菌（vancomycin-resistant enterococci，VRE）感染现在是同种异体造血干细胞移植受者的主要问题，并且是一些移植中心医院血流感染（例如，菌血症）的主要原因，特别是在移植后早期[28]。与MRSA携带不同，移植前VRE感染与移植后VRE相关感染并发症有关，据报告，VRE定植患者中有11%~34%发生VRE菌血症[29-31]。因此，造血干细胞移植候选患者和受者应筛查VRE携带情况。住院期间早期发现细菌，尽量减少其传播。为了限制VRE传播，严格遵守感染控制原则（例如，用肥皂和水或酒精溶液洗手）至关重要。VRE患者应采取接触预防措施，直至停用所有抗生素且重复培养结果为阴性。患者房间（包括设备和所有表面）应每日清洁和消毒[9]。

（四）艰难梭菌感染

控制艰难梭菌感染（clostridium dicile infection，CDI）的黄金法则是在尽可能短的时间内给予抗生素并调整抗生素的使用。CDI在移植受者（包括实体器官和造血干细胞移植受者）中的患病率高于其他住院患者[16]。院内CDI在医院环境中主要是水平传播（从一个个体传播到另一个个体），细菌通常存在于医务工作者手中[32]。所有CDI患者在感染期间应采取接触预防措施；一些中心在这些患者整个住院期间将其隔离。治疗CDI的医院工作人员应穿戴隔离衣和手套，并应注意用肥皂和水频繁洗手[16]。CDI应按照美国传染病学会指南的建议进行治疗[7, 10]。有趣的是，最近的研究评估了口服万古霉素（125 mg，每日2次）预防CDI对造血干细胞移植患者CDI发生率的影响，发现口服万古霉素在预防同种异体造血干细胞移植受者CDI方面极其有效，并且不会增加移植物抗宿主病或疾病复发的风险[33-34]。

四、降低感染风险的预防措施

尽管诊断方法和治疗选择不断创新，但自体造血干细胞移植和同种异体造血干细胞移植受者中感染相关死亡的发生率仍然相对较高，分别约为8%和17%~20%[10]。移植后发生感染的时间在风险分层中非常重要，因为造血干细胞移植受者在造血干细胞移植后的三个时期内容易发生特异性微生物感染。第一个是植入前阶段，从造血干细胞移植输注直至植入后30天；第二个是移植后早期，从植入至造血干细胞移植后100天；第三个是移植后期，定义为造血干细胞移植后101天或更长时间[10]。感染的其他风险因素包括患者免疫抑制状态、存在血管内装置、造血干细胞移植受者和供者暴露于病原体（移植前见表30-1移植前筛查），以及存在与预处理化疗和清髓性方案相关的终末器官损伤。感染风险还取决于宿主和移植前因素，在年龄较大、铁过载、有既往感染史或既往接受过皮质类固醇治疗的患者中风险最高。移植相关因素也在感染风险中起主要作用，因为同种异基因造血干细胞移植受者比自体造血干细胞移植受者更容易发生各种类型的感染[1]。另一个风险是环境，因为造血干细胞移植受者通常住院，并且在接受住院治疗时，暴露于许多潜在的医院微生物来源（例如，设施、设备、物理环境、访客和医务人员）。因此，预防感染需要多级别的策略：始于供者选择——供者选择是影响移植物衰竭、免疫系统重建和移植物抗宿主病发生的主要因素之一；终于尽可能减轻造血干细胞移植后骨髓抑制和免疫抑制的程度。移植历经的时间表、每个阶段常见的微生物，以及抗菌药物预防概述总结如表30-2（自体造血干细胞移植受者）和表30-3（同种异体造血干细胞移植受者）所示。

表30-1　造血干细胞移植候选者移植前病原体特异性评价[10]

感染性病原体	筛选检查
HBV HCV HIV HSV-1和HSV-2 VZV CMV EBV 梅毒 结核分枝杆菌 弓形虫 HTLV-I和HTLV-Ⅱ WNV 球孢子菌属 荚膜组织胞浆菌粪 类圆线虫 疟疾 克氏锥虫	乙型肝炎表面抗原和抗体；乙型肝炎核心抗体丙型肝炎抗体 丙型肝炎抗体 HIV抗体 HSV-1和HSV-2抗体的第四代免疫测定 VZV抗体 CMV抗体 EBV抗体 快速血浆反应素 T-spot或QuantiFERON-TB 弓形虫抗体 HTLV-Ⅰ或HTLV-Ⅱ抗体 具有风险因素的选定个体中的WNV PCR 球孢子菌抗体（居住在美国西南部和墨西哥北部） 组织胞浆菌抗体（居住在美国中西部） 类圆线虫抗体 疟原虫PCR（居住在流行区） 查加斯血清学（居住在南美洲和中美洲或在流行区接受输血）

CMV：巨细胞病毒；EBV：EB病毒；HBV：乙型肝炎病毒；HCV：丙型肝炎病毒；HIV：人类免疫缺陷病毒；HSV：单纯疱疹病毒；HTLV：人类嗜T（淋巴）细胞病毒；PCR：聚合酶链式反应；VZV：水痘-带状疱疹病毒；WNV：西尼罗河病毒。

表30-2　自体造血干细胞移植受者的潜在感染阶段和抗菌预防[10, 35]

移植历经的时间	细菌因素	抗菌预防	病毒因素	抗病毒预防	真菌因素	抗真菌预防
移植前阶段[a]	革兰阳性菌（胃肠道链球菌属、艰难梭菌、荚膜菌）和革兰阴性菌	喹诺酮类（主要左氧氟沙星）	HSV-1和HSV-2，呼吸道病毒（如流感病毒、呼吸道合胞病毒、副流感病毒和腺病毒）	阿昔洛韦或伐昔洛韦	念珠菌属种	氟康唑
移植后早期阶段[b]	革兰阳性菌，荚膜菌	无	呼吸道病毒（例如，流感病毒、呼吸道合胞病毒、副流感病毒和腺病毒）、CMV和VZV		耶氏肺孢子菌	下列其中一项：SMX-TMP，雾化的喷他脒，口服氨苯砜[c]或口服阿托伐醌

[a] 移植前期定义为从移植至中性粒细胞恢复的时间（第20～30天）。

[b] 移植后阶段为移植后时间。

[c] 使用前检查葡萄糖-6-磷酸脱氢酶水平。

CMV：巨细胞病毒；HSV：单纯疱疹病毒；SMX-TMP：磺胺甲噁唑-甲氧苄啶；VZV：水痘-带状疱疹病毒。

（一）预防细菌感染的规范

在预处理方案开始时或造血祖细胞输注时出现细菌感染风险，并持续至移植前阶段。在此期间，建议对接受清髓性化疗的异基因移植患者进行抗菌预防[10]。抗菌预防应作为一级预防，以防止在这一高风险时期发生感染。氟喹诺酮类药物是预防的首选药物，左氧氟沙星特别有用，因为它针对革兰阴性杆菌（如铜绿假单胞菌）和革兰阳性球菌（如黏膜炎情况下的草绿色链球菌）[36]。这一方法可有效减少同种异体造血干细胞移植受者中性

表30-3　异基因造血干细胞移植受者的潜在感染阶段和抗菌预防[10, 35]

移植历经的时间	细菌因素	抗菌预防	病毒因素	抗病毒预防	真菌因素	抗真菌预防
移植前阶段[a]	革兰阳性菌（胃肠道链球菌属、艰难梭菌、荚膜菌）和革兰阴性菌	喹诺酮类（主要左氧氟沙星）	HSV-1和HSV-2，呼吸道病毒（如流感病毒、呼吸道合胞病毒、副流感病毒和腺病毒）	阿昔洛韦或伐昔洛韦；巨细胞病毒先发的治疗；和一些中心考虑CMV预防（见文本）[e]	念珠菌属种；曲霉菌和毛霉菌	氟康唑或伏立康唑或泊沙康唑（见文本）。对于PJP，在第+30天增加下列一项：SMX-TMP，雾化喷他脒，口服氨苯砜[f]或阿托伐醌
移植后早期[b]	革兰阳性菌，荚膜菌	见脚注[d]	HSV-1和HSV-2；肠道和呼吸道病CMV；HHV-6；EBV（PTLD）；BK病毒；VZV（主要是晚期）		念珠菌种；曲霉菌属和毛霉目；耶氏肺孢子菌	
移植后晚期[c]				阿昔洛韦或伐昔洛韦	曲霉菌属和毛霉目；耶氏肺孢子菌	

[a] 移植前期定义为从移植至中性粒细胞恢复的时间（第20～30天）。

[b] 移植后阶段为移植后时间。

[c] 移植后晚期阶段是指造血干细胞移植后超过第100天的时间。此外，还可能发生其他感染，如寄生虫病。

[d] 中性粒细胞植入时通常停止抗生素预防治疗。然而，发生慢性移植物抗宿主病的造血干细胞移植受者因为有荚膜的细菌而具有感染的高风险，应接受长期的抗生素预防（青霉素）。

[e] 如果患者正在接受letermovir预防治疗，则加用阿昔洛韦或伐昔洛韦。

[f] 使用前检查葡萄糖-6-磷酸脱氢酶水平。

CMV：巨细胞病毒；EBV：EB病毒；HHV-6：人类疱疹病毒-6；HSV：单纯疱疹病毒；PJP：肺孢子菌肺炎；PTLD：移植后淋巴增生性疾病；SMX-TMP：磺胺甲噁唑-甲氧苄啶；VZV：水痘-带状疱疹病毒。

粒细胞减少伴发热的发生、降低感染相关死亡率和全因死亡率[10]。在同种异体造血干细胞移植受者中，接受低强度化疗或NMA方案的患者中性粒细胞减少症持续时间通常短于接受清髓性方案的患者，因此，一些中心未对这些患者进行抗菌预防[10]。对于自体造血干细胞移植受者，应根据具体情况考虑抗菌预防，因为这些患者与同种异体造血干细胞移植受者相比，中性粒细胞计数通常恢复得更快，在采取相应的预防措施后黏膜损伤更少[10]。抗生素的预防通常持续整个中性粒细胞减少过程。最近的数据表明，长期暴露于抗生素（包括氟喹诺酮类）的患者感染多重耐药微生物的风险增加，并且出现艰难梭菌感染[37]。这些数据对移植前使用抗生素预防的做法提出了挑战；因此，在临床实践中必须仔细考虑抗生素预防的风险和益处。

发生慢性移植物抗宿主病的同种异体造血干细胞移植受者发生继发于荚膜细菌（如肺炎链球菌）感染的菌血症风险更高。因此，现行造血干细胞移植指南建议对慢性移植物抗宿主病患者进行特定的抗菌预防[10, 38]。最后，抗菌预防药物（如青霉素、SMX-TMP）的选择取决于当地的耐药流行病学数据。

（二）病毒感染预防实践

尽管抗病毒治疗和诊断方法取得了进展，但造血干细胞移植受者的病毒感染仍然有较高的发病率和死亡率。为了减少并发症的发生，以抢先治疗或一级预防治疗作为预防性抗病毒策略已在同种异体造血干细胞移植受者中进行广泛的研究。造血干细胞移植受者中最常见的病毒是疱疹病毒（巨细胞病毒、HSV-1、HSV-2、EB病毒和水痘–带状疱疹病毒）、常见的呼吸道病毒（主要是甲型和乙型流感病毒）、偏肺病毒、副流感病毒和腺病毒。此外，还有其他病毒，如肝炎病毒（乙型肝炎病毒和丙型肝炎病毒），以及最近的新型冠状病毒（COVID-19）[10, 39]。

巨细胞病毒

所有造血干细胞移植候选者均应检测血清巨细胞病毒水平，因为供者和受者的巨细胞病毒血清水平高度影响造血干细胞移植后巨细胞病毒再激活的风险。巨细胞病毒再激活在同种异基因造血干细胞移植受者中比在自体造血干细胞移植受者中更普遍。造血干细胞移植后巨细胞病毒再激活风险最低的是接受巨细胞病毒血清阴性供者的造血祖细胞的巨细胞病毒血清阴性受者（CMV D-/R-）；这一供者/受者组合应尽可能应用于造血干细胞移植人群[10]。对于巨细胞病毒血清阳性受者，应尽可能选择巨细胞病毒血清阳性供者[40]。由于缺乏针对巨细胞病毒的供者记忆T细胞，接受巨细胞病毒血清阴性供者的造血祖细胞的巨细胞病毒血清阳性受者（CMV D-/R+），巨细胞病毒再激活的风险最高[41]。

在后者组合中应密切随访，持续监测血液中的CMV-DNA，以检测任何早期隐匿性巨细胞病毒再激活。这一组合的患者还应接受预防性抗病毒治疗，无论是抢先治疗还是一级预防治疗。此外，既往有巨细胞病毒再激活史的患者可能获益于二级抗病毒预防（见二级预防方法）。

（三）抢先治疗

为了最大限度地减少药物间相互作用，抢先抗病毒治疗仅限于移植后通过PCR检测确定发生巨细胞病毒血症的造血干细胞移植受者[10]。应根据世界卫生组织巨细胞病毒国际标准将CM-DNA的PCR检测标准化[40]。在确定巨细胞病毒监测的频率和周期时，各种额外的因素，诸如同种异基因造血干细胞移植和自体造血干细胞移植受者存在不同的巨细胞病毒再激活风险，以及由于造血干细胞移植受者存在不同基础疾病和危险因素、

尚无法对何时开始抢先治疗进行统一等，均应考虑到。一般来说，应至少每周一次通过PCR检测监测巨细胞病毒，直至造血干细胞移植后100天，并考虑在第+100天后继续监测，尤其是对于巨细胞病毒感染风险仍较高的患者（例如，有巨细胞病毒再激活史或T细胞耗竭的患者）[10, 40]。关于病毒载量阈值，这取决于患者的巨细胞病毒再激活风险是高还是低[42]。抗病毒药物的选择取决于患者的合并症、移植后时间和药物相关毒性等因素[40]。常用的抗病毒药物是更昔洛韦、缬更昔洛韦和膦甲酸钠[10]。鉴于西多福韦的肾毒性，不将其作为首选药物。

来特莫韦是一种有前景的FDA批准用于预防的药物，但尚未在造血干细胞移植受者中作为抢先治疗进行充分研究。它在肾移植受者中显示了良好的结果，尽管数据很少[43]。

（四）自体造血干细胞移植受者

通常不建议在自体或同基因造血干细胞移植后监测CMV-DNA，因为正在接受这些治疗的患者通常发生巨细胞病毒再激活的风险较低。自体造血干细胞移植后的高风险组患者可能获益于常规巨细胞病毒监测，包括接受TBI、CD34阴性选择的移植物或去T细胞移植物或T细胞耗竭剂，如造血干细胞移植前6个月使用氟达拉滨、阿仑单抗和克拉屈滨[10]。

（五）异基因造血干细胞移植受者

应根据巨细胞病毒再激活的风险因素（CMV D-/R+、CMV D+/R+和CMV D+/R-），每周对同种异体造血干细胞移植受者进行血浆 CMV-DNA监测。此外，CMV D-/R-患者应每周监测巨细胞病毒再激活，尤其是接受输血的患者。高风险患者，如接受阿仑单抗治疗的造血干细胞移植受者、去除T细胞的同种异体移植物受者、HLA不匹配受者，以及脐血受者，可能获益于更密切的CMV-DNA监测（每周2次）[10]。

（六）一级预防方法

一些抗病毒药物，包括更昔洛韦、缬更昔洛

韦、来特莫韦和膦甲酸钠[10]。在过去几年中，来特莫韦在预防同种异体造血干细胞移植受者的巨细胞病毒再激活方面发挥了巨大作用。其特点是具有新型的抗巨细胞病毒活性，极具吸引力，且安全性良好[35]。最近的一项研究表明，与安慰剂相比，来特莫韦预防在更大程度上减少了造血干细胞移植受者的临床重症巨细胞病毒感染，并且来特莫韦预防组的受者移植后第48周的全因死亡率（20.9%）低于安慰剂组（25.5%）[44]。其他有前景的试验性抗病毒药物（包括马立巴韦）也在具有潜在生物学效应的造血干细胞移植受者中进行评估[44]。同种异体造血干细胞移植受者有巨细胞病毒疾病的高风险，可能获益于植入初期接受巨细胞病毒初级预防。迄今为止，尚无标准的指南支持抢先治疗与预防性治疗方法；可参考机构内部指南，对每例患者进行个体化治疗[10]。鉴于巨细胞病毒PCR的密切监测，以及预防和抢先治疗，大多数巨细胞病毒疾病发生在植入后晚期（造血干细胞移植后+100天）[45]。目前，在该晚期阶段不建议常规抗病毒预防，但如前所述，高危造血干细胞移植患者需要进行巨细胞病毒PCR监测。

（七）二级预防方法

既往有巨细胞病毒再激活和（或）终末器官疾病（如肺炎、网膜炎和胃肠道受累）的造血干细胞移植受者在造血干细胞移植前6个月内发生巨细胞病毒感染的风险增加[46]。因此，他们应在完成巨细胞病毒疾病治疗后接受抗巨细胞病毒治疗作为二级预防。二级预防的推荐做法包括在造血祖细胞输注前开始更昔洛韦静脉给药，然后转换为膦甲酸钠或来特莫韦（尽管在二级预防中没有得到很好的评价），以尽量减少与更昔洛韦或缬更昔洛韦相关的药物诱导的骨髓抑制。

1. 单纯疱疹病毒

一般而言，所有造血干细胞移植候选者在造血干细胞移植前均应检测抗HSV-1和HSV-2抗体。如果HSV-1和（或）HSV-2抗体结果呈阳性，或有HSV-1或HSV-2感染史，应在移植后早期进行抗病毒预防，以防止单纯疱疹病毒再激活[10]。可用的

单纯疱疹病毒预防抗病毒药物包括阿昔洛韦和口服伐昔洛韦。单纯疱疹病毒预防应与预处理方案同时开始，并应持续至移植或黏膜炎消退，以时间较长者为准。造血干细胞移植后持续至少1年的长疗程单纯疱疹病毒预防适用于有单纯疱疹病毒反复感染史和水痘-带状疱疹病毒血清阳性的患者。值得关注的是，在造血干细胞移植受者接受抗巨细胞病毒治疗（更昔洛韦、缬更昔洛韦或膦甲酸钠）时，应暂停抗单纯疱疹病毒预防治疗，因为这些药物对单纯疱疹病毒感染有效[10]。接受来特莫韦治疗的患者应继续单纯疱疹病毒预防治疗，因为该药物不覆盖单纯疱疹病毒。

2. 人类疱疹病毒6型

同种异体造血干细胞移植后人类疱疹病毒-6型感染或再激活可能与多种临床表现相关，包括移植物衰竭、骨髓抑制和脑炎，主要由人类疱疹病毒-6 B型引起。伴终末器官疾病的人类疱疹病毒-6再激活与堪忧的预后及高死亡率相关。然而，目前还没有建议造血干细胞移植后进行常规人类疱疹病毒-6筛查或进行任何预防性或抢先抗病毒治疗，因为人类疱疹病毒-6再激活通常会有临床表现[47-48]。一项在造血干细胞移植受者中进行的前瞻性多中心研究表明，与对照组相比，膦甲酸预防治疗组在移植后60天人类疱疹病毒-6脑炎的发生方面没有差异[49]。

3. Epstein Barr病毒

造血干细胞移植受者EB病毒感染通常继发于潜伏感染病毒的再激活，在极少数情况下可通过移植物传播。在造血干细胞移植受者中，EB病毒感染可导致EB病毒相关的移植后淋巴增殖性疾病。重要的是，一些风险因素与移植后淋巴增殖性疾病的发生有关，包括EB病毒血清状态（D+R-）、移植物类型（在接受脐血造血干细胞移植的患者中移植后淋巴增殖性疾病更普遍）、T细胞耗竭剂的使用、年龄较大和移植物抗宿主病[50]。另一方面，预防移植物抗宿主病的PTCy应用与移植后淋巴增殖性疾病低风险相关[51]。移植后淋巴增殖性疾病高风险的造血干细胞移植受者应通过PCR监测全血EBV-DNA。研究表明，EBV-DNA水平高

于1000拷贝/mL的患者进展为移植后淋巴增殖性疾病的风险高于EBV-DNA水平较低的患者[50]。移植后淋巴增殖性疾病预防措施包括使用抗CD20治疗（如利妥昔单抗）减少免疫抑制或使用EB病毒特异性CTL的过继免疫疗法。抗病毒治疗（如阿昔洛韦或更昔洛韦）可有效预防或治疗移植后淋巴增殖性疾病[10, 52]。

4. 水痘-带状疱疹病毒

造血干细胞移植受者与水痘-带状疱疹病毒感染高发病率有关，主要继发于血清阳性患者内源性病毒的再激活。造血干细胞移植患者在移植后至少1年内仍存在水痘-带状疱疹病毒再激活的风险，并且在接受皮质类固醇和免疫抑制药物治疗移植物抗宿主病的患者中，该时期可能延长[53]。建议在造血干细胞移植后至少1年内使用伐昔洛韦或阿昔洛韦进行抗病毒预防，如果患者正在接受皮质类固醇（治疗移植物抗宿主病）、阿仑单抗或其他T细胞抑制化疗，则可给予更长时间抗病毒预防[10]。如果造血干细胞移植受者暴露于水痘-带状疱疹病毒感染患者，则建议给予水痘-带状疱疹病毒暴露后的预防治疗。无论是水痘-带状疱疹病毒血清阴性或阳性的造血干细胞移植受者，均应考虑在暴露后10天内使用免疫球蛋白VARIZIG进行治疗[10, 54]。如果无法获得VARIZIG，水痘-带状疱疹病毒暴露后1~3周的患者可选择伐昔洛韦或口服治疗剂量的阿昔洛韦，即使目前尚无研究证实该方法的有效性[10]。

5. 常见呼吸道病毒

预防呼吸道病毒暴露是预防移植候选者和住院或社区受者感染的关键。根据常规的建议，出现上呼吸道病毒感染的造血干细胞移植候选者应推迟准备性化疗，直至感染消除[10]。研究表明，在造血干细胞移植候选者中，与未检出病毒的患者相比，检出呼吸道病毒的有症状患者的呼吸道病毒感染会增加总死亡率[55]。

（八）流感病毒

预防流感病毒感染的主要措施是疫苗接种，应在移植后6个月进行；如果社区出现流感暴发，则应在造血干细胞移植后4个月进行[56]。重要的是，增加医务工作者的疫苗接种仍然是进一步减少癌症患者和造血干细胞移植受者院内流感病毒感染传播的不可或缺的方法[57]。此外，应在暴露前或暴露后进行药物预防，以降低造血干细胞移植受者的感染可能性，特别是在社区或机构流感暴发期间。当发现流感暴发时，应考虑暴露前预防，并持续相应社区流感活动的整个期间。通常建议在暴露后48小时内进行暴露后预防，但在实践中可能会延迟（通常最长至暴露后约7天）[58]。流感治疗包括神经氨酸酶抑制剂（奥司他韦和扎那米韦，对甲、乙型流感有效）和金刚烷类（金刚烷胺和金刚乙胺，仅对甲型流感有效）。鉴于病毒耐药性的增加，金刚烷胺不再是处方药[59]。奥司他韦的处方剂量为75 mg，每日1次用于预防，每日2次用于治疗，必要时根据肾功能进行调整。Baloxavir marboxil是一种新型抗病毒药物，可用于治疗甲型流感和乙型流感，但它仅被批准用于治疗无并发症的流感，不适用于预防[60]。

（九）副流感病毒

目前尚无预防副流感病毒（parainuenza virus，PIV）感染的方法，但正在研发疫苗[61]。感染控制措施在预防PIV感染方面具有重要作用。所有感染PIV的婴幼儿应在单独房间进行接触防护，并遵循标准预防措施。仅建议对感染PIV的成人采取标准防护措施；然而，在住院环境中，通常需要采取接触防护和标准防护措施[8]。应尽量减少与PIV感染者的接触和暴露，但如果无法避免接触，加强手卫生和戴口罩可将感染风险降至最低。

（十）呼吸道合胞病毒

同种异体造血干细胞移植受者在呼吸道合胞病毒感染后有较高的风险进展为下呼吸道感染。在造血干细胞移植受者中，有进展风险的因素包括淋巴细胞减少、移植前期、皮质类固醇的使用，以及存在基础阻塞性气道疾病。利巴韦林（吸入或口服）是造血干细胞移植受者下呼吸道感染治疗的主要抗病毒选择，应针对进展风险高的上呼吸道感染患者采取抢先治疗[62]。高成本的吸入性利巴韦林在过去几年一直是讨论和争议的话题。辅助治疗还包括静脉注射免疫球蛋白[63]。

（十一）COVID-19

COVID-19是由新型冠状病毒（严重急性呼吸综合征冠状病毒2或SARS-CoV-2）引起的，2019年12月在中国武汉首次发现[64]。感染COVID-19的自体造血干细胞移植和同种异基因造血干细胞移植受者的OS较差[65]。最近的一项研究表明，癌症患者（包括血液系统恶性肿瘤患者）和COVID-19患者的第30天全因死亡率为13%[66]。最近，文献综述发现，造血干细胞移植受者的COVID-19死亡率约为17%，COVID-19可导致免疫重建和重度感染[67]。考虑到COVID-19感染的重大风险，造血干细胞移植受者的治疗选择有限，事实上，没有关于造血干细胞移植受者接种疫苗后保护性免疫应答的数据，严格的预防策略仍然是极其重要的。SARS-CoV-2 PCR结果呈阳性的造血干细胞移植献血者在SARS-CoV-2 PCR结果呈阴性且症状消退后至少28天方可捐献骨髓细胞[39]。所有SARS-CoV-2 PCR结果呈阳性的造血干细胞移植候选者的流程（包括骨髓采集、T细胞采集、干细胞动员和预处理方案）应推迟至少14天（直至患者无症状且至少连续2次PCR检测呈阴性）[39]。所有造血干细胞移植候选者应避免非必要的旅行、练习保持身体距离和手卫生、佩戴口罩、避免人群和大型集会[39]。

1. 腺病毒

尽管腺病毒感染并不常见，但在造血干细胞移植受者中，它们可导致严重疾病，甚至或在少数情况下导致死亡。接受去除T细胞的同种异体移植物或ATG、单倍体相合造血干细胞移植和正在接受皮质类固醇治疗的移植物抗宿主病患者[68]。高度再激活风险的患者在造血干细胞移植后最开始的6个月应接受每周一次血液中腺病毒PCR监测。有限的数据表明临床上可使用西多福韦作为高危患者的抢先治疗[69]。鉴于治疗腺病毒感染的抗病毒选择有限及其潜在毒性，使用腺病毒特异性CTL进行过继免疫治疗引起了人们的兴趣，并在控制造血干细胞移植受者的腺病毒疾病方面取得可喜的成果[70]。

2. 肝炎病毒

（1）乙型肝炎病毒

异基因造血干细胞移植后的乙型肝炎病毒再激活有较高的发病率和死亡率，由多种因素引起，包括使用预处理化疗药物、ATG，以及治疗移植物抗宿主病的钙调蛋白磷酸酶抑制剂，免疫重建和基础血液系统恶性肿瘤[71]。因此，所有造血干细胞移植候选者和供者均应筛查乙型肝炎表面抗原（HBsAg）、乙型肝炎表面抗体和总乙型肝炎核心抗体（抗-HBc）以排查活动性或既往乙型肝炎病毒感染[10]。在抗-HBc抗体和HBsAg水平阳性的患者中，移植后应常规监测乙型肝炎病毒DNA载量。考虑到可能存在的由乙型肝炎病毒感染供者传播感染的风险，理想情况下，乙型肝炎病毒阴性的造血干细胞移植候选者应接受HBsAg和乙型肝炎病毒DNA载量均为阴性的供者的移植物[10, 72]。另一方面，所有可检测到乙型肝炎病毒载量的乙型肝炎病毒感染供者应在采集造血祖细胞前接受抗病毒治疗[10, 73-74]。接受可检测到病毒载量的乙型肝炎病毒感染供者同种异体移植物的造血干细胞移植受者应在造血干细胞移植后接受乙型肝炎免疫球蛋白，应监测其乙型肝炎病毒载量，并在造血干细胞移植后至少接受1年的抗乙型肝炎病毒治疗。由于移植后乙型肝炎病毒再激活的风险较高，无论乙型肝炎病毒载量如何，单独的抗-HBc阳性或抗-HBc与HBsAg之一阳性的造血干细胞移植候选者均应接受抗乙型肝炎病毒治疗。考虑到拉米夫定的高耐药风险，抗病毒药物恩替卡韦或替诺福韦的使用优于拉米夫定[10, 75]。此外，作为移植后免疫策略的一部分，应给所有乙型肝炎病毒阴性的造血干细胞移植候选者接种乙型肝炎病毒疫苗，尤其是接受HBsAg阳性供者移植物的患者。

（2）丙型肝炎病毒

丙型肝炎病毒感染是造血干细胞移植受者发病和死亡的重要原因。一般而言，所有造血干细胞移植患者和抗丙型肝炎病毒IgG筛查结果呈阳性的献血者应进一步监测丙型肝炎病毒核糖核酸（RNA）载量，以排除慢性丙型肝炎。可检测到病毒载量的造血干细胞移植候选者需要进一步评估肝脏纤维化。有肝纤维化的患者需要调整化疗方案，为了避免造血干细胞移植后发生致死性肝静脉闭塞性疾病，这些患者应尽量避免使用环磷酰胺或≥12 Gy剂量的TBI[10]。未经治疗的丙型肝炎病毒感染的造血干细胞移植候选者在造血干细胞移植后的结局更差，包括丙型肝炎复发[76-77]。在造血干细胞移植受者中治疗丙型肝炎病毒感染可改善肿瘤状态、肝脏相关并发症和死亡率[78]。

3. 其他感染

在美国的一些州，必须检测造血干细胞移植供者的西尼罗河病毒和克氏锥虫抗体。还建议用快速血浆反应素筛查梅毒及检测人类嗜T淋巴细胞病毒抗体[10]。

（十二）预防真菌感染的实践

尽管几种有效预防真菌感染的方法取得了进展，但这些感染仍然是癌症患者发病和死亡的主要原因。因此，医务工作者和癌症患者及其家属应了解真菌传播可能的环境和食物来源，患者应减少在化疗期间病原体的潜在暴露[79]。造血干细胞移植受者，尤其是在移植前期或接受免疫抑制药物治疗活动性移植物抗宿主病期间，继发酵母菌和霉菌的侵袭性真菌感染风险更高。在全身使用抗真菌预防之前，大多数真菌感染是由念珠菌引起，其次是曲霉菌。然而，曲霉菌已成为造血干细胞移植受者侵袭性真菌感染的主要原因[80]。在同种异基因造血干细胞移植受者中，大多数侵袭性真菌感染继发于移植前期的念珠菌属；然而，在移植后期侵袭性曲霉病（IA）感染的数量更多，并且主要见于长期接受皮质类固醇治疗的移植物抗宿主病患者[81-83]。在同种异体造血干细胞移植受者中IA的发生率为8%～15%，在自体造血干细胞移植受者中为1%～2%[84]。毛霉菌病是造血干细胞移植受者霉菌感染的第二大常见原因[85]。

1. 一级抗真菌预防治疗

各医疗中心的一级抗真菌预防措施各不相同，部分取决于当地流行病学数据和耐药率。在造血干细胞移植受者中，使用其他三唑类进行一级抗霉菌预防在降低IA风险和真菌感染相关死亡率方面比使用氟康唑进行一级抗真菌预防更有效，然而两组之间的总死亡率没有差异[84、86]。建议在侵袭性霉菌感染风险低的患者，包括自体造血干细胞移植受者、低风险同种异体造血干细胞移植受者，以及在霉菌感染发生率较低的中心接受治疗的患者，使用氟康唑作为念珠菌感染的一级预防[10、86-87]。广谱替代的抗真菌药包括棘白菌素类（卡泊芬净、阿尼芬净和米卡芬净）、伏立康唑、泊沙康唑和伊曲康唑（不常使用，有许多药物相互作用且耐受性差）[86]。同种异体造血干细胞移植受者真菌感染高风险因素包括：基础恶性肿瘤为AML、活动性移植物抗宿主病以≥1 mg/kg皮质类固醇使用超过3周、造血祖细胞输注前长期中性粒细胞减少症病史的受者（例如再生障碍性贫血、预期缓慢移植期超过28天或移植物衰竭），这些受者需要一级抗真菌预防，优先选择伏立康唑[88-89]。如果有使用伏立康唑的禁忌证，泊沙康唑是首选的替代药物；其他选择包括艾沙康唑、棘白菌素类和两性霉素B脂质体[87、90]。

2. 二级抗真菌预防

通过继续或重新引入抗真菌治疗进行的二级抗真菌预防，可预防霉菌再激活并有机会进行骨髓移植，同时减少移植后霉菌相关并发症。抗真菌药物的选择与初级抗真菌预防相同[36、91-92]。

五、肺孢子菌预防治疗

虽然肺孢子菌肺炎是一种可预防的疾病，但耶氏肺孢子菌肺炎仍然是造血干细胞移植受者的常见感染。预防措施包括在中性粒细胞计数恢复前开始肺孢子菌肺炎预防治疗，并持续至同种异体造血干细胞移植后6个月。在接受免疫抑制剂治疗活动性移植物抗宿主病的患者中，肺孢子菌肺炎预防治疗的持续时间更长，因为提早结束肺孢子菌肺炎预防给药与肺孢子菌感染相关[10、93]。在自体造血干细胞移植受者中，肺孢子菌肺炎预防治疗适用于有淋巴瘤或多发性骨髓瘤基础疾病的患者，接受清髓性化疗或T细胞耗竭剂（如氟达拉滨、克拉屈滨或高剂量皮质类固醇）的患者。预防肺孢子菌肺炎的一线治疗是复方SMX（SMX-TMP），替代治疗包括雾化喷他脒、口服氨苯砜或口服阿托伐醌，但使用这些替代药物时可能发生了突破性的肺孢子菌感染[10, 94]。当氨苯砜用作SMX-TMP的替代药物时，必须筛查所有造血干细胞移植受者是否缺乏葡萄糖-6-磷酸脱氢酶，以避免氧化性溶血。一项研究发现，在血液病患者（包括造血干细胞移植受者）中，使用氨苯砜预防肺孢子菌肺炎是有效且安全的，不会引起危及生命的药物相关的血液学毒性[95]。然而，使用SMX-TMP预防肺孢子菌肺炎的优势在于它提供了额外的病原体保护，如弓形虫、诺卡菌和李斯特菌。

六、弓形虫预防

大部分已报道的同种异体造血干细胞移植后出现弓形虫病再激活的患者为基线血清阳性（抗弓形虫免疫球蛋白IgG抗体阳性）。接受脐血移植、预处理期间T细胞耗竭和活动性移植物抗宿主病的患者发生弓形虫病再激活的风险较高[10, 96]。在自体移植受者中报道的病例报告很少。弓形虫病可导致造血干细胞移植受者发生致死性播散性感染[97]。所有血清阳性同种异体造血干细胞移植受者均应使用弓形虫PCR进行常规血液监测[10]。尽管尚无已发表的前瞻性研究评估这种策略的利弊，但我们得克萨斯大学M.D.安德森癌症中心建议在移植后前6个月内每周对所有血清阳性同种异体造血干细胞移植受者进行常规弓形虫PCR检测，以检测早期弓形虫感染。在这种情况下，应进行抢先治疗以预防弓形虫病。几项观察性研究表明，使用SMX-TMP作为定向的抗菌预防可有效降低同种异体造血干细胞移植后弓形虫再激活的发生率[98]。不能耐受SMX-TMP的患者应给予克林霉素、乙胺嘧啶加亚叶酸或乙胺嘧啶加磺胺嘧啶[10]。如果弓形虫血清阳性患者不能接受预防治疗且弓形虫病发生风险高，建议每周监测一次全血弓形虫PCR检测。应在终末器官疾病发生前开始给PCR结果阳性的造血干细胞移植受者进行抢先治疗[10, 99]。

七、结核病预防

鉴于结核病（TB）再激活的风险较高，诊断

为潜伏性TB的患者应在造血干细胞移植前或至少在移植后出院前进行抗结核预防[10, 100]。此外，如果造血干细胞移植受者暴露于活动性痰涂片阳性肺部或喉部TB患者，则应给予抗结核预防。由于药物相互作用，一线预防性治疗为异烟肼加吡哆醇[10]。患者应密切监测肝功能。

八、类圆线虫预防

原则上建议造血干细胞移植受者应尽量减少与土壤或其他可能被人类粪便污染的物品表面的接触[101]。所有可能通过旅行或居住在该菌种流行的国家而暴露于粪类圆线虫的造血干细胞移植患者，移植前筛查试验显示血清类圆线虫IgG阳性或不明原因的外周血嗜酸性粒细胞增多，应给予伊维菌素［200 μg/（kg·d）］经验性治疗，连续2天，2周后进行第二轮伊维菌素治疗[10]。

九、免疫接种

（一）主动免疫

造血干细胞移植后，对多种病原体的免疫力和保护作用随时间的推移而下降。因此，一旦免疫系统允许，所有造血干细胞移植受者应进行再接种，通常在造血干细胞移植后6~12个月开始。造血干细胞移植后的患者应接种流感疫苗、乙型肝炎疫苗、肺炎球菌结合疫苗、流感嗜血杆菌结合疫苗、灭活脊髓灰质炎疫苗和破伤风/白喉/百日咳疫苗[102]。造血干细胞移植受者应在移植后常规再次接种，因为造血干细胞移植后1~10年内抗体滴度下降[102]。

美国医师学会建议造血干细胞移植受者及其家庭成员每年接种一次流感疫苗[103]。造血干细胞移植后的前2年内禁止接种麻疹/腮腺炎/风疹减毒活疫苗；对于符合安全要求的患者则应在同种异体造血干细胞移植后24个月或之后接种[102, 104]。尽管国际上建议在造血干细胞移植后接种疫苗，但在真实世界中不同医疗保健机构的实践差异很大。一项研究表明，造血干细胞移植受者的再接种率较低可能与某些癌症患者疫苗效力的不确定

性有关，或者可能与受试者有关[102, 104]。需要对患者采取进一步的疫苗接种策略和增强意识方案，以加强移植后的疫苗接种。造血干细胞移植后疫苗可预防疾病的时间和免疫接种计划总结如表30-4所示。

（二）COVID-19疫苗

目前，对于移植后免疫抑制持续数月的造血干细胞移植受者来说，疫苗接种仍然是减轻COVID-19感染发生和严重程度的主要策略。根据其他疫苗的证据，造血干细胞移植受者中不同程度的免疫抑制可能会减弱患者的免疫应答并降低COVID-19疫苗的效力[102, 104]。然而，根据目前的

证据，考虑到疫苗接种的风险比，专家建议，可用的信使RNA（mRNA）SARS-CoV-2疫苗可以在造血干细胞移植后至少3个月后使用，尽管与一般人群相比，其在造血干细胞移植受者中的效力可能会降低[107]。研究表明，mRNA SARS-CoV-2疫苗（如BNT162b2）在16岁或以上人群中对COVID-19感染的保护率高达95%，至少2个月内的安全性数据与其他病毒疫苗相似[108]。一般而言，灭活疫苗不显著提高移植物抗宿主病的风险；然而，造血干细胞移植受者和接受细胞治疗的患者被排除在COVID-19疫苗试验之外[108-111]。最近，给予实体器官移植受者接种COVID-19疫苗的数据显示，未发生急性排斥或严重过敏反应[112]。

表30-4　造血干细胞移植后的疫苗接种[10, 56, 105-106]

疫苗	HCT后的建议	备注
破伤风疫苗	6~12个月开始，接种3剂	全剂量
白喉疫苗	6~12个月开始，接种3剂	全剂量
百日咳疫苗	6个月时开始，接种3剂	全剂量。成人的数据有限，但仍建议HCT受者接种疫苗
PCV13	3~6个月开始，接种3剂	第4次接种PPSV23（无GVHD的患者）或可接种PCV13（慢性GVHD患者）
B型流感嗜血杆菌结合疫苗	3~6个月开始，接种3剂	每剂至少间隔4周给药
脑膜炎球菌结合疫苗	6~12个月开始，接种2剂	对于脾功能不全或补体功能低下、慢性GVHD患者，以及患者居住所在地一般人群，疫苗接种尤为重要
流感灭活疫苗	4~6个月开始，每年1剂	<9岁儿童应接种2剂次（≥4周间隔），建议患者的家庭成员接种
脊髓灰质炎灭活疫苗	6~12个月开始，接种3剂	每隔1~3个月接种1次
甲肝疫苗	6个月时开始，接种2剂	HCT受者的数据有限
乙型肝炎疫苗	6个月时开始，接种3剂	接种疫苗的决定是基于患者居住地区的当地HBV流行病学数据
人乳头瘤病毒疫苗	可以考虑3剂四价疫苗	HCT受者的数据有限，接种疫苗与否基于一般人群的建议
卡介苗	不推荐	风险超过收益
MMR*疫苗	如果患者符合标准，在HCT后至少24个月开始1~2剂给药	仅限于无GVHD或正在接受免疫抑制治疗的HCT受者
水痘*	如果患者符合标准，在HCT后至少24个月开始1剂给药	对于≥12月龄的血清阴性HCT受者；仅限于无GVHD或正在接受免疫抑制治疗的HCT受者。
带状疱疹疫苗（重组灭活）	2个月开始，接种2剂	现有研究仅针对≥18岁的自体HCT受者，应间隔1~2个月给药
COVID-19疫苗	3~6个月开始	对于HCT受者有限给药次数为基于疫苗类型

*为了确保接种MMR和水痘疫苗的安全性，HCT受者必须符合以下标准：移植后至少2年；停用全身性免疫抑制治疗至少1年；既往免疫球蛋白治疗后至少8个月[106]。

BCG：卡介苗；CR：预处理方案；GVHD：移植物抗宿主病；HCT：造血干细胞移植；MMR：麻疹、腮腺炎和风疹；PCV：肺炎球菌结合疫苗；PPSV：肺炎球菌多糖疫苗。

来源：Ljungman P, Cordonnier C, Einsele H, et al. Vaccination of hematopoietic stem cell transplant recipients. Bone Marrow Transplant. 2009.

参考文献

第三十一章
造血干细胞移植受者的感染管理

EDUARDO YEPEZ GUEVARA, ZAID ABDEL RAHMAN, MAY DAHER, AND VICTOR EDUARDO MULANOVICH

译者：全华
南方医科大学南方医院

感染是造血干细胞移植受者发病和死亡的常见原因。在过去20年中，多项研究表明，由于NRM（包括直接或间接归因于感染导致的死亡）下降，造血干细胞移植受者的结局显著且逐步改善[1]。本章的主题是感染诊断和管理的进展。

感染在移植后每个阶段的表现和严重程度都不相同。移植前阶段，即从移植之日到中性粒细胞移植（中性粒细胞绝对计数持续>500 cells/μL），其特征是严重的中性粒细胞减少症、黏膜屏障破坏（黏膜炎），以及存在中央静脉置管。细菌感染大部分是由于胃肠道（gastrointestinal，GI）易位，少部分是由于中央静脉导管。由于广泛使用三唑类或棘球白素类药物预防，念珠菌属较少见。也会看到社区获得性病毒感染，其发生频率取决于感染控制措施和季节变化。早期侵袭性霉菌感染，如曲霉属（Aspergillus），取决于中性粒

细胞减少的恢复、霉菌活性抗真菌预防的使用、造血干细胞移植前近期真菌感染史或地方性真菌暴露史[2-3]。在移植早期（从中性粒细胞移植到移植后第100天），患者出现细胞和体液免疫受损，尤其是发生急性移植物抗宿主病，需要使用高剂量类固醇激素（≥1 mg/kg的泼尼松龙）治疗，这使得病毒再激活和真菌感染的风险增加[2-3]。移植后期（造血干细胞移植后大于100天）的免疫恢复，T细胞可能需要长达1年的时间来扩增。B细胞在移植后1~2年内达到正常水平[2]。患者仍有感染社区获得性荚膜细菌和非典型细菌，如李斯特菌（Listeria）、诺卡菌（Nocardia）或分枝杆菌[3]，以及呼吸道病毒的风险。在移植物抗宿主病的情况，以及长期免疫抑制剂使用的情况下，这些感染，以及机会性侵袭性真菌感染的风险增加[2]（表31-1）。

一、常见的造血干细胞移植后感染

（一）细菌感染

移植后的前30天，即移植前阶段，中性粒细胞减少和黏膜炎是最重要的危险因素[2-3]。移植后细菌感染的其他危险因素包括MAC、使用Cy预防移植物抗宿主病、植入延迟、移植物抗宿主病出现、使用全身性皮质类固醇（抑制中性粒细胞功能）、功能性无脾和低丙种球蛋白血症[2, 4-5]。

表31-1　造血干细胞移植受者不同移植时期的感染

微生物/移植时间	移植前（第0天至中性粒细胞植入）	移植早期（中性粒细胞植入至第100天）	植入后期（>第100天）	GVHD Ⅲ~Ⅳ级，免疫功能受损（高剂量类固醇、功能性无脾、低丙种球蛋白血症）
细菌	革兰阴性菌：肠杆菌、假单胞菌	革兰阴性菌	革兰阴性菌	革兰阴性菌
			荚膜细菌	荚膜细菌
				李斯特菌属
	革兰阳性菌：凝固酶阴性葡萄球菌、肠球菌、链球菌（草绿色链球菌）	结核分枝杆菌占30%	李斯特菌属	诺卡菌
			诺卡菌	分枝杆菌
			结核分枝杆菌	
	移植前是否携带MDRO		NTMs：黏液分枝杆菌、偶发分枝杆菌、脓肿分枝杆菌等	

微生物/ 移植时间	移植前 （第0天至中性粒细胞植入）	移植早期 （中性粒细胞植入至第100天）	植入后期 （＞第100天）	GVHD Ⅲ～Ⅳ级，免疫功能受损 （高剂量类固醇、功能性无脾、低丙种球蛋白血症）
病毒	CARV（流感病毒、hMPV、RSV、鼻病毒） HSV HHV-6：2周后	CARV CMV：GI HSV：黏膜皮肤 HHV-6 EBV：供者来源 ADV BK	CARV CMV：肺炎 CNS VZV EBV：PTLD BK JCV：PML	CARV CMV HHV-6 ADV BK JCV
真菌	念珠菌属 曲霉菌 地方性真菌	曲霉菌 根霉菌 镰刀菌 尖端赛多孢子菌复合物 念珠菌属：肝脾的	隐球菌	耶氏肺孢子菌 曲霉菌 根霉菌 镰刀菌 尖端赛多孢子菌复合物
寄生虫		弓形虫		粪类圆线虫 弓形虫

ADV：腺病毒；CARV：社区获得性呼吸道病毒；CMV：巨细胞病毒；CNS：中枢神经系统；EBV：Epstein-Bar病毒；GI：胃肠道；GVHD：移植物抗宿主病；HHV-6：人类疱疹病毒-6；hMPV：人类偏肺病毒；HSV：单纯疱疹病毒；JCV：John Cunningham多瘤病毒；MDRO：多药耐药菌；NTM：非结核分枝杆菌；PML：进行性多灶性白质脑病；PTLD：移植后淋巴增殖性疾病；RSV：呼吸道合胞病毒；VZV：水痘-带状疱疹病毒。

移植前细菌感染的主要来源是胃肠道（内源性胃肠道菌群）、血管和呼吸道导管的留置[4]。培养出的革兰阴性菌群更常见（59.3%），包括肠杆菌目（Enterobacterales）[大肠埃希菌（Escherichiacoli）和肺炎克雷伯菌（K.pneumoniae）]和假单胞菌属（Pseudomonas），其次是革兰阳性菌（32.2%）、凝固酶阴性葡萄球菌（Staphylococcus）、链球菌（Streptococcus）和肠球菌（Streptococcus）[6-7]。

在高危中性粒细胞减少症期间使用抗菌药物预防（通常是氟喹诺酮类药物）可以降低发热性中性粒细胞减少症的发病率和死亡率。然而，抗菌药物的使用结合预处理方案，会减少共生的胃肠道菌群，加剧肠道菌群失调，促进耐药微生物的定植，如氟喹诺酮类耐药草绿色链球菌（Viridans streptococci）和产生超广谱β内酰胺酶（extended spectrum beta lactamase，ESBL）或碳青霉烯类耐药病原体[包括对美罗培南不敏感的铜绿假单胞菌（Pseudomonas aeruginosa）][8-11]。

移植前携带多重耐药微生物有42%的可能性发生定植病原体相关感染[耐碳青霉烯类肺炎克雷伯菌（Klebsiella pneumonia）、ESBL大肠埃希菌（E.coli）和耐碳青霉烯类假单胞菌属（pseudomonas）][12]，如果在造血干细胞移植前30天内定植，则移植前血流感染的风险会增加3倍[7]。

革兰阴性菌是移植前期引起细菌性肺炎最常见的原因。而植入后荚膜微生物更为常见，特别是在伴有急性或慢性移植物抗宿主病或低丙种球蛋白血症的患者中[13]。

选择适当的经验性抗生素治疗方案需要考虑患者既往多重耐药菌感染史、近期抗菌药物暴露史和局部细菌耐药情况、长期的住院时间和重症监护室的住院时长[10]。

1. 诺卡菌

诺卡菌（Nocardia）是在土壤、腐烂植被或水中发现的革兰阳性菌。损害细胞免疫是诱发因素。造血干细胞移植受者通常在淋巴细胞减少或接受皮质类固醇、FK506或其他钙调磷酸酶抑制剂时发生感染[14-15]。每日使用SMX-TMP预防肺孢子菌降低了诺卡菌病的发病率[14]。呼吸是细菌主要的进入途径，因此肺部是最常见的感染部位。超过40%因血源性播散而表现为播散性感染，累及大脑（脑脓肿）、软组织和皮肤[14-15]。胸部CT通常显示肺部结节；其他表现包括伴有或不伴有磨玻璃影、空洞性病变或胸腔积液的实变[14-16]。大多数诺卡菌对SMX-TMP和利奈唑胺敏感，但菌种鉴定和药敏试验对于适当的治疗至关重要。根据菌种鉴定，经验性注射使用头孢菌素或碳青霉烯类药物，直到获得药敏结果。对于肺部或皮肤和软组织诺卡菌病，建议至少进行2周的静脉内治疗，但如果中枢神经系统感染，则需要更长的（6周）时间，然后在治疗结束后6～12个月内过渡为口服方案[14-15, 17]。

2. 结核分枝杆菌

在高流行地区，造血干细胞移植后结核分枝杆菌（Mycobacterium tuberculosis，MTB）感染的发生率比普通人群高10～40倍[18]。造血干细胞移植后使用异烟肼（isoniazid，INH）治疗潜伏性结核分枝杆菌感染（latent TB infection，LTBI）可明显降低活动性结核分枝杆菌感染的发生率（未经治疗的每100人年3.58例，接受治疗的每100人年0例）[19]。考虑到INH相关的肝毒性，其在移植前期的使用具有挑战性，在预处理化疗或相关疾病（如肝静脉闭塞性疾病、植入综合征或急性移植物抗宿主病）期间肝毒性也会发生[19-20]。避免这种风险的策略是在移植后开始对LTBI进行INH治疗，从而避免相应并发症的发生[20]。

造血干细胞移植后结核病重新激活的最大风险中位时间为7个月（四分位距3.9～10.8）[19]，1/3的病例出现在造血干细胞移植后的前100天内[18]。TB重新激活的最常见表现是肺部感染（42.6%），多达1/4的病例（23.4%）表现为播散性疾病，去除归因死亡率为8.5%[18]。

肺部影像学不具有特异性，结核病可能表现为肺结节伴肺门或纵隔淋巴结肿大、实变合并胸腔积液、间质性肺炎、弥漫性肺泡出血和成人呼吸窘迫综合征[13, 18]。

治疗遵循先前发布的指南，并考虑利福霉素与钙调磷酸酶抑制剂和三唑类的药物相互作用[21]。

3. 非结核分枝杆菌

鸟分枝杆菌（Mycobacterium avium）复合体是引起感染的最常见微生物，总发病率为0.4%～4.9%[21]。危险因素与慢性移植物抗宿主病和巨细胞病毒感染等免疫恢复延迟相关[22]。最常见的表现是肺外血流（导管相关）、骨骼和广泛播散[21]。快速增长的分枝杆菌血流感染主要与导管相关［黏液分枝杆菌（Mycobacterium mucogenicum）、偶发分枝杆菌（fortuitum）、脓肿分枝杆菌（abscessus等）］；中位时间4周抗菌药物的联合使用，结合拔除导管可降低复发率[23]。

（二）病毒感染

社区获得性病毒性呼吸道感染可能发生在整个围移植期（流感病毒、人类偏肺病毒、呼吸道合胞病毒等）。潜伏病毒感染的再激活（巨细胞病毒、人类疱疹病毒6型等）[6]通常发生在移植后，确定的主要危险因素是T细胞的免疫重建延迟[2]，这取决于供者造血干细胞移植的类型、清除T细胞的预处理方案、低白蛋白血症和类固醇的累积剂量[13]。

1. 巨细胞病毒

巨细胞病毒在造血干细胞移植后的前3个月内再激活，在未进行预防的患者中更为常见[24]。淋巴细胞恢复延迟是巨细胞病毒再激活的最重要的危险因素之一[2]。因此，与匹配的造血干细胞移植受者（48%）相比，半相合造血干细胞移植受者的再激活风险最高（71%）[2]。

莱特莫韦是一种非核苷类药物，通过靶向终止酶复合物抑制巨细胞病毒复制的末期[25]，已被批准用于高风险造血干细胞移植受者的预防（包括CMV D-/R+感染状况）[26]直到移植后100天。突破性病毒血症的低发生率与pUL56和UL89基因处出现耐药性巨细胞病毒变异突变有关[25]。莱特莫韦是一种中度CYP3A抑制剂，可使免疫抑制剂（环孢素、FK506、西罗莫司）的水平增加2～3倍，并且是一种CYP2C9和CYP2C29诱导剂，可显著降低血清伏立康唑水平[27]。在3期试验中，Maribavir和Brincidofovir（两种实验性抗巨细胞病毒药物）无法预防具有临床意义的巨细胞病毒疾病[28]。

通过定期测量CMV-DNA水平，对低危受者进行抢先治疗，被用作治疗巨细胞病毒再激活或疾病的策略[26]。

靶向中早期1型（intermediate-early 1，IE-1）抗原和磷蛋白65（phosphoprotein 65，pp65）抗原的基于肽的酶联免疫斑点巨细胞病毒检测，其灵敏度为94%～96%，阴性预测值为93%～95%，可用于确定巨细胞病毒监测和巨细胞病毒预防的持续时间[24]。

巨细胞病毒再激活可表现为无症状病毒血症或进展为终末器官疾病，最常见的是肺炎或GI疾病。它与移植物功能不良、移植失败和移植物抗宿主病恶化有关[26]。诊断标准包括临床表现、血液和其他体液样本［支气管肺泡灌洗液（bronchoalveolar lavage，BAL）、脑脊液（cerebrospinal fluid，CSF）等］中存在CMV-DNA，以及组织学确认存在病毒核内或细胞质内含物。胃肠道巨细胞病毒疾病最常在异基因造血干细胞移植后早期诊断出来（占所有病例的70%～80%）[28]，必须与急性消化道移植物抗宿主病相鉴别。不幸的是，CMV-DNA血症在诊断时通常缺乏，这凸显了组织诊断的重要性[26, 28]。

巨细胞病毒肺炎在移植后期最常见[28]。CT胸部通常表现为弥漫性磨玻璃影，但也有报道多发性小结节（1～5 mm）和肺实变[29]。中枢神经系统感染的典型表现是伴小胶质细胞结节的脑室脑炎，通常发生在移植后晚期，中位时间超过4个月[15]。

启动巨细胞病毒血症的治疗有不同的阈值，具体取决于移植中心、所使用的检测和患者风险，对于风险较高的患者（血清阳性巨细胞病毒受者、脐血、半相合或T细胞清除的移植物）使用较低的IU/mL作为开始点。给予缬更昔洛韦、更昔洛韦或膦甲酸至少2周，直到至少4天的间隔去除连续两次获得CMV-DNA血浆水平阴性[26]。在那时对那些巨细胞病毒重现风险较高的患者需要考虑进行维持治疗[28]。对于巨细胞病毒终末器官疾病，治疗包括2～3周的诱导期，直至临床改善和症状消退，然后进行维持治疗。

足量的更昔洛韦和膦甲酸的组合已被用作严重巨细胞病毒感染的二线治疗[28]。西多福韦因其肾毒性而被认为是三线药物。使用巨细胞病毒特异性免疫球蛋白或标准免疫球蛋白治疗巨细胞病毒肺炎的结果并未有显著改善[28]。

预计治疗早期CMV-DNA载量会增加[28]。初治患者通常在治疗几周后才会出现耐药性[28]。如果经过2周适当的抗病毒治疗后巨细胞病毒载量增加>1 $\log_{10}$，则应考虑为难治性巨细胞病毒感染。此时需要进行巨细胞病毒耐药性测试和治疗的重新评估[28]。Maribavir最近被批准用于治疗移植后难治性巨细胞病毒感染（伴或不伴巨细胞病毒耐药）[30]。

2. 单纯疱疹病毒1型和2型

单纯疱疹病毒通常会引起皮肤黏膜、口腔和生殖器病变。在没有预防的情况下，移植后前4周内，单纯疱疹病毒血清阳性异基因造血干细胞移植受者的再激活发生率为80%[31]。

静脉注射阿昔洛韦仍然是严重皮肤黏膜或内脏单纯疱疹病毒疾病的治疗选择。它可以缩短病痛缓解、病灶愈合和病毒脱落的时间[31]。阿昔洛韦耐药株的出现与低剂量预防或吸收不良有关。常见的耐药机制是病毒胸苷激酶缺失或突变，阻止阿昔洛韦磷酸化为其活性三磷酸形式[32]。对于高剂量阿昔洛韦治疗1周后无反应的患者，应考虑进行阿昔洛韦耐药性单纯疱疹病毒检测[32]。可用的治疗药物包括膦甲酸和西多福韦，它们不依赖病毒胸苷激酶的激活[31]。在一系列复发性单纯疱疹病毒耐药皮肤黏膜感染病例中报道显示局部使用了5%咪喹莫特[33]。Pritelivir是一种新型抗病毒药物，可抑制单纯疱疹病毒在解旋酶-引物酶复合物上的复制，被发现在抑制生殖器单纯疱疹病毒感染方面更有效[34]，目前正在评估其在复发性耐药单纯疱疹病毒皮肤黏膜感染中的应用。

3. 人类疱疹病毒6型

人类疱疹病毒-6是引起幼儿急疹的原因，几乎所有2岁以下的儿童都感染过。因此，异基因造血干细胞移植受者中的大多数人类疱疹病毒-6感染是由于免疫抑制引起的再激活[35]。

这是已知唯一一种能够整合到每条染色体端

粒中的人类疱疹病毒，并且以这种方式存在于约1%的U.S.和UK人群中[36]。尽管缺少临床症状，但血液或脑脊液中人类疱疹病毒-6 DNA持续高水平（全血中通常＞10^6 copies/mL）的患者应高度怀疑染色体整合人类疱疹病毒-6（chromosomal integration HHV-6，ciHHV-6）[36]。当受者中的人类疱疹病毒-6载量随着移植而增加时，考虑染色体整合人类疱疹病毒-6来自供者，然而，如果在移植前和移植后水平持续升高，则考虑来自受者。对毛囊或指甲进行人类疱疹病毒PCR检测可以确认受者体内的染色体整合人类疱疹病毒-6状态[35]。

多达50%的异基因造血干细胞移植受者会在2～6周内[35]出现无症状的人类疱疹病毒-6重新激活[36]。

终末器官疾病通常影响大脑，表现为短期记忆丧失、精神错乱、谵妄，导致脑炎和癫痫发作。不太常见的是，人类疱疹病毒-6可能会引起发烧、皮疹、肝炎、骨髓抑制和有时与巨细胞病毒合并感染相关的植入失败[35-36]。

存在中枢神经系统症状时，CSF中人类疱疹病毒-6 DNA呈阳性且没有其他已确定的原因，则被诊断为人类疱疹病毒-6脑炎[36]。人类疱疹病毒-6血浆水平≥10^4 copies/mL，对诊断人类疱疹病毒-6脑炎具有100%的敏感性和64.6%的特异性[35, 37]。无症状患者的人类疱疹病毒-6低血浆水平必须谨慎判断，因为潜伏在淋巴细胞和单核细胞中的病毒可能出现假阳性检测[36]。

使用磁共振成像（magnetic resonance imaging，MRI）进行的诊断性脑成像可以使用T_2加权和液体衰减反转恢复（fluid attenuated inversion recovery，FLAIR）序列识别双侧内侧颞叶内影响海马和杏仁核的高信号病变。在基底神经节和皮质的各个区域中可能会发现其他异常结果[36]。大多数人类疱疹病毒-6脑炎患者的脑部MRI在第1周可能是正常的[36]。

在明确诊断之前，建议早期经验性治疗，使用大剂量膦甲酸或更昔洛韦治疗[36]。剂量为180 mg/（kg·d）的膦甲酸具有高度选择性，在早期治疗反应中优于更昔洛韦，使CSF与血浆的治疗浓度比达0.27[36]。应在开始治疗后2周内评估治疗反应，包括症状改善或缓解，以及CSF中人类疱疹病毒-6 DNA水平的降低[36]。对于无法进行CSF检查的患者，可监测人类疱疹病毒-6血浆水平，而非全血（潜在淋巴细胞感染，全血清除较血浆延迟）[36]。对那些疾病快速进展和癫痫发作的患者，可考虑联合使用膦甲酸和更昔洛韦，但尚无强有力的临床证据[36]。

建议治疗时间为至少3周，没有证据表明延长治疗对缺乏改善或血浆或CSF中人类疱疹病毒-6水平持续较低的患者有益[35-36]。

没有研究评估一级预防或抢先治疗的有效性[35, 38]。目前尚无常规监测或使用预防性抗病毒药物的建议[36]。

4. 腺病毒

原发感染见于儿童，通过污染物、飞沫、粪口、感染组织和血液传播。腺病毒（Adenovirus，ADV）主要潜伏在淋巴组织和肺上皮细胞中[39-40]。ADV感染的再激活最常发生在移植前100天内，在异基因造血干细胞移植受者中高达6%[39]。

脐血移植、T细胞清除或MAC方案，导致CD4免疫重建延迟，使得受者的感染风险增加。使用高剂量类固醇如泼尼松龙＞1 mg/（kg·d），治疗严重的急性移植物抗宿主病其感染风险也会增加[39, 41]。ADV感染可能表现为急性胃肠炎、呼吸道感染、出血性膀胱炎或肝炎。

治疗的标准为高危患者每周监测ADV病毒水平，进行抢先治疗[2]。1000 copies/mL时为开始治疗的临界值。

治疗包括尽可能减少免疫抑制。建议每周3次西多福韦1 mg/kg或每周1次西多福韦5 mg/kg联合口服丙磺舒进行抗病毒治疗[40]。这种治疗方案受到肾毒性的限制。Brincidofovir是西多福韦的脂联衍生物，具有增强的抗病毒效力，对ADV的功效相似，但其使用受到该药物不良反应——腹泻的限制[41]。建议每两周对ADV水平进行治疗监测，治疗持续至连续两周低于检测极限[41]。

5. EB（Epstein-Barr）病毒

超过90%的成人曾感染过EB病毒。它潜伏在B

淋巴细胞和网状内皮系统中[42]。

T细胞免疫力受损的患者可能会出现EB病毒血症，并可能进展为EB病毒相关淋巴瘤，包括移植后淋巴增殖性疾病（PTLD）[42]。大多数移植后淋巴增殖性疾病病例发生在造血干细胞移植后的前6个月内，但也会在移植后10年发生[42]。造血干细胞移植后前6个月内出现的病例来自供者[42]。

确定的EBV-PTLD特定危险因素包括年龄>50岁、既往脾切除术、免疫抑制期B细胞和T细胞的重建延迟、供/受者血清不匹配（D+/R-最高）[42]，以及并发巨细胞病毒再激活[43]。

高危患者应在造血干细胞移植后4周内开始通过血清PCR水平进行每周EB病毒监测，直至造血干细胞移植细胞免疫重建约4个月或更长时间[42]。建议以EB病毒为1000 copies/mL的阈值开始给予利妥昔单抗治疗[44]。

临床表现包括发热、淋巴结肿大、进行性全血细胞减少、肝炎和噬血细胞综合征。其他不太常见的症状包括肺炎、结肠炎、肾炎和脑炎。外周血EBV-DNA水平升高提示开始诊断性检查，但移植后淋巴增殖性疾病的诊断及鉴别诊断则需要组织活检来确认[42]。其他诊断检查包括根据临床表现进行正电子发射断层扫描/CT、骨髓活检、脑脊液分析，以及大脑和整个脊柱的MRI[42]。

治疗包括减少免疫抑制、利妥昔单抗或细胞免疫疗法［EB病毒特异性细胞毒性T淋巴细胞（EBV-CTL）］。使用其他抗病毒药物如阿昔洛韦或更昔洛韦没有作用，因为EB病毒感染的细胞不处于病毒感染的裂解阶段[42]。化疗可能适用于治疗特定的淋巴瘤。

6. 多瘤病毒（BK病毒，John Cunningham Polyomavirus）

BK病毒是多瘤病毒家族中的一员，之前的研究发现其血清阳性率很高，>65%的健康个体具有BK病毒特异性抗体[45]。它潜伏在肾脏和泌尿道其余部分的尿路上皮细胞中[46]。

高达50%的造血干细胞移植受者会出现无症状BK病毒再激活，但从排尿困难到出血性膀胱炎和BK病毒相关肾病等临床疾病仅见于25%的

再激活病例[45]，通常发生在造血干细胞移植后6个月内[46]。BK病毒相关的出血性膀胱炎的诊断标准为：尿中脱落的上皮细胞带有核病毒包含物（decoy细胞），BK病毒血浆载量≥10^3 copies/mL（敏感性为100%，特异性为86%）或BK病毒尿症≥10^7 copies/mL（敏感性为86%，特异性为60%）[46-48]。

治疗主要是支持性的，包括静脉补液、膀胱冲洗和疼痛管理。西多福韦的使用仍然存在争议，因为没有随机对照试验支持其使用。每周静脉注射3~5 mg/kg的西多福韦联合口服丙磺舒，临床反应率为74%，血浆和尿液病毒载量减少1 log_{10}。由于缺乏显著效果，不建议使用氟喹诺酮、来氟米特或静脉注射免疫球蛋白[45-46]。

进行性多灶性白质脑病（progressive multifocal leukoencephalopathy，PML）是一种罕见的脱髓鞘疾病，由John Cunningham多瘤病毒（JCV）再激活引起。JCV在70%~90%的人类中普遍存在，但在免疫力正常的患者中保持静止状态[49]；只有1.2%的BK病毒血症患者进展为临床的PML[49]。T细胞免疫缺陷是发生PML的主要危险因素。异基因造血干细胞移植的预处理方案如使用嘌呤类似物和使用抗CD20（利妥昔单抗、维布妥昔单抗）或抗CD52（阿伦珠单抗）等单克隆抗体等已被确定为危险因素[49]。

它通常在造血干细胞移植后几个月出现，伴有涉及皮质、脑干或小脑的亚急性进行性神经功能缺损[15]；在疾病进展之前，认知症状很少见。

诊断通常是根据临床表现得出，脑部MRI成像显示T_2或FLAIR序列中高信号多灶性不对称白质病变[49]，无占位效应，最小对比度增强，CSF样本中存在JCV，灵敏度为74%~90%[15]。诊断的金标准是脑组织的组织病理学和通过免疫组织化学、电子显微镜或PCR法鉴定出JCV[49]。

主要治疗仍然是减少或停止免疫抑制剂药物。随机临床研究尚未证明抑制病毒复制（西多福韦、甲氟喹、阿糖胞苷）或抑制JCV通过5-HT2A受体（米氮平、利培酮）进入宿主细胞的疗法有益[49]。

7. 呼吸道病毒：流感病毒、呼吸道合胞病毒、人偏肺病毒、副流感病毒和 SARS-CoV-2

社区获得性呼吸道病毒可能在造血干细胞移植期间的任何时间感染患者；大部分患者患有上呼吸道感染。通过使用多重PCR病毒组呼吸检测进行特定病毒诊断[50]。下呼吸道感染（lower respiratory tract infection，LRTI）的进展取决于免疫抑制的状态，可能存在闭塞性细支气管炎[50]，以及细菌和真菌双重感染的长期并发症[50]。

（三）流感病毒

接受造血干细胞移植的患者因流感病毒感染而出现并发症的风险增加。最近的一项荟萃分析报告称，院内流感相关死亡率为20%，进展为LRTI和急性呼吸窘迫综合征的比率更高[51]。

神经氨酸苷酶抑制剂奥司他韦是最广泛使用的治疗方法。从症状出现起延迟治疗超过24小时可能会导致进展为LRTI并增加死亡率，但即使在病程较晚时开始治疗，仍然有益处[50]。

（四）呼吸道合胞病毒、人偏肺病毒和副流感病毒

造血干细胞移植受者呼吸道合胞病毒（respiratory syncytial virus，RSV）感染从上呼吸道进展为LRTI且死亡率较高的危险因素是中性粒细胞减少、淋巴细胞减少、年龄较大、不相合或相合的无血缘供者造血干细胞移植或造血干细胞移植后1个月内感染[52]。使用利巴韦林可显著降低高危患者进展为LRTI的风险[52-53]。吸入利巴韦林是首选，但口服制剂在减少LRTI进展，以及30天和60天死亡率方面具有相似的结果[50, 52, 54]。鉴于其免疫调节特性，应考虑添加静脉注射免疫球蛋白[50, 52]。

人偏肺病毒（human metapneumovirus，hMPV）感染5%～9%的造血干细胞移植受者，40%的病例进展为LRTI，后者的死亡率为27%[55]。造血干细胞移植后30天内出现hMPV感染、淋巴细胞减少，以及使用大剂量皮质类固醇是进展为LRTI的危险因素[52]。肺部放射学检查结果包括弥漫性间质浸润，伴有树芽状结节、磨玻璃影、广泛的气腔实变和胸腔积液[55]。有病例报告显示使用利巴韦林和多克隆免疫球蛋白，但几乎没有证据表明可以改善发病率或死亡率[55]。

使用利巴韦林治疗副流感病毒感染并不能改善病毒排除、症状持续时间、住院时间，以及LRTI进展或死亡率[50]。可以考虑使用静脉注射免疫球蛋白作为免疫调节剂来减少肺炎期间的炎症反应[50]。

（五）严重急性呼吸道综合征冠状病毒2型

与自体移植或接受CAR-T细胞治疗的患者（17%）相比，异体移植患者更有可能出现严重疾病（34%）并需要机械通气[56]。接受造血干细胞移植的患者必须无症状，并且在预处理化疗前至少间隔24小时通过PCR检测两次严重急性呼吸道综合征冠状病毒2型（severe acute respiratory syndrome coronavirus 2，SARS-CoV-2）检测呈阴性[57]。患者的死亡率高达16%，而U.S.普通人群的死亡率为1%[56]。

理想情况下，新感染SARS-CoV-2的患者行造血干细胞移植应至少延期28天至3个月，但这必须考虑到的预处理方案，以及延迟导致特定患者肿瘤疾病进展的风险。对于肿瘤疾病进展高风险的患者，建议至少延期14～21天[57]。

在造血干细胞移植和CAR-T细胞治疗患者中，从呼吸道样本中检测到病毒的时间长达7.7周[57]，但仅在症状出现后61天内才检测到具有复制能力的病毒。这些患者的血清病毒核蛋白抗体也保持阴性[58]。

（六）病毒特异性细胞毒性T淋巴细胞治疗前景

与异基因造血干细胞移植相关的严重免疫抑制使患者容易发生机会性感染。异基因造血干细胞移植后，T细胞免疫的恢复是一个缓慢的过程，造血干细胞移植后前6个月内新产生的T细胞的贡献可以忽略不计[59]。当其他治疗方案失败时，通过输注病毒特异性CTL来重建抗病毒免疫力在多种病毒感染中显示出令人鼓舞的结果。在本节中，我们将讨论针对造血干细胞移植后患者遇到

的不同病毒感染的病毒特异性CTL的优点、局限性和临床应用。

（七）BK病毒特异性细胞毒性T淋巴细胞

目前尚无批准的治疗BKV相关出血性膀胱炎的有效疗法。在一项最大的临床实验中研究成品的病毒特异性CTL的功效，从HLA型健康供者中分离出外周血单核细胞，经过刺激和培养以生成BKV-CTL[60]。如果患者有BKV出血性膀胱炎肉眼血尿的证据并且经PCR证实尿液中存在BK病毒，则随后将HLA匹配的BKV-CTL输注到患者体内。患者接受单次BKV-CTL输注后，如果症状持续存在，则可以额外每2周接受一次输注。研究中59名患者接受了BKV-CTL；到第1次输注后第14天，40名患者（67.7%）达到完全或部分缓解，临床症状显著改善。没有发现与输注相关的毒性或新发的3级或4级移植物抗宿主病。在这项研究中，与对照组相比，接受BKV-CTL治疗的患者浓缩红细胞输注需求也显著降低（中位数：6个单位 *s vs.* 20个单位，*p*=0.03）。

（八）针对JCV进行性多灶性白质脑病细胞毒性T淋巴细胞

JCV（PML的病因）和BK病毒在基因上相似，属于多瘤病毒（Polyomaviridae）属[61]。基于这种相似性，在Muftuoglu等的原理验证报告中，3名PML患者输注了离体扩增的、部分HLA匹配的BKV-CTL[62]。其中两名患者输注T细胞后，PML的临床症状和影像学特征得到缓解，CSF中JCV被清除。第3名患者的JC病毒载量减少，症状稳定，一直持续到第1次输注后8个月死亡。在Cortese等进行的一项更大规模的单队列试点研究中[63]，12名确诊且正在活动性进展的PML患者接受了多瘤病毒特异性T细胞治疗；所有输注均耐受良好，未观察到与治疗相关的严重不良事件。7名患者（58%）在第1次输注后存活超过1年。尽管这些结果不是确定的，但它们肯定非常有希望，并为评估此类疗法在该患者群体中的疗效的更大规模研究奠定了基础（例如，ClinicalTrials.gov Identifier:

NCT02479698，and NCT02694783）。

（九）腺病毒特异性细胞毒性T淋巴细胞

在一些研究中，对供者来源的ADV特异性CTL的反应令人印象深刻，反应率超过75%，许多患者在中位时间2周内由ADV引起的终末器官损伤的症状完全缓解，同时病毒血症清除[64-65]。目前正在进行多项试验，以评估病毒特异性CTL对患有ADV疾病的免疫功能低下患者的疗效（ClinicalTrials.gov Identifiers：NCT03425526和NCT0359498）。

（十）巨细胞病毒特异性细胞毒性T淋巴细胞

尽管预防性治疗在预防巨细胞病毒感染方面取得了成功，但仍有相当多的患者发生巨细胞病毒感染，对现有抗病毒药物耐药。供者来源的巨细胞病毒特异性CTL是首批在临床[66]中使用的CTL之一，各种临床试验报告在超过80%的对传统抗病毒疗法难治性病例中显示出令人印象深刻的反应（完全感染或病毒清除）[67-68]。然而，由于供者并不总是容易获得再一次采集，这种方法的可及性仍然是一个问题。第三方巨细胞病毒CTL的使用也取得了可喜的结果，反应率接近75%[65]。

（十一）EB病毒特异性细胞毒性T淋巴细胞

异基因造血干细胞移植后出现移植后淋巴增殖性疾病的一线治疗是减少免疫抑制，在部分病例中成功诱导肿瘤消退；然而，这种治疗可能会受到移植物抗宿主病的发生或并存的限制[69]。利妥昔单抗也是治疗移植后淋巴增殖性疾病的一种选择，不良反应最小，缓解率高达70%[70]。尽管进行了这些治疗，仍有相当多的患者没有反应，需要进一步治疗。异基因造血干细胞移植受者需要增强EB病毒特异性CTL反应的治疗方法。细胞治疗方案的最初策略是使用供者淋巴细胞输注[71]。然而，供者淋巴细胞输注与移植物抗宿主病的高风险相关。在更精确的方法中，造血干细胞移植供者来源，以及第三方来源的CTL已成功用于持续EB病毒血症或EB病毒相关移植后淋巴增殖性疾病患者，缓解率为60%～75%[72-73]。

（十二）SARS-CoV-2——特异性细胞毒性T淋巴细胞

与T细胞淋巴细胞减少相关的失调/过度的先天性免疫反应是导致SARS-CoV-2肺部病理学的主要原因[74]。T细胞数量的减少与SARS的严重程度和病毒清除的延迟相关[75]。多项研究表明，T细胞介导的适应性免疫反应在清除呼吸道冠状病毒感染中的重要性[76]。在SARS康复患者中，中和抗体滴度和记忆B细胞反应短暂，仅持续几个月，而SARS-CoV-2特异性记忆T细胞在感染后可持续长达6年[77]。病毒特异性CD4和CD8 T细胞在SARS-CoV-2清除和宿主保护中作用的直接证据来自小鼠过继免疫研究，该研究导致病毒快速清除并提高动物的生存率[78]。我们小组制定了一项方案，以扩增来自康复供者[79]的COVID-19特异性T细胞，并启动了一项临床试验（MD Anderson Protocol #2020-0759，NCT04742595），其中SARS-CoV-2肺炎患者接受了COVID-19特异性CTL，这些产品是在我们的GMP实验室生产的。迄今为止，我们已经招募了15名患者参加这项试验。所有患者均接受了现成的HLA最匹配的COVID-19特异性CTL，剂量为$<2 \times 10^5$ CD3$^+$T-cells/kg。没有患者出现任何与COVID-19 CTL相关的不良事件或严重不良事件。我们还没有任何患者在CTL输注后出现输注相关毒性、移植物抗宿主病或细胞因子释放综合征。重要的是，所有（15名）患者均对CTL有疗效并已出院。

（十三）病毒特异性细胞毒性T淋巴细胞的优势和局限性

当所有其他可用的治疗方式都失败时，使用病毒特异性CTL的过继免疫疗法在治疗异基因造血干细胞移植受者的多种病毒感染方面展现出惊人的潜力。然而，取决于所使用的CTL的来源，这种疗法有一些局限性（表31-2）。由于需要从造血干细胞移植供者中为每个患者产生特定的T细胞系，这使得这种方法不适合广泛或紧急使用，并且当供者缺乏病毒免疫力（例如，血清阴性）或不能获得更多细胞（例如，脐血移植后）时，它不是一种选择。如果储存现成的第三方供者细胞，这些限制就可以克服；即病毒特异性CTL库由具有常见HLA多态性的血清阳性个体产生，并冷冻并储存以供临床迅速使用。

招募患者参加测试病毒特异性CTL的临床试验的一个主要限制是皮质类固醇的使用。皮质类固醇广泛用于异基因造血干细胞移植后患者，用于治疗移植物抗宿主病等各种并发症。然而，糖皮质激素在与糖皮质激素受体（glucocorticoid receptor，GR）结合后发挥强有力的免疫抑制和淋巴细胞毒性作用[80]。因此，GR对于T细胞中糖皮质激素的免疫抑制作用至关重要，GR功能的丧失会阻止其凋亡。因此，正在接受类固醇治疗的患者不是病毒特异性CTL的候选者，找到一种方法使CTL对类固醇产生抵抗具有非常重要的临床意义。一种新方法被开发来删除病毒特异性T细胞中的NR3C1基因（编码GR的基因），从而使CTL具有类固醇抵抗性，而不会影响其表型、功能和特异性[81-82]。

表31-2　病毒特异性细胞毒性T淋巴细胞的限制

	病毒特异性细胞毒性T淋巴细胞的来源	
	HCT供者	储存的第三方供者
可用性	不能立即获得 重新收集有困难 供者是脐血或血清阴性不可得	立即获得
持续性	长（数年）	短（数天到数月）
排异风险	无	有，但培养28～35天后产生的病毒特异性T细胞会显著减少
GVHD风险	DLI较高，但体外生成的病毒特异性T细胞显著降低	风险最小

DLI：供者淋巴细胞输注；GVHD：移植物抗宿主病；HCT：造血干细胞移植。

（十四）真菌感染

根据流行病学研究，造血干细胞移植受者侵袭性真菌感染（invasive fungal infection，IFI）的发生率为7%～15%[83]。对于接受预防霉菌活动治疗的患者在移植后IFI的发生率降低[2]。重要的危险因素包括年龄较大、潜在恶性肿瘤、铁超负荷状态、长期中性粒细胞减少症、单倍体相合、匹配不相关或不匹配的造血干细胞移植、Ⅱ～Ⅳ级急性移植物抗宿主病、社区获得性呼吸道感染导致的LRTI，以及使用高剂量皮质类固醇[2, 83-85]。造血干细胞移植后6个月内，T细胞清除的移植物发生IFI的风险增加5.6倍[86]。

侵袭性曲霉菌病是异基因造血干细胞移植受者中最常见的IFI（80%），其次是侵袭性念珠菌病（11%）、接合菌病（4%）和镰刀菌病（2%）[6]。

1. 侵袭性念珠菌病

使用氟康唑预防后，侵袭性念珠菌病的发病率从18%～20%降至3%～7%[87]。氟康唑耐药的非白念珠菌株正变得越来越常见［光滑念珠菌（C.glabrata）、克柔念珠菌（C.krusei）］。相关危险因素包括中性粒细胞减少症、黏膜炎、留置导管、长期使用皮质类固醇、肠外营养、长期使用广谱抗生素治疗、脐血干细胞来源、清除T细胞和急性移植物抗宿主病[87]。

念珠菌血症患者可能进展为深部念珠菌病（肝脾炎、化脓性关节炎、纵隔炎、眼内炎、脑膜炎等）[15]。

通过从血培养、皮肤活检或其他无菌部位分离念珠菌来进行诊断。可使用血清学标志物（1，3-β-D-葡聚糖、甘露聚糖和抗甘露聚糖），以及PCR法和T2念珠菌检测等分子检测方法，后者在血液检测中正变得越来越普遍[88]。

棘白菌素是侵袭性念珠菌病患者的一线治疗药物[89]。两性霉素B脂质体和唑类药物（如氟康唑或伏立康唑）是棘白菌素禁忌证和等待药敏结果时患者的治疗选择[89]。

肝脾念珠菌病是一种罕见的慢性念珠菌病并发症，在中性粒细胞减少恢复期间表现为新发的高热、右上腹痛、碱性磷酸酶明显升高并伴有转氨酶轻度升高。治疗与深部念珠菌病相同，但治疗持续时间较长，并且取决于反复影像学确认病灶的清除[90]。

2. 霉菌

侵袭性曲霉菌病是造血干细胞移植后第1年最常见的IFI[13]。烟曲霉（Aspergillus fumigatus）和黄曲霉（Aspergillus flavus）是报道最常见的物种[4]。

危险因素包括移植时白血病处于活动状态、中性粒细胞减少持续时间、存在Ⅱ～Ⅳ级急性移植物抗宿主病或广泛慢性移植物抗宿主病[13]。最常受累的器官是肺，其次是鼻窦、中枢神经系统、皮肤和软组织。

CT扫描肺部影像显示结节状影，周围有磨玻璃影（晕征），随后坏死组织吸收，空气填充收缩组织和周围实质（新月征）。磨玻璃影病灶周围有实变环（反晕征），这种情况在毛霉菌病中更为常见[13, 29]（图31-1）。中枢神经系统曲霉菌病从肺或颅窦传播。脑成像显示大脑半球中与水肿相关的病变，以及缺血或出血区域的占位效应[15]。

确诊需要组织病理学和培养组织的活检。免疫组织化学或PCR法检测有助于识别。其他有用的检测包括BAL的半乳甘露聚糖［光密度指数（optical density index，ODI）界限值≥1］[91]，真菌培养和六亚甲基四胺银染色细胞学检查[14, 13]。对于未进行霉菌活动性预防的IFI患者，两次连续样本中血清半乳甘露聚糖ODI≥0.5具有较高的敏感性[91]。半乳甘露聚糖和曲霉PCR法（血液或BAL样本）的组合可提高诊断的准确性，还可提供早期诊断[91]。CSF半乳甘露聚糖是诊断中枢神经系统曲霉菌病的有用工具[15]。治疗的前2周去除血清半乳甘露聚糖ODI值下降也是肯定疗效的可靠预测指标[91]。

建议使用伏立康唑或艾沙康唑进行一线治疗[13]。当怀疑有唑类耐药或突破性感染时，建议使用两性霉素B脂质体[91]。治疗开始后5～7天应监测伏立康唑血浆最低浓度，治疗目标为2～5.5 mg/L[91]。

毛霉菌病是一种危及生命的感染，根霉菌（Rhizopus）是最常见的物种。最常见的表现是鼻脑型，从鼻窦到眼眶或颅底连续扩散[15]，还有肺型、皮肤型、GI型和弥散型。肺毛霉菌病的放射学表现包括存在多个结节（＞10）并伴有晕征或反晕征、肺叶或多肺叶实变或空洞病变[29]。服用伏立康唑期间出现突破性IFI高度怀疑毛霉菌病。

两性霉素B、泊沙康唑和艾沙康唑是体外最有效的药物，但除非有禁忌证，否则应从两性霉素B脂质体开始治疗[89]。抗真菌治疗和手术清创相结合至关重要，特别是在鼻脑感染中，如果不清除

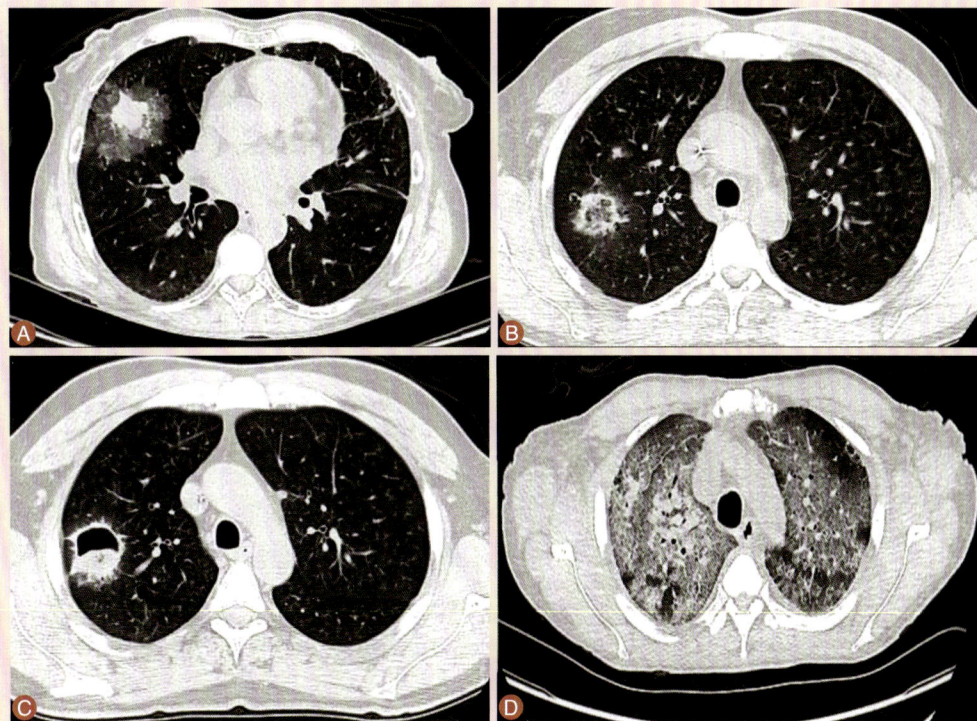

A.晕征；B.反晕征；C.新月征；D.弥漫性磨玻璃影。

图31-1　真菌性肺炎发作时常见的CT结果

坏死组织，这种感染通常是致命的[92]。

镰刀菌（Fusarium）感染较少见，常见的临床表现是发热，伴有丘疹结节性皮肤病变，伴有中央坏死、真菌血症、肺部受累和（或）侵袭性鼻窦炎[92]。组织学诊断是通过鉴定急性分枝分隔膜菌丝或通过免疫组织化学染色来进行的。伏立康唑是首选药物；泊沙康唑的体外活性不一[92]。辅助手术切除主要病灶以减轻疾病负担，改善了部分病例的预后[66]。

IFI的治疗持续时间为6～12周[4, 93]，影响治疗持续时间的因素包括宿主（基础疾病、免疫抑制状态、铁超负荷、不受控制的高血糖），以及霉菌感染的类型和感染程度（肺部组织残留病变）[93]。IFI症状的临床改善、血液系统疾病的完全缓解、造血干细胞移植后免疫抑制剂停用至少2个月，以及中性粒细胞减少症恢复是停用抗真菌药物的重要考虑因素[93]。在开始治疗的早期或中性粒细胞减少症恢复期间，连续肺部CT成像可能会出现病灶异常扩大或增加[93]。随着病灶数量减少或消除，可以考虑停用抗真菌药物[93]。

如果未完全缓解、持续性中性粒细胞减少或活动性移植物抗宿主病接受类固醇治疗，则应继续抗真菌治疗[93]。

（十五）寄生虫感染

1. 类圆线虫病

类圆线虫（Strongyloides stercoralis）是一种肠道线虫，存在于世界各地，包括美国和欧洲国家。类圆线虫过度感染综合征是一种寄生虫处于失控的增殖、播散状态并侵犯肺、心脏、肾脏和中枢神经系统等多个器官的疾病[94]。主要危险因素是感染人类嗜T淋巴细胞病毒1型或HIV感染、使用皮质类固醇、实体器官移植或造血干细胞移植而导致机体TH2反应下调[94]。

临床表现包括腹痛、吐血、溃疡性肠炎、严重十二指肠炎症伴梗阻性黄疸、呼吸窘迫伴弥漫性肺部浸润、弥漫性肺泡出血、右心衰竭伴渗出性心包积液、肾病综合征和复发性革兰阴性菌性脑膜炎[94]。

通过体液（粪便、BAL、CSF）显微镜中直接观察幼虫、组织活检，以及使用血清学和分子检测来进行诊断。推荐的治疗方案是口服伊维菌素[94]。

2.弓形虫病

这是一种细胞内寄生虫，存在于受污染的食物中，例如生的或未煮熟的肉和水[95]。D-/R+造血干细胞移植受者的再激活风险最高[95]。无论是因为造血干细胞移植类型、预处理方案还是在Ⅱ~Ⅳ级急性移植物抗宿主病期间使用类固醇，T细胞免疫重建延迟都是再激活的主要危险因素[95-96]。

常见的表现包括急性脑炎、肺炎进展为急性呼吸窘迫综合征、疾病播散到多个器官[15, 95]。视网膜脉络膜炎较少见[95]。

典型的脑成像包括白质或灰质中存在多个环形增强病变[95]。明确诊断需要组织或体液中存在弓形虫裂殖子的证据。使用分子诊断和血液、组织、骨髓和体液PCR法检测有助于诊断[15, 95]。

对于移植前血清弓形虫IgG阳性的高危造血干细胞移植受者，建议每周检测弓形虫（Toxoplasma）PCR水平。

乙胺嘧啶和磺胺嘧啶与亚叶酸或甲酰四氢叶酸的组合用作一线治疗，疗程为4~6周。如果发生磺胺类过敏，则改用克林霉素和乙胺嘧啶[95]。先前的研究发现SMX-TMP是脑弓形体病患者的替代治疗方案，具有相似的临床和放射学反应[97]。

（十六）常见综合征

1. 发热性中性粒细胞减少症

60%~90%的造血干细胞移植受者在移植前出现发热性中性粒细胞减少症，只有50%的患者有感染的临床或微生物学诊断[98]。建议立即开始使用抗假单胞菌β内酰胺类抗生素（头孢吡肟、哌拉西林/他唑巴坦、头孢他啶）。在蜂窝织炎、肺炎、导管相关感染、黏膜炎和耐甲氧西林金黄色葡萄球菌（staphylococcus aureus）定植

的情况下，建议增加革兰阳性菌的覆盖率。氟喹诺酮的普遍使用增加了革兰阳性菌血症的风险，包括耐氟喹诺酮的草绿色链球菌（viridans streptococci）[9]。

治疗持续时间取决于临床和微生物学诊断，建议直至中性粒细胞减少症恢复为止。但在最近的研究中，对于发热快速退热、阴性培养并且缺乏明显感染灶的中性粒细胞减少症发热的特定患者中，在48~72小时或总共5天后早期停用经验性使用的抗生素，并继续抗生素预防直至中性粒细胞减少症恢复，得到了相似的结果[9, 99]。他们必须满足三个标准：48~72小时退热，所有感染症状和体征恢复，生命体征正常[99-100]。院内死亡率、发热再现率、重症监护室入住率、抗生素的再升级或恢复率，以及28天全因死亡率方面无显著差异。没有患者出现后续培养证实的菌血症[99-100]。

2. 中性粒细胞减少性肠炎

中性粒细胞减少性肠炎又称盲肠炎（typhlitis），发生在肠黏膜损伤后细菌侵入黏膜内和细菌移位伴菌血症时[101]。通常累及盲肠和回肠，但也可能延伸至升结肠和横结肠。

典型的临床表现是腹痛，在中性粒细胞减少和发热的患者中，更常见于右下腹或弥漫性腹痛。腹部CT扫描对比显示，从盲肠开始的结肠壁增厚。治疗包括水合疗法、肠道休息和包括抗厌氧菌的广谱抗生素的支持治疗[101]。

3. 出血性膀胱炎

通常在植入后出现，归因于BK病毒感染，巨细胞病毒和ADV感染的发生率要低得多[102]。造血干细胞移植1周内的早期发生与预处理方案的直接毒副作用有关[46]。

参考文献

第三十二章
造血干细胞移植后植入失败

GABRIELA RONDÓN

译者：徐雅靖

中南大学湘雅医院

一、引言与历史视角

首例造血干细胞移植于1956年施行，证明了中性粒细胞的恢复及以红系植入为标志的供者细胞的短暂植入。然而在这些早期的移植中，报告的6例患者当中仅有2例存在一过性供者细胞植入证据[1]。1958—1968年，共有203例患者接受了异基因骨髓（BM）移植，患者的临床结局由Dr.Mortimer Bortin汇总。在这些患者中，125例患者没有任何供者细胞植入的证据，仅有11例患者被记录为是稳定的异基因嵌合体[2]。因此，造血干细胞移植领域的先驱们完成造血干细胞移植所要面对的首个障碍便是如何顺利将供者细胞移植到宿主体内。

植入失败是早期再生障碍性贫血患者接受造血干细胞移植治疗失败的最主要原因之一。Storb等报告的49例患者中，有13例植入失败，仅1例成功进行了二次移植[3]。随着预处理和支持治疗的进步，以及HLA分型的发展，原发性植入失败（primary graft failure，PGF）的发生率已显著降低。但PGF和继发性植入失败（secondary graft failure，SGF）仍然是治疗失败的重要原因。在本章中，我们将总结回顾目前植入功能的概念和定义，以及当下造血干细胞移植后植入失败的诊断及治疗方法。

二、概念和定义

造血细胞重建（hematopoietic cell recovery，HCR）：即连续3天外周血中性粒细胞绝对计数（Absolute neutrophil count，ANC）≥500/mm³（或≥0.5×10⁹/L）。该定义在自体和异基因造血干细胞移植中均适用。首次ANC≥500/mm³日期即

为中性粒细胞植活的日期。HCR通常发生在外周血（PB）或骨髓（BM）输注后28天内，或脐血（CB）输注后42天内[4-6]。

植入（engraftment）：该术语优先用于异基因造血干细胞移植，表示供者造血干细胞黏附于受者骨髓并重建造血的能力。嵌合检测提示受者PB或BM中存在供者来源细胞即为植入。自体造血干细胞移植中，植入可用于明确是否存在基因修饰的细胞，例如用于治疗地中海贫血或镰状细胞病的细胞。

造血重建延迟（delayed hematopoietic recovery）：根据输注细胞类型（PB、BM或CB），未能在可预测时间内出现HCR，则认为是造血重建延迟。基础疾病、既往化疗对骨髓微环境的损害、供受者HLA相容性、供者细胞来源、CD34⁺细胞输注量、预处理方案及机会性感染等是导致ANC植入时间显著延长的因素。

植入失败（graft failure，GF）：在疾病未复发的情况下，移植的干细胞在造血干细胞移植后未能达到或不能维持HCR，定义为植入失败。这种现象常见于异基因造血干细胞移植。造血干细胞移植后未能达到HCR被认为是原发性植入失败（primary graft failure，PGF）。患者在初次植入后可能出现移植物脱落，ANC连续3天持续下降<0.5×10⁹/L，则定义为继发性植入失败（secondary graft failure，SGF）。有些病因导致的SGF可能是一过性的和可逆的。

自体重建（autologous reconstitution）：自体重建是指在异基因造血干细胞移植的情况下，HCR的大多数细胞来源于受者。该现象在移植早期或晚期发生，在原发病未复发的情况下，是另一种形式的植入失败。自体重建并不一定需要干预。

移植物排斥（graft rejection）：移植物排斥是供者同种异体移植物与宿主残留免疫之间产生的免疫介导反应。移植物排斥反应通常发生在造血干细胞移植后的前几个月。

植入功能不良（poor graft function）：即当完全供者嵌合的骨髓出现再生不良或再生障碍时，无论是否需要输血，出现至少两系血细胞严

重减少[5-6]。植入功能不良在没有严重移植物抗宿主病或没有复发的情况下也可能发生，是异基因造血干细胞移植后任何时间都可能发生的严重并发症。

三、植入评估

受者骨髓中出现供者来源的细胞被认为是植入。嵌合指的是骨髓中供/受者细胞的比例。完全嵌合是指移植受者的造血和淋巴细胞全部为供者来源。2001年，ASBMT联合CIBMTR召开了关于异基因造血干细胞移植后嵌合状态的研讨会，并在会上将完全嵌合定义为受者骨髓中的造血干细胞和淋巴细胞100%为供者来源。然而，当时大多数的检测方法只是半定量的，且少量的宿主细胞可能无法被检测到。此外，混合嵌合通常被定义为至少存在5%~10%的供者细胞[4]。为了更好地进行数据管理，CIBMTR将主要嵌合或完全供者嵌合定义为受者骨髓中存在80%及以上的供者细胞，包括T细胞、B细胞或髓系细胞。受者骨髓中存在5%~79%的供者细胞被认为是混合嵌合[5-6]。

造血恢复后的嵌合检测除了评估植入外，还可用于其他目的。总的来说，我们和其他机构分别在移植后30天、100天、6个月和1年进行植入评估，这与CIBMTR报道的计划表一致[6]。

评估植入的检测方法多年来不断发展。应用最为广泛的嵌合检测方法是半定量PCR。这种方法是用全血来检测T细胞和髓系细胞。其他常用的方法包括定量PCR和二代测序。进一步的亚群分析需要对PB或BM细胞进行分离或分选出单纯T细胞、B细胞或淋系和髓系细胞群，以进行亚群的嵌合分析[7-8]。

表32-1总结了用于分析植入的不同检测方法。红细胞表型、细胞遗传学或荧光原位杂交技术仅在性别不匹配的移植中提供参考，但很少应用。目前欧洲嵌合联盟推荐的金标准是通过PCR检测寻找短串联重复序列或可变数串联重复序列[4, 7-8]。

表32-1　异基因造血干细胞移植后嵌合体的确定方法（改编自参考文献[4, 7]）

试验	灵敏度	优点	缺点	适应证与成本
红细胞表型	3%~5%	简单易行 是供者红细胞植入的标准	低灵敏度	通用，但目前主要是历史标准或用于确认是否为红细胞嵌合体
细胞遗传学/荧光原位杂交（fluorescence in situ Hybridization，FISH）	细胞遗传学：5% FISH：1%	可以检测出微量残留病 不需要HCT前的样本	低灵敏度 工作量大 仅适用于性别不匹配的HCT	需要专门的实验室 价格昂贵
限制性片段长度多态性（restriction fragment length polymorphism，RFLP）	5%	对性别匹配的移植，以及接受过多个供者的患者有参考价值	低灵敏度 工作量大	需要基准实验室① 已被PCR技术所取代
STR-PCR	1%~5%	快速且准确 对所有患者和供者类型都有参考价值	低灵敏度	被作为金标准 可用于亚群嵌合
VNTR-PCR	1%~5%	快速且准确 对所有患者和供者类型都有参考价值	低灵敏度	被作为金标准
二代测序	0.0001%~0.1%	非常高的灵敏度	工作量大	价格昂贵

HCT：造血干细胞移植；PCR：聚合酶链式反应；RBC：红细胞；STR：短串联重复序列；VNTR：可变数目串联重复序列。

①基准实验室通常是独立或私营机构，专门执行基准测量、基准测试和校准程序（译者注）。

四、植入的生理

尽管深入探讨植入的生理超出了本章范围，但回顾植入的基本过程是理解植入失败潜在原因和治疗的关键。在大多数情况下，造血祖细胞通过中心静脉导管进入血液循环，到达右心房，从右心房被送往肺部，最后返回左侧心脏，进而送往全身。^{18}F-氟胸苷（^{18}F-FLT）PET-CT已被用来追踪造血祖细胞输注后早期的状况[9]。造血祖细胞输注后的第5天，^{18}F-FLT的摄取量可清楚地显示组织器官中造血祖细胞早期的增殖情况。造血祖细胞输注后，各个器官的摄取首先出现在肝脏和脾脏，然后是胸椎和中轴骨，最后是远端四肢[10]。

造血祖细胞的植入是一个复杂的过程，循环中的造血祖细胞通过探测骨髓微血管的信号，迁移到骨髓的血管外造血索，这一过程被称为归巢。在骨髓内，造血祖细胞定位于干细胞的"壁龛"中。一旦进入壁龛，造血祖细胞开始增殖和分化，直到达到一定的数量，并能在外周血中观察到[11]。

五、植入失败的危险因素

Olsson等基于23 272名接受了MAC方案的异基因造血干细胞移植的血液系统恶性肿瘤患者的数据报道了PGF的危险因素。1278例患者（5.5%）存在PGF，其风险增加的因素包括：相较于急性白血病，诊断为骨髓增生性疾病（OR 1.81）、HLA不相合（OR 1.79）、男性患者接受女性供者的移植物（OR 1.28）、ABO血型不相合（OR 1.24）、Bu/Cy预处理（OR 1.35）、冻存（OR 1.43）。PGF风险降低的因素包括：骨髓相较于外周血移植（OR 0.29）、受者年龄大于30岁（OR 0.75）、使用基于FK506的免疫抑制疗法（OR 0.61）及使用G-CSF（OR 0.36）。在骨髓移植中，有核细胞总数≤2.4×10^8/kg与PGF相关（OR 1.39，$p<0.001$）[12]。

六、植入失败的原因

（一）宿主相关的原因

免疫排斥反应：PGF或SGF是残留的宿主细胞介导的针对供者造血祖细胞免疫反应的结果。残留的宿主T细胞被认为是最主要的介导排斥反应的效应细胞，它可以在HLA相合和不相合的环境中出现[13-14]。宿主的NK细胞同样与移植物排斥有关，主要在动物模型中观察到这种现象，这类细胞也可能对HLA不相合的异基因移植物发挥作用[15-17]。HLA不相合的程度与植入失败的发生相关，在西雅图中心早期的移植病例中，单倍体相合的患者植入失败的发生率为12.3%。相较而言，接受MSD骨髓的患者植入失败的发生率只有2%[18]。PTCy用作移植物抗宿主病的预防手段相较于体外去除T细胞等其他手段而言，患者植入失败的发生率更低[19]。

异基因造血干细胞移植后抗体介导的排斥反应也被认为是免疫介导的植入失败的可能机制。这种观点基于以下观察，即存在供者特异性HLA抗体与HLA不相合的异基因造血干细胞移植后植入失败有关[20-24]。然而，供者特异性抗体的存在可能只是细胞免疫的替代产物而不是移植物排斥的潜在机制[24]。此外，接受移植的非肿瘤性疾病的患者已被证明发生移植物排斥的风险更高，因为他们既往并没有接受能抑制骨髓或者抑制免疫的化疗。因此，这些患者拥有更强大的免疫系统，更有可能发生免疫介导的移植物排斥。

骨髓微环境：一个完整的骨髓基质对于理想的植入是至关重要的[25]。既往接受过多的治疗，以及接受了第二次甚至是第三次自体移植的患者植入失败率增加支持了这一假说[26]。在异基因移植中，骨硬化病或骨髓纤维化的患者植入失败的比率最高，部分原因是这两种疾病会导致骨髓微环境和造血龛位受损[27-28]。

移植物来源相关：HLA MSD的造血祖细胞通常是干细胞的最佳来源。目前，干细胞的替代来源也被频繁应用，例如来自CB、相合或不相合的同胞及无血缘供者的干细胞。造血祖细胞可以直接从成年供者的骨髓腔中获取或者是将其动员至外周血中，随后通过单采技术进行采集[9]。

干细胞剂量：CD34$^+$细胞的输注量是决定移植物植入和造血干细胞移植结局的最重要的因素之一。在自体移植中，输注量小于2×10^6与血小板恢复不良，以及更慢的植入有关。5×10^6的CD34$^+$细胞是促使血小板理想恢复的推荐输注量[29]。Shah等报道的一项随机试验的结果显示CD34$^+$细胞输注量大于5×10^6与预后的改善无关[30]。

在接受骨髓移植物的患者中，CD34$^+$细胞输注量少于1×10^6或者有核细胞总数少于3×10^6的患者的预后明显更差[31-34]。非格司亭的使用可动员并增加外周血中CD34$^+$细胞的数量，这与更快的植入有关。然而关于非格司亭的使用对移植物抗宿主病的发生率，以及生存结局的影响，目前尚无定论[35-37]。

在CB移植中，细胞量是预测植入成功的最重要因素，有核细胞总数和CD34$^+$细胞数都应被考虑到。在美国，单份脐血移植推荐的最低的有核细胞总数应$>2.5\times10^7$，双份脐血应$>1.5\times10^7$；单份脐血推荐的最低的CD34$^+$细胞量应$>1.5\times10^5$，双份脐血应$>1.0\times10^5$。不同的国家推荐的细胞剂量有所不同，对高度HLA不相合的移植物而言推荐更高的细胞剂量[38]。

（二）围移植期的影响因素

预处理：预处理方案的强度可能与植入失败有关。在一项大型登记的分析研究中，接受含TBI的MAC方案的单倍体移植患者植入失败发生率为2%，而接受以化疗为基础的预处理方案的患者为7%[39]。然而，最近一项法国登记处的回顾性研究认为，只有疾病状态与植入失败的风险增加相关[40]。含ATG的预处理方案也与植入失败的风险降低

有关[41]。

感染：在自体造血干细胞移植和异基因造血干细胞移植中，造血干细胞移植后早期病毒感染与植入延迟和PGF有关。Alcazer等在法国三个大型移植中心的成人异基因造血干细胞移植患者中进行了一项回顾性研究，探究早发性严重感染（earlyonset severe infections，ESI）对造血干细胞移植结局的影响。ESI被定义为预处理至异基因造血干细胞移植后42天内发生的危及生命的真菌、病毒、寄生虫或细菌感染。ESI与植入失败密切相关（OR，11.04），其中病毒感染与植入失败的相关性最常见（OR，11.02）。人类疱疹病毒6型、细小病毒、巨细胞病毒，以及其他病毒都被证明与造血干细胞移植后PGF或SGF有关[42]。

药物：使用与严重骨髓抑制相关的药物也与PGF或SGF相关。这一现象主要在使用的抗病毒药物（如更昔洛韦）和一些抗生素（如利奈唑胺）中可观察到。然而，造血干细胞移植后使用的许多药物（如霉酚酸酯）可能与骨髓抑制甚至植入失败相关[43]。

七、发生率

近期的一些单臂研究显示PGF的发生率为4%或更低，较1995年的7%有所下降。这种下降可能与HLA分型的改进、外周血干细胞及造血生长因子的应用等有关[12]。表32-2总结了CIBMTR报道的2001—2015年接受不同移植物来源的异基因移植患者中PGF的发生率。

表32-2　不同供者类型植入失败发生率（数据由CIBMTR提供；参考文献[44]）

	2001—2005年			2006—2010年			2011—2015年		
	ANC未植活			ANC未植活			ANC未植活		
	Pct.	N	NMiss	Pct.	N	NMiss	Pct.	N	NMiss
骨髓移植供者类型									
8/8相合同胞	2.8%	1453	143	2.4%	1167	97	1.1%	1139	7
8/8相合非血缘	5.3%	1633	9	3.8%	1653	5	2.4%	2186	4
不相合亲缘	9.4%	266	47	2.5%	435	22	4.6%	1049	3
不相合非血缘	6.5%	1126	1	5.6%	586	10	4.6%	647	4
总计	5.0%	4478	200	3.5%	3841	134	2.9%	5021	18
外周血干细胞移植供者类型									
8/8相合同胞	3.4%	5803	510	1.5%	7017	408	1.2%	8527	45

续表

| | 2001—2005年 | | | 2006—2010年 | | | 2011—2015年 | | |
| | ANC未植活 | | | ANC未植活 | | | ANC未植活 | | |
	Pct.	N	NMiss	Pct.	N	NMiss	Pct.	N	NMiss
8/8相合非血缘	3.8%	2476	4	2.6%	5976	28	1.9%	10 281	43
不相合亲缘	8.3%	719	237	6.2%	714	149	4.2%	1328	11
不相合非血缘	5.1%	1270	4	4.2%	2022	8	2.4%	2238	16
总计	4.0%	10 268	755	2.5%	15 729	593	1.8%	22 374	115
脐血移植									
	14.8%	1302	36	11.2%	2463	76	8.2%	2806	19

ANC：中性粒细胞绝对计数；CIBMTR：国际血液与骨髓移植研究中心；N：数值；Nmiss：缺失数据数；Pct：占血液系统肿瘤首次异基因移植的百分比。

八、植入失败的治疗

植入失败的治疗应考虑以下因素：①GF潜在病因；②血细胞减少程度；③患者的临床状况（是否感染）；④移植类型；⑤能否获得额外的干细胞；⑥植入失败的持续时间；⑦对先前干预措施的反应。图32-1和图32-2分别总结了自体移植（图32-1）和异基因移植（图32-2）后植入失败的处理方法。明确潜在病因对植入移植失败或移植物功能不良的正确管理至关重要，许多SGF病例可通过控制病因（如药物影响、病毒感染等）得以缓解。故对于植入失败，解决问题的第一步应该是明确患者正在服用的所有药物，排除所有潜在的病因和非必要药物，并积极排除病毒、真菌、细菌感染等。

对于自体造血干细胞移植患者，若骨髓抽吸物中细胞少于10%，应迅速重建造血功能。如果移植后28天没有重建证据，患者应再次回输额外冻存的自体干细胞[45-46]。除输血、抗生素等对症支持治疗外，通常使用高剂量的非格司亭联合其他集落刺激因子以促进造血重建。但以上策略的有效性尚未进行前瞻性研究评估。对于没有备用干细胞、出现严重血细胞减少和骨髓细胞减少的患者，应考虑选择最佳供者进行挽救性异基因造血干细胞移植。

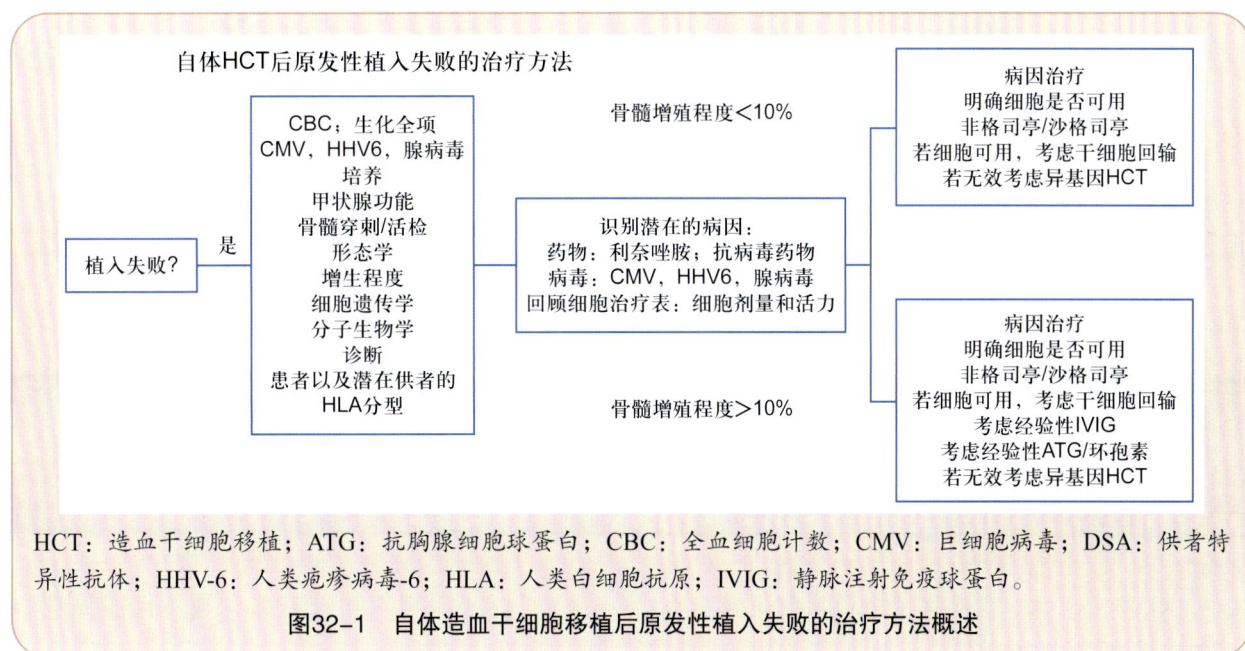

HCT：造血干细胞移植；ATG：抗胸腺细胞球蛋白；CBC：全血细胞计数；CMV：巨细胞病毒；DSA：供者特异性抗体；HHV-6：人类疱疹病毒-6；HLA：人类白细胞抗原；IVIG：静脉注射免疫球蛋白。

图32-1　自体造血干细胞移植后原发性植入失败的治疗方法概述

异基因HCT后原发性植入失败的治疗方法

植入失败？ —是→ CBC；生化全项 CMV、HHV6，腺病毒 培养 甲状腺功能 骨髓穿刺/活检 形态学 增生程度 细胞遗传学 分子生物学 诊断抗 HLA抗体

→ 识别潜在的病因： 药物：利奈唑胺；抗病毒药物 病毒：CMV、HHV6，腺病毒 回顾细胞治疗表：细胞剂量和活力

骨髓增殖程度<10% → 病因治疗 明确细胞是否可用 非格司亭/沙格司亭 若细胞可用，考虑干细胞回输 若疗效不佳，考虑二次移植 若怀疑免疫排斥或DSA+，可另 选供者

骨髓增殖程度>10% → 病因治疗 明确细胞是否可用 非格司亭/沙格司亭 若细胞可用，考虑干细胞回输 考虑经验性IVIG 考虑经验性ATG/环孢素 若疗效不佳，考虑二次移植 若怀疑免疫排斥，可另选供者

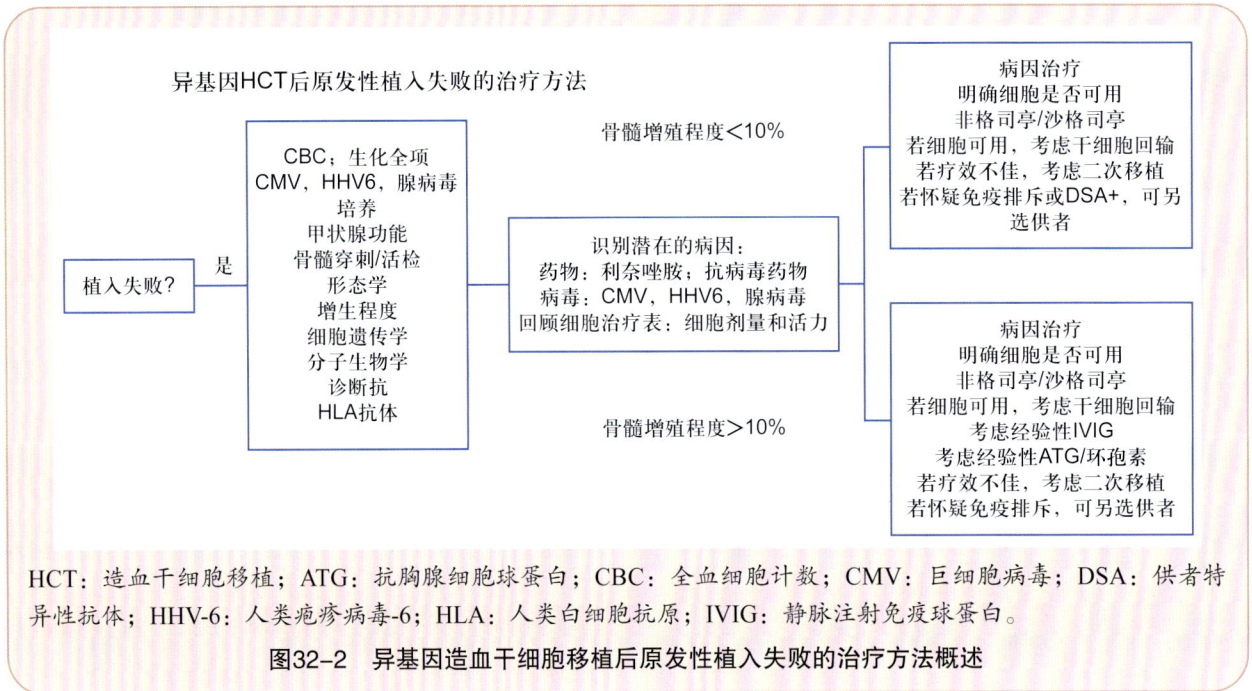

HCT：造血干细胞移植；ATG：抗胸腺细胞球蛋白；CBC：全血细胞计数；CMV：巨细胞病毒；DSA：供者特异性抗体；HHV-6：人类疱疹病毒-6；HLA：人类白细胞抗原；IVIG：静脉注射免疫球蛋白。

图32-2　异基因造血干细胞移植后原发性植入失败的治疗方法概述

异基因造血干细胞移植后植入失败患者的治疗更具挑战性。对于骨髓细胞和血细胞减少的患者，G-CSF联合艾曲波帕（eltrombopag）或其他促血小板生成药物可促进造血功能恢复，但缺少大规模的前瞻性数据[47-48]。粒细胞-巨噬细胞集落刺激因子联合G-CSF治疗GF的效果并不优于单用G-CSF[49]。对于严重血细胞和骨髓细胞减少的患者，若无法找到植入失败或移植物功能不良的明确原因，需通过二次造血干细胞移植恢复造血功能。少数情况下，淋巴瘤或骨髓瘤患者可能有冻存的自体祖细胞，在没有供者细胞植入证据时，自体干细胞回输是实现造血重建最快捷、最安全的办法[46-47]。而对于有供者细胞植入证据的患者，通常需接受二次移植[50-55]。

对于拟进行二次移植的患者，应充分考虑替代供者、预处理及移植物抗宿主病预防方案的选择，以下是在这些异常复杂病例中处理植入失败的一些指导原则。

· 骨髓低增生性伴供者细胞<5%的移植排斥患者，需选择替代供者进行二次异基因造血干细胞移植[49]。单倍体供者和脐血干细胞是相对较快的二次移植来源。二次移植患者除接受标准移植物抗宿主病预防方案外，一般还需使用Flu联合ATG或其他组合的NMA[53-55]。

· 完全供者嵌合的PGF或SGF患者对CD34+造血干细胞反应良好，故无须进一步预处理[56-57]。2008年，我们报道了本中心68例PGF或SGF患者的长期预后。其中29例（43%）为PGF，30例（44%）为SGF，9例（13%）为自体重建的PGF。植入失败最常见的原因是移植排斥（48%），其次是感染（22%）。在这些病例中，最常用的治疗方法是生长因子治疗和干细胞回输。10名患者输注了预先冻存的自体干细胞，29名患者则输注了异基因造血祖细胞。输注异基因造血祖细胞的患者中，26名患者输注了原供者的细胞，且其中17名在干细胞输注前接受了预处理。38名（64%）患者在22天（中位时间）实现了中性粒细胞植入。对于接受生长因子治疗和接受细胞疗法的患者，中性粒细胞植活率没有差异。与PGF或SGF患者相比，自体重建的PGF患者有更长的中位生存期（自体重建患者为13.7个月，PGF和SGF患者分别为2.9个月和3.7个月）[51]。

对于血细胞严重减少的患者，即使骨髓无细胞，也应该排除免疫因素。异基因造血干细胞移植后免疫性血细胞减少的常见原因（表32-3）如下。

· ABO血型不相合可能导致急性或慢性溶血，甚至红细胞生成障碍。

· 移植相关性血栓性微血管病变。

·移植物抗宿主病。

·移植后免疫性血细胞减少。

九、总结

在本章中，我们概述了植入的潜在生理学、用于评估植入的技术、植入失败的危险因素和病因，以及治疗植入失败的方法。虽然自第一次造血干细胞移植以来，我们对植入和植入失败病因的理解已经有了显著的进展，但我们仍需在未来的工作中进一步改进植入失败的管理策略。

表32-3　造血干细胞移植后的免疫相关血细胞减少：检查与治疗（改编自参考文献[58]）

病因	检查	治疗
ABO血型不相合（通常只有贫血，也可见贫血及血小板减少）	CBC和网织红细胞计数；生化检查（胆红素、乳酸脱氢酶和结合珠蛋白）；直接抗人球蛋白实验；洗脱（包括拮抗非O型红细胞的通道），以及异凝集素浓度；骨髓评估（纯红细胞再生障碍）	对症支持治疗 类固醇 IVIG 利妥昔单抗 难治性病例：脾切除术
移植相关的血栓性微血管病	CBC（破碎红细胞），网织红细胞计数；生化检查（肌酐，胆红素，乳酸脱氢酶，以及结合珠蛋白）；蛋白尿；sC5b-9浓度升高	处理诱因 补体抑制剂（依库珠单抗、纳索利单抗）
移植物抗宿主病	临床诊断及受累器官活检	类固醇及其他药物
免疫性血细胞减少	HIV、HBV、HCV；抗HLA和抗人血小板抗原抗体；输血后血小板数量增加；凝血检查；骨髓穿刺及活检；抗人中性粒细胞抗体；	类固醇 IVIG 利妥昔单抗 抗CD38的单克隆抗体（病例报道）

CBC：全血细胞计数；HBV：乙型肝炎病毒；HCV：丙型肝炎病毒；HIV：人类免疫缺陷病毒；HLA：人类白细胞抗原；IVIG：静脉注射免疫球蛋白；RBC：红细胞。

参考文献

第三十三章
移植物抗宿主病

ROHTESH S. MEHTA AND AMIN M. ALOUSI
译者：罗依
浙江大学医学院附属第一医院

一、引言

移植物抗宿主病是接受HLA相合的MSD造血干细胞移植患者移植后100天后非复发死亡的主要原因，也是MUD造血干细胞移植受者非复发死亡的第二大原因[1]。移植后Ⅱ～Ⅲ度急性移植物抗宿主病的发生率为25%～50%，Ⅲ～Ⅳ度急性移植物抗宿主病的发生率为5%～20%，慢性移植物抗宿主病的发生率为15%～65%，MAC后广泛型慢性移植物抗宿主病的发生率为10%～50%[2-6]。接受RIC方案的患者移植物抗宿主病的发生率降低，受其他移植物抗宿主病危险因素影响。

在发生急性移植物抗宿主病的患者中，根据危险分层6个月时NRM的发生率在<10%到30%～35%不等[7]，2年NRM的发生率高达50%[8]。发生急性移植物抗宿主病的患者继发慢性移植物抗宿主病的风险显著升高，由于慢性移植物抗宿主病及其治疗需要长时间药物干预甚至终身服药，发生慢性移植物抗宿主病的患者生活质量显著下降[9-10]。一项研究显示，慢性移植物抗宿主病缓解后仅有50%的患者可停止免疫抑制治疗（immunosuppressive treatment，IST），停止IST的患者，中位治疗持续时间约2年。在随访7年的无复发患者中，约15%的患者仍在接受IST治疗[11]。因此，尽可能降低移植物抗宿主病的风险对患者的生存至关重要。

随着人们对急性移植物抗宿主病发病机制的深入了解和预防措施的发展，急性移植物抗宿主病的发生率在过去几年中有所下降。CIBMTR对约3000名Ⅱ～Ⅳ度急性移植物抗宿主病患者进行的回顾性研究显示，1999—2001年、2002—2005年和2006—2012年，Ⅲ～Ⅳ度移植物抗宿主病的发生率显著下降（56%、47%和37%），OS显著提升，TRM显著降低[12]。EBMT对约127 000名患者进行的一项研究显示，Ⅱ～Ⅳ级急性移植物抗宿主病的发病率从20世纪90年代初的约40%降到2015年的28%；然而，急性移植物抗宿主病发生后36个月的OS仅从约40%略微增加到45%[13]。CIBMTR的另一项研究显示，近年来慢性移植物抗宿主病的发病率有所增加，这可能是由于诊断水平的不断提高，也可能由于外周血来源（PB）移植物的增加；而慢性移植物抗宿主病患者的5年NRM没有改善[14]。

这些流行病学趋势主要反映了我们对移植物抗宿主病发病机制认识的不足。本章将讨论移植物抗宿主病的危险因素、病理生理学、分类、分期和分级，以及预防移植物抗宿主病的策略。移植物抗宿主病的管理将在其他章节进行讨论[15, 19]。

二、移植物抗宿主病的危险因素

供者和受者之间组织相容性抗原的匹配程度是移植物抗宿主病最重要的决定性因素[20, 23]。尽管供者和受者之间的HLA相同，但由于HLA位点外的次要组织相容性抗原（minor histocompatibility antigen，MiHA）的差异，仍有部分患者发生急性移植物抗宿主病和（或）慢性移植物抗宿主病。人类主要组织相容性复合体也称HLA，由220多个基因和29 000多个等位基因序列组成，是人类基因组中最具多态性的区域。除了大量的经典和非经典HLA基因，已有超过100个MiHA基因被确定并明确序列。与MSD相比，无血缘关系供者在MiHA库中可能存在更多的基因差异，数据表明，超过一半的急性移植物抗宿主病病例和大约一半的慢性移植物抗宿主病病例可归因于MiHA不匹配[24]。

移植物抗宿主病的其他危险因素包括：受者或供者年龄较大，女性供者与男性受者相匹配，女性供者多次流产导致的异基因致敏，G-CSF动员外周血移植物相较于骨髓（BM）移植物，MAC的风险高于RIC/NMA，使用供者淋巴细胞输注，以TBI为基础的方案与以化疗为基础的方案，缺乏预防移植物抗宿主病的血清治疗等[25-28]。

三、移植物抗宿主病的病理生理学

急性移植物抗宿主病的病理生理过程可以分为三个阶段，胃肠道（gastrointestinal，GI）在急性移植物抗宿主病特有的细胞因子风暴的启动和传播中起着核心作用[29]。第一阶段（启动）从组织损伤开始，尤其是肠黏膜，由于预处理损伤引起的各种因子释放，包括炎症细胞因子（如白细胞介素-6、肿瘤坏死因子），预警因子（白细胞介素-1α和白细胞介素-33），损伤相关分子模式（damage-associated molecular pattern，DAMP），如高迁移率族蛋白B1、热休克蛋白和活性氧等，以及病原体相关分子模式（pathogen-associated molecular pattern，PAMP）[30]，也可能是细菌成分（如脂多糖、脂蛋白、肽聚糖和鞭毛蛋白）、真菌成分（如β-葡聚糖、α-甘露聚糖）或病毒核酸。这些组织和微生物来源的分子进一步刺激其他炎性细胞因子（如肿瘤坏死因子、白细胞介素-1、白细胞介素-6、白细胞介素-33、白细胞介素-12、白细胞介素-23、Ⅰ型干扰素）和趋化因子（如CCL5）的生成，从而上调主要组织相容性复合体抗原的表达，增强受者抗原呈递细胞的异源抗原呈递[31]。第二阶段以供者T细胞的激活和扩增为特征。输注受者体内的成熟供者CD4和CD8 T细胞识别受体上的同种异体抗原后被激活、扩增并分化为效应T细胞（effector T cell，Teff）。第三阶段涉及单核吞噬细胞的效应功能。Teff分泌细胞因子（如IFN-γ、肿瘤坏死因子、白细胞介素-2、白细胞介素-17），使单核细胞和巨噬细胞对内源性脂多糖极为敏感，最终导致靶细胞凋亡[29]。

慢性移植物抗宿主病的病理生理机制比急性移植物抗宿主病更为复杂且不为人知。与急性移植物抗宿主病相似，慢性移植物抗宿主病的病理生理也可分为三个阶段：第一阶段为组织损伤导致的急性炎症；第二阶段为慢性炎症、胸腺损伤、B细胞和T细胞免疫失调；第三阶段是组织修复和随后的纤维化[32-33]。慢性移植物抗宿主病的第一阶段也由预处理方案引起的组织损伤开始，除了激活T细胞，还导致先天免疫细胞和非造血细胞（如内皮细胞和成纤维细胞）的激活。其他

刺激如感染和急性移植物抗宿主病进一步增加DAMP和PAMP。第二阶段以适应性免疫反应为特征，激活同种异体反应效应细胞，特别是T细胞和B细胞，由于预处理方案相关的胸腺损伤导致的胸腺上皮细胞丧失，活化的T细胞和B细胞逃避胸腺选择并产生可分泌白细胞介素-17A的自身反应性CD4+T细胞，以及能够产生白细胞介素-21的活化滤泡辅助性T细胞（follicular helper T cells，Tfh）。随着体内具有负向调控作用的调节性细胞群［包括调节性T细胞、调节性1型T细胞、调节性B细胞、调节性NK细胞、不变自然杀伤（iNK）T细胞等］的减少，这种免疫失调进一步加剧。在第三阶段，活化的巨噬细胞分泌血小板源性生长因子α和转化生长因子β，引起成纤维细胞的活化，并导致慢性移植物抗宿主病组织硬化的表现。此外，分化的B细胞/浆细胞在B细胞活化因子的作用下，产生同型转换的免疫球蛋白，这些免疫球蛋白沉积在各器官中导致纤维化[32]。

四、移植物抗宿主病的分类

传统意义上，移植后100天之内发生的任何移植物抗宿主病都被认为是急性移植物抗宿主病，而在移植100天之后发生的则被称为慢性移植物抗宿主病。2005年NIH共识标准取消了100天的限制，并提出应该根据临床特征区分急性移植物抗宿主病和慢性移植物抗宿主病。根据NIH标准，发生在移植后100天以内的急性移植物抗宿主病为经典型急性移植物抗宿主病，100天后发生的为迟发型急性移植物抗宿主病（如果是经典型急性移植物抗宿主病的延续，则为持续型；如果在先前的经典型急性移植物抗宿主病消退后超过100天发生的，则为复发型；如果是移植后100天新发生的，则为新发型）。此外，重叠综合征是指同时具有急性移植物抗宿主病和慢性移植物抗宿主病特征的患者。慢性移植物抗宿主病可以根据发病类型进行分类：如果它直接从急性移植物抗宿主病发展而来，则被归类为进展型（预后较差），如果它在急性移植物抗宿主病消退后一段时间发生，则被分类为静止或中断型（预后中等），如

果先前没有急性移植物抗宿主病病史，则为新发型（相对预后较好）。在所有慢性移植物抗宿主病病例中，20%~45%为进展型，30%~70%为静止/中断型，10%~35%为新发型[14, 34-35]。CIBMTR的一项包括26 000多名患者的研究发现，与1995—1999年相比，2004—2007年静止/中断型的慢性移植物抗宿主病发病率有所增加，而进展型慢性移植物抗宿主病的发病率有所下降。慢性移植物抗宿主病的发展中位时间约为5个月，约90%的慢性移植物抗宿主病在造血干细胞移植后1年内发生[14]。

（一）急性移植物抗宿主病的分期和分级

急性移植物抗宿主病的分期和分级全部依据临床表现。虽然活检对明确诊断有一定帮助，但病理结果并未被纳入急性移植物抗宿主病的分期或分级系统。急性移植物抗宿主病通常累及皮肤（45%~55%）、上消化道（5%）和（或）下消化道（20%~33%）、肝脏（1%），或多器官累及（20%~25%）。在皮肤急性移植物抗宿主病患者中，约20%为Ⅰ度，30%为Ⅱ度，50%为Ⅲ度，不到1%为Ⅳ度。在下消化道急性移植物抗宿主病患者中，相应的数字约为50%、10%、10%、<2%；在肝急性移植物抗宿主病中分别为40%、35%、15%、5%~10%。总体而言，10%~25%为Ⅰ度急性移植物抗宿主病，50%~55%为Ⅱ度急性移植物抗宿主病，20%~30%为Ⅲ度急性移植物抗宿主病，5%或更少为Ⅳ度急性移植物抗宿主病[36-37]。依据所使用的分期/分级系统，不同研究中的数据有所不同。

传统的急性移植物抗宿主病分期遵循1974年发表的Glucksberg标准，该标准基于对60例患者的回顾，并根据皮肤急性移植物抗宿主病的皮疹定量检测（活检证实）、腹泻情况、胃肠道急性移植物抗宿主病的恶心/呕吐程度，以及肝急性移植物抗宿主病的血清总胆红素升高程度将急性移植物抗宿主病进行分级。单个器官分期的组合可用于计算从Ⅰ到Ⅲ的总体分度，具有"极端全身症状"的Ⅲ级急性移植物抗宿主病患者被归类为Ⅳ度[38]（表33-1和表33-2）。1994年在Keystone召开的急性移植物抗宿主病分级共识会议中，这些标准基于约6000名患者的回顾性研究进行了修改[39]，取消了活检确诊皮肤急性移植物抗宿主病的需要；将上消化道急性移植物抗宿主病（活检确认）纳入Ⅰ期胃肠道急性移植物抗宿主病；提出下消化道Ⅳ期急性移植物抗宿主病的诊断应该基于症状的严重程度，如剧烈疼痛、出血和（或）肠梗阻，而不是腹泻量；最后，将器官功能状态从影响急性移植物抗宿主病总体分级的因素中排除。根据单个器官分期的不同组合，将患者分为Ⅰ~Ⅳ期。该分期系统称为改良Glucksberg标准或Keystone标准（表33-1和表33-2）。

最近，急性移植物抗宿主病国际联盟（Mount Sinai Acute GVHD International Consortium，MAGIC）提出了一种更新的急性移植物抗宿主病分期/分级系统[40]（表33-1和表33-2）。每个器官急性移植物抗宿主病分为0~4级，0为无移植物抗宿主病，4为最严重阶段。皮肤急性移植物抗宿主病的分级基于斑丘疹累及的体表面积（body surface area，BSA）。1级、2级和3级定义为<25% BSA受累、25%~50% BSA受累和>50% BSA受累，4级包括斑丘疹累及>50% BSA并伴有大疱形成和脱屑累及>5%BSA。BSA是根据"九分法"计算的，BSA只包括活动的红斑区域。并且，该系统还能够用所涉及的身体部位来计算（例如，上臂的红斑被量化为4.5%BSA）。出现上消化道急性移植物抗宿主病症状（如厌食、恶心、呕吐和消化不良）被称为1级胃肠道急性移植物抗宿主病；鼓励进行活检确认但不强制。由于造血干细胞移植后上消化道急性移植物抗宿主病的症状可由其他几个竞争因素引起，所以建议对恶心持续时间小于3天，或每日呕吐小于2次，持续至少2天的患者，以及无体重减轻的厌食症患者，鉴别除急性移植物抗宿主病外的诊断。下消化道急性移植物抗宿主病的分级依赖于粪便量和便血或严重腹痛的发生。每日排便量在500~999 mL的成人为1级，每日1000~1500 mL为2级，每日>1500 mL为3级。不论排便量多少，伴有或不伴有肠梗阻或大量血便，严重腹痛（指需要高剂量的麻醉止痛药）患者均归为4期。由于粪便量的准确测量可能具有挑战性，特别是在门诊中，腹泻的次数可以用于分级。每日腹泻3~4次的患者被归为1级，每日腹泻5~7次为2级，每日腹泻7次以上为3级。这些数字基于一项包括300名患和不患急性移植物抗宿主病患者的荟萃分析，该荟萃分析估计成人每次腹泻的平均量为200 mL。成形或大部分成形的粪便不包括在此评估中。肝脏急性移植物抗宿主病的分级完全基于总胆红素（非直接/结合），2~3 mg/dL、3.1~6 mg/dL、6.1~15 mg/d和>15 mg/d分别代表1级、2级、3级和4级。整体等级是根据各个器官的综合分级计算出来的。2~3级肝脏急性移植物抗宿主病和（或）消化道急性移植物抗宿主病患者被归为Ⅲ度，更高评分则为Ⅳ度。

（二）慢性移植物抗宿主病的分期和分级

过去，慢性移植物抗宿主病被分为局限型慢性移植物抗宿主病和广泛型慢性移植物抗宿主病。局限型慢性移植物抗宿主病包括局部皮肤受累或慢性移植物抗宿主病导致的肝功能障碍，所有其他的都为广泛型[41-42]。由于这种分类方法基于一项小型回顾性研究，并不能预测TRM，NIH在2004年召集了专项工作组来标准化慢性移植物抗宿主病的诊断和评分标准。NIH共识标准于2005年发布[43]，并于2014年更新[44]。基于此标准，慢性移植物抗宿主病的体征和症状分为诊断性（不需要进一步检查便可以建立慢性移植物抗宿主病诊断的表现）和特异性（在急性移植物抗宿主病中不常见，在慢性移植物抗宿主病中较常见，但单独不足以明确诊断慢性移植物抗宿主病的表现）（表33-3）。若存在特异性表现，则需要进行额外的检查来明确慢性移植物抗宿主病的诊断，这可能包括组织活检、其他检查（如肺功能检查、Schirmer试验）或专家评估（如眼科医师、妇科医师）。对于慢性移植物抗宿主病的诊断，NIH共识标准要求至少一种诊断性表现或至少一种特异性表现附加额外检查。

慢性移植物抗宿主病通常涉及8个器官：皮肤（及头发、指甲等附属器官）、口腔、眼睛、胃肠道、肝脏、肺部、关节/肌肉骨骼系统和生殖

器。皮肤慢性移植物抗宿主病的诊断性特征是皮肤异色病，扁平苔藓或硬化性苔藓样出疹，重度硬化表现，或硬斑样浅表硬化症表现。口腔慢性移植物抗宿主病的诊断性表现是口腔内扁平苔藓样改变。生殖器慢性移植物抗宿主病的诊断性表现为生殖器扁平苔藓样或硬化性苔藓样特征。生殖器慢性移植物抗宿主病的其他诊断标准包括女性阴道瘢痕形成或阴蒂/阴唇凝集反应，男性包茎或尿道/外口瘢痕形成或狭窄。食管蹼、食管上至中1/3的狭窄是慢性胃肠道慢性移植物抗宿主病的诊断特征。肌肉骨骼系统慢性移植物抗宿主病的诊断性症状包括筋膜炎、关节僵硬或继发于筋膜炎或僵硬的挛缩。闭塞性细支气管炎综合征（bronchiolitis obliterans syndrome，BOS）是肺慢性移植物抗宿主病的诊断特征。隐源性机化性肺炎（cryptogenic organizing pneumonia，COP）和限制性肺疾病既不是肺部慢性移植物抗宿主病的诊断性表现也不是特异性表现。眼部、毛发或指甲的慢性移植物抗宿主病没有诊断性表现，肝脏慢性移植物抗宿主病也没有诊断性表现或特异性表现。慢性移植物抗宿主病的诊断性表现、特异性表现和其他特征详见表33-3。

此外，造血系统［淋巴细胞减少（≤500/μL）、嗜酸性粒细胞增多（≥500/μL）和血小板减少症］和免疫异常（低/高γ-球蛋白血症）通常与慢性移植物抗宿主病相关。慢性移植物抗宿主病的其他特征较少见，包括浆液炎、周围神经病、重症肌无力、肾病综合征、膜性肾小球肾炎、雷诺现象和心脏受累等。此外，在免疫抑制撤减期，转氨酶升高（在缺少其他NIH标准的情况下）相对常见，若被诊断为慢性移植物抗宿主病但没有肝脏慢性移植物抗宿主病的组织病理学证据时，则被归类为"未定义的其他慢性移植物抗宿主病"。8个器官/部位中的每一个（皮肤、口腔、眼睛、胃肠道、肝脏、肺部、关节/筋膜和生殖道）都在0~3分中评估分级。0分为正常，3分为最差（表33-4）。根据所涉及的器官/部位的数量和严重程度，计算出总体评分，该评分将慢性移植物抗宿主病分为轻度、中度和重度。轻度慢性移植物抗宿主病包括累及一个或两个器官，评分不超

过1分，肺部评分为0分。中度慢性移植物抗宿主病包括累及两个器官，评分不超过1分，或每个部位一个器官（不包括肺）评分为2分，或肺评分为1分。重度慢性移植物抗宿主病包括每个部位至少一个器官评分为3分，或肺评分＞1分（表33-5）。在慢性移植物抗宿主病发病时，大多数为轻度（45%～55%）或中度（35%～40%），而重度相对少见（5%～15%）[45-46]。

表33-1　急性移植物抗宿主病分期系统

器官严重程度	原始Glucksberg标准	改良Glucksberg或Keystone标准	MAGIC标准
皮肤			
0	无皮疹	无皮疹	无皮疹
1	皮疹＜25%BSA	皮疹＜25%BSA	皮疹＜25%BSA
2	皮疹25%～50%BSA	皮疹25%～50%BSA	皮疹25%～50%BSA
3	皮疹＞50%BSA	皮疹＞50%BSA	皮疹＞50%BSA
4	全身性红皮病伴大疱形成	全身红皮病伴大疱形成	全身红皮病（＞50%BSA）伴大疱形成和脱屑（＞5%BSA）
肝			
0	血清总胆红素＜34 μmol/L（＜2 mg/dL）或AST/SGOT 150～750 IU	血清总胆红素＜34 μmol/L（＜2 mg/dL）	血清总胆红素＜34 μmol/L（＜2 mg/dL）
1	血清总胆红素34～50 μmol/L（2～3 mg/dL）	血清总胆红素34～50 μmol/L（2～3 mg/dL）	血清总胆红素34～50 μmol/L（2～3 mg/dL）
2	血清总胆红素51～102 μmol/L（3.1～6 mg/dL）	血清总胆红素51～102 μmol/L（3.1～6 mg/dL）	血清总胆红素51～102 μmol/L（3.1～6 mg/dL）
3	血清总胆红素103～225 μmol/L（6.1～15 mg/dL）	血清总胆红素103～225 μmol/L（6.1～15 mg/dL）	血清总胆红素103～225 μmol/L（6.1～15 mg/dL）
4	血清总胆红素＞225 μmol/L（＞15 mg/dL）	血清总胆红素＞225 μmol/L（＞15 mg/dL）	血清总胆红素＞225 μmol/L（＞15 mg/dL）
上消化道			
0	NA	无持续性恶心，胃或十二指肠无GVHD的组织学证据	无或间歇性厌食、恶心或呕吐
1	NA	持续恶心，伴有胃或十二指肠GVHD的组织学证据	持续性厌食伴有体重减轻、恶心或呕吐（持续至少3天，或每日至少伴有2次呕吐，持续至少2天）
下消化道			
0	腹泻＜500 mL/d	腹泻＜500 mL/d	成人腹泻＜500 mL/d或＜3次/d[a, b]
1	腹泻＜500 mL/d	腹泻＜500 mL/d	成人腹泻500～999 mL/d或3～4次/d[a, c]
2	腹泻＜1000 mL/d	腹泻＜1000 mL/d	成人腹泻1000～1500 mL/d或5～7次/d[a, d]
3	腹泻＜1500 mL/d	腹泻＜1500 mL/d	成人腹泻＞1500 mL/d或＞7次/d[a, e]
4	腹泻＜2000 mL/d	伴有或不伴有肠梗阻的严重腹痛	严重腹痛，伴或不伴肠梗阻或严重血便（不论排便量多少）

[a] 一次腹泻在成人中为200 mL，体重＜50 kg的儿童中为3 mL/kg[16]。

[b] 儿童腹泻＜10 mL/（kg·d）或＜4次/d。

[c] 儿童腹泻10～19.9 mL/（kg·d）或4～6次/d。

[d] 儿童腹泻20～30 mL/（kg·d）或7～10次/d。

[e] 儿童腹泻＞30 mL/（kg·d）或＞10次/d。

AST：天冬氨酸转氨酶；BSA：体表面积；GI：胃肠道；GVHD：移植物抗宿主病；IBMTR：国际骨髓移植登记处；IU：国际单位；MAGIC：aGVHD国际联盟；NA：不适用；SGOT：血清天冬氨酸转氨酶。

表33-2 急性移植物抗宿主病分级系统

总体等级	原始Glucksberg标准	改良Glucksberg或Keystone标准	MAGIC标准
0	没有器官受累（皮肤0；肝脏0；胃肠道0）对应没有aGVHD		
I	1～2级皮肤受累，无肝脏/胃肠道累及或功能状态下降/发热	1～2级皮肤受累，无肝脏/胃肠道受累	1～2级皮肤受累，无肝脏、上消化道或下消化道受累
II	1～2级皮肤受累和［1～2级肝脏和（或）胃肠道受累］伴功能状态轻度下降	3级皮肤受累；和（或）1级肝脏受累；和（或）1级胃肠道受累	3级皮疹和（或）1级肝脏受累和（或）1级上消化道受累和（或）1级下消化道受累
III	［2～4级皮肤和（或）肝脏和（或）胃肠道受累］伴功能状态明显下降	2～3级肝脏受累；和（或）2～4级胃肠道受累	2～3级肝脏受累和（或）2～3级下消化道受累，伴0～3级皮肤受累和（或）0～1级上消化道受累
IV	［2～4级皮肤和（或）肝脏和（或）胃肠道受累］，KPS评分<30%	4级皮肤受累；和（或）4级肝脏受累	4级皮肤、肝脏或下消化道受累，0～1级上消化道受累

GI：胃肠道；GVHD：移植物抗宿主病；IBMTR：国际骨髓移植登记处；IU：国际单位；MAGIC：aGVHD国际联盟。总体的aGVHD分级通常对应于各个器官个体分级的最高等级。

表33-3 慢性移植物抗宿主病的体征和症状

器官或部位	诊断（足以确诊cGVHD）	特点*（常见于cGVHD，但单独不足确诊）	其他特征或未分类†	共有‡（aGVHD和cGVHD均可见）
皮肤	皮肤异色病 扁平苔藓样特征 硬化特征 硬斑病样特征 硬化性苔藓样特征	色素脱失 丘疹鳞屑性病变	排汗障碍 鱼鳞病 毛发角化病 色素减退 色素沉着	红斑 斑丘疹 瘙痒
指甲		纵向脊状隆起、分裂或易碎特征 甲脱离 甲胬肉 甲缺失（通常是对称的，影响大多数的指甲）		
头皮和体毛		新发瘢痕性或非瘢痕性头皮脱发（放化疗恢复后） 体毛脱落	头皮头发稀疏，典型表现为斑片状、粗糙或无光泽（不能用内分泌或其他原因来解释） 头发早白	
口腔	扁平苔藓样改变	口干燥症 黏液囊肿 黏膜萎缩 溃疡 假膜形成		龈炎 黏膜炎 红斑 疼痛
眼部		新发眼睛干涩、沙砾感或疼痛 瘢痕性结膜炎 干燥性角结膜炎 融合处点状角膜病变	畏光 眶周色素沉着 睑炎（眼睑红斑伴水肿）	

第六部分

器官或部位	诊断（足以确诊cGVHD）	特点*（常见于cGVHD，但单独不足确诊）	其他特征或未分类[†]	共有[↓]（aGVHD和cGVHD均可见）
男性/女性生殖器	扁平苔藓样特征 硬化性苔藓样特征 阴道瘢痕形成或阴蒂/阴唇凝集反应 男性包茎或尿道/外口瘢痕形成或狭窄	糜烂 裂隙 溃疡		
胃肠道	食管蹼 食管上部至中部1/3处狭窄		胰腺外分泌部功能不全	厌食 恶心 呕吐 腹泻 体重下降 成长受阻（婴儿及儿童） 总胆红素、碱性磷酸酶>正常上限2倍 ALT>正常上限2倍
肝				
肺	由肺活检诊断的闭塞性细支气管炎BOS[§]	胸部CT提示气体陷闭或支气管扩张	隐源性机化性肺炎 限制性肺疾病[‖]	
肌肉、筋膜和关节	筋膜炎 关节僵硬或继发于筋膜炎或僵硬的挛缩	肌炎或多发性肌炎	水肿 肌肉痉挛 关节痛或关节炎	
造血和免疫			血小板减少症 嗜酸性粒细胞增多症 淋巴细胞减少症 低/高丙种球蛋白血症 自身抗体（AIHA、ITP） 雷诺现象	
其他			心包或胸腔积液 腹水 周围神经病 肾病综合征 重症肌无力 心脏传导异常或心肌病	

*所有病例都必须排除感染、药物作用、恶性肿瘤或其他原因。

[†]确诊后可视为cGVHD表现的一部分。

[↓]共有是指aGVHD和cGVHD的共同特征。

[§]只有当其他器官出现特征性体征或症状时，BOS才可作为肺部cGVHD的诊断指标。

[‖]正在调查或未分类的肺部疾病。

[¶]cGVHD的诊断需要活检。

ALT：丙氨酸转氨酶；AIHA：自身免疫性溶血性贫血；BOS：闭塞性细支气管炎综合征；CT：计算机断层扫描；GI：胃肠道；GVHD：移植物抗宿主病；ITP：特发性血小板减少性紫癜；KCS：干燥性角膜结膜炎。

来源：Jagasia MH，Greinix HT，Arora M，Williams KM，Wolff D，Cowen EW，et al.National Institutes of Health Consensus Development Project on Criteria for Clinical Trials in Chronic Graft-versus-Host Disease: I.The 2014 Diagnosis and Staging Working Group report.Biol Blood Marrow Transplant.2015;21（3）:389-401.e1.

续表

	短期毒性	长期毒性
阿糖胞苷	阿糖胞苷综合征：发热、肌痛、骨痛、胸痛、斑丘疹、结膜炎和全身不适	
依托泊苷	输注反应	性腺障碍 不孕症

来源：

Bayer.FDA Package Insert: Fludarabine 2008 [updated 07/09/2008].Available from:https://www.accessdata.fda.gov/drugsatfda_docs/label/2009/020038s032lbl.pdf

Corporation BH.FDA Package Insert: Cyclophosphamide [updated 05/2013].Available from:https://www.accessdata.fda.gov/drugsatfda_docs/label/2013/012141s090,012142s112lbl.pdf

Corporation BH.FDA Package Insert: Etoposide 2017 [updated 05/2017].Available from:https://www.accessdata.fda.gov/drugsatfda_docs/label/2017/020457s016lbl.pdf

Hospira I.FDA Package Insert- Cytarabine.Available from:https://www.accessdata.fda.gov/drugsatfda_docs/label/ 2020/071868s032lbl.pdf

SA A.FDA Package Insert:Thiotepa 2017 [updated 01/2017].Available from:https://www.accessdata.fda.gov/drugsatfda_docs/label/2017/208264s000lbl.pdf

FDA Package Insert: Busulfan [updated 01/2015].Available from:https://www.accessdata.fda.gov/drugsatfda_docs/label/2015/020954s014lbl.pdf

Bristol-Myers Squibb Company.FDA Package Insert: Carmustine [updated 08/2007]. Available from:https://www.accessdata.fda.gov/drugsatfda_docs/label/2011/017422s038lbl.pdf.

Spectrum Pharmaceuticals, FDA Package Insert: Melphalan [updated 2017]. Available from:https://www.accessdata.fda.gov/drugsatfda_docs/label/2017/207155s001lbl.pdf

五、输注相关毒性

细胞治疗输注虽然通常是安全的，也可能出现输注相关不良事件（IRAE）。虽然冷冻保护剂二甲基亚砜和死细胞的存在被认为是输注冻存细胞患者输注相关毒性的原因，但其他研究表明，输注冻存细胞患者输注相关毒性的发生率低于接受新鲜采集细胞的患者[44、46]。这些发现表明，还有其他不依赖于二甲基亚砜的血浆因素可能导致输注相关毒性。大剂量采集细胞体积输注（儿童>100 mL）、输注细胞中高含量的二甲基亚砜、干细胞来源和输注反应史已被确定为输注相关毒性的危险因素[44-45]。其他IRAE危险因素包括患者年龄和有核细胞总数[47、50]。

报告的IRAE包括发热、寒战、面色潮红、心动过缓、低血压、高血压、呼吸短促、胸痛、恶臭、恶心、呕吐、腹痛、胸痛、背痛和过敏反应。如果供者和受者之间存在ABO血型不相容或其他红细胞抗原不相容，也会发生急性溶血反应，并导致上述许多症状，以及出血、弥散性血管内凝血和休克，也可能发生罕见但危及生命的不良事件，包括重度呼吸抑制、心律失常和神经毒性[7、50、53]。

考虑到输注反应的风险，在输注细胞时，氧气、吸痰器和急救药物（如肾上腺素、苯海拉明和皮质类固醇）应放置在床边或随时可用[7]。细胞输注前给予的术前用药可能因机构方案而异。止吐药和退热药可减少恶心和发热反应从而可能对患者有益[54]。抗组胺药和糖皮质激素也可用于降低输注造血干细胞的患者的过敏反应风险[54]。在细胞输注前，患者也应充分水化，因为输注细胞中的游离血红蛋白或由于ABO血型不相合的造血干细胞移植产生的游离血红蛋白可能具有肾毒性。应仔细注意患者的尿量和液体潴留情况，因为输入大容量的细胞制品可能导致液体超负荷，从而需要使用利尿剂。输血相关的循环负荷也可能发生，并导致心源性肺水肿。如果发生非心源性肺水肿，则应考虑输血相关的急性肺损伤[54]。

第六部分

输注前，应核实并确认细胞制品的详细信息和患者信息[7]。应获得基础生命体征，并在输注期间和输注后密切监测患者的任何IRAE。应建议患者和（或）照护者报告患者发生的任何症状，如寒战、皮疹、气促、胸痛、背痛或腹痛。IRAE的一般管理原则包括：必要时放慢或暂停输注，验证是否由正在输注的细胞制品导致，适当的支持性护理，并根据机构指南启动应急方案。细胞制品也可能发生细菌污染，因此应立即开始使用适当抗生素进行经验性治疗，并对发热和低血压进行其他支持性治疗。如有需要，还应尽早考虑提高患者护理级别[7, 53-54]。在患者依赖输血的情况下，还必须仔细区分血制品引起的输血相关反应和移植相关毒性。

六、肝窦阻塞综合征

肝窦阻塞综合征也被称为VOD，是移植后潜在的致命并发症[40]。预处理方案中的毒性代谢物可能触发导致内皮损伤的细胞因子级联反应[55]。这可能导致肝腺泡第3区肝窦内皮细胞和肝细胞的激活和损伤。这导致血窦屏障的开放和形成间隙，允许红细胞、白细胞和细胞碎片穿过内皮细胞下方的Disse间隙，从而剥离和分离内皮细胞膜。脱落的内皮细胞随后向下游栓塞，导致窦状血流进行性狭窄和阻塞，微循环阻塞，导致出现肝窦阻塞综合征的临床综合征[40, 55]。

肝窦阻塞综合征通常在移植后3周内发生，但15%~20%的病例可为迟发性，儿童患者的发病率甚至更高[56-59]。肝窦阻塞综合征的发生率根据不同风险因素有很大差异。已知肝窦阻塞综合征对儿童、青少年和青壮年（AYA）患者的影响比例不同，据报道发病率为20%~30%，而成人移植后的发病率低于5%~15%[40, 60]。肝窦阻塞综合征的危险因素可分为患者/原发疾病因素、治疗相关因素和移植相关因素[23, 56]（表34-3）。已提出的用于评估肝窦阻塞综合征最高风险的患者风险分层系统仍需在前瞻性研究中验证。该系统包括基于年龄、KPS评分、西罗莫司用药、乙型和丙型肝炎状态、预处理方案和疾病的CIBMTR系统，以及基

于乳酸脱氢酶、肌酐和血小板的内皮激活和应激指数评分[61, 63]。通过剪切波弹性成像（SWE）评估肝脏硬度可能是肝脏疾病的一种重要的无创诊断方式。SWE速度增加（AUC=0.90），截断值>1.95 m/s，其在重度肝窦阻塞综合征前2~13天，对重度和极重度肝窦阻塞综合征预测的敏感性为87.5%，特异性为85%。在进行移植的78例成年患者中也观察到了类似的结果[64, 66]。

用于诊断肝窦阻塞综合征的标准也显著影响其报道的发病率。历史上，肝窦阻塞综合征的诊断是由巴尔的摩、西雅图或修订的西雅图标准根据高胆红素血症、体重增加、腹水和疼痛性肝大确定的[67-68]。根据用于成人和儿童的历史标准，报道的发病率可能相差2~4倍[59, 69]。在2016年和2017年，EBMT分别为成人和儿童建立了新的肝窦阻塞综合征诊断和分级标准。新的成人标准考虑到可能发生迟发型肝窦阻塞综合征（发生在移植后21天），并承认在没有高胆红素血症的情况下可能发生迟发型肝窦阻塞综合征。由于高达30%的儿童发展为无黄疸肝窦阻塞综合征，新的儿童标准考虑了无黄疸肝窦阻塞综合征，以及可能具有基线胆红素值大于2 mg/dL的患者。重要的是，新的儿童标准还包括消耗性和输血难治性血小板减少症作为诊断标准[24, 56, 58]（表34-4）。在一项对226例儿童和AYA HCT患者的单中心回顾性分析中，使用巴尔的摩、修订的西雅图和儿童EBMT（pEBMT）标准的肝窦阻塞综合征发生率差异分别为6.6%、12.3%和15.9%（p<0.01）。回顾性应用pEBMT诊断标准确定了另外14例，因为他们不符合历史标准先前未被诊断为肝窦阻塞综合征[59]。

目前，肝窦阻塞综合征仍然是一种临床诊断[56, 58]。鉴于有创检查的风险-获益比，不建议将肝活检用于诊断[24, 70]。EBMT已经建立了肝窦阻塞综合征的最新分级标准，其死亡率随着疾病严重程度而增加[56, 58]。（表34-5）。

在一项针对203名韩国肝窦阻塞综合征儿童患者的研究中，根据修订后的西雅图诊断标准收集数据，并对修订后的pEBMT分级标准进行分析验证。根据传统的严重程度分级标准，无轻度

患儿，63.1%为中度，36.9%为重度。然而，根据修订后的pEBMT标准，大多数患者（63.1%）为极重度，18.2%为重度，12.8%为中度，5.9%为轻度。在该队列中，极重度肝窦阻塞综合征患者的OS明显低于相对轻度患者（58.6% *vs.* 89.3%，$p < 0.0001$）[71]。这些发现表明pEBMT标准对儿童肝窦阻塞综合征的诊断和分级可能既敏感又特异。

表34-3 肝窦阻塞综合征的危险因素[23-24, 56]

患者/疾病危险因素	治疗相关危险因素	移植相关危险因素
年龄<1岁或者年龄较大 体能状态（KPS评分<90分） ECOG体能状态评分2~4分	既往放射治疗 TBI 腹部或肝脏照射	无血缘供者 HLA不相合供者 非去T细胞移植
疾病进展–超过CR2或者复发 既往清髓性HCT	使用肝毒性药物 环磷酰胺 白消安 美法仑 伊妥珠单抗 吉妥珠单抗	清髓性预处理方案 口服或大剂量白消安 大剂量TBI
既往存在肝功能不全： 转氨酶>2.5倍ULN 血清胆红素>1.5倍ULN 肝硬化 活动性肝炎 铁过载 既往使用过TPN		免疫抑制： 使用西罗莫司或同时使用钙调磷酸酶抑制剂
代谢综合征 接受炔诺酮治疗的女性		
遗传因素（GSTM1多态性，C28Y等位基因，MTHFR677CC/1298CC单倍体）		
骨硬化症 神经母细胞瘤 地中海贫血 先天性MAS		

CR：完全缓解；ECOG：东部肿瘤协作组；GSTM：谷胱甘肽S-转移酶；HLA：人类白细胞抗原；HCT：造血干细胞移植；MAS：巨噬细胞活化综合征；MTHFR：甲基四氢叶酸还原酶；TBI：全身放射治疗；TPN：全胃肠外营养；ULN：正常上限。

来源：Chao N.How I treat sinusoidal obstruction syndrome.Blood.2014;123（26）:4023-4026; and Hopps SA，Borders EB，Hagemann TM.Prophylaxis and treatment recommendations for sinusoidal obstruction syndrome in adult and pediatric patients undergoing hematopoietic stem cell transplant: a review of the literature.J Oncol Pharm Pract.2016;22（3）: 496-510.

表34-4　成人和儿童的肝窦阻塞综合征的诊断标准[24, 56, 58]

成人EBMT标准[a]		修订后的pEBMT标准[a]
经典型 HCT后前21天 胆红素≥2 mg/dL，并满足以下两项或两项以上标准 -疼痛性肝脾肿大 -体重增加>5% -腹水	迟发型 超过HCT后21天 经典型HSOS超过21天 或 经组织学证实的HSOS 或 必须存在以下两项或两项以上标准： -胆红素≥2 mg/dL（或34 μmol/L） -疼痛性肝脾肿大 -体重增加>5% -腹水和血流动力学和（或）超声发生HSOS的证据	无发病时间限制 以下两项或两项以上标准： -连续3天胆红素高于基线胆红素或72小时胆红素≥2 mg/dL -肝脾大[b, c] -腹水[b, c] -体重增加>5%或即使在使用利尿剂的情况下仍有不明原因的体重连续增加3天 -原因不明的消耗性和输血难治性血小板减少[d]

[a]在排除其他潜在的鉴别诊断后。
[b]最好经影像学证实。
[c]在进行HCT行影像学检查（最好是超声）以建立基线数据，并根据需要复查以识别肝大和腹水。肝大被定义为锁骨中线处肝长至少增加1 cm。如果无法获得基线值，则肝大则被定义为比正常年龄范围高出2个标准差以上。
[d]每日输注≥按体重调整的1个血小板治疗量以符合机构输注指南要求。
dL：分升；EBMT：欧洲血液与骨髓移植学会；HCT：造血干细胞移植；mg：毫克；pEBMT：欧洲儿童血液和骨髓移植协会；HSOS：肝窦阻塞综合征；μmol：微摩尔。

表34-5　成人和儿童疑似肝窦阻塞综合征的严重程度分级[24, 56]

成人疑似HSOS的EBMT分级标准[*]				
	轻度[a]	中度[a]	重度	极重度MOD/MOF[b]
自HSOS首次出现临床症状的时间[c]	>7天	5～7天	<4天	任何时候
胆红素（mg/dL）	≥2且<3	≥3且<5	≥5且<8	≥8
胆红素（μmol/L）	≥34且<51	≥51且<85	≥85且<136	≥136
胆红素变化			48 h内倍增	
转氨酶	<2倍正常值上限	>2～5倍正常值上限	>5～8倍正常值上限	>8倍正常值上限
体重增加[d]	<5%	≥5%且<10%	≥5%且<10%	≥10%
肾功能	<1.2倍移植前基线值	1.2～1.5倍移植前基线值	1.5～2倍移植前基线值	≥2倍移植前基线值或出现其他MOD/MOF表现
修订的儿童、青少年和年轻成人HSOS的pEBMT分级标准				
	轻度	中度	重度	极重度MOD/MOF
ALT、AST、GLDH（mg/dL）	<2倍正常值上限	>2～5倍正常值上限	>2～5倍正常值上限	>5倍正常值上限
胆红素（mg/dL）	<2	<2	≥2	48 h内倍增
凝血功能障碍（维生素K给药无反应；INR）	<1.5	1.5～1.9	≥2	需凝血因子替代
腹水	轻度（肝脏、脾脏或盆骨积液极少）	中度（<1 cm液体）	重度（所有三个区域均有液体，至少两个区域有>1 cm液体）	需要穿刺
体重增加（较基线）	2%～5%	5%～10%即使使用利尿剂	>10%	持续上升

修订的儿童、青少年和年轻成人HSOS的pEBMT分级标准			
	轻度	中度	重度	极重度MOD/MOF
肾功能评分	KDIGO 1： 血清肌酐1.5～1.9倍基线值 或 增加≥0.3 mg/dL（≥26.5 μmol/L） 或 持续6～12 h尿量<0.5 mL/（kg·h）	KDIGO 1： 血清肌酐2.0～2.9倍基线值 或 超过12 h尿量<0.5 mL/（kg·h）	KDIGO 1： 血清肌酐3倍基线值 或 增加≥4.0 mg/dL（≥353.6 μmol/L） 或 eGFR降至<35 mL/（m²·min） 或持续24 h尿量<0.3 mL/（kg·h） 或 无尿>12小时	需要持续肾脏替代疗法
脑病	CAPD<9	CAPD<9	CAPD≥9	CAPD≥9
持续性RT	<3天	3～7天	—	>7天
肺部感染（需氧支持）	<2 L/min	<2 L/min	NIV/IMV	IMV

*患者属于有两个或两个以上标准的类别。如果患者在两个不同类别中符合两项或多项标准，则必须将其归入最严重类别。

a 在存在2个或2个以上HSOS危险因素的情况下，患者应处于高级别。

b 有多器官功能障碍的患者必须归类为极重度。

c 自首次出现HSOS体征/症状之日算起（回顾性确定），即症状符合HSOS的诊断标准之日算起。

d 将患者体重增长≥5%且<10%作为重度HSOS/VOD的标准；但如果患者不符合重度SOS的其他标准，则体重增加≥5%且<10%被视为中度HSOS。

dL：分升；EBMT：欧洲血液与骨髓移植学会；h：小时；mg：毫克；MOD：多器官功能障碍；MOF：多器官功能衰竭；HSOS：肝窦阻塞综合征；μmol：微摩尔；ALT：丙氨酸转氨酶；AST：天冬氨酸转氨酶；CAPD：康奈尔儿童谵妄评估量表；cm：厘米；GLDH：谷氨酸脱氢酶；h：小时；IMV：有创机械通气；INR：国际标准化比值；KDIGO：改善全球肾脏病预后组织；kg：千克；L：升；mg：毫克；min：分钟；mL：毫升；mmol：毫摩尔；NIV：无创通气；pEBMT：欧洲儿童血液和骨髓移植协会；RT：难治性血小板减少。

目前肝窦阻塞综合征的治疗分为去纤苷的特异性治疗和支持性治疗，包括避免急性体液超负荷，纠正凝血功能障碍和血小板减少症，以及疼痛控制[24, 72]。重要的是，及时识别肝窦阻塞综合征和早期干预并明确使用去纤苷治疗可改善OS[73-74]。去纤苷是目前唯一被证实治疗重度/极重度VOD的有效药物。它是一种多聚脱氧核糖核苷酸，可在微血管水平局部作用于肝脏区域，并具有抗缺血、抗血栓和抗炎特性[72, 75]。虽然其确切作用机制尚未完全阐明，但其通常被认为可保护内皮细胞，并恢复机体的血栓-纤维蛋白溶解稳态[72]。

在美国，去纤苷被批准用于移植后伴有肾功能或肺功能不全的肝窦阻塞综合征，在欧洲，它被批准用于治疗发生重度肝窦阻塞综合征的年龄大于1个月的患者[76]。去纤苷的用法为每6小时给药1次，每次剂量为6.25 mg/kg，给药时间大于2小时。肥胖患者应调整剂量，并根据校正的体重进行给药。肾功能衰竭或接受肾脏替代治疗的患者则不需要调整剂量[24, 72, 76-77]。在接受去纤苷治疗期间，应监测患者是否存在血小板减少和凝血障碍[78-79]。FDA推荐的去纤苷治疗的持续时间为21天或者直到多器官功能障碍和肝窦阻塞综合征症状消退为止，两者以时间较长者为准[76]。对于症状在21日内消退的患者，通过密切监测，有可能更早地停止治疗，但这一做法尚未在前瞻性研究中得到验证[24, 72, 80]。

在肝窦阻塞综合征患者中，应实施渐进式措施以维持血容量。其中包括限制液体，如血液制品，以及最大限度地减少药物和胃肠外营养。为了实现液体的逐步正平衡，建议使用控制性利尿，以避免血流动力学不稳定。患者接受了药物治疗，但仍病情恶化，出现液体超负荷＞10%、电解质异常或进行性少尿或无尿时，应尽早考虑肾脏替代治疗（RRT）[72, 77]。尽管有药物治疗，但仍可考虑对有腹水的儿童和AYA患者进行腹腔穿刺，特别是存在腹内高压、腹腔室间隔综合征或张力性腹水引起的肺功能不全的情况下。建议以5 mL/（kg·h）的初始流量控制引流，以避免突然的液体移位和低血压。同样，对于导致肺功能不全的胸腔积液，建议对该人群进行胸腔穿刺术。同样，建议以10 mL/kg的量控制引流（第1个小时内最多1.5 L）。当引流量分别＜5 mL/（kg·d）和＜3 mL/（kg·d）时，可夹紧腹腔引流管和胸腔引流管，并密切监测患者是否呼吸功能损害、腹腔引流者腹部不适和液体再增加。如无上述发现，可拔除引流管[77]。对于成人，如果腹水和（或）胸腔积液引起严重不适或限制性肺综合征，建议进行引流[72]。

患者可能因肝肿大、大量腹水或胸腔穿刺或腹腔穿刺等操作而感到疼痛。应在考虑到肾、肝或肺损害的情况下选择适当的疼痛控制措施。在可能的情况下，建议停用肝毒性药物，如唑类抗真菌药。同样，应根据肾功能的变化适当调整药物。维持营养支持，首选肠内营养[24, 72, 77]。

目前，尽管熊去氧胆酸已显示出有希望的结果并具有良好的安全性，尚无普遍认可的肝窦阻塞综合征预防方法[24, 72, 79]。在移植后的儿童患者中，预防性去纤苷的使用与肝窦阻塞综合征的发生率相关，在预防组为12%，而在对照组为20%[81]。2020年4月，一项针对儿童和成年患者的3期多中心随机研究因无效（主要终点：移植后+30天无肝窦阻塞综合征生存）而停止，该研究评估了去纤苷在重度和极重度肝窦阻塞综合征患者中的预防作用[82]。

目前，尚无普遍接受的生物标志物来预测或确诊肝窦阻塞综合征。而一些生物标志物，如血管性血友病因子、血栓调节蛋白和纤溶酶原等，作为内皮损伤的标志物显示出潜力，但仍有待于在临床实践中验证[83-84]。在一项研究中，在移植后第7天和第14天受者AUC分别为0.81和0.79的透明质酸是预测肝窦阻塞综合征形成的一个强有力的单一生物标志物[85]。未来，预后生物标志物特征或超声剪切波弹性成像可能在临床诊断前数天至数周在移植后早期识别出肝窦阻塞综合征患者或有肝窦阻塞综合征风险的患者。

七、移植相关血栓性微血管病

移植相关血栓性微血管病（TA-TMA）是一种被日益认识到的移植后患者的严重并发症[86]。在儿童和成人人群中，其通常发生在移植后100天内，但约15%的病例发生在100天之后[87, 89]。TA-TMA在诊断上具有挑战性，如果不及时发现和治疗，可导致多器官功能障碍和死亡，移植后1年的死亡率高达80%[87-88, 90]。这种复杂的多因素疾病的病理生理学尚未完全阐明，涉及内皮活化和功能障碍导致微血管病性溶血性贫血、血管内血小板活化、血小板富集血栓形成和补体级联活化，其结果是小血管血栓形成、组织损伤和终末器官损伤[87, 91-92]。

虽然它主要影响肾脏，但TA-TMA可影响许多其他器官，导致腹痛、恶心、缺血性肠改变、多浆膜腔积液、肺动脉高压和神经系统症状，如头痛、癫痫发作和PRES[90, 93-94]。

TA-TMA的多种潜在危险因素已被确定。这些包括不可改变的风险因素，如女性性别、非裔美国人种族、遗传变异和既往接受过移植。移植相关的危险因素，如HLA不相合的供者、MAC方案和TBI，以及移植后的危险因素，包括钙调磷酸酶抑制剂与西罗莫司联合使用、移植物抗宿主病和病毒感染（特别是巨细胞病毒、腺病毒和BK病毒），都可能增加TA-TMA的风险[87, 89, 95-97]。

目前，对于TA-TMA的诊断没有普遍适用的共识标准。因此，其发病率不明确，但估计移植后10%~35%的患者发生[92, 94]。大多数TA-TMA患者的典型临床三联征是高血压（血压大于95%同年龄、性别、身高）、新发血小板减少和乳酸脱氢酶升高[87, 98-99]。其他症状包括蛋白尿（≥30 mg/dL）、D-二聚体升高、新发贫血、结合珠蛋白降低、肌酐升高、外周涂片可见破碎红细胞、无凝血功能障碍和Coombs试验阴性。虽然可以通过受累器官活检的微血管病组织学证据来确认诊断，但由于相关风险，很少进行活检[87, 98, 99]（表34-6）。不良预后指标包括蛋白尿≥30 mg/dL，蛋白尿持续

>2周，以及sC5b9水平升高[87-88]。

TA-TMA的治疗包括特异性和支持性治疗。应严格控制高血压，这可能会减轻PRES等更严重的神经系统并发症。对于患者，应考虑输血的风险与获益，因为浓缩红细胞和血小板中的血浆都含有大量补体，因此减容血小板可能受益。多浆膜腔积液患者可能需要胸腔、心包或腹水引流，

表34-6　移植相关血栓性微血管病诊断指南[91, 93, 97-98]

	血液与骨髓移植临床试验网络（2005）[a]	国际工作组（2007）[b]	Cho等定义的TMA（2010）	Jodele等定义的TMA（2015）[c]
微血管病变化	红细胞碎片和外周血可见≥2个破碎红细胞/HPF	外周血可见4%破碎红细胞	外周血可见≥2个破碎红细胞/HPF	组织标本上存在微血管病变的组织学证据
LDH	高于基线值	突发性和持续性地升高	升高	超过正常年龄限制[f]
血小板计数	—	新发、延长或进行性血小板减少：<50×10⁹/L或血小板计数下降≥50%	新发、延长或进行性血小板减少：<50×10⁹/L或血小板计数下降≥50%	新发血小板减少：<50×10⁹/L或血小板计数下降≥50%
红细胞	—	血红蛋白降低或红细胞输注增多	血红蛋白降低	新发贫血：血红蛋白低于正常年龄下限或需要输血支持的贫血
血浆结合珠蛋白	—	降低	降低	—
Coombs试验	直接和间接都阴性	—	阴性	—
肾功能	血清肌酐较基线倍增或较移植前基线肌酐清除率下降50%[d]	—	—	尿蛋白[g]：随机尿检蛋白浓度≥30 mg/dL
CNS	不明原因的神经功能障碍	—	—	—
其他	—	—	无凝血障碍	高血压[e, h] 无凝血障碍 sC5b-9血浆浓度高于实验室正常上限

[a]诊断时需符合微血管病变、并发LDH升高、直接和间接Coombs试验阴性、并发肾脏和（或）神经功能障碍的标准。

[b]诊断时必须符合所有标准。

[c]如果微血管病是通过组织学确诊的，或列出的实验室和临床标志物存在，则可以诊断TMA。

[d]基线肌酐值在水化之前和预处理方案开始之前使用。

[e]HTN的定义为<18岁患者的血压处于相应年龄、性别和身高的第95百分位数；18岁患者的血压≥140/90 mm/Hg。

[f~h]如果存在上述症状，应考虑TA-TMA的诊断。

C：补体；CNS：中枢神经系统；HPF：高倍视野；L：升；LDH：乳酸脱氢酶；mL：毫升；RBC：红细胞；TMA：移植相关血栓性微血管病。

来源：Ho VT, Cutler C, Carter S, Martin P, Adams R, Horowitz M, et al.Blood and marrow transplant clinical trials network toxicity committee consensus summary: thrombotic microangiopathy after hematopoietic stem cell transplantation.Biol Blood Marrow Transplant.2005;11（8）:571-575.

肾衰竭患者可能需要透析。其他治疗策略包括控制活动性或亚临床移植物抗宿主病，抑制病毒感染，停用或替代钙调磷酸酶抑制剂（用可替代的移植物抗宿主病治疗），应注意平衡因此可能进展的移植物抗宿主病风险。可考虑的二线疗法包括利妥昔单抗和治疗性血浆置换，但报道的结局各异[87, 89]。

对于疾病进展、蛋白尿或sC5b9水平升高的患者，应开始使用可改善相关OS的C5单克隆抗体——依库珠单抗（eculizumab）[100-101]。在使用依库珠单抗之前，应测量CH50基线值，并开始靶向脑膜炎球菌的抗菌预防，直到依库珠单抗停止使用且CH50水平恢复正常[102]。依库珠单抗的诱导剂量是基于体重确定的（体重＜10 kg的患者为300 mg，体重在10～39 kg的患者为600 mg，体重≥40 kg的患者为900 mg）。建议进行剂量滴定直至达到所需水平（CH50＜10%）。因为血液学反应至少需要2～3周，所以需监测治疗反应情况。维持剂量根据体重每12周给药1次，给药剂量为2～4剂，治疗持续时间可能根据应答情况而有所不同[86, 93-94, 102-104]。目前正在研究的几种潜在生物标志物包括纤溶酶原激活物抑制剂、血栓调节蛋白、钙蛋白酶和结合珠蛋白降解产物[87]。目前正在进行的研究包括ravulizumab（C5定向抗体）和narsoplimab（OMS721），一种新的凝集素途径抑制剂，靶向甘露聚糖结合凝集素相关丝氨酸蛋白酶-2，该治疗方法可能对TA-TMA的结果产生潜在的积极影响[105, 107]。

八、血栓性血小板减少性紫癜

血栓性血小板减少性紫癜（TTP）是具有诊断挑战性的移植后并发症。该病与TA-TMA有许多相似之处，但没有标准化的诊断标准或致病性的发现[108-109]。据报道，在同种异体移植和自体移植后，TTP的发病率分别为1.6%～76%和0%～27%。与TMA类似，TTP的病理生理学被认为与内皮损伤、血小板微血栓细胞因子释放和促凝状态有关[108]。TTP被描述为血小板减少症、微血管病性溶血性贫血、神经系统症状、肾功能损

害和发热的典型五联征。TTP的中位发病时间为移植后44天[109]。其严重程度各不相同，但有报道死亡率超过70%[110]。发生TTP的危险因素包括女性、高龄、无血缘供者、严重移植物抗宿主病、使用环孢素和使用他克莫司[108, 110]。目前，尚无持续有效的治疗方法。一旦确诊，应考虑停用环孢素或他克莫司的风险与获益。治疗剂量和超治疗剂量的环孢素本身也可能导致血清肌酐升高和微血管病性溶血，该症状可能在停用环孢素后24～48小时内消退。不幸的是，仅靠这一点通常不能改善TTP的症状[110]。ADAMST13水平＞10%可帮助区分TTP和TA-TMA[87]。TTP的患者很少对血浆置换有反应[111-113]。TTP患者无肾脏病变是一个有利的预后因素[109]。

九、黏膜炎

发生口腔黏膜炎（OM）的风险与预处理方案强度相关，移植前接受高剂量或清髓性化疗伴或不伴TBI的患者发生OM风险最高。OM在接受常规化疗的实体瘤患者中占20%～40%，而在造血干细胞移植患者中约占80%[114-115]。OM基本的病理生理过程始于DNA损伤和活性氧的产生，导致上皮萎缩、细菌易位和炎症。最近的研究表明，与宿主相关的因素（遗传易感性和肠道微生物组）可能通过影响对癌症治疗的免疫应答而增加黏膜炎风险[116]。我们尚未完全了解这些宿主因素。

OM可引起严重的口腔和咽喉疼痛，这可能限制肠内营养并导致住院时间延长。良好的口腔卫生和按需使用麻醉性镇痛药可减少对肠外营养和静脉补液的需求。此外，以红斑和溃疡病变为特征的OM可能为细菌易位提供了一个入口，导致口腔菌群如草绿色链球菌菌血症[117-118]。有几种评估OM的量表，例如世界卫生组织（WHO）或NCI不良事件通用术语标准（CTCAE）。一般来说，OM的分级从基线口腔黏膜（0级）到严重溃疡，严重或完全限制营养（4级）。中重度黏膜炎与全身感染和TRM增加有关，有报道称OM是导致患者移植后虚弱的单一并发症[119-120]。口咽部的单纯疱

疹病毒感染可能类似重度OM，必须在鉴别诊断中加以考虑。黏膜炎可影响沿消化道的任何黏膜。胃肠道黏膜炎可能表现为腹痛、恶心和（或）腹泻，如果没有消化科医师的内镜检查，通常很难与胃肠道移植物抗宿主病区分开来。然而，值得注意的是，并不是所有的胃肠道黏膜炎患者都需要内镜检查。尽管近年来在OM的评估、预防和治疗方面取得了进展，但在胃肠道黏膜炎方面却缺乏类似的进展。同样，尽管像安大略儿童肿瘤协作组发布了预防儿童OM的循证指南，但这些证据效力仍然很低，因为这些数据主要是从成人中推断出来的，缺乏关于儿童人群安全性或有效性的数据[121]。

2020年，多国癌症支持治疗协会与国际口腔肿瘤学会更新了癌症治疗继发黏膜炎管理的临床实践指南。建议加强口腔卫生，以降低黏膜炎的强度和严重程度。对于造血干细胞移植后OM继发疼痛的患者，建议使用吗啡等药物镇痛以控制患者的疼痛（二级证据）。该小组根据越来越多的支持口服冷冻疗法、重组人角质细胞生长因子（KGF-1/palifermin）和光生物调节（低水平激光治疗）的数据，提出了针对预防策略的进一步建议，这些方法在前瞻性试验中分别显示出降低OM患病率、严重程度和（或）持续时间的功效[122]。

十、营养不良

接受造血干细胞移植的患者在能量平衡，即能量摄入（营养）和能量消耗（身体活动）上发生变化，这可能影响移植相关的发病率、死亡率和生活质量。营养不良是造血干细胞移植后的常见不良反应，发生在30%～60%的成人和儿科患者中[123-125]。移植期间营养状况受损与治疗耐受性降低、并发症发生率升高和OS降低有关[126]。许多变量影响疾病结果，但移植前和移植中的营养状况是一个重要因素，可以通过仔细的评估和干预加以改变。导致营养不良的一些因素包括化疗相关的不良反应，如感染、黏膜炎、急慢性移植物抗宿主病。难治性恶心、呕吐和厌食症可能会对患者的口服进食能力（PO）产生负面影响，而黏膜

炎和移植物抗宿主病等其他因素可能会直接影响肠道吸收[127]。如果可行，移植前优化营养支持是理想的状态。营养评估应包括患者病史和治疗计划、身高、体重、身体质量指数、饮食史和白蛋白/前白蛋白[128]。在儿科人群中，疾病控制和预防中心提供的用于绘制治疗期间患者身高和体重的生长图表可以帮助医师识别处于危险中的患者，身体质量指数百分位数可以用于跨年龄组（年龄为1～2岁）的营养状况趋势。我们的目标应该是维持成年患者的营养评估参数，而在儿童患者中，则是维持和促进与年龄相适应的生长和发育[128]。当然，在临近移植的时间点，必须注意区分营养、体重和液体状态，因为在这段时间内的目标是维持体液平衡。

在中性粒细胞减少期，既往建议患者坚持"中性粒细胞减少饮食"，以降低细菌暴露的风险。在一般肿瘤人群中，由于证明饮食限制对患者有益的数据不一致，因此缺乏强有力的证据支持饮食限制[129]。然而，对于在植入期接受同种异基因造血干细胞移植的患者，一些指南建议患者坚持低细菌饮食[130]。最近，也有研究支持使用食品安全饮食代替中性粒细胞减少饮食[131]。食品安全饮食允许食用在流动水下清洗且没有损伤的水果和蔬菜[132]。在一项研究中，坚持中性粒细胞减少饮食与坚持食品安全饮食的患者在前100天的病毒感染率、移植物抗宿主病发生率、全胃肠外营养（PN）使用率和死亡率方面没有观察到显著差异[132]。

美国肠外和肠内营养学会建议在可能的情况下促进肠内营养，并在严重黏膜炎或胃肠道功能衰竭的情况下保留肠外营养[124]。尽管美国肠外和肠内营养学会和其他组织试图提供指南，但缺乏关于营养支持的有力证据导致其在临床实践中出现显著差异。肠内营养与改善肠道完整性和减少细菌易位有关；PN与并发症有关，如中央静脉感染和代谢并发症[133-134]。全胃肠外营养被推荐用于肠内营养不可行的危重患者，以及GI功能衰竭的患者[128]。优化治疗相关不良反应的内科治疗，如恶心、呕吐和疼痛，对于尽可能提高PO/肠内营养

功效至关重要[135]。关注维生素和微量营养素的补充对患者的结局可能也很重要。最近，一项多中心回顾性研究表明，移植前维生素D缺乏并不是影响儿科患者移植预后的重要预测因素[136]。复食综合征或维生素B₁消耗风险高的患者，例如接受移植的患者，可能需要在常规添加到PN的标准剂量之外额外添加维生素B₁。对B型乳酸中毒患者进行维生素B₁缺乏的早期筛查可能很重要，因为经验性补充维生素B₁可能会迅速改善这一情况。目前正在研究大剂量静脉补充维生素C对危重患者的影响[137]。在急性呼吸窘迫综合征（ARDS）患者中，评估维生素C水平并补充是合理的[138]。

十一、植入前综合征和植入综合征

植入前综合征（PES）在脐血（CB）移植中有描述，通常以中性粒细胞植入前出现的非感染性发热和其他临床表现为特征，包括皮疹、肺浸润、腹泻、黄疸或体重增加。然而，PES的临床特异性很低，其发病机制，预后和适当的治疗仍不明确。由预处理方案导致的细胞损伤和使用有毒物质所引起的毛细血管渗漏综合征（CLS）可能触发细胞因子风暴，导致PES。移植后给予G-CSF，使用二甲基亚砜对脐血进行冷冻保存，以及与其他来源的细胞相比，脐血分泌促炎性细胞因子的差异可能加剧细胞因子风暴。

植入综合征（ES）的典型临床特征在自体移植中被描述，包括非感染性发热、类似急性移植物抗宿主病的皮疹、肺浸润、缺氧、腹泻和其他在中性粒细胞植入期间发生的CLS临床表现（体重增加、水肿、腹水和低白蛋白血症）[139]。Spitzer提出的临床标准是基于植入后96小时内是否出现的几种主要（发热、皮疹和非心源性水肿）和次要（肝功能不全、肾功能不全、体重增加和一过性脑病）标准[140]。Maiolino等提出了一种更简单的分类，其重点是非中性粒细胞减少性发热和至少存在三种其他体征/症状中的一种（皮疹、肺浸润、腹泻），大多数发生在外周血（PB）中性粒细胞首次出现之前或之后24小时[141]。Dispenzieri等建议保持Spitzer和Maiolino提出的临床标准，但

不考虑临床症状和中性粒细胞恢复的时间[139, 142]。区分PES和ES与感染是很重要的，因为PES和ES患者在症状开始后早期给予皮质类固醇治疗时对其反应显著，而感染患者将对及时的抗菌治疗反应显著。PES和ES患者也受益于支持治疗，如退烧药、降温毯和吸氧。

十二、细胞因子释放综合征

细胞因子释放综合征（CRS）的特征是炎症细胞因子水平高，包括白细胞介素-6（IL-6）、干扰素-γ、白细胞介素-2和免疫系统激活导致的C反应蛋白峰值。细胞因子释放综合征最初是在单克隆抗体治疗后被描述的，现在被认为是一些免疫效应细胞治疗后的常见毒性[8, 143]。细胞因子释放综合征在体内非去T细胞的外周血单倍体相合造血干细胞移植后的移植过程中已有描述。轻度细胞因子释放综合征可能在体内非去T细胞单倍体造血干细胞移植后常见，严重的细胞因子释放综合征可能与高TRM，中性粒细胞恢复延迟和不良OS相关。在免疫效应细胞治疗患者中，白细胞介素-6似乎是单倍体造血干细胞移植患者细胞因子释放综合征的关键介质。使用抗白细胞介素-6受体的单克隆抗体托珠单抗抗白细胞介素-6治疗似乎是体内非去T细胞单倍体造血干细胞移植后早期发生细胞因子释放综合征的有效治疗方法；然而，其给药是否会影响移植物抗宿主病的预后仍有待确定。一项于2013—2017年在约翰霍普金斯大学接受外周血单倍体造血干细胞移植治疗的156例连续的血液系统恶性肿瘤患者的回顾性研究中发现，121例患者发生轻度（1～2级）细胞因子释放综合征[144]。26例患者发生3～5级细胞因子释放综合征（17%，95% CI 11.1%～23.5%）[144]。所有患者均未接受类固醇或托珠单抗治疗。年龄较大（$p=0.04$）和高危疾病似乎是3～5级细胞因子释放综合征的危险因素[144]。他克莫司组的外周血单倍体移植患者中有19/120（16%）发生AKI，而西罗莫司组只有3/36（8%）发生AKI（$p=0.26$）[144]。大约一半接受骨髓移植的单倍体造血干细胞移植患者有90%接受外周血移植的

单倍体造血干细胞移植患者观察到细胞因子释放综合征。4~5级细胞因子释放综合征仅限于5%~10%的PB单倍体造血干细胞移植患者[144]。90.4%的患者遵循经典模式在第0天至第5天出现发热，通常在移植后第二剂Cy使用后24小时内消退，所有患者在第6天消失[144]。

十三、急性肾损伤

AKI可能发生在20%~73%的造血干细胞移植患者中，并与死亡风险增加相关。造血干细胞移植后AKI的危险因素包括MAC方案、异基因移植（由于钙调磷酸酶抑制剂的使用和移植物抗宿主病的发生）、急性移植物抗宿主病、败血症、肾毒性药物（许多抗生素）、肝窦阻塞综合征、TMA、骨髓输注毒性和肿瘤溶解综合征[145]。报道的发病率的差异是由于所使用的AKI诊断标准的差异所致。最近，改善全球肾脏病预后组织（KDIGO）标准已成为一种广泛接受的方法，用于诊断造血干细胞移植患者的AKI。AKI定义为以下任何一种情况：①48小时内血清肌酐（sCr）升高≥0.3 mg/dL（≥26.5 μmol/L）；②已知或推定前7天内sCr较基线升高≥1.5倍；③尿量<0.5 mL/（kg·h）持续6小时。AKI的分期是基于sCr从基线上升和（或）需要RRT和（或）尿量减少[145-146]（表34-7）。预防和减轻造血干细胞移植患者发生AKI的一般原则包括尽可能使用RIC方案，避免肾毒性药物，早期识别和治疗败血症，适当使用利尿和液体管理策略，早期识别并使用去纤苷药物治疗肝窦阻塞综合征，肾内科医师及时参与病程管理[145]。一项荟萃分析提示，与较为保守的液体管理相比，开放性液体管理可能会增加脓毒症或脓毒性休克患儿住院期间和4周随访时的死亡率[147]。在一项儿科研究中，RRT开始前增加的液体超负荷（%FO）与死亡率增加相关[148]。维持正常血容量（%FO≤10%）很重要，因为非正常血容量的患者均死亡。笔者得出结论，利尿剂的积极治疗和对利尿剂无反应的患者更早开始RRT可能改善预后[148]。

表34-7　改善全球肾脏病预后组织（KDIGO）的急性肾损伤分期[144]

分期	血清肌酐	尿量
1期	1.5~1.9倍基线值 或 增加≥0.3 mg/dL（≥26.5 μmol/L）	持续6~12 h尿量<0.5 mL/（kg·h）
2期	2.0~2.9倍基线值	超过12 h尿量<0.5 mL/（kg·h）
3期	3倍基线值 或 增加≥4.0 mg/dL（≥353.6 μmol/L） 或 开始肾脏替代治疗 或 eGFR降至<35 mL/（1.73 m²·min）（年龄<18岁）	持续24 h尿量<0.3 mL/（kg·h） 或 无尿>12 h

dL：分升；eGFR：估计肾小球滤过率；h：小时；kg：千克；L：升；m：米；mg：毫克；min：分钟；mL：毫升；μmol：微摩尔。

十四、急性呼吸衰竭

急性呼吸衰竭（ARF）是移植患者入住重症监护室的主要原因[149-152]。ARDS和儿童ARDS（pARDS）是移植后常见的并发症，显著影响结局[153-154]。需要有创机械通气的移植患者的死亡率仍然高居不下，高达60%[155-159]。肺部并发症可能是感染性的（超出本章的范围），也可能是非感染性的，因为化疗、机会性感染、预处理方案、免疫抑制和移植物抗宿主反应都可能导致造血干细胞移植前后的肺功能不全。这些并发症通常表现为非特异性弥漫性肺浸润和低氧性呼吸衰竭[152]。特发性和临床重叠肺损伤综合征常在移植后期，包括弥漫性肺泡出血、植入综合征（如前所述）和特发性肺炎综合征[152]。

弥漫性肺泡出血的特点是进行性呼吸困难、咳嗽、低氧血症伴或不伴发热，很少有咯血[160-161]。胸片显示双侧非特异性磨玻璃密度区和斑片状实变区[160, 162]。实验室检查结果可能包括血红蛋白或血细胞比容降低，白细胞计数升高，但这两项均不是诊断所必需的。血小板减少可能存在或不存在。应通过检测血小板计数、凝血酶原时间、国际标准化比值和部分凝血活酶时间来排除凝血功能异常。支气管肺泡灌洗（BAL）发现血性灌洗液是诊断弥漫性肺泡出血的特征性表现。年龄较小的儿童尤其依赖临床诊断，因为儿童BAL较为困难。弥漫性肺泡出血的病因尚不清楚，但肺组织损伤，炎症和细胞因子释放都与弥漫性肺泡出血的发病机制有关[162]。弥漫性肺泡出血通常发生在同种异体移植后的前2~3个月内，发病率为3%~10%[162]。据报道，黏多糖病患儿在造血干细胞移植后弥漫性肺泡出血的发病率明显增高[162]。虽然弥漫性肺泡出血可能发生在感染或未感染的情况下，患者通常在确诊时接受经验性抗菌治疗，但这两种形式都与包括类固醇在内的常规治疗后的不良结果相关。一项对发生弥漫性肺泡出血的异基因造血干细胞移植患者的回顾性研究发现，与单独使用甲强龙相比，注射氨基己酸联合甲强龙可改善生存率，但这一发现未在随后的研究中得到证实[163-164]。虽然静脉注射和吸入重组因子VIIa（rFVIIa，Novoseven）与移植后弥漫性肺泡出血的良好结局相关，但在对rFVIIa在临床的超说明书使用提出建议之前，需要进一步的临床研究[165-166]。

特发性肺炎综合征被定义为在没有活动性感染或心源性原因的情况下发生的移植后广泛的肺泡损伤，通常出现在造血干细胞移植后120天内[162]。诊断标准包括肺炎的临床体征和症状，非大叶性影像学浸润，肺功能异常，以及通过支气管肺泡灌洗或肺活检确定的无感染[162]。特发性肺炎综合征的常规治疗包括使用皮质类固醇。一些研究提示，加用依那西普（一种可溶性肿瘤坏死因子α结合蛋白）可能改善生存[167]。在一项多中心、开放标签、2期儿科研究中，皮质类固醇联合依那西普治疗是安全的，缓解率为71%，移植后28天和1年生存率分别为89%和63%[168]。在一项同样的成人Ⅲ期特发性肺炎综合征研究中，两组的1年OS都很差（25%）[169]。

移植患者也可能因纤维化重塑而发展为阻塞性肺病（OLD）或限制性肺病（RLD）。RLD可能发生在隐源性机化性肺炎/闭塞性细支气管炎机化性肺炎或慢性纤维化间质性肺疾病。移植后闭塞性毛细支气管炎综合征（BOS）常与肺部移植物抗宿主病相关。BOS通常发生在移植后6~18个月，并与OLD相关；影像学（胸部X线检查、CT）和呼吸量测定（FEV1/FVC比值）可能显示气体滞留[170]。依那西普和福替卡松、阿奇霉素、孟鲁司特联合治疗显示出很好的治疗前景，但最佳治疗时长仍待确定[170]。

在儿童造血干细胞移植患者中，造血干细胞移植前肺转录组（通过支气管肺泡灌洗）特征可预测造血干细胞移植后肺损伤，这表明优化造血干细胞移植前肺微生物组的策略可以减轻肺部炎症并改善造血干细胞移植后结局[171]。事实上，对肺功能不全的密切监测和早期检测可能有助于及时干预，从而在临床后遗症变得不可逆转之前抢先/减轻这些症状。通过进一步研究确定改善生存的可变因素具有重要意义。例如，有一致性的和可重复的证据表明，液体正平衡与移植后不良后果之间存在独立关联[172-174]。

十五、移植后淋巴组织增殖性疾病

造血干细胞移植患者的移植后淋巴增殖性疾病（PTLD）几乎完全与EB病毒感染有关。PTLD通常发生在造血干细胞移植后3~6个月，此时病毒特异性T细胞免疫尚未重建[175]。造血干细胞移植后出现的PTLD通常是供者来源的，受者来源的PTLD主要发生在移植物重建不良的患者中。造血干细胞移植后出现的PTLD的危险因素包括移植前移植物中T细胞去除，免疫抑制的类型/持续时间，以及供者和受者之间的不匹配程度（在去T细胞的单倍体移植中更常见）[175]。EBV-PTLD可能发生在1%~3.5%的移植患者中，并观察到其在已确定危险因素的患者中发病率增加（>10%）[175-176]。患者通常表现为发热、淋巴结肿大、扁桃体肿大或散在的器官病变，或可表现为更多的全身性症状。原发性中枢神经系统PTLD罕见，预后不佳，部分与药物穿透血脑屏障（BBB）受阻有关。EBV-PTLD的诊断需要PTLD的体征/症状、EB病毒-DNA血症的定量证据或相关组织标本中EB病毒的检测和影像学研究（如CT或PET-CT）的支持[175]。确诊EBV-PTLD的需要活检。可能的EB病毒感染定义为在没有组织活检，没有其他记录原因的情况下，出现淋巴细胞增殖性疾病的症状和（或）体征，同时在任何血液标本中测量到明显的EB病毒-DNA血症[175]。确诊的EBV-PTLD需要检测组织样本中的EB病毒核酸或EB病毒编码蛋白证明。WHO 2016年的组织分型包括PTLD的六种形态学分类：浆细胞增生、感染性单核样细胞增多症、滤泡过度增生、多形性、单形性（B细胞或T/NK细胞类型）和经典霍奇金淋巴瘤PTLD[177]。移植后监测外周EB病毒载量可能对PTLD的预测有效，监测频率取决于特定的风险特征。体外或体内移植物T细胞去除方法，通过去除B细胞和T细胞，可暂时清除EB病毒库直到实现功能性免疫重建来降低PTLD的风险。如果不进行T细胞清除，但由于使用ATG和（或）供者和受体之间存在HLA错配，PTLD的风险很高，则可以考虑使用利妥昔单抗清除移植期间的B细胞[175]。移植后预防性使用利妥昔单抗可显著降低EB病毒-DNA血症的风险，但不一定影响PTLD的发病率、TRM和OS[178-179]。针对EB病毒的预防性细胞毒性淋巴细胞（EBV-CTL）具有良好的安全性，预防组未报告PTLD，而对照组的PTLD发生率为11.5%[180]。利妥昔单抗仍是EBV-PTLD最广泛使用的预防性治疗药物，剂量为375 mg/m^2，每周1次，直到血中EBV-DNA呈阴性。大多数患者需要1~4次。医务人员应了解使用利妥昔单抗（抗CD20抗体）选择CD20阴性克隆的可能性。在可行的情况下减少免疫抑制可能是预防PTLD的有效策略，尽管这并不总是可行的，并且存在移植物抗宿主病的风险。在造血干细胞移植受者中，EBV-CTL治疗可以增强病毒特异性免疫反应，并允许建立持久记忆性T细胞反应。在一项对33名接受第三方机构的EBV-CTL治疗的EBV-PTLD HCT患者的研究中，观察到68%的缓解率和89%的OS[181]。1个周期后发生进展的患者可从转换CTL供者（如果有的话）中获益[181-182]。

十六、出血性膀胱炎

造血干细胞移植后出血性膀胱炎与显著的发病率、住院时间延长相关，也可能与降低生存率有关[183]。自体和异基因造血干细胞移植均可发生出血性膀胱炎，其发生率从6.5%到65%不等，这取决于移植和移植物的类型、预处理方案和患者的年龄[184-186]。在开始预处理后的最初72小时内发生的出血性膀胱炎通常是大剂量化疗（如环磷酰胺或白消安）的不良反应的结果，尽管白消安也可能导致迟发性出血性膀胱炎。出血性膀胱炎在预处理后超过72小时发生，通常继发于病毒感染、移植物抗宿主病和（或）骨盆照射；然而，出血性膀胱炎可能是多因素的，诸如既往治疗、放射治疗、预处理、移植物类型和免疫抑制持续时间等变量的复杂相互作用促进膀胱上皮损伤和出血性膀胱炎的后续发展[187-188]。关于病毒感染相关的出血性膀胱炎的进一步详细信息，请参阅第三十一章。

出血性膀胱炎的诊断是基于典型临床血尿，并伴有下尿路症状，如腹痛、膀胱痉挛、尿急和（或）排尿困难。完整的血尿评估对于排除其他潜在原因（如尿路感染、尿石症或膀胱肿瘤）至关重要。评估可包括既往和当前的广泛病史、手术、化疗和药物治疗，尿液分析（包括细胞学检查、尿培养、BK病毒、巨细胞病毒和腺病毒的PCR检测），以及上尿路影像学检查。在较严重的血尿病例或诊断不明确时，可能需要进行诊断性和（或）治疗性膀胱镜检查，以显示膀胱黏膜，并评估是否存在膀胱肿瘤、血块或散在的出血血管[189]。

严重程度可以根据NCI CTCAE对血尿进行定量测量，以及对所需干预水平进行分级，其中严重（3级和4级）的出血性膀胱炎需出现明显血尿并进行重要治疗干预[190]。造血干细胞移植患者接受特定的预处理时，可能会采取预防性超液化治疗。此外，接受含环磷酰胺和异环磷酰胺方案的患者通常使用美司钠，以减轻化疗后可能形成的尿毒性化合物带来的毒性[189]。化疗后，美司钠在丙烯醛积聚的膀胱中浓缩，美司钠通过Michael加成反应与丙烯醛和其他有毒代谢物形成偶联物，这种结合反应使得尿毒性化合物失活，变成无害的代谢物，并随尿液排出。

移植后出血性膀胱炎的治疗尚无标准方法[191]。无创治疗干预措施包括：①通过静脉水化维持尿量增加以防止血栓形成；②通过输血支持和补充凝血因子来维持血液和凝血稳态；③镇痛；④使用奥昔布宁等药物控制膀胱痉挛；⑤对引起活动性病毒感染进行特异性治疗[189]。雌激素给药与症状缓解相关，但其机制尚未完全明了，而高压氧已被证明有助于改善愈合[184, 192]。针对病毒的疗法包括环丙沙星和西多福韦全身性用药、西多福韦囊内用药，以及输注制备的病毒特异性CTL[184]。

重症病例可能需要泌尿外科会诊，在这些病例中放置导尿管可促进膀胱持续排空。放置三腔导尿管可以进行持续膀胱冲洗[189]。早期开始膀胱冲洗与症状持续时间缩短相关[193]。导尿术还允许膀胱内给予透明质酸、硝酸银或铝盐等治疗，这可能改善出血症状[194]。患者可能需要进一步的膀胱镜检查或手术来清除大的血块，以防止梗阻性尿路疾病和膀胱填塞[189]。有时，皮肤膀胱造口术适用于改善膀胱引流[195]。经皮肾造瘘管可实现内源性尿激酶的分流，避免膀胱过度扩张，减轻肾积水[196]。在非常严重和难治的情况下，经验丰富的介入放射科医师可以通过股动脉导管插入髂内动脉的膀胱分支进行选择性动脉栓塞治疗。最后，如果无法控制出血，可能需要行膀胱切除术，但这会带来高风险的围手术期并发症和发病率，应视为最后的选择[189]。许多症状轻微的患者不需要干预，而另一些患者尽管接受了长期的积极干预，但症状仍持续存在直至其实现免疫重建。

十七、内分泌

造血干细胞移植患者存在急性和慢性内分泌功能障碍的风险，这主要是预处理方案中化疗和放射治疗的后遗症，尽管患者的原发病、既往治疗史和并发症这些因素也可能引起内分泌功能障碍[197]（表34-8）。例如，肾上腺脑白质营养不良患者和其他长期接受皮质类固醇治疗癌症或移植后并发症（如移植物抗宿主病或隐源性机化性肺炎）的患者，可能会增加肾上腺功能不全的风险[198]。这些患者可能需要在术前和应激期（如感染）给予应激剂量的类固醇。需要全胃肠外营养、类固醇的移植患者，以及危重患者有高血糖的风险，而高血糖与NRM增加和OS降低相关[199]。高血糖患者可能需要使用胰岛素并频繁监测血糖。

在一项针对儿童造血干细胞移植患者的单中心回顾性研究中，特定内分泌并发症有原发性甲状腺功能减退（1.2%）、代偿性甲状腺功能减退（7%）、甲状腺功能亢进（2.4%）、高促性腺激素性低性腺功能（22.4%）、骨密度异常（2.4%）和继发性糖尿病（1.2%）[197]。因此，儿童可能会经历生长缺陷，以及青春发育延迟或加速[200-201]。在移植后的儿童中观察到生长和生长激素缺乏，特别是接受TBI和既往接受中枢神经系统照射（CI）治疗急性白血病的儿童[202]。在成年移植长期生存者中，内分泌相关后遗症的患病率增加，这突出了患者长期随访并监测的重要性[203]。在长期随访中，约30%的造血干细胞移植患者最终发展为甲状腺功能减退症[198]。女性患者经历卵巢功能早衰的比率非常高（占所有女性造血干细胞移植患者的65%~85%，在MAC中几乎为100%）[204-205]。在预处理前使用促性腺激素释放激素激动剂（如亮丙瑞林）与卵巢功能早衰发生率降低相关[206]。睾酮是男性内皮功能和血管健康的重要决定因素。在接受同种异基因造血干细胞移植治疗AML的男性患者中，造血干细胞移植前睾酮水平（<250 ng/dL）与更差的OS相关[207]。造血干细胞移植后患者应前瞻性监测内分泌激素水平、生长发育和性发育，以及性欲状况，并根据需要及时采取适当的特异性干预措施。筛查可能根据个体化的治疗相关风险进行调整，以预防常见的长期内分泌后遗症，包括糖尿病、血脂异常、性腺功能减退或性腺衰竭、维生素D缺乏、甲状腺功能障碍和垂体功能障碍[198]。

表34-8 造血干细胞移植后内分泌毒性[31]

毒性	一般危险因素	考虑因素
肾上腺功能不全	肾上腺脑白质营养不良 长期使用皮质类固醇	-在手术前和急性疾病等压力增加的时期考虑使用应激剂量的类固醇 -及早咨询内分泌科医师
高血糖 2型糖尿病 糖尿病	长期使用皮质类固醇 全胃肠外营养	-频繁监测血糖 -膳食咨询 -根据需要使用胰岛素或口服药物 -及早咨询内分泌科医师
甲状腺功能障碍: 甲状腺功能减退 甲状腺功能亢进	TBI 头颈部/CNS放射治疗 白消安 环磷酰胺	-HCT后或有临床指征时每年进行甲状腺功能检测（TSH、T3和游离T4） -及早咨询内分泌科医师
高促性腺激素 性腺功能减退 青春期延迟	TBI 白消安 环磷酰胺 HCT时年龄小	-女性在预处理方案中考虑使用亮丙瑞林 -每年评估青春期后女性移植后临床和内分泌性腺功能，根据绝经情况进行后续随访 -考虑HRT来维持性欲、性功能和骨密度 -根据临床指征评估男性性腺功能，包括FSH、LH和睾酮 -有临床指征时可考虑对男性进行HRT -在移植后6~12个月内评估青春期前男孩和女孩的临床和内分泌性腺功能 -密切监测青春期前儿童的青春期体征 -及早咨询内分泌科医师
垂体功能障碍	TBI 头颈部/CNS放射治疗	-根据临床需求对垂体功能进行评估 -及早咨询内分泌科医师
骨密度异常	TBI 使用皮质类固醇 GVHD 同种异体HCT 老年女性 低体重 不活动 性腺机能减退 如果雌激素缺乏，考虑激素替代疗法	-对成年女性、所有同种异体HCT受者和骨质疏高危患者在1年时进行双光子密度测定 -考虑对长期使用皮质类固醇或钙调磷酸酶抑制剂的患者进行早期检测 -尽可能减少类固醇和其他免疫抑制治疗 -鼓励体育活动 -考虑补充维生素D和钙 -如果雌激素下降，考虑HRT -考虑双膦酸盐治疗 -及早咨询内分泌科医师 -如有必要，考虑将缺血性坏死的患者转诊至骨科
生长迟缓	TBI 头颈部/CNS放射治疗 HCT时年龄小	-每年监测儿童生长速度 -如果生长速度异常或有其他临床指征，评估甲状腺和生长激素 -及早咨询内分泌科医师

CNS：中枢神经系统；FSH：卵泡刺激素；GVHD：移植物抗宿主病；HCT：造血干细胞移植；HRT：激素替代疗法；LH：黄体生成素；TSH：促甲状腺激素；TBI：全身放射治疗。

十八、生育能力

不孕不育是一个常见的问题，它会对造血干细胞移植患者的生活质量产生不利影响[204]。总体而言，女性患者造血干细胞移植后不孕的风险为80%，而在接受大剂量预处理的男性中，无精症患者高达90%[208-210]。新的治疗模式（如CAR-T细胞疗法和减RIC）的不孕风险仍有待完全确定。虽然性腺毒性和不孕不育症的风险是根据患者的年龄和治疗而变化的，但包括白消安、环磷酰胺或TBI在内的预处理方案会增加不孕不育的风险[210-211]。

性腺毒性的风险、可能需要激素替代、不孕的风险和保留生育能力的选择应在对原发病的任何治疗开始之前和造血干细胞移植之前解决。多学科治疗方法有益，应尽早转诊至生殖专科医师处。保存方法取决于患者的年龄、青春期状态、性别、恶性肿瘤和所建议的治疗方案[204]。青春期前女孩和男孩可能适合性腺组织冷冻保存的试验。体外受精和胚胎冷冻或卵母细胞冷冻是青春期后女性的选择，但这些方法需要卵巢刺激，可能会延迟治疗2～4周，可能不可行。卵巢组织库也可作为一种紧急的实验性生育力保存选择。然而，对于白血病患者，人们担心自体卵巢组织移植可能再次引入恶性细胞，因此不建议对这些患者进行自体卵巢组织移植[204, 212-213]。在男性中，精子库是一种易于获得且无创的成熟选择。然而，基线精液分析显示，25%～50%的男性癌症患者在开始治疗前存在精液特征异常[204]。

对于接受造血干细胞移植的患者，保留生育能力存在多重障碍[204]。这些障碍包括保留女性卵巢的时间有限，医疗团队和患者之间的沟通欠佳，对生育资源的了解不足，获得生殖专科医师的机会有限，以及因缺乏生育力保存的保险而带来的经济负担[204]。理想情况下，移植患者应在移植前和移植后接受综合多学科的肿瘤生育支持；在适当的情况下，应探索替代性生殖选择，如收养。重要的是，性活跃的移植后患者仍应被告知在适当的情况下适当采取节育措施，以计划生育和防止性传播感染[32]。

十九、神经系统

造血干细胞移植后神经系统并发症（NC）很常见，发生率从5%到55%不等[214-215]。无血缘造血干细胞移植、高龄、中重度急慢性移植物抗宿主病与NC发生风险增加相关。中枢神经系统 NC与发病率和死亡率增加有关[216]。在预处理后植入前

这段时间，造血干细胞移植患者发生感染性并发症（包括NC）的风险很高，需要长期免疫抑制以预防或治疗移植物抗宿主病等移植并发症的患者也是如此。有关造血干细胞移植的感染性神经系统并发症的详细信息，请参阅第三十一章。

非感染性NC通常根据发病时间进行分类，因为在移植前和移植后早期发生的并发症通常与预处理方案、药物毒性和细胞减少有关，而晚期并发症可能与长期应用免疫抑制剂和（或）慢性移植物抗宿主病等并发症的发生有关。最常见的非传染性NC是癫痫发作、脑病、头痛和中风[216-217]。神经血管事件可能是继发于血小板减少或凝血功能障碍导致的血栓栓塞或出血。对于危重患者，以及年幼或发育迟缓的儿童，表现为谵妄或精神状态改变的脑病，通常难以诊断。经过验证的谵妄筛查工具示例如表34-9所示。

在预处理阶段，大多数NC是大剂量化疗或放射治疗的结果。含有白消安的预处理方案应包括在预处理前开始的抗癫痫预防用药，如左乙拉西坦，因为白消安的癫痫发作风险特别高[218]。颅脑放射治疗和鞘内注射甲氨蝶呤均与中毒性白质脑病相关，这些疾病可能在几天至几个月后表现为意识错乱、构音障碍、共济失调或其他神经系统缺陷[219]。

PRES发生在6%～9%的造血干细胞移植患者中，与使用钙调磷酸酶抑制剂如环孢素或他克莫司，以及其他药物如西罗莫司和地塞米松有关[216-217]。一般来说，可逆性PRES表现为顽固性高血压、头痛、视觉障碍、精神状态改变和癫痫发作。磁共振成像可显示血管源性水肿为皮质下白质低密度，通常对称，好发于后循环[220]。PRES的机制尚不清楚，尽管高灌注损伤模型是一种普遍接受的假设，即大脑自身调节功能受损和平均动脉压突然升高导致血脑屏障被破坏和血管源性水肿[221]。患有PRES的患者通常需要将移植物抗宿主病治疗或预防转换为非钙调神经酶抑制的免疫抑制剂。镰状细胞性贫血患者PRES和癫痫发作的风险增加，通常建议在预处理前开始接受抗癫痫预防，并在钙调磷酸酶抑制剂使用期间持续服用。

表34-9 儿童和成年患者谵妄筛查的有效工具

筛查工具*	验证人群	评估过程	诊断	严重程度评估	灵敏度	特异度
Richmond躁动-镇静评分（RASS）	成人及儿童	躁动，镇静	√	√	84%	88%
意识模糊评估法（CAM）	成人	谵妄	√		94%	89%
重症监护室患者意识模糊评估法（CAM-ICU）	重症监护室成人	谵妄	√		84%	95%
谵妄筛查量表（ICDSC）	重症监护室成人	谵妄	√	√	83%	87%
康奈尔儿童谵妄量表（CAPD）	儿童及重症监护室儿童	谵妄	√	√	94%	79%

*谵妄筛查分为两步，首先使用标准化镇静量表评估唤醒水平。RASS是一个10分的量表，评分为+4至-5分，其中0分表示患者平静和警觉，正数评分表示攻击症状，负数评分表示可唤醒性。-4或-5分为无法评估谵妄的无反应和不可唤醒患者。对于所有其他患者，第二步为评估谵妄。

来源：Wei LA, Fearing MA, Sternberg EJ, Inouye SK.The Confusion Assessment Method: a systematic review of current usage.J Am Geriatr Soc.2008;56（5）:823-830; Chen TJ, Chung YW, Chang HR, Chen PY, Wu CR, Hsieh SH, et al.Diagnostic accuracy of the CAM-ICU and ICDSC in detecting intensive care unit delirium: a bivariate Meta-analysis.Int J Nurs Stud.2021;113:103782; Traube C, Silver G, Kearney J, Patel A, Atkinson TM, Yoon MJ, et al.Cornell Assessment of Pediatric Delirium: a valid, rapid, observational tool for screening delirium in the PICU*.Crit Care Med.2014;42（3）:656-663; De J, Wand AP.Delirium screening: a systematic review of delirium screening tools in hospitalized patients.Gerontologist.2015;55（6）:1079-1099; Grover S, Kate N.Assessment scales for delirium:a review.World J Psychiatry.2012;2（4）:58-70; and Pandharipande P JJ, Ely W, editor.Critical Care Medicine.Elsevier: 2008.

二十、社会心理因素

心理压力通常是移植后患者都会经历的。患者应在移植后进行关键性全面评估，包括6个月、1年，以及随后每年的定期心理症状评估和随访[32]。几乎60%的患者在移植后可能出现神经认知能力下降，导致日常生活、社交互动、重新融入学校或工作，以及学业和职业能力下降[30]。虽然有许多常用的成人神经认知评估工具，但这些工具尚未在造血干细胞移植后患者中得到验证。应考虑在儿童移植后1年和每个新的教育阶段进行神经认知测试[32]。青年、青壮年和成年患者在移植后应继续进行药物滥用的筛查，并对所有患者进行定期评估，包括适应能力、自我形象、社会支持和家庭动态。护理目标应该动态评估，涉及医疗问题，以及患者对于造血干细胞移植的认知限制，包括日常生活、学校、职业和人际关系方面。对于护理目标，应实施动态评估，并针对患者移植后相关的医疗问题进行处理，涵盖日常生活活动、教育、职业及人际关系方面的感知障碍。

参考文献

第三十五章
靶向 CD19 嵌合抗原受体疗法的细胞因子释放综合征

URI GREENBAUM, JEREMY L. RAMDIAL, AIMAZ AFROUGH, LEONARD C. ALSFELD, SASSINE GHANEM, MAY DAHER, AMANDA OLSON, PARTOW KEBRIAEI , PAOLO STRATI , RAPHAEL E. STEINER, SAIRAH AHMED, MARK R. TANNER, SATTVA S. NEELAPU, KATAYOUN REZVANI , AND ELIZABETH J. SHPALL

译者：陈治晗、康云　审校：梅恒
华中科技大学同济医学院附属协和医院

一、介绍

通过基因工程改造使其表达靶向特定肿瘤抗原的CAR-T细胞，已成为治疗多种高危血液系统恶性肿瘤的主要临床工具。自1989年首次开发CAR-T细胞以来，这一新兴领域已经取得显著进展，迄今为止，自体CAR-T细胞产品已被FDA批准作为用于26岁以下复发或难治性ALL患者［tisagenlecleucel（Kymriah）］[1]、成年复发或难治的弥漫性大B细胞淋巴瘤（DLBCL）患者［Kymriah，axicabtagene ciloleucel（Yescarta），lisocabtagene maraleucel（Breyanzi）］[2-5]、滤泡性淋巴瘤患者（Yescarta）[6]和套细胞淋巴瘤患者［brexucaptogene autoleucel（Tecartus）］[7]的标准治疗方案，所有这些CAR-T细胞产品靶向的都是CD19抗原。最近，FDA还批准了一种用于治疗复发或难治性多发性骨髓瘤患者的靶向BCMA的自体CAR-T细胞产品［idecabtagene vicleucel（Abecma）］[8]（图35-1）。这些自体CAR-T细胞产品相关的不良反应是比较常见的，发生率因疾病种类和CAR-T细胞产品类型而异[9]。其中特有的不良反应是细胞因子释放综合征，主要特征是在输注CAR-T细胞后患者免疫系统强烈激活[10]。ASTCT的共识声明将细胞因子释放综合征定义为任何导致内源性或输注的T细胞和或其他免疫效应细胞的激活或参与的免疫疗法后的一种超生理性

反应。症状可逐渐加重，起病时必须有发热，可能并发低血压、毛细血管渗漏（缺氧）或终末器官功能障碍[11]。类似的综合征也出现在异基因造血干细胞移植、器官特异性自身免疫病，以及包括COVID-19在内的多种传染性疾病[12]。细胞因子释放综合征可在CAR-T细胞输注后1天内或输注后数周内发生。细胞因子释放综合征的症状包括发热、寒战、低血压、心动过速和缺氧，引起这些症状的病理机制在疾病发生发展中可能会进一步演变，导致全身毛细血管渗漏、肾功能衰竭、凝血障碍，以及一种特定的神经系统疾病状态，称为免疫细胞相关神经毒性综合征，通常在细胞因子释放综合征之后发生，但也可独立发生。在本章中，我们将讨论细胞因子释放综合征的流行病学，以及其可能的预测因素和病理生理学。最后，我们会介绍细胞因子释放综合征的分级和治疗策略，以及在治疗和预防层面上未来的研究方向。考虑到目前大多数CAR-T细胞产品都是针对CD19抗原，本章将重点关注靶向CD19的细胞疗法。

二、临床试验中细胞因子释放综合征的发病率

尽管CAR-T细胞产品在设计上具有相似性，但每种产品的细胞因子释放综合征发生率是不同的，而且发生率在不同的恶性肿瘤中也有所不同。多种临床试验为我们了解不同CAR-T细胞产品和疾病细胞因子释放综合征发生率奠定了基础。研究最多的疾病包括CD19阳性ALL、CLL和B细胞非霍奇金淋巴瘤。在ALL中，主要临床试验和回顾性研究的严重（3~4级）细胞因子释放综合征的发生率为10%~44%（表35-1）[13]。在大B细胞淋巴瘤（LBCL）中，根据CAR-T细胞构造的不同，严重细胞因子释放综合征的发生率在淋巴瘤协会研究中低至7%[14]，而在JULIET研究中则高达22%[2]。细胞因子释放综合征分级近年来已经发展为处理CAR-T细胞治疗毒性反应的一种临床工具，然而，特别是前几年，迄今为止使用的分级系统异质性影响了所报道的细胞因子释放综合征发生率。近年来，专家们也在努力将各种临床试验中报告的细胞因子释放综合征数据标准化[9, 10, 15]。

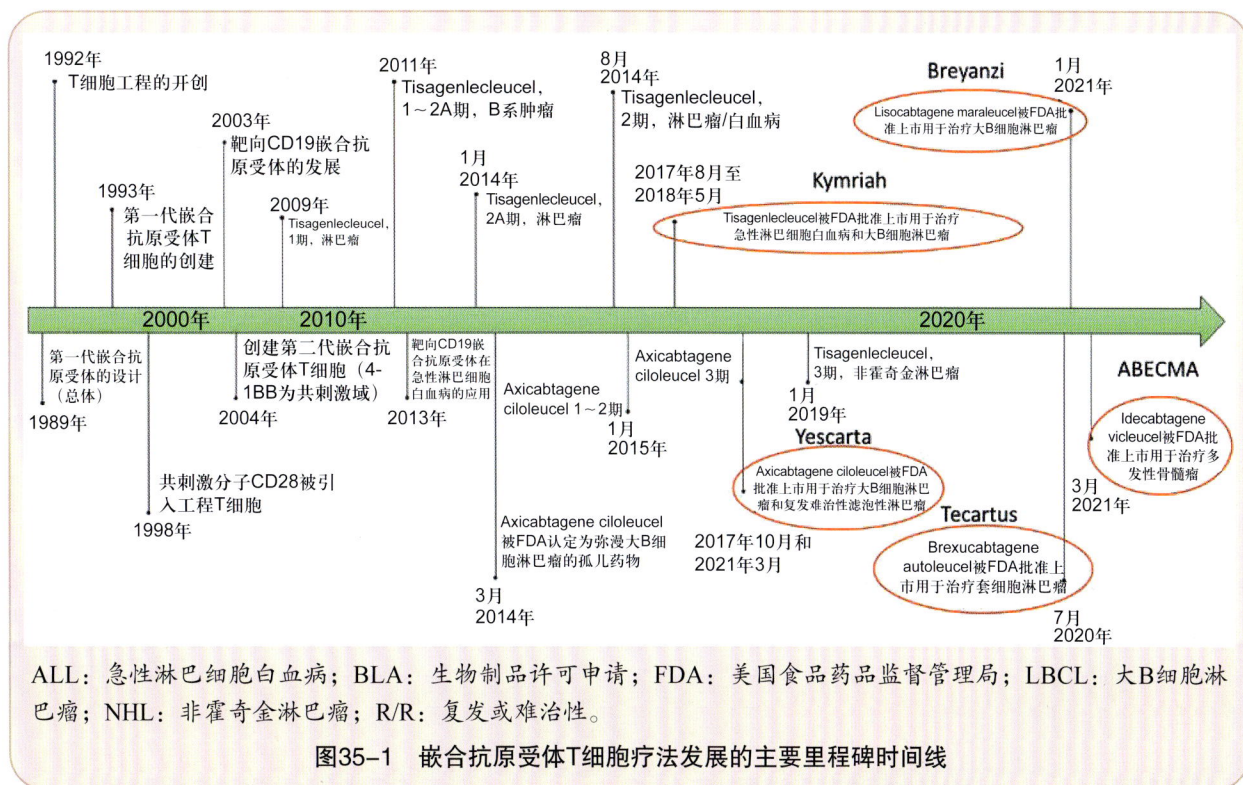

ALL：急性淋巴细胞白血病；BLA：生物制品许可申请；FDA：美国食品药品监督管理局；LBCL：大B细胞淋巴瘤；NHL：非霍奇金淋巴瘤；R/R：复发或难治性。

图35-1　嵌合抗原受体T细胞疗法发展的主要里程碑时间线

表35-1　CD19　CAR-T细胞临床试验的细胞因子释放综合征和严重细胞因子释放综合征发病率

研究	疾病	产品	共刺激域	患者数	CRS	sCRS*	CRS起病中位时间（范围），天	CRS中位持续时间（范围），天	参考文献
Juliet	DLBCL	Tisagenlecleucel	4-1BB	93	58%	22%	3（1～9）	7（2～30）	Schuster et al.，2019[2]
Transcend	DLBCL，PMBCL，MCL，tFL	Lisocabtagene maraleucel（已确定的CD4：CD8组成）	4-1BB	10	42%	2%	5（1～14）	未报告	Abramson et al.，2020[5]
	DLBCL	Axicabtagene Ciloleucel	CD28	108	92%	11%	2（1～12）	8（未报告）	Neelapu et al.，2017[3] Locke et al.，2019[4]
Zuma-1	ALL，CLL，NHL	CD4：CD8为1：1的CD19 CAR-T细胞	CD28⁺4-1BB	133	70%	12%	2（1～19）	3（1～15）	Hay et al.，2017[16]
	B-ALL	Tisagenlecleucel	4-1BB	75	77%	44%	3（1～22）	8（1～36）	Maude et al.，2018[1]
	B-ALL	MSK CD-19 CAR-T细胞	CD28	53	85%	26%	未报告	未报告	Park，et al. N Engl J Med，2018[17]
Zuma-2	MCL	Brexucabtagene autoleuce	CD28	68	62%	15%	2（1～13）	11（未报告）	Wang et al.，2020[7]

研究	疾病	产品	共刺激域	患者数	CRS	sCRS*	CRS起病中位时间（范围），天	CRS中位持续时间（范围），天	参考文献
Zuma-3	ALL	Brexucabtagene autoleuce	CD28	45	93%	31%	2（1～5）	9（7～14）	Shah et al.，2021[18]

*分级≥3。

ALL：急性淋巴细胞白血病；ASH：美国血液学会；CIBMTR：国际血液与骨髓移植研究中心；CLL：慢性淋巴细胞白血病；CRS：细胞因子释放综合征；DLBCL：弥漫性大B细胞淋巴瘤；MCL：套细胞淋巴瘤；NHL：非霍奇金淋巴瘤；PMBCL：原发性纵隔B细胞淋巴瘤；sCRS：严重细胞因子释放综合征；SOC：护理标准；tFL：转化滤泡性淋巴瘤。

来源：Greenbaum U，Kebriaei P，Srour SA，et al. Chimeric antigen receptor T-cell therapy toxicities. Br J Clin Pharmacol. 2021；87（6）：2414-2424.

2019年，ASTCT发布了一个基于先前分级系统的标准化细胞因子释放综合征的定义和分级体系，这将有助于未来统一各种临床试验中的细胞因子释放综合征相关数据[11]。这部分内容将在后文中更详细地介绍。

三、细胞因子释放综合征动力学

细胞因子释放综合征动力学在不同产品存在差异，但通常在回输后1周内发生，而峰值则在细胞因子释放综合征发生后的1周内出现[10]。疾病的组织学、疾病负荷、细胞产品类型和构造的组成，以及细胞输注前使用的清淋方案的不同，都被证明与细胞因子释放综合征的起病、发生率和严重程度有关。到目前为止，无论疾病的组织学亚型如何，尚未明确找到细胞因子释放综合征的发病率与CAR-T细胞疗法的反应深度之间的关联，而细胞因子释放综合征的严重程度也未被证实与反应持续时间直接相关[19]。

四、嵌合抗原受体结构对细胞因子释放综合征的影响

（一）嵌合抗原受体的组成结构

如图35-2所示，CAR结构包含几个关键组件。其中，细胞外区域由单链可变片段（scFv）构成，这是Ig轻链和重链的融合蛋白，用于识别特定的肿瘤抗原。此外，还有一个将scFv与CAR结构的其他部分连接在一起的铰链区。接着是一个跨膜域，连接到一系列提供共刺激信号以激活CAR-T细胞的细胞内结构域。大多数CAR-T疗法使用基于CD28或4-1BB的共刺激域，然后是CD3ζ。这一复杂的识别和信号结构域使得CAR-T细胞能够以抗原依赖的方式识别肿瘤细胞并迅速被激活。CAR结构被封装在逆转录病毒或慢病毒中，随后将其转导入T细胞[20]。

（二）胞内共刺激域对毒性的影响

CAR结构中的共刺激域类型似乎是影响整个治疗风险及细胞因子释放综合征发生的最重要的结构之一。尽管T细胞的激活是CAR-T疗法细胞因子释放综合征的常见潜在触发机制，但每种CAR-T细胞中不同的共刺激域会影响细胞因子释放综合征的发病率、时间进程和严重程度。以CD28共刺激域为例，它会引起CAR-T细胞的快速但自限的扩增，而4-1BB共刺激域会产生更慢的扩增但具有更长的持久性[21]。细胞因子释放综合征临床特征也可能受到所使用的共刺激域的影响，例如接受含CD28共刺激域的Yescarta治疗的患者，与接受含4-1BB结构域的CAR-T治疗的患者相比，3～4级细胞因子释放综合征事件发生较少，但3～4级神经毒性事件发生较多。然而，在两项针对LBCL患者的CAR-T细胞试验中，含CD28的CAR中所有级别细胞因子释放综合征的发生率为93%，而含4-1BB的细胞因子释放综合征发生率为57%[3，22]。

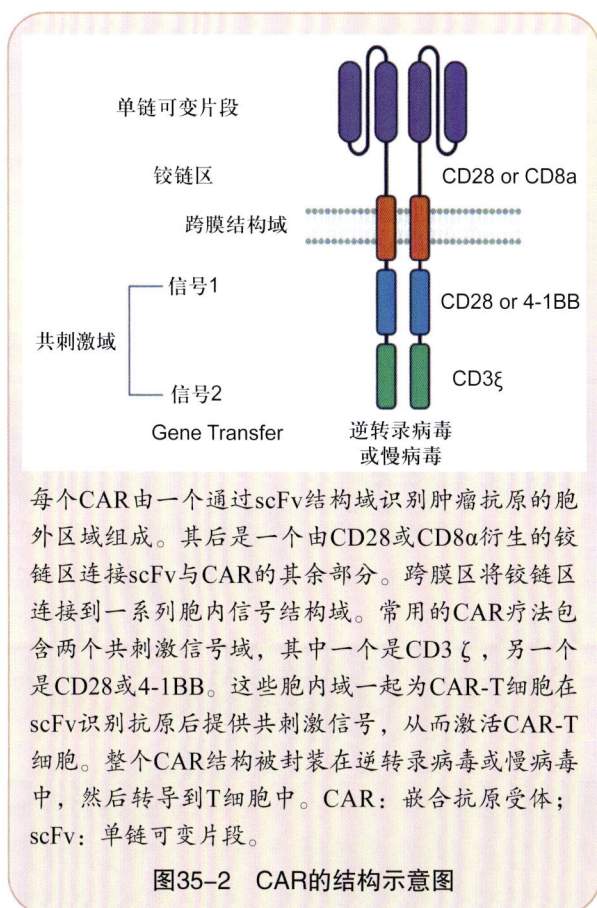

每个CAR由一个通过scFv结构域识别肿瘤抗原的胞外区域组成。其后是一个由CD28或CD8α衍生的铰链区连接scFv与CAR的其余部分。跨膜区将铰链区连接到一系列胞内信号结构域。常用的CAR疗法包含两个共刺激信号域，其中一个是CD3ζ，另一个是CD28或4-1BB。这些胞内域一起为CAR-T细胞在scFv识别抗原后提供共刺激信号，从而激活CAR-T细胞。整个CAR结构被封装在逆转录病毒及慢病毒中，然后转导到T细胞中。CAR：嵌合抗原受体；scFv：单链可变片段。

图35-2 CAR的结构示意图

（三）胞外和跨膜结构域对毒性的影响

商品化CD19 CAR-T细胞产品的成功关键在于其scFv的抗原特异性，该scFv源自小鼠抗CD19抗体克隆FMC63。然而，值得注意的是，这些产品不仅在共刺激域而且在铰链区和跨膜域都存在差异。Yescarta和Tecartus使用CD28铰链区和跨膜域，以及CD28共刺激域[3]。而Kymriah包含CD8α铰链区和跨膜域，以及4-1BB共刺激域[2]。Breyanzi包含IgG4铰链区和跨膜域，以及4-1BB共刺激域[5]。CAR的细胞外和跨膜域的差异可能会影响其毒性，因为鼠源scFv可能具有免疫原性，并且各种铰链区和跨膜域可能促使CAR-T细胞以不同的速率和强度激活，需要进一步的研究来充分验证这一假设。然而，在临床前模型中，Alabanza等对比了使用人类抗体构建的CAR-T与临床测试过的FMC63小鼠构建的CAR-T的效果，还确定了使用不同的铰链区和跨膜域对CAR-T细胞扩增的影响。他们测试了四个CAR，其中前两个包含人类scFv Hu-19，分别带有基于CD28的铰

链区和跨膜域或带有CD8α铰链区和跨膜域，后两个CAR包含小鼠scFv FMC63。他们发现，与含小鼠FMC63的CAR相比，包含人类scFv Hu-19的CAR在靶向表达CD19的细胞时具有类似的特异性，有趣的是，其产生的干扰素-γ的量更高。此外，与含CD8α铰链区和跨膜域的CAR-T细胞相比，具有Hu-19和CD28铰链区和跨膜域的CAR在被CD19⁺NALM6细胞刺激时诱导产生了类似CD4 T细胞的脱颗粒作用，以及轻度升高的CD8 T细胞的脱颗粒作用。相比之下，含CD8α铰链区和跨膜域的CAR-T细胞在刺激后产生的IFN-γ和肿瘤坏死因子-α也较少。这些结果在含小鼠FMC63 scFv的CAR-T细胞中得到了再现。这一点尤为重要，因为这些细胞因子与细胞因子释放综合征的发展有关，可能表明含CD8α铰链的CAR相比含CD28铰链的CAR具有较低的毒性。值得注意的是，两种铰链和跨膜域的CAR-T细胞的增殖没有差异，在小鼠模型中清除肿瘤的能力也没有差异[23]。总体而言，这项研究表明未来的CAR可能在对恶性肿瘤有强大的杀伤作用的同时，也具有降低细胞因子分泌、从而降低产生细胞因子释放综合征风险的可能性。

（四）人源化嵌合抗原受体的临床试验

根据之前的数据和对人类scFv比小鼠scFv免疫原性更弱的假设，已完成了一项首次在人体中进行的Ⅰ期临床试验，该试验使用了上述Hu-19 scFv，并搭载了CD8α铰链和跨膜域（Hu19-CD828Z），在20名B细胞淋巴瘤患者中进行了临床试验。考虑到治疗患者数量有限，以及跨试验比较的局限性，Hu19-CD828Z CAR似乎相对于其基于FMC63的对照，具有更低的严重免疫效应细胞相关神经系统毒性综合征发病率（5% vs. 50%）[24]。虽然两组中都很少见到严重的细胞因子释放综合征，但这个试验凸显了更好地理解CAR结构以试图将毒性最小化的重要性。

全人源化的CAR也在避免对小鼠scFv产生免疫原性反应方面具有额外优势，因此我们可以在先前接受CAR-T细胞疗法的患者中研究这些全人源化CAR。Myers等完成了一项关于在儿童和年

轻成年患者中使用人源化CD19 CAR-T细胞产品的初步临床试验，其中包括（*n*=33）或不包括（*n*=41）先前接受CAR-T细胞疗法的患者。84%的患者发生了各种级别的细胞因子释放综合征，6.8%的患者发生了4级细胞因子释放综合征。鉴于患者群体的复杂性，尤其是先前接受CAR-T细胞产品的患者细胞因子释放综合征发生率与Eliana的tisagenlecleucel研究中报告的77%的各种级别细胞因子释放综合征发生率和25%的4级细胞因子释放综合征发生率相比，其安全性令人惊艳[1, 25]。在Cao等的研究中，在类似的人群中使用全人源化的CD19靶向CAR-T细胞进行了试验，其中18名患者中有14名先前接受了鼠源化结构的CD19靶向CAR-T细胞。18例患者中有17例发生了细胞因子释放综合征，其中3例患者发生了3级或更高级别的细胞因子释放综合征[26]。需要进行更大规模的研究来评估这些人源化或全人源化的CAR的安全性。

五、细胞因子释放综合征的真实世界发病率

（一）细胞因子释放综合征在临床试验和标准治疗研究中的比较

鉴于CAR-T细胞产品是在大型研究中心开发的，其商品化后的一个主要担忧是其安全性数据是否只代表高度选择的患者人群。此外，由于制造过程需要3～4周的时间，有一个顾虑是只有那些疾病相对较好控制的患者才会被纳入这些试验。然而，关于axicabtagene ciloleucel（Yescarta）和tisagenlecleucel（Kymriah）的真实世界数据的多个报告都已经出台，而且这些数据在多个报告中似乎是有可比性的。表35-2列出了细胞因子释放综合征的发生率，以及与标准治疗报告相比的细胞因子释放综合征的发病时间和中位持续时间，同时也列出了在注册试验中的这些数据。FDA批准的产品报告中，包括美国淋巴瘤CAR-T细胞联盟和其他几个真实世界多中心研究的数据，axicabtagene ciloleucel（Yescarta）的3级和4级细胞因子释放综合征的发病率分别为4%～13%

和2%～4%。这与ZUMA-1注册试验中3级和4级细胞因子释放综合征的发病率分别为9%和3%相当。所有级别的细胞因子释放综合征发生率也相似，真实世界研究报告的范围为83%～93%，而ZUMA-1试验中为93%[3, 14, 27-29]。在FDA批准后的国际血液与骨髓移植研究中，使用tisagenlecleucel（Kymriah）治疗的ALL患者3级或更高级别细胞因子释放综合征的发病率较低，为16%，而Eliana注册试验中为46%[1, 30]。同样，对于DLBCL患者，在几个tisagenlecleucel（Kymriah）真实世界多中心报告中，3级或更高级别细胞因子释放综合征的发病率为1%～5%，低于JULIET注册试验中报告的22%，与CIBMTR注册分析中报告的4.5%相当。所有级别的细胞因子释放综合征的发病率在CIBMTR注册分析中为45%，在多中心回顾性报告中为70%，在JULIET注册试验中为58%[2, 28, 30-31]。综合所有注册试验和标准治疗研究报告，包括CIBMTR注册、美国淋巴瘤CAR-T细胞联盟和其他几个多中心报告，细胞因子释放综合征的中位发病时间为2～3天，范围为1～27天。细胞因子释放综合征的中位持续时间为7～8天，范围为1～121天[1-3, 14, 27-31]。这两种产品的结果在临床试验和真实世界数据中是相当的。

（二）标准治疗研究的见解

FDA批准产品的回顾性研究的一个重要警告是，在这些报告中的中心和那些进行注册试验的中心大部分是相同的，这可以解释为什么FDA批准产品试验中所有级别细胞因子释放综合征的发病率是相似的。此外，与tisagenlecleucel（Kymriah）注册试验相比，FDA批准产品报告中3～4级细胞因子释放综合征的减少可能是由于对接受这些产品的患者的经验，因此在开展临床试验期间获得了更多关于管理细胞因子释放综合征的理解。对于axicabtagene ciloleucel（Yescarta）和tisagenlecleucel（Kymriah），FDA批准产品报告表明，它们可以应用于更广泛的患者群体，同时并不会增加毒性。对于年龄较大的患者的确是这样，因为接受FDA批准产品治疗的患者中位年龄更大，最大年龄达到了89岁（超过了上限），在多中心回

表35-2　tisagenlecleucel和axicabtagene ciloleucel的相比较于注册试验，真实世界发生细胞因子释放综合征的安全性数据

特征	Registration Trial				Standard-of-Care Studies				
	Eliana[1]	Juliet[2]	Zuma-1[3]	CIBMTR[29]	Riedell et al.[28]	Jacobson et al.[27]	美国淋巴瘤 CART协会[14]	CIBMTR[30]	Spanish Experience[31]
CAR-T细胞产品	tisagenlecleucel	tisagenlecleucel	axicabtagene ciloleucel	axicabtagene ciloleucel	axicabtagene ciloleucel and tisagenlecleucel	axicabtagene ciloleucel	axicabtagene ciloleucel	tisagenlecleucel	Tisagenlecleucel
病理学	B-ALL	DLBCL	DLBCL TFL PMBCL	DLBCL TFL PMBCL	DLBCL HGBL TFL PMBCL	DLBCL HGBL TFL PMBCL	DLBCL HGBL TFL PMBCL	ALL（255） NHL（155）	DLBCL HGBL TFL
单采数量	92	165	111	295	242	122	298	410	91
回输数量	75	111	101	295	axicabtagene ciloleucel: 163 tisagenlecleucel: 79	122	298	410	75
中位（范围）年龄，岁	11（3~23）	56（22~76）	58（23~76）	61（19~81）	axicabtagene ciloleucel: 58 （18~85）tisagenlecleucel: 67（36~88）	62（21~79）	60（21~83）	ALL 13（0~26） NHL 65（18~89）	60（52~67）
CRS（%）	58（77）A	64（58）A	94（93）B	246（83）B	NR	114（93）B	251（91.2）B, C	ALL 140（54.9）D NHL70（45.2）D	53（71）D
3级CRS（%）	16（21）	15（14）	9（9）	12（4）	Grade 3 or higher: axicabtagene ciloleucel: 13%	13（11）	12（4.4）	Grade 3 or Higher:ALL 41（16.1）NHL7	Grade 3 or Higher: 4（5）
4级CRS（%）	19（25）	9（8）	3（3）	17（6）	tisagenlecleucel: 1%	5（4）	6（2.2）	（4.5）	
CRS中位发生时间3（范围）	3（1~22）	3（NR）	2（1~12）	3（1~17）	NR	3（0~20）	NR	ALL 6（1~27）NHL 4（1~14）	2（1-4）
CRS中位持续天数（范围）	8（1~36）	7（2~30）	8（NR）	7（1~121）	NR	6（1~27）	NR	ALL 7（1~76）NHL 5（1~33）	4（4-6）

CRS：细胞因子释放综合征。

顾性研究和CIBMTR注册分析中都是如此[28, 30]。此外，在FDA批准产品报告中的患者在接受CAR-T细胞治疗之前有更多的合并症，以及表现出更具侵袭性的疾病。然而，细胞因子释放综合征分级标准的不一致性使得在试验之间进行比较变得困难。需要使用统一报告的更大型的注册试验来得出关于真实世界细胞因子释放综合征发病率的最终结论。

（三）细胞因子释放综合征的预测因素

临床试验常常将对于细胞因子释放综合征的潜在预测因素作为次要研究目标。随着商业化CAR-T细胞产品的广泛应用，关于在CAR-T细胞患者中预测免疫介导毒性的回顾性真实世界数据也开始涌现。预测可能的毒性及其预期严重程度的能力可以影响部分临床决策，例如治疗场所选择（门诊还是住院），以及对于预期的重症监护室和长期住院计划。这有助于在知情情况下选择更适合接受治疗的患者。有可能影响细胞因子释放综合征发生率和严重程度的因素包括与疾病相关的因素，如缓解情况、肿瘤负荷、分级和分期，以及与患者相关的因素，如合并症、近期治疗经历和体能状态。例如，在一项回顾性研究中发现，较高评分的Eastern Cooperative Oncology Group评分（代表了患者更差的体能状态）被发现与严重细胞因子释放综合征相关[14]。严重细胞因子释放综合征可能在CAR-T细胞输注后的24小时内得到预测，因为在这个时间段内，患有严重细胞因子释放综合征的患者表现出心率和呼吸频率增加、血压降低、体重增加和血清白蛋白下降[16]。因此，监测这些征象对于预测和管理细胞因子释放综合征至关重要。

（四）血清标志物

多个生物标志物越来越有希望成为免疫介导的毒性的潜在预测因子（表35-3）。其中包括几种促炎细胞因子，如干扰素-γ、白细胞介素-6、白细胞介素-8、白细胞介素-10、白细胞介素-15、MCP-1和MIP-1β。这些细胞因子在CAR-T细胞输注后36小时内血清浓度升高与后续≥4级细胞因

子释放综合征的发生有关[16, 33-34]。在这些细胞因子中，IFN-γ和白细胞介素-6已经成为细胞因子释放综合征的两个重要预测因子。当血清IFN-γ浓度峰值变化＞100倍或血清白细胞介素-6峰值变化＞300倍时，可以预测≥3级细胞因子释放综合征的发生[35]。类似的是，C反应蛋白（CRP）、胆红素、天冬氨酸转氨酶、丙氨酸转氨酶、血尿素氮和铁蛋白血清浓度也与3～4级细胞因子释放综合征相关[16, 33, 35]。这些标志物的升高通常在细胞因子释放综合征症状已经出现时才能观察到，这限制了它们作为预测严重细胞因子释放综合征的因子的使用[33, 38]。尽管如此，一些试验发现在清淋之前这些标志物的升高可预测细胞因子释放综合征。例如，在最近发表的Transcend试验中，接受lisocabtagene maraleucel治疗的患者，在清淋之前CRP或乳酸脱氢酶（LDH）水平升高的患者表现出更高的细胞因子释放综合征和免疫效应细胞相关神经系统毒性综合征的发生率[5]。美国淋巴瘤CAR-T细胞协会的研究对275名接受axicabtagene ciloleucel的患者进行了回顾性分析，发现基线升高的胆红素与3～4级细胞因子释放综合征相关[14]。

（五）肿瘤负荷及嵌合抗原受体T细胞剂量

在清淋前疾病的肿瘤负荷也是细胞因子释放综合征的预测因子，患者肿瘤负荷较高或存在骨髓外病变的情况下更有可能发生细胞因子释放综合征[16-17]。这在ALL患者中尤为显著，骨髓原始细胞的百分比与细胞因子释放综合征的严重程度，以及CAR-T细胞输注后28天内IL-6、IFN-γ、CRP和铁蛋白的血清浓度峰值相关[36]。与骨髓原始细胞＜5%的患者相比，骨髓原始细胞≥5%的患者还表现出在循环中较高水平的CAR-T细胞，可能是通过输注后更高的持久性或扩增能力实现的。因此，在疾病负荷较重的患者中减少CAR-T细胞的剂量可能是降低毒性的同时保持疗效的有效手段[16, 36]。相应地，据报道接受更高剂量CAR-T细胞的患者发生严重细胞因子释放综合征的风险增加[16]。这些发现强调了选择适当剂量的CAR-T细胞的重要性，以有效清除恶性肿瘤细胞的同时降低发生严重毒性的可能性。

表35-3 嵌合抗原受体T细胞免疫介导细胞因子释放综合征的预测因素

疾病	产品	共刺激域	病例数	CRS	sCRS	CRS的血清标志物	CRS的其他预测因素	研究
DLBCL	Axicabtagene ciloleucel	CD28	111	92%	11%	升高的IL-6、IL-10、IL-15、IL-2Rα、颗粒酶B		Neelapu et al., 2017[3] Locke et al., 2019[4]
DLBCL, PMBCL, MCL, tFL	Lisocabtagene maraleucel	4-1BB	102	42%	2%	升高的清淋前CRP和LDH		Abramson et al., 2020[5]
B-ALL, CLL, NHL	CD4：CD8为1:1的CD19 CAR-T细胞	CD28+4-1BB	133 (62NHL)	70%	12%	CAR-T细胞输注36小时内的IFN-γ、IL-6、IL-8、IL-10、IL-15、MCP-1、TNFRp65、MIP-1β、凝血酶原的升高、CAR-T细胞输注36小时内的血红蛋白、血细胞比容、白蛋白下降	Cy/Flu清淋，高骨髓肿瘤负荷，高CAR-T细胞剂量，血小板减少症，嗜中性白细胞减少症增加心脏和呼吸频率降低血压升高36小时内的重量CAR-T细胞输注	Hay et al., 2017[16]
DLBCL	Axicabtageneciloleucel	CD28	275	91%	7%	基线高胆红素	ECOG体能状态评分差	Nastoupil et al., 2020[14]
B-ALL	CD19 CAR-T细胞	CD28	53	85%	26%			Park et al., 2018[17]
B-ALL	Tisagenlecleucel	4-1BB	51	94%	27%	升高的CRP、铁蛋白、IL-6、IFN-γ、sgp130、sIL2R		Teachey et al., 2016[33]
B-ALL	CD19 CAR-T细胞	CD28	21	76%	29%	>300倍IL-6的变化或>100倍IFN-γ的变化、升高的CRP		Lee et al., 2015[35]
B-ALL	CD19 CAR-T细胞	4-1BB	30	83%	23%	CAR-T细胞输注后24小时内升高的IL-6		Turtle et al., 2016[36]
NHL	CD19 CAR-T细胞	4-1BB	48	未报告	未报告			Hirayama et al., 2019[37]
NHL	CD19 CAR-T细胞	4-1BB	32	63%	13%	CAR-T细胞输注后24小时内升高的IL-6、IL-8、IL-10、IL-15、IL-8和IFN-γ		Turtle et al., 2016[34]

ALL：急性淋巴细胞白血病；CLL：慢性淋巴细胞白血病；CRP：C反应蛋白；CRS：细胞因子释放综合征；Cy/Flu：氟达拉滨和环磷酰胺；DLBCL：弥漫性大B细胞淋巴瘤；ECOG：东部肿瘤协作组；IFN：干扰素；IL：白细胞介素；LDH：乳酸脱氢酶；NHL：非霍奇金淋巴瘤；sCRS：严重细胞因子释放综合征；TNF：肿瘤坏死因子。

（六）清淋

CAR-T细胞输注前使用的清淋方案也是细胞因子释放综合征的预测因子。特别是使用Cy/Flu组成的方案与仅使用Cy或与依托泊苷联合使用相比，与细胞因子释放综合征的严重程度增加有关[16]。已知Flu能够增加体内CAR-T细胞的扩增[34, 36]。因此，这种化疗导致的细胞因子释放综合征严重性增加，至少部分原因是患者体内存在更多CAR-T细胞。此外，在接受Cy/Flu的患者中，那些接受更高强度方案（Cy≥60 mg/kg）的患者比接受较低强度方案（Cy 30 mg/kg）的患者更有可能发生1级或更高级别的细胞因子释放综合征[37]。然而，接受较低剂量化疗的患者仍可能表现出显著的毒性[39]。

（七）血小板减少症

在清淋化疗前出现血小板减少已被证实是预测细胞因子释放综合征发生和严重程度的因素[16, 40]。具体而言，清淋前血小板计数≤50 000/μL的患者发生4级或更高级别细胞因子释放综合征的风险明显增加，而血小板计数≥100 000/μL的患者更可能不发生细胞因子释放综合征[16]。总的来说，了解选择的清淋方案和患者的血小板计数可以提供简单而准确的细胞因子释放综合征发生和严重程度的预测。

（八）来自临床试验和回顾性研究的见解

一些临床试验为我们更深入地了解细胞因子释放综合征的其他潜在预测因子提供了新的认识。我们团队最近进行的一项回顾性研究关注了内皮激活和应激指数（EASIX）分数，这被认为是内皮功能障碍的替代标志物，并发现它与2～4级细胞因子释放综合征和免疫效应细胞相关神经系统毒性综合征强烈相关[41]。这个简单的分数定义为（肌酐×LDH）/血小板，与补体水平[42]、与移植相关的毒性（如液体过载和窦性梗阻综合征）[43-44]，以及自体移植更高的死亡率相关[45-46]。结合铁蛋白和CRP，EASIX分数似乎能够预测CAR-T细胞输注后的毒性。这些生物标志物可能

反映了由于活跃的恶性细胞、最近的治疗，以及患者整体状况共同引起的肿瘤负荷、炎症状态和内皮损伤的综合效应。其他研究小组也报告了类似的发现，表明在CAR-T细胞输注前使用以CRP替代肌酐的改良EASIX分数能够预测细胞因子释放综合征毒性[47]，目前正在进行更大规模的试验来验证这些发现，并制定正式的评分系统以预测细胞因子释放综合征和免疫效应细胞相关神经系统毒性综合征。总的来说，这将有助于制定临床决策，比如确定患者是否需要住院，以及是否需要采取预防措施来控制毒性。

六、细胞因子释放综合征的病理机制

细胞因子释放综合征的潜在基础是免疫反应的过度激活，其中关键的细胞因子是白细胞介素-6，在细胞因子释放综合征发生过程中白细胞介素-6显著升高（图35-3）[48-51]。白细胞介素-6可以依次诱导多种其他类型的细胞，如巨噬细胞和内皮细胞，使其表现出促炎性表型。由于缺乏有效抑制这一异常激活免疫反应的负反馈机制，细胞因子释放综合征随之发生[12]。

（一）细胞因子激活

如图35-3所总结的，经过CAR-T细胞输注和在目标部位激活后，T细胞局部释放IFN-γ，导致巨噬细胞激活。激活的巨噬细胞随后释放白细胞介素-1、白细胞介素-6、肿瘤坏死因子-α和白细胞介素-10。白细胞介素-6随后通过两种机制激活其他细胞因子。在一种机制（经典的顺式信号传导）中，白细胞介素-6结合到膜结合型白细胞介素-6受体，然后这个复合物结合到跨膜糖蛋白gp130，启动细胞内信号级联。在另一种机制（反式信号传导）中，白细胞介素-6结合到可溶性白细胞介素-6受体，该受体是被金属蛋白酶切割并从细胞膜上脱离下来所形成的。然后，这个白细胞介素-6/可溶性白细胞介素-6受体复合物结合到gp130，导致细胞内信号传导[19, 52]。Janus激酶（JAK）、STAT3、Akt-mTOR和MAPK-ERK参与gp130下游的信号传导。

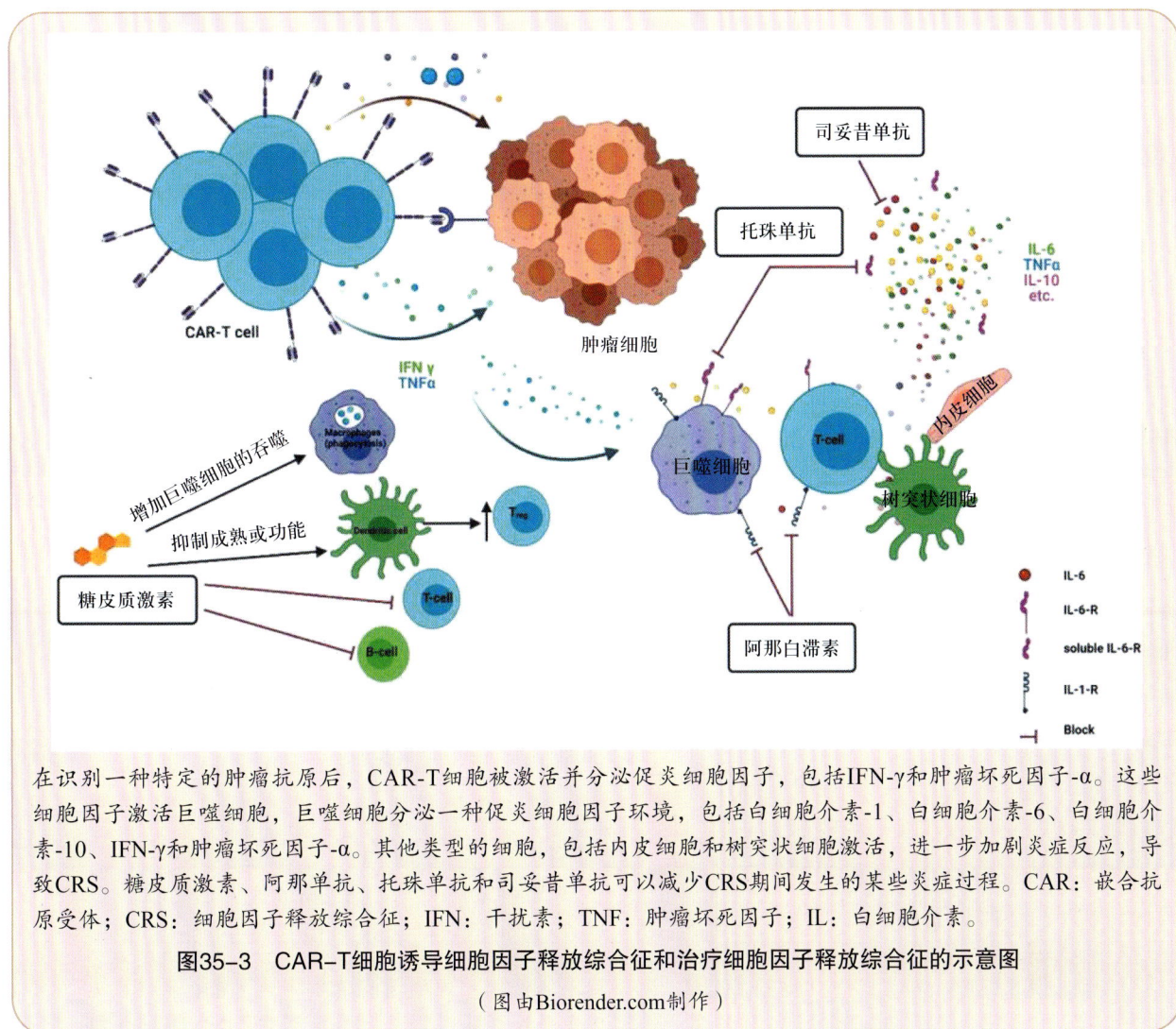

在识别一种特定的肿瘤抗原后，CAR-T细胞被激活并分泌促炎细胞因子，包括IFN-γ和肿瘤坏死因子-α。这些细胞因子激活巨噬细胞，巨噬细胞分泌一种促炎细胞因子环境，包括白细胞介素-1、白细胞介素-6、白细胞介素-10、IFN-γ和肿瘤坏死因子-α。其他类型的细胞，包括内皮细胞和树突状细胞激活，进一步加剧炎症反应，导致CRS。糖皮质激素、阿那白滞素、托珠单抗和司妥昔单抗可以减少CRS期间发生的某些炎症过程。CAR：嵌合抗原受体；CRS：细胞因子释放综合征；IFN：干扰素；TNF：肿瘤坏死因子；IL：白细胞介素。

图35-3　CAR-T细胞诱导细胞因子释放综合征和治疗细胞因子释放综合征的示意图

（图由Biorender.com制作）

值得注意的是，白细胞介素-6受体没有细胞内信号传导结构域，因此它依赖于与gp130结合进行细胞内信号传导。gp130受体存在于许多细胞膜上，而白细胞介素-6受体仅在免疫细胞上表达。反式信号传导发生在存在过多白细胞介素-6时，通过JAK-STAT3信号传导激活细胞，包括内皮细胞[12]。

（二）内皮功能障碍

一旦内皮细胞受到炎症刺激而被激活，它们会分泌诸如MCP-1、白细胞介素-8、白细胞介素-6和血管内皮生长因子等细胞因子，并减少E-钙黏蛋白的表达。这些变化导致全身性炎症、血管通透性增加、血管内凝血、毛细血管渗漏和低血压，这在细胞因子释放综合征中很常见[52-53]。这种

内皮细胞的激活也可能导致血脑屏障通透性的改变，使得炎症性细胞因子能够进入中枢神经系统并引发神经毒性[53]。

（三）巨噬细胞

尽管长期以来人们普遍认为细胞因子释放综合征是由CAR-T细胞激活引起的细胞因子大量释放，但有证据表明，在CAR-T细胞激活后，巨噬细胞是导致细胞因子释放综合征的主要细胞因子释放源[54-56]。利用细胞因子释放综合征的临床前模型的开创性发现对我们理解巨噬细胞在细胞因子释放综合征中的作用至关重要。通过使用这些模型（稍后将更详细描述），我们发现在细胞因子释放综合征期间，巨噬细胞是白细胞介素-6的主要来源，而巨噬细胞产生的白细胞介素-1对于

引发细胞因子释放综合征期间的炎症起着关键作用[55-56]。鉴于这些细胞因子是引发细胞因子释放综合征全身性炎症的驱动因素，巨噬细胞被认为是其发病机制的关键。此外，这些激活的巨噬细胞还可能引起局部并发症，例如骨髓中的噬血细胞增多，导致血细胞减少[57]。

七、细胞因子释放综合征的临床前模型

目前出现了数种用于研究CAR-T细胞引起细胞因子释放综合征的临床前模型，这为我们更深入地理解这一并发症带来了许多重要的进展。其中之一是由Giavridis等开发的异种移植小鼠模型[56]，该模型是在SCID-beige小鼠中，使用靶向具有高肿瘤负荷的、腹腔内生长的Raji淋巴瘤的CD19 CAR-T细胞。在CAR-T细胞输注的3天内，小鼠血清的细胞因子，包括白细胞介素-6、白细胞介素-1和IFN-γ均增加；这些细胞因子的浓度与患者生存及细胞因子释放综合征的严重程度相关。使用这个模型，作者发现细胞因子释放综合征期间促炎性细胞因子的主要来源是巨噬细胞，并且使用白细胞介素-6受体阻断抗体或白细胞介素-1受体拮抗剂（阿那白滞素）治疗可以降低细胞因子释放综合征的严重程度和死亡率。Norelli等[55]开发的另一个细胞因子释放综合征模型使用亚致死剂量照射的转基因小鼠，这些小鼠表达人白细胞介素-3、GM-CSF和干细胞因子，干细胞因子是通过将人类脐血造血干细胞移植给小鼠以人源化其免疫系统所形成的，这种人源化使得能够在体内研究治疗药物，而无须考虑免疫细胞靶点的物种特异性差异。在免疫重建之后，小鼠体内注入ALL细胞，然后注入CD19 CAR-T细胞。肿瘤负荷较高且接受CAR-T细胞治疗的小鼠表现出细胞因子释放综合征的许多特征，包括发热，以及血清白细胞介素-6和白细胞介素-1升高。笔者发现清除单核细胞或使用阿那白滞素或白细胞介素-6受体拮抗剂托珠单抗均可减轻细胞因子释放综合征的严重程度，仅使用阿那白滞素可以有效预防转基因小鼠中发生的一种延迟型神经致命毒性。重要的是，他们发现血清白细胞介素-1的升高先于白细胞介素-6，这对了解细胞因子释放综合征期间促炎性标志物升高的通路有一定的启示。综合这些研究结果，临床前模型的有利之处不仅在细胞因子释放综合征的实验性治疗方面，而且能更多地了解细胞因子释放综合征期间发生的基本病理过程。

八、细胞因子释放综合征的诊断与分型

（一）细胞因子释放综合征诊断的发展历程

2006年在一项Ⅰ期试验中，6名健康志愿者接受了CD28超激动剂单抗TGN1412的治疗，以评估其安全性。尽管之前已经获得了临床前的安全性和有效性数据，但这6名参与者在输注后的90分钟内发展出危及生命的全身性炎症反应，表现为头痛、肌肉疼痛、恶心、腹泻、红斑、血管扩张、低血压和多器官功能衰竭。研究发现，这些反应与促炎细胞因子的快速释放有关，被称为细胞因子风暴[58]。早期CAR-T细胞临床试验中也观察到类似的表现，包括在一项试点研究中，3名晚期、化疗耐药CLL的患者接受了第二代CD19 CAR治疗，并经历了全身范围内的多种细胞因子和趋化因子的增加[59]。后来，在使用CTL019（tisagenlecleucel）治疗复发或难治性前B-ALL的儿童时，也因促炎细胞因子大幅升高和细胞因子释放综合征而受到阻碍。这一问题通过白细胞介素-6受体拮抗剂托珠单抗得到成功解决，该药物当时已经获得FDA批准用于风湿相关疾病[60]，随着第一个自体CD19⁺CAR细胞产品的批准，托珠单抗也被FDA批准用于细胞因子释放综合征的管理。这些经验导致了对细胞因子释放综合征的CTCAE分级的修改，以及各个后续版本的完善，同时也影响着多个先进学术机构的多个分级方案的发展[10, 17, 32, 61]。然而，这些分级系统在严重度的定义方面存在差异，这使得在临床试验结果之间难以进行比较[62]。

（二）美国器官移植与细胞治疗学会分级系统

为了简化和统一分级系统，美国器官移植与细胞治疗学会（ASTCT）在2019年发布了对细胞因子释放综合征分级的共识[11]。ASTCT细胞因子释放综合征分级系统共识和选定的管理指南摘要如表35-4所示。这个系统相对于以前的版本更为简单，定义为：未归因于感染或其他病因的体温≥38 ℃为一级细胞因子释放综合征；伴有低血压（不需要使用血管活性药物）和（或）需要低流氧为二级细胞因子释放综合征；使用血管活性药物治疗低血压和（或）高流氧为三级细胞因子释放综合征；使用多种血管活性药物（不包括抗利尿激素）或需要正压通气（连续气道正压、双水平气道正压和机械通气）为四级细胞因子释放综合征。需要注意的是，细胞因子释放综合征分级是由最严重的事件决定的。因此，即使在使用退热药或抗细胞因子治疗后解热，细胞因子释放综合征仍将基于低血压和（或）缺氧分级[11]。

（三）细胞因子释放综合征的临床表现

尽管影响细胞因子释放综合征分级的三个主要因素是发热、低血压和缺氧，但细胞因子释放综合征的症状和体征涵盖范围广泛，包括全身症状（发热、寒战、头痛、倦怠、乏力、恶心、呕吐、关节疼痛）、血管症状（低血压、血管舒张）、心脏症状（心律失常）、呼吸系统症状、肾功能受损，以及实验室异常（包括凝血功能障碍和嗜血细胞性淋巴组织细胞增生症）[32]。需要注意的是，与细胞因子释放综合征相关的器官毒性，主要被CTCAE最新版本定义为不良反应，不会影响细胞因子释放综合征的分级。

（四）诊断细胞因子释放综合征的实验室检查指标

如前述，细胞因子释放综合征期间会发生多个实验室指标的变化，包括细胞因子IFN-γ、肿瘤坏死因子-α、白细胞介素-6和白细胞介素-10[10, 64]。然而，对于许多患者来说，细胞因子水平的测量通常并不容易获得。许多研究已经表明，尽管CRP被认为是一种非特异性的炎症标志物，在细胞因子释放综合征期间急性时相期蛋白如CRP和铁蛋白的水平也会升高。考虑到这些因素，对细胞因子释放综合征的定义和分级主要基于临床的观察[11, 65]。

表35-4 细胞因子释放综合征的分级与治疗

分级系统	1级	2级	3级	4级
CRS分级共识，摘自Lee等，BBMT，2019[11]	体温≥38 ℃ 无低血压 无缺氧	体温≥38 ℃ 不需血管升压药的低血压和（或）需要低流量鼻导管吸氧（≤6 L/min）	体温≥38 ℃ 需血管升压药的低血压和（或）需要高流量鼻导管吸氧（≥6 L/min），面罩，非换气面罩，或文丘里面罩	体温≥38 ℃ 需血管升压药（除外血管升压素）的低血压和（或）正压通气（例如CPAP，BiPAP，插管和机械通气）
CRS治疗指南，摘自Reagan等，JCO，2021[63]	支持性治疗 排除感染 如果发热对上述措施有＞3天的难治性，可以考虑托珠单抗*	支持性治疗同1级 启动心脏远程检测和脉搏血氧监测 低血压的静脉液体治疗 托珠单抗*增至3倍剂量/天 如果对托珠单抗无反应启动地塞米松#10 mg，q12 h	支持性治疗同2级 心电图评估心脏功能，考虑转入ICU 地塞米松 10 mg q6 h 如果48小时无反应地塞米松#增至20 mg q6 h	支持性治疗同3级 转入ICU 甲强龙1 g/d静脉注射 如果无反应，考虑替换免疫抑制剂（如阿那白滞素，ATG，环磷酰胺）

*托珠单抗每剂8 mg/kg静脉注射，托珠单抗每剂最大剂量为800 mg。最多允许4剂。
#地塞米松或同等剂量的甲强龙
ATG：抗胸腺细胞球蛋白；BiPAP：双水平气道正压；CPAP：持续气道正压通气；ECG：心电图；ICU：重症监护室；IV：静脉注射；CRS：细胞因子释放综合征。

九、细胞因子释放综合征的管理

在许多临床研究中已经对细胞因子释放综合征的患者进行了监测、管理和治疗顺序的研究，随着该领域的发展，这些变化正在逐步被采纳。管理方法可能会因实施的机构指南而有所不同。目前正在制定统一的细胞因子释放综合征管理指南，仍有待完善。然而，管理指南通常遵循一个三步骤的方法，包括：①确定患者是否患有细胞因子释放综合征；②定义细胞因子释放综合征的等级；③根据其分级管理细胞因子释放综合征（图35-4）。在整个管理过程中，对细胞因子释放综合征进行警惕和持续监测是至关重要的。

支持治疗和一般性预防措施

对患者的密切监测至关重要。细胞因子释放综合征的常见初期症状包括发热、恶心、疲劳、头痛、肌肉疼痛和不适感。总体而言，重要的是排除这些症状的其他可能原因，如感染、肿瘤溶解综合征和肾上腺功能不全[66]。设置最优化的监测取决于疾病、患者和产品特性。虽然过去所有的CAR-T细胞治疗都是在住院环境中进行的，但近年来一些毒性较低的产品已经开始进行在门诊治疗的临床试验[5]。在这种情况下，患者通常在专业的门诊就诊，而且医师会告诉患者如果出现任何细胞因子释放综合征的迹象应立即寻求医疗帮助。

十、细胞因子释放综合征的治疗

（一）白细胞介素-6和 白细胞介素-6受体拮抗剂

白细胞介素-6信号级联在诱导细胞因子释放综合征方面起重要作用，因此在细胞因子释放综合征治疗中常被作为靶点（图35-3）[36, 67-68]。2017年，FDA批准了白细胞介素-6受体拮抗剂托珠单抗，用于CAR-T细胞引起的重度或威胁生命的细胞因子释放综合征的成人和2岁及以上的儿童患者。该批准是基于对CAR-T细胞疗法的临床试验，包括CTL019和KTE C19的汇总结果的回顾性分析[69]。自那时以来，托珠单抗已成为高级别或持续性细胞因子释放综合征患者的一线治疗标准（表35-4）。司妥昔单抗是一种人-鼠嵌合的单克隆白细胞介素-6拮抗剂，已经获得FDA批准，用于治疗Castleman病。在细胞因子释放综合征治疗指南中，包括得克萨斯大学M. D. 安德森癌症中心CARTOX工作组[70]的指南中，它被提议作为托珠单抗的替代品。这些药物作为对于高危细胞因子释放综合征的患者可能的预防性治疗也正被研究[71-72]。

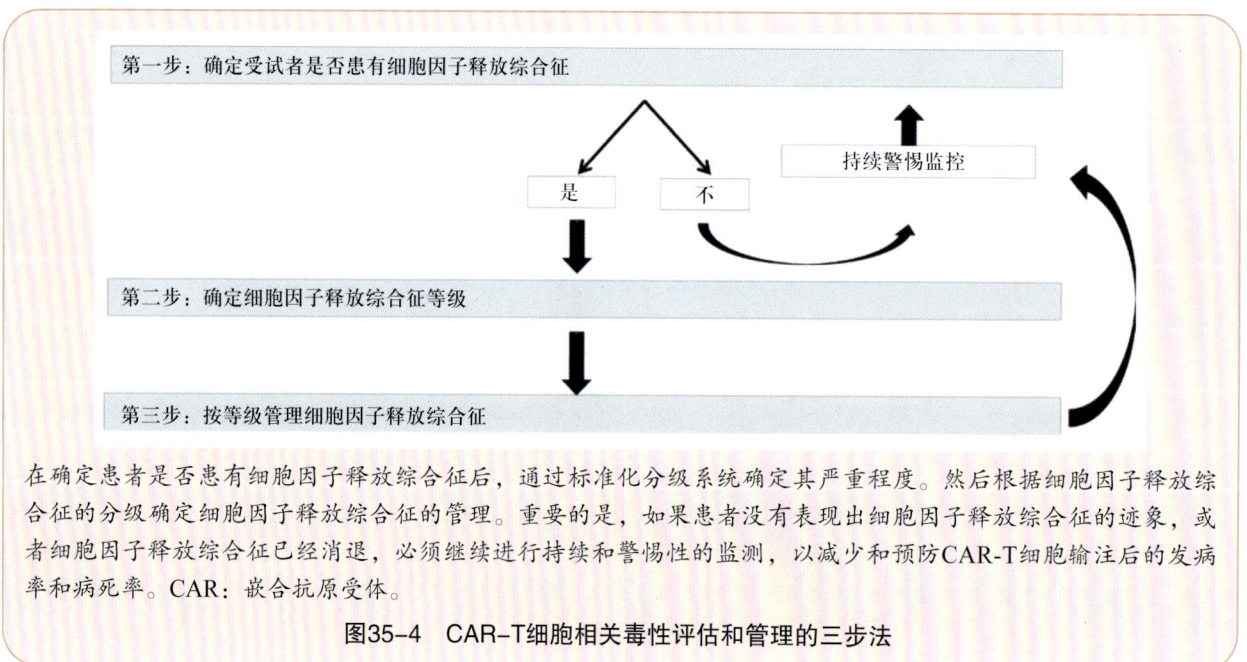

在确定患者是否患有细胞因子释放综合征后，通过标准化分级系统确定其严重程度。然后根据细胞因子释放综合征的分级确定细胞因子释放综合征的管理。重要的是，如果患者没有表现出细胞因子释放综合征的迹象，或者细胞因子释放综合征已经消退，必须继续进行持续和警惕性的监测，以减少和预防CAR-T细胞输注后的发病率和病死率。CAR：嵌合抗原受体。

图35-4 CAR-T细胞相关毒性评估和管理的三步法

（二）白细胞介素-1受体拮抗剂

近年来，阿那白滞素——一种用于类风湿性关节炎和新生儿多系统炎症性疾病的白细胞介素-1受体拮抗剂，已经在细胞因子释放综合征和免疫效应细胞相关神经系统毒性综合征的病例中应用。与细胞因子释放综合征不同，托珠单抗对于免疫效应细胞相关神经系统毒性综合征的治疗无效，甚至可能加重临床综合征[73]。阿那白滞素能够穿越血脑屏障，已经在临床前小鼠模型中显示能够缓解细胞因子释放综合征和免疫效应细胞相关神经系统毒性综合征，并在小规模病例系列中发现对免疫效应细胞相关神经系统毒性综合征具有一定的疗效[55-56, 74]。目前，临床试验正在研究阿那白滞素作为这些毒性的预防方法或托珠单抗的潜在替代方案（在clinicaltrials.gov上注册为＃NCT04432506、＃NCT04359784、＃NCT04148430和＃NCT04150913）。

（三）糖皮质激素

糖皮质激素抑制炎症反应的能力是众所周知的，现在被用作治疗细胞因子释放综合征的二线药物（表35-4）。然而，最初的报告引起了其可能对CAR-T细胞产生抑制作用，导致抗肿瘤效应减弱的担忧[64]。初期试验显示，在使用大剂量类固醇治疗细胞因子释放综合征后，CAR-T细胞数量下降[50, 75]。其他研究发现，使用类固醇治疗细胞因子释放综合征对反应率没有影响[3, 76]。激素的预防性使用也被提出，以限制CAR-T介导的细胞因子释放综合征的严重度。在研究axicabtagene ciloleucel对B-ALL的安全性和有效性的ZUMA-1研究中，一组患者在CAR-T细胞输注后前2天接受了地塞米松的预防性治疗，这些患者没有出现3级或更高级别的细胞因子释放综合征，表明预防性类固醇对于治疗细胞因子释放综合征可能具有潜在价值[77]。然而，还需要更多的患者来明确这一发现，并确定其对预后是否有可能产生影响。

最近的一项研究考察了类固醇累积剂量、开始使用时间和使用时间的长短，发现较高的累积剂量、早期使用或长期使用类固醇明显缩短了PFS和OS[78]。这些观察结果可能会影响未来关于类固醇使用的指南，包括其推荐剂量、开始使用时间和剂量递减速度。有趣的是，通过同一试验发现托珠单抗并未改变结果，这表明有必要寻找替代类固醇使用的方法。

十一、继发性噬血细胞性淋巴组织细胞增生症 / 巨噬细胞活化综合征

CAR-T细胞相关的继发性噬血细胞性淋巴组织细胞增生症/巨噬细胞活化综合征是CAR-T细胞疗法的一种罕见但严重的不良反应。然而，由于其与细胞因子释放综合征难以区分，需要临床医师具有敏锐的觉察能力[10]。它主要表现为强烈的免疫激活、淋巴组织浸润和免疫介导的多器官功能衰竭[79]。

（一）病理机制

噬血细胞性淋巴组织细胞增生症/巨噬细胞活化综合征发生的机制通常不明确，特别是在CAR-T细胞疗法的背景下。然而，普遍认为噬血细胞性淋巴组织细胞增生症可能的机制包括CD8 T细胞中穿孔素的产生和分泌的缺陷，从而降低它们的细胞毒作用。这反过来可能导致T细胞为了杀死目标细胞而扩增并分泌更多的促炎细胞因子。促炎细胞因子的增加激活巨噬细胞，进一步放大和强烈激活免疫反应，最终导致噬血细胞性淋巴组织细胞增生症[80]。需要进一步的研究来充分理解噬血细胞性淋巴组织细胞增生症/巨噬细胞活化综合征期间发生的潜在生物学过程，特别是与CAR-T细胞的关联性。

（二）诊断与治疗

噬血细胞性淋巴组织细胞增生症的诊断有多个标准。然而，鉴于这些标准与细胞因子释放综合征的临床和实验室特征存在显著重叠，M. D. 安德森癌症中心CARTOX工作组提出了以下标准：在细胞因子释放综合征阶段铁蛋白＞10 000 ng/mL，以及肝脏（转氨酶升高，胆红素升高）、肾脏（少尿或血清肌酐升高）或肺脏（肺水肿）中的两项≥3级器官毒性，或在骨髓或其他器官组织

学中发现噬血细胞，或通过CD68免疫组化[10]。尽管没有标准的治疗指南，但对于噬血细胞性淋巴组织细胞增生症难治患者，目前建议使用依托泊苷[81]。

（三）继发性噬血细胞性淋巴组织细胞增生症的临床前模型

最近，Ishii等鉴于噬血细胞性淋巴组织细胞增生症通常与穿孔素缺陷相关的临床观察，建立了一种CAR-T细胞诱导噬血细胞性淋巴组织细胞增生症/巨噬细胞活化综合征的小鼠模型。在这个模型中，穿孔素缺陷的CAR-T细胞被转导至B-ALL模型小鼠。这些穿孔素缺陷的CAR-T细胞比野生型CAR-T细胞分泌更多的促炎细胞因子，并在清除肿瘤细胞后扩增，导致脾脏肿大，以及脾脏中出现噬血细胞[82]。这些发现类似于人类噬血细胞性淋巴组织细胞增生症的观察结果，并验证了这个模型可用于研究噬血细胞性淋巴组织细胞增生症，以及预防或减轻其严重程度的潜在治疗方法。

十二、总结及未来发展方向

细胞因子释放综合征曾经是一种在严重感染、有极其异常表现的自身免疫疾病和骨髓移植中看到的少见现象。近年来，随着CAR-T细胞疗法的广泛应用，细胞因子释放综合征在许多患者中出现，这有助于更好地理解其病理生理学。其严重程度取决于疾病特征，如组织学亚型和疾病负荷，同时也取决于与患者相关的因素和CAR-T细胞产品的性质，如共刺激域和细胞动力学。由于细胞因子释放综合征发生相对频繁，目前在日常医疗实践中已经建立并实施了分级和管理指南。

近年来发布了越来越多的单一中心队列和注册数据，这将有助于更好地管理细胞因子释放综合征，明确门诊治疗、预防性治疗的可行性，并评估有助于降低发病率并改进对患者的护理的新型药物。总之，在这个新型CAR技术不断涌现的时代，为了充分利用这些挽救生命的疗法，我们有必要持续研究细胞因子释放综合征期间发生的潜在机制，并不断改进诊断和治疗指南。

参考文献

第三十六章
嵌合抗原受体疗法的神经系统并发症

SUDHAKAR TUMMALA

译者：刘辉
浙江大学医学院附属第二医院

一、流行病学和发病机制

2017年以来，FDA批准的用于难治/复发性血液系统肿瘤的CAR-T细胞产品的使用正在逐步增加。已有报道表明各种患者因素，如肿瘤负担、治疗前炎症水平和治疗前内皮细胞活化等，可以预测神经毒性的发生[1]。预处理方案同样也能影响神经毒性，60 Cy/125 Flu的预处理似乎以最小的毒性达到最佳效果[2]。CAR-T细胞产品特征，如输注细胞数量、所采用的共刺激域[3]、各种细胞因子分泌水平和内皮激活的生物标志物，也会影响神经毒性的发生。在CAR-T细胞回输后前36小时，发热>38.9 ℃、白细胞介素-6>16 pg/mL、单核细胞趋化蛋白1>343.5 pg/mL，可预测神经毒性。早期发生的高级别细胞因子释放综合征和C反应蛋白（C-reactive protein，CRP）也可用于神经毒性的预测。在多因素预测模型中[4]，总共14分中得分超过6分可以预测神经毒性的发生，敏感性为82%，特异性为70%（表36-1）。由于临床数据的易获取性，此类临床模型相当实用，可协助确定患者可否尽早出院。细胞因子测定虽有助于了解发病过程，但可及性较差。虽然可以进行一部分综合分析，但需要考虑不同产品的差异和其他患者因素，例如中枢神经系统淋巴瘤患者和治疗前已存在神经功能缺陷的患者（已存在认知障碍）。

也有临床预测模型将内皮激活和应激指数（Endothelial Activation and StrESSIndex，EASIX）与其他指标（如铁蛋白和CRP）相结合[5-6]。EASIX定义为肌酐×乳酸脱氢酶（lactate dehydrogenase，LDH）/血小板，是内皮激活的指标，已在异基因

造血干细胞移植患者中得到验证。EASIX衍生模型，即m-EASIX，用CRP替代肌酐，可以预测可能发生较高级别神经毒性的患者。

表36-1 axicabtagene ciloleucel治疗患者的神经毒性预测模型（14分）[4]

类别		分值（14）
年龄	<52	0
	≥52	1
组织学亚型	惰性	0
	侵袭性	2
最高体温，℃	<38.5	0
	≥38.5	2
C反应蛋白最大值，mg/dL	<8.95	0
	≥8.95	1
铁蛋白最大值，ng/mL	<641	0
	≥641	1
最低白细胞计数，/μL	<790	0
	≤790	1
CRS严重程度	0级	0
	≥1级	2
CRS发生时间	3天以后	0
	3天之内	1
托珠单抗	0剂	0
	≥1剂	3

CRS：细胞因子释放综合征；WBC：白细胞。

这些临床模型在一定程度上符合已经报道的相关发病机制。CAR-T细胞治疗前后血清和脑脊液（cerebrospinal fluid，CSF）中细胞因子测定与免疫效应细胞相关神经系统毒性综合征相关，特别是与高级别免疫效应细胞相关神经系统毒性综合征相关[7-8]。在多项试验中，与免疫效应细胞相关神经系统毒性综合征相关的细胞因子有干扰素-γ、白细胞介素-15、白细胞介素-6、白细胞介素-10、GM-CSF、白细胞介素-2、白细胞介素-2受体α、白细胞介素-1受体拮抗剂、CXCL10和颗粒酶b。这些细胞因子可适当地命名为炎性分泌因子。而另有一些细胞因子如白细胞介素-4升高与免疫效应细胞相关神经系统毒性综合征无关。在使用CD19 CAR-T细胞治疗儿童白血病的临床试验中，与仅发生细胞因子释放综合征的患者相比，仅发生免疫效应细胞相关神经系统毒性综合

征的患者表现为白细胞介素-2、可溶性白细胞介素-4受体、肝细胞生长因子和白细胞介素-15不同程度升高。有猜测称CAR-T细胞被转运至中枢神经系统，但尸检中没有发现神经组织中有肿瘤毒性的证据。在脑脊液研究中发现蛋白含量增加和脑脊液/白蛋白比率增加，提示血脑屏障通透性变大[9]。脑脊液细胞因子升高反映了血清中细胞因子升高，这种现象表明细胞因子并非中枢局部产生的，且支持细胞因子是血脑屏障通透性增加而透过的[10]。血液系统恶性肿瘤相关临床试验表明免疫效应细胞相关神经系统毒性综合征与细胞因子释放综合征的发生和严重程度直接相关。细胞因子和免疫效应细胞相关神经系统毒性综合征的显著相关性也解释了由于缺乏CAR-T细胞较强增殖和细胞因子释放综合征普遍较轻，以至于实体瘤相关临床试验中免疫效应细胞相关神经系统毒性综合征的发生率较低。贝林妥欧单抗是一种免疫效应结合细胞疗法，在40%～50%的患者中检测到细胞因子升高并引起严重的细胞因子释放综合征和神经毒性[11]。细胞因子通过多种机制引起神经毒性，内皮功能障碍、脑灌注变化、神经元兴奋性和神经胶质溶质处理是部分可能的机制。具有类似机制的临床病症包括先兆子痫、子痫、败血症、伴有脑水肿的严重流感和可逆性后部脑病综合征。在大多数患者中，这是一种单相表现，可能与多种联合因素（细胞因子升高的峰值和速率、血脑屏障破坏程度、内皮功能障碍的时间）有关。目前在临床实践中监测细胞因子仍然不切实际。密切监测细胞因子相关的临床表现如细胞因子释放综合征，以及良好的床边神经系统查体被认为最适合此类患者，因为从细胞因子的有害影响中，实现了CAR-T细胞增殖的可耐受效果与肿瘤杀伤作用之间的平衡。幸运的是，极端和致命的脑水肿较罕见，仅在早先的临床试验中见到，反映了细胞因子对内皮细胞、小胶质细胞、血管周围间隙和星形胶质细胞的负面作用[12]。由于CAR-T细胞输注后管理的标准化，并对重症细胞因子释放综合征采取了早期干预，因此更高级别免疫效应细胞相关神经系统毒性综合征可能变

得不那么常见。细胞动力学特征的了解也相当重要，因为与axicabtagence ciloleucel相比，细胞扩增峰值较小且增殖指数延长的tisagenlecleucel等产品的免疫效应细胞相关神经系统毒性综合征发生率较低。用axicabtagene ciloleucel治疗的成人非霍奇金淋巴瘤患者中，在回输第二天预防性使用托珠单抗对抗白细胞介素-6可降低≥3级的细胞因子释放综合征发生率，但≥3级的免疫效应细胞相关神经系统毒性综合征发生率反而增加。这是由于托珠单抗作为白细胞介素-6受体阻断剂会不可避免地增加白细胞介素-6水平[13-14]。仅发生免疫效应细胞相关神经系统毒性综合征的患者首选直接阻断白细胞介素-6的司妥昔单抗，而当免疫效应细胞相关神经系统毒性综合征和细胞因子释放综合征共存时，建议使用托珠单抗。托珠单抗静脉给药8 mg/kg，24小时内最多使用3次，总用量不超过4次。司妥昔单抗（注意FDA尚未批准）每3周内静脉注射11 mg/kg。托珠单抗在仅发生免疫效应细胞相关神经系统毒性综合征而无细胞因子释放综合征的患者中没有应用价值。这里存在一个困境，因为细胞因子释放综合征本身就是免疫效应细胞相关神经系统毒性综合征的一个风险因素。近期小样本研究表明，预防性使用托珠单抗可以减轻细胞因子释放综合征而不增加免疫效应细胞相关神经系统毒性综合征。总之，目前的共识是不要将托珠单抗用于免疫效应细胞相关神经系统毒性综合征治疗。

在动物模型和尸检患者中观察到神经系统其他成分变化[15-16]。脑部微血管内皮变化、周细胞变化、小胶质细胞活化、星形胶质细胞的活化和变化、神经元功能障碍，以及兴奋性神经递质的变化都被报道过。在很大程度上，这些变化可能反映了炎性分泌因子（细胞因子升高，具有因果关系），而不是CAR-T细胞对神经元组织的直接毒性作用。大部分患者对类固醇反应良好，提示其具有可逆性。下一章将描述上述病理学的临床相关性和神经系统辅助检查的实际应用。表36-2详细列出目前可及细胞产品的神经毒性发生率。

表36-2　　现已获批细胞产品神经毒性发生率差异

产品	ICANS发生率
Axicabtagene ciloleucel	64%
Tisagenlecleucel	21%～40%
Brexucabtagene ciloleucel	63%
Idecabtagene vicleleucel	42%
Lisocabtagene maraleucel	30%

ICANS：免疫效应细胞相关神经系统毒性综合征。

二、临床表现和评估

图36-1所示的双彩虹模型强调了早期细胞因子释放综合征的发生的预测效应，这些细胞因子释放综合征通常早于免疫效应细胞相关神经系统毒性综合征并可预测免疫效应细胞相关神经系统毒性综合征的发生。细胞因子释放综合征显示出系统性炎症的临床和实验室特征。临床可见发热、缺氧和低血压、肌痛、关节痛，以及CRP和铁蛋白升高。脑病是CAR-T细胞神经毒性的主要临床表现，有点类似于中毒性代谢性脑病或谵妄，常见注意力时间缩短。2018年，ASTCT提出共识，免疫效应细胞相关神经系统毒性综合征是一种任何免疫治疗之后涉及中枢神经系统病理过程的疾病，导致内源性或输注的T细胞和（或）其他免疫效应细胞激活或参与[17]。症状或体征可能是进行性变化的，可能包括失语、意识水平改变、认知能力受损、运动无力、癫痫发作和脑水肿。这不仅见于CAR-T细胞治疗，还可见于其他免疫效应细胞疗法，如贝林妥欧单抗[11]。在多项临床试验中观察到的临床表现包括头痛、脑膜炎、额叶释放征兆、性格改变、语言功能障碍（无法说话、无法完整表述一句话）、无法完成连续的多步任务、不自主运动和震颤。这些症状和体征可以根据不良事件的通用术语标准进行分级。免疫效应细胞相关神经系统毒性综合征有五个主要构成要素（图36-1和表36-3），以及四个等级。3级和4级是较高的级别。最常见的脑病使用免疫效应细胞相关性脑病评分进行分级，这是第一个构成要素（表36-4）。其他构成要素有：①意识水平（患者是否容易唤醒或处于深度昏迷）；②癫痫发作（易于控制或长时间难治性癫痫发作）；③运动无力（任何新的运动无力）；④颅内压升高（从影像学上早期的局灶性水肿到更明显临床表现，如展神经麻痹、Ommaya囊或腰椎穿刺证实的颅内压升高、视盘水肿和显著的神经影像学表现）。任何新的运动无力和颅内压升高相关症状都构成更高级别，即3级或4级。建议使用安卓或苹果商店下载的CARTOX应用程序，这是一个相当实用的床边工具，可以随时进行提醒和评估上述五个构成要素。基于共识的治疗策略也在应用程序中进行了详细介绍，并不断进行升级。这些分级量表的使用对神经毒性进行了标准化评估，而这有助于早期识别免疫效应细胞相关神经系统毒性综合征，并有助于区分CAR-T细胞产品的差异性。临床观察仍然是重要的床边工具，优于任何辅助检查。从输注前开始的一些简单床边查体，如遵循多步骤顺序命令的能力（例如，拍手5次、拿起3块饼干给护士），可以发现细微的早期变化[18]。目前尚不清楚这些细微和早期性格变化是否能确保早期限制性使用糖皮质激素。对于学习障碍患者，康奈尔大学儿科谵妄评估可作为补充工具[19]。

早期全面临床评估相当重要，应该在CAR-T细胞输注前和输注后的每日常规进行。对于已知中枢神经系统累及和先前已存在的神经系统疾病的患者［先前存在认知障碍、已有卒中、在磁共振（magnetic resonance imaging，MRI）上表现为广泛脑白质变化的"化疗脑改变"的重度治疗患者］，建议在输注前进行神经科会诊。CAR-T细胞输注后新发脑卒中主要归因于细胞因子释放综合征全身反应引发新的心律失常。中枢神经系统出血并发症（可见于脑实质、硬膜下、硬膜外）可见于血小板显著减少的患者，也见于更大的出血性卒中转化和免疫效应细胞相关神经系统毒性综合征相关脑实质变化的出血性转化。中枢神经系统出血按照CTCAE分级标准进行分级，如果是由CAR-T细胞输注后的凝血异常引发的，则认为不构成免疫效应细胞相关神经系统毒性综合征。

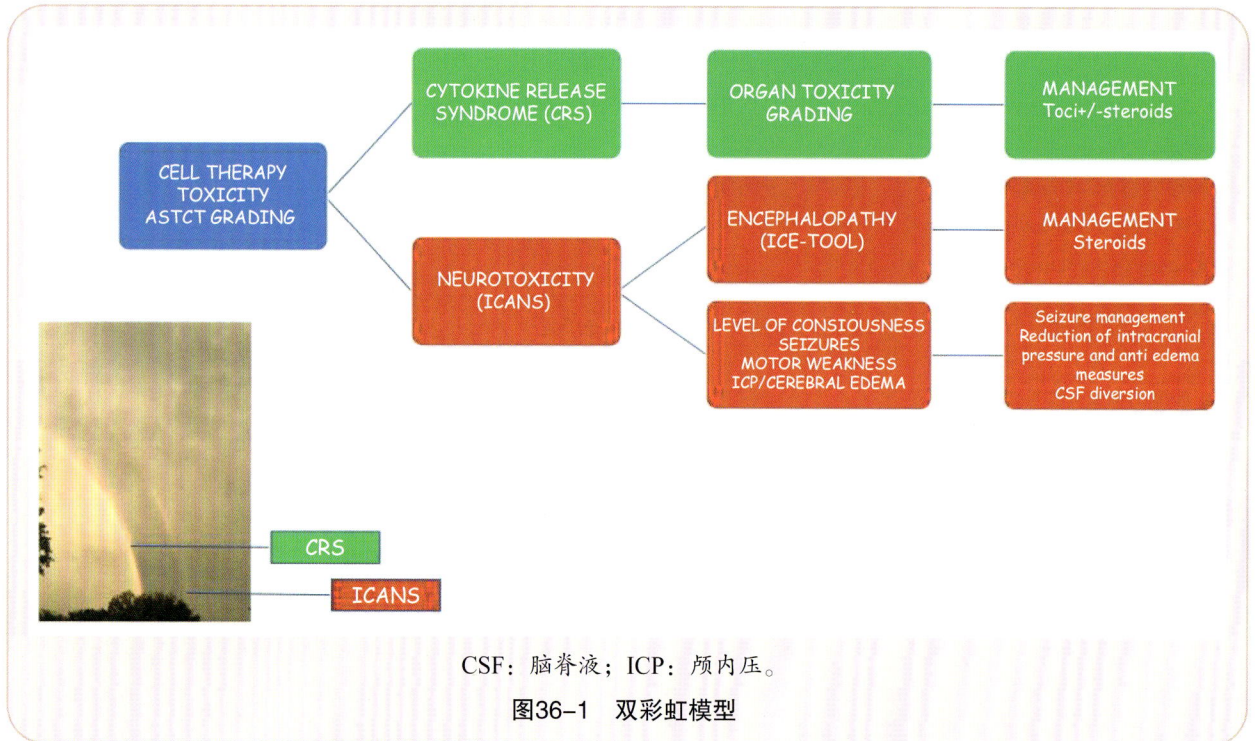

CSF：脑脊液；ICP：颅内压。

图36-1　双彩虹模型

表36-3　免疫效应细胞相关神经系统毒性综合征分级[20]五大构成要素和四个分级

构成要素	1级	2级	3级	4级
ICE评分	7～9	3～6	0～2	0（无法执行ICE评分）
意识水平	自发唤醒	声音唤醒	刺激唤醒	神志不清或昏迷
癫痫	N/A	N/A	自发缓解的临床局灶性或全身性癫痫发作	危及生命的长时间癫痫发作重复性临床或放电性癫痫发作，未能自发缓解
运动	N/A	N/A	N/A	运动无力，如偏瘫或轻瘫
颅内压升高或脑水肿	N/A	N/A	神经影像学上的局灶性/局部水肿	神经影像学上的弥漫性脑水肿；去脑或去皮质姿势、外展神经麻痹、视盘水肿或库欣三联征

ICANS：免疫效应细胞相关神经系统毒性综合征；ICE：免疫效应细胞相关性脑病；ICP：颅内压。

表36-4　免疫效应细胞相关性脑病评分（10分）[20]

认知构成要素	分值
定向力	年、月、城市、医院：4分
命名能力	说出三个物品（手表、笔、按钮）：3分
服从命令能力	服从简单指令（展示两根手指）：1分
书写能力	写出一句完整的句子（今天是晴天）：1分
注意力	从100倒计数10秒：1分

免疫效应细胞相关神经系统毒性综合征的中位峰值发生率通常在输注后4～9天，可能持续5～12天。更高的、3～4级毒性可能在11%～64%之间波动。细胞产品的特征（如共刺激域、CAR-T细胞扩增的速率和峰值）和患者特征（如肿瘤负荷）的差异均影响毒性[21]。与真实世界中三级医疗机构的标准护理经验相比，获批的临床试验中观察到的发生率和等级是相似的[22]。

运动无力可能是心律失常引起心脑卒中所致。血管内皮功能障碍引发短暂性局灶性运动无力可能与可逆性血管收缩综合征极为相似，迄今为止，尚未见血管造影异常的文献报道。脑电图（electroencephalogram，EEG）检查结果提示局灶性减慢，经颅多普勒（transcranial dopplers，TCD）检查结果显示与基线相比免疫效应细胞相关神经系统毒性综合征达峰时血流升高，以及正电子发射断层扫描（positron emission tomography，PET）检查结果显示低代谢，均提示运动无力的内皮和血管病理变化。类似的情况如有血管异常记录的子痫也提示血管病理改变[23]。新发运动无力应被视为重度神经毒性，应尽快使用糖皮质激素治疗。对于新发运动无力，应考虑到罕见的脊髓内病变的可能性，应进行脊柱MRI检查[24]。

癫痫发作可能是惊厥性的，临床表现为显著强直性/阵挛性，或非惊厥性的（nonconvulsive，NCSE）。在NCSE中，患者精神状态发生明显变化，表现为局限性或非运动性的临床改变，需脑电图进行诊断。CAR-T细胞脑病的鉴别诊断详见表36-5。

三、评价方法

床边临床评估仍然是护理的关键，是护理计划不可或缺的部分。护士需要接受充分培训，并在指定的医院楼层护理此类患者，这有助于识别早期临床改变，及时转移到高级护理单元或重症监护室，并尽早开始针对性治疗。

前文已经详细介绍了包括免疫效应细胞相关性脑病评分在内的五个构成因素的评估方法。

重要辅助手段包括神经影像学检查。CT可及性强且可以频繁复查，有助于排除脑水肿、出血并发症，除非在细胞输注前进行过检查用于后期比较，否则年轻患者的CT扫描很难发现早期脑水肿。MRI提供了更详细的信息（较小的卒中，信号异常，图36-2和图36-3）。出血可能表现为出血点，也可表现为脑实质、硬膜下、硬膜外大面积出血、脑卒中的出血性转化，或免疫效应细胞相关神经系统毒性综合征相关变化的出血性改变。最近发表的文献详细介绍了典型的可逆性后部脑病综合征（posterior reversible encephalopathy syndrome，PRES）和非典型PRES[9-10, 22]。这些改变可能反映了血管/内皮功能障碍。典型的PRES涉及大脑后部区域的变化，如枕叶、顶枕叶或较少发生的额叶。非典型PRES可能涉及脑干、丘脑黑质、小脑、胼胝体等更深层次的结构（图36-3）。这些病变是可逆的，大部分患者可完全缓解，与我们在非CAR-T细胞治疗下看到的典型PRES患者临床过程一致[20]。脑卒中可能是自

表36-5 CAR-T细胞脑病的鉴别诊断

早期起病（1~3周内）	晚期起病，≥3周
1.脑病的其他原因（肝、肾、肺、败血症）	1.感染（HHV-6、HHV-7、HHV-8、进行性多灶性白质脑病）
2.药物（阿片类药物、巴氯芬、普瑞巴林、加巴喷丁、苯二氮䓬类或抗抑郁药）	2.肿瘤复发
3.糖皮质激素相关精神病，尤其是老年患者（高度警觉、躁狂，图36-3）	3.已知中枢神经系统疾病CAR-T细胞介导的晚期治疗效应（？）
4.头孢吡肟在低肾小球滤过率患者中的应用	4.中枢神经系统噬血细胞综合征表现（？）
5.老年患者的高剂量左乙拉西坦脑病[13]	5.氟达拉滨脑病（对糖皮质激素缺乏应答）[25]
6.环磷酰胺引起的PRES	
7.中枢神经系统出血	
8.脑卒中（心律失常患者）	
9.维生素缺乏症（硫胺素、维生素B_6）	
10.与ICANS无关的NCSE	
11.既往存在轻度认知障碍或痴呆、脑卒中，易患毒性代谢性脑病	
12.CAR-T细胞介导已知中枢神经系统疾病的即时反应（图36-2）	
13.感染（HHV-6、HHV-7、HHV-8）	

CAR：嵌合抗原受体；CNS：中枢神经系统；GFR：肾小球滤过率；HHV：人类疱疹病毒；HLH：噬血细胞性淋巴组织细胞增生症；ICANS：免疫效应细胞相关神经系统毒性综合征；NCSE：非惊厥性癫痫持续状态；PML：进行性多灶性白质脑病；PRES：脑后部可逆性脑病综合征。

发性的，也可能归因于患者心律失常。这些脑卒中可能很轻微，甚至没有任何症状，如果没有运动无力，则需要积极寻找导致精神状态改变的其他原因。在一些小卒中患者中也可以看到NCSE，这可以由免疫效应细胞相关神经系统毒性综合征相关的精神状态变化来解释而不是小卒中。其他MRI表现包括脑静脉血栓形成、脑膜增强和脑炎型成像模式。实验室数据（副肿瘤抗体和CSF

寡克隆带）和临床表现提示不支持自身免疫所引发。

速发重症免疫效应细胞相关神经系统毒性综合征和突然的显著Δ变化（免疫效应细胞相关性脑病评分＞6、免疫效应细胞相关神经系统毒性综合征＞2级），需要更频繁的临床评估和辅助检查（神经影像学、脑电图、眼底检查，以及确保安全的脑脊液检查）。

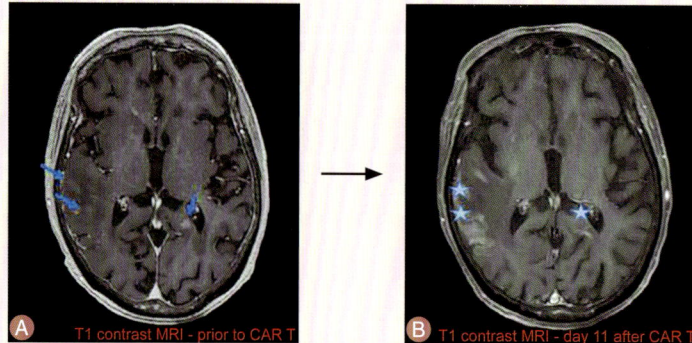

A.一例76岁患有难治性套细胞淋巴瘤的患者，进行性中枢神经系统受累和软脑膜疾病，接受了brexucabtagene autoleucel治疗。回输前磁共振成像（MRI）显示进行性肿瘤（显示右侧颞叶和左侧胼胝体病变）。B.输注后细胞因子释放综合征在D4-6达到峰值2级，免疫效应细胞相关性脑病评分在第6天，到从基线10恶化到0。第11天的核磁共振成像，免疫效应细胞相关性脑病评分提高到5分，糖皮质激素减量。治疗效果表现为颞叶皮质层坏死信号（★★）和胼胝体对比增强减少（★）。

图36-2　嵌合抗原受体T细胞输注对中枢神经系统疾病患者的治疗效果

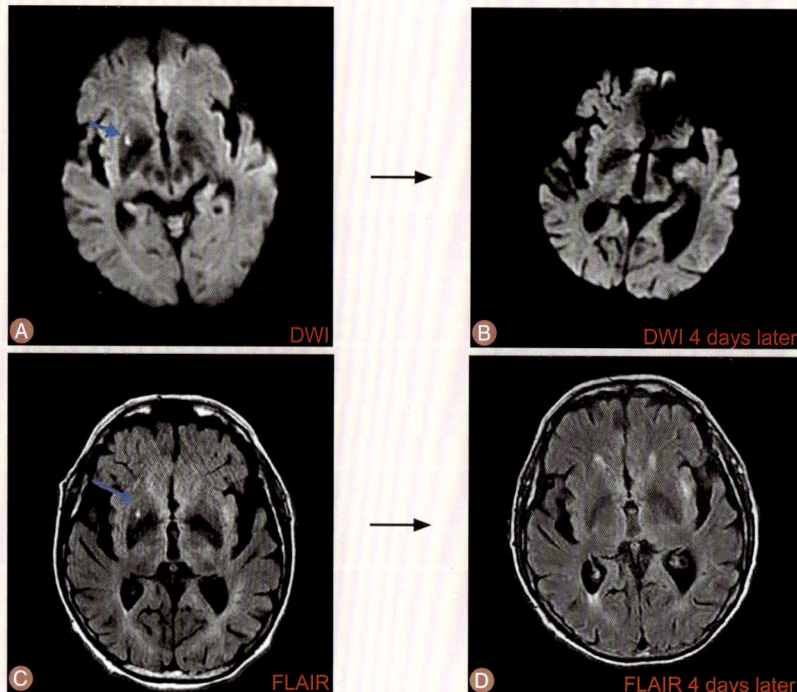

EEG (day 8 –ICANS-moderate slowing)

EEG – (day 11- mild slowing steroid psychosis)

临床症状由免疫效应细胞相关神经系统毒性综合征（ICANS）解释，而不是小卒中，因为脑电图显示中度全身性减慢（图E）。这个病例也突出了糖皮质激素精神病。81岁难治性弥漫性大B细胞淋巴瘤患者按照方案接受了axicabtagene ciloleucel标准护理和白细胞介素-1受体拮抗剂阿那白滞素。细胞因子释放综合征：第3天1级，静脉滴注胺碘酮控制房颤，第5天2级用托珠单抗控制，第6～8天无细胞因子释放综合征，无免疫效应细胞相关性脑病（ICE）/ICANS，第8天ICE 4分/ICANS 2级，第9天ICE 0分/ICANS 3级，第10～12天ICE 0分/ICANS 3级，糖皮质激素性精神病需要右美托咪定，第12天ICE 9分/ICANS 1级脑电图（EEG）E第8天显示中度全身性减慢，与ICANS一致。第11天的脑电图显示，由于患者需要右美托咪定治疗精神病，背景有所改善。从第11天起，甲强龙的剂量每24小时减1/2，以帮助控制出现过度活动性谵妄的糖皮质激素性精神病。第13天糖皮质激素减少后出现ICE 8分/ICANS 1级，改善。左乙拉西坦联合拉考沙胺来帮助治疗谵妄。第6天由于视觉异常主诉进行磁共振成像，右尾状核显示小点状，继发于心房颤动（图A&图C）。4天后的随访成像显示缓解（图C&图D）。小卒中不能解释ICANS。大血管成像（CT血管造影和颈动脉多普勒）未显示严重狭窄。糖皮质激素性精神病可解释第9～13天的临床表现，这有助于减少糖皮质激素用量并将左乙拉西坦改为拉考沙胺。与第8天相比，第11天的EEG改善也支持这种减量。

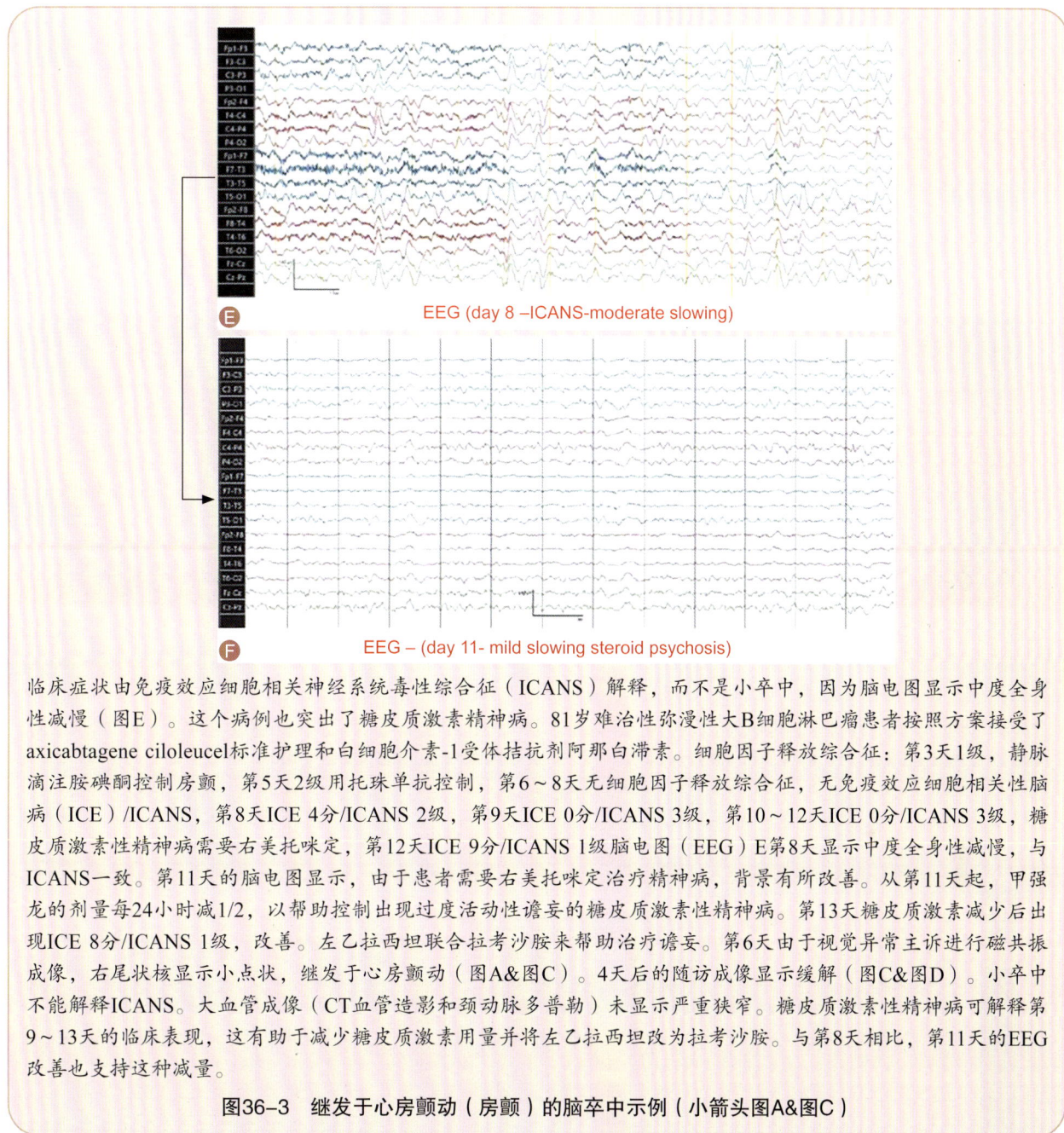

图36-3 继发于心房颤动（房颤）的脑卒中示例（小箭头图A&图C）

床边脑电图仍是一种非常有用的检查方法。多中心临床研究的经验已经证实了脑电图的实用性[22, 26]。建议至少进行30分钟检查，并根据医院资源和患者病情在必要时延长连续脑电图记录时间[27]。这是当患者精神状态发生变化且没有明显的临床运动异常时，识别NCSE的最重要检查。NCSE的临床表现类似于谵妄或毒性/代谢性脑病。快速识别并及时使用苯二氮䓬类药物治疗NCSE可以显著改善精神状态（图36-4和图36-5）。免疫效应细胞相关神经系统毒性综合征发生率更高和更重的细胞产品（axicabtagene ciloleucel）显示出更高的脑电图异常的检出率，需要更频繁的脑电图检查。脑电图异常包括局灶性异常（与PET低代谢相匹配的局灶性减慢和局灶性神经系统异常）、整体减慢、局灶性或全身性癫痫样放电，以及额叶节律减慢。毒性代谢性脑病的特征表现为周期波（既往称三相波）。减慢的程度（轻度、中度和重度）和上述其他脑电图异常（癫痫样放电）可能与临床分级相匹配（图36-6）。较高的临床分级与较显著的脑电图异常相关（存在

NCSE、癫痫样放电、中度至重度背景减慢）。笔者发现临床好转与上述EEG改变的缓解相匹配的，表明存在与细胞因子和内皮功能障碍相关的短暂性神经元功能障碍（图36-7）。

（一）经颅多普勒和正电子发射断层扫描

建议根据医院资源安排相关检查，因其有助

于提供更多信息[28]。TCD可以显示血流速度的增加，但需要从CAR-T细胞输注日开始每日进行检查，并且这种变化可能反映内皮功能障碍。PET扫描结果包括局灶性代谢减退。具有局灶性临床表现或脑电图发现的高级别免疫效应细胞相关神经系统毒性综合征达峰时CT血管造影和MR血管造影等脑血管研究未能显示脑血管明显狭窄。

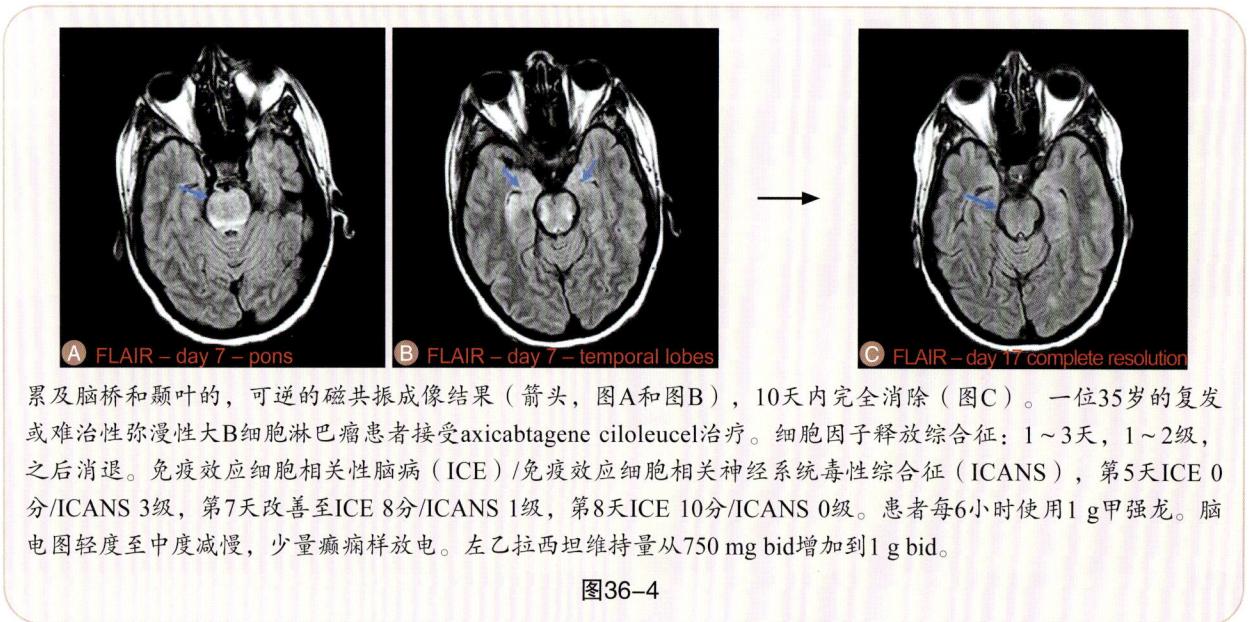

A FLAIR – day 7 – pons   B FLAIR – day 7 – temporal lobes   C FLAIR – day 17 complete resolution

累及脑桥和颞叶的，可逆的磁共振成像结果（箭头，图A和图B），10天内完全消除（图C）。一位35岁的复发或难治性弥漫性大B细胞淋巴瘤患者接受axicabtagene ciloleucel治疗。细胞因子释放综合征：1~3天，1~2级，之后消退。免疫效应细胞相关性脑病（ICE）/免疫效应细胞相关神经系统毒性综合征（ICANS），第5天ICE 0分/ICANS 3级，第7天改善至ICE 8分/ICANS 1级，第8天ICE 10分/ICANS 0级。患者每6小时使用1 g甲强龙。脑电图轻度至中度减慢，少量癫痫样放电。左乙拉西坦维持量从750 mg bid增加到1 g bid。

图36-4

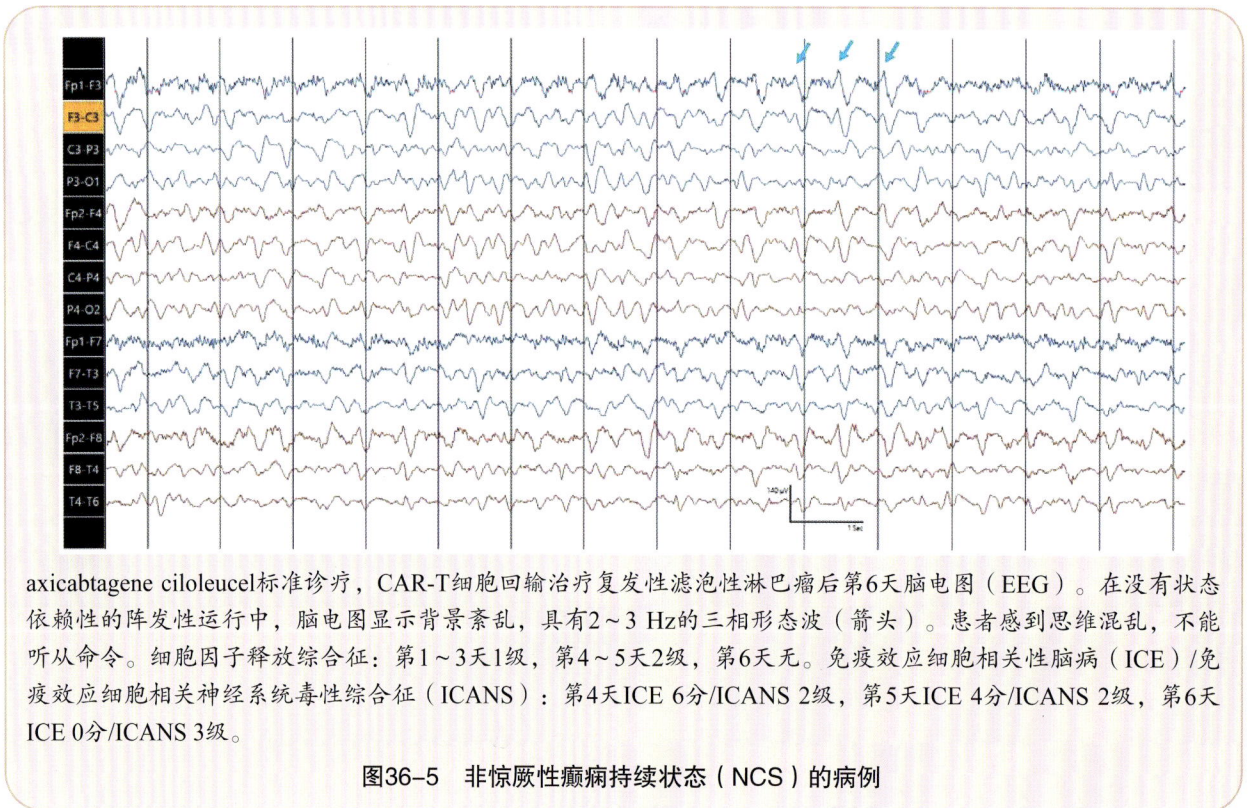

axicabtagene ciloleucel标准诊疗，CAR-T细胞回输治疗复发性滤泡性淋巴瘤后第6天脑电图（EEG）。在没有状态依赖性的阵发性运行中，脑电图显示背景紊乱，具有2~3 Hz的三相形态波（箭头）。患者感到思维混乱，不能听从命令。细胞因子释放综合征：第1~3天1级，第4~5天2级，第6天无。免疫效应细胞相关性脑病（ICE）/免疫效应细胞相关神经系统毒性综合征（ICANS）：第4天ICE 6分/ICANS 2级，第5天ICE 4分/ICANS 2级，第6天ICE 0分/ICANS 3级。

图36-5　非惊厥性癫痫持续状态（NCS）的病例

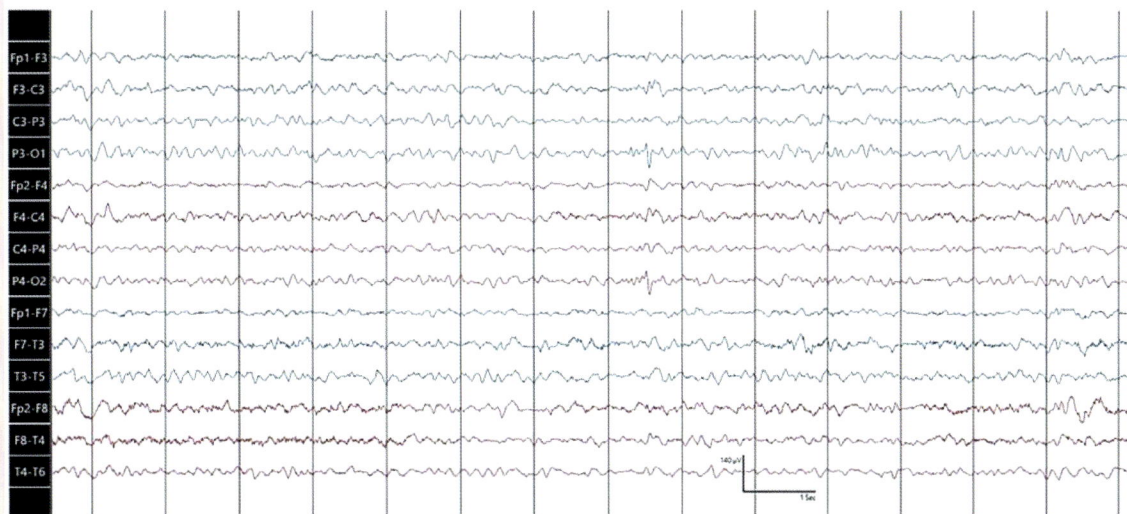

在服用2 mg劳拉西泮后，患者能够说出她的伴侣的名字。脑电图显示较好的组织背景和周期波的分辨率。预防性左乙拉西坦750 mg bid在增加2500 mg bolus后增加到1500 mg bid。地塞米松从10 mg q6h增加到20 mg q6h。患者第4天首次接受托珠单抗，第5天接受第二剂。

图36-6 非惊厥性癫痫持续状态（NCS）的病例

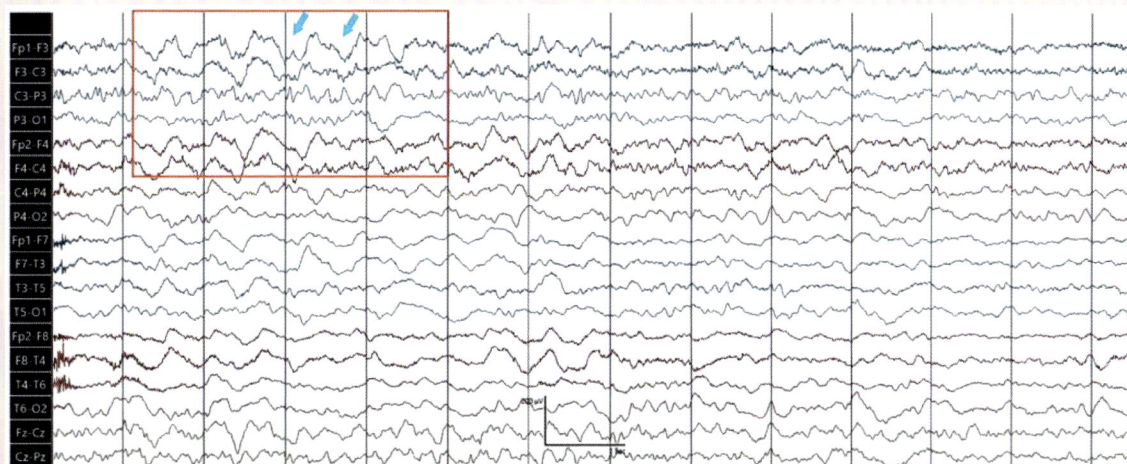

EEG显示1～2 Hz的额叶节律性三角波（箭头，称为FIRDA），如方框所示，第6天背景轻度至中度减慢。患者接受brexucabtagene autoleucel标准化治疗难治性套细胞淋巴瘤。细胞因子释放综合征：第5天1级细胞因子释放综合征，接受1剂托珠单抗和10 mg地塞米松。免疫效应细胞相关性脑病（ICE）/免疫效应细胞相关神经系统毒性综合征（ICANS）；第6天，1剂10 mg地塞米松后，ICE 5分/ICANS 2级改善为ICE 8分/ICANS 1级。持续给予750 mg bid左乙拉西坦预防。

图36-7 脑电图（EEG）总体减慢的病例

（二）脑脊液分析

已经证明免疫效应细胞相关神经系统毒性综合征患者会发生血脑屏障破坏（CSF蛋白升高、CSF/血浆白蛋白比率升高），CSF中存在CAR-T细胞，以及CSF中细胞因子升高。CSF检查可用于难治性、持续性高级别免疫效应细胞相关神经系统毒性综合征和晚发免疫效应细胞相关神经系统毒性综合征患者，以排除中枢神经系统感染和早期中枢神经系统转移复发。对于早期视盘水肿且不存在禁忌证的患者，可以考虑测量开放压力并在压力极高（>20 cm CSF压力）时停止测量。在Ommaya置管患者中，CSF检查更容易和安全。对于需要腰椎穿刺的严重血小板减少症患者，需要充分考虑风险和获益。

（三）实验室检查

免疫效应细胞相关神经系统毒性综合征并没有被证明是一个类似于检查点抑制剂免疫毒性那样的副肿瘤过程。有用的实验室指标是炎症标志物（CRP、铁蛋白）、肿瘤负荷（LDH）和内皮功能指标（纤维蛋白原）。细胞因子测量虽有助于了解发病机制和试验，但临床实际应用并不容易。

如果患者免疫效应细胞相关性脑病评分和免疫效应细胞相关神经系统毒性综合征临床评分迅速恶化，可以考虑进行眼科或眼底检查。早期视盘水肿的识别有助于启动更早、更高剂量糖皮质激素的应用，并可缓解暴发性脑水肿。在早期临床试验中，根据笔者经验及少数病例报道，临床表现可为突发性脑水肿并导致死亡[29]。幸运的是，在标准护理和治疗下的患者没有出现这种情况，很可能是因为及时和更高剂量地使用糖皮质激素。早期视盘水肿需要鉴别诊断，有时可能有误诊，应与较高级别的免疫效应细胞相关神经系统毒性综合征相符合。笔者认为，准确的临床分级对病情迅速恶化的患者进行高度密切监测，并尽早增加糖皮质激素剂量，在临床上是合适的。

四、治疗

早期识别免疫效应细胞相关神经系统毒性综合征和早期开始治疗（一线治疗仍然是糖皮质激素）是关键。这中止了损伤神经系统炎症级联效应。

使用糖皮质激素治疗免疫效应细胞相关神经系统毒性综合征的持续时间和总剂量不会影响血液系统恶性肿瘤的完全缓解、PFS或OS[30]。然而，谨慎的做法避免不必要的糖皮质激素，以防止在免疫缺陷患者中出现不良反应。在一个临床研究队列中，与超过10天的糖皮质激素给药相比，将使用时间限制在10天以内会带来更好的临床疗效[31]。对于糖皮质激素启动时间、确切剂量

和持续时间，目前没有形成共识。糖皮质激素的使用显现出拉锯式变化。随着CAR-T细胞试验的出现，由于患者的难治性，且多次复发，糖皮质激素使用受到限制，以防止对CAR-T细胞的破坏。之后在早期的临床试验中，出现了速发性暴发性脑水肿，导致了大剂量和长疗程的糖皮质激素的应用。经验丰富的中心总结临床经验形成了较一致的共识指南[32]。有限糖皮质激素的应用，如地塞米松20 mg/d，似乎不会影响CAR-T细胞的扩增和持久性，并保持了CAR-T细胞的抗肿瘤效果[28]。较低水平免疫效应细胞相关神经系统毒性综合征用较少的糖皮质激素治疗，较高水平时则使用较高初始剂量的糖皮质激素治疗。在免疫效应细胞相关神经系统毒性综合征等级较低（1级和2级）的患者，通常给予1~2剂10 mg地塞米松，并对患者进行再评估。低级别的患者可能对这些低剂量表现出反应，且不会发展到更高水平。笔者强调，重要的不仅仅是级别，还有变化速度和其他数据：包括NCSE的脑电图结果或中重度减速或任何新MRI异常。对于免疫效应细胞相关神经系统毒性综合征达到3级的患者，每6小时使用10~20 mg地塞米松。免疫效应细胞相关神经系统毒性综合征构成要素中，除了惊厥发作等脑病，运动无力、颅内压升高/脑水肿等脑病需要最高糖皮质剂量。对于免疫效应细胞相关神经系统毒性综合征达到4级的患者，通常每24小时给予甲强龙1 g，持续3天，然后每6小时给予地塞米松10~20 mg。一旦看到临床改善，随着患者免疫效应细胞相关神经系统毒性综合征水平回到基线或免疫效应细胞相关神经系统毒性综合征显著改善（2级、3级、4级改善为1级），可以开始减少糖皮质激素剂量。与免疫检查点抑制剂毒性中使用时间较长相比，糖皮质激素使用应该减量并更快速的停药。合理的方法是随着患者临床的改善，糖皮质激素剂量每24小时减少1/3~1/2。糖皮质激素难治性的免疫效应细胞相关神经系统毒性综合征的其他治疗选择包括ATG、Cy，用于杀伤CAR-T细胞，还可选择使用其他细胞因子拮抗剂（白细胞介素-1——阿那白滞素）。

强烈建议进行神经科会诊。在已有中枢神经

系统疾病、CAR-T细胞输注前基线认知问题或基线运动无力患者中，神经影像学检查和神经科会诊更为必要。

头痛的治疗以支持治疗为主，可有限联合使用对乙酰氨基酚、布他比妥和咖啡因以缓解症状。震颤管理也是支持治疗，考虑到其短暂性，只有在症状严重时，才可考虑给予有限的低剂量普瑞米酮。

（一）癫痫管理

随着目前已批准CAR-T细胞治疗用于血液系统恶性肿瘤，左乙拉西坦通常作为预防用药，并持续使用1个月。考虑到缺乏显著的不良反应和药物相互作用，该制剂是一种优选。在较高级别免疫效应细胞相关神经系统毒性综合征或脑电图提示NCSE发现或癫痫样异常时，左乙拉西坦的剂量应增加。NCSE和临床癫痫发作需要及时服用苯二氮䓬类药物，并优化调整癫痫用药。CAR-T细胞输注后患者新发癫痫应立即开始治疗，给予更高剂量的糖皮质激素，并转移至重症监护室。除了左乙拉西坦，其他可以选择的抗癫痫药物还有拉考沙胺（存在罕见的心动过缓）和苯巴比妥（需要增加糖皮质激素剂量）。

（二）颅内压升高/脑水肿

建议尽早准确识别。鉴于这种现象与血管内皮功能障碍有关，糖皮质激素仍是主要药物。症状处理包括头部抬高、甘露醇或高渗盐水，以及24小时高通量吸氧。物理治疗和营养管理应该同步跟进。

五、处理原则总结（图36-8）

CAR-T细胞治疗实体瘤：靶向实体瘤抗原的CAR-T细胞已经在进行临床试验。这些靶点包括

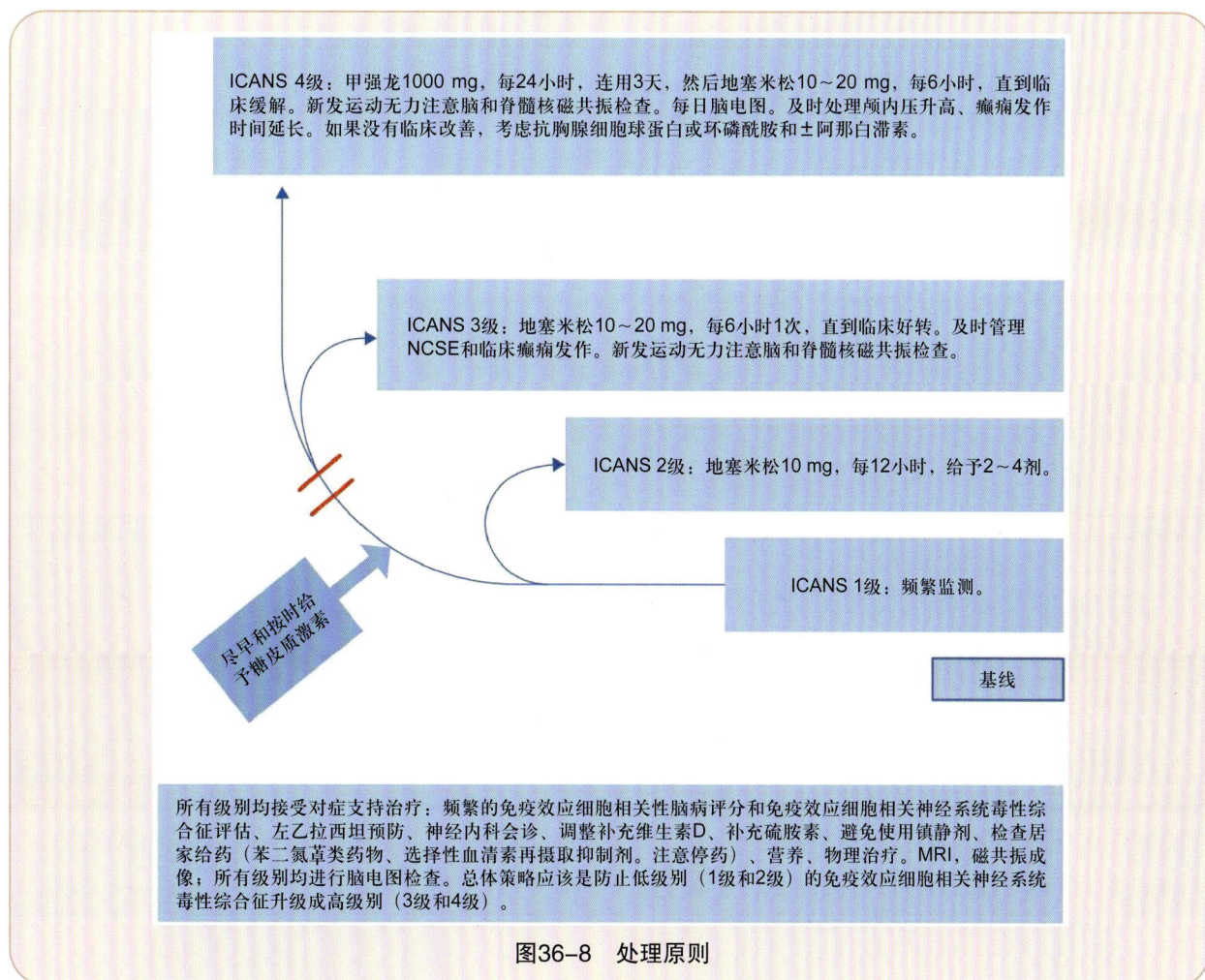

ICANS 4级：甲强龙1000 mg，每24小时，连用3天，然后地塞米松10～20 mg，每6小时，直到临床缓解。新发运动无力注意脑和脊髓核磁共振检查。每日脑电图。及时处理颅内压升高、癫痫发作时间延长。如果没有临床改善，考虑抗胸腺细胞球蛋白或环磷酰胺和±阿那白滞素。

ICANS 3级：地塞米松10～20 mg，每6小时1次，直到临床好转。及时管理NCSE和临床癫痫发作。新发运动无力注意脑和脊髓核磁共振检查。

ICANS 2级：地塞米松10 mg，每12小时，给予2～4剂。

ICANS 1级：频繁监测。

基线

尽早和按时给予糖皮质激素

所有级别均接受对症支持治疗：频繁的免疫效应细胞相关性脑病评分和免疫效应细胞相关神经系统毒性综合征评估、左乙拉西坦预防、神经内科会诊、调整补充维生素D、补充硫胺素、避免使用镇静剂、检查居家给药（苯二氮䓬类药物、选择性血清素再摄取抑制剂。注意停药）、营养、物理治疗。MRI，磁共振成像；所有级别均进行脑电图检查。总体策略应该是防止低级别（1级和2级）的免疫效应细胞相关神经系统毒性综合征升级成高级别（3级和4级）。

图36-8 处理原则

间皮素、神经节苷脂、磷脂酰肌醇蛋白聚糖3、人表皮生长因子受体2、癌胚抗原、表皮生长因子受体和变体（epidermal growth factor receptor and variants，EGFR/EGFRvIII）、前列腺特异性膜抗原、前列腺干细胞抗原和紧密连接蛋白。肿瘤相关抗原靶点缺乏强表达、T细胞在肿瘤组织中的较少浸润、CAR-T细胞耗竭，以及肿瘤微环境高度免疫抑制性和代谢挑战性，限制了CAR-T细胞治疗的毒性和有效性。虽然细胞因子释放综合征在一定程度上可以观察到，但很少看到更高级别的免疫效应细胞相关神经系统毒性综合征[33]。

未来趋势

目前尚不清楚在免疫效应细胞相关性脑病评分发生变化之前更早识别到细微的临床变化（个性和无法完成连续的多任务），以及更早地使用有限的糖皮质激素是否能限制随后发生的疾病恶化[26]。正在研究中的药物包括细胞因子阻滞剂［白细胞介素-1（阿那白滞素）、GM-CSF（lenzilumab）、IFN-γ（依帕伐单抗）］和内皮稳定剂（去纤苷）[34]。正如我们从最近的新冠感染中了解到的那样，尚不清楚糖皮质激素在未来是否仍然是主要的最有效和最经济的措施，我们在给药启动时间和持续用药时间方面正变得更加明智[35]。可逆性火山喷发型神经毒性（快速发作），在大多数情况下使用较低剂量的糖皮质激素，可能会主张更有限（单剂量地塞米松）和更早使用糖皮质激素（在免疫效应细胞相关性脑病评分变化之前）。对某些CAR-T细胞产品所特有的新型罕见神经毒性的识别，需要与神经科会诊医师持续合作（靶向BCMA的CAR-T细胞治疗易引发延迟性帕金森病/认知改变不良反应）[37]。

六、总结

大多数患者都表现为可治疗的较低级别免疫效应细胞相关神经系统毒性综合征，只需应用数剂糖皮质激素即可有效治疗，不会演变为更高的临床级别。本文强调了对床边危险信号的识别

（临床癫痫发作、新发运动无力、视盘水肿），这些信号构成了免疫效应细胞相关神经系统毒性综合征的非脑病变要素。在短时间内，即6～24小时内，分级较高（免疫效应细胞相关神经系统毒性综合征达3级和4级）和分级变化较大（Δ）的患者需要密切关注。根据可获得性获取临床各项数据。其中包括频繁的免疫效应细胞相关神经系统毒性综合征临床分级、神经系统成像（CT，最好是MRI，用于任何新的成像异常）、PET扫描提示局灶性区域血供不足、血流量增加的TCD结果，以及视盘水肿的眼底检查。如果安全的话，可以考虑从Ommaya囊或腰椎穿刺进行CSF检查。对于运动无力的患者，应包括脊柱MRI检查。在脑卒中患者中，获取脑血管成像并处理心律失常。获取所有级别患者的脑电图。每日重复脑电图，直到看到临床改善。及时治疗NCSE。中至重度减慢、局灶性减慢和癫痫样放电的脑电图表现与较高的免疫效应细胞相关神经系统毒性综合征分级有关。及时识别和治疗癫痫发作，这通常与较高的3级和4级免疫效应细胞相关神经系统毒性综合征有关。对于较高级别（3级和4级）免疫效应细胞相关神经系统毒性综合征，或较高级别（≥2级）细胞因子释放综合征而较低级别（1级和2级）的免疫效应细胞相关神经系统毒性综合征患者，建议将其转移至重症监护室。在初始评估时恰当应用糖皮质激素。如果认为有必要，在第一次发生临床变化时使用更高剂量糖皮质激素。进一步的剂量减少可以基于临床改善，以及每24小时的辅助检查数据。可以考虑每24小时将剂量减少初始剂量的1/3～1/2。托珠单抗对孤立的免疫效应细胞相关神经系统毒性综合征没有作用。控制血压（达到临床前水平，注意避免高血压和低血压），并优化镁、钠和硫胺素的补充。当糖皮质激素没有应答时，需要探索脑病的其他原因。对于迟发或持续的神经毒性病例，排除潜在感染［人类疱疹病毒（HHV-6、HHV-7、HHV-8）］。强烈建议使用CARTOX应用程序。

参考文献

第三十七章
嵌合抗原受体 T 细胞治疗的其他并发症

FATEEHA FURQAN AND PAOLO STRATI

译者：饶军

陆军军医大学新桥医院

一、噬血细胞性淋巴组织细胞增生症

噬血细胞性淋巴组织细胞增生症是自体抗CD19 CAR-T细胞疗法的一种罕见且可能危及生命的并发症，在1%~3.5%的复发或难治性大B细胞淋巴瘤（LBCL）患者中报告[1-3]。在ZUMA-1试验中，接受阿基仑赛（axi-cel）治疗的108例患者中只有1例患者出现噬血细胞性淋巴组织细胞增生症，导致患者死亡，而在TRANSCEND研究中接受lisocabtagene maraleucel（liso-cel）治疗的269例患者或JULIET研究中接受tisagenlecleucel（tisa-cel）治疗的111例患者中未报告噬血细胞性淋巴组织细胞增生症病例[4-6]。有关噬血细胞性淋巴组织细胞增生症发生率的其他信息来自真实世界数据。在一项axi-cel的真实世界研究中，接受axi-cel治疗LBCL的275例患者中，只有1例患者出现噬血细胞性淋巴组织细胞增生症，并导致死亡[7]。在Sandler等的另一项研究中，发现噬血细胞性淋巴组织细胞增生症的发生率为3.5%。但是，该研究报告噬血细胞性淋巴组织细胞增生症诊断标准存在显著异质性，大多数中心使用噬血细胞性淋巴组织细胞增生症-2004标准（43%），其次是H评分（15%）[1]。

噬血细胞性淋巴组织细胞增生症可以作为原发性疾病或继发性疾病发生。原发性或家族性噬血细胞性淋巴组织细胞增生症主要发生在儿科背景中，由参与NK细胞和CTL消除活化巨噬细胞的基因遗传突变引起[8]。家族性噬血细胞性淋巴组织细胞增生症中常见的基因缺陷包括PRF1/穿孔素、UNC13D/Munc13-4、STX11/突触融合蛋白11和STXBP2/Munc18-2。穿孔素依赖性细胞毒性的缺

陷导致随后的巨噬细胞在存在适当触发因素的情况下持续存在，从而导致骨髓源性细胞因子的过量产生和T细胞活化增加，最终导致高炎症综合征（图37-1）[8]。

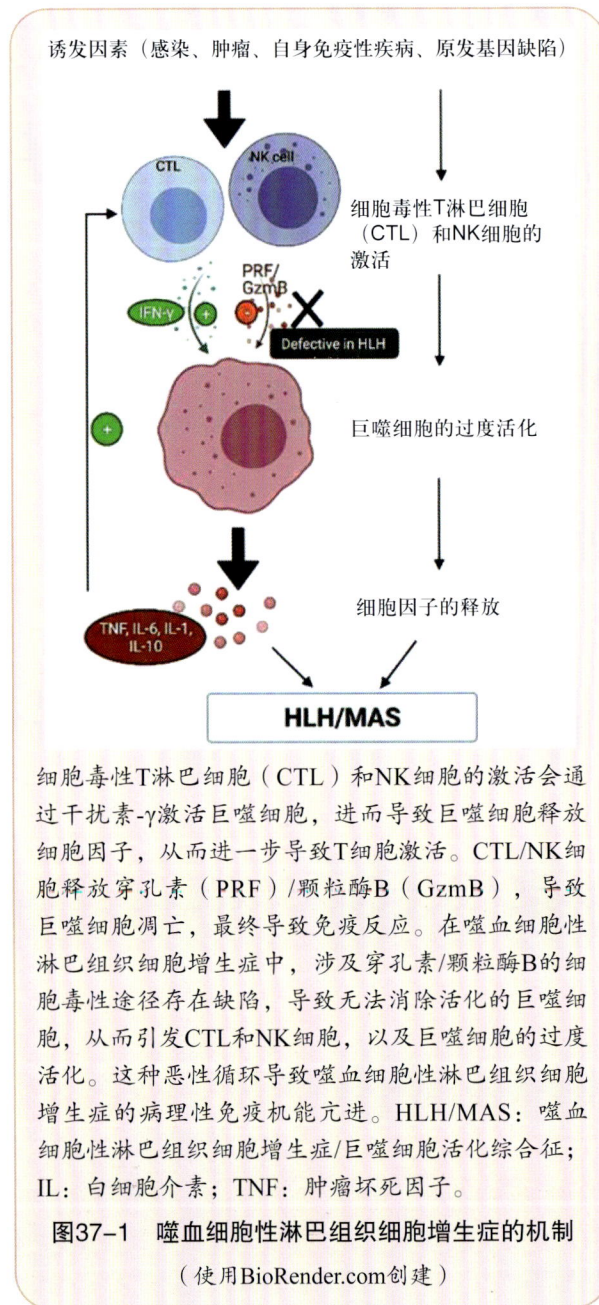

细胞毒性T淋巴细胞（CTL）和NK细胞的激活会通过干扰素-γ激活巨噬细胞，进而导致巨噬细胞释放细胞因子，从而进一步导致T细胞激活。CTL/NK细胞释放穿孔素（PRF）/颗粒酶B（GzmB），导致巨噬细胞凋亡，最终导致免疫反应。在噬血细胞性淋巴组织细胞增生症中，涉及穿孔素/颗粒酶B的细胞毒性途径存在缺陷，导致无法消除活化的巨噬细胞，从而引发CTL和NK细胞，以及巨噬细胞的过度活化。这种恶性循环导致噬血细胞性淋巴组织细胞增生症的病理性免疫机能亢进。HLH/MAS：噬血细胞性淋巴组织细胞增生症/巨噬细胞活化综合征；IL：白细胞介素；TNF：肿瘤坏死因子。

图37-1　噬血细胞性淋巴组织细胞增生症的机制

（使用BioRender.com创建）

在没有遗传倾向的情况下，噬血细胞性淋巴组织细胞增生症也可能继发于感染、恶性肿瘤或自身免疫性疾病导致的巨噬细胞激活。虽然继发性噬血细胞性淋巴组织细胞增生症（sHLH），也称为巨噬细胞活化综合征，可能发生在任何患者中，但原发性噬血细胞性淋巴组织细胞增

生症相关基因存在杂合突变的个体风险较高[9]。此外，高肿瘤负荷和显著的T细胞扩增会增加接受CAR-T细胞疗法的患者发生噬血细胞性淋巴组织细胞增生症/巨噬细胞活化综合征的风险[10]。CAR-T细胞疗法引起噬血细胞性淋巴组织细胞增生症的确切机制仍不清楚。CAR-T细胞和相关的非CAR-T细胞增殖通常与显著的细胞因子释放相关，而噬血细胞性淋巴组织细胞增生症可能代表细胞因子释放综合征的一种极端情况[10]。参与这两个事件的细胞因子类型相似，包括Th1和骨髓驱动的炎症分子，例如白细胞介素-18、白细胞介素-8、IP10、MCP1、MIG和MIP1β[11-12]。这部分解释了细胞因子释放综合征和噬血细胞性淋巴组织细胞增生症中观察到的临床表现和实验室异常的相似性。

　　目前，噬血细胞性淋巴组织细胞增生症的诊断基于临床和实验室标准。噬血细胞性淋巴组织细胞增生症的原始诊断标准由组织细胞协会于2004年定义并修订，称为噬血细胞性淋巴组织细胞增生症-2004（表37-1）[13]。根据后者，如果患者存在前述基因中一种的突变进行噬血细胞性淋巴组织细胞增生症分子诊断，则可以诊断为噬血细胞性淋巴组织细胞增生症；或符合以下八项标准中的五项：发热，脾肿大，血细胞减少（累及外周血中三系中的两系），高甘油三酯血症或低纤维蛋白原血症，高铁蛋白血症，可溶性CD25升高，骨髓、脾脏、淋巴结中的吞噬血细胞作用，或NK细胞毒性降低/缺失。由于噬血细胞性淋巴组织细胞增生症-2004标准主要针对家族性噬血细胞性淋巴组织细胞增生症和儿童患者开发，随后提出了继发性噬血细胞性淋巴组织细胞增生症/巨噬细胞活化综合征的新诊断标准，即H评分（表37-1）[14-16]。H评分是通过评估已知与噬血细胞性淋巴组织细胞增生症相关的10个变量得出的。对209例患者进行多变量分析后，发现10个变量中的9个仍与噬血细胞性淋巴组织细胞增生症的诊断相关，包括潜在的免疫抑制、发热、器官肿大、血细胞减少、高铁蛋白血症、高甘油三酯血症、低纤维蛋白原血症、天门冬氨酸氨基转移酶升高和吞噬血细胞作用的BM证据。这些评分的范围从免疫抑制的18分到高甘油三酯血症的64分，H评分为90分与噬血细胞性淋巴组织细胞增生症概率<1%相关，250分与噬血细胞性淋巴组织细胞增生症概率>99%相关[14]。

表37-1　嵌合抗原受体T细胞疗法的其他毒性

嵌合抗原受体T细胞的其他毒性
- 噬血细胞性淋巴组织细胞增生症
- 移植物抗宿主病
  - 急性
  - 慢性
- 血细胞减少症
  - 中性粒细胞减少
  - 贫血
  - 血小板减少
- B细胞再生障碍/低丙球蛋白血症和感染
  - 无法识别
  - 细菌
  - 病毒
  - 真菌
- 长期神经精神性影响
- 器官毒性
  - 心血管
  - 肺
  - 肾脏
  - 胃肠道

　　然而，由于细胞因子释放综合征和噬血细胞性淋巴组织细胞增生症的生物学机制和临床实验室表现相似，噬血细胞性淋巴组织细胞增生症-2004和H评分不能同质地应用于CAR-T细胞治疗后噬血细胞性淋巴组织细胞增生症的诊断，其在此情况下的适用性还不清楚[1, 13]。为此，Neelapu等提出了CAR-T细胞疗法引起的复发性噬血细胞性淋巴组织细胞增生症的新诊断标准，旨在更好地将其与细胞因子释放综合征进行区分（表37-1）[3]。这些新的诊断标准包括在细胞因子释放综合征期同时存在铁蛋白峰值水平>10 000 ng/mL，并且出现以下任何两种器官毒性：≥3级肝脏毒性、≥3级肾毒性、≥3级呼吸道毒性、BM和（或）组织吞噬血细胞作用。在支持CAR-T细胞治疗的不同患者中一致使用这些标准之前，需要对这些标准进行前瞻性验证。

　　缺乏针对接受CAR-T细胞疗法治疗患者的

复发性噬血细胞性淋巴组织细胞增生症/巨噬细胞活化综合征管理的有效指南。在这种情况下发生噬血细胞性淋巴组织细胞增生症的大多数患者通常根据细胞因子释放综合征指南进行管理，其中包括根据在继发于双特异性抗体（例如blinatumumab）的噬血细胞性淋巴组织细胞增生症病例中观察到的疗效，使用白细胞介素-6靶向治疗（托珠单抗）和糖皮质激素[11]。然而，在对糖皮质激素和托珠单抗均耐药的重度病例中，应考虑其他治疗。

其中之一包括依托泊苷，它是CAR-T细胞疗法以外原因引起的复发性噬血细胞性淋巴组织细胞增生症/巨噬细胞活化综合征的标准治疗选择[13, 17]。在CAR-T细胞疗法引起的复发性噬血细胞性淋巴组织细胞增生症/巨噬细胞活化综合征背景下，只有在托珠单抗和糖皮质激素治疗至少48小时后未改善时才应使用依托泊苷，并且可能如果第一次给药4~7天后未观察到任何改善，则需重复给药[3]。

其他已用于治疗难治性噬血细胞性淋巴组织细胞增生症的药物包括环孢素、MTX和鞘内注射阿糖胞苷，通常用于治疗噬血细胞性淋巴组织细胞增生症相关神经毒性的患者。Anakinra（阿那白滞素）已在儿童和成人群体的小型研究中用于治疗难治性复发噬血细胞性淋巴组织细胞增生症/巨噬细胞活化综合征，但疗效各异[18-20]。依马利尤单抗是一种靶向干扰素-γ的单克隆抗体，基于对34例儿童患者的一项研究（该研究的总缓解率为65%），已被批准用于治疗难治性原发性噬血细胞性淋巴组织细胞增生症[21]。在一项临床试验（NCT03985423）中正在研究其对复发性噬血细胞性淋巴组织细胞增生症的安全性和有效性，并且其在这种情况下的使用仍处于试验阶段。

虽然这些药物主要用于非CAR-T细胞治疗，但在接受CAR-T细胞疗法的患者中也有越来越多的疗效证据被报告（尽管是轶事证据）。

鉴于这种情况的罕见性，以及缺乏明确的诊断和治疗指南，迫切需要进一步阐明CAR-T细胞治疗后噬血细胞性淋巴组织细胞增生症生物学机制并确定其治疗新靶点的前瞻性研究。

二、移植物抗宿主病

自体CAR-T细胞疗法很少报告移植物抗宿主病，但它代表了使用实验性同种异体产品的一个主要问题。尽管ZUMA-1、TRANSCEND和JULIET研究中没有报告移植物抗宿主病病例，但最近一项关注CAR-T细胞疗法晚期不良事件的研究报告称，有异基因造血干细胞移植病史的患者中有20%（3/15）报告移植物抗宿主病[2, 4, 5, 22]。这包括86例患有复发或难治性ALL、非霍奇金淋巴瘤和CLL的患者，接受第二代自体CAR-T细胞疗法治疗。之前未接受过异基因造血干细胞移植的患者中未报告移植物抗宿主病。CAR-T细胞输注1.9个月后，6.6%（1/15）的无既往移植物抗宿主病病史的患者报告急性移植物抗宿主病，而CAR-T细胞输注后2.8个月和3.2个月，无论有或无既往移植物抗宿主病，13%（2/15）的患者出现慢性移植物抗宿主病。有趣的是，本研究中从异基因造血干细胞移植到CAR-T细胞疗法的中位时间为37个月（范围为3.2~143.6个月），并且在CAR-T细胞输注时未观察到活动性移植物抗宿主病。所有病例都需要治疗：急性移植物抗宿主病在接受泼尼松1 mg/kg后缓解，而2例慢性移植物抗宿主病病例需要额外的免疫抑制。在另一项研究中，异基因造血干细胞移植后接受自体抗CD19 CAR-T细胞疗法的B-ALL患者中有67%（10/15）报告急性移植物抗宿主病，其中6例为Ⅰ~Ⅱ级，4例为Ⅲ~Ⅳ级，但未发生与移植物抗宿主病相关的死亡[23]。

使用自体CAR-T细胞产品引起移植物抗宿主病的生物学机制仍然很大程度上未知，并且被认为主要是由既往或最近暴露于同种异体干细胞引起的[24]。为此，一旦停止或逐渐减少免疫抑制以允许CAR-T细胞输注，供者来源的αβ T细胞上的TCR可以与宿主抗原呈递细胞发生反应，导致FAS配体、颗粒酶、穿孔素和丝氨酸蛋白酶的释放，导致细胞死亡和器官损伤[25]。然而，尽管实验性同种异体CAR-T细胞产品潜在的移植物抗宿主病风险较高，但大多数研究中报告的移植物抗宿主病发生率相对较低。最近的小鼠模型显示，由于

TCR和CAR信号传导的过度和双重刺激，同种异体反应性T细胞逐渐丧失效应子功能、增殖潜力和克隆缺失[26]。在此模型中观察到PD-1、LAG3和TIM3的表达显著更高，以及磷酸化PKCa、pERK1/2、pS6、pSTAT1、pSTAT3和pSTAT5的水平较高，表明T细胞刺激增强，随后由CAR和TCR双重刺激导致耗竭（图37-2）。另一方面，由于孤立的CAR刺激，非反应性同种异体CAR-T细胞能够在同一模型中保留其抗肿瘤活性，而不会产生移植物抗宿主病。

已采取多个步骤来降低实验性同种异体CAR-T细胞产品的移植物抗宿主病风险[27]。移植物抗宿主病主要由αβ TCR的激活驱动，因此使用锌指核酸酶、转录激活因子样效应物核酸酶（TALEN）和成簇规律间隔短回文重复序列（CRISPR）-CRISPR相关蛋白9（Cas9）系统进行基因编辑，开发出了αβ TCR被破坏的CAR-T细胞[27]。通过使用TALEN，具有破坏的αβ TCR和CD52结构域的CAR-T细胞已在小鼠模型中表现出肿瘤反应，但没有移植物抗宿主病[28]。在此模型中，alemtuzumab用于破坏TCR+CD52+CAR-T细胞，从而介导淋巴细胞清除并促进TCR/CD52缺陷型CD19 CAR-T细胞的植入。

两项多中心 I 期试验招募了儿童（n=7）或成人（n=14）复发或难治性B-ALL患者，研究了UCART19的安全性和有效性，其为一种同种异体产品，其中αβ TCR和CD52域通过TALEN被破坏，仅10%（1例儿童和1例成人）患者出现 I 级急性移植物抗宿主病[29]。CRISPR/Cas-9此后被广泛用于各种靶点（包括CAR-T细胞）的基因组编辑，以增强其效力和均匀表达[30]。Eyquem等通过使用靶向T细胞受体α恒定（TRAC）位点的CRISPR/Cas9设计了抗CD19 CAR+TCR细胞，产生了95%的CAR+TCR细胞，在小鼠模型中具有增强的抗肿瘤作用。最近的一项 I 期研究在6例复发或难治性ALL患者中使用通用CD19/CD22靶向CAR-T细

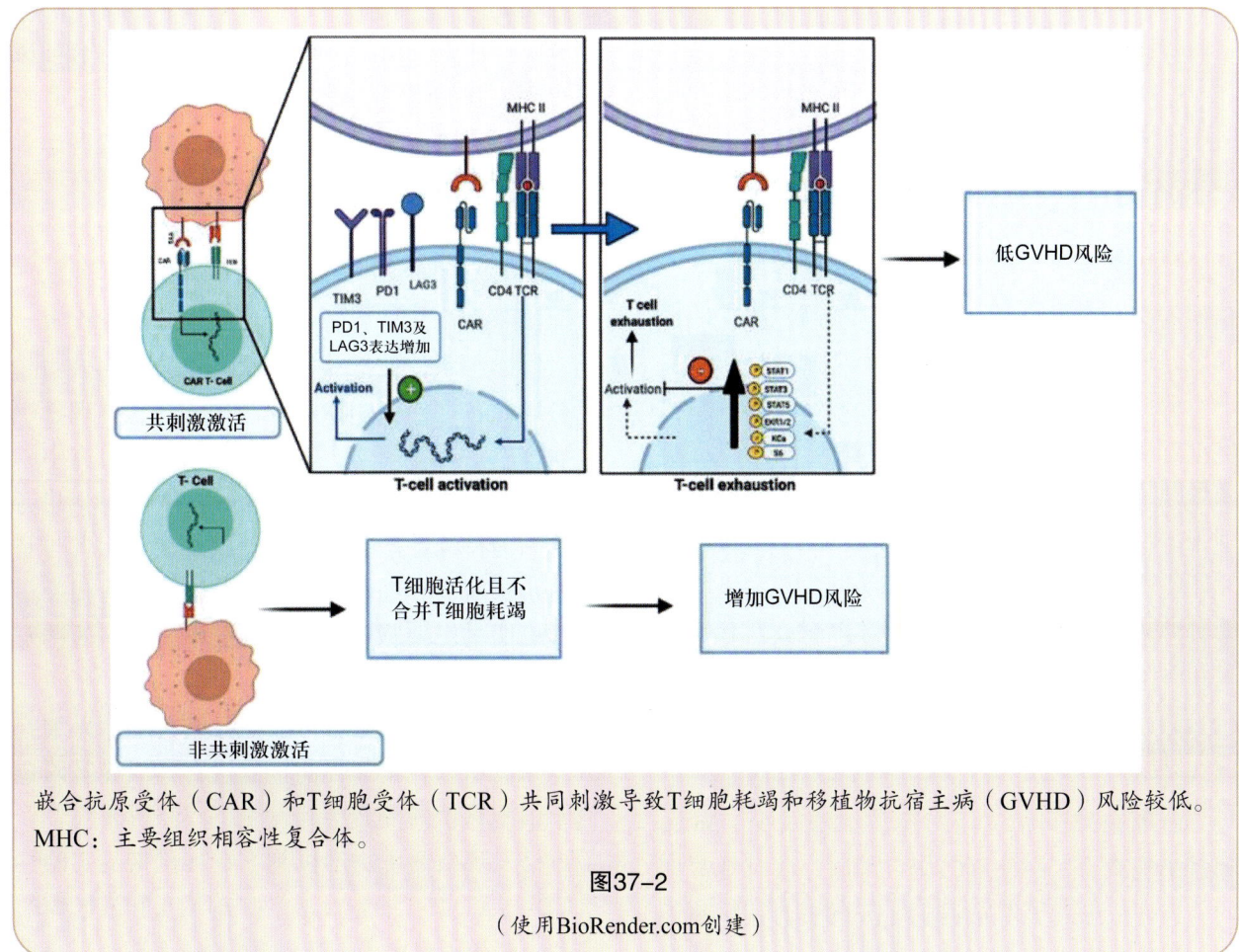

嵌合抗原受体（CAR）和T细胞受体（TCR）共同刺激导致T细胞耗竭和移植物抗宿主病（GVHD）风险较低。MHC：主要组织相容性复合体。

图37-2

（使用BioRender.com创建）

胞（CTA101），这些患者有CRISPR/Cas9破坏的TRAC区域和CD52基因，证明没有移植物抗宿主病或任何其他基因组编辑相关不良事件的病例[31]。降低移植物抗宿主病风险的最终方法是使用非αβT细胞，包括NK细胞（CAR-NK细胞）和γδ CAR-T细胞[27]。在最近一项接受同种异体CAR-NK细胞治疗的11例复发或难治性CD19阳性血液系统恶性肿瘤患者的研究中，尽管HLA不匹配，但没有报告移植物抗宿主病病例[32]。此外，靶向CD19的γδ CAR-T细胞已在体外和体内显示出有效性，目前正在进行的Ⅰ期研究（NCT0473547）正在研究其安全性[33]。然而，NK-CAR和γδ CAR-T细胞的使用受到针对同一靶点的个体间反应差异、体内致瘤性的可能性、同种免疫反应的风险，以及缺乏转导疗效/活性。此外，γδ CAR-T细胞需要较长的扩增时间，导致T细胞耗竭。为了克服这些限制，这些细胞已使用其他来源，包括相同的供者、脐血、胎盘干细胞和诱导多能干细胞[34-35]。评估这些新产品的安全性和有效性的研究正在进行，目前它们的使用被认为是实验性的。

CAR-T细胞引起的移植物抗宿主病的治疗目前遵循移植物抗宿主病的标准治疗方案[36-37]。对于急性移植物抗宿主病，初始治疗通常以糖皮质激素为代表，初始剂量为2 mg/（kg·d）的甲泼尼龙（或等效药物），然后根据临床改善逐渐减量。在糖皮质激素耐药或依赖（无法逐渐减量）的情况下，可以将其他免疫抑制剂添加到糖皮质激素中，或使用二线治疗，包括依那西普、英夫利西单抗、MTX和霉酚酸酯[38-41]。然而，使用糖皮质激素和（或）其他免疫抑制剂可能会妨碍CAR-T细胞活性，应谨慎使用[42]。更深入地了解自体和异体CAR-T细胞移植物抗宿主病的生物学机制可能有助于制定更有针对性的治疗策略，并有助于更好地保持CAR-T细胞的抗肿瘤活性。

三、血细胞减少症

血细胞减少症包括中性粒细胞减少、贫血和血小板减少，在使用CAR-T细胞疗法时是常见的，大多数患者早期发病，约1/3的患者持续超过30天[43-44]。报告在CAR-T细胞输注后的前30天内

出现任何级别的中性粒细胞减少、贫血和血小板减少，在ZUMA-1试验中接受axi-cel治疗的患者分别为84%、66%和58%；在TRANSCEND研究中接受liso-cel治疗的患者分别为60%、48%和13%；在JULIET研究中接受tisa-cel治疗的患者分别为20%、48%和31%[2,4-5]。严重血细胞减少症最早可能在CAR-T细胞输注当天发生，并持续长达2年[22,45]。

目前尚不清楚早期血细胞减少症是否仅由淋巴细胞清除化疗或急性炎症相关的骨髓抑制引起[44,46]。通常用于CAR-T细胞疗法的淋巴细胞清除化疗方案包括Flu和Cy，该方案通常用于CLL治疗，并与该情况下的早期和长期血细胞减少症相关[47]。然而，值得关注的是，在一项纳入83例接受不同CAR-T细胞产品治疗的LBCL、B-ALL和多发性骨髓瘤患者的回顾性研究中，早期血细胞减少症在发生细胞因子释放综合征、免疫效应细胞相关神经系统毒性综合征，以及C反应蛋白和铁蛋白升高的患者中更为常见，表明这可能是由CAR-T细胞活性引起的[46]。特别是，与较低级别的细胞因子释放综合征患者相比，4级细胞因子释放综合征患者出现更快和更严重的血细胞减少症，恢复时间更长。3个月时未观察到这些关联，表明这些患者中持续性血细胞减少症的生物学机制不同[48]。

在对ZUMA-1和ZUMA-9试验进行的事后分析中，纳入31例患者，其中15例患者出现持续性严重血细胞减少症，后者与之前的全身治疗次数、绝对淋巴细胞计数低和体能状态差有关，表明除了骨髓储备之外，CAR-T细胞植入在这种现象中也发挥着潜在作用[45]。在另一项回顾性研究中，接受市售axi-cel治疗LBCL的21例患者中有8例患者被诊断为持续性严重的血细胞减少症，后者与基线血小板减少和细胞因子释放综合征发病相关，再次表明淋巴细胞清除化疗可能不是唯一的诱发因素[49]。

虽然缺乏骨髓储备可能是导致持续性血细胞减少症的原因，正如先前接受过自体或异基因造血干细胞移植的受者中其发生率较高所表明[44]，最近已发现新的生物学机制。在16例接受实验性抗CD-19 CAR-T细胞疗法治疗B-ALL和淋巴瘤的患者中测量了SDF-1/CXC-配体12的血清水平，发

现CAR-T细胞疗法后21天其与中性粒细胞绝对计数水平相关[44]。事实上，CAR-T细胞疗法后B细胞恢复延迟可能会导致SDF-1水平降低，从而导致中性粒细胞流出量减少，类似于使用利妥昔单抗后CD20⁺B细胞恢复期间观察到的情况，后者被认为是利妥昔单抗诱导迟发性粒细胞减少症的机制[50]。

目前尚无正式指南可用于治疗接受CAR-T细胞疗法的患者的早发性和（或）持续性血细胞减少症（表37-2）[3, 51]。G-CSF通常用于治疗这种情况下的严重中性粒细胞减少症。人们担心它可能与细胞因子释放综合征发生率增加有关，这可能是由免疫刺激作用和随后的白细胞介素-6水平增加引起，且主要是在使用粒细胞巨噬细胞CSF时观察到的[51-54]。值得注意的是，对于复发或难治性LBCL患者，G-CSF已被安全地用作axi-cel或tisa-cel后的预防策略，并且未观察到毒性率增加[55]。

贫血和血小板减少通常根据输血指南进行治疗[3]，但在过度或长期输血依赖的情况下，需要排除治疗相关的骨髓增生异常综合征。在CAR-T细胞疗法输注的中位13.5个月（范围为4~26个月）后，15例接受axi-cel治疗后出现持续性血细胞减少症的患者中有4例被诊断为后者[45]。目前尚不清楚红细胞生成和（或）血小板生成刺激因子在这种情况下是否有效。促红细胞生成素和血小板生成素在造血干细胞移植后贫血和血小板减少症患者中显示出良好的反应性和安全性，但尚无CAR-T细胞疗法的数据[56-57]。在极少数情况下，通常保留用于再生障碍性贫血的治疗策略，如ATG和环孢素，或自体和异基因造血干细胞移植，已成功用于其治疗[58-59]，而支持使用达沙替尼抑制CAR-T细胞功能和相关毒性的临床前数据也有越来越多的报告（表37-3）[60]。

表37-2 HLH-2004标准、H评分和HLH Neelapu标准总结

HLH-2004[13]	H评分[14]	Neelapu标准[3]
1.分子诊断符合HLH 2.符合HLH诊断标准（8条后续标准中的5条） ·（A）初始诊断标准（对所有HLL患者进行评估） ·发热 ·脾肿大 ·血细胞减少症（累及外周血3系中的2系）： 　·血红蛋白<90 g/L（小于4周龄的婴儿：血红蛋白<100 g/L）， 　·血小板<100×10⁹/L， 　·中性粒细胞<1.0×10⁹/L ·铁蛋白≥500 mg/L ·高甘油三酯血症：空腹甘油三酯≥3.0 mmol/L（265 mg/dL） ·低纤维蛋白原血症<1.5 g/L ·骨髓或脾脏或淋巴结的吞噬血细胞作用 ·无恶性肿瘤证据 ·（B）新诊断标准：NK细胞活性降低或缺失（根据当地实验室参考） ·可溶性CD25（可溶性IL-2受体）≥2400 U/mL	·已知的潜在免疫抑制 　·0（否）或18（是） ·体温（℃） 　·0（<38.4）、33（38.4~39.4）或49（>39.4） ·脏器肿大 　·0（无）、23（肝肿大或脾肿大）或38（肝肿大和脾肿大） ·血细胞减少数量［血红蛋白≤9.2 g/dL，WBC≤5000/mm³和（或）血小板≤110 000/mm³］ 　·0（1系）、24（2系）或34（3系） ·铁蛋白（ng/mL） 　·0（<2000）、35（2000~6000）或50（>6000） ·甘油三酯（mmol/L） 　·0（<1.5）、44（1.5~4）或64（>4） ·纤维蛋白原（g/L） 　·0（>2.5）或30（≤2.5） ·骨髓穿刺液中吞噬血细胞作用特征 　·0（否）或35（是） ·血清天冬氨酸转氨酶（IU/L） 　·0（<30）或19（≥30）	·在CAR-T细胞疗法的细胞因子释放综合征阶段（通常是细胞输注后的前5天），血清铁蛋白峰值水平＞10 000 ng/mL，随后出现以下任何两种情况： ·血清胆红素、天门冬氨酸氨基转移酶或丙氨酸转氨酶水平增加≥3级 ·≥3级少尿或血清肌酐水平升高 ·基于细胞形态和（或）CD68免疫组织化学的组织病理学评估，骨髓或器官中存在吞噬血细胞作用≥3级肺水肿

CAR：嵌合抗原受体；Hgb：血红蛋白；HLH：噬血细胞性淋巴组织细胞增生症；IL-2：白细胞介素-2；NK：自然杀伤；WBC：白细胞。

第六部分

表37-3 接受嵌合抗原受体T细胞疗法患者的骨髓抑制和免疫缺陷的预防建议[36, 61-65]

骨髓抑制	免疫缺陷
·G-CSF用于治疗重度中性粒细胞减少症（避免使用GM-CSF，尤其是在病程早期） ·如果Hgb<7 g/dL进行RBC输血或按照输血指南 ·如果血小板≤10×10^9/L进行血小板输注或按照输血指南 ·ANC<2000/mm^{3}时进行抗细菌性预防 ·ANC<2000/mm^3、既往异基因造血干细胞移植、侵袭性真菌感染史，以及使用糖皮质激素时需进行抗真菌治疗	·IVIG用于IgG水平<400 mg/dL，以及严重和（或）复发性感染 ·抗病毒药： 　·CAR-T细胞疗法后，使用伐昔洛韦或阿昔洛韦预防HSV或VZV至少1年，和（或）直至CD4$^+$>200/mm^3 　·CAR-T细胞疗法后，在抗HBc呈阳性的情况下，使用恩替卡韦或替诺福韦预防HBV至少1年，和（或）直至CD4$^+$>200/mm^3 ·CAR-T细胞疗法后PJP预防治疗至少1年，和（或）直至CD4$^+$>200/mm^3

ANC：中性粒细胞绝对计数；CAR：嵌合抗原受体；G-CSF：粒细胞集落刺激因子；GM-CSF：粒细胞-巨噬细胞集落刺激因子；HBV：乙型肝炎病毒；HCV：丙型肝炎病毒；HSV：单纯疱疹病毒；IgG：免疫球蛋白G；IVIG：静脉注射免疫球蛋白；PJP：肺孢子菌肺炎；RBC：红细胞；VZV：水痘-带状疱疹病毒。

四、B细胞再生障碍、低丙球蛋白血症和感染

B细胞再生障碍和随后的低丙球蛋白血症是CAR-T细胞疗法的预期副作用。

在ZUMA-1试验的随访研究中，3个月时83%（29/35）的可评估患者未检测到B细胞，9个月时为39%（20/33），2年时为25%（24/32）[43]。在TRANSCEND试验中，73%（51/70）的患者在1年时出现持续性B细胞再生障碍[4]。在一项包括接受tisa-cel治疗的儿童和成人B细胞ALL患者的研究中，报告B细胞再生障碍约为83%，而在一项包括使用实验性自体抗CD19 CAR-T细胞疗法治疗的各种B细胞恶性肿瘤患者中为50%[66-67]，最早在CAR-T细胞输注后1~3个月开始并在一些患者中持续长达5年[66, 68]。

B细胞再生障碍的根本原因是抗CD19 CAR-T细胞疗法的非肿瘤靶向效应，因此这已被用作评估CAR-T细胞持久性并指导B-ALL患者治疗的替代方法[69]。事实上，在CAR-T细胞疗法后出现晚期B细胞恢复的B-ALL患者比出现早期B细胞恢复的患者的缓解持续时间更长[67, 69-70]。有趣的是，这一发现尚未在淋巴瘤患者中观察到[5, 43]。

低丙球蛋白血症，除了低CD4计数和骨髓抑制外，提示这些患者需要进行感染预防[53, 61]。在一项纳入31例接受axi-cel治疗的复发或难治性LBCL患者的回顾性研究中，7%（2/31）接受了抗菌性预防治疗，71%（22/31）接受了抗病毒性预防治疗和42%（13/31）接受了抗耶氏肺孢子菌肺炎预防治疗，随着随后实施一致的抗感染预防策略，感染率显著降低[45]。

虽然尚无正式指南，但患者通常会在中性粒细胞减少症期间接受抗菌和抗真菌预防（后者可能在糖皮质激素治疗完成后至少持续1个月），并在CD4细胞计数<200/mm^{3}时接受抗病毒和肺孢子菌肺炎预防（见表37-2）[36, 61-63]。

然而，在这些患者中IgG替代疗法的作用尚不清楚。在一项对30例接受tisa-cel治疗的复发或难治性B细胞ALL儿童患者和成年患者进行的研究中，对所有B细胞再生障碍患者进行了IgG替代治疗，以维持IgG>500 mg/dL，并且未报告严重的感染并发症[71]。虽然IgG替代通常在儿童人群中进行[67]，但对成人的替代治疗仍然存在争议，因为预先存在CD19阴性浆细胞且部分保留体液免疫[72]。这在获得持续>6个月完全缓解的≥18岁的复发或难治性B细胞ALL、CLL或非霍奇金淋巴瘤的患者中，CAR-T细胞疗法治疗1个月、6个月和12个月时抗病毒抗体的存在支持这一点[72]。因此，根据专家意见，对于CAR-T细胞输注后出现严重和（或）反复感染的患者，血清IgG水平<400 mg/dL应考虑IgG替代（通常每个月0.5 g/kg）[51, 64-65]。

持续的低丙球蛋白血症也引起了人们对疫苗接种效果和这些患者重新接种疫苗的必要性的担忧。根据专家意见，这些患者应优先在淋巴

细胞清除化疗前至少两周接种年度流感疫苗[61]。CAR-T细胞输注后，在6个月后可考虑接种失活/灭活制剂，并在至少1年后可考虑使用活制剂。所有患者还应接受COVID-19筛查，如果检测到，应推迟CAR-T细胞疗法，直至患者无症状[73]。已获批的信使核糖核酸SARS-CoV-2疫苗最早可在CAR-T细胞疗法后3个月提供。

五、长期神经、认知和精神并发症

CAR-T细胞疗法的早期和传统神经毒性并发症（也称为免疫效应细胞相关神经系统毒性综合征）可能具有非常异质性的表现，从轻微的认知变化到惊厥发作、昏迷和死亡，并且很少持续或复发超过30天[74-75]。

然而，随着随访时间的延长，长期神经和神经精神并发症的报告越来越多。在接受自体CD4∶CD8定义的抗CD19 CAR-T细胞疗法的86例复发或难治性B-ALL和B细胞淋巴瘤患者中，10%的患者出现了神经并发症，这些并发症在CAR-T细胞输注时开始和（或）持续超过90天，包括脑血管意外、阿尔茨海默病和周围神经病。9%的患者报告了需要干预的神经精神并发症，包括新诊断的情绪障碍和既往情绪障碍的恶化，例如重度抑郁症和广泛性焦虑症[22, 76]。

为此，最近报告了接受实验性CD4∶CD8定义的自体抗CD19 CAR-T细胞疗法的复发或难治性恶性淋巴瘤患者中在5年时间范围内收集的患者报告结局测量信息系统[77]。在纳入分析的40例患者中，47.5%的患者报告至少一种认知受损和（或）抑郁和焦虑，17.5%的患者总体心理健康评分≤40分，表明神经精神功能障碍与普通人群相比下降。总体心理健康、总体身体健康、社交功能、焦虑、抑郁、疲劳、疼痛和睡眠障碍的平均T分数域与普通人群和其他癌症患者相似。发生神经精神和神经认知并发症的风险因素包括低龄、CAR-T细胞输注前存在重度抑郁症，以及CAR-T细胞输注后时间较长[77]。

虽然这些并发症的生物学机制不清楚，但仍需要纵向研究来更好地确定CAR-T细胞受者长期神经、认知和精神结局的发生率和性质，并调查它们与急性神经毒性的潜在关联。还需要开展旨在评估预防和治疗早期神经毒性对这些长期并发症的影响的研究，并进一步研究这些患者早期认知康复的相关性。

六、器官特异性并发症

CARTOX可能涉及任何器官（图37-3）。虽然大多数这些并发症发生在细胞因子释放综合征的背景下，但越来越多的数据表明它们可能具有独立的生物学和临床意义。

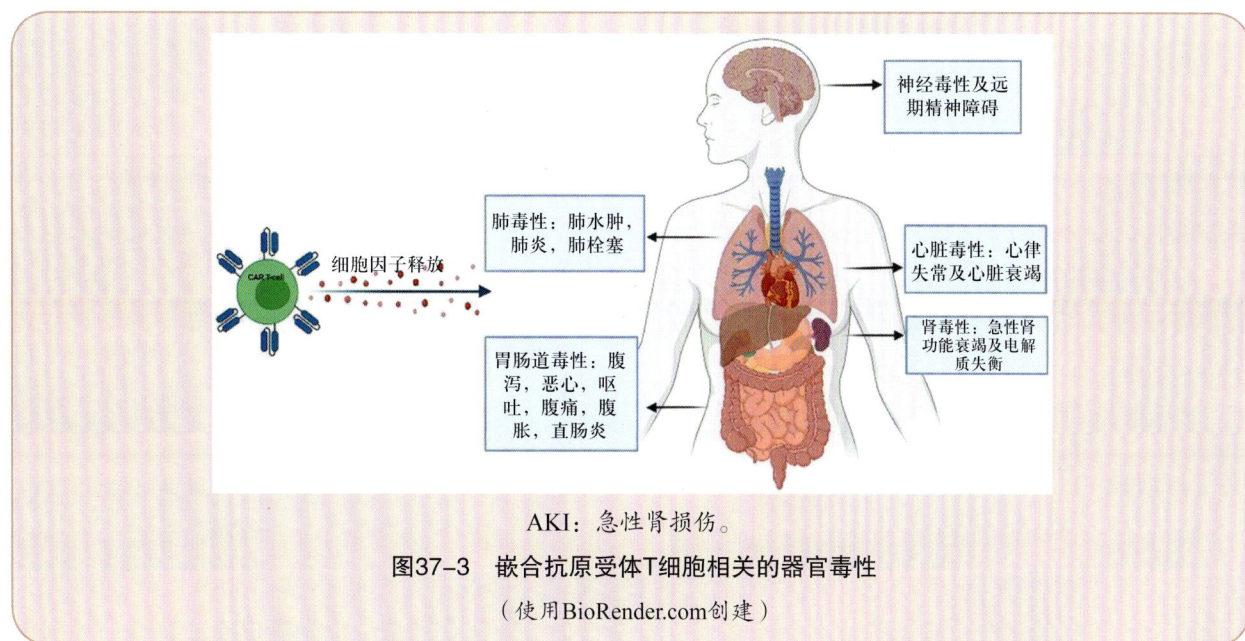

AKI：急性肾损伤。

图37-3　嵌合抗原受体T细胞相关的器官毒性

（使用BioRender.com创建）

（一）心血管毒性

Alvi等最近的一项研究分析了137例弥漫性LBCL（61%）、转化滤泡性淋巴瘤（27%）和多发性骨髓瘤（8%）患者接受标准治疗或实验性CAR-T细胞疗法治疗的结局，并重点关注心血管结局[78]。在该系列中，17例（12%）患者出现主要不良心脏事件（MACE），包括5例新发心律失常，例如室上性心动过速和房颤伴快速心率，6例失代偿性心力衰竭和6例心血管死亡。这些事件大多发生在CAR-T细胞输注后11～21天，凸显了它们与细胞因子释放综合征的重叠。其他研究报告了窦性心动过速（39%）和低血压（59%），主要发生在细胞因子释放综合征的背景下[2]。

与CAR-T细胞相关的MACE的生物学机制仍然很大程度上未知。一种提出的机制是白细胞介素-6引起的心肌抑制，在应激诱发和脓毒症诱发的心肌病中也观察到这一点[79]。在这方面，出现高级细胞因子释放综合征的患者中报告MACE的风险更高[78]。另一种潜在机制是由于CAR抗原与心肌细胞表达的无关肽类之间的交叉反应而导致的直接心脏毒性，尽管这仅在新型和实验性CAR-T细胞产品靶向药物中报告（除CD19外）[80]。

预防CAR-T细胞相关的心血管毒性包括收集详细的心血管病史、全面的体格检查、超声心动图评估［特别是已知心血管疾病和（或）既往暴露于蒽环类药物的患者］，以及CAR-T细胞输注治疗前的药物优化。虽然CAR-T细胞相关心血管并发症的治疗与其他原因引起的并发症相似，但通常用于治疗细胞因子释放综合征的托珠单抗可能有助于缓解该并发症。就此而言，从细胞因子释放综合征发作到托珠单抗给药之间每延迟12小时，心血管毒性就会增加1.7倍[78]。

需要进一步的前瞻性研究来更准确地确定CAR-T细胞相关心血管毒性的发生率和严重程度，并改善这些患者的结局。

（二）肺毒性

很少观察到与CAR-T细胞疗法相关的肺毒性。它几乎只发生在伴随细胞因子释放综合征的背景下，包括肺水肿、肺部炎症和肺栓塞，可能导致呼吸困难和缺氧，需要机械通气[70, 81]。ZUMA-1试验中22%（22/108）的患者报告缺氧，均在细胞因子释放综合征背景中，其中9%的患者出现3～4级呼吸事件[2]。在TRANSCEND试验中，报告了2例致死的肺毒性病例，包括弥漫性肺泡损伤和肺出血[4]。

虽然肺毒性主要发生在细胞因子释放综合征的背景下，但靶向CD19以外抗原的新型CAR-T细胞产品已报告与非肿瘤靶向效应相关的病例[82]。

需要进一步研究来确定接受CAR-T细胞疗法的患者肺毒性的确切机制，并确定其长期影响，因为这些患者的预期生存率有所提高。

（三）肾毒性

CAR-T细胞疗法后经常观察到肾毒性，并可能表现为急性肾损伤（AKI）和（或）电解质异常，包括低钠血症、低磷血症和低钾血症[70, 83-84]。

一项最近的回顾性研究纳入78例接受标准治疗CAR-T细胞疗法的LBCL患者，其中15例（19%）患者中观察到AKI，包括7例1期AKI、2例2期AKI、6例3期AKI，总共3例患者需要肾脏替代治疗（RRT）。CAR-T细胞输注后中位数10天（范围为6～12天）达到血清肌酐峰值[83]。在同一研究中，还报告了电解质异常，包括40例（51%）患者出现低钠血症，43例（54%）患者出现低钾血症，59例（76%）患者出现低磷血症。在另一项回顾性研究中，包括46例接受标准治疗的CAR-T细胞疗法治疗的复发或难治性LBCL患者，其中14例（30.4%）出现AKI，包括4例为高级别，无患者需要RRT[84]。AKI的中位发病时间为48天（范围为6～100天），10例（91%）患者的肾功能恢复到基线。AKI组和非AKI组中任何级别的细胞因子释放综合征和免疫效应细胞相关神经系统毒性综合征的发生率相似，但AKI组中3～4级细胞因子释放综合征的发生率更高，这表明可能存在生物学关联。

CAR-T细胞疗法后AKI的发生有多种机制，包括因细胞因子介导的血管舒张而导致的肾灌注减少、合并用药（包括暴露于淋巴细胞清除化疗）、既往肾移植，以及淋巴瘤或良性前列腺增生相关的尿路梗阻[83-87]。电解质失衡的潜在机制包括血管内容量不足、应激诱导的皮质醇释放、白细胞介素-6介导的加压素增加，以及抗利尿激素分泌不当综合征[83]。

CAR-T细胞疗法后出现的AKI和电解质异常都是可逆的，应根据根本原因进行治疗。目前正在研究电解质水平对CAR-T细胞功能的影响，并发现镁（Mg）水平在T细胞激活和增殖中发挥重要作用[88]。低镁已被证明可以通过损害白细胞介素-2诱导激酶来减少TCR刺激，从而损害CD3[+]和CD8[+]细胞的刺激和活化。虽然需要进一步的前瞻性数据，但在CAR-T细胞疗法期间应及时纠正所有电解质紊乱，尤其是镁。

（四）胃肠道和肝脏毒性

在一项回顾性研究中，纳入132例接受CAR-T细胞疗法（标准治疗和临床试验）治疗的B细胞淋巴瘤、B-ALL、CLL和黏液样脂肪肉瘤患者，28%（37/132）的患者报告出现胃肠道（GI）症状，尽管在排除包括胃肠道感染（$n=15$）、活检证实的移植物抗宿主病（$n=3$）和阑尾炎（$n=1$）的其他原因外，仅有15%（20/132）的病例归因于CAR-T细胞疗法[89]。在同一研究中，腹泻是最常见的副作用，有20例患者（100%）报告，其次是恶心和呕吐（40%）、腹痛（40%）、腹胀（10%）及直肠出血（1%）。腹泻的中位发病时间为6天（范围为3～27天），中位持续时间为6天（范围为4～12天）。

大多数症状都是自限性的，接受对症治疗后可改善，但1例CAR-T细胞相关结肠炎需要多线治疗，包括糖皮质激素、静脉注射免疫球蛋白和抗生素。

CAR-T细胞疗法期间也报告血清转氨酶和胆红素升高，主要是在细胞因子释放综合征和噬血细胞性淋巴组织细胞增生症的背景下[3, 70]。对于实验性产品，肝功能检查异常也被证明是继发于非肿瘤靶向CAR-T细胞效应，特别是靶向羧基酸酐酶-IX的产品，它也在胆汁上皮上表达[90]。最后，如果淋巴瘤累及肝脏，这些可能是由CAR-T细胞定位（也称为CARTOMA）引起的[91]。

由于缺乏对CAR-T细胞相关肝脏和胃肠道毒性的生物学机制的进一步了解，治疗仍仅限于支持性疗法和对症治疗。对于在异基因造血干细胞移植后接受CAR-T细胞疗法的患者，需要排除移植物抗宿主病，如果确诊，则进行相应的治疗（见前文）。

参考文献

第三十八章
血液系统恶性肿瘤的症状管理和姑息治疗

ALI HAIDER AND AHSAN AZHAR

译者：杜欣、兰大华　审校：高力

陆军军医大学新桥医院

一、引言

血液系统恶性肿瘤患者会出现复杂的身体和心理社会症状，影响他们的生活质量（QOL）[1-4]。患者可能会接受特定的高风险治疗，如造血干细胞移植和CAR-T细胞疗法，这使他们更容易受到副反应的影响[5-6]。因此，在开始治疗之前，必须通过额外的身体和心理干预来筛查个体的风险因素[5]。症状的强度和痛苦程度取决于多种因素，如治疗类型、放化疗的类型和剂量、血细胞减少和相关感染的程度，以及肝脏和肾脏等其他器官功能障碍[5]。这些症状多表现为疼痛、恶心呕吐、腹泻、黏膜炎和谵妄。移植物抗宿主病是造血干细胞移植的并发症之一，具有较高的发病率和死亡率，是造血干细胞移植失败的常见原因[7]。我们旨在从支持性护理的角度简要概述急性移植物抗宿主病和慢性移植物抗宿主病症状的管理。有少数但意义重大的研究报道了早期将姑息治疗与标准肿瘤治疗相结合的益处，表明其可以改善身体和心理健康[3、8-9]。尽管有这些证据，然而最近的一项研究表明，血液系统恶性肿瘤患者多数在死亡前24小时内才首次接受姑息治疗咨询[10]。

二、生活质量评估

M. D. 安德森症状量表（MDASI）和癌症治疗功能评价–骨髓移植量表（FACT-BMT）是血液疾病护理中最常用的生活质量评估量表[11-13]。MDASI是一种经过验证的多症状患者报告临床和研究结果的测量工具，用于评估癌症患者症状的严重程度和对日常生活的影响。它由13种症状组成，严重程度以0～10分表示（0=没有症状，10=

能想象的最严重程度），可广泛应用于各种癌症类型及治疗效果评价。针对骨髓移植患者，FACT-BMT结合了癌症治疗功能评价和骨髓移植分量表。该问卷包含47个条目，以0～4分来评估幸福感的五个方面（身体、社会/家庭、情感、功能和医患关系；0=一点也不，4=非常）[13]。埃德蒙顿症状评估量表（ESAS）也可用于测量生理和心理症状[14]，是评估患者疼痛、疲劳、恶心、焦虑、抑郁、嗜睡、食欲、幸福感、呼吸短促和睡眠程度的有效工具。量表要求患者对过去24小时内症状的严重程度进行评分，从"无症状"到"最严重症状"记0～10分。ESAS具有较好的重测信度（>0.8），并且已经在包括癌症患者在内的临床研究中得到了广泛的验证[15]。

三、移植物抗宿主病

移植物抗宿主病是一种造血干细胞移植的并发症，具有较高的发病率和死亡率，是造血干细胞移植失败的重要原因[7]。在本节中，我们将简要介绍移植物抗宿主病相关的急性和慢性症状的支持性管理。

皮疹是急性移植物抗宿主病最常见的表现，占81%，其次是胃肠道（GI，54%）和肝功能障碍（50%）[16]。皮肤通常是第一个受累的器官，早期常见的累及部位包括手掌和脚底、上背部、颈部外侧、脸颊和外耳[17]。治疗方法包括免疫抑制剂，如类固醇和补骨脂素，联合A波段紫外线照射（PUVA）或体外光导治疗局限性皮肤病[18]。消化道受累可呈弥漫性，直肠、乙状结肠、胃和十二指肠活检部位的诊断率相当[7]。症状可能包括恶心、呕吐、厌食、腹痛和腹泻，严重者还可能出现直肠出血[19]。疼痛和恶心在本章分别进行讨论。与移植物抗宿主病相关的腹痛可以用抗胆碱能药物治疗，如双环胺或甘罗酸盐[6]。考虑腹泻的感染原因是至关重要的，沙门氏菌、志贺氏菌、弯曲杆菌、隐孢子虫和梭状芽孢杆菌，以及病毒感染是常见的罪魁祸首。广泛的移植物抗宿主病累及胃肠道可导致每日高达10 L的腹泻量，因此，管理代谢紊乱、脱水和营养不良是非常重要的。

在排除感染原因后，可应用洛哌丁胺和奥曲肽治疗腹泻[6]。高胆红素血症引起的黄疸很常见，尤其是在肝脏受累的早期阶段。熊去氧胆酸已被证明可以降低黄疸的频率，降低急性移植物抗宿主病的发病率，并提高生存率[20-21]。

慢性移植物抗宿主病的常见症状与干燥程度增加有关。人工泪液可以缓解慢性移植物抗宿主病、湿房镜、透气性巩膜晶状体或在更严重的情况下堵塞或结扎泪管时出现的干燥症状[22]。口干症患者可以通过服用西维美林等药物增加唾液量而缓解[23]。口腔受累可能对局部类固醇清洗疗法有反应。生殖器受累在慢性移植物抗宿主病中更为常见，包括阴道移植物抗宿主病，表现为黏膜溃疡增厚，开口狭窄并伴有瘢痕组织。治疗包括局部免疫抑制药物（如环孢素）、阴道扩张剂，病情严重时还可采用手术松解[24]。肌炎、筋膜炎、挛缩和关节僵硬也会在慢性移植物抗宿主病中出现[19]，深层组织按摩、频繁的负重锻炼和体育活动有助于缓解上述症状[22]。其他慢性胃肠道表现包括食管蹼和狭窄。肺部疾病包括闭塞性细支气管炎、隐源性组织性肺炎和限制性肺病[22]。

四、黏膜炎

造血干细胞移植引起的口腔黏膜炎很常见，76%的患者在接受造血干细胞移植时都会出现这种症状。近42%的患者认为黏膜炎是造血干细胞移植最明显的不良反应[25]。在一项研究中，84%的黏膜炎患者认为症状比预期的更严重，65%的患者报告症状控制不佳或无法控制。接受TBI、身体质量指数≥25 kg/m^2、移植前未服用多种维生素，以及亚甲基四氢叶酸还原酶基因型为677TT的患者，在接受造血干细胞移植后发生黏膜炎的风险会增加[26]。黏膜炎会给患者带来许多并发症，造成资源压力，导致急诊就诊和住院更为频繁，对全胃肠外营养的依赖性增加，以及死亡率上升3.9倍[27]。

有几种评分量表可以帮助临床诊断黏膜炎。世界卫生组织（WHO）的分级量表[28]是在NCI不良事件通用术语标准量表之前研发制定的，该分级量表依据临床和功能要素来确定分级[27]（表38-1）。

表38-1　口腔黏膜炎分级表

等级	WHO分级	NCI-CTCAE分级
1级	口腔疼痛，红斑	无痛性溃疡，红斑或无损伤的轻度疼痛，无须干预
2级	红斑、溃疡；患者可以吞咽固体食物	疼痛性红斑，水肿或溃疡但能经口进食，需要调整饮食
3级	溃疡伴广泛红斑；患者不能吞咽食物	疼痛性红斑，水肿或溃疡，影响经口进食，需要静脉补液
4级	黏膜炎导致无法进食	严重溃疡，需要肠外、肠内营养支持或预防性插管
5级	NA	死亡

NCI-CTCAE：美国国家癌症研究所不良事件通用术语标准；WHO：世界卫生组织。

黏膜损伤在化疗或放射治疗开始时发生，并在几天后变得明显。因细胞发生凋亡，进而导致综合征。患者可能会有口腔黏膜的灼烧感，伴有红斑和可脱落的白色斑块[29]，并出现脱屑和上皮脱落，症状在1周达到顶峰，最终导致溃疡和剧烈疼痛[30]。正常活动时，口腔黏膜的某些部位容易因正常活动而受到机械性损伤，化疗和放射治疗后释放的细胞因子和白细胞介素可引起这些部位血管的扩张。细菌、病毒和真菌感染在黏膜炎患者中常发生，尤其是在中性粒细胞减少时，甚至并发菌血症[31]，最常见的是念珠菌感染[32]，其次是单纯疱疹病毒（HSV）感染，以HSV-1的重新活化最为常见[33]。黏膜炎是自限性的，通常在化疗后2周愈合[30]。预防黏膜炎需要保持良好的口腔卫生，并在必要时采取一些有益的干预措施。良好的口腔卫生包括使用软毛牙刷、在治疗前后咨询牙科护理、多饮水、定期使用牙线、禁烟酒和酸性食物，使用人工唾液或果冻等口腔润滑剂、采用小苏打漱口水，以及做好假牙护理。预防措施包括对接受5-氟尿嘧啶化疗、大剂量Mel或大剂量MTX的患者进行口服冷冻治疗。重组角质细胞生长因子-1（Palifermin）可用于接受大剂量化疗和

TBI后再进行造血干细胞移植的血液系统恶性肿瘤患者[34]。低剂量激光治疗可用于接受大剂量化疗的造血干细胞移植患者和接受放射治疗的头颈部肿瘤患者[29]。值得注意的是，不建议使用氯己定和硫糖铝漱口水进行预防。

治疗已确诊的口腔黏膜炎通常以控制症状为目的。除良好的口腔卫生外，还需给予口腔保护剂、镇痛和抗感染治疗。如前所述，坚持口腔保护剂的应用很重要，包括小苏打漱口水预防和假牙护理[29]。对于轻度疼痛的黏膜炎，患者可以尝试用生理盐水和碳酸氢钠组成的温和漱口水护理[27]。如果疼痛程度为中度，则可以选择局部镇痛漱口水包括由上述成分与利多卡因、氢化可的松和苯海拉明联合使用的制剂，称为Magic或Miracle漱口水[27]。多塞平、xyloxylin和硫酸吗啡漱口水也是可用的选择。值得注意的是，这些漱口水需要频繁漱口和吞咽，每日使用数次。对于更严重的黏膜炎疼痛，可考虑使用全身性阿片类药物。通常开始使用吗啡等阿片类药物时患者会采取口服的方式，但要注意，由于疼痛剧烈，口服途径可能不可行。因此，临床医师可以考虑芬太尼贴片或静脉注射阿片类药物[29]。对于感染，可考虑对某些人群进行预防。中性粒细胞减少的患者通常会接受造血生长因子治疗。硼替佐米的治疗与HSV-1的再激活有关，因此建议进行抗病毒预防[27]。对于已确诊念珠菌感染的患者，可给予制霉菌素（漱口或吞咽）、克霉唑或氟康唑治疗。对于单纯疱疹病毒感染，可在采集培养物的同时给予阿昔洛韦或伐昔洛韦。实践指南可在美国传染病学会查阅。难治性或全身性感染需要使用肠外药物并咨询传染病专家[35]。

五、恶心和呕吐

恶心是一种不愉快的主观感觉，并伴有不自觉的呕吐冲动。来自外周和中枢神经系统的通路通过各种神经递质参与其中，如血清素［5-羟色氨酸3（5-HT3）］、多巴胺（D2）、P物质［自然杀手-1（NK-1）］、乙酰胆碱（毒蕈碱）和组胺[36]。造血干细胞移植患者恶心的病因可能难以确定。因此，必须进行全面评估，记录恶心的起因、强度、持续时间、频率、加重和缓解因素、与食物的关系、排便模式，以及当前药物的使用情况和效果。良好的体格检查和诊断研究也可以为诊断和指导治疗计划提供依据。体格检查结果，如明显的脱水迹象（尿量减少，皮肤隆起，黏膜干燥），严重腹痛/腹胀或眼底检查异常，有助于指导进一步的实验室和影像学诊断研究[37]。化疗最常见的副作用之一是恶心和呕吐，这会影响患者的依从性和生活质量。化疗引起的恶心和呕吐（CINV）有三种类型[38]。症状可以是急性的，即在化疗后24小时内出现；也可以是延迟性的，即在化疗后24小时后出现，可持续4天或更长时间。最常见于顺铂，但也可能与Cy、蒽环类药物和卡铂相关。预期性恶心是对先前CINV发作的条件反射，常发生在治疗后3～4小时，通常是一种习惯性反应，不受神经递质调节。治疗应以病因为导向，侧重于纠正根本问题。然而，恶心的原因通常是多因素的，因此需要为每位患者制定个性化的治疗方案。药物治疗应该从单一药物开始，最好是针对被认为涉及的神经递质。止吐药的详细说明详见表38-2，包括药名、剂量、适应证和不良反应[39-40]。建议先最大限度地使用一种止吐药，再考虑使用另一种作用机制不同的药物[41]，依次滴定治疗，以达到充分控制症状和改善QOL的目的[42]。

六、疼痛

干细胞移植受者早期感到不适的原因之一可能是因为输注祖细胞后引起的不良反应，尤其是胃肠道反应（恶心、呕吐和腹痛）、过敏症状（支气管痉挛和肿胀），以及肾脏和心血管系统功能障碍。这在很大程度上是受冷冻保护剂二甲基亚砜和细胞碎片的影响[43]。黏膜炎引起的疼痛是造血干细胞移植中非常常见的病症，移植物抗宿主病引起的疼痛将在本章其他部分讨论。已知一些促进造血干细胞移植的药物（如化疗和免疫抑制剂）会导致神经病理性疼痛。用于预防移植物抗宿主病的降钙素抑制剂可引起神经性

表38-2　止吐药物说明列表

药名	剂量	适应证	不良反应	附加说明
多巴胺-2受体拮抗剂				
氟哌啶醇	1～2 mg BID IV，PO，SC		腹泻 镇静	少见EPS
氯丙嗪	25～50 mg，PO，直肠，IM q8～12 h PRN		抗胆碱能作用 镇静	抗胆碱能作用
普鲁氯嗪	5～20 mg，PO，PR，IM，IV，q4 h PRN或定时	阿片类药物引起	口干 嗜睡 视物模糊	
甲氧氯普胺（Prokinetic）	5～10 mg，PO，IM，SC，IV 3-4 次/天，饭前30 min和睡前	阿片类药物引起胃痉挛 假性梗阻	男性乳腺发育 乳溢 闭经	增加肠梗阻穿孔风险
5-羟色胺受体拮抗剂				
昂丹司琼	4～16 mg，PO，IV，SL，q8 h PRN	CINV	头痛	
格拉司琼	化疗前1 h，2 mg，PO，12 h后IV与TD 交替给药	CINV	便秘 QT期延长	
帕洛诺司琼	0.25 mg，IV或0.5 mg，PO 每日	CINV	疲劳 头晕	
组胺拮抗剂（抗组胺药）				
苯海拉明	25～50 mg，PO，IV，SC q6～8 h PRN	肠梗阻，ICP，前庭	镇静 头昏	抗胆碱能特性
羟嗪	25 mg，PO，IV q6～8 h PRN			
异丙嗪	12.5 mg，PO，PR，IV，q4 h PRN		眼花 口干	
P物质/神经激肽拮抗剂 与皮质类固醇和5-羟色胺拮抗剂合用治疗CINV				
阿瑞匹坦	第1天化疗前1 h，125 mg，PO，第2天 和第3天早上，80 mg，PO	CINV	头晕 厌食 腹泻	新型止吐药
福沙匹坦	第1天化疗前30 min，115 mg，IV，第2 天和第3天15 min内，115 mg，IV，之 后每日早晨服用阿瑞匹坦80 mg，PO	CINV	疲劳 腹泻 输液部位疼痛	新型止吐药
乙酰胆碱拮抗剂（抗胆碱能药）				
东莨菪碱	0.2～0.4 mg，q4 h SL，SC，TD	肠梗阻 腹绞痛 分泌物	口干，视物模糊 尿潴留	禁忌证：痴呆症、谵妄、青光眼
山莨菪碱	q3d贴1片PRN			
大麻素				
屈大麻酚	2.5 mg，PO，q8～12 h滴定		共济失调 抑郁症 镇静	促进食欲
大麻隆	1～2 mg，开始每日2次 化疗前1～3 h			
其他				
糖皮质激素				
地塞米松	0.5～8 mg，PO，IV，IM，SC每日至 每6 h 1次	CINV	感染 胃炎 胃出血 肌病 钠、水潴留	缓慢减量，避免肾上腺皮质激素不足或停用

续表

药名	剂量	适应证	不良反应	附加说明
苯二氮䓬类 劳拉西泮	1~4 mg, PO, SC, IV q6-8 h		镇静 谵妄	避免与其他中枢神经系统抑制剂同时使用
生长抑素奥曲肽类似物的合成	100 μg SC, q8h, 48 h或10 μg/h, 持续SC, IV输注和滴定	癌症相关性肠梗阻	GI不良反应	姑息治疗
抗精神病药 奥氮平	2.5 mg, PO	标准疗法难治性恶心	镇静 体重增加 嗜睡	非典型抗精神病药物

BID：每日2次；CINV：化疗引起的恶心和呕吐；EPS：锥体外系症状；GI：胃肠道；ICP：颅内压；IM：肌内注射；IV，静脉注射；PO：口服；PR：直肠；PRN：必要时；SC：皮下；SL：舌下；TD：经皮。

疼痛[44]。G-CSF可致骨髓坏死引起全身骨痛[45]。出血性膀胱炎是造血干细胞移植后常见的疼痛原因，通常由化疗方案和病毒感染引起[46]。其他医源性疼痛原因包括与化疗或免疫抑制药物有关的神经病变。后期的不适包括并发症引起的疼痛，例如，骨髓增生（可能与移植有关）、感染（如中性粒细胞减少性结肠炎）或病毒（如单纯疱疹病毒和巨细胞病毒）[47]。慢性移植物抗宿主病引起的疼痛是常见的，经常发生在多个部位。此外，在接受大剂量化疗的造血干细胞移植患者中，骨质流失导致骨痛的发生率很高，使用糖皮质激素可能会加重骨痛[48]。

七、疼痛发生的机制

在选择适当的治疗方法之前，必须先确定疼痛的特征。重要的是考虑疼痛的时间性，如急性（数周至数月）、慢性（3个月以上）或突破性（短暂的强度增强）。疼痛可按机制分类，如伤害性疼痛（组织损伤的结果，分为躯体疼痛和内脏疼痛）、神经性疼痛（由于神经元损伤）或两者的结合[49]。

八、疼痛评估

在开始对患者进行疼痛治疗之前，必须仔细记录病史。应通过询问和检查评估患者的疾病史和非疾病史，包括通过使用诸如CAGE[50]（Cut down, Annoyed, Guilty, Eye-opener）酒精依赖筛查问卷，以及适当的精神病史，进行化学应对、成瘾或滥用史的筛查。此外，许多患者可能有情感或精神痛苦，这也是导致其整体疼痛的原因之一，因此必须认识到社会心理和精神痛苦并加以治疗，最好是与多学科团队合作[49]。有严重社会心理问题的患者，例如那些情绪抑郁或高度焦虑的患者，很有可能出现疼痛加剧[51]。考虑患者以前是否接受过阿片类药物治疗也很重要，对未使用过阿片类药物患者需要较低的初始剂量。患者可能对不同的阿片类药物有不同的反应，这和遗传因素，以及不同的阿片类药物作用于不同的受体有关[29]。需要强调的是，应当定期评估患者的认知能力，以防止阿片类药物引起的神经毒性（OIN）反应，如肌阵挛、过度镇静和谵妄这些系列症状[29, 52]。评估疼痛的严重程度非常重要。例如，采用癌症患者的分析工具：ESAS（表38-3），其主要用于直接询问患者如何评价常见症状的严重程度，从没有该症状到该症状可能最严重，记0~10分[14]。其他常用的量表还包括MDASI[11-12]和FACT-BMT[13]。

九、疼痛治疗方案的选择

在考虑造血干细胞移植患者的疼痛治疗方案时，由于患者可能有炎症、感染或与移植物抗宿主病相关的并发症，导致黏膜表面和皮肤受损，给药途径存在局限性。造血干细胞移植患者通常有血小板减少症，不能选择皮下注射[6]。同时，应避免使用非甾体抗炎药和对乙酰氨基酚等镇痛药，因为这些药物会影响肾、消化道和肝功能。

表38-3　埃德蒙顿症状评估量表

请圈出量能描述你在过去24小时内感受的数字												
无疼痛	0	1	2	3	4	5	6	7	8	9	10	最严重的疼痛
无疲劳	0	1	2	3	4	5	6	7	8	9	10	最严重的疲劳
无恶心	0	1	2	3	4	5	6	7	8	9	10	最严重的恶心
无抑郁	0	1	2	3	4	5	6	7	8	9	10	最严重的抑郁
无焦虑	0	1	2	3	4	5	6	7	8	9	10	最严重的焦虑
无嗜睡	0	1	2	3	4	5	6	7	8	9	10	最严重的嗜睡
食欲好	0	1	2	3	4	5	6	7	8	9	10	最差的食欲
最好的感觉	0	1	2	3	4	5	6	7	8	9	10	最糟糕的幸福感
无气促	0	1	2	3	4	5	6	7	8	9	10	最严重的气促
最佳睡眠	0	1	2	3	4	5	6	7	8	9	10	最糟糕的睡眠时间

因此，对阿片类药物的认识在造血干细胞移植受者疼痛管理中很重要[47]。在选择止痛方案时，应考虑患者的生化特征。与OIN相关的阿片类药物通常是那些具有活性代谢产物的药物，包括吗啡、可待因、哌替啶和氢吗啡酮。芬太尼和美沙酮没有活性代谢物，患者在服用这些药物时不太可能出现OIN[53]。同样重要的是，必须根据患者的情况有区别地选择阿片类药物。老年肾衰竭患者，感染或脱水会增加代谢物的积累，从而增加神经毒性和其他副作用[53]。使用比如记忆谵妄评估量表（MDAS）的评分系统，用于筛选谵妄的严重程度可能是有帮助的[54]。同时，肝功能障碍患者也有出现阿片类药物副作用的风险，这是另一个对疼痛管理构成挑战的人群。由于这些患者的药物清除率降低，建议从较低的初始剂量开始，并延长两次给药的间隔时间[55]。

弱阿片类药物包括曲马多和可待因，而强阿片类药物包括氢可酮、吗啡、羟考酮、羟吗啡酮、氢吗啡酮、芬太尼和美沙酮[49]。吗啡被作为阿片类镇痛药的比较标准[29]（表38-4），表38-5列举了常用止痛药物的等效镇痛转换剂量[29]。对于未使用过阿片类药物的患者，可根据最初短效阿片类药物的使用量，考虑使用长效治疗方案。为了在一天中维持令人满意的阿片类药物浓度，大多数患者应在使用缓释阿片类药物的同时使用速释阿片类药物来治疗突破性疼痛。疼痛治疗方案最初应采用保守剂量，并在数天内调整剂量，以达到最佳止痛效果。速释类阿片的剂量应为24小时剂量的10%～20%[29]。对于阿片类药物的维

持，除了镇痛效果外，还必须不断评估患者的疾病状态、药物副作用和社会心理参数[49]。当疼痛未得到充分控制时，可能需要调整阿片类药物的剂量。如果目前的止痛方案出现毒性和副作用，如过度镇静、难治性恶心，则可能需要减少剂量[29]。对于阿片类药物多次使用疼痛仍控制不充分，以及出现OIN的患者，可能需要轮换使用阿片类药物[49]。表38-6简要概述了强阿片类药物[29]。

表38-4　阿片类药物强度的类型

阿片类药物强度	
弱阿片类药物	强阿片类药物
可待因	美施康定
氢可酮	羟考酮
	二氢羟吗啡酮
	双氢羟吗啡酮
曲马多	美沙酮
	盐酸芬太尼

表38-5　计算吗啡等镇痛药日剂量的转换因子

阿片类药物的类型和途径	计算吗啡等镇痛药日剂量的转换因子（MEDD）
吗啡（口服）	1
氢可酮（口服）	1.5
羟考酮（口服）	1.5
氢吗啡酮（口服）	5
氧吗啡酮（口服）	3
吗啡（静脉注射）	2.5
氢吗啡酮（静脉注射）	10～12
芬太尼贴片（μg/h）	2.5（需要经验）

表38-6　强阿片类药物概述

类鸦片的	发病时间（分钟）	峰值效应（小时）	持续时间（小时）	初始计划剂量	可用口服/TD配方	说明
氢可酮/对乙酰氨基酚氢可酮	PO: 30 PO: 60	1~1.5 5	IR: 4 LA: 12	5/325 mg, PO, q4 h 10 mg, PO, q12 h	片剂、液体片剂	与酒精共同摄入会增加峰值浓度
美施康定（吗啡控释片）	PO: 30	0.5~1	IR: 3~6 LA: 12	LA 15 mg, PO, q12 h, IR: 7.5 mg, PO, q4 h PRN	片剂缓释剂液体	用过聚乙二醇管（16Fror更大）
羟考酮	PO: 10~15	0.5~1	IR: 3~6 LA: 12	LA: 10 mg, PO, q12 h IR: 2.5~5 mg, PO, q4 h PRN	液体片剂	长效配方重新制定，以尽量减少药物滥用
氢吗啡酮	PO: 15~30	0.5~1	IR: 3~5 LA: 24	LA8 mg, PO, 每日1次 IR: 1~2 mg, PO, q4 h	液体片剂	ER氢吗啡酮，含8 mg, 12 mg, 16 mg, 32 mg
美沙酮	PO: 30~60	1~7.5	变量	PO: 2.5 mg, PO, q12 h	液体片剂	多种药物相互作用，监测电解质
羟吗啡酮	PO: 10~15	0.5	8（IR） 12（ER）	ER: 10 mg, PO, q12 h IR: 5 mg, PO q6~8 h PRN	片剂	与酒精和食物同食会增加峰值浓度
芬太尼（透皮贴剂）	TD: 通常需要>5小时	24~48	72	12 µg 贴片 q72 h	局部使用	3天后调整剂量，需要2个周期，以达到稳定状态。

ER：延长释放；IR：立即释放；LA：长效；µg：微克；mg：毫克；PEG：经皮内镜胃造口；PO：口服；PRN：必要时；TD：透皮。

十、住院患者的自控镇痛

患者自控镇痛（PCA）是术后住院患者中常用的镇痛方法[56]。研究已经证明了PCA在急性癌症疼痛管理中的有效性[57-58]。PCA是一种可根据预先设定的背景速率持续给药和提供单次用药的镇痛技术，这种技术可以维持稳定的阿片类药物血药浓度[49]。PCA能更好地控制疼痛、减少阿片类药物的使用，并改善患者和护理者的满意度[59-60]。在一项针对癌症患者的单中心回顾性研究中，年轻患者和因癌性疼痛入院的血液系统恶性肿瘤患者使用PCA的时间较长，其30天再入院率呈下降趋势[56]。

由于疼痛的多维性，癌症患者生命末期的疼痛管理是复杂的[49]。阿片类药物仍然是癌症疼痛管理的支柱[49, 57]。在疼痛危机中，需要快速滴定阿片类药物，这可以通过使用PCA泵进行持续的胃肠外注射（静脉注射或皮下注射）来实现[49]。此外，对于因严重黏膜炎或接近临终而无法吞咽药物的癌症患者，通过持续肠外输注阿片类药物可以迅速实现疼痛控制[49]。当患者生命接近尾声时，尤其出现精神错乱和（或）对PCA按钮没有

认知时，可以不设置PCA需求[49, 53]。应定期重新评估治疗反应，并根据24小时阿片类药物使用情况调整剂量/滴定剂量[49]。如果有毒性和副作用，如（过度镇静时）可能需要减少剂量[49, 53]。越来越多的患者在弥留时镇静，这种情况下阿片类药物的剂量可能需要减少[49]。然而，因为静脉注射阿片类药物的高风险，以及与精神药物联合治疗时过度镇静的担忧，PCA的使用仅限于住院治疗[49]。

十一、谵妄

谵妄被定义为注意力、意识和认知方面的急性波动性障碍，包括思维紊乱、记忆障碍、定向障碍或知觉错乱[61]。有趣的是，一项前瞻性研究发现，50%的患者在移植周期和多达90%的患者在生命的最后几天会经历精神错乱[62-63]。谵妄的诊断仍然不足，这可能导致管理不善，给患者和护理人员带来痛苦。

根据运动或觉醒障碍谵妄分为三种亚型。低活动谵妄症包括嗜睡、意识模糊，可能是阿片类药物的镇静作用或抑郁作用的症状[64]，具体很

难区分。高活跃谵妄症的特点是躁动、不安、幻觉、妄想、痛觉过敏，可能被误认为是精神病或药物治疗的锥体外系副作用[29]。混合性谵妄是在过度和低活动谵妄之间交替的症状组合。在一般癌症人群中，混合性谵妄仍然是最常见的[5]；然而，研究表明在造血干细胞移植人群中低活动性谵妄占主导地位[65]。

导致癌症患者谵妄的原因通常是多因素的。药物副作用（特殊的阿片类药物、抗胆碱能药物、苯二氮䓬类药物）是导致谵妄的常见原因，特别是在脱水和肾功能衰竭的情况下。其他常见的原因包括器官功能障碍（肝、肾）、感染、电解质紊乱（低钠血症、高钙血症）、脱水、化疗或放射治疗、中枢神经系统受累的恶性肿瘤、停药或中毒，以及（或）营养不良[66]。值得注意的是，不到50%的病例会导致谵妄[67]；然而，这不应阻止临床医师评估可逆的原因，并在有需要时进行治疗。

最佳的做法是保持对癌症患者谵妄的高度重视。有几种筛查工具可以帮助诊断谵妄，包括MDAS[68-69]、意识模糊评估方法（即CAM）[70]和谵妄评分量表[71]。需在所有患者中应用这几种评估方法，结合护士或护理人员的临床观察，以促进早期诊断。

谵妄的治疗要针对病因，这对于癌症患者是很困难的，因为相关病因可能广泛且复杂的。非药物治疗可以帮助缓解症状，包括日常定位、早期活动、保持一个安全和熟悉的环境，并在有需要时使用助听器或视觉辅助器[72]。

对于无法控制的谵妄症状，应考虑进行药物治疗。抗精神病药和苯二氮䓬类药物是治疗的主要药物。具体来说，氟哌啶醇是晚期癌症患者谵妄的一线治疗药物，其次是氯丙嗪[69, 73]。非典型的抗精神病药物，如奥氮平、喹硫平、利培酮也可作为替代药物，在某些患者身上可能达到同等疗效[74]（表38-7）[29, 69, 75]。苯二氮䓬类药物通常用于在酒精戒断或抗精神病药物使用禁忌证时出现谵妄的情况。

对于难治性谵妄和预期寿命少于2周的病例，应考虑姑息性镇静[76-77]。应与患者（在可能的情况下）和亲属充分讨论镇静的适应证和目标，加强镇静治疗的目的是控制症状，而不是缩短寿命，这需要记录在病历中。在启动姑息性镇静时，包括护理人员在内的跨学科团队成员之间达成共识是至关重要的。咪达唑仑因起效快、半衰期短、具有剂量依赖性镇静作用而作为首选药物。从2.5～5 mg的负荷剂量开始，以1 mg/h持续输注[78]，根据临床反应并应用里士满躁动–镇静量

表38-7 谵妄的治疗方法概述

药物治疗	分类	剂量，途径	不良反应	说明
氟哌啶醇	典型的抗精神病药	0.5～2 mg, PO, IV, IM, SC q2～12 h	锥体外系综合征, QTc间期延长	一线口服生物利用度约为60%～70%，可为躁动的患者添加劳拉西泮
氯丙嗪	典型的抗精神病药	12.5～50 mg, PO, IV, IM, SC, PR q4～6 h	镇静, 低血压	与氟哌啶醇相比，它的镇静作用和抗胆碱能作用更强
奥氮平	非典型抗精神病药	2.5～5 mg, PO q12～24 h	锥体外系综合征, QTc间期延长, 高血糖, 体重增加, 高脂血症	
利培酮	非典型抗精神病药	0.25～1 mg, PO q12～24 h	锥体外系综合征, QTc间期延长, 体重增加	
喹硫平	非典型抗精神病药	12.5～100 mg, PO q12～24 h	锥体外系综合征, QTc间期延长, 体重增加	
洛拉西泮	苯二氮䓬类药	0.5～3 mg, PO, IV q2～12 h	镇静剂, 呼吸抑制剂	会产生反常的效果，导致精神错乱恶化

IM: 肌内注射；IV: 静脉注射；PO: 口服；PR: 直肠给药；SC: 皮下注射。

表等工具，以每30分钟0.5～1 mg/h的速度增加滴定[79]。对绝症患者而言，谵妄是一个不良的预后征象。谵妄的症状可能会使照护者感到痛苦，需要提供充分的培训。

十二、腹泻

血液系统恶性肿瘤患者腹泻的风险很高（约66%的患者），特别是在造血干细胞移植后的前3个月，接受异基因造血干细胞移植的患者比接受自体造血干细胞移植的患者受影响更显著[80]。评估从详细的病史开始，包括持续时间、频率、数量、质量、相关症状，以及随后对容量消耗和代谢异常的纠正。

鉴于免疫功能低下，感染性腹泻在造血干细胞移植人群中很常见，包括细菌（沙门氏菌、志贺氏菌、耶尔森氏菌、慢性病毒）、病毒（腺病毒、轮状病毒和巨细胞病毒）和真菌感染[81]。在造血干细胞移植感染性腹泻中，最常见的细菌是艰难梭菌感染（CDI），这是抗生素治疗导致肠道微生物群的变化引起的后遗症[82]。对CDI的评估是至关重要，因为抗生素耐药性、毒素产生和强毒株NAP1/027的出现都与腹泻的严重程度相关[83]。

非感染性病因包括伴或不伴TBI的造血干细胞移植预处理，这是一种高黏膜毒性物质，可影响整个消化道[84]。在这类患者群体中，常见的腹泻原因包括与异基因骨髓移植相关的急性胃肠道移植物抗宿主病。胃肠道移植物抗宿主病可影响肠道的任何部分，以及皮肤和肝脏。具体而言，肠道移植物抗宿主病一般在造血干细胞移植后3周左右出现，大量水样腹泻，伴或不伴便血、恶心、呕吐、腹部不适[85]。移植物抗宿主病与引起胃肠炎的其他原因（感染性、预处理方案相关）不同，会出现手掌、足底和躯干存在高胆红素血症和黄斑丘疹。内窥镜检查可能需要帮助建立一个准确和早期的诊断[86]。主要的治疗依赖糖皮质激素和支持性治疗（积极的液体和电解质替代，营养支持）。胃肠道移植物抗宿主病的病情进展与较高的发病率和死亡率相关（详情请参阅有关移植物抗宿主病的部分）。

在排除感染性病因后，洛哌丁胺（最大剂量为每日16 mg）可能使严重腹泻（>10 L/d）患者的症状得到缓解。不幸的是，严重的胃肠道移植物抗宿主病会导致吸收不良。奥曲肽被证明是有益的（每日200～600 μg，皮下注射或静脉注射，或持续输注，最大剂量为每日900 μg）[87]。

十三、在造血干细胞移植中的姑息治疗

造血干细胞移植通常是治疗血液系统恶性肿瘤患者的一种治疗方法[88]。在美国主要在住院部实施造血干细胞移植，需要长期住院，通常3～4周[89]。患者经常出现严重的身体和心理症状，导致生活质量下降[1-4]。创伤后应激障碍（PTSD）和抑郁症在造血干细胞移植的长期生存者中相对常见。死亡的原因往往与器官衰竭、细胞减少导致的感染和移植物抗宿主病导致的长期住院有关[90]。

有些少量但重要的文献研究了早期整合姑息治疗和标准移植治疗所带来在改善身体和心理健康方面的益处。在最近一项针对160名接受自体/异基因造血干细胞移植非盲随机临床试验中，El Jawahri等发现，干预组每周接受两次住院姑息治疗的患者与接受标准治疗的患者相比，移植后2周的生活质量下降更小[8]。此外，干预组患者的焦虑程度较低；抑郁程度的增加较少，总体症状负担的增加较少[8]。在移植后3个月的生活质量较高，抑郁症状较少[8]。在对同一队列的另一项为期6个月的随访研究中，笔者在医院焦虑和抑郁量表中描述了较轻的抑郁症状和较低的创伤后应激障碍症状（PTSD），但生活质量和焦虑没有差异[9]。笔者还报道，症状负担和症状焦虑部分介导了对移植后6个月患者创伤后应激障碍和抑郁干预的影响[9]。因此，在移植的早期阶段，考虑转诊到一个跨学科的姑息治疗团队进行症状管理和心理支持是合理的选择。这种方法有可能改善生存者的抑郁和创伤后应激障碍症状。

根据美国临床肿瘤学会的临床实践指南[58]，患有晚期癌症和高症状负担的患者应考虑早期转诊到跨学科姑息治疗团队诊疗，同时进行积极的癌症治疗。在接受造血干细胞移植治疗的血液系统恶性肿瘤患者中，姑息治疗转诊的一个潜在障碍可能是其预后的不确定性[91]。然而，有高症

状负担的患者可能会受益于早期姑息治疗。目前仍需要更多地研究探索一种将早期姑息治疗和移植护理整合的最佳治疗模式，以实现症状管理、复杂决策和生存护理[92]。迄今为止，尚未就姑息治疗整合的适当时间形成一致的共识指南或建议。

十四、对患者及护理者的心灵关怀

心灵修养被定义为"人性的一个方面，指个人寻求和表达意义与目的的方式，以及他们体验与当下、自我、他人、自然及重要的或神圣事物联系的方式"[93]。宗教是一种正式的结构，使人们能够表达这种精神观点。研究表明，对晚期癌症患者来说，较少在重症监护室走完人生的终点；此时对患者及其照顾者而言，更应该关注的是精神护理与提高其生活质量，减少临终阶段更积极的医学治疗并给予适应的临床关怀[94-96]。医疗保健专业人员应接受培训，对患者及其护理者进行精神痛苦筛查，并将患者转介给训练有素的精神护理者如牧师[97]。

参考文献

第三十九章
生存状态

KAREN R. STOLAR

译者：冯一梅

陆军军医大学新桥医院

新诊断为血液系统恶性肿瘤的个体开始了以治愈恶性肿瘤为迫切目标的过程。对于越来越多的患者可以实现这一目标，造血干细胞移植在治愈或控制疾病以延长生命方面发挥着重要作用。然而，这个过程是艰辛的。我们从一个案例说起。

一、临床案例

John是一名43岁的男性，因逐渐加重的疲劳乏力到他的初级保健提供者处就诊。最近几天，他因严重疲劳乏力和偶尔的头晕目眩感觉而不能正常工作，需要在症状发作时停下休息。随后，他的腿部出现了新的瘀伤，刷牙时发现牙龈出血。其初级保健提供者安排了实验室检查，并将通过电话通知实验室结果。几个小时后，John接到电话，由于异常的实验室结果，他被建议前往当地医院就诊。他和他的妻子去见了一位血液学专家，进行了骨髓穿刺和活检，John最后被诊断为AML，他开始住院接受化疗。John在2周内经历了诱导治疗。在第14天和第21天，医师对他进行了骨髓评估，并告诉他，目前的治疗效果不如预期。医师建议他立即到癌症中心进行评估。John的妻子只好拜托祖父母照顾他们14岁的儿子，这样孩子就可以继续上学。两天后，John和他的妻子到了离家几百英里的癌症中心。在接下来的1周内完成了评估，并在住院期间通过临床试验启动了新治疗计划。John的妻子在癌症中心附近找到了住宿，以便在治疗的这一阶段尽可能与丈夫在一起。造血干细胞移植团队与John及其妻子会面，他们同意开始计划进行造血干细胞移植。在接下来的两个月里，寻找捐赠者的工作一直在进行，John完成了两个疗程的治疗，评估结果显示

完全缓解，没有白血病的残留。同时对合适配型的无血缘供者进行了鉴定。John符合接受造血干细胞移植的标准。他很快被收入住院移植单位，并接受了化疗预处理方案，随后进行了供者干细胞输注。他经历了大部分预期的治疗不良反应，并在第19天达到了出院标准。此后，他开始每日门诊访视，包括临床评估、静脉注射液体、电解质调整和偶尔输血。他再次入院两次：一次因发热/肺炎住院2周；另一次住院3周，以诊断和治疗下消化道（GI）移植物抗宿主病，在此期间接受了大剂量类固醇治疗，随后再次出院。他在门诊继续定期评估几周。其血细胞计数改善，供者植入率为100%，不再需要输血。所有GI症状均消退，类固醇逐渐减量。由于其原有白血病的高危状态，符合继续维持治疗的标准。他在门诊临床试验中开始维持治疗。John对第一个疗程的耐受性很好。他准备出院回家。

John已经6个月没回家了。在过去的6个月里，他只通过视频聊天与儿子们见面。他的妻子只回过两次家，参加儿子们学校的一些重要活动。他和妻子都渴望回家，但是都对远离移植中心表示恐惧。他们参加了一个为出院者准备的"幸存者班"，在课堂上，他们回顾了许多有助于向家庭生活过渡的话题，并向John提供了治疗总结、最新检查结果，以及与当地肿瘤学家分享的家庭护理建议。造血干细胞移植团队与John的当地肿瘤学家讨论了护理计划。John和妻子信心十足地回家了。

John和妻子回家后既兴奋又疲惫。他们开始在家里安顿下来，并进行常规的实验室检查、肿瘤学随访预约和定期的维持治疗，这需要每个月5天进行简短的肿瘤学日常访视。两个月后，在移植后6个月的纪念日，John返回造血干细胞移植中心进行了3天的测试和预约。John报告疲乏、精力不足和肌无力为其主诉。他在一次幸存者访问中谈到，他感到失望和沮丧，因为他需要很长时间才能恢复正常。医师向他保证，在康复的这个阶段，他没有遇到任何异常情况，并向他推荐了运动、营养和睡眠管理技巧。在家中3个月后，John重返工作岗位。他继续定期肿瘤学访视、定期实

验室检查，并在1/4周内接受维持治疗。

在接下来的1年中，他3次到造血干细胞移植中心进行疾病监测和生存护理访视，相关活动包括晚期效应监测、健康促进咨询，以及一些专家转诊，以便就如何处理他所经历的晚期效应（包括骨质疏松症、甲状腺功能减退症和一种新的基底细胞皮肤癌）提供建议。造血干细胞移植团队嘱其停用免疫抑制药物。

进入第2年，他完成了整个疗程的维持治疗。疾病监测仍未发现白血病的迹象。他完成了基本的移植后疫苗接种计划，同时还收到并审阅了其生存提供者的长期随访计划。他已在家乡的社区启动了该计划，其中包括建议他与当地的肿瘤学家合作，并恢复PCP的护理，以提供健康护理和在家庭社区终生的晚期监测。如果他的保险将支持这一计划，他还计划继续每年到造血干细胞移植中心进行访问并持续几年。

John感觉不错。他已经养成了健康的生活习惯，包括常规锻炼和健康的饮食计划。他不吸烟，偶尔酗酒，喜欢与妻子保持亲密关系，他为已经在读高中的儿子们感到自豪，并且喜欢参加他们的体育赛事。他与家人和朋友相处愉快，十分热爱自己的工作，生活状态积极，并经常心怀感激，对未来几十年充满期待。

上述临床情况发生在4年内。

二、造血干细胞移植幸存者护理

John是癌症幸存者。根据最被接受的定义，他在诊断时就成为癌症幸存者，这一身份将贯穿他的余生，因为他将与癌症共存，经历癌症，并战胜癌症。全国癌症幸存者联盟也承认患者的家人和朋友是癌症幸存者。

在上述临床情况中，John在不同城市的不同医疗机构经历了一段令人难以置信的时光，接受了具有长期健康风险的多种治疗方案，以及来自不同专业的多个医疗机构的评估，并从治疗后并发症中恢复过来。他知道这一切迅速改变了他的生活。他的家人和朋友经历了恐惧，并团结起来帮助John，协助John做出有影响力的生活调整。该

血液系统恶性肿瘤幸存者的持续生存护理将依赖所有地区所有提供者之间的专业知识、沟通和护理协调。但最重要的是，这将依赖John和妻子多年来持续参与长期随访，以便他能够像大多数长期幸存者那样享受良好的健康。

在生存护理的综合模式中，对于疾病复发风险最高的时间点，造血干细胞移植团队仍然是护理和指导的主要提供者。生存计划的一个主要方面是疾病监测，在这种模型下，通常仍由造血干细胞移植团队负责。在造血干细胞移植团队的指导和合作下工作的生存医疗服务提供者最早可在第+80天开始生存护理。此时，大多数造血干细胞移植受者的早期康复将接近尾声，并有望离开移植中心。使用一个指导生存护理的框架，生存提供者可以使用生存工具来比较治疗史和未来的筛查计划，并使用生存护理指南来启动监测晚期效应、降低风险和早期检测策略，以及进行评估和提供与心理社会功能相关的咨询和转诊。当地肿瘤学家以重要的持续作用进入护理场景，适当时，将PCP整合到幸存者的长期护理中。只要对个体造血干细胞移植接受者有意义，造血干细胞移植中心的生存护理关系可以按计划继续进行，通常为3年左右，然后将长期监测、降低风险和持续健康促进移交给当地提供者。

（一）疾病和治疗的晚期效应

晚期风险是多因素的，包括诊断/治疗时的年龄、合并症和所有治疗史，包括治疗方式、剂量和持续时间。造血干细胞移植后维持缓解或长期疾病控制的演变和新策略可能具有我们尚未认识到的晚期效应。终生筛查晚期效应是生存护理的一个重要方面。异基因造血干细胞移植受者最显著的晚期效应之一是移植物抗宿主病。请参阅关于移植物抗宿主病的单独章节。

（二）继发性/后续恶性肿瘤

自体造血干细胞移植和同种异基因造血干细胞移植后均可发生继发性恶性肿瘤，其总体发生率是一般人群的2倍以上。细胞毒性药物的累积剂量和TBI和（或）有限/涉及的放射野暴露被认为

是显著的风险因素[1]。慢性移植物抗宿主病和免疫抑制治疗的持续时间也与风险增加相关[2, 3]。继发性恶性肿瘤诊断持续15年及以上的呈上升趋势，占造血干细胞移植后晚期死亡的5%~10%[2, 4, 5]。恶性肿瘤被分为B细胞和T细胞恶性肿瘤类别，包括移植后淋巴增殖性疾病、MDS、ML和实体瘤[6]。同种异基因造血干细胞移植后可能发生淋巴增生性疾病，大多数发生在造血干细胞移植后第1年内。有关移植后淋巴增殖性疾病的更多信息，见第三十四章。

（三）骨髓增生异常综合征/急性髓系白血病

接受自体造血干细胞移植的患者存在发生t-MDS/AML的风险，且与不良预后相关[7, 8]。研究显示，造血干细胞移植后5年，自体造血干细胞移植受者中的发生率为5%~15%。化疗类型（尤其是烷化剂）、治疗强度、自体造血干细胞移植前的治疗方案数量和治疗时年龄较大被认为是风险因素。异基因移植后发生t-MDS/AML较为罕见[9]。应将全血细胞计数的终生定期审查纳入长期随访计划的一部分。如果发现细微异常，应增加审查频率，并立即对异常趋势进行调查。

（四）实体瘤

造血干细胞移植后15年，后续实体瘤发生率接近7%。造血干细胞移植后发生侵袭性实体瘤的发生率是一般人群预期发生率的2倍[2]。造血干细胞移植后诊断的常见实体瘤包括黑色素瘤、口腔和唾液腺癌、脑癌、肝癌、子宫癌、宫颈癌、甲状腺癌、乳腺癌、骨癌和结缔组织癌。口咽癌是造血干细胞移植后最常见的继发性实体瘤，见于MAC和RIC的联合治疗方案的受者。TBI、Bu和Cy预处理方案与口腔癌、食管癌、肺癌、软组织癌和脑癌的风险有关。放射治疗是非鳞状细胞癌（non-SCC）的重要风险因素，年龄<30岁的人受辐射剂量越大，风险越高[2, 5]。放射治疗是造血干细胞移植后≥10年发生继发性乳腺癌的重要风险因素[2]。慢性移植物抗宿主病是皮肤和黏膜SCC的风险因素，伴随长期免疫抑制治疗会增加风险。

在广泛慢性移植物抗宿主病和≥24个月免疫抑制治疗的个体中，持续性慢性移植物抗宿主病也与继发性食管癌风险升高相关[3]。自体和异基因造血干细胞移植后的长期免疫失调，以及为控制慢性移植物抗宿主病而进行的长期免疫抑制治疗，使女性处于人乳头瘤病毒（HPV）相关宫颈、外阴或阴道发育不良的风险中。目前在该人群中尚无明确的进展为HPV相关癌症的发生率，可能是由于样本量较小或潜伏期较长，但该怀疑仍然存在，研究正在进行[10]。目前建议对45岁以下的女性进行HPV疫苗接种。长期生存随访计划应包括对患者进行教育，使其了解在造血干细胞移植和自检后多年可能发生实体瘤的可能性，并提供有关降低风险的咨询，以及终身临床筛查。每年进行一次全身皮肤检查、口腔癌检查及牙科就诊、每年进行一次乳腺X射线摄影（如果该时间段女性年龄小于40岁，则在胸部放射治疗后8年开始）、宫颈筛查（根据现行指南定期进行HPV检测），以及从45岁开始进行结肠癌筛查，均将纳入生存护理计划。

（五）眼部晚期效应

最常见的晚期眼部并发症为干燥性角结膜炎综合征（干眼症）、白内障和视网膜病变。眼部感染虽然罕见，但可能长期影响视力。干眼被定义为泪液缺乏和（或）泪液蒸发。干眼可能导致眼表损伤，并增加感染风险，从而导致视力丧失。重度干眼症的症状可影响个体的生活质量。症状可能包括眼睛干燥、沙砾感、沙质感或刺激，以及空气流动时的不适。干眼症状可表现为其他眼病，应及早考虑眼科评估。Schrimer试验结果<5 mm有助于客观识别干眼患者。到移植后6个月，约50%的存活者出现干眼症。有慢性移植物抗宿主病的患者干眼症的发生率高于无移植物抗宿主病的患者。干眼的风险因素包括TBI、使用MTX预防移植物抗宿主病、外周血干细胞和慢性移植物抗宿主病[11]。干眼的治疗包括不含防腐剂的眼部润滑剂、泪小点栓塞、局部类固醇、其他局部免疫抑制剂和自体血清泪液[12]。

白内障是一种进行性晶状体混浊。症状包

括视力下降、复视、对光敏感和夜视力差。发生白内障的主要风险因素为长期使用糖皮质激素和TBI[11]。密切监测早期白内障，随着白内障的成熟，治疗方法为晶状体置换[13]。

视网膜出血被描述为最常见的视网膜并发症，存活者中的发病率为3.5%～20%。视网膜脱离罕见。这两种视网膜病变通常是其他病理的结果，这可能包括慢性移植物抗宿主病血管病变、巨细胞病毒视网膜炎和白血病疾病复发[11, 13]。高血压、高脂血症、糖尿病、高凝状态、高黏血症和低凝状态会增加微血管视网膜病变的风险，从而可能对视力产生严重和长期影响。

眼部感染虽然不常见，但也可能很严重，需要及时评价和治疗，以尽量减少潜在的视力丧失。最常见的感染源为细菌、真菌和病毒。常见的真菌是念珠菌和曲霉菌属。巨细胞病毒是最常见的病毒，在巨细胞病毒血症患者中发生率更高。其他眼部病毒感染如单纯疱疹病毒感染、水痘-带状疱疹病毒感染和腺病毒感染少见。对致病性微生物的治疗是特异性的，可能包括局部或全身用药，或两者结合使用。在巨细胞病毒存在情况下，对初始治疗无反应的眼部病毒感染，可能需要玻璃体内注射适当的抗病毒药物[13]。

生存护理计划应包括对突然视力变化或症状的及时评估，以及每年的视力检查、眼科医师进行的散瞳眼底镜检查和眼压测试。对于长期使用糖皮质激素（包括吸入性类固醇）的患者，应更频繁地进行眼压检查。

（六）口腔晚期效应

口干和龋齿患病率增加是造血干细胞移植最常见的晚期症状。

早期口干症状通常由化疗、放射治疗和移植物抗宿主病对唾液腺的损伤导致唾液生成减少引起。唾液分泌减少也可能是造血干细胞移植患者使用的合并药物（如止吐药和抗抑郁药）的副作用。由于造血干细胞移植后黏膜细胞再生且患者停用药物，大多数患者将不再有口干症状。慢性口干可能导致口腔环境改变，引起化学物质和微生物失衡，从而导致高龋齿活性。慢性口干的风

险因素为TBI或头部/颈部区域放射治疗和移植物抗宿主病。口干症状延长的患者和口腔慢性移植物抗宿主病患者龋齿的发生率较高。预防措施包括良好的口腔卫生习惯和每日使用氟化物冲洗剂或凝胶，这可以提高坚硬的牙齿表面对细菌酸和细菌生长的抵抗力[14, 15]。造血干细胞移植存活者中口腔癌的发生率高于一般人群，尤其是长期口腔移植物抗宿主病和有口腔吸烟史的人群。应在生存随访访视时审查口腔症状和口腔检查。患者应接受口腔自我检查和症状指导，并向其造血干细胞移植团队报告症状。生存护理计划应纳入牙科检查，包括每6～12个月进行一次口腔癌筛查，并根据需要进行清洁和修复。

（七）内分泌晚期效应

在自体和同种异基因造血干细胞移植受者中均可见内分泌晚期效应。最常见的是甲状腺功能减退、糖尿病（DM）和不孕。可能增加风险的一般因素包括基础疾病、治疗时年龄、移植前和移植后的累积治疗方案、治疗方案中TBI、Cy或Bu的使用、患者特征和包括类固醇治疗在内的长期免疫抑制。

甲状腺功能减退是最常见的内分泌晚期疾病之一，在造血干细胞移植后前5年内的发生率可能接近30%。长期以来，已知颈部和纵隔放射治疗和大剂量TBI可导致发生甲状腺功能减退的风险[16, 17]。最近的研究表明，慢性移植物抗宿主病存活者、具有甲状腺过氧化物酶抗体的AML患者和接受一种以上同种异基因造血干细胞移植的存活者也更常被诊断为甲状腺功能减退[18]。

甲状腺功能减退症状包括心律失常、疲乏、体重增加、皮肤和毛发变化、肌肉痉挛或疼痛、畏寒、性欲下降、抑郁和记忆丧失。原发性甲状腺功能减退症表现为高血清促甲状腺激素（TSH）和低浓度游离甲状腺素（T4）。亚临床甲状腺功能减退显示TSH升高，但游离T4正常。通常移植后早期会出现暂时性、良性的亚临床甲状腺功能减退。对于连续检测中反复发现亚临床甲状腺功能减退，尤其是存在临床症状时，转诊至内分泌科医师进行治疗考虑可能是有价值的。

其他记录但不太常见的甲状腺疾病是自身免疫性甲状腺疾病，包括自身免疫性甲状腺炎和自身免疫介导的甲状腺功能亢进。自身免疫性甲状腺炎的症状可能包括甲状腺功能减退症状。甲状腺功能亢进症状可能包括甲状腺增大、体重减轻、神经紧张不安、易激惹、震颤、出汗、心悸、流泪过多、复视、胫前水肿和眼球突出。

移植后甲状腺功能障碍的生存筛查计划包括TSH、游离T4、系统复查、6个月和12个月时的体格检查，随后对尚未表现出甲状腺病变的患者进行终生年度筛查。对诊断出甲状腺病变的药物进行持续监测和调整，最方便的是通过患者的当地PCP完成。

筛查新发糖尿病并对发现患有新发糖尿病的幸存者进行干预，是维持长期心血管健康的重要因素。9%～30%的同种异基因造血干细胞移植受者发现患有DM[19, 20]。最近的研究发现，用于治疗移植物抗宿主病的高剂量类固醇被认为是移植后DM（PTDM）的风险因素，尽管许多在治疗期间出现高血糖的患者在停止类固醇治疗后的某个时间点不符合PTDM的标准，而其他患者仍患有PTDM。最近的一项研究发现，通过空腹C肽水平间接测量的移植前胰岛素抵抗与PTDM的发生之间存在显著相关性，与造血干细胞移植期间或之后免疫抑制药物或皮质类固醇的暴露无关[21]。一致认为，PTDM发生的所有机制均不清楚，但筛查和干预是造血干细胞移植后生存护理的重要方面。PTDM定义为空腹血糖≥12 mg/dL、随机血糖≥20 mg/dL、口服葡萄糖耐量试验后2小时血糖≥200 mg/dL或血红蛋白A1c（HbA1c）≥6.5%[19, 22]。由于患者近期输注过血液制品或发生了贫血，移植后早期的HbA1c难以解释。

生存护理计划应包括常规血糖水平和血糖控制指标，如HbA1c，同时进行心血管风险因素筛查和心脏健康生活方式咨询，并持续监测对预防措施的依从性。对于存在风险的患者，如需要类固醇治疗的新发移植物抗宿主病，以及在生存轨迹的任何时间点有达到PTDM定义趋势的患者，应进行早期内分泌学转诊。

性腺和卵巢衰竭导致不孕是造血干细胞移植的晚期特征。自体和同种异基因造血干细胞移植后的受孕率较低。移植前治疗方式和剂量是不孕问题的重要因素，同时移植预处理方案中的TBI和（或）Bu也会对移植后生育力产生负面影响。接受自体造血干细胞移植的患者有更大的受孕机会并成功妊娠，总体而言，年龄较小的患者（通常在30岁之前）可能具有保留生育能力的潜力[23]。对于每例育龄前和育龄期患者，应就不孕不育的可能性较高，以及保留生育能力（包括精子和卵细胞库）的方案进行治疗前咨询。在造血干细胞移植之前，应与生育专家进行重复咨询。一些人可能选择在移植前进行生育力评估，并在可行的情况下寻求保留生育能力的选择。移植前生育力评价尤为重要，因为越来越多的患者在疾病治疗早期会接受移植。造血干细胞移植后，在早期恢复期间，应进行移植后前2年避孕措施的咨询，并讨论后续的生育评价时间。应每年或根据需要向适龄幸存者再次提出移植后的生育问题。

（八）骨骼晚期缺损

在自体和同种异基因造血干细胞移植受者中均发现骨量丢失。到造血干细胞移植后4～6年，接近50%的造血干细胞移植生存者中观察到骨量减少，而在造血干细胞移植后2年时骨质疏松症的患病率接近20%[24]。约8%的造血干细胞移植人群中，女性和男性的骨量丢失可能使长期生存者易患非创伤性骨折。在一项为期15年的造血干细胞移植受者的大型回顾性研究中，骨折的风险因素为移植时年龄>50岁、多发性骨髓瘤或异基因造血干细胞移植[25, 26]。由于该人群中骨量丢失的潜在发病率的影响，在生存护理中应酌情监测和使用药物治疗。

造血干细胞移植受者的骨量丢失是多因素的。影响因素包括化疗、放射治疗、使用钙调磷酸酶抑制剂、糖皮质激素治疗、性腺功能减退、卵巢早衰和移植时的绝经后状态、维生素D吸收的改变、营养状态和生活方式（尤其是吸烟和饮酒）等[11, 24, 27]。一些患者在造血干细胞移植前可能存在骨质减少或骨质疏松，治疗后可能会加重。预防或治疗骨量减少的初始步骤包括充分补充维生素D，优先考虑从食物中摄入钙，每日提供800～1000 mg钙，以及额外补充。关于生活方式应包括富含钙的营养、负重和抗阻力运动的体育锻炼、适度饮酒和戒烟。应该在移植后恢复的早期开始，并在生存轨迹中定期重新解决。有早期卵巢功能衰竭风险的年轻女性和性腺功能减退的男性应接受关于可能使用性激素治疗以保护骨骼健康的咨询。大多数个体通常在第1年观察到骨量丢失，所有长期造血干细胞移植存活者均可长期接受定期骨密度筛查[27, 28]。

护理计划应包括造血干细胞移植后第1年内进行的初始骨密度观察，如果患者需要长期使用糖皮质激素，则更早。基线骨量减少或骨质疏松症的患者将接受常规筛查。应继续对绝经后妇女进行常规筛查，并对性腺功能减退的男性做定期筛查。

对于诊断为骨质疏松症的患者，再结合临床症状使用最合适的治疗方式、双膦酸盐或依诺单抗进行治疗。对于当前的标准治疗建议为每年进行一次骨密度研究，以随访治疗期间的骨健康状况。对于接受长期糖皮质激素治疗移植物抗宿主病的个体，应进行预防性治疗或更早/更频繁地监测骨密度。由于需要长期防晒，许多患者可能无法保持足够的维生素D水平。开始补充维生素D后，建议定期进行25羟维生素D实验室检测，以确保长期保持足够的水平。

（九）缺血性坏死

缺血性坏死（AVN）是由于骨循环受损导致的部分骨死亡。造血干细胞移植后5年AVN的发生率为4%～19%[29]。AVN在男性和长期使用类固醇的患者中更常见，在诊断为再生障碍性贫血或ALL的患者中更常见。AVN可导致已形成骨出现裂缝和骨塌陷。股骨头是AVN最常见的受累骨部位[11]。腕部、肩部和膝部也是常见的受累部位。疼痛是主要症状。如果髋关节有损伤，疼痛与站立和行走有关，在髋关节和（或）腹股沟可能从大腿辐射至膝关节。腕部疼痛和无力可能是一种表现症状，AVN作为造血干细胞移植患者腕部疼痛的原因不容忽视，还应研究肩部疼痛、耐力，

以及膝关节疼痛。通过检测骨的磁共振成像诊断AVN。应尽早至骨科专科门诊就诊，以更早地进行适当的分期、疼痛控制和骨科治疗，从而缓解感染区域的压力。有必要进行定期骨科随访以评价进展。疾病进展可能需要手术干预[28]。

（十）肺晚期并发症

大多数肺部并发症是肺部感染或移植物抗宿主病相关的感染后遗症，见第三十三章、第三十四章。

间质性肺病可能被视为晚期肺部并发症，包括非特异性间质性肺炎、双侧肺泡损伤、淋巴样肺炎、嗜酸性粒细胞增多性肺炎和急性布氏杆菌机化性肺炎。造血干细胞移植后的中位发病时间为11.3个月。通过磨玻璃样阴影或肺泡实变的特异性比较断层扫描模式进行检查，通常可见肺功能检查的限制性通气检查等。间质性肺病的死亡率较高，24个月时的中位生存率为61%[30, 31]。肺血管疾病是晚期肺部并发症，最常与移植物抗宿主病相关。是一组可能由内皮功能障碍导致的疾病，内皮功能障碍可能是多种器官的结果，并可能导致肺血管疾病。这些疾病包括肺动脉高压、血栓性微血管病、肺静脉闭塞性疾病和血栓栓塞性疾病[32]。

生存护理计划应包括对患者进行有关肺部症状报告的教育，包括发热、正常活动时呼吸短促、持续性咳嗽或喘息。异基因造血干细胞移植受者的长期随访计划应包括前2年内的连续肺功能检查，并在活动性移植物抗宿主病期间持续进行。应动态研究肺功能检查向阻塞性或限制性模式的趋势。

（十一）心血管并发症

与一般人群相比，造血干细胞移植生存者在其生命早期发生心脏血管事件的风险增加，异基因造血干细胞移植生存者的风险最高。心脏毒性可表现为急性或慢性心力衰竭、心律失常、心肌病、缺血性心脏病、血管疾病和卒中[33]。心脏毒性分为直接原因和间接原因。化疗、放射治疗和移植物抗宿主病可能损伤血管或动脉内皮，从而

导致动脉粥样硬化。蒽环类药物和纵隔放射治疗史可引起直接的心脏损害。高血压、血脂异常、内分泌疾病、长期使用类固醇和铁过载也与晚期心血管疾病的发生有关[34]。代谢综合征增加了心血管疾病的绝对风险，并且当患者出现以下情况中的三种时，即腰围偏大、甘油三酯偏高、高密度脂质偏低、高血压或空腹血糖升高。吸烟、肥胖和久坐不动的生活方式是心血管疾病的既定风险因素[35]。

对于造血干细胞移植受者来说，建立心血管风险预测是相对容易与有必要的，可以提供一个平台来开始关于渐进性体力活动目标和健康饮食的患者教育和咨询。建议对高血压、糖尿病和高脂血症尽早开始积极治疗。随着患者的逐渐恢复，应开始咨询营养服务机构以获得更个体化的饮食建议。生活方式还应包括戒烟、戒酒或节制，每周150分钟中等强度体力活动的处方。

生存护理计划应包括定期体重和身体质量指数计算、血压检查、每年空腹血脂检查和定期空腹血糖测量。部分心血管风险因素可随时间推移而出现恶化，当风险因素发生变化时，应重新评估和干预。建议每年对高风险和有症状的造血干细胞移植生存者进行超声心动图和静息心电图检查。研究发现，增加心血管风险的患者除了改变生活方式以外，还需要药物管理，对于许多造血干细胞移植受者，持续的药物随访管理可选择当地心脏病学研究机构，这样随访更方便。

（十二）肾脏晚期并发症

自体和异基因造血干细胞移植受者均可能发生肾功能不全。对自体和异体患者的大型队列研究中，自体受体的肾功能长期下降较少，尽管两者均观察到肾小球滤过率（GFR）下降的幅度大于年龄相关队列[36-38]。在造血干细胞移植后的前12个月，GFR（eGFR）下降最显著，约20%的研究队列出现eGFR<60 mL/（min·1.73 m²），这是公认的慢性肾病（CKD）定义。虽然这种情况通常发生在移植后的12个月，但据报道，造血干细胞移植后10年有报道[36]。CKD是最常见的晚期肾损害。CKD相关蛋白尿和高血压患者发生心血

管事件和全因死亡率的风险增加[37]。与长期或晚期肾功能不全相关的风险因素与研究的患者，最常见的风险因素包括：治疗方案的强度、TBI暴露、急性肾损伤、使用钙调磷酸酶抑制剂（尤其是长期使用）、使用肾毒性药物、感染（包括BK病毒、巨细胞病毒和腺病毒肾病）、急性移植物抗宿主病病史、受体的基线肾脏状态、移植时年龄较大、既往移植史，以及高血压和糖尿病的合并症[39, 40]。

通常在造血干细胞移植后第1年出现的其他晚期或长期肾脏并发症包括：肾病综合征，造血干细胞移植相关的血栓性微血管病，肾小球疾病，膜性肾病或微小病变疾病，感染性脓毒症伴肾灌注不足和需要肾毒性药物，BK病毒、巨细胞病毒和较少组成的腺病毒引起的病毒性肾病。这些患者通常需要紧急就诊，需要造血干细胞移植团队和肾科医师的合作管理[41]。

肾性晚期存活护理计划包括血清肌酐、eGFR、尿分析（白蛋白/肌酐比值），以检测大量白蛋白尿。如果检测中大量白蛋白尿>300并出现连续升高，建议转诊至肾科医师以评价具体原因，并采取措施降低风险。建议定期进行血压监测、糖尿病筛查，并积极管理糖尿病和高血压[42]。

（十三）晚期感染

异基因造血干细胞移植者晚期更容易发生感染。感染是异基因造血干细胞移植后非复发死亡的主要原因[43]。10%~40%的死亡可发生于超过第100天的感染，并根据移植物来源的不同而有所不同[44, 45]。超过第100天发生的感染可能包括来自曲霉菌属的真菌，尤其是移植物抗宿主病或长期移植物抗宿主病患者。侵袭性真菌感染、社区呼吸道感染，以及病毒和寄生虫感染的风险在移植后2年内很常见[45]。最常见的严重晚期感染是细菌性肺炎、败血症、中枢神经系统感染、播散性水痘和鼻窦炎[46]。造血干细胞移植受者在常规监测下使用预防性抗病毒、抗真菌、抗寄生虫药物，直至其免疫系统恢复（通过CD4+绝对计数显示高于200）。造血干细胞移植主治医师会对个体患者进行识别，并决定何时应停止预防治疗。

造血干细胞移植后的免疫接种是预防晚期社区获得性感染的一部分。无已知禁忌证且在移植期间至少为移植后4个月的自体和同种异体移植受者均应接受季节性灭活疫苗[47]。移植后再接种计划通常在造血干细胞移植后约6个月开始。造血干细胞移植主治医师将为可能有特定原因延迟或推迟疫苗接种的患者提供再次接种计划指导。在开始任何活疫苗接种前进行免疫重建试验，以确定其是否合格。

生存护理计划将包括疫苗接种计划和定期病毒疫苗接种，造血干细胞移植接受者的疫苗接种（如果未在造血干细胞移植中心接种），以及在移植后12个月、18个月和24个月时对CD4+细胞绝对值和免疫球蛋白G水平进行连续检测。患者教育应包括对预防方案的依从性。在造血干细胞移植中心出院前，应关注关于洗手、口罩使用和避免接触患病的朋友、家人或同事的陪伴教育、食品储存和准备区域的细致清洁、患病儿童护理和呼吸道疾病季节的人群教育。应加强对感染体征和症状的识别，以及如果存在发热，需要立即进行评估和治疗。应与患者加强沟通，了解疫苗接种情况和书面形式的疫苗接种报告。

三、心理社会晚期效应

（一）认知减退

神经毒性与预处理化疗、TBI、脑放射治疗和钙调磷酸酶抑制剂相关。研究已经描述了急性记忆、注意力和信息处理速度的变化。在对该问题的早期描述中，随着时间的推移，这是一种自然的改善，通常被视为在移植后约1年内改善至人群正常水平或更好[48, 49]。随后的一项关于移植后5年的神经认知功能前瞻性研究显示，在信息处理速度和执行功能领域，在1～5年间神经认知功能持续恢复[50]。神经认知测试和咨询可用于确定有短期记忆问题的存活者，难以集中注意力和学习新事物困难的幸存者，他们在重返工作或学校时最为明显。行为矫正和补偿策略的训练可以减轻这种缺陷的影响[51]。

（二）抑郁

已知移植前抑郁症是影响长期生存率的危险因素。评估和干预仍然是移植前检查的重要因素[52-54]。在移植后第1年，26%～36%的造血干细胞移植存活者被发现有中至重度抑郁症状[55, 56]。在移植后3年和5年，自体和同种异基因造血干细胞移植存活者的风险特征明确描述了女性、残留体力受限的受影响者，以及应对慢性移植物抗宿主病症状的患者。移植后10年，56%的抑郁症状生存者未接受治疗[57]。长期生存护理计划应包括定期评估抑郁症状，并根据指征咨询进一步评价和治疗。

（三）疲乏

疲乏是一种长期症状，在长期造血干细胞移植幸存者占65%[11]。主要表现为干扰日常功能的身体、情绪和认知耗竭[58]。由于疲乏直接影响重返工作或学校的能力，恢复家庭责任、享受社会活动和参与性活动的能力是生活质量的重要决定因素。生存护理计划包括使用轻至重度评分量表定期评估疲乏，并描述其对个体日常生活的影响。表明同时评估和干预睡眠中断和抑郁。应评价可能导致疲乏的物理因素，如贫血和甲状腺功能。应进行营养咨询，以及关于心理社会干预的咨询和教育，如放松和应对技术、瑜伽练习和锻炼。在重度疲劳的情况下，可能需要药物干预。

（四）睡眠障碍

睡眠障碍越来越普遍地被认为是造血干细胞移植的晚期表现，可能影响整体生活质量，导致痛苦、疲乏和潜在认知功能障碍或抑郁[59, 60]。睡眠相关障碍包括持续入睡、保持睡眠、比预期早醒和非恢复性睡眠[61]。失眠最常见的危险因素包括女性肥胖、焦虑和老年。阻塞性睡眠呼吸暂停是睡眠障碍的一种物理原因，可能包括肥胖、2型DM、充血性心力衰竭、肾脏疾病[62]。生存护理计划应包括定期评估与睡眠相关的主诉、发生频率，以及对个体日常生活的影响。如果怀疑睡眠障碍的可到睡眠专科门诊就诊，并对潜在病例进行医疗干预和（或）根据需要使用持续气道正压通气器械。关于睡眠卫生技术的咨询、引导放松技术、避免白天小睡和增加体育锻炼都可能是有帮助的。如果患者尽管参与了非药物措施但仍持续存在睡眠障碍，除医学评价和潜在的焦虑或抑郁干预外，还应开始进行睡眠的药物干预。

（五）性行为和性功能

性行为和性功能的改变是造血干细胞移植的晚期表现。一项关于造血干细胞移植后5年的性功能调查发现，45%的男性和80%的女性描述了这一问题。男性报告射精改变、勃起能力改变和性欲差。女性报告缺乏欲望、性高潮能力受损、阴道干燥、对亲密接触的敏感性增加、性交疼痛、阴道紧绷和阴道出血[63]。生理和心理社会变量均可能导致性行为、亲密关系和性功能障碍的改变。应考虑进行激素检测、生殖器检查和客观勃起功能障碍测量进行评价。许多幸存者不会自愿担心性行为或性功能，因此应定期进行评估，并包括高龄幸存者。当考虑移植物抗宿主病作为影响因素时，对症状的回顾性分析至关重要。当评估发现更多可能导致性行为中断的原因时，可以启动适当的转诊和治疗策略来解决问题[64]。使用改善性功能的策略应在生存早期进行以便回避行为和消极期望的循环不会继续影响[63]。

（六）社会功能

造血干细胞移植幸存者重返工作岗位或学校，重新从事在诊断前享受的社会和休闲活动是社会功能的一个重要方面。自体造血干细胞移植幸存者在造血干细胞移植后约6个月重新参与社会功能，早于异基因造血干细胞移植幸存者[65]。无疾病的异体生存者在移植后2～5年报告了社会功能改善，持续改善。慢性移植物抗宿主病和失业是社会功能降低的风险因素[66, 67]。在移植前无疾病并一直工作或上学的造血干细胞移植存活者中，约84%在造血干细胞移植后5年恢复全职工作或上学[68]。重新加入工作和学校信息、近期的社会经历和参与活动的频率作为普通幸存者护理活动的一部分，可能揭示其社会功能延迟，并为

进一步评价和资源信息提供方向。对个人希望从事的社会或休闲活动感知到的障碍进行交谈是有用的。一些人可能需要关于社会资源的信息，这些信息可以为《美国残疾人法》提供指导，这可能为个别人提供一些保护，防止工作中的歧视，或要求雇主为需要改变工作条件的人提供合理的住宿。应考虑根据需要提供关于机构、州和社区机构的信息，这些机构专门从事职业咨询、能力测试，并在学生因癌症诊断突然离开学校时协助重新办理入学教育的。为癌症幸存者提供简历准备、求职和面试技能的在线帮助。

（七）财务危机

财务困难和金融危机在一般癌症生存文献和造血干细胞移植文献中更常见。描述了造血干细胞移植后随着时间的推移对健康行为的潜在负担和潜在影响。造血干细胞移植受者通常会在移植前有过长疗程的治疗，以及造血干细胞移植治疗时间的延长，恢复早期和中期。与生活、停车、随访、戒毒和在移植中心不同区域生活相关的费用在不断增加。这些问题因家庭收入的减少而变得更加复杂，通常在移植前后的长时间内减少50%或更多。最近的一项研究描述了47%的造血干细胞移植受者报告了显著的负担，除了必要的家庭生活费用外，他们已经采取出售或抵押房屋、从退休金中提款、宣布破产等方式来应对账务问题；虽然，还有许多是有保险的[69]。幸存者护理需要意识到这种潜在的巨大负担及其可能引发的相关健康问题。

（八）展望

越来越多的研究涉及生存护理。研究正在调查降低治疗方案风险的方法，更好地描述发生率和风险因素，以及风险因素之间的相关性，并设计和测试诊断和管理晚期疾病的策略的有效性。更稳定地使用患者报告的结局指标，提供数据以更清楚地认识到每次个体访视的需求领域，并为造血干细胞移植幸存者人群提供纵向数据幸存。生存护理的目标是识别、监测和管理晚期事件，提供风险早期检测及健康促进咨询、教育和筛

查，并识别和采取行动以满足身体、功能和心理护理领域的需求。生存护理提供了在移植后与造血干细胞移植幸存者接触数年的机会，并反复传递信息，即终生持续的医学随访和健康的生活方式行为是在其生活平衡期间实现个人生活质量目标的关键。

参考文献

第六部分